Guía de la salud infantil para padres

Desde el embarazo hasta los cinco años

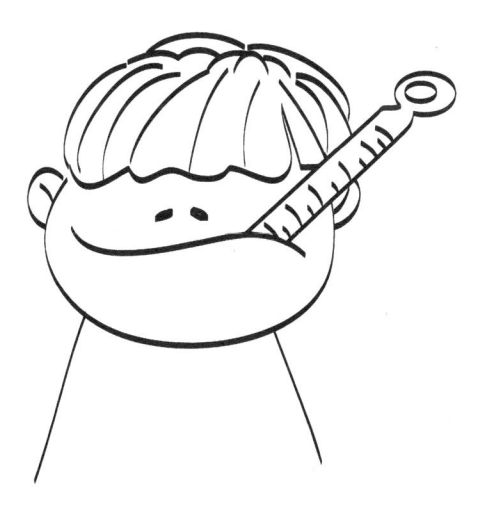

Guía de la salud infantil para padres

Desde el embarazo hasta los cinco años

Steven A. Dowshen, M.D.
Neil Izenberg, M.D.
Elizabeth Bass

TRADUCCIÓN
Ana García Allén y María José Morales Caridad
para Grupo ROS

REVISIÓN TÉCNICA
Doctor José Luis Díez Jarilla

McGraw Hill

MADRID ● BUENOS AIRES ● CARACAS ● GUATEMALA ● LISBOA
MÉXICO ● NUEVA YORK ● PANAMÁ ● SAN JUAN ● SANTAFÉ DE BOGOTÁ
SANTIAGO ● SAO PAULO ● AUCKLAND ● HAMBURGO ● LONDRES ● MILÁN
MONTREAL ● NUEVA DELHI ● PARÍS ● SAN FRANCISCO ● SIDNEY ● SINGAPUR
ST. LOUIS ● TOKIO ● TORONTO

The McGraw·Hill Companies

La información contenida en este libro procede de la traducción de la primera edición en inglés editada por McGraw-Hill Companies, Inc. No obstante, McGraw-Hill no garantiza la exactitud o perfección de la información publicada. Tampoco asume ningún tipo de garantía sobre los contenidos y las opiniones vertidas en dichos textos.

Este trabajo se publica con el reconocimiento expreso de que se está proporcionando una información, pero no tratando de prestar ningún tipo de servicio profesional o técnico. Los procedimientos y la información que se presentan en este libro tienen sólo la intención de servir como guía general.

McGraw-Hill ha solicitado los permisos oportunos para la realización y el desarrollo de esta obra.

GUÍA DE LA SALUD INFANTIL PARA PADRES

No está permitida la reproducción total o parcial de este libro, ni su tratamiento informático, ni la transmisión de ninguna forma o por cualquier medio, ya sea electrónico, mecánico, por fotocopia, por registro u otros métodos, sin el permiso previo y por escrito de los titulares del Copyright.

McGraw-Hill/Interamericana de España, S.A.U.

DERECHOS RESERVADOS © 2002, respecto a la primera edición en español, por
McGRAW-HILL/INTERAMERICANA DE ESPAÑA, S.A.U.
Edificio Valrealty, 1ª planta. C/ Basauri, 17
28023 Aravaca (Madrid)
www.mcgraw-hill.es
profesional@mcgraw-hill.com

Traducido de la primera edición en inglés de
GUIDE FOR PARENTS
ISBN: 0-8092-9872-4

Copyright de la edición original en lengua inglesa © 2002 por The Nemours Foundation a través de su Centro de salud infantil (Center for Children's Health Media).

ISBN: 84-481-3742-6
Depósito Legal: M-42.876-2002

Editora: Mercedes Rico Grau
Diseño de cubierta y de interiores: DIMA
Ilustración interior: Jorge Ríos Benito
Compuesto en Grupo ROS
Impreso en Cofás, S.A.

IMPRESO EN ESPAÑA - PRINTED IN SPAIN

Nota importante: Toda la información de la *Guía de la salud infantil para padres* está destinada solamente para fines educativos. Para recibir consejo médico, diagnósticos y tratamientos, consulta con el médico de tu hijo.

Autores

Steven A. Dowshen, M.D.
Neil Izenberg, M.D.
Elizabeth Bass

Colaboradores

Jennifer Buccigrossi, M.D.
Susan E. Cheeseman, M.S.N., R.N.P., N.N.P.
Kate Cronan, M.D.
Jennifer Hanlin-Xenakes, M.Aud., C.C.C.-A
Wayne Ho, M.D.
Sharon S. Lehman, M.D.
Robert G. Locke, D.O.
John Loiselle, M.D.
Michael L. Spear, M.D.
Rhonda Walter, M.D.

Consultores editoriales

Joseph DiSanto, M.D.
Jessica Donze, R.D., C.D.N.
Karen Ginther Harbut, R.Ph.
William Houston, M.D.
Patrick Jarvie, M.D.
Joel Klein, M.D.
Stuart R. Levine, Pharm.D.
Francis Montone, D.O.
Kim A. Rutherford, M.D.
Susan Bee Stine, M.D.

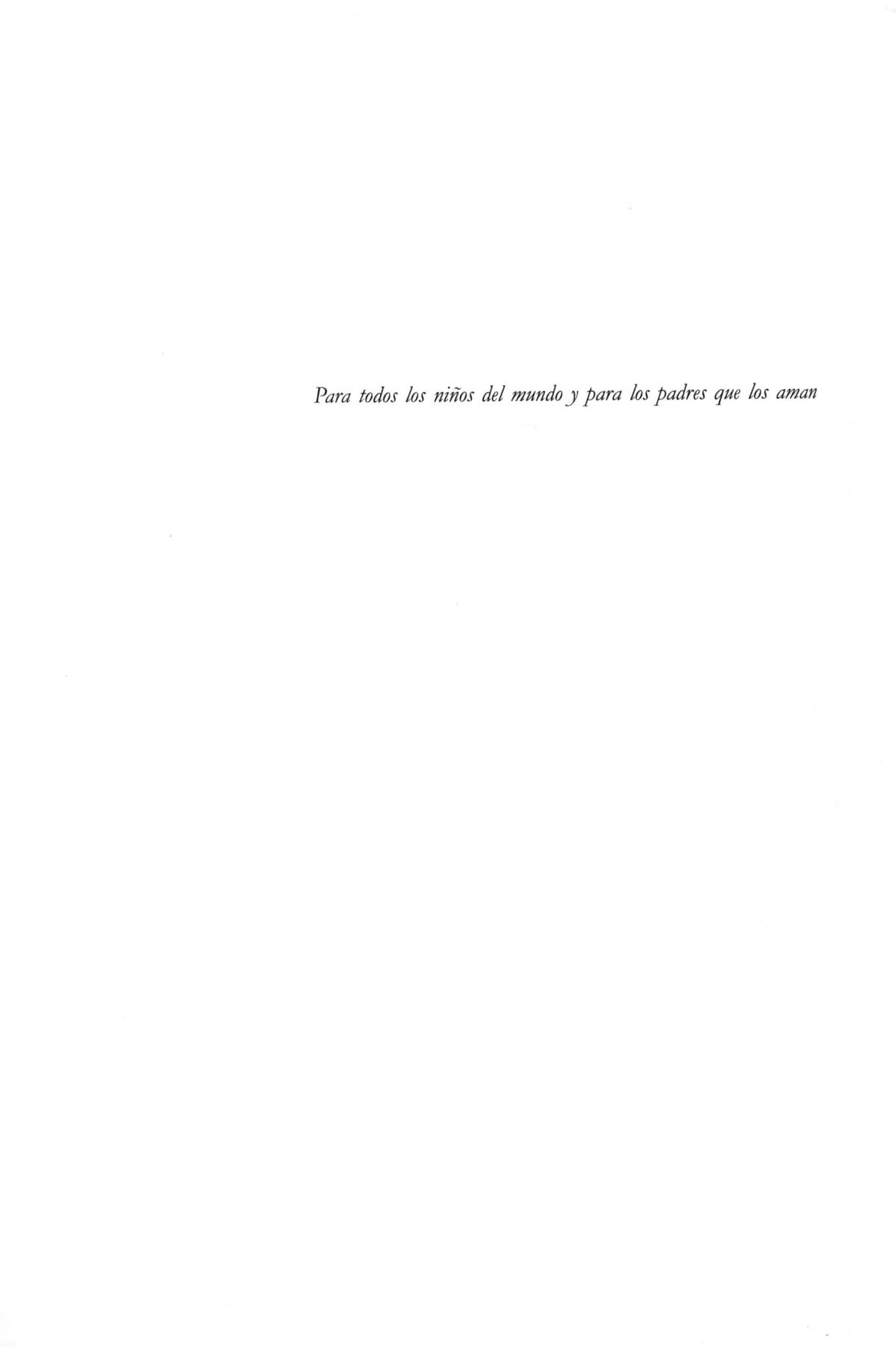

Para todos los niños del mundo y para los padres que los aman

Índice

Unas palabras de los autores xxiii

Sobre los autores xxv

Acerca de KidsHelth y la Fundación Nemours xxvii

Agradecimientos xxix

Parte 1ª

La llegada de tu bebé. Embarazo, nacimiento y los primeros meses del niño

1. Cuidados prenatales 3
   Primeros pasos para un buen comienzo

   Si planeas quedarte embarazada 4
   Una vida saludable durante el embarazo 5
   Cuidados médicos 15

2. Prepara tu casa y a tu familia 33
   Todo lo que necesitas es amor (y pañales, y una cuna, y una sillita para el coche...)

   Prepara a los miembros de tu familia 33
   Prepara tu casa 38
   Compra las cosas que necesita
   tu hijo (o ¿Cuántos chismes necesita un bebé) 42

3. El nacimiento del bebé 65
   El acontecimiento principal

   Cómo obtener ayuda 66
   Planea de antemano quién te acompañará 67

	Lugar del nacimiento	67
	Cuándo llamar al médico o a la matrona	71
	Etapas del parto y el alumbramiento	72
4.	**Mira al recién nacido**	**91**
	«Definitivamente tiene tus orejas...»	
	La cabeza	92
	La cara	93
	Los ojos	93
	Las orejas	94
	La nariz	94
	La boca	94
	El pecho	95
	El vientre	95
	Los órganos sexuales	96
	Brazos, manos, dedos y rodillas	97
	La piel	98
5.	**Necesidades médicas comunes de los recién nacidos**	**103**
	Qué son y cómo manejarlas	
	Ictericia	103
	Hernia umbilical	106
	Estomatitis aftosa	106
	Otros problemas médicos comunes en recién nacidos y niños pequeños	107
6.	**Bebés prematuros**	**109**
	Cuidados especiales para los más pequeños	
	¿Qué es un bebé prematuro?	109
	Grados de prematuridad	110
	¿Por qué nacen bebés prematuramente?	111
	Tienes un parto prematuro. ¿Y ahora qué?	112
	Preparación de un parto precoz	112
	Cuidados especiales para un parto especial	113
	Equipo de transporte para el bebé prematuro	115
	Cómo llegar a conocer al bebé prematuro	115

Las abrumadoras emociones de los padres 117
¿Qué puedes hacer por el bebé? 118
Problemas médicos comunes y procedimientos 120
Nos llevamos el bebé a casa 126

7. La fimosis o circuncisión 129
El tema, la decisión

¿En qué consiste la fimosis? 129
Cómo tomar la decisión 130
¿Cuándo se debe realizar? 133
Posibles complicaciones de la circuncisión 133

8. Pecho o biberón 135
¿Qué es lo mejor para ti y para tu familia?

Decídete: ¿Pecho o biberón? 137
Si todavía no lo tienes claro 145

9. Cómo dar el pecho 147
La alimentación más natural

Complementos necesarios para dar de mamar 148
Dos tipos de ayudas 150
Cómo hay que preparar el pecho 151
Primeros pasos 152
La primera consulta 153
Cómo sostener al bebé para amamantarlo 153
La importancia del acercamiento 154
Una típica sesión de lactancia 156
¿Cómo puedes saber si tu hijo está tomando suficiente leche? 158
Estimulación del suministro de leche 159
¿Qué es la «bajada de la leche»? 160
Complementos alimenticios 160
Sacar o bombear la leche materna 161
Cómo almacenar la leche 162
De vuelta al trabajo 163
Cómo cuidar a la madre 163
Cómo tratar problemas comunes 166

    Amamantar a dos o a más 167
    Amamantar a un niño adoptado 168
    Destete 169

10. Cómo dar el biberón 171
Una guía para padres

    Complementos necesarios para dar el biberón 171
    Cómo elegir una fórmula 173
    Tipos de biberones 175
    Tipos de tetinas 176
    ¿Necesitas esterilizar biberones, tetinas y agua? 177
    Mantener las cosas limpias 178
    Cómo preparar la fórmula 178
    Problemas comunes en la alimentación 181
    Destete 181

11. Cuidados básicos de los recién nacidos 183
Un manual para los cuidados diarios

    Cómo manejar al recién nacido 184
    Conectar con el bebé y tranquilizarlo 185
    Hazle un sitio a papá 187
    Pañales 187
    Cómo envolverlo 191
    Chupetes 192
    Llanto y cólicos 193
    El baño 196
    El cuidado del pene 198
    El cuidado del cordón umbilical 198
    Limita las visitas 199
    Eructar 201
    Tos 201
    Regurgitar 203
    Vómitos 203
    Estreñimiento 204
    Dermatitis seborreica 204

Parte 2ª
Cuidados médicos rutinarios

12. La elección del pediatra **209**
   Un socio en el que puedes confiar

   Considera tus opciones 209
   Cómo empezar la búsqueda de un pediatra 211
   Lo que deberías preguntar a los finalistas 213
   Una impresión del ambiente de la consulta 216
   La personalidad y el método del médico 216
   Cómo establecer una buena relación con tu médico 217

13. Cuidado médico rutinario **223**
   Una pizca de prevención

   Reconocimientos médicos en la infancia 223
   Visitas al pediatra de un niño sano: ¿Con cuánta regularidad? . 224
   ¿Qué ocurre durante una visita de un niño sano? 225
   Cómo sacar el mayor provecho de tu visita al pediatra 230
   Cuándo llamar al médico 231
   Atención médica cuando tu hijo está enfermo 233
   Llamadas efectivas 234
   Los temores de los niños a los reconocimientos médicos 236
   Confía en tu instinto 240

14. Pruebas médicas **243**
   ¿Cuáles deberían hacerle a tu hijo?

   Pruebas para detectar enfermedades
   hereditarias y del metabolismo del recién nacido 244
   El test de la tuberculina 244
   La prueba del colesterol 246
   La prueba del saturnismo (intoxicación por plomo) 247
   La prueba de la anemia 248

15. El oído y la vista **251**
   El cuidado de los «extraordinarios» sentidos de tu hijo

   El oído 251
   La vista 256

16. La vacunación 263
    Pinchazos que salvan vidas

    ¿Por qué algunos niños no están
    vacunados incluso cuando deberían estarlo? 263
    Vacunas comúnmente suministradas a los niños 266

Parte 3ª
Tu bebé está creciendo: Los retos y las alegrías de ser padres

17. Crecimiento y desarrollo 277
    Medidas y pautas de desarrollo

    Crecimiento físico 277
    Desarrollo 282
    Pautas del desarrollo 288

18. Tiempo de jugar 303
    Divertirse creciendo

    El juego y el desarrollo 303
    Etapas de juego 304
    Cómo ayudar a tu hijo a jugar 305
    Cómo elegir los juegos, actividades y juguetes adecuados 306
    Los juguetes, el juego y las relaciones sociales 308
    Mantenerse en forma: el ejercicio y los deportes 309
    La televisión, los ordenadores y otros medios de comunicación 314
    Leer con tu hijo: ¡Hazlo! 317

19. Carácter, comportamiento y disciplina 321
    Cómo aprender las reglas

    Cómo desarrollar una filosofía de la disciplina 322
    Cómo establecer los principios generales del comportamiento 325
    Qué esperar según tu hijo va creciendo 325
    Cómo formar tu actitud acerca del carácter de tu hijo 331
    Qué hacer frente a comportamientos
    normales y frente a los malos comportamientos 332

20. Cómo enseñarle a ir al baño **343**
Una guía para padres

¡Preparados! 343
¡Listos! 344
¡Ya! 346
Consejos para tener éxito 347
Problemas comunes 348

21. ¡A dormir! **353**
Hábitos, patrones, problemas y necesidades

Cómo conseguir que duerma y permanezca dormido 353
Despertarse y comer 354
Cómo establecer buenos hábitos de sueño 357
¿Dónde debe dormir? 360
«Volver a dormir» para reducir el riesgo de SMSL 362
Medidas de seguridad para cuando estás realmente dormido 364
Patrones de sueño según las edades 365
Problemas para dormir 371
Otras opiniones 375

22. Comida sana **377**
¡Abre la boca!

La actitud ante la comida 377
Pasar de la leche a la comida sólida 378
Al principio: Primeros alimentos 379
Cómo dar de comer a tu hijo 382
Alimentos que hay que evitar al principio 382
Un plan de comida totalmente sólido 383
Beber de un vaso 384
Suplementos vitamínicos para niños 384
Seguridad en la comida 385
Alergias e intolerancias a los alimentos 387
La nutrición para niños de dos a cinco años 388

¿Qué pasa si tu hijo tiene sobrepeso? 390
¿Qué debería comer tu hijo? 391
Acerca de la grasa 396
Cinco en fibra 398
Dietas vegetarianas 398
Cosas que merece la pena limitar en la dieta de tu hijo 400

23. El cuidado dental **407**
¡Abre más la boca!

Echar los dientes 408
Caries 410
Cómo limpiar los dientes de tu hijo 414
Visita al dentista 416
Los chupetes y chuparse el dedo gordo 417
El cambio de dientes 417
Rechinar de dientes 417

24. La seguridad del niño **419**
El trabajo que nunca termina

La seguridad en perspectiva 420
Una política general para mantener a tu hijo seguro 420
El la carretera 422
Seguridad en casa 425
Diversión peligrosa 437

25. Cómo elegir el centro de educación infantil **449**
¡Referencias, por favor!

Cómo elegir un cuidador para tu hijo 449
Conocer al cuidador 453
Cómo mantener a tu hijo sano en el centro de educación infantil 454

26. La adopción: Problemas médicos **457**
Cuanto más sepas, mejor padre serás

Reunir información antes de adoptar 457
Cómo interpretar la información 459
Una vez que hayas decidido, consigue más información 460
El cuidado médico cuando tu hijo llega a casa 460

Parte 4ª
El sistema de salud

27. El sistema de salud y los niños 467
   Gente, lugares y tarifas

   Seguro médico y atención administrada: ¿Está tu hijo cubierto? 467
   Especialistas médicos 475
   El hospital 478
   Urgencias 484

Parte 5ª
Qué hacer si tu hijo está herido o enfermo

28. Urgencias y primeros auxilios 495
   Estar preparado

   Cómo prepararse para una emergencia antes de que ocurra 496
   Técnicas de reanimación 499
      Obstrucción de la vía aérea 499
      Reanimación cardiopulmunar 503
   Lesiones y emergencias comunes 507
      Ahogo 507
      Astillas y fragmentos 508
      Ataques y convulsiones 508
      Congelación 509
      Desvanecimientos 510
      Dolor abdominal 511
      Enfermedades debidas al calor 511
      Fracturas, luxaciones y esguinces 512
      Hemorragias externas 513
      Hemorragias internas 515
      Inconsciencia 515
      Intoxicación 516
      Lesiones de oído 517
      Lesiones eléctricas 517
      Lesiones en la boca y en los dientes 518

Lesiones en la cabeza y en el cuello	519
Lesiones en la nariz	521
Lesiones en los dedos	522
Lesiones oculares	522
Mordeduras y picaduras	524
Problemas respiratorios	526
Quemaduras	528
Reacciones alérgicas y anafilaxia	530
Tragar cuerpos extraños	531

29. Signos y síntomas. Lo que significan 533
Cuándo hay que llamar al médico

Cómo usar este capítulo	534
Ataques/Convulsiones	535
Dolor de oído/supuración	537
Dolor en las extremidades o en las articulaciones/hinchazón	539
Fiebre	542
Garganta inflamada	547
Llanto/cólico	549
Ojos rojos/secreción	551
Problemas de la piel	553
Problemas estomacales e intestinales	558
Problemas respiratorios	567
Problemas y dolores en la boca	573
Problemas y dolores urinarios y genitales	575

30. Infecciones infantiles 579
Información sobre la roséola, tiña, fiebre reumática y otras

Cómo utilizar este capítulo	580
Botulismo	581
Bronquiolitis	582
Candidiasis	583
Celulitis	584
Conjuntivitis	584
Crup	585
Diarrea	586

Encefalitis	588
Enfermedad de Kawasaki	589
Enfermedad de Lyme	591
Enfermedad por arañazo de gato	592
Epiglotis	593
Escarlatina	594
Fiebre aftosa	595
Fiebre reumática	595
Hepatitis viral	596
Herpeangina	598
Herpes simple	598
Impétigo	599
Infección de la garganta	600
Infección de oído/canal auditivo	601
Infección de oído/oído medio	602
Infección del tracto urinario	604
Infecciones bacterianas de la piel	605
Inflamación de las glándulas linfáticas	607
Influenza	607
Meningitis	608
Moluscum contagioso	609
Mononucleosis infecciosa	610
Neumonía	611
Osteomielitis	613
Oxiuro	614
Paperas	614
Piojos y liendres	615
Quinta enfermedad	616
Rabia	617
Resfriado común	618
Roséola	619
Rubéola	619
Sarampión	620
Sarna	621
Síndrome de Reye	622

Sinusitis	623
Tétanos	624
Tiña	625
Tos ferina	626
Toxoplasmosis	627
Tuberculosis	628
Varicela	629
Verrugas	631
VIH/SIDA	631

31. La medicación y el cuidado alternativo y complementario 633
Una guía para los diferentes tratamientos

Utilizar los medicamentos con cuidado	633
Cómo dar la medicina a tu hijo	635
La medicina alternativa y tu hijo	637
¿En qué se diferencia la medicina alternativa de la tradicional?	640

Parte 6ª
Cuando tu hijo tiene problemas de salud

32. Problemas de salud en la primera infancia 645
Una referencia para los padres

Cómo usar este capítulo	647
Problemas médicos	647
Abuso del niño	647
Alergias	649
Anemia hereditaria	650
Anemia por deficiencia de hierro	653
Anomalías del crecimiento	653
Artritis reumatoide juvenil	655
Asma	656
Autismo	657
Cardiopatías congénitas	658
Ceguera/Deterioro visual	660
Desorden deficitario de la atención/Hiperactividad	662

Diabetes mellitus	663
Displasia de cadera/Luxación congénita de la cadera en la infancia	665
Distrofia muscular	666
Eczema/Dermatitis atópica	668
Enfermedad celíaca	669
Enfermedad por reflujo gastroesofágico	670
Enfermedades metabólicas	671
Epilepsia	672
Espina bífida	674
Fibrosis quística	675
Hemofilia	677
Hidrocefalia	678
Hipotiroidismo congénito	679
Intoxicación por plomo	680
Labio leporino/Paladar hendido	681
Leucemia	682
Marcas de nacimiento y lunares	684
Obesidad	685
Parálisis cerebral	686
Problemas ortopédicos de piernas y pies	687
Pubertad precoz	689
Retraso en el desarrollo/Retraso mental	690
Síndrome de Down	692
Sordera/Deterioro auditivo	693
Tics/Síndrome de Tourette	694
Trastornos del riñón	695
VIH/SIDA	697
Problemas quirúrgicos/Procedimientos	699
Anomalías en el descenso del testículo	699
Apendicitis	699
Estenosis pilórica	700
Estrabismo	700
Hernia	700
Hipospadias	701

  Miringotomía 701
  Tonsilectomía y adenoidectomía 701

33. Cómo cuidar a un hijo con necesidades médicas especiales 703
Cómo ser el mejor defensor de tu hijo

  Ser padres de un niño con un problema crónico 704
  Los cuidados dirigidos y el hijo con necesidades especiales 711
  Consideraciones económicas 713
  Cómo conseguir una segunda opinión y creer en tu instinto 714

Parte 7ª
Cómo encontrar información de alta calidad sobre la salud

34. Cómo encontrar información sobre la salud en Internet 719
¿A quién creer?

  Internet y la salud 719
  Grupos de ayuda y de discusión en Internet 722
  Ten cuidado con los «expertos» en Internet 723
  Información sobre la salud de los niños en Internet 724
  Cómo utilizar los buscadores generales 726
  Internet y la confidencialidad 726

Apéndice A. Cómo preparar el historial médico de tu hijo 729

Apéndice B. Tablas de crecimiento y del índice de masa corporal 739

Apéndice C. Guía de recursos 759

Índice alfabético 769

Unas palabras de los autores

La paternidad es una experiencia emocionante en la vida, pero, por supuesto, también trae consigo estrés y lágrimas.

Como pediatras y educadores de la salud de los niños, hemos aprendido de primera mano qué es lo que preocupa a los padres. Nos lo habéis hecho saber con palabras y con hechos, en las visitas a la consulta y en conversaciones telefónicas. Nos lo habéis contado en vuestros correos electrónicos que nos habéis enviado a KidsHealth.org, nuestra página Web para padres, niños y adolescentes. Es asombroso cómo se repiten las mismas cuestiones una y otra vez, no sólo realizadas por padres de Estados Unidos, sino por padres de todo el mundo.

Hace más de una generación, el pediatra Benjamín Spock revolucionó el mundo de la paternidad cuando aconsejó a los padres que «creyesen en ellos mismos» para saber qué era lo mejor para sus bebés.

En aquel tiempo, los médicos daban a los padres una serie de instrucciones estrictas acerca de la alimentación, el descanso y cualquier cosa que estuviera relacionada con el cuidado del bebé. Mediante la sugerencia de que los padres siguiesen sus propios instintos, el doctor Spock nos llevó a establecer un punto de vista que ahora nos parece natural: Los padres y los profesionales médicos necesitan trabajar juntos para encontrar las diferentes necesidades de cada niño.

Más de medio siglo después, muchas cosas han cambiado. El mundo es más complejo y los conocimientos sobre el crecimiento, desarrollo y salud de los niños aumentan cada día. Seguro que los padres confían ahora más en sus instintos, pero están deseosos de recibir más información para contrastarla.

La *Nemour Foundation*, donde trabajamos, es una organización sin ánimo de lucro que se preocupa de la salud de los niños, fue fundada en 1936 y es una de las más grandes de Estados Unidos. Desde 1993, en *Nemours Foundation's Center for Children's Health Media*, hemos trabajado para ayudar a las familias a aprender sobre la salud de los niños mediante nuestros vídeos, libros y páginas Web (*www.KidsHealth.org* y *www.TeensHealth.org*). De hecho, KidsHealth.org es una de las páginas más visitadas y con más vínculos de Internet.

Hemos escrito la *Guía de la salud infantil para padres* con el mismo lenguaje que usaríamos si nos estuviéramos dirigiendo a nuestros amigos que no son profesionales de los

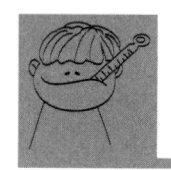

Guía de salud infantil para padres

cuidados de la salud. Le hemos introducido una gran cantidad de información práctica acerca del cuidado prenatal, decisiones de alimentación, elección de un doctor y el trabajo conjunto, cuidados de salud rutinarios, signos y síntomas de enfermedades en niños, estados de salud crónicos e infecciones infantiles, información sobre salud en la red, seguros y controles médicos y mucho, mucho más.

La primera parte de la *Guía de la salud infantil para padres* comienza con el embarazo y la preparación para la nueva llegada. Comenzaremos por el nacimiento y los primeros meses de la vida de tu hijo, continuaremos con información relacionada con la salud y aspectos conductuales de su viaje a través de los primeros pasos y los años preescolares. Esperamos que encuentres esta primera parte tan práctica que te anime a leer toda la guía y, así, conseguir una perspectiva general del desarrollo y la salud de tu hijo.

La última parte del libro es de consulta está constituida por una colección de «mini-enciclopedias» comprensibles sobre primeros auxilios y urgencias, infecciones, problemas de salud de niños pequeños, interpretación de signos y síntomas de tu hijo. Aunque encontrarás que la información en nuestra página Web es un complemento práctico y que se actualiza constantemente, la gran mayoría de los contenidos de la Guía para padres de KidsHealth está escrita nueva y específicamente para este libro.

Pero no lo hemos hecho solos. Os hemos pedido (mediante nuestra página Web o a través de nuestra experiencia profesional) que nos preguntarais lo que queríais saber, lo que desearíais haber sabido, qué funcionó y qué no funcionó para vosotros como padres. Este libro incluye una muestra de tus pensamientos y observaciones. Incluso nos gustaría añadir vuestros comentarios en futuras ediciones de la *Guía de la salud para padres*. Envíanos un correo electrónico con tus sugerencias y opiniones a: Guide@KidsHealth.org.

Un apunte importante: la información de este libro debe reforzar el consejo individualizado del médico de tu hijo, pero nunca sustituirlo. Si estás preocupado por su salud, nada debe sustituir la evaluación de su médico.

Así que disfruta este libro y disfruta del hecho de ser padre. Es una época especial y nos alegramos de que nos invites a acompañarte en tu viaje a través de la paternidad.

Doctor Steven A. Dowshen
Doctor Neil Izenberg
Elizabeth Bass

Sobre los autores

El doctor **Steven A. Dowshen**, F.A.A.P, es un pediatra colegiado y especializado en endocrinología; ejerce en el *Alfred I. DuPont Hospital for Children*, en Wilmington, Delaware. Interesado desde hace tiempo en ayudar a los niños y a sus familias a aprender sobre la salud, el doctor Dowshen es editor médico de la *Nemours Foundation's Center for Children's Health Media*, donde supervisa los procesos de revisión de KidsHealth.org, una página Web con información sobre la salud, escrita para padres, niños y adolescentes. Es también el editor jefe asociado de *Human Diseases and Conditions (2001)* de los hijos de Charles Scribner, una enciclopedia en tres volúmenes para estudiantes de primaria y secundaria. El doctor Dowshen dirigió la puesta en marcha del sistema nacional de atención primaria de pediatría, creado para expandir el acceso a los cuidados de la salud de niños de Delaware que no poseen una atención médica. Fue el primero en unirse a la plantilla del *Alfred I. DuPont Hospital for Children* y es director del programa de aprendizaje residencial de pediatría en el *Albert Eisten Medical Center* de Filadelfia. El doctor Dowshen cursó su licenciatura en Ciencias en la Universidad Estatal de Pensilvania e hizo su doctorado en Medicina en el *Jefferson Medical College* de la Universidad Thomas Jefferson. Finalizó su residencia de Pediatría y sus estudios como profesor de endocrinología y metabolismo pediátrico en *St. Christopher's Hospital for Children*. Es miembro de la *American Academy of Pediatrics*. El doctor Dowshen vive en Filadelfia con su esposa y sus dos hijas.

El doctor **Neil Izenberg**, F.A.A.P, es pediatra colegiado en el *Alfred I. DuPont Hospital for Children*, en Wilmintong, Delaware. Fundador y ejecutivo jefe de la *Nemours Foundation's Center for Children's Health Media* y co-editor jefe de la página Web de KidsHealth. Es un pediatra especializado en adolescentes, co-editor jefe del *Charles Scribner's Son's Human Diseases and Conditions* y autor de libros que tratan el tema de la salud infantil, incluyendo *How to Raise Non-Smoking Kids* (Pocket Book, 1997). Es también uno de los creadores de *Not So Scary Thing*, un juego de mesa para niños de edades comprendidas entre los cuatro y los ocho años. Premiado con el *American Academy of Pediatric's Education Award*, ha escrito y/o producido más de 25 programas de vídeo relativos a cuestiones de salud, destinados a padres y a niños y que han sido premiados en Estados Unidos. Licenciado en Ciencias por la Universidad

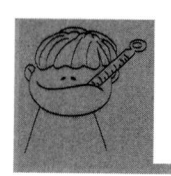

Guía de salud infantil para padres

de Columbia y doctorado en el *Robert Wood Jonson Medical School*. Realizó su aprendizaje pediátrico en el *Schneider Children's Hospital* y sus estudios como profesor (de endocrinología y diabetes pediátrica y en medicina enfocada a los adolescentes) en el *Children's Hospital* de Filadelfia. Miembro de la *American Academy of Pediatrics*, el doctor Izenberg vive en Filadelfia.

Elizabeth Bass es una escritora y editora especializada en reelaborar información sobre salud, de manera que sea fácil de entender por todos los lectores. Como editora de ciencia y salud en *Newsday,* supervisó proyectos que ganaron los premios más importantes de su campo, incluyendo el premio Pulitzer. Fue editora asociada de *Charles Scribner's Son's Human Diseases and Conditions* (2001) y es profesora en el *Columbia Graduate School of Journalism*. Ahora es editora de proyectos superiores en *Newsday* y vive en Long Island con su marido y su hijo.

Acerca de KidsHealth y la Fundación Nemours

KidsHealth, es un proyecto de la *Nemours Foundation's Center for Children's Health Media*, uno de los recursos más importantes para obtener información pediátrica analizada por médicos en la red. La página Web posee contenidos médicos, dirigidos y editados por una plantilla profesional, especializada en la edad de desarrollo, que están adaptados para tres tipos de público distinto (padres, niños y adolescentes). Todos los contenidos son revisados por pediatras de medicina general y pediatras especializados. KidsHealth fue votada «la mejor Web en contenidos de la salud» en los premios *eHealth World* y Jean Amour Polly de NetMon® declaró que era «La mejor página Web en la red para y sobre niños» en el libro *Internet Kids and Family Yellow Pages* (McGraw-Hill Profesional Publishing, 2000).

El *Center for Children's Health Media* de la *Nemours Foundation* también publica una serie de libros prácticos que incluye guías para padres, libros de recursos saludables y de libros de niños. Recientemente, se ha publicado una enciclopedia en tres volúmenes para estudiantes de primaria y secundaria, que incluyen *First-Aid Tips for Parents*, *How to Raise Non-Smoking Kids* (Pocket Books, 1997) y *Charles Scribner's Son's Human Diseases and Conditions*. Además, el Centro produce programas de vídeo pediátricos de calidad divulgativa, que se entregan a las familias a través médicos y hospitales, como una parte esencial de la educación del paciente.

La *Nemours Foundation* es una de las mayores organizaciones sin ánimo de lucro dedicadas a la salud de los niños y una de las más importantes de Estados Unidos en lo que se refiere a práctica médica dedicando especial atención a los cuidados pediátricos. Dirige el *Alfred duPont Hospital for Children*, famoso en todo el mundo, que se encuentra situado en Wilmington (Delaware) y la *Nemours Children's Clinic* en Delaware y en Florida. La fundación se establece y se funda gracias al testamento de Alfred duPont en 1940.

Agradecimientos

En un libro como este, hay muchas personas a las que agradecer, a aquellos que revisaron (y revisaron) nuestros textos, a los que contribuyeron al contenido con sus conocimientos técnicos, los que editaron e incluso mejoraron (aunque sea difícil de creer) nuestras expresiones y a los que siempre han estado allí a nuestro lado: nuestras familias, nuestros amigos y nuestros compañeros.

Gracias a D'Arcy Lyness, Ph. D, y a Jennifer Brooks por su apoyo es inspiración. Al doctor Robert A. Doughty, Ph. D, y a Jeff Wadsworth de la fundación Nemours por su ayuda al *Center for Children's Health Media*. Y a buena parte de la plantilla del *Alfred I. DuPont Hospital for Children* y a la comunidad de médicos que han compartido generosamente su conocimiento y experencia con nosotros.

Gracias A Kristen Kirchner, Cathy Ginther, Gwyneth Finnell y Amy Sutton por su excelente revisión y sus habilidades generales. A Shirley Morrison y Diane McGrath por mantenernos a nosotros y al centro organizado. A Judith McCarthy, Michele Pezzuti, Marisa L'Heureux, Pam Suarez, Susan Moore-Kruse, Nick Panos y Dawn Shoemaker en *Contemporary Books* por su entusiasmada ayuda a este proyecto. Y a todo el talentoso equipo de KidsHealth, especialmente a Jennifer Lynch, Karen Riley, Annie Hill y Elaine Chan por su asistencia editorial.

De forma personal, Steven Dowshen agradece a su esposa, Arlene, su amor, apoyo y paciencia mientras trabajaba en este libro, a sus hijas que ya son mayores, Nadia y Beth, prueba viviente de que su esposa (principalmente) y él han debido hacer algo bien como padres; y a Florence y Albert Dowshen y Jean Lucker por ser los mejores modelos que una pareja de padres jóvenes podía tener. Elizabeth Bass da las gracias a (y por) su marido, el doctor Joseph Masci; a su hijo Jonathan; y a su madre Beatrice Bass, por su paciencia, inspiración y amor. Neil Izenberg da las gracias de forma personal a sus padres Jim y Shirley Izenberg y a los miembros de su familia, Seth, Paul, Karen, Lisa, Rebecca, Ben, Karlin, Josh, Jake y Lia.

Parte 1ª

**La llegada de tu bebé.
Embarazo, nacimiento y los
primeros meses del niño**

1

Cuidados prenatales

Primeros pasos para un buen comienzo

«¡Vamos a tener un hijo!»

Ante todo, ¡felicidades! Acabas de comenzar una de las grandes aventuras de la vida, un viaje épico hacia mundos nuevos de amor, emoción, resistencia y, ocasionalmente, miedo.

Algo que todos los padres te dirán: Tu vida nunca volverá a ser la misma. Es cierto, porque estarás viendo el mundo a través de nuevos ojos, los ojos de un padre o madre (y a veces, lo verás a través de los ojos de tu hijo).

Si eres como la mayoría de los padres (¿y por qué no tendría que ser así?), estarás entusiasmado, nervioso y atemorizado, todo a la vez. Al mismo tiempo, estos sentimientos pueden estar mezclados con una preocupación constante: ¿Estará sano tu bebé?

Así que vamos a comenzar por las buenas noticias: En la mayoría de los casos, de hecho en una aplastante mayoría, los bebés nacen sanos y fuertes. Así que las estadísticas juegan a favor de tu bebé, también estará sano y fuerte. Más buenas noticias: si hace o deja de hacer unas cuantas cosas (comer bien, tomar ácido fólico, seguir los consejos médicos y evitar el tabaco, el alcohol y las drogas) una mujer embarazada puede mejorar considerablemente la probabilidad de que su bebé tenga un comienzo saludable.

Por supuesto, «cuidarse» no es sólo una cuestión de mujeres embarazadas, también es asunto de los futuros padres, de los hombres y mujeres que planean adoptar un niño y de los que tienen intención de concebir algún día. Para todos los futuros padres, tener hábitos correctos de salud puede ayudar a tu hijo a crecer de una forma más saludable. Por ejemplo, si nadie fuma en tu casa, tu hijo será menos propenso a padecer asma, bronquitis, infecciones de oído y otras enfermedades. Si toda tu familia se alimenta correctamente y

Guía de la salud infantil para padres

hace ejercicio, tu hijo aprenderá hábitos que le ayudarán durante toda la vida. Para las parejas, adquirir buenos hábitos de salud es mucho más llevadero, resulta más sencillo si lo hacéis juntos que si lo intenta hacer una sola persona. El futuro padre puede ayudar a su pareja llevando con ella una buena alimentación, procurando estar en forma y manteniendo las tentaciones compartidas, especialmente el tabaco y el alcohol, fuera de casa.

¿Qué sucede si ya estás embarazada y no te has cuidado todo lo que tu estado requiere? Aquí podemos aplicar el refrán «más vale tarde que nunca». No importa en qué mes de gestación te encuentres, si bebes alcohol o fumas debes dejarlo, por el bien de ambos. Pero tampoco te martirices por el pasado. La probabilidad de que tu bebé nazca bien aún es alta.

¿Qué sucede si ya te estás cuidando? Esperar un bebé, ya sea a través del embarazo o a través de una adopción, puede conllevar una época de inquietud. Pero preocuparse ahora por los posibles riesgos no os ayudará ni a tu hijo ni a ti. Una vez que cuides estas cosas que puedes controlar, intenta relajarte y disfrutar de este momento de espera y expectación.

Lo cierto es que en el embarazo no tienes garantías en lo que se refiere a la salud. Así como la mayoría de los bebés nacen saludables sin importar lo que hagas, algunos tienen problemas independientemente de lo que hagas. En gran parte de los casos, si existe un problema, no hay forma de que los padres lo hubieran prevenido. En otras palabras, nadie tiene la culpa. Es importante que todos los miembros de tu familia lo recuerden.

Todo lo que puedes hacer, actuando sabiamente, es seguir los consejos de tu médico para mejorar la salud de tu bebé. Y eso no es poco.

El objetivo de este capítulo es ayudarte a que alcances esa meta. Se divide en dos secciones:

1. Una vida saludable, lo que incluye consejos sobre nutrición, ejercicio, descanso y vitaminas y también sobre trabajo, sexo y sustancias perjudiciales que debes evitar.

2. Cuidados médicos, con información para la elección de una compañía de asistencia sanitaria, cómo obtener pruebas, cómo conseguir atención sanitaria si no tienes seguro y cómo saber cuándo debes llamar a tu médico.

Si planeas quedarte embarazada

Hacer (o no hacer) unas cuantas cosas por adelantado puede ayudar a tu bebé a comenzar con buen pie:

1. Toma diariamente ácido fólico (un tipo de vitamina B). Comienza al menos un mes antes de intentar quedarte embarazada y continúa durante los tres primeros meses.

Capítulo 1. Cuidados prenatales

Esta acción tan sencilla puede ayudar a prevenir muchos casos de espina bífida y otros defectos del tubo neural (defectos de nacimiento que afectan al cerebro y a la médula espinal). La dosis recomendada de 0,4 a 0,8 miligramos se encuentra en la mayor parte de los complejos vitamínicos.

2. Si fumas o bebes (aunque sea moderadamente), debes dejar de hacerlo.

3. Si tienes problemas serios de sobrepeso o de bajo peso, proponte alcanzar un peso más saludable antes de intentar quedarte embarazada. Esto puede reducir el riesgo de muchos problemas prenatales.

4. Si tienes una enfermedad crónica o sospechas que tienes una enfermedad de transmisión sexual, consulta a tu médico y ponte en tratamiento.

5. No tomes fármacos por vía oral de los llamados retinoides (variante sintética de la vitamina A); puede ser peligroso para el feto. Algunos fármacos contra el acné pueden contener una sustancia que se llama isotretinoina. Esta sustancia puede ser especialmente dañina en los primeros meses de embarazo, antes incluso de que una mujer se dé cuenta de que ha concebido. Otras sustancias como la acitretina o la etretinate, que se usan para tratar la soriasis, pueden dañar al feto incluso después de que la mujer haya dejado de tomarlos. Si alguna vez las has tomado, consulta con tu médico.

Algunas cremas faciales contienen una sustancia relacionada llamada tretinoina o ácido retinoico. Los estudios no indican hasta el momento que estas cremas causen problemas, pero hasta que se realicen más investigaciones, es conveniente evitar las cremas que contengan ácido retinoico antes y durante la gestación.

Resolver problemas potenciales de antemano puede mejorar tu vida y la de tu bebé. Ésta es una de las razones por la que los doctores aconsejan que las mujeres o parejas hagan una «consulta antes de la concepción» con una compañía médica (trataremos esta consulta en este capítulo más adelante).

Una vida saludable durante el embarazo

Comer bien

Es mejor seguir una dieta equilibrada que incluya mucho pan integral, pasta y cereales, repleta de frutas y verduras, y cantidades más pequeñas de productos desnatados, alimentos ricos en proteínas tales como aves, pescado, carne, legumbres y frutos secos.

Guía de la salud infantil para padres

La pirámide alimenticia diseñada por el Departamento de Agricultura de Estados Unidos es un buen ejemplo (figura 1.1).

Como sugiere esta pirámide, es mejor evitar las calorías vacías, es decir, alimentos como caramelos, patatas fritas y bebidas gaseosas, que poseen muchas calorías pero pocos nutrientes.

Durante el embarazo, ten en cuenta unos cuantos consejos:

- Come un poco más. Una mujer de peso medio necesitará añadir a su dieta una media de unas trescientas calorías al día. Trescientas calorías no es mucha comida, unos 225 grs. de yogurt desnatado y una manzana o medio sándwich de pavo y un vaso de leche suman trescientas. Alimentos nutritivos como éstos son una buena forma de adquirir calorías extras (aunque el helado de medianoche es uno de los clásicos privilegios del embarazo).

- Gana peso. La *National Academy of Science* recomienda que las mujeres con un peso normal engorden de 11 a 15 Kg. Las mujeres con sobrepeso deben ganar menos (de 7 a 11 Kg.) y las mujeres con un peso bajo deben ganar más (de 13 a 18 Kg.). Si tu médico cree que el feto está creciendo bien, no te preocupes por cuánto peso estás ganando exactamente; aún así, casi todas las mujeres que no están dentro de esta tabla siguen teniendo hijos sanos. No intentes perder peso mientras estés embarazada. Espera hasta que nazca tu hijo.

- Bebe mucha agua. Durante la gestación, una mujer necesita líquido extra. La cantidad de sangre en el cuerpo aumenta en un porcentaje de casi un cincuenta por ciento. El feto, la placenta y el líquido amniótico requieren agua. La deshidratación puede acentuar la fatiga en los primeros meses de embarazo y producir contracciones prematuras más adelante. Intenta beber unos ocho vasos de líquido al día; si son de agua, mucho mejor.

- No comas carne podrida o poco hecha, huevos podridos, leche agria (no pasteurizada) ni queso hecho a partir de leche agria. Estos alimentos contienen microorganismos, como la *listeria monocytogenes* o el parásito que causa la toxoplasmosis, que pueden dañar al feto. Pide la carne bastante hecha cuando vayas a un restaurante; en casa, cocínala a una temperatura de 71° C. Si manipulas carne cruda, lávate las manos y lava los utensilios inmediatamente después. Limpia bien la fruta y la verdura antes de comértela.

En general, sigue una buena alimentación, teniendo en cuenta las técnicas de seguridad, para prevenir infecciones; puedes obtener información en http://www.foodsafety.gov/~fsg/fsgl-es.html. La *Food and Drug Administration* sugiere

Capítulo 1. Cuidados prenatales

que las mujeres embarazadas eviten comer pez espada, tiburón, caballa y pez azulejo (lopholatilus chamaeleonticeps) porque pueden tener un alto contenido en mercurio.

- Asegúrate de que tomas bastante hierro y calcio. Para prevenir anemia en la madre, la dosis recomendada de hierro es de 30 miligramos al día (que debe ser aumentada de 60 a 100 miligramos si la madre es grande o espera gemelos). Esto será especialmente importante más adelante en el embarazo, cuando el feto, la placenta y el aumento del suministro sanguíneo en la madre pueden agotar fácilmente las reservas de hierro.

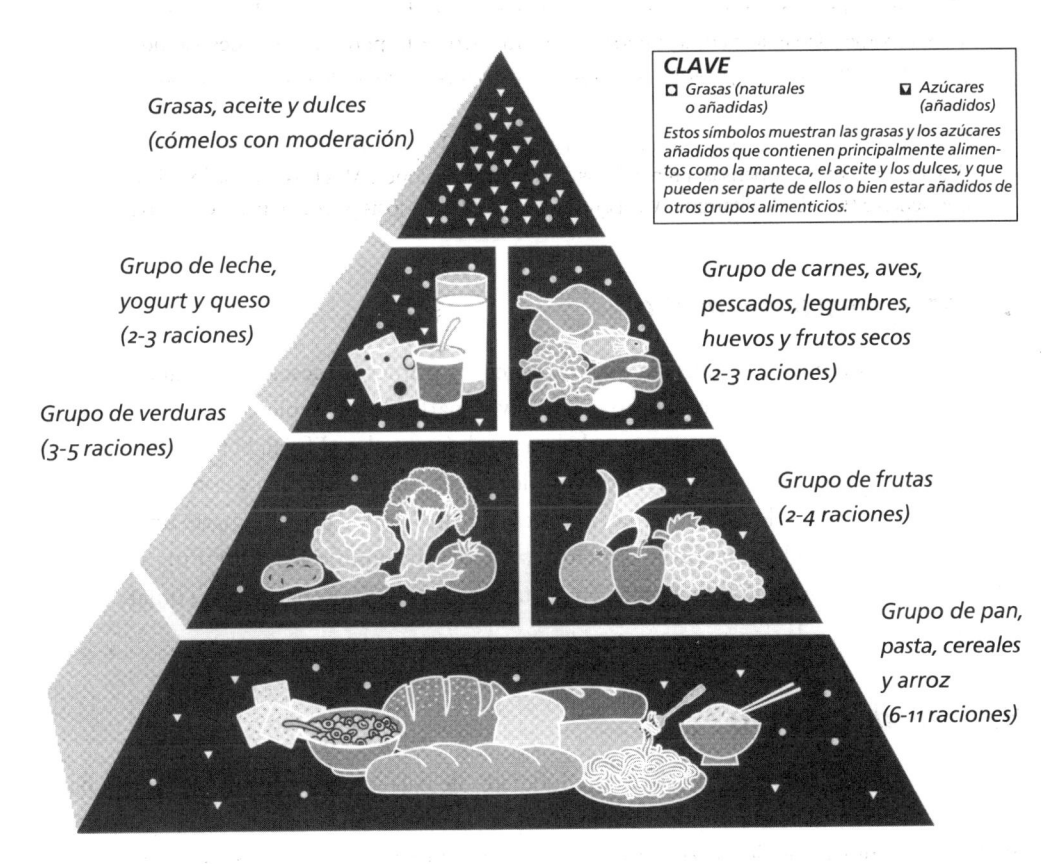

Figura 1.1. Pirámide alimenticia. La pirámide alimenticia del Departamento de Agricultura de EE.UU. es útil a la hora de planear una dieta equilibrada en el embarazo (o una dieta equilibrada para toda la familia). Consulta a tu médico, matrona o dietista para satisfacer las necesidades nutricionales del embarazo. (Fuente: *U.S Department of Agriculture/U.S Department of Health and Human Services*).

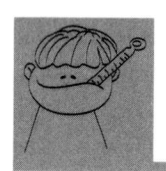

La dosis de calcio recomendada para mujeres embarazadas es de 1.200 miligramos al día. Las vitaminas prenatales, que normalmente recomiendan los médicos, sólo tienen de 200 a 300 miligramos de calcio, porque ingerir más puede interferir en la absorción de hierro. Sin embargo, si esperas unas cuantas horas, esto ya no es un problema. Así que, a menos que tu dieta sea muy rica en calcio, puedes tomar tu vitamina prenatal por la mañana y el calcio por la noche.

Nuestro consejo

Evita el exceso de vitamina A

No tomes complementos herbales o vitamínicos, especialmente en grandes dosis (superiores a las recomendadas al día), a menos que tu médico te lo permita. Grandes cantidades de vitamina A plantean un posible riesgo (aunque es seguro tomar beta-caroteno, una sustancia que el cuerpo convierte en vitamina A).

En un estudio, las mujeres que tomaban más de 10.000 IU (unidades internacionales) de vitamina A al día eran más propensas a tener fetos con malformaciones. Muchos complejos vitamínicos contienen 5.000 IU de vitamina A, así que tomar una doble dosis puede ponerte en serio peligro.

Duerme y descansa mucho

Puede sorprenderte lo cansada que te sientes los primeros meses de embarazo, cuando aún no se nota que estás embarazada. La mayor parte de las mujeres se sienten menos cansadas en los meses intermedios y vuelven a sentirse pesadas al final. Si te sientes cansada, déjate llevar. Échate una siestecita o pon los pies en alto, cierra los ojos y escucha música. Si estás trabajando fuera de casa, intenta encontrar un sitio donde poder echarte unos cuantos minutos al día. Vete a la cama pronto, incluso aunque esto signifique recortar tus actividades o hacer que tu pareja se involucre más en las tareas caseras (o no hacerlas). Tómate tiempo para ti.

Haz algo de ejercicio

Si el doctor lo aprueba, haz ejercicio moderado de baja intensidad, como caminar, nadar o pedalear en una bicicleta estática. Para casi todas las mujeres embarazadas, se recomienda de 20 a 30 minutos de ejercicio, al menos tres veces por semana. Si eres una corredora en buena forma o una campeona, probablemente podrás continuar, pero quizás debas bajar la intensidad. Si no estás en forma, no deberías intentar algo tan agotador durante el embarazo. De hecho, algunas mujeres no deben hacer nada de deporte. Así que tanto si eres triatleta o teleadicta, antes deberías hablar de este tema con tu médico.

Capítulo 1. Cuidados prenatales

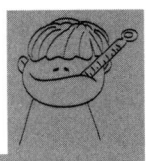

> **Nuestro consejo**
>
> **Sueño prenatal**
>
> Mientras tu vientre empieza a crecer, cuando descanses o duermas, deberías procurar tumbarte sobre el lado izquierdo tanto como sea posible. Esto previene el crecimiento del útero por la presión de los grandes vasos sanguíneos y que disminuya el flujo de la sangre a la placenta (y, por lo tanto, a tu bebé). También puede ayudarte a prevenir posibles hinchazones en las piernas.

A medida que avances en el estado de gestación, tu sentido del equilibrio puede verse afectado y puede que tus ligamentos se debiliten (es algo hormonal). A causa de estos cambios, muchos médicos aconsejan no practicar deportes en los que quepa la posibilidad de caerse, tales como esquiar, montar en bicicleta o a caballo. El esquí acuático, el surf o el submarinismo están considerados como deportes especialmente peligrosos y se deben evitar.

Descansa con frecuencia durante el ejercicio y bebe mucho líquido. No hagas más esfuerzo de la cuenta si hace demasiado calor o hay demasiada humedad en el ambiente (no es bueno que te suba la temperatura). Después de los tres primeros meses de embarazo, evita los ejercicios que requieran que te tumbes sobre la espalda; el útero puede presionar los grandes vasos sanguíneos y restringir el flujo sanguíneo al corazón. Incluso si estás en buena forma, no te esfuerces. Parece ser que lo más seguro es que tu frecuencia cardíaca (el número de latidos por minuto) no supere las 140 pulsaciones.

Además, algunos ejercicios aeróbicos, como los de fortalecimiento y los de elasticidad, pueden ayudarte a prevenir dolores de espalda y otros malestares propios del embarazo. Prueba con los ejercicios pélvicos y los de Kegel.

El ejercicio pélvico

Coloca las manos y las rodillas en el suelo, como si estuvieras a gatas. Relaja la espalda, expira y aprieta los músculos abdominales mientras escondes las nalgas. La espalda se arqueará hacia arriba de forma natural. Mantén esa posición hasta que cuentes cinco o diez. Repite el ejercicio. También puedes hacerlo contra una pared: Cuando aprietes el abdomen y metas hacia adentro las nalgas, la parte inferior de la espalda tocará la pared.

Ejercicios de Kegel

Son como ejercicios de calistenia interna. Fortalecen los músculos pélvicos (que rodean la vagina y el ano). Pueden facilitar el nacimiento y la recuperación y prevenir las pérdidas de orina que algunas madres primerizas experimentan (además, contraer tus músculos vaginales ¡puede mejorar tu vida sexual!).

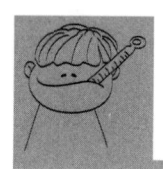

Para hacer los ejercicios de Kegel, tensa los músculos que rodean la vagina y el ano como si intentaras dejar de orinar. Mantenlos apretados unos segundos y después relájalos. Haz de 10 a 20 contracciones 3 ó 4 veces al día e intenta que cada contracción dure unos 10 segundos. Este ejercicio se puede realizar estando de pie, sentada o tumbada. Cada vez que estés esperando, en los semáforos en rojo, en la tienda o en la consulta del doctor, puedes estar haciendo los ejercicios.

Nuestro consejo

Cuándo dejar de hacer ejercicio y llamar al médico

Si experimentas estos síntomas durante la realización de un ejercicio (o en cualquier otro momento), deja de hacerlos inmediatamente y ponte en contacto con tu médico lo antes posible:

- Sangras o tienes pérdida de fluido vaginal.
- Te duele la espalda, el abdomen, la zona púbica o cualquier otra parte.
- Hinchazón de los dedos o de la cara.
- Visión borrosa.
- Vómitos constantes.
- Escalofríos o fiebre.
- Problemas o dolor durante la micción.
- Mareos.
- Te falta la respiración.
- Pulsaciones rápidas o irregulares.
- Debilidad muscular.
- Dificultad al andar.
- Una extraña inactividad en el feto (después de los seis meses).

Qué no debes hacer durante el embarazo

Es mejor tomar algunas precauciones.

No bebas alcohol

Ingerir grandes cantidades de alcohol (cinco o seis copas al día) durante el embarazo puede causar al feto síndrome de abstinencia y, como consecuencia, problemas de salud de por vida, que incluyen retraso mental, deformaciones faciales y problemas de corazón (para obtener más información, consulta el capítulo 26, *La adopción: problemas médicos*). Pero

Capítulo 1. Cuidados prenatales

incluso el consumo moderado (una o dos copas al día) o una borrachera ocasional (cinco o más copas de una vez) aumenta el riesgo de aborto, parto prematuro, que el bebé nazca con poco peso y problemas de crecimiento y desarrollo que continuarán después del nacimiento. Estudios recientes indican que una ingesta de alcohol elevada en los primeros meses de embarazo aumenta significativamente el riesgo de labio leporino y paladar hendido en el niño. No se ha determinado qué cantidad de alcohol se puede beber sin correr riesgos; lo mejor es que las mujeres embarazadas no beban nada de alcohol.

¿Puede hacer daño una copa?

Los avisos contra las bebidas alcohólicas durante el embarazo frecuentemente preocupan a las mujeres que han consumido alcohol antes de saber que estaban embarazadas. Otras mujeres se preguntan si puede ser perjudicial para el bebé tomar una copa de vino para celebrar algo en una ocasión especial. No hay pruebas de que una copa o dos puedan dañar al feto y no ganas nada preocupándote por lo que hiciste antes de saber que estabas embarazada. Pero si estás intentando quedarte embarazada, o sabes que ya lo estás, evitar el alcohol es lo más seguro. Si decides tomar una copa en una ocasión especial, asegúrate de que una copa no te conducirá a otra y no busques con frecuencia razones para celebrar algo.

No fumes

No fumes y no pases demasiado tiempo junto a fumadores. Fumar contribuye en muchos casos a que los bebés nazcan con menos peso del debido, a que se produzcan abortos y nacimientos prematuros. Por lo tanto, fumar puede afectar también a los bebés. Si tus familiares o compañeros no pueden dejar de fumar, pídeles que salgan fuera a por su dosis de nicotina. Si, por alguna razón, no pueden hacerlo, pídeles que se encierren en una habitación a fumar y no entres en ella.

No consumas demasiada cafeína

La cafeína se ha vinculado con el aumento del riesgo de sufrir un aborto y que el bebé tenga bajo peso cuando se consume en grandes cantidades. Algunos expertos opinan que no es contraproducente tomar de 200 a 300 miligramos al día, lo que equivale a dos pequeñas tazas de café (por supuesto, si tomas café, asegúrate de que no tomas cafeína en otros productos como los refrescos). Otros creen que lo mejor es evitar la cafeína. Además tiene otros inconvenientes: provoca pérdida de líquido y calcio, cosa que las mujeres embarazadas no se pueden permitir. También puede producir el aumento de la frecuencia de micción, una molestia típica del embarazo, que se acentúa. La cafeína se encuentra principalmente en el café, en algunos tipos de té, colas y otros refrescos; estas bebidas tienen poco o ningún valor nutricional.

Guía de la salud infantil para padres

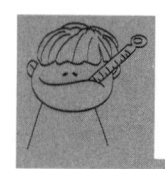

> **Nuestro consejo**
>
> **Cuidado con la dosis de cafeína**
>
> Algunos refrescos que no son de cola pueden tener tanta cafeína como los de cola e incluso más. Y ten cuidado con las bebidas en envases grandes: si te tomas una botella de refresco de medio litro estarás duplicando la dosis de cafeína. Ocurre lo mismo con los cafés de desayuno, la dosis de cafeína es mayor que la consignada en la entrada «cafeína por taza» de la mayoría de las tablas.

No tomes drogas

La cocaína, el crack, la heroína y el PCP (fenciclidina) pueden poner en peligro tanto la vida del feto como la tuya. Lo mismo sucede con los estimulantes (anfetaminas) y los depresores (tranquilizantes) o al esnifar pegamento.

Cuidado con las medicinas

No tomes medicamentos si no es bajo prescripción médica, ni sintéticos, ni naturales, ni de última generación, ni herbales, a menos que tu médico te dé permiso. Cuando haya posibilidad, siempre que la enfermedad no sea seria, es mejor usar remedios caseros: sopa de pollo y vapores, en lugar de una pastilla para el resfriado, por ejemplo. Para los mareos mañaneros, evita los productos que te prometen remedios milagrosos, en su lugar, come con frecuencia pequeñas cantidades de pan o galletitas saladas.

El *National Institute of Health* de EE.UU. ha reconocido recientemente que la acupuntura tiene efectos beneficiosos en el tratamiento de las náuseas y vómitos durante los meses de gestación. Consulta a tu médico sobre esta técnica si los síntomas son severos.

No abandones ninguna medicación o dejes un tratamiento sin consultar al doctor. Si escuchas o lees algo que te preocupa acerca de un fármaco que estás tomando, habla con tu médico. La información que escuches puede estar incompleta o basada en datos erróneos. Y en algunos casos, los riesgos al no tratar una enfermedad pueden ser mayores que los posibles peligros de un fármaco. De entre las sustancias para tratar la fiebre o dolores leves, el acetaminofén se considera más seguro que el ibuprofeno. No obstante, no tomes ningún medicamento sin consultar con tu médico.

Evita que te suba la temperatura corporal

No pases mucho tiempo en una bañera con agua excesivamente caliente o en una sauna. En general, es mejor no hacer nada que pueda subir la temperatura corporal a más de 38,5 grados centígrados.

Capítulo 1. Cuidados prenatales

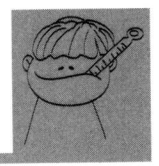

Evita la exposición a productos químicos tóxicos

Durante el embarazo, es más inteligente mantenerte alejada de los productos químicos tóxicos, como pesticidas, monóxido de carbono, plomo o disolventes orgánicos (tales como tolueno, tetraclorotileno, glicol éter y otros productos químicos usados principalmente en la industria manufacturera). Aunque los riesgos no están todavía claros, estos productos han sido relacionados con el incremento de abortos, entre otros problemas. Para más información sobre los riesgos laborales para mujeres embarazadas, puedes consultar la página Web de la Red española de Seguridad y Salud en el Trabajo (http://es.osha.eu.int). Si sospechas que tu lugar de trabajo puede ser peligroso, habla con tu sindicato (si tienes), con tu jefe o con tu médico, o consulta la normativa oficial en la página Web del Instituto Nacional de Seguridad e Higiene en el trabajo (http://www.mtas.es/insht/). Muchos de los fármacos que se usan en la quimioterapia (uno de los tratamientos para luchar contra el cáncer) pueden ser dañinos para el desarrollo del feto. Si necesitas un tratamiento para el cáncer, busca el consejo de tu médico acerca de la planificación y la continuidad de un embarazo.

Cuidado con los rayos X

El uso de los rayos X para la obtención de un diagnóstico puede hacerse con seguridad, pero antes asegúrate de que los médicos, las enfermeras y los técnicos saben que estás o podrías estar embarazada. Los rayos X en exposiciones altas, como las que se usan para el tratamiento del cáncer, pueden causar problemas.

Evita la exposición a virus y bacterias en el trabajo

La exposición a virus y bacterias es un riesgo, principalmente para la gente que trabaja en el campo de la medicina o con niños pequeños. Consulta con el doctor qué vacunas y precauciones se recomiendan.

No te acerques a la caja para excrementos

Si las mujeres embarazadas votaran cuál es su consejo favorito, éste estaría entre los primeros de la lista: no cambies la arena de la caja de excrementos del gato, que lo haga otra persona. Este consejo es muy común, porque el contacto con las heces de los gatos es una de las principales causas por las que se trasmite la toxoplasmosis (otras formas de contagio son mediante la ingesta de carne podrida o poco hecha, huevos podridos o leche de cabra podrida). Esta infección parasitaria puede producir un aborto o serios defectos en el feto, si una mujer se infecta durante el embarazo. Puedes hacerte un test antes del embarazo para ver si has sido infectada anteriormente y, por lo tanto, eres inmune. Háblalo con tu médico. Si no eres inmune o no te has hecho la prueba, debes tener mucho cuidado. También puedes hacerle la prueba a tu gato para saber si tiene una infección activa. Para hacer que la infección del gato sea menos probable, procura que no salga de casa y no le permitas comer carne cruda. Además, asegúrate de que las heces de la caja se limpian diariamente, porque éstas, con el tiempo, son más infecciosas. Si no te queda más remedio que limpiar tú la caja, usa guantes de goma desechables y después lávate bien las manos.

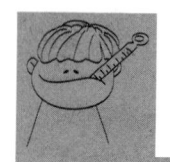

Tanto si tienes gato como si no, lleva guantes siempre que cuides el jardín, la tierra puede estar contaminada con parásitos; por la misma razón, mantente alejada de la tierra y de los cajones de arena infantiles. Nunca comas carne podrida o poco hecha; si no te queda más remedio que manipularla, lávate las manos inmediatamente después. No olvides lavar la fruta y la verdura antes de comértela.

Suspiros de alivio

Durante años, la gente ha tenido la creencia de que realizar determinadas actividades (como usar el microondas, beber refrescos bajos en calorías o teñirse el pelo) durante el embarazo no era seguro. Pero los estudios no han demostrado que estas actividades causen daños al feto. Algunas mujeres siguen sintiéndose más cómodas evitando las radiaciones del microondas, los cosméticos químicos y el aspartamo (el edulcorante de la mayoría de los productos bajos en calorías), dado que estas cosas son opcionales. Pero, aún así, no parece que sea arriesgado llevar a cabo cualquiera de estas actividades. Y para millones de mujeres que trabajan frente al ordenador cada día (una actividad que es un poco menos opcional), los estudios sobre los ordenadores en los lugares de trabajo no han demostrado que exista relación con el aborto como se temía.

¿Qué sucede con el trabajo?

La mayor parte de las mujeres con embarazos de bajo riesgo pueden continuar trabajando hasta el día del parto, si así lo deciden. Aunque debes consultarlo con el médico, en la mayoría de los casos, la decisión de continuar trabajando o no se basa en la comodidad (estás demasiado grande, pesada y cansada para continuar con tu rutina) o factores prácticos (no deseas agotar tu permiso de maternidad antes de que nazca tu bebé).

Si tu trabajo es físicamente agotador, requiere que te agaches, te levantes o que pases muchas horas de pie, tu médico puede aconsejarte que trabajes menos horas o que dejes de trabajar unas semanas o meses antes de la llegada de tu hijo. Algunos estudios sugieren que el trabajo que requiera esfuerzo o permanecer varias veces al día de pie incrementa el riesgo de que la madre tenga la presión arterial alta o que el bebé nazca con bajo peso. Y es algo más que una preocupación si tu peso es bastante inferior a lo que debería ser o estás embarazada de gemelos. Si el doctor cree que tienes alto riesgo de que tu hijo sea prematuro o de que haya complicaciones durante la gestación, puede que te aconseje que dejes de trabajar o que descanses más. Incluso pueden recomendarte que guardes reposo en cama, aunque es poco habitual.

Capítulo 1. Cuidados prenatales

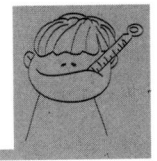

¿Y con el sexo?

En los embarazos de bajo riesgo, se considera seguro mantener relaciones sexuales tanto como gustes. Si hay riesgo de que tu bebé nazca prematuro u otras complicaciones, el doctor puede recomendarte abstinencia. Si mantienes relaciones sexuales, ten cuidado con las enfermedades de trasmisión sexual. Pueden amenazar un embarazo y dañar seriamente al feto; normalmente, las mujeres son sometidas a pruebas y, si es necesario, tratadas de cualquier enfermedad de trasmisión sexual antes del embarazo. Pero si una mujer adquiere este tipo de enfermedad después de quedarse embarazada, no puede ser detectada ni tratada. Para prevenir infecciones, usa un preservativo o no tengas relaciones sexuales con alguien que pienses que ha estado expuesto a una enfermedad de trasmisión sexual. Si crees que has estado expuesta, consulta con tu médico. Esas enfermedades no suelen manifestar síntomas.

Cuidados médicos

¿Cuántas veces te hemos aconsejado en este capítulo que consultes con tu médico sobre qué es lo mejor para ti? Por favor, no las cuentes, perderías demasiado tiempo. Seguramente, vas a tener bastante contacto con esta persona, de manera especial si tienes más de 35 años u otros factores que eleven los riesgos del embarazo (en el recuadro del apartado «Ginecólogos-Obstetras», en este mismo capítulo, señalamos estos factores).

Encontrar un doctor puede ser sencillo, quizás quieras elegir a tu ginecólogo o a tu médico de cabecera, si ellos practican la especialidad de obstetricia. Es menos grato si tu seguro te limita a unas pocas opciones. O quizás tus amigos o conocidos te recomienden alguien que a ellos les guste. Normalmente, la gente sigue las recomendaciones de su médico habitual o del centro de salud de su distrito. Las enfermeras que trabajan en este campo pueden ser especialmente una buena fuente de información. A continuación, te indicamos algunos aspectos que debes considerar cuando elijas un médico.

Diferentes clases de profesionales médicos

Los profesionales que proporcionan cuidados médicos durante el embarazo y el alumbramiento se clasifican en tres tipos.

Ginecólogos- Obstetras

OBs, como se les llama de forma abreviada, son médicos que, después de terminar la carrera, han completado al menos cuatro años de preparación en lo que se refiere a la salud y la reproducción de la mujer. Asisten al 90 por ciento de los bebés que nacen en España. Están capacitados para controlar embarazos complicados y también pueden realizar cesáreas (o cualquier otra intervención medicoquirúrgica que la situación precise). Si tu embarazo posee factores de alto riesgo, tu médico debería ser un obstetra.

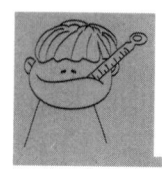

Busca obstetras que sean «especialistas con título oficial», lo que significa que han aprobado el examen MIR de obstetricia y ginecología o el examen de capacitación para MESTOS. Si los médicos se describen como «MESTOS», significa que tienen la preparación para hacer el examen y caben dos posibilidades: o no lo han hecho todavía, o no lo han aprobado aún. Si necesitas un obstetra debes preguntarle sobre su situación específica. Algunos obstetras «con título oficial» prolongan sus estudios especializándose en embarazos de alto riesgo. A estos doctores se les conoce como especialistas materno-fetales o perinatólogos. En la mayoría de los casos, tu médico de cabecera te remitirá a este especialista si es necesario.

¿Qué es un embarazo de alto riesgo?

No hay una definición especial de alto riesgo o bajo riesgo durante el embarazo, pero enumeraremos algunas características que son indicativas de alto riesgo. Muchos médicos considerarían un embarazo con sólo una de estas características, y desde luego con dos o tres, de alto riesgo. Esto no es necesariamente tan grave como suena. Sólo significa que una mujer puede necesitar tomar precauciones extra o estar cerca de un monitor médico. Si no se te puede aplicar ninguno de los siguientes puntos, casi con toda probabilidad tu embarazo se puede considerar de bajo riesgo.

El riesgo es elevado si la mujer:

- Ha tenido un embarazo problemático en el pasado.
- Tiene menos de 15 o más de 35 años (algunos médicos dirían 40).
- Está embarazada de mellizos o trillizos.
- Tiene problemas médicos serios tales como diabetes, presión arterial alta, epilepsia, o una enfermedad de corazón, pulmón o hígado.
- Padece una enfermedad de transmisión sexual u otra infección.
- Fuma, bebe alcohol o toma drogas.
- Tiene varias parejas sexuales.
- No tiene cuidados prenatales.
- Gana poco peso o no gana.
- Experimenta hemorragias vaginales después de los tres primeros meses de embarazo.
- Desarrolla una presión arterial alta, relacionada con el embarazo (preeclamsia).

El riesgo es elevado si el feto:

- Tiene un ritmo cardíaco anormal.
- Muestra signos de crecer menos de lo esperado (un estado que se conoce con el nombre de retraso de crecimiento intrauterino o IUGR).

Capítulo 1. Cuidados prenatales

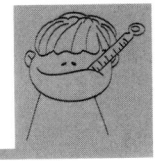

Enfermeros/as-matronas tituladas

Las enfermeras-matronas tituladas son enfermeras diplomadas que poseen el título de graduadas en obstetricia, lo cual significa que están preparadas para atender embarazos normales de bajo riesgo y que han aprobado un examen de titulación. Estas profesionales ejercen normalmente bajo supervisión médica, un acuerdo que se llama práctica colaborativa; en caso de que necesiten refuerzo, deben tener un médico al que puedan llamar. La mayoría asiste a los partos en hospitales o en centros de maternidad, aunque algunas asisten a domicilio. Parte de su trabajo consiste en ser capaces de reconocer complicaciones y remitir las pacientes a los médicos cuando sea necesario.

La demanda de estas profesionales se ha visto incrementada en los últimos años. Normalmente, realizan una gran labor proporcionando cuidados de la salud orientados a la prevención de riesgos de las mujeres embarazadas y sus honorarios son más bajos. Algunos estudios han demostrado que logran resultados tan buenos o mejores que los obstetras cuando se trata de embarazos sin complicaciones que finalizan con un alumbramiento vaginal rutinario.

Otros tipos de matronas

En algunos países, oirás hablar de matronas tituladas o matronas profesionales. Las matronas tituladas no están obligadas a ser enfermeras. Hacen cursos de aprendizaje y deben realizar el mismo examen que las matronas enfermeras tituladas. Las matronas profesionales que están acreditadas por un grupo diferente han aprendido por medio de la práctica; se les anima a que asistan partos en los domicilios y no trabajan con médicos. No todos los estados permiten ejercer a estas matronas. En lo que se refiere a la calidad de éstas, no hay estudios.

Médicos de familia

Los médicos de familia son médicos cuyo postgrado incluye estudios de medicina para atender a adultos, pediatría, obstetricia-ginecología y otros campos. Son la versión moderna del viejo médico general y ofrecen cuidados médicos a toda la familia. Algunos asisten partos, especialmente en zonas rurales, pero otros muchos no. En encuestas realizadas por la *American Academy of Family Phisicians*, menos de un tercio de los doctores respondieron que habían asistido alguna vez a un parto, aunque el número es más elevado en el oeste de los Estados Unidos. Algunos médicos de familia solamente atienden embarazos normales y remiten los casos complicados a los obstetras. Los médicos de familia deben pertenecer al colegio de médicos.

Guía de la salud infantil para padres

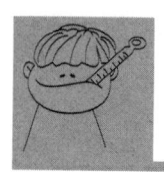

¿Qué tipo de asistencia sanitaria es mejor para ti?

Los profesionales de la salud, como ocurre con otras profesiones, son tan específicos que es arriesgado generalizar acerca de cuál es el más conveniente para ti. Si los analizamos en grupo, cada tipo de especialista tiende a tener puntos flacos y puntos fuertes.

Claramente, los obstetras deberían ser tu elección si tienes una enfermedad crónica, estás embarazada de gemelos, tienes más de 40 años o razones para pensar que tu embarazo puede ser complicado. Si eres una persona cultivada en aspectos médicos, quieres saber tanto como sea posible sobre el bebé antes de que nazca o pretendes usar los últimos adelantos de la tecnología, probablemente encontrarás a tu alma gemela en la categoría de los obstetras. Si no deseas tecnología punta y quieres un parto natural con poca intervención médica, puede ser difícil encontrar un obstetra que comparta tu enfoque.

Siéntete libre para cambiar

Tu ginecólogo puede ser también obstetra, pero puede que no te apetezca permanecer con este médico durante el embarazo. Tal vez no desees que el médico que prescribe tus anticonceptivos o que te cura las infecciones de hongos sea el que vigile tu embarazo. Pasar nueve meses con un doctor que traerá al mundo a tu hijo es diferente de la relación de hola y adiós que mantienes con tu médico de cabecera. Tómate tu tiempo y piensa qué clase de médico quieres realmente. Está bien cambiar de médico en este momento.

Las enfermeras-matronas tituladas tienden a pasar más tiempo con las pacientes y centran más la atención en el apoyo emocional, en la nutrición y en otros aspectos de una vida sana. Esto puede ser especialmente útil si eres madre soltera o careces de apoyo en casa, o si tienes problemas para hacer las cosas que sabes que deberías, como dejar de fumar o comer saludablemente.

En el parto, las matronas profesionales tituladas prestan más atención a ayudarte a evitar intervenciones médicas, tales como el parto provocado, la cesárea o una episiotomía (incisión en la vagina para ampliar la apertura y facilitar el alumbramiento). Por otra parte, las enfermeras-matronas poseen menos conocimientos que los obstetras a la hora de reconocer complicaciones. Si aparece un problema, tienen que ponerse en contacto con un médico. Las prácticas colaborativas, en las cuales los médicos y las enfermeras-matronas tituladas trabajan juntos, pueden aunar lo mejor de ambos profesionales. Si tu embarazo trascurre con normalidad, puedes ver a la matrona en la mayoría de las visitas prenatales. Pero si se sospecha que hay un problema, tendrás cerca un médico que conoces.

Los médicos de familia traen niños al mundo como parte de los acontecimientos familiares. Si tu médico de familia también te proporciona cuidados durante el embarazo,

Capítulo 1. Cuidados prenatales

puede que conozca tanto al futuro padre como a la futura madre, lo cual puede facilitar que el padre se involucre en el proceso. También el mismo médico puede cuidar a tu hijo hasta la madurez, proporcionándole continuidad y familiaridad. Aunque, si surgen complicaciones serias durante el embarazo, la matrona puede remitirte a un obstetra y eso significa que, en un momento difícil, puedes encontrarte con un médico que no conoces.

> **Nuestro consejo**
>
> **Asistentes de parto**
>
> Los estudios realizados en Estados Unidos han demostrado que tener un asistente de parto, una persona experimentada y hábil, que proporcione apoyo emocional y físico continuamente durante el parto, puede hacer que la experiencia sea más sencilla y breve. Si tu asistente sanitario es una matrona, ella puede desempeñar este rol. Si no, puede que quieras integrar a un asistente de parto de forma adicional durante el alumbramiento. Para más información, consulta el capítulo 3, *El nacimiento del bebé*.

Otros factores en los que pensar cuando elijas la asistencia sanitaria

Lugar de alumbramiento

Cuando elijas a tu médico, querrás saber dónde atiende los partos. Deberás tener en cuenta algunas cuestiones:

- ¿Es fácil llegar al hospital donde te atenderán?
- ¿Está equipado para atender una urgencia?
- ¿Qué número de enfermeras hay por cada paciente? (El número apropiado en caso de un embarazo de bajo riesgo es de una enfermera para cada dos pacientes; en los casos complicados o durante el período expulsivo, debe haber una enfermera para cada paciente.)
- ¿Qué procedimiento se sigue después del nacimiento?
- ¿Pueden el bebé y el padre permanecer en la habitación contigo las veinticuatro horas del día?
- Si estás interesado en una atmósfera cálida y cómoda. Veremos este tema con más detalle en el capítulo 3, *El nacimiento del bebé*.

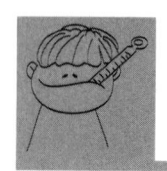

Equipo médico

Si eliges un único médico, puedes desarrollar una estrecha relación con esta persona. Pero si dicha persona está de vacaciones o atendiendo a otro parto, es posible que te encuentres con un sustituto al que nunca has visto antes. Si te decides por esta opción, averigua quién es dicho sustituto.

Si eliges un equipo médico, probablemente verás a la misma persona la mayor parte del tiempo, pero en algunas citas puedes estar con otros miembros del equipo. Con este acuerdo, si tu asistente no puede atenderte en el parto, al menos conocerás a la persona que lo haga. Sin embargo, si el grupo es grande, no puedes conocer a todos sus miembros antes del día del parto.

Comodidad

Cuando elijas un asistente sanitario, asegúrate de preguntar algunos aspectos prácticos. ¿A qué distancia está de tu casa o tu oficina? ¿Cuál es su horario? ¿Y el procedimiento de llamadas para hacer preguntas? ¿Y la forma de pago?

La ecuación seguro/precio

Tener un bebé en Estados Unidos es caro. En el caso de un embarazo y parto normal, los honorarios de los médicos y el coste del hospital suman un total de unos 7.000 dólares aproximadamente; una cesárea subiría el precio unos 4.000 dólares más. Si eres miembro de una organización de mantenimiento de la salud, tendrás que recurrir a uno de sus médicos para tener los costes cubiertos (para aprender más acerca de seguros, consulta el capítulo 27, *El sistema de salud y los niños*). En otros modelos de seguros médicos, probablemente tendrás que elegir a tu asistente sanitario de una lista en orden para que los gastos estén cubiertos tanto como sea posible. Normalmente puedes solicitar a alguien que no aparece en la lista (se les llama frecuentemente «fuera de la red»), pero tendrás que pagar más dinero de tu bolsillo. A veces puedes conseguir que un asistente sanitario se añada a la lista, especialmente si tu empresa tiene muchos trabajadores en plantilla y otros miembros de la compañía también quieren que les atienda la misma persona. Pero incluso si eso funciona, llevará tiempo, deberías empezar el proceso antes de quedarte embarazada.

No dudes en detallar con tu proveedor las tasas antes de firmar. Si vas a pagar por la atención sin seguro, puedes negociar tarifas de descuento o un plan que te permita pagar a plazos. Sería necesario tener la misma conversación con el hospital donde nacerá tu hijo porque puede ser que el hospital quiera que le pagues por adelantado.

Capítulo 1. Cuidados prenatales

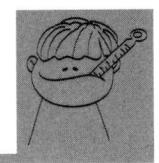

Averigua qué cubre tu seguro

Si estás planeando un embarazo, comprueba con tiempo qué es exactamente lo que cubre tu seguro.

Éstas son algunas de las preguntas que no deben quedar sin respuesta:

- ¿Tendré que hacer pagos adicionales por las visitas prenatales? No es que estén fuera del alcance de tu bolsillo (entre 5 y 20 dólares), pero tienes que hacer el pago en el momento de la visita.
- ¿Habrá una deducción en la admisión del hospital? Esta cantidad hay que pagarla antes de que el seguro abone el resto. Las deducciones pueden variar enormemente, desde 50 hasta varios miles de dólares.
- ¿Paga tu compañía de seguros las pruebas rutinarias? Algunas pólizas cubren ciertas pruebas o cuidados sólo en casos de embarazos de alto riesgo. Como no hay una definición general de este término, es importante saber cómo lo define el seguro. Tu médico puede pensar que necesitas cuidados de alto riesgo, pero tu seguro puede no estar de acuerdo.
- ¿Cubre tu seguro cosas como clases de parto, asesoramiento genético, un asistente de parto, la anestesia epidural, una consulta acerca de la lactancia o ayuda en casa después del parto?
- ¿Cuándo y cómo debes avisar a tu seguro de tu ingreso en el hospital para dar a luz? (Sin la notificación oportuna, el seguro puede denegarte la cobertura.)

Si no estás asegurada y puedes permitirte hacerte un seguro, hazlo antes de quedarte embarazada.

Si la persona asegurada (ya seas tú o tu pareja) planea cambiar de empleo, comprueba antes la situación del seguro. Si el seguro de la nueva compañía tiene un período de espera antes de aceptarte, puedes verte sin seguro médico durante parte del embarazo o incluso durante el parto.

Sin dinero suficiente y sin seguro

Si no estás asegurado, puede que tengas derecho a recibir cuidados prenatales gratuitos o de bajo coste. La fuente más importante de tal cuidado es *Medicaid*, un programa federal destinado a personas con ingresos bajos. Aunque los derechos cambian de un estado a otro, todos deben ofrecer cobertura *Medicaid* para cuidados prenatales a mujeres embarazadas cuyos ingresos familiares sean inferiores al 133 por ciento del nivel de pobreza (unos 15.000 dólares americanos para una pareja, basándose en las cifras del año 2000). La mayoría de los estados lo ofrecen a las personas con ingresos inferiores al 185 por ciento del nivel de pobreza (unos 20.000 dólares por pareja); algunos son superiores.

Para consultar una lista de los números de teléfono y líneas de información de cada estado, visita la página Web de la *Health Care Financing Administration* en www.hcfa.gov/medicaid/mcontact.htm.

Otros programas ofrecen cuidados prenatales a bajo coste a mujeres que tienen ingresos algo superiores; estos programas tienen frecuentemente una escala proporcional para tasas, basándose en los ingresos de la mujer. En California, por ejemplo, *Access for Infants and Mothers* atiende a mujeres cuyos ingresos son 2 ó 3 veces superiores al nivel de pobreza (consulta www.mrmib.ca.gov/MRMIB/AIM.html).

A continuación te ofrecemos otros programas:

- Llama a tu ayuntamiento o comunidad autónoma solicitando información o visita sus páginas Web.

- En Estados Unidos, intenta contactar con la *Federal Healthy Start hotline* en el (800) 688-9889. En algunos estados este número te conectará con una línea de información estatal o local que te ofrece información sobre cómo obtener cuidados prenatales. En algunos lugares, te pondrá en contacto con una clínica local que esté fundada bajo este programa, cuyos objetivos son reducir la mortandad infantil.

- Llama a hospitales locales.

- En Estados Unidos, puedes llamar a *Planned Parenthood* al (800) 230 PLAN, o visitar su página Web: www.plannedparenthood.org. Aunque es más conocida como una organización que controla la natalidad, también ofrece cuidados prenatales en algunas de sus muchas clínicas.

Cuidados prenatales habituales

Los cuidados prenatales pueden empezar incluso antes del embarazo y deberían continuar durante el transcurso del mismo.

Si planeas tener hijos, visita antes a tu médico

Para las mujeres o parejas que están planeando tener hijos, los médicos recomiendan realizar una consulta previa. En ella hablarás de tu historial médico, de los embarazos que

Capítulo 1. Cuidados prenatales

hayas tenido anteriormente y de los antecedentes de enfermedades en tu familia. Basándose en esta información, tanto como en tu edad y tu grupo étnico, tu médico puede sugerirte que te hagas un estudio o prueba genética, o bien ahora o bien después de la concepción (estos procedimientos se describen en este capítulo más adelante). Éste es también un buen momento para despejar cualquier duda que tengas.

Tu médico te preguntará por tu estilo de vida, si fumas, bebes o consumes drogas, qué comes o si haces ejercicio.

Si tienes sobrepeso, o por el contrario un peso bajo, te animará a que llegues a uno más saludable antes de quedarte embarazada. Te puede explicar algunos métodos para elevar la probabilidad de que te quedes embarazada y sugerirte que controles tu ciclo de menstruación para averiguar el momento en el que eres más fértil.

Saber exactamente la fecha de la concepción puede ayudar al doctor a juzgar si el crecimiento del feto es el adecuado.

En esta primera visita al médico, es normal hacerse una prueba para comprobar que no hay signos de cáncer uterino (prueba Pap o de Papanicolau), sacarse sangre para descartar una sífilis, hepatitis B o signos generales de infección u otras enfermedades. Se recomienda que te hagas las pruebas del VIH (virus del sida), la de gonorrea y la de clamidia.

También se te debe hacer una prueba para saber si eres inmune a la rubéola, una enfermedad que puede causar malformaciones en el feto si se contrae durante el embarazo. Si no eres inmune, debes vacunarte al menos tres meses antes de quedarte embarazada. Si nunca has tenido la varicela, también deberías vacunarte. Tu médico puede sugerirte otras vacunas, incluyendo la de la hepatitis B.

Si tienes un gato o vives en una zona donde es habitual que merodeen, pregúntale a tu médico si deberías hacerte una prueba para saber si eres inmune a los parásitos que causan la toxoplasmosis (de la que hemos hablado anteriormente). Si no lo eres debes tomar más precauciones.

Nuestro consejo

Habla con sinceridad

Para conseguir los mejores cuidados médicos, es muy importante ser honesto acerca de tu vida personal, tu historial médico y tu vida sexual. Si tu pareja te acompaña al médico, asegúrate de haber hablado antes de cualquier cuestión delicada con él. La consulta del doctor no es un buen lugar para sorprenderle y no debes ocultarle nada a tu médico. Si hay algo que piensas que no puedes contarle a tu pareja, es mucho mejor que vayas sola al médico, al menos en la primera visita.

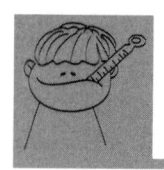

La primera visita prenatal

Tan pronto como creas estar embarazada, lo más inteligente es visitar al médico. Para entonces, probablemente te habrás hecho en casa un test de embarazo (o dos o tres), sólo para estar segura. Pero no esperes a tener más de dos faltas para visitarlo.

Si no has consultado a tu médico antes de quedarte embarazada, te hará el mismo tipo de preguntas y pruebas (aunque será tarde para la de la rubéola y la varicela) y te dará el mismo tipo de consejos. En la consulta, confirmará tu embarazo con un examen obstétrico. Incluso puede usar ultrasonido (del que hablaremos más adelante) para darte una primera e inolvidable imagen del feto: en un embarazo normal, el feto a las seis o siete semanas de gestación parece una habichuela con latidos. El latido del bebé es un hito (significa que las probabilidades de aborto durante el embarazo disminuyen considerablemente).

En esta visita y en las posteriores, se te pedirá una muestra de orina para comprobar que no hay signos de dos de las más comunes complicaciones del embarazo: la diabetes gestacional (relacionada con el embarazo) y la preeclamsia (relacionada con la presión arterial alta durante el embarazo).

Los números están a tu favor

Buenas noticias: aproximadamente el 90 por ciento de los bebés que nacen cuando se completa la gestación (a las 37 ó 42 semanas) tienen un peso medio de unos 2,5 Kg. Menos del dos por ciento tienen un peso muy bajo al nacer (por debajo de 1,5 Kg.). Se estima que del 3 al 5 por ciento de los bebés nacen con defectos de nacimiento serios, lo cual significa que del 95 al 97 por ciento de los bebés no nacen con tales defectos.

Posteriores visitas prenatales

Las visitas prenatales al médico suelen producirse cada cuatro semanas hasta que se cumplen 28 semanas de gestación; desde entonces hasta las 36 semanas, una visita cada dos semanas y desde ahí hasta que se produce el nacimiento, la visita es semanal. En España, se suele hacer una visita al mes durante los 7 primeros meses, en el octavo, la visita es una vez cada quince días y en el último mes, una vez a la semana a monitores. En los últimos años, hay estudios que sugieren que el número de visitas pueden reducirse, sin que por ello deje de ser seguro, especialmente en los seis primeros meses de embarazo.

Los chequeos prenatales suelen ser visitas breves en las que se comprueba tu presión sanguínea y tu peso. El médico o la enfermera controlarán el tamaño del útero y escucharán los latidos del corazón del feto. Con un estetoscopio especial, sus latidos se pueden escuchar

Capítulo 1. Cuidados prenatales

entre las 16 y 19 semanas. Es rápido, normalmente entre las 120 y las 160 pulsaciones por minuto, su sonido se describe como el tic-tac de un reloj debajo de una almohada (aproximadamente en esta etapa, o un poco después, se sienten los primeros movimientos del feto, las patraditas).

Desde el punto de vista médico, en estas visitas prenatales es importante determinar, con tanta precisión como sea posible, la edad del feto. Esto ayudará a decidir cómo interpretar los síntomas o cómo tratarlos si aparecen más adelante.

Desde el punto de vista de los padres, la rutina de las visitas prenatales puede ser el momento para tranquilizarse, obtener respuestas a preguntas y buscar consejo relativo a las molestias.

En el transcurso del embarazo, el médico o la enfermera pueden hacer alusión a clases de parto, grupos de padres, cuidados del bebé, asistente de parto o dar el pecho. También pueden sugerirte o ayudarte a la hora de elegir un médico para tu hijo después del parto (consulta el capítulo 12, *La elección del pediatra*).

Asesoramiento y pruebas genéticas

Los doctores recomiendan la realización de pruebas genéticas antes del embarazo a los siguientes grupos:

- Descendientes de africanos, porque son portadores del gen de la anemia de la célula falciforme.

- Italianos, griegos u otros descendientes de la cultura mediterránea o asiática, porque pueden ser portadores del gen que causa la talasemia.

- Personas del entorno judío de Europa del este, de la zona de habla francesa de Canadá o Cajún, porque pueden ser portadores del gen que causa la enfermedad de Tay-Sachs.

Si el padre y la madre son portadores del gen de estas enfermedades, existe una posibilidad de entre cuatro de que el bebé la padezca. En estos casos los padres pueden elegir entre asumir el riesgo, no tener hijos o, en el caso de que la madre ya esté embarazada, hacerle una prueba al feto.

Si el feto está afectado, la pareja tiene tiempo de informarse de los desafíos que pueden esperarle si deciden continuar con el embarazo. En algunos casos, deciden no seguir adelante con el mismo. Es una encrucijada, tomar cualquiera de las opciones es difícil y doloroso. Cuando se produce esta situación, las parejas pueden ser aconsejadas y ayudadas por médicos, consejeros y grupos de apoyo.

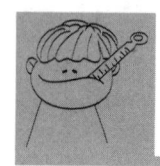

Las pruebas también se recomiendan para estos grupos:

- Personas con un historial médico personal o familiar de enfermedades como la fibrosis quística, la distrofia muscular de Duchenne, la enfermedad de Huntington, deficiencia mental, o defectos de nacimiento o cardíacos.
- Parejas que han sufrido varios abortos consecutivos.

Pruebas durante el embarazo

Así como es posible detectar un gran número de riesgos para el feto antes del embarazo, también se pueden localizar muchos problemas antes de que el bebé nazca. Estas pruebas las podemos clasificar en dos tipos: los análisis de sangre y las pruebas de diagnóstico.

Los análisis se recomiendan a todas las mujeres, mientras que las pruebas de diagnóstico se aconsejan a las mujeres que han dado positivo en la analítica y a las mujeres con otros factores de riesgo, incluyendo aquellas que tengan más de 35 años cuando su hijo nazca, porque tienen más riesgo de tener un hijo con síndrome de Down u otros desórdenes cromosómicos.

Análisis de sangre

Son sencillos y no tienen efectos secundarios, sólo requieren un análisis de sangre de la madre. Pero no te pueden indicar si el feto tiene problemas o no. Sólo pueden decirte si el feto corre un riesgo por encima de lo normal. Si detectan que el feto puede tener más riesgo de lo normal, suelen recomendar que se realice una prueba diagnóstica (en la mayoría de los casos, la prueba diagnóstica nos da buenas noticias: el feto está bien). Éstas son las más recomendadas:

- La prueba de alfa-fetoproteína. Esta prueba mide los niveles de alfa-fetoproteína en la sangre de la madre; esta proteína se produce en el hígado del feto. Si el nivel es anormalmente alto, se eleva el riesgo de que el feto padezca una enfermedad del tubo neural, como la espina bífida u otros problemas. Si es anormalmente bajo, se incrementa la posibilidad de que tenga síndrome de Down u otros problemas cromosómicos. Pero niveles anormales también pueden reflejar otros aspectos como el peso de la madre o la presencia de gemelos.

- Prueba de marcadores triple (o prueba de marcadores múltiple). Esta prueba es una versión mejorada de la anterior, es la que recomiendan la mayoría de los médicos. Se realiza normalmente entre las quince y las veinte semanas. Mide los niveles de alfa-fetoproteína y de otros dos cuerpos químicos: la gonadotropina

Capítulo 1. Cuidados prenatales

coriónica y el estriol (otra versión, la prueba de marcadores doble, no incluye los niveles de estriol). Estas pruebas (tanto la doble como la triple) son más apropiadas para determinar el riesgo de síndrome de Down que la prueba de alfa-fetoproteína. Incluso así, estas pruebas están lejos de ser perfectas: Normalmente detectan un 50 por ciento de los casos de síndrome de Down y un 85 por ciento de los casos de espina bífida. Una de cada veinte mujeres da un falso positivo, indicando un posible síndrome de Down cuando el feto no lo padece. Y recuerda, frecuentemente cuando los resultados no son normales, el feto los normaliza más adelante.

Pruebas diagnósticas

Las pruebas diagnósticas pueden detectar una amplia variedad de enfermedades y desórdenes. Las pruebas más comunes son las de ultrasonido, monitorización fetal, amniocentesis y el análisis de las vellosidades placentarias.

Habla con tu médico acerca de las pruebas prenatales

Las pruebas prenatales pueden ser estresantes. Debido a que muchas mujeres que obtienen resultados anormales finalmente tienen bebés saludables y muchos de los problemas que son detectados no pueden ser tratados, algunas mujeres deciden no realizar algunas de estas pruebas.

Algo importante que debes tener en consideración es qué harás si se descubre un defecto del feto. Muchas de estas pruebas implican que tú puedes tomar la decisión de poner fin al embarazo basándote en los resultados de las pruebas. Pero, aunque ésa no sea una opción para ti, puede que quieras saber de antemano si el bebé tendrá problemas. De esa forma, puedes prepararte emocional y médicamente para tratar las cuestiones con las que te puedes enfrentar cuando tu hijo nazca. Tu médico puede ayudarte a establecer prioridades, exponerte los hechos y hablar contigo de las posibles opciones.

Es importante recordar que las pruebas son opcionales, no obligatorias. Eres libre de preguntarle a tu médico por qué pide determinadas pruebas, qué riesgos o qué beneficios te aportan y, lo más importante, qué te dirán (o no te dirán) los resultados.

Si crees que el doctor no está contestando a tus preguntas adecuadamente, deberías decírselo. No tienes que aceptar la respuesta: «Se lo hago a todas mis pacientes».

Ultrasonido (ecografía). El ultrasonido usa ondas sonoras para formar una imagen del movimiento del feto. Como un transductor en forma de varita, que produce ondas sonoras, pasa a través del vientre y aparecen imágenes borrosas del feto en el monitor. En los primeros meses de embarazo, puede suceder que el transductor tenga que ser introducido en la vagina para producir alguna imagen. A esto se le conoce con el nombre de ultrasonido transvaginal.

Guía de la salud infantil para padres

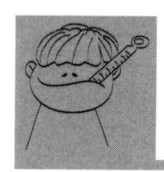

Al ser menos doloroso y más seguro, tanto para la mujer como para el feto, el ultrasonido se utiliza para obtener información en los embarazos normales y para diagnosticar problemas. Esta vaga imagen es considerada la primera foto del bebé y se añade al álbum de fotos o se muestra a los amigos como un ritual del embarazo en la actualidad. Los médicos y los estudios no se ponen de acuerdo acerca de si merece la pena realizar a todas las mujeres una ecografía, a pesar de que su embarazo no muestre signos de riesgo. Pero muchos médicos las llevan a cabo, normalmente entre las dieciocho o veinte semanas. Incluso en los embarazos normales, a los doctores les gusta tener la información extra que proporciona esta prueba, y saben que los futuros padres se sienten conmovidos y tranquilizados cuando ven los movimientos de su bebé en la matriz.

En los embarazos de alto riesgo, se puede realizar repetidamente una ecografía de una mayor complejidad para seguir la pista del crecimiento y el desarrollo del feto. El ultrasonido se puede usar para crear un «perfil biofísico», que intenta evaluar la salud general del feto midiendo sus movimientos y la cantidad de líquido amniótico. Esto se combina con el control de los latidos del corazón del feto a través de la monitorización fetal, de la que hablaremos a continuación.

La voz de la experiencia

«Elegir nombres es una de las cosas más divertidas que haréis tú y tu pareja durante el embarazo. A mi marido y a mí nos gusta reducir nuestras opciones a dos si es chico y dos si es chica antes de que nazca el bebé. La decisión final la tomamos después de que el bebé nazca, así podemos considerar su aspecto y su personalidad. Es más personal si el nombre es un reflejo de quienes son, que si es algo que se ha decidido meses antes sin su contribución».

De la *Encuesta a los padres de KidsHealth*

Éstos son los problemas que el ultrasonido puede diagnosticar:

- Embarazo ectópico, se produce cuando el embrión empieza a crecer fuera del útero.
- Muerte fetal o aborto.
- Varios defectos de nacimiento, como la carencia de algún miembro, malformaciones del corazón o del tracto urinario, o a veces labio leporino o espina bífida.
- Algunos casos de síndrome de Down u otros desórdenes cromosómicos.
- Crecimiento fetal anormalmente lento (denominado restricción de crecimiento intrauterino).

Capítulo 1. Cuidados prenatales

- Posiciones del feto o emplazamiento de la placenta que pueden requerir precauciones especiales o una cesárea en el momento del parto.

En un embarazo normal, el ultrasonido puede revelar la presencia de múltiples fetos (mellizos, trillizos o más) y ayudar al doctor a especificar la edad y el tamaño del bebé. Y frecuentemente, aunque no siempre, puede determinar su sexo.

Monitorización fetal. En esta prueba se coloca un monitor de frecuencia cardíaca fetal en el vientre de la mujer durante media hora y se le pide que apriete un botón cada vez que sienta que el feto se mueve. Si el ritmo cardíaco se acelera cuando el feto se mueve, se considera un signo de salud. Esta prueba se puede realizar después de las 26 semanas de gestación. Se puede llevar a cabo varias veces a la semana o incluso diariamente en embarazos de alto riesgo, especialmente si la mujer tiene presión arterial alta o diabetes, o si el feto no parece crecer de forma apropiada. En estos casos, unos resultados anormales pueden llevar al médico a recomendarte un parto provocado. Pero los resultados de las pruebas están abiertos a un amplio abanico de interpretaciones, el juicio del médico es la clave.

Amniocentesis. Se utiliza el ultrasonido para ver en el interior del útero; el médico realiza la amniocentesis insertando un instrumento fino a través del abdomen de la mujer y extrayendo una pequeña cantidad de líquido amniótico del útero. Esta técnica se lleva a cabo porque el feto ha estado flotando en un fluido que contiene células fetales. Estas células son desarrolladas en el laboratorio y se puede comprobar si el feto puede tener síndrome de Down u otro problema cromosómico, así como una amplia gama de problemas genéticos. La amniocentesis puede ayudar a diagnosticar espina bífida y otros defectos del tubo neuronal mediante la medición del nivel de alfa-fetoproteínas en el líquido amniótico.

La «amnio», como también se le llama, se suele hacer de quince a dieciocho semanas después del último período menstrual de la mujer; se tarda aproximadamente una o dos semanas en obtener los resultados. Esta prueba se considera exacta en un 99 por ciento de los casos en lo que se refiere al diagnóstico de anormalidades cromosómicas, como es el caso del síndrome de Down. Pero no se recomienda a todas las mujeres porque conlleva un pequeño riesgo de aborto; se estima que ese riesgo es de un caso de cada 200 a un caso de 400, o menos de la mitad de un uno por ciento (si el procedimiento se lleva a cabo antes, entre las once y las catorce semanas, el riesgo puede ser más alto).

Aunque no es necesaria, la amniocentesis se recomienda a mujeres que tengan 35 o más de 35años cuando su bebé nazca porque, para ellas, el riesgo de que el bebé sufra síndrome de Down es más alto (el riesgo se eleva con la edad de la madre; se calcula que si la madre tiene 20 años, la probabilidad es de 1 caso entre 1.400, si tiene 35, 1 caso entre 250, si tiene 40, 1 entre 75, y si tiene 45, 1 entre 20). Asegúrate de consultar a tu médico sobre cualquier pregunta o preocupación que puedas tener acerca de esta prueba.

Guía de la salud infantil para padres

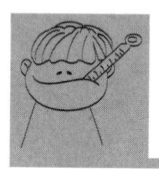

El otro estreptococo

Cuando piensas en una infección por estreptococo, seguramente recuerdes un penoso dolor de garganta que tuviste cuando eras pequeño. Al darte antibióticos, la infección desapareció sin problemas. Otro tipo de enfermedad por estreptococo, no obstante, a veces puede causar serios problemas o incluso la muerte del niño en el momento del nacimiento. Este tipo de infecciones lo produce el *streptococcus* grupo B o *Streptococcus agalactiae*, un tipo de bacteria que puede habitar en el tracto gastrointestinal o vaginal de la mujer. Entre el 10 y el 30 por ciento de las mujeres tienen esta bacteria en la zona vaginal o rectal. El contagio de la bacteria a un recién nacido en el momento del parto puede causar una infección sanguínea severa o meningitis (infección del revestimiento que cubre el cerebro). Para minimizar el riesgo de esa infección en el recién nacido, tu médico puede tomar una muestra de tu vagina hacia el final del embarazo, para determinar si tienes *streptococcus*. Del 10 al 30 por ciento de las mujeres tendrán un resultado positivo, pero la mayoría tendrán un resultado negativo. Aunque la mayoría de los bebés cuyas madres han dado resultados positivos nacen bien, el problema en potencia está ahí. Si el resultado es positivo, tu médico te puede recomendar un tratamiento con antibióticos antes o en el momento del alumbramiento, dependiendo de una serie de factores tales como si se ha producido una ruptura de la membrana (has roto aguas), si tienes un parto prematuro o si tienes fiebre. Los enfoques médicos para manejar esta cuestión durante el embarazo varían. Habla con tu médico acerca de las opciones.

Los doctores pueden recomendar una amnio si la pareja ha tenido antes un hijo con un defecto de nacimiento, si hay antecedentes de defectos genéticos en tu familia o si se sospecha que puede haber defectos en la médula, basándose en las pruebas realizadas anteriormente. La amnio revelará con precisión el sexo del feto, aunque no se debería hacer sólo con ese propósito, a menos que se sospeche que puede haber problemas médicos vinculados al sexo.

Análisis de las vellosidades placentarias. En esta prueba, se toma una pequeña muestra de tejido de la placenta (la membrana fetal). Para obtener esta muestra, se inserta una fina aguja a través del cuello uterino o a través del abdomen. Esta prueba se recomienda por las mismas razones que la amniocentesis y su nivel de exactitud es similar, excepto que ésta no detecta los defectos del tubo neural. Su ventaja, con respecto a la amniocentesis, es que se puede hacer antes, entre las 10 o las 12 semanas después de la última menstruación de la mujer. Si puedes poner fin a un embarazo a causa de un problema del feto, es más seguro, y puede ser menos traumático emocionalmente, averiguarlo antes que después. También puede ser un enorme alivio averiguar antes que no hay ningún problema, que es la buena noticia que esta prueba suele darnos.

La desventaja es el riesgo de aborto, el porcentaje es de uno o dos casos entre cada 100, algo más alto que en la amniocentesis. Además, algunos estudios revelan que puede causar un claro incremento en el número de fetos que nacen sin los dedos de las manos o de los pies o con los dedos acortados. Ese riesgo puede ser de alrededor de un caso entre

Capítulo 1. Cuidados prenatales

3.000 nacimientos. Por el contrario, otros estudios no han encontrado un riesgo incrementado de malformaciones.

En ambos casos, tanto en la amniocentesis como en el análisis de las vellosidades placentarias, el riesgo de aborto puede ser menor si la persona que lo practica está altamente experimentada en la realización de la prueba.

Divertirse en el médico (no es una broma)

Embarazada o no, la gente suele sentirse tensa cuando va al médico. Y los tipos de pruebas que hemos explicado en este capítulo pueden intesificar la tensión, al menos temporalmente. Pero si eres como muchas mujeres, el embarazo te puede deparar una sorpresa: de hecho, por primera vez en tu vida, puedes disfrutar yendo al médico.

Para empezar, no estás enferma. Normalmente, te sientes bien, y algunas mujeres se sienten mejor que nunca. Si eres afortunada, la consulta es alegre, llena de mujeres de tu edad, puede que te apetezca conocer a algunas. Puedes pasar un rato charlando o viendo revistas. Después te recibe una (normalmente) solícita enfermera o un médico. Consigues preguntar todo lo que deseas y describir todas las extrañas y maravillosas sensaciones que están empezando a aburrir a tus amigos. El resultado es que saldrás a la calle con noticias tranquilizadoras y sugerencias prácticas sobre las molestias que sientes.

Gracias a un estetoscopio especial, escucharás los latidos del corazón de tu bebé, de otra forma no podrías. Puedes incluso ver a tu bebé moviéndose, dando patadas y chupándose el dedo en una ecografía. Cada día que pasa, eres más consciente de que vas a tener un hijo. Después de todo, ¿se te ocurre otra forma mejor de pasar una hora?

Sin garantías

Aunque las pruebas realizadas antes y durante el embarazo pueden descubrir muchos problemas, no pueden detectarlos todos o garantizar que tu bebé estará sano. Y aunque la amniocentesis y el análisis de las vellosidades placentarias son muy exactos en la detección de síndrome de Down y otros problemas cromosómicos, los resultados de las ecografías, con frecuencia, son difíciles de interpretar. Si tienes el resultado de una prueba que no es favorable, no es mala idea pedir una segunda opinión, a ser posible, de un médico especializado en embarazos de alto riesgo. Tener una segunda opinión es especialmente importante si estás pensando poner fin a tu embarazo basándote en los resultados de una prueba.

¿Necesitas más información?

Consulta el índice y el apéndice C, *Guía de recursos*. Y por supuesto, consulta a tu médico.

2

Prepara tu casa y a tu familia

Todo lo que necesitas es amor (y pañales, y una cuna, y una sillita para el coche...)

Acondicionar tu casa para el bebé puede ser un factor importante que te ayude a ti mismo a prepararte como padre o madre. Tu futuro hijo, y tu nuevo rol, empezarán a parecer más reales. Si estás embarazada o tramitando una adopción, organizarte te ayudará a pasar el tiempo hasta que el bebé nazca y te hará la vida más fácil después. ¡Además puede ser muy divertido!

En este capítulo hablaremos sobre cómo preparar a los miembros de tu familia (incluyendo a tu pareja y a tus otros hijos, en el caso de que los tengas) para la nueva llegada. También te explicaremos cómo hacer tu casa más segura y cómoda para el bebé. Y para finalizar, te contaremos la verdad sobre la equipación que tu bebé requiere; nunca se es más vulnerable a las astutas estrategias de marketing y a los vendedores convincentes que cuando eres un padre primerizo. Te mostraremos qué cosas son prioritarias y qué no debe faltarte.

Prepara a los miembros de tu familia

Todos en tu casa necesitan estar dispuestos para la llegada del nuevo miembro de la familia. Empieza contigo mismo.

Seis cosas que hacer para empezar

1. Aprovecha el tiempo antes de que nazca tu bebé para conversar con tu pareja. Habla sobre lo que esperas para tu hijo, la forma de afrontar el cuidado de los niños, tu punto de vista sobre tu rol en la familia y tu propia experiencia como hijo (buena o mala). Llegaréis a conoceros mejor el uno al otro (e incluso puedes aprender

a conocerte mejor a ti mismo), y puedes sacar a relucir temas delicados sobre los que quieras hablar o reflexionar. Leer libros o artículos que traten acerca de cómo educar a los niños, o hablar con amigos que tienen hijos, puede animar estas conversaciones. Pero no intentes tenerlo todo planeado (Guillermo debería jugar al fútbol) por adelantado. Todavía no conoces a tu hijo y tendrás que ser flexible para responder adecuadamente a sus necesidades.

2. Aprende a realizar la reanimación cardiopulmonar (RCP), los procedimientos de primeros auxilios que se usan si una persona deja de respirar. Hay cursos disponibles en hospitales, en la Cruz Roja, en escuelas y en los equipos de salvamento. Puede que nunca necesites realizar una RCP, pero es mejor estar prevenidos que lamentarnos.

3. Piensa cómo te vas a desenvolver después de que el bebé nazca, si crees que vas a necesitar ayuda o no. La ayuda que requieras puede ser de amigos, de grupos de apoyo para padres novatos (pagando su importe), de enfermeras infantiles voluntarias, de una persona que te enseñe cómo dar el pecho o de una asistenta. Si puedes permitírtelo, unos cuantos días de ayuda profesional te servirán para centrarte, especialmente si es la primera vez que das el pecho o te han practicado una cesárea. Si estás pensando en tu familia o amigos, sé realista: si tu hermana es una sabelotodo que os vuelve completamente locos, piénsatelo dos veces antes de invitarla a que se instale en tu casa las dos semanas más emocionantes de tu vida.

4. Si vas a necesitar ayuda total o parcial unos cuantos meses después de la llegada de tu hijo, o piensas que puedes necesitarla, empieza a buscarla ya. Para obtener más información acerca de cómo seleccionar a alguien que te ayude con tu hijo, consulta el capítulo 25, *Cómo elegir el centro de educación infantil*.

5. Si no has planeado el futuro financiero de tu familia, éste es un buen momento para hacerlo. Haz testamento. Consigue consejo financiero sobre cómo ahorrar para pagar la matrícula del colegio de tu hijo. Averigua las posibilidades que te brinda tu seguro.

6. Elige, compra e instala una sillita para el coche (lee «La mejor silla para el coche» más adelante en este capítulo).

El hermano o la hermana mayor

Aunque algunos expertos dicen que la rivalidad entre hermanos es inevitable, los niños responden de una forma muy distinta a la hora de compartir el nido. Los niños de cinco años o más, por ejemplo, suelen disfrutar colaborando en el cuidado del bebé, al menos durante un tiempo. Pero a cualquier edad, preparar a los niños ayuda a hacer el cambio más fácil.

Capítulo 2. Prepara tu casa y a tu familia

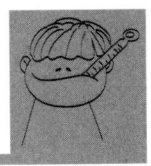

> **Nuestro consejo**
>
> **Prepáralo para la llegada del bebé**
>
> Antes de que tu hijo sepa que hay un bebé en camino, habla con él sobre el concepto de la familia y muéstrale a los hermanos de sus amigos o de sus primos. Esto le aclarará que tener hermanos es una parte más de la vida y no un complot diabólico que has inventado para torturarle.

No importa lo pequeño que sea tu hijo, explícale con tiempo que tu familia tendrá un nuevo miembro. Si es lo suficientemente mayor para entender (tiene 3 ó 4 años), díselo al mismo tiempo que al resto de tu familia. Es mejor que tu hijo no se entere de la gran noticia por otra persona o sospeche que en la casa hay un gran secreto. La mayoría de los niños tienen problemas para entender el concepto del tiempo, aclárasele en términos que pueda entender como: «cuando haga calor otra vez» o «después de tu cumpleaños». Ésta es también una buena oportunidad para explicar, con más o menos detalle, dependiendo de la edad de tu hijo, de dónde vienen los bebés.

Cuando hables de la llegada del nuevo bebé, intenta tranquilizarle y ser honesto. No le digas a tu hijo que nada va a cambiar o que el hermanito será su bebé (si es suyo, puede que quiera devolverlo). No le des la impresión de que el bebé será un compañero de juegos divertido. En lugar de eso, enfatiza que las cosas realmente importantes no cambiarán: «Seguirás yendo al cole y visitando a la abuelita los martes». Intenta no hacer promesas que después no puedas mantener: «Te voy a seguir leyendo cuentos todas las noches». Hazle entender que, al principio, el bebé será demasiado pequeño para jugar o para hacer las cosas interesantes o emocionantes que los niños mayores saben hacer.

Organiza las cosas de forma que no haya muchos cambios en la vida del hermano mayor cuando nazca el pequeño. Si planeas cambiar al niño de una habitación a otra, hazlo meses antes (y no le digas: «Tienes que cambiarte de habitación porque el bebé la necesita»). Para cambios más grandes, como pasarlo de la cuna a la cama, enseñarle a usar el baño o empezar a asistir a un centro de educación infantil, hazlo con tiempo, siempre que tu hijo esté preparado. Si no está preparado, no fuerces las cosas. En lugar de eso, espera hasta bastante después de que nazca el bebé.

En muchas familias, uno de los padres, generalmente la madre, tiene la principal responsabilidad en el cuidado de los hijos. Cuando nace el bebé, es frecuente que el otro se haga cargo del cuidado del hermano mayor.

La llegada del hermano es un buen momento para que el padre y el hermano mayor afiancen sus vínculos. De nuevo, conviene empezar este cambio bastante antes de la llegada del bebé, así, tu hijo estará acostumbrado a que otra persona lo acueste, le dé de comer o lo vista. Si es lo suficientemente mayor, anímale a vestirse solo o hacer más cosas de manera independiente.

Mientras te preparas para la llegada del bebé, observa las respuestas de tu hijo en aspectos como cuánto quiere ayudar. Si está interesado, déjale que elija algunas cosas para el bebé (por ejemplo, el móvil de los conejitos o el de los ositos). Cuéntale qué era lo que a él le gustaba cuando era pequeño y pídele su consejo sobre lo que él cree que puede gustarle al bebé.

Existen muchos libros en el mercado sobre cómo preparar a tu hijo para el nacimiento de un nuevo hermano o hermana. En algunos hospitales, incluso ofrecen clases para que tus hijos entiendan la nueva situación. Esto incluye aprender a sostenerlos, a hablarles o a cambiarles los pañales (practicando con muñecos), ver películas sobre bebés, dar una vuelta por la sala de parto y mirar a través de la ventana del nido para ver a los recién nacidos.

Si vas a estar en el hospital más de un día, deja que tu hijo os visite tan pronto como sea posible, y preferiblemente cuando no haya visitas. Después, cuando tú y el recién nacido lleguéis a casa, asegúrate de que tu hijo mayor tiene más atenciones durante las primeras semanas. Intenta pasar tiempo a solas con él o con ella haciendo cosas que sabes que le divierten. Puedes traerle un regalo del hospital a casa y guarda los regalitos que te hayan traído las visitas sólo para el recién nacido. Puedes pedirle al familiar preferido del hermano o la hermana mayor que le preste especial atención.

Anima a las visitas a que charlen con tu hijo mayor. Que le hablen de sus amigos, sus juguetes y de lo que le gusta o le disgusta, de algo más a parte del hermanito. Es mejor hablarle de su nuevo triciclo que preguntarle por el hermanito.

Deja que tu hijo te ayude con el bebé si es lo que quiere. Incluso los niños pequeños pueden alcanzarte un pañal o la mantita del bebé. Si el niño es un poco mayor puede ayudarte a lavar al bebé o sostenerlo en brazos mientras está sentado en el suelo. Enséñale de manera diplomática cómo tratar y hablar al bebé suavemente, pero no dejes al bebé a solas con el hermano mayor. La seguridad debe estar por encima de todo.

Nuestro consejo

¿Quién cuidará de mí?

Asegúrate de que tu hijo sabe de antemano quién se va a quedar con él cuando mamá vaya al hospital. Los niños suelen asumir que papi se quedará en casa, y se pueden enfadar si ellos se levantan una mañana y se encuentran a su tía o al vecino en casa. Deberías decirle a tu hijo si le despertarás para despedirte si tienes que irte al hospital durante la noche. Habla de estos temas claramente y por adelantado, por si acaso el bebé nace antes de lo estimado.

Capítulo 2. Prepara tu casa y a tu familia

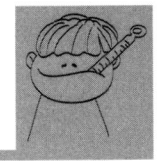

Cómo afrontar las reacciones de tu hijo

A pesar de hacer grandes esfuerzos para preparar a tu hijo y tener en cuenta sus sentimientos, lo más probable es que la llegada del recién nacido sacuda su mundo. Algunos niños experimentan una pequeña regresión. Vuelven a necesitar pañales, por ejemplo, aunque haga tiempo que usan el orinal. No te sorprendas de que tu hijo o hija mayor actúe como un bebé durante unas cuantas semanas, abrazándose a ti, mojando la cama o pidiendo que se le dé el pecho o el biberón.

Si esto sucede, lo mejor que puedes hacer es permitirle la regresión, al menos durante un tiempo; bromea con él y recuérdale todas las cosas que puede hacer que un bebé no puede. Penelope Leach, autora de libros acerca de cómo cuidar a los niños, lo explica en estos términos: «No quieres que tu hijo sienta que mientras al bebé le dan un montón de cosas, a él no le dan nada, hazle entender que no son cosas que el bebé puede tener y él no, sólo son cosas para las que él es demasiado mayor».

Cuando el bebé llega y cambia su vida, un niño puede sentir (o mostrar directamente) ira y celos. Si el niño tiene edad para hablar, ayúdale a expresar cómo se siente. Hazle saber que sus sentimientos son importantes y ayúdale a distinguir entre qué comportamientos son aceptables y cuáles no lo son a la hora de expresar sus sentimientos. En otras palabras, hacer un dibujo de la familia en el que no aparezca el bebé está bien, pero gritar al bebé (a mamá o a papá) no está bien. Es posible que necesites reunir toda tu energía para encontrar la paciencia suficiente que ayude a tu hijo a que asuma la nueva situación.

Prepara a tu mascota

- Si tu gato o perro suele dormir en tu cama y deseas compartirla en algunos momentos con el bebé, enseña al animal a dormir en otro sitio antes de que nazca el bebé.
- Si tienes un perro que no está adiestrado o que es indisciplinado, piensa en llevarle a algún lugar donde lo adiestren o hazte con un buen libro y entrénale tu mismo.
- De la misma manera que ayudas al hermano mayor a adaptarse a la nueva situación, asegúrate de brindarle atención a tu mascota el día que traigas al bebé a casa después de tu estancia en el hospital.

La voz de la experiencia

«Mientras el bebé está en el hospital, deberías llevarle a tu perro alguna prenda que el bebé haya usado, así, podrá familiarizarse con el bebé antes de que llegue».

De la *Encuesta a los padres de KidsHealth*

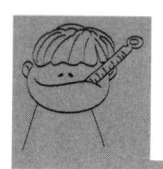

Prepara tu casa

Lo más importante para preparar la casa es hacerla segura. Las siguientes sugerencias harán cualquier piso o chalet más seguro, tanto si vive un bebé allí como si no. Pero saber que vas a tener un bebé en casa es un incentivo para llevar a cabo esta tarea.

- Instala alarmas antiincendios. Debes tener al menos una en cada planta (en el caso de que tengas dos) o cerca de los dormitorios o de la cocina. Si ya tienes alarmas, asegúrate de que funcionan. Pruébalas y cambia las pilas regularmente. (Se recomienda hacer esto cada primavera y cada otoño cuando se realice el cambio de horario. Es práctico apuntarlo en el calendario para recordarlo).

- Ajusta tu calentador por debajo de los 48,5º C para evitar que el agua queme.

- Asegúrate de que tienes extintores en varios lugares de tu casa.

- Si tu casa tiene dos plantas, instala una escalera de emergencia para la planta superior. En algunas ciudades de Estados Unidos, los caseros están obligados a instalar este tipo de escaleras en los pisos donde viven niños.

- Prohíbe fumar en tu casa o en tu coche. No sólo porque fumar aumenta el riesgo de incendio, sino que además la exposición al humo del tabaco se ha vinculado con infecciones de oído, asma, neumonía y problemas respiratorios. También se ha vinculado al síndrome de muerte súbita, una extraña y horrible enfermedad por la que bebés aparentemente sanos aparecen muertos después de haberlos puesto a dormir.

- Comprueba que no hay riesgo de incendio y, si encuentras un posible foco, ponle remedio. Los más comunes son enchufes eléctricos sobrecargados, cables que se encuentran bajo alfombras o desgastados, y lámparas o calentadores que estén cerca o tocando cortinas u otros tejidos. Ten especial cuidado con los focos halógenos. Si tienes apliques de los que saltan chispas, se sobrecalientan o huelen a quemado, deberías cambiarlos o reemplazarlos. Limpia tu chimenea cada cierto tiempo, especialmente si la usas con frecuencia.

- Si tienes calefacción de gas o de aceite, instala un detector de monóxido de carbono. Puede haber escapes inodoros que causen enfermedades e incluso la muerte. Los bebés son especialmente delicados. Comprueba tu calefactor cada año y asegúrate de que funciona correctamente.

- Coloca los números de emergencia de forma visible junto al teléfono. Incluye números como el de los bomberos, la policía, los hospitales, el de un centro toxicológico y el de vecinos que puedan ayudarte en el caso de que tengas problemas.

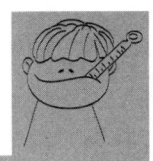

Capítulo 2. Prepara tu casa y a tu familia

- Si tu casa o tu coche necesita reparaciones importantes, hazlas ahora si es posible. Gastar dinero en reparar el tejado, los muebles o cambiar las ruedas puede parecer mundano comparado con decorar la habitación del bebé como si acabara de salir en una revista. Pero desde el punto de vista del bebé, estar a salvo y calentito está por encima de la combinación de colores de su habitación.

- Si planeas redecorar, hazlo con bastante tiempo, para que desaparezcan los olores antes de que se use la habitación.

- Si usas agua embotellada y tienes razones para sospechar que pueda estar en mal estado, compruébalo.

- Piensa en medir los niveles de radón de tu casa. Largas exposiciones a altos niveles de gas radioactivo, un elemento natural que contienen las rocas y el suelo, contribuyen a que aparezcan casos de cáncer de pulmón, especialmente en personas fumadoras. Se estima que aproximadamente un seis por ciento de los hogares de EE. UU tienen niveles de radón por encima de lo establecido.

> **Nuestro consejo**
>
> **La seguridad es lo primero**
>
> No olvides que tu mascota, por muy dócil y buena que sea, puede herir por accidente al bebé. Por esta razón, nunca dejes al animal a solas con el bebé y asegúrate de que tu mascota no tiene acceso a él mientras duerme.
>
> De acuerdo con los centros de prevención y de control de enfermedades de EE. UU, en las casas donde hay niños menores de cinco años no debe haber reptiles (incluyendo serpientes, lagartos y tortugas). Esto se aconseja porque estos animales se suelen infectar con salmonella, un tipo de bacteria que es particularmente peligrosa para los niños pequeños.

Casa a prueba de bebés

Una madre sabia, en una de nuestras encuestas, nos dijo: «No hay nada a prueba de bebés».

Ella quería decir que, por mucho que lo intentes, tú no puedes hacer que tu casa sea totalmente segura para un niño que está en período de «exploración»; puedes controlarlo mejor cuando todavía es un bebé, pero después la cosa se complica.

Aunque eso sí, puedes prevenir muchos peligros simplemente haciendo unos cuantos cambios dentro de tu casa. (Si no puede ser a prueba de niños, al menos que sea resistente a niños).

Guía de la salud infantil para padres

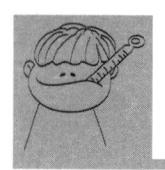

Comienza con esta lista de «a prueba de bebés» para principiantes:

- Dale un par de vueltas a tu casa en busca de posibles peligros, recórrela primero mirando detenidamente, y después recórrela a gatas para ver las cosas desde el punto de vista de un bebé. Deberías repetir este proceso conforme tu hijo vaya ganando movilidad (cuando empiece a gatear, a andar, a correr y a saltar).

Ojalá alguien me hubiese dicho...

«...que gateara por mi casa para ver qué peligros exactamente encontraría mi hijo, peligros como cajones que no estén cerrados y por los que se pueda subir o meter los dedos, focos de calor donde pueda tirar los juguetes, y cables detrás del televisor que pueda alcanzar».

- Mantén los objetos afilados (incluyendo cuchillos, tenedores, peladores de verduras), utensilios para coser o para tus aficiones, fuera del alcance de los niños, o compra aldabas y cerraduras para los cajones y armarios. Existen aldabas para cajones de varios diseños que están disponibles en almacenes, catálogos y páginas Web que venden productos para bebés.
- Mantén cualquier objeto que se pueda tragar en alto o bajo llave. Esto incluye medicinas, vitaminas, limpiadores, cosméticos, detergentes, quita manchas, ambientadores, velas y comida para animales. Los alimentos tradicionales de los adultos también pueden sentar mal a los bebés y deberían estar fuera del alcance de los niños.
- Si tienes cajones que se pueden sacar, que no tienen tope, instala otros con tope, así el bebé no podrá tirárselos encima.
- Bloquea los enchufes eléctricos que no uses con protectores especiales.
- Comprueba que no hay cables que estén sueltos, que se puedan arrancar o con los que el bebé se pueda estrangular.
- Cambia de sitio los objetos que puedan romperse o caerse.
- Cambia de sitio los muebles que puedan resultar de alto riesgo o hazlos más seguros. Las librerías o aparadores altos se deben asegurar a las paredes con soportes, de forma que si un niño escala por ellos no se vuelquen. También puedes buscar algún material blando (tipo goma espuma o guata) con el que cubrir las esquinas de las mesas que un niño pueda encontrar en su camino.
- Prepara rejas para bloquear la escalera (usa el tipo que se ajusta a la pared con anclajes).

Capítulo 2. Prepara tu casa y a tu familia

Ojalá alguien me hubiese dicho...

«...que se fabrican unos dispositivos que se llaman soportes y que se pegan a la parte de atrás de los muebles, de forma que no se vuelquen si un niño los empuja o abre los cajones y los usa como escalones».

Cuidado con las pinturas que contienen plomo

A partir del año 1978, se prohíbe usar pinturas que contengan plomo en las casas. Si tu casa o apartamento se construyó antes, y si la pintura tiene desconchones o está levantada en cualquier sitio de la casa, comprueba que la pintura no contenga plomo. Este tipo de pintura es dulce y, por lo tanto, su sabor puede seducir a tu pequeño. Si los niños lo ingieren o inhalan, pueden sufrir un envenenamiento. Incluso las intoxicaciones más pequeñas se han asociado con problemas de aprendizaje. Los casos graves pueden causar deficiencia mental y muchos problemas físicos. Si encuentras pintura de esta clase en tu casa, lo ideal sería quitarla y cubrir la pared con un revestimiento o con yeso antes de que llegue el bebé. Es mejor que esta pintura la quite un profesional que sepa cómo limpiar el polvo de plomo que produce su retirada (consulta el capítulo 14, *Pruebas médicas*, para obtener más detalles sobre pruebas a bebés por envenenamiento de plomo, y el capítulo 32, *Problemas de salud en la primera infancia*).

Nuestro consejo

Cinco objetos para la seguridad que tu casa debe tener

1. Detectores de humo.
2. Extintores.
3. Detectores de monóxido de carbono.
4. Linternas.
5. Escalera de emergencia.

Es especialmente importante saber si la pintura contiene plomo si piensas renovar las habitaciones, porque esa tarea puede crear o extender el polvo de plomo.

Si vives en una casa alquilada y tu casero se niega a que se compruebe si tu apartamento tiene plomo, contacta con el departamento de salud local. La legislación acerca de si el propietario tiene que quitar la pintura y recubrir las paredes no es igual en todas partes.

Guía de la salud infantil para padres

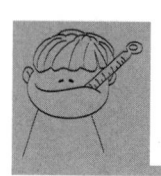

Compra las cosas que necesita tu hijo (o ¿Cuántos chismes necesita un bebé?)

Almacenes, catálogos y páginas Web están a rebosar de aparatitos para el más pequeño. Muchas de estas cosas no son necesarias, especialmente al principio, cuando tu hijo está totalmente enfrascado en comer, dormir, encontrar su propio cuerpo y unos cuantos centímetros del mundo a su alrededor.

Pero elegir los aparatitos adecuados te hace la paternidad más agradable para ti y más segura para tu hijo.

Parte de la equipación sólo la va a usar durante un breve espacio de tiempo y la puedes pedir prestada o comprarla de segunda mano. Pero ten cuidado, los objetos más antiguos puede que no cumplan con las medidas de seguridad estándar o pueden ser peligrosos por distintas razones.

En muchos casos, es mejor rechazar las gangas. Existen dos objetos clave en particular, las sillas para el coche y la cuna, que se deben comprar nuevos si es posible.

Antes de comprar cualquier cosa, lo más inteligente es que busques y compares. Las asociaciones de consumidores pueden ser de gran ayuda.

La clasificación de *Consumer Reports* puede ser de mucha utilidad. Consulta su página Web, www.consumerreports.org , o su libro *Consumer Reports Guide to Baby Products* (sexta edición, 1999).

Las páginas relacionadas con el cuidado de los hijos con tablones de anuncios activos, como www.parentsplace.com o www.parentsoup.com, pueden ser fuentes prácticas de información de algún producto que estés pensando adquirir. En España, se puede recurrir al Instituto Nacional de Consumo o consultar las siguientes páginas Web: www.consumo-inc.es, www.uce.org, y www.ocu.org.

La voz de la experiencia

«¡Nunca subestimes la importancia de lo sencillo! Seguro que es divertido comprar y recibir ropita de moda para el bebé, pero en realidad la mayoría de los bebés odian que se les ponga ropa recargada. Después de que tu bebé grite y llore mientras intentas probarle algo complicado, agradecerás las camisetas que se abren por delante y otras prendas que el bebé no tenga que metérselas por la cabeza. La ropa que tenga botones en línea o por abajo, en oposición a los leotardos o a los monos, será muy apreciada por el recién nacido. Y recuerda, los recién nacidos aún se están adaptando a ponerse y quitarse ropa».

De la *Encuesta a los padres de KidsHealth*

Capítulo 2. Prepara tu casa y a tu familia

> **Nuestro consejo**
>
> **Certificado de seguridad**
>
> Las sillitas para coches y las cunas grandes están reguladas por las medidas de seguridad federales. Estos y otros objetos (incluyendo tronas, parques y carritos) deben estar sujetos a la normativa de la Unión Europea y tener su certificado oficial. La concesión de esos certificados se hará visible al consumidor por medio de una etiqueta. No garantiza la seguridad pero certifica que el producto se atiene a determinadas características estándar.

La lista de la compra para el bebé

Comencemos con lo esencial. Aquí tienes lo primero que necesitas para cuidar de tu bebé:

- Una silla para el coche.
- Una cuna, moisés u otro lugar seguro donde pueda dormir el bebé.
- Algún tipo de mesa para cambiar pañales (o algún cojín, algo acolchado para poner sobre el suelo o el aparador).
- Pañales y una bolsa para llevarlos.
- Ropa y mantitas.
- Un botiquín y artículos para el baño.
- Una bolsa donde llevar la ropa del bebé.
- Utensilios necesarios para el cuidado y la alimentación (para obtener más información, consulta el capítulo 9, *Darle el pecho*, y el capítulo 10, *Darle el biberón*).

Es posible que desees tener algunos de estos objetos prácticos (de hecho, algunas personas dirían que no pueden vivir sin ellos):

- La bañera.
- El interfono del bebé.
- Balancín (¡calma rápidamente el llanto de algunos bebés!).
- Juguetes.
- El parque.

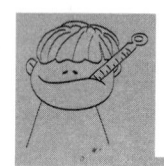

Y ahora algunos objetos que no son comodidades esenciales, pero que puedes agradecer tener y ser incapaz de vivir sin ellos:

- Un teléfono inalámbrico, por comodidad, sensatez y seguridad; ¿por qué seguridad? Porque tener el teléfono cerca significa que no te vas a sentir tentado de dejar al bebé desatendido mientras contestas una llamada. También te puede ayudar en caso de emergencia.
- Un reproductor de música para la habitación del bebé.
- Una mecedora para la habitación del bebé.
- Un suministro de comida congelada, casera, comprada o regalada.
- Una lavadora y secadora.

Seis cosas que debes evitar

1. Ropa de cama suave, como almohadas, edredones, forros o colchones blandos. Tener la cuna sin estos elementos parece disminuir el riesgo de «muerte súbita».
2. Animales de peluche u otros juguetes blandos. Debes sacarlos de la cuna o del sitio donde duerma el bebé por el mismo motivo.
3. Asientos para la bañera. Se inventaron para niños que puedan mantenerse sentados en la bañera, pero los expertos desaconsejan su uso, ya que algunos padres se confían y dejan solo al bebé en el baño, lo cual puede ser extremadamente peligroso.
4. Andadores. Estas sillas con ruedas (diseñadas para niños de seis meses o mayores) envían alrededor de 30.000 niños al año a urgencias. Las heridas se producen cuando los bebés en sus andadores se precipitan por las escaleras, tocan estufas calientes o agarran objetos peligrosos que normalmente están fuera de su alcance. Al contrario de lo que cree la gente, los andadores no ayudan a los niños a aprender a caminar. Un buen sustituto podría ser una silla con una base en forma de plato pequeño que baila y gira pero que no se mueve del suelo.
5. Polvos de talco. Si se inhalan pueden irritar los pulmones.
6. Pelotas de latex. Desinfladas o rotas plantean un riesgo.

La mejor silla para el coche

Si tu hijo va a ir en un coche (tuyo, de un amigo, de la abuela o en un taxi), vas a necesitar una silla para el coche. Ésta es un artículo indispensable de la equipación del bebé

Capítulo 2. Prepara tu casa y a tu familia

y debe ser del tamaño apropiado, estar instalada de forma correcta y usarse cada vez que tu bebé esté en el coche (observa las figuras 2.1 a-c). Los accidentes de coches son los principales responsables de muertes de niños en Estados Unidos. Más de 600 niños menores de cinco años mueren cada año en accidentes, y la mayoría de ellos no tenían el cinturón de seguridad puesto. El *Departament of Transportation* de EE. UU., calculó que el uso de estas sillas en los desplazamientos cortos, no sólo salvarían muchas vidas sino que podría prevenir 50.000 lesiones anuales a niños menores de cinco años.

Si conduces llevando al recién nacido del hospital o del materno a casa, necesitarás la silla colocada en el lado derecho para comenzar. Muchos hospitales no te permitirán que te vayas sin una. De hecho, los hospitales proporcionan con frecuencia estas sillas o bien de forma gratuita o bien a bajo costo para gente que no puede permitirse comprar una nueva (que cuesta entre 40 y 100 dólares). Muchos hospitales infantiles las proporcionan incluso para bebés nacidos en otros centros.

Los expertos en seguridad opinan que la silla para el coche, a ser posible, se debería comprar. De esa forma, la silla tendrá los últimos adelantos en lo que se refiere a la seguridad, y puedes registrarla como propia en caso de que tengas que hacer una reclamación. Además, no querrás arriesgarte a tener una silla en malas condiciones. La mayoría de las sillas tiene una duración de 5 a 8 años aproximadamente, dependiendo del modelo. Si se la vas a pedir prestada a algún amigo, asegúrate de que es un modelo reciente, que no ha tenido accidentes ni ha sido golpeada. Consigue las instrucciones que venían con la silla; si ya no tiene las instrucciones, llama a la empresa que la fabricó para pedir una copia. Si decides aceptar una silla de segunda mano, llama al fabricante para averiguar si alguna vez ha habido una reclamación por su causa. Las reclamaciones tienen lugar en raras ocasiones y los fabricantes pueden proporcionarte la parte que haya que sustituir o un nuevo modelo.

Debes consultar el manual de tu coche antes de comprarla porque puede indicarte qué silla es más adecuada para tu modelo. Cómprala e instálala antes de que la necesites. Esto te permitirá ver cómo se usa y te dará tiempo para apreciar si tiene algún defecto (consulta la política de devoluciones del almacén antes de comprarla).

Los tres niveles de la silla para el coche

A medida que tu bebé crece, necesitarás comprar tres sillas diferentes.

Nivel uno: Hasta que el bebé tenga al menos un año y pese por lo menos nueve kilos y medio aproximadamente, debe viajar en el asiento trasero con la silla puesta del revés. Puedes conseguir una de estas sillas que sólo se usan durante este período o una silla convertible a la que puedas dar la vuelta (de forma que el bebé vaya sentado mirando hacia adelante) cuando sea lo suficientemente mayor.

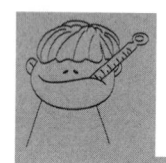

Nivel dos: Desde los 9 a los 18 Kg. (hasta los 4 años aproximadamente), se pueden utilizar en el asiento trasero, con la silla mirando hacia adelante tanto la silla convertible de la que hemos hablado antes como la propia de esta etapa. Las convertibles tienen forma de pala, a veces con lados para que puedan sostener la cabeza del bebé. Las que no son convertibles tienen respaldos altos pero no lados. Algunos modelos de coches traen incorporada esta silla.

Nivel tres: A partir de los 18 kilos, los niños pueden pasar a una silla booster, también en el asiento trasero. Estas sillas colocan al niño en una posición más alta, por lo que pueden usar el cinturón de seguridad del coche siempre que no esté a la altura del cuello o a la altura de la barriga.

Algunas sillas de las del nivel dos tienen tiras que se pueden poner en varias posiciones, de forma que se pueden usar en esta etapa del crecimiento de tu hijo. Estas sillas de respaldo alto proporcionan más protección que las que carecen de respaldo.

Para los padres, pasar de un tipo de silla a otra parece ser un gran evento, un hito del crecimiento. Pero la silla de los mayores es la que menos protección ofrece. Así que hasta que tu hijo no sea lo suficientemente mayor, no lo pases al siguiente nivel. Esto es especialmente importante cuando lo vas a cambiar de la posición de la silla en que mira al asiento, para ponerlo mirando hacia adelante. Tu hijo debe tener al menos un año y pesar 9 Kg. como mínimo.

El acompañante

En cualquier caso, la silla debería instalarse en la parte trasera, a ser posible en medio. Pero no pienses que vas a poder colocar al recién nacido en el coche y despreocuparte. El bebé necesita la compañía de un adulto en el asiento trasero para evitar que su cabeza vaya dando tumbos de un lado a otro o se vaya hacia delante impidiendo que pueda respirar. Recuerda que tu hijo va a estar lejos de ti. Sin un adulto en la parte de atrás, no habría forma de saber si el bebé se encuentra bien. Hasta que tu hijo no pueda mantener la cabeza erguida por sí mismo y sentarse mirando hacia adelante, es mejor proporcionarle un acompañante en el asiento trasero.

Nuestro consejo

Cuidado con las sillas para coches

No confundas las sillas para coches con otras sillas más ligeras diseñadas para usarlas en casa. En España, todas las sillas homologadas deben llevar una etiqueta en la que se puede leer: ECE R44/03. No debes usar ninguna silla que no cumpla con estos requisitos.

Capítulo 2. Prepara tu casa y a tu familia

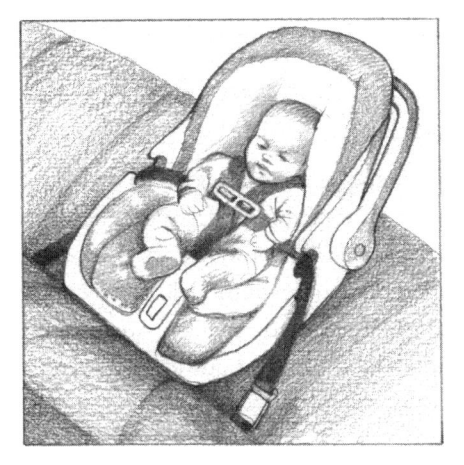

2.1 a. Silla de recién nacidos para el coche, mirando hacia el asiento y con cinturón en forma de «T».

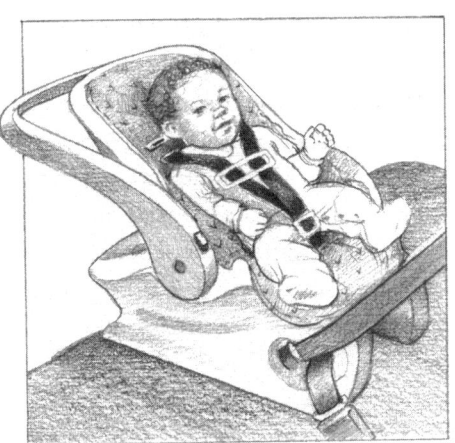

2.1 b. Silla adaptable que mira hacia el asiento, con un cinturón que se abrocha entre las piernas y que se puede ajustar a diferentes alturas. Los niños no deben estar colocados mirando hacia adelante en las sillas para coches hasta que no tengan al menos un año o pesen 9 Kg. o más.

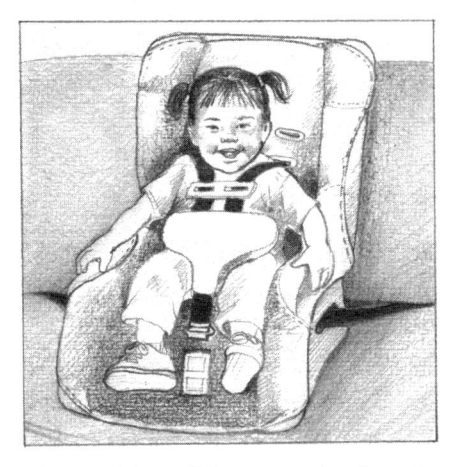

2.1 c. Silla mirando hacia adelante. El cinturón de seguridad del coche se coloca a través de la silla, de forma que ésta quede firme; la silla nunca debe quedar suelta.

Figuras 2.1 a-c. Sillas para coches homologadas

Elegir la silla para coche del recién nacido

A continuación te ofrecemos algunos aspectos que debes tener en cuenta a la hora de elegir la silla para el coche del recién nacido o la silla para el coche convertible.

Durante los primeros meses especialmente, el bebé se adaptará a la silla para recién nacido. Estas sillas son más baratas (unos 50 dólares) y más ligeras; puesto que tienen asas, pueden servirnos como sillas portabebés o sillas para tenerlos dentro de casa. Estas sillas, que también se pueden usar como portabebés, varían mucho de un modelo a otro. Algunas se venden incorporadas en el coche como parte del sistema, de manera que se pueden quitar y adaptarse a un carrito de paseo. Con este modelo, no tendrás que levantar al niño de una silla para sentarlo en otra (es una ayuda especialmente en el caso de que tengas que hacer varios recados).

Aviso: Si usas la silla para recién nacido, no dejes al bebé solo, especialmente en una superficie elevada. Si se vuelca, puede que tu bebé se lesione e incluso puede que se asfixie.

Si lo que deseas es hacer trayectos cortos con tu bebé, las sillas convertibles pueden ahorrarte lo que cuesta la silla para recién nacidos. Además, algunas sillas convertibles se pueden usar mirando hacia atrás para niños de hasta 5 ó 6 Kg. (pero comprueba el modelo antes de comprarlo). La posición en la que la silla mira el asiento es más segura para la columna de los niños en caso de accidente. Es particularmente práctico para bebés grandes, que pueden alcanzar los 9 Kg. antes de cumplir el año, pero aún necesitan la protección que les ofrece esta posición. Los precios de las sillas convertibles oscilan entre los 50 y los 100 dólares.

La silla convertible debe tener un cinturón para asegurar un tope en el asiento trasero del coche y puntos de conexión detrás, como requieren todas las sillas fabricadas después de septiembre de 1999. Desde septiembre de 2001, todos los coches nuevos incorporan anclajes para poder acoplar las sillas. Si tu coche es anterior, ponte en contacto con el fabricante para que te proporcione información acerca de cómo modificarlo. El nuevo sistema hace que las sillas sean más seguras y más fáciles de instalar.

Sillas para coches para bebés pequeños o prematuros

Las sillas de recién nacidos están diseñadas para niños que pesen al menos 3 kilos, por lo que pueden ser demasiado grandes para los pasajeros más pequeños. Algunos bebés, como los que nacen prematuramente o son muy pequeños, pueden tener problemas para respirar cuando están en la posición que la silla requiere. Por esta razón, la *American Academy of Pediatrics* recomienda que se compruebe la silla en el caso de los bebés prematuros (con menos de 37 semanas de gestación) antes de partir del hospital. Las sillas para el coche para bebés prematuros no deben tener almohadillas en el abdomen, ni reposabrazos, ni placas

Capítulo 2. Prepara tu casa y a tu familia

de plástico sobre el cinturón. Algunas sillas se pueden echar hacia atrás, de forma que tu bebé se puede tumbar mientras va en el coche, y esto hace que respire más fácilmente. Una vez que llegas a casa de la abuela puedes colocarlo de forma que el bebé pueda dormir (en el mercado, existen otro tipo de sillas que son sólo para dormir y para bebés que no pesen más de 18 Kg.).

Comprueba la instalación

Algunos estudios demuestran que el 80 por ciento de las sillas se usan o instalan de forma incorrecta. El error más común es que la silla se ajuste al coche demasiado floja o que no se le ajuste el cinturón al bebé de forma correcta.

Lee las instrucciones de la silla (así como las del coche) y síguelas paso a paso. Una vez que la instales, comprueba primero que está lo suficientemente ajustada. En una silla que esté mirando hacia el respaldo del asiento, si agarras el borde superior, no debes ser capaz de empujarla de la posición de semireclinación a la de reclinación. Puede moverse algunos centímetros de izquierda a derecha. Una silla que mira hacia adelante no se debería inclinar más de dos centímetros hacia cada lado o hacia adelante.

A veces en los hospitales cuentan con personal capacitado para comprobar si la silla está instalada de forma correcta. Además, algunos concesionarios de coches hacen comprobaciones en la instalación de las sillas como parte de sus servicios. En la página Web de la Dirección General de Tráfico (www.dgt.es), puedes encontrar información al respecto, así como en la de la Organización Nacional de Consumidores (www.ocu.org).

Nuestro consejo

Seguridad en el asiento delantero

Si no te queda más remedio que poner a tu hijo en la parte delantera, por ejemplo si tu coche no tiene asientos traseros, coloca el asiento tan alejado del parabrisas como puedas. Si tienes airbag delanteros, **nunca** coloques la silla de tu hijo en el asiento delantero. Si el airbag saltara, podría dañarlo seriamente e incluso matarlo. Puedes pedir que te instalen en el coche un botón de encendido del sistema de airbag, y así encenderlo o apagarlo, dependiendo de que tu bebé viaje a bordo o no. Algunos coches nuevos tienen esta prestación.

Accesorios de viaje para el coche

Si quieres proteger los ojos o la piel de tu bebé puedes comprar unas pantallitas diseñadas para ese uso (algunos coches las traen incorporadas). También se usan acolchados para acomodar a los niños pequeños en sillas más grandes y estabilizar su cabeza, aunque también puedes usar toallas o mantas enrolladas. Estos «rellenos» deben emplearse sólo a los lados del bebé, no entre tu bebé y las correas que lo sujetan. Pero no podemos olvidar que además de estos accesorios, siempre debe haber un adulto que acompañe a tu bebé.

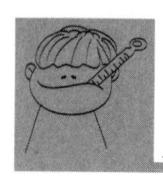

Sillas para coches y viajes en avión

Cargar con la silla para el coche a través de los interminables corredores del aeropuerto y por los pasillos estrechos de los aviones es un fastidio que te puede tentar a dejarla en casa. Y muchos padres piensan que si hubiese un accidente de avión, la silla no serviría de mucha ayuda. Pero la gente sobrevive a los accidentes aéreos. Y las posibilidades de sobrevivir son mejores en una silla para coches que en tu regazo. Ten en cuenta que usar el sistema de sujeción de niños puede evitarles lesiones durante las turbulencias o los aterrizajes de emergencia, y estos casos son más comunes. Además, en vuelos de largo recorrido, una silla para coches te puede permitir echarte una siestecita o leer. Y una vez que llegues a tu destino, tu hijo tendrá una silla que le es familiar para viajar en coche. La *Federal Aviation Administration* recomienda usar las sujeciones de niños en los aviones. La mayoría de las sillas para coches pueden usarse también en los aviones, pero comprueba la etiqueta para asegurarte.

Para más información

En la dirección http://www.dgt.es/revista/num149/pages/sillitas.html, puedes encontrar un artículo que analiza un estudio sobre 25 sillitas de coche encargado por 12 clubes automovilísticos europeos, el cual ofrece conclusiones no muy halagüeñas sobre la seguridad de las sillas analizadas. En dicho texto puedes encontrar un análisis muy exhaustivo de las sillas más vendidas en la actualidad tanto en España como en Europa.

En Estados Unidos hay mucha información sobre este tema. Si te interesa seguir investigando, mira en la guía «*Family Shopping Guide to Car Seats*» de la *American Academy of Pediatrics* (www.aap.org/family/famshop.htm). La organización sin ánimo de lucro *SafetyBeltSafe U.S.A.* también ofrece una información detallada sobre las sillas para coches y su instalación. Visita su página Web (www.carseat.org). Para más información acerca de la seguridad en los coches, consulta el capítulo 24, *La seguridad del niño*.

Nuestro consejo

Cuidado con los metales calientes

Después de unas cuantas horas al sol, los anclajes de la silla pueden estar lo suficientemente calientes para hacerle daño a tu bebé. Puedes llevar en el coche una toalla o un trozo de tela para cubrir la silla los días en que haga mucho calor. También puedes comprar una cobertura antirreflectante que mantenga la silla a una temperatura notablemente más baja. O al menos, mete los anclajes bajo el asiento para protegerlos del sol cuando salgas del coche.

Capítulo 2. Prepara tu casa y a tu familia

Aunque los niños menores de dos años pueden volar en el regazo de sus padres, para estar más tranquilo, usa la silla para coches y compra un billete para el bebé. Si no has comprado el billete y el avión tiene sitios libres, la línea aérea puede permitirte (o no) usar la silla del bebé. Consulta antes con la compañía y pregúntales si ofrecen descuentos para niños menores de dos años, si puedes usar la silla en un asiento libre y qué vuelos es probable que tengan sitios libres.

Sillas para coches alquilados

Si vas a alquilar un coche, pide la silla por anticipado, normalmente están disponibles pagando una pequeña cantidad. Especifica las características de tu hijo (edad, peso...) y qué tipo de silla necesitas.

Cunas

Existen distintas opiniones acerca de dónde deberían dormir los recién nacidos, si en una cuna desde el principio, en un moisés en la habitación de sus padres, o incluso si deberían dormir en la cama de los padres. Discutiremos esta cuestión en el capítulo 21, ¡*A dormir!* Pero a pesar de los distintos puntos de vista al respecto, casi todas las familias buscan una cuna grande y la usan en algún momento.

Al menos, la cuna debe ser un sitio seguro donde tu bebé pueda quedarse solo. De hecho, la cuna es el único lugar de la casa donde es probable que tu bebé pase varias horas sin que nadie lo vigile. Como las sillas para los coches, las cunas están homologadas para garantizar su seguridad. Si tienes una cuna posterior a 1990, cumplirá con la homologación de seguridad estándar. Comprar una cuna nueva es mejor que conseguir una usada; asegúrate de que el modelo no haya tenido problemas o haya sido dañado de manera que pueda comprometer la seguridad del bebé.

Si decides usar una cuna de segunda mano, asegúrate de que tiene estas características:

- Los barrotes no deben tener una separación superior a los 5 cm. Esto previene que tu bebé meta la cabeza entre ellos y se le quede atrapada (observa la figura 2.2).
- La cuna no debe tener figuras ni en la cabecera ni a los pies que puedan atrapar la cabeza del bebé.
- Las barandillas laterales que son más bajas deben tener un mecanismo de cierre que prevenga que el niño se pueda salir de la cuna.
- Las barandillas laterales, cuando se levanten, tienen que estar a 52 cm. del soporte del colchón, el punto más bajo.

- Las barandillas laterales, cuando se bajen, tienen que estar 18 cm. por encima del soporte del colchón.

- La cuna no debe tener esquinas en las que el bebé pueda quedarse enganchado o estrangularse.

- La cuna no debe tener pintura que contenga plomo. Una cuna fabricada antes de 1978 o una que haya sido pintada por sus antiguos propietarios puede que contenga plomo, lo que puede causar envenenamiento si tu bebé mordisquea la barandilla. Debemos quitarle la pintura a la cuna y pintarla nuevamente.

Ya sea una cuna nueva o usada, asegúrate de que no es inestable y de que todas sus piezas y barrotes están fijos en su sitio.

Mira si puedes bajar los barrotes sin mucha dificultad. Se supone que las cunas deben tener mecanismos de cierre a prueba de niños, pero algunas parece que están también a prueba de adultos.

La normativa sobre seguridad ha establecido unas medidas estandarizadas para las cunas, así que cualquier colchón que compres debería amoldarse cómodamente a una cuna recién salida de fábrica; esto previene que la cabeza del bebé pueda quedar atrapada entre el colchón y las barras de la cuna.

Haz una doble comprobación; si tienes una cuna más vieja, no te deben caber los dedos entre el colchón y los lados de la cuna. De cualquier manera, el colchón debe ser firme y minimizar el riesgo de asfixia. Asegúrate de quitar cualquier envoltura de plástico del colchón.

Moisés y cunas

Para los primeros meses de vida, algunos padres prefieren utilizar un moisés, una cama pequeña y portátil, que se puede situar junto a la de los padres durante la noche y que puede desplazarse a otras habitaciones durante el día. Si utilizas un moisés, toma unas cuantas precauciones:

- Asegúrate de que el colchón es firme y se ajusta bien, para prevenir posibles casos de asfixia.

- Debes estar seguro del peso límite con el que el bebé puede usar el moisés y dejar de usarlo antes de que alcance ese peso.

- Asegúrate de que las patas cierran la apertura para evitar posibles caídas.

- No uses el moisés si tu mascota u otro niño puede chocar accidentalmente con él.

Capítulo 2. Prepara tu casa y a tu familia

Las cunas son pequeñas camas que tienen una característica adicional: Acunan. Estas camas han servido para acunar a los niños para que se duerman desde hace siglos, pero en la actualidad, los expertos en seguridad aconsejan que las cunas tengan un tope para que no se mezan más de cinco grados. Temen que el bebé se pueda mecer demasiado y chocar contra un lado, bloqueando así su capacidad para respirar.

Además de los moisés y las cunas, a continuación os ofrecemos otros dos tipos de camitas:

- Una cuna portátil que se puede usar como moisés pero que es más estable y más baja. Este tipo es más ligero y plegable, ideal para viajar.

- Camitas de tres lados. El cuarto lado se abre y se ajusta a tu cama para hacer que los cuidados nocturnos sean más llevaderos, al mismo tiempo que le ofreces al bebé su propio espacio seguro. El inconveniente es que el bebé debe estar exactamente al mismo nivel de la cama y conectada a ella de forma segura para evitar caídas.

Sin elementos decorativos entre las esquinas y los barrotes laterales, donde la cabeza de un niño puede quedar atrapada.

Colchón seguro que se ajuste, con enganches fiables donde el colchón se apoye.

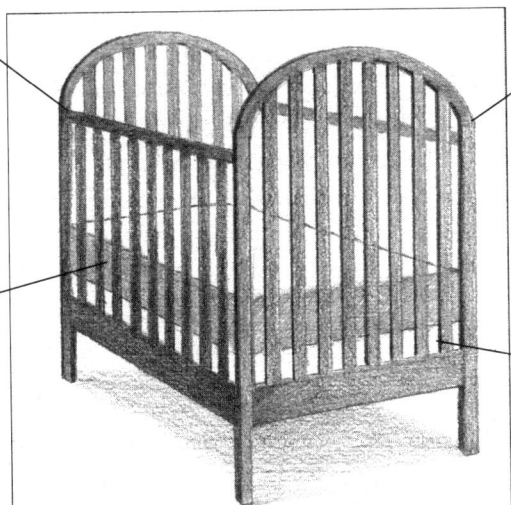

Sin extensiones en las esquinas, en las que la ropa pueda quedar atrapada. Las esquinas, para ser seguras, no pueden ser más altas de dos centímetros y medio.

Los espacios entre los barrotes deben ser menores de cinco centímetros.

Figura 2.2. Cuna de seguridad. Asegúrate de que la cuna de tu bebé reúne todas estas características y, así, prevenir una estrangulación accidental, un ahogamiento o una caída. Este dibujo es un ejemplo de una cuna que cumple con todas las medidas de seguridad, como se describe con detalle en el texto. Recuerda que la separación de los barrotes debe ser menor de cinco centímetros.

Ropa de cama y accesorios

Para la cuna o moisés de tu bebé, querrás la ropa de cama y los accesorios más seguros. Busca estos complementos:

- Un parachoques. Una tela larga y almohadillada que recorre el interior de la cuna y se ata a las barras. Recorta los lazos a 15 cm para prevenir el riesgo de estrangulamiento. Cuando tu hijo se mantenga de pie, retíralo para que no trepe por las barras.
- Sábanas con tres o cuatro botones fijos para la cuna o el moisés. Deben estar bien cosidos por motivos de seguridad.
- De dos a seis empapadores resistentes al agua, para usar dentro y fuera de la cuna.

La *American Academy of Pediatrics* recomienda el uso de un pijama (o alguna prenda que sea calentita) en lugar de una manta, para evitar que cubra la cara del bebé, causándole asfixia o incrementando el riesgo del SMS. Si usas una manta, elige una fina. Coloca los pies de tu bebé hacia los de la cuna y métela alrededor del colchón, así solo llegará hasta el pecho de tu hijo.

Mesas para cambiar los pañales

Puedes cambiar los pañales de tu bebé en una superficie plana y segura, como el colchón de la cuna cuando la barandilla se encuentre bajada. Pero cambiarás tantas veces los pañales en los próximos años que desearás tener un sitio seguro y cómodo donde poder hacerlo. Para muchos padres, ese lugar es la mesa para cambiar pañales, con una barandilla, una plataforma cubierta de vinilo, una correa de seguridad y cajones donde almacenar los suministros a los que llegues fácilmente (y tu bebé no). Cuando cambies a tu bebé, asegúrate de que todo lo que necesitas está a mano. Así te será más fácil acatar la regla número uno del cambio de pañales: Mantén siempre una mano (al menos) sujetando al bebé. La segunda regla es: si tienes que buscar algo, llévate al bebé contigo. Las caídas de las mesas para cambiar pañales se pueden evitar.

Pañales

Puedes elegir entre usar pañales desechables o de tela, o una combinación de ambos. Decidas lo que decidas, calcula que tu hijo va a usar 10 pañales o más al día.

Nuestro consejo

Las mesas para cambiar pañales

«Cuando compres la mesa para cambiar pañales, observa la solidez, la estabilidad y el espacio que tiene para almacenar cosas. Las barandillas deben tener cinco centímetros de alto. Si usas una mesa con una plataforma desplegable, ten especial cuidado, pues éstas no suelen tener barandilla».

Capítulo 2. Prepara tu casa y a tu familia

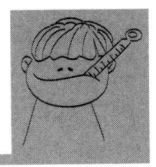

Sea cual sea el tipo de pañal que utilices, merece la pena comprar algunos pañales de algodón para las tareas rutinarias que no son estrictamente la de los pañales, como proteger hombros y sábanas de babas y saliva, limpiar salpicones y obstruir la luz del sol. Puede que desees comprar un paquete de pañales más finos y otro más gruesos. Si usas pañales de tela, marca los que empleas para casa, así podrás guardarlos aparte.

Ropa para el bebé

En la actualidad, es fácil encontrar ropa bonita que reúna las siguientes características:

- Fácil de poner y de quitar. Eso significa que es mejor usar las camisetas que se abren por delante, o jerséis que tengan una amplia apertura por el cuello, que prendas que haya que poner por la cabeza. Los bebés tienen la cabeza grande y odian que se les meta la ropa por ella.

- Fácil de abrir para cambiar los pañales. Los trajes elásticos de una pieza, de primera necesidad para el bebé, deben tener corchetes desde los pies hasta el cuello. Evita comprar ropa incomoda como trajes con corchetes que terminan en puños de punto.

- Suave y elástica. Nada de telas rígidas, ásperas o con protuberancias, ni adornos de vinilo afilados, aunque quede muy bonito.

- Que se puedan lavar a máquina. ¿Hace falta decir algo más?

- Segura. Evita la ropa que apriete la cabeza o el cuello y quita o acorta los lazos para eliminar el riesgo de estrangulamiento. Es preferible usar corchetes a cremalleras, que pueden pillar la piel, o botones que se pueden caer, arriesgándonos a que el bebé se los trague. El pijama debe ser resistente al fuego (compruébalo en la etiqueta). Mira los dedos de los pies del pijama y quita cualquier hilo perdido que pueda estar rodeando alguno de los deditos del niño (sí, si sucede es molesto).

Te ofrecemos algunas prendas básicas que debes tener cuando tu bebé llegue a casa:

- De tres a seis camisetas interiores, de manga corta o de manga larga, dependiendo de la estación del año. Muchos padres prefieren las de una pieza que se cierran en la entrepierna y nunca se suben.

La voz de la experiencia

Las tallas de la ropa de bebé son muy engañosas. A muchos recién nacidos, la talla de tres meses le servirá sólo unas dos semanas. Ten en cuenta que, a menos que tu bebé sea pequeño, probablemente necesitarás la ropa de seis meses enseguida.

De la *Encuesta a los padres de KidsHealth*

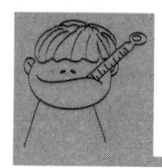

- De tres a seis monos o más en invierno. Para muchos bebés, estos trajes de una pieza, de manga larga y con los pies cubiertos, son el atavío indispensable, tanto para la noche como para el día. Pueden llevarlo con o sin camiseta interior, dependiendo de la temperatura.

- De tres a seis (o más) trajes enterizos para el verano. Son un cruce entre las prendas de una pieza y los monos. Normalmente tienen las mangas cortas y se abrochan en la entrepierna; pueden tener el pantalón largo o corto.

- De tres a seis camisones. Estos camisones mantienen las piernas como si estuvieran en un saco elástico con una apertura a la espalda para facilitar el cambio de pañales. Algunos padres usan estas prendas en lugar de monos para dormir, otros las utilizan encima de los monos, como sacos de dormir ligeros. A algunos bebés les encanta, a otros les resulta un incordio para el movimiento de sus piernas. No es una buena idea usar estas prendas en las sillas para coches, dado que tienes que colocar el cinturón entre las piernas del bebé.

- Dos o más baberos. Incluso aunque el bebé no esté tomando aún comida sólida, los baberos son prácticos para limpiar las babas y la saliva.

- De dos a tres jerséis o sudaderas. Cuidado con los jerséis de punto, tu bebé puede engancharse los dedos. Las capuchas y las cremalleras delanteras, mientras menos tradicionales mejor. Si la capucha tiene cordones, quítalos para evitar que se estrangule.

- De uno a tres sombreros, ya sean gorros de lana para el invierno o una gorra y dos sombreros para el verano.

- De tres a seis pares de calcetines o patucos.

- Un mono para el invierno. Busca algo que puedas usar en la silla para el coche.

- De tres a seis mantitas. Para los recién nacidos, estas toallitas pequeñas y cuadradas en las que los hospitales envuelven a los bebés se usan más como prenda que como ropa de cama. Si tu bebé está bien envuelto y en una habitación cálida, esta mantita puede sustituirlo todo menos los pañales.

- Dos o tres toallas con capuchas.

- De tres a seis prendas de baño.

Artículos para el baño y primeros auxilios

Cuando se trata de cremas, aceites y jabones, actualmente se aconseja que mientras menos se usen mejor. Al principio, puedes lavar a tu bebé con agua tibia solamente. Más adelante, puedes bañarlo con champú antilágrimas y un gel suave y sin aroma. La mayoría de los bebés

Capítulo 2. Prepara tu casa y a tu familia

no necesita cremas hidratantes ni aceites, algunos incluso desarrollan una erupción cutánea provocada por el aceite mineral (aceite para bebés). Si su piel parece seca, usa una loción hidratante sin fragancia. Los únicos artículos de baño que necesitas para el cuidado del bebé son un cepillo, un peine y unas tijeras curvas para las uñas o un cortauñas para bebés. Para los recién nacidos, algunas personas prefieren usar lima de uñas, en lugar de cortauñas o tijeras porque pueden resultar más seguras y más fáciles de utilizar para unas uñas tan pequeñas.

Además, querrás tener algunos productos de primeros auxilios y de cuidados diarios. Para encontrarlos rápido, es mejor guardarlos todos juntos en una caja. Si pasas mucho tiempo en el coche o en casa de algún familiar, quizás te conviene tener una segunda caja. En la tapa, puedes escribir algunos números de urgencias como el del médico de tu hijo, el centro toxicológico, el equipo de rescate, los bomberos, la policía y el de algún vecino que pueda ayudarte en un momento de apuro.

En el capítulo 28, *Qué hacer si tu hijo está herido o enfermo*, enumeramos los artículos que tu botiquín debe incluir. Pero ahora, te ofrecemos algunos artículos adicionales que puedes añadir para cuidar al recién nacido:

- Una pomada que contenga óxido de zinc para las irritaciones debidas a los pañales.

- Acetaminofeno para niños, un medicamento que baja la fiebre. En España está muy extendido el uso del Dalsy con este mismo objetivo. Sólo debes emplearlo con consentimiento médico. Hasta que tu bebé tenga cuatro meses, debes avisar al médico cada vez que tenga fiebre.

- Jarabe de ipeca. Es un emético, lo que significa que produce vómitos y solamente se debe usar como medida de primeros auxilios en algunos casos de envenenamiento. Además, en algunos casos de envenenamiento, su uso puede ser perjudicial, sólo debes utilizarlo en caso de que el centro toxicológico o tu médico te lo recomienden.

- Vaselina y algún trapito con alcohol para lubricar y limpiar el termómetro si el que guardas en el botiquín es rectal (los termómetros rectales se recomiendan durante los tres primeros meses, cuando la precisión es más importante). Consulta el capítulo 29, *Signos y síntomas*, donde te indicamos cómo tomarle la temperatura a tu hijo.

- Un aspirador nasal, un dispositivo en forma de bulbo que sirve para sacar la mucosidad de la nariz.

- Una cuchara calibrada o una jeringuilla oral para darle la medicación.

Y puede que no encaje en tu botiquín, pero es bueno tener un bote de fluido rehidratante en casa. El médico de tu hijo te lo puede recomendar en el caso de que tenga una diarrea o vómitos fuertes. Fíjate en la fecha de caducidad, las medicinas no duran para siempre.

Mochilas

Muchos padres han logrado conservar su salud mental usando la mochila para bebés adecuada. El precio puede parecer alto (entre 25 y 100 dólares) por unas cuantas tiras de tela acolchada. Pero cualquier padre que ha metido a su hijo en uno de estos chismes y ha visto a un llorón al que le están saliendo los dientes dormirse profundamente, sabe que estas cosas no tienen precio. Las mochilas, y otros objetos parecidos, cumplen el deseo de los bebés de que se les lleve en brazos durante horas, mientras permiten a sus padres hacer uso de sus manos y brazos. En muchos casos, los bebés pueden ser cuidados y alimentados sin sacarlos de la mochila.

Sillas de paseo

Si has estado en una reunión familiar donde algunos de sus miembros son jóvenes, puede que hayas visto un corrillo de nuevos padres reunidos en torno al último modelo de carrito, hablando de sus características como si se tratara de su nuevo coche. Las nuevas sillitas tienen interesantes mejoras, que incluyen materiales de bajo peso y un práctico mecanismo para plegarlas, haciendo que sea más fácil subirlas por un tramo de las escaleras o guardarlas en el maletero del coche. ¿Estará muy lejos el día en que lleven estéreo y calefacción incorporada?

Los precios oscilan desde los 15 dólares de las sillitas de bastón (no para los recién nacidos) hasta varios cientos si son carritos lujosos o importados ultraligeros. Algunas sillas de paseo vienen como parte del kit de viaje. Puedes comprar una silla para el coche que se adapte al carrito y, cuando ya no la necesites para el coche, puedes usarla sólo para el carrito. Ahora te ofrecemos algunos consejos que te ayudarán a elegir una silla de paseo:

- Si vas a usar el carrito antes de que tu hijo se pueda sentar, asegúrate de que sea totalmente reclinable. Bajo el cuidado de un adulto, pueden usarse como camas portátiles en casa y en el parque; pero cerciórate de que el bebé está tumbado sobre su espalda y de que tiene el cinturón de seguridad puesto; el más seguro es el que tiene el cierre en forma de «T»: una tira entre las piernas que se conecta a otra que rodea la cadera.

- Carritos de bastón, compuestos por una tela de bajo peso con una estructura metálica que se dobla como un acordeón; no proporcionan suficiente apoyo a los recién nacidos y no suelen reclinarse. Pero están bien para pequeñas excursiones.

La voz de la experiencia

«Las tallas de la ropa de bebé son muy engañosas. A muchos recién nacidos, la talla de tres meses le servirá sólo unas dos semanas. Ten en cuenta que, a menos que tu bebé sea pequeño, probablemente necesitarás la ropa de seis meses enseguida».

De la *Encuesta a los padres de KidsHealth*

Capítulo 2. Prepara tu casa y a tu familia

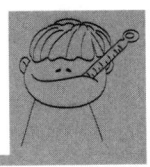

- Busca una silla que tenga sombrilla para protegerlo del sol.

- Presta atención al peso, a que sea fácil de manejar y fácil de plegar. Carga la silla con 9 u 11Kg. y da una vuelta por el almacén. Intenta empujarla con una mano (debes ser capaz de mantenerla en línea recta con una sola mano). Prueba la facilidad con la que se puede plegar y desplegar.

- Por cuestiones de estabilidad, las ruedas deben ser amplias y el asiento debe estar bajo en la estructura de la silla. Debe resistir la inclinación cuando presiones hacia abajo uno de los mangos.

- Una espaciosa cesta colocada bajo el asiento puede evitar que sobrecargues los hombros y la espalda con una carga pesada.

Consejos de seguridad para mochilas portabebés

Ten en cuenta algunas precauciones cuando uses un marsupio (especialmente al principio):

- Hasta que uses el marsupio, que te ayude otra persona a ponértelo y a mantener al bebé dentro. Puedes tenerlo en la cama en el caso de que el bebé se escabulla.

- Al principio, mantén tu mano curvada alrededor de la espalda de tu bebé para evitar que vaya chocando contra los marcos de las puertas, paredes o similares. Pronto serás capaz de calcular cuánto espacio te hace falta para maniobrar.

- Agáchate doblando las rodillas, no doblando la cintura. Si lo llevas a la espalda puede salir despedido.

- Además, seguir este consejo te ahorrará lumbalgias.

- Intenta evitar movimientos repentinos o giros bruscos.

- No cocines, ni bebas líquidos calientes, ni fumes, ni te acerques a hornos calientes cuando lleves a tu bebé.

- No lleves al bebé en la mochila mientras montes en bicicleta, corras, patines, te deslices en trineo o practiques cualquier otro deporte; o mientras estés en el coche (en lugar de eso tienes que llevar al bebé en la silla para coches con el cinturón de seguridad puesto).

Sillas de paseo para dos

Las sillas de paseo para dos vienen en tándem, donde un niño se sienta detrás del otro, o codo con codo, donde un niño se sienta junto al otro. No todas las sillas del segundo tipo cabrán cómodamente por las puertas estándar, así que compruébalo antes de comprarla.

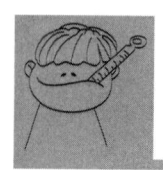

Los tándem son, por lo general, más fáciles de manejar, especialmente si los niños tienen un peso distinto, si no son gemelos del mismo peso. Son incluso más compactos cuando se pliegan. Pero las que son codo con codo permiten a los dos niños reclinarse para estar más cómodos al mismo tiempo. Y estar en esta posición puede ser más divertido para ellos (o puedes colocarlos en tándem de forma que esté uno frente al otro).

Sillas de paseo para salir a correr

Estos carritos, a los que también se conoce con el nombre de sillas de paseo, para hacer deporte o para correr, están diseñados para que los empujes mientras corres. Pero no para patinar, porque la velocidad que se alcanza es superior. Tampoco es bueno llevar al bebé a correr hasta que cumpla un año. Incluso entonces, evita caminos que sean abruptos.

Otros artículos que puedes considerar

El baño

Con frecuencia se dice que a los niños se les puede bañar en cualquier bañera de plástico, o en el lavabo, o en la bañera con una toalla debajo para evitar resbalones. Aunque es cierto, bañar a tu bebé es un asunto complicado y una bañera acondicionada especialmente para bebés puede ser de gran ayuda, sobre todo si no eres muy diestro en el arte de manejar bebés.

La bañera tiene que estar hecha de un plástico resistente para que soporte el peso del agua una vez que está llena, y tener un tapón (antideslizante) para vaciar el agua. Su forma debe mantener al bebé en una postura semirrecta sobre la base de la bañera (que también debe ser antideslizante). Si le vas a dar un largo uso, consigue una bañera que sea apropiada incluso para cuando tenga edad de caminar. Los huecos para guardar la ropa de baño, el jabón o algún juguete para cuando crezca, son características que agradecerás.

Sea cual sea la bañera que elijas, no la uses ni sumerjas la tripa del bebé hasta que cumpla dos semanas y el cordón umbilical se le haya cicatrizado.

Hasta entonces, usa sólo ropa de baño o una esponja húmeda para el aseo diario. Si deseas más información sobre el baño, consulta el capítulo 11, *Cuidados básicos del bebé*.

Interfonos para bebés

Los interfonos te permiten escuchar el llanto del bebé, los suspiros y la respiración cuando no está a la vista. Consisten en un transmisor que se sitúa junto al bebé y un receptor portátil que se puede colocar donde tú estés, ya sea en otra habitación o llevándolo encima.

Capítulo 2. Prepara tu casa y a tu familia

El volumen se puede ajustar y algunos tienen señales visuales, como luces rojas que aparecen cuando registran un sonido. Tener un interfono es muy práctico en el caso de que tengas el sueño profundo y tu bebé duerma en otra habitación, o si tienes una casa grande y quieres estar atento por si el bebé se despierta de una siestecita.

Advertencia: El interfono puede captar las señales de los teléfonos móviles, así como el receptor del interfono de tus vecinos. Y ten cuidado de lo que dices en la habitación del bebé, muchos padres han tenido conversaciones sinceras algo comprometedoras sin recordar que el interfono estaba encendido.

Sillas para bebés y balancines

No las confundas con las sillas para coches (que tienen un armazón de plástico pesado); estas sillas, por lo general, son ligeras. Pueden ser similares a una hamaca (una tela elástica que cuelga de una estructura metálica) que se mueve cuando tu hijo lo hace; los hay con una tela fina acolchada y un motor que los hace vibrar. Cualquiera de las sillas debe tener un cinturón de seguridad, que se debe usar siempre, y la base no debe tener una superficie deslizante. Las sillas las pueden usar niños de 9 a 13 Kg. (consulta la etiqueta).

Los balancines son sillitas semirreclinables que cuelgan de unos brazos rígidos sobre una estructura de cuatro patas. También existen modelos eléctricos o de cuerda. Las reacciones de los bebés ante estos balancines son diversas: el mismo balancín que aterroriza a un bebé y aburre a otro, puede hacer completamente feliz a un tercero (si tu hijo pertenece al tercer grupo, eres afortunado). Así que lo mejor es probarlo antes de comprarlo, especialmente porque ocupan bastante espacio.

Juguetes

Un recién nacido no necesita juguetes, sobre todo, no necesita animales de peluche de colores suaves, regalos que probablemente acumularás. De hecho, es más seguro mantener la cuna y el parque vacíos.

Además debes tener en cuenta algunos juguetes:

- Un móvil eléctrico o de cuerda sobre la cuna puede entretener a tu bebé mientras está tumbado sobre su espalda. Muchos móviles también tienen música. Asegúrate de que el móvil está sujeto correctamente, fuera del alcance del bebé y que no cuelga directamente encima de la cuna (por si acaso se cae). Los móviles de cuna se deben quitar en el momento que tu hijo levante las manos y las rodillas, normalmente cuando tiene 5 ó 6 meses. Si el móvil es visible desde la mesa para cambiar pañales lo entretendrá mientras lo cambias.

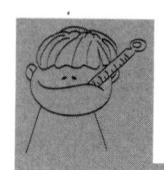

- Cuando tu bebé pueda agarrar algo, probablemente le encantarán los sonajeros, principalmente si tienen partes que se mueven. Por supuesto, necesitan ser suaves e irrompibles.

- Las mantitas de juego acolchadas, que suelen tener partes que se arrugan o chirrían, son divertidas para bebés que aún no pueden gatear. Se sitúan sobre el suelo.

- Los gimnasios de bebés les proporcionan cosas que pueden agarrar y golpear mientras están tumbados sobre su espalda en el suelo.

Si deseas obtener más información acerca de juguetes a diferentes edades, consulta el capítulo 18, *Tiempo de jugar*.

Tronas

A diferencia de las sillas para bebés y los balancines, que le sirven al bebé desde que nace, las tronas son para bebés que se pueden sentar erguidos por ellos mismos, normalmente cuando tienen seis meses o más. Busca una silla estable que no se pueda volcar, fácil de limpiar y que tenga una bandeja extraíble. Comprueba si te resulta sencillo quitarla. Si la trona tiene ruedas o patas plegables, mira si están bloqueadas. Usa siempre el cinturón de la entrepierna, mientras son pequeños para evitar que se deslicen y cuando sean mayores para evitar que se pongan de pie.

Aunque algunos padres las encuentran esenciales durante dos años, otros las usan brevemente antes de sentarlos en las sillas elevadas. No se deben confundir con las sillas elevadas que se usan para los coches (tipo booster); normalmente son ligeras, con un armazón de plástico acolchado que se sujeta en una silla de cocina normal. De la estabilidad de la silla de cocina depende en buena medida la seguridad de la silla elevada. Suelen tener una bandeja extraíble que permite que tu hijo coma en la mesa. Ya que las sillas elevadas ofrecen menos apoyo y seguridad, son más convenientes para niños que tienen una amplia experiencia en permanecer sentados. Sus principales ventajas son que no ocupan mucho espacio, se transportan con facilidad y les encantan a los bebés a los que les gusta sentirse «grandes».

Parques y zonas de juego

Algunos padres están encantados con los parques, otros no los usan. Lo más inteligente puede ser esperar hasta que tu bebé esté en casa antes de buscar como un loco y comprar este accesorio de la equipación del bebé. Si usas uno, cerciórate de que alguien permanece en la habitación con tu bebé. Tanto los parques diseñados para tenerlos en casa como los diseñados para llevarlos en los viajes (algo más pequeños) tienen el suelo elevado y paredes de malla.

Capítulo 2. Prepara tu casa y a tu familia

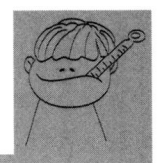

Cuando lo compres, busca uno que tenga los bordes de la parte superior y la estructura acolchados. Para disminuir el riesgo de asfixia, el suelo (también acolchado) debe ser firme y los lados no deben bajarse. No uses parques que estén deteriorados, porque los bebés pueden engancharse en mallas rotas o pueden encontrarse trozos del acolchado y masticarlos.

Los parques de viaje son parques que se pliegan. Evita los modelos antiguos que tienen bisagras en el centro de la parte superior o en los lados, pueden elevar el riesgo de estrangulamiento. En los parques tradicionales, el suelo es firme y se ajusta fuertemente a la estructura.

Además, puedes encontrar parques sin suelo, paredes de plástico que se amoldan y se pueden ordenar de varias formas sobre el suelo. Es una forma menos restrictiva de limitar el espacio de tu bebé. Puedes crear una zona segura en una habitación que no esté a prueba de bebés. O, en lugar de limitar el espacio de tu hijo, puedes limitar el de los objetos peligrosos, como el árbol de navidad. Como con los otros parques, sólo lo puedes usar si hay un adulto observando.

¿Necesitas más información?

Consulta el índice y el apéndice C, *Guía de Recursos*. Y por supuesto, habla con tu médico.

3

El nacimiento del bebé

El acontecimiento principal

«Un amigo me dijo que observara cómo mi hijo venía al mundo. Es el mejor consejo que me han dado en la vida, ¡un momento mágico que jamás olvidaré!»

«Le corté el cordón umbilical a mi hijo cuando nació; para mí, como padre, fue importante participar en el nacimiento y compartir todo el proceso de la manera que pude. Nunca olvidaré la imagen de mi esposa sosteniéndolo por primera vez.»

«Dar a luz es lo más duro que he hecho en mi vida, pero también lo más emocionante. No fue nada como yo lo había planeado, pero fue bien, tenemos la hija más preciosa que jamás pudimos soñar, y no puedo esperar para tener otro.»

Afortunadamente, en la actualidad, casi todos los nacimientos de los EE.UU. finalizan con una madre y un bebé saludable. ¡El milagro de la vida! Los profesionales médicos siguen trabajando duro para hacer que los partos sean tan seguros como sea posible, y fomentan un ambiente de protección, de apoyo y cordialidad. Pero los médicos y las enfermeras no son los únicos que llevan la batuta. En parte, tu experiencia del nacimiento se formará por las necesidades de tu hijo y, en parte, por las decisiones que tú tomes antes del gran día.

Este capítulo se enfoca hacia las experiencias y posibilidades que puedes tener en lo referente al nacimiento de tu hijo. Esto incluye a la gente que te ayudará durante el embarazo y el alumbramiento, el lugar donde elijas que se produzca el nacimiento, las etapas del parto, la posibilidad de una cesárea y las opciones durante los dolores del parto. También se detallan los procedimientos médicos comunes que acompañan al parto y que se llevan a cabo una vez que el bebé ha nacido.

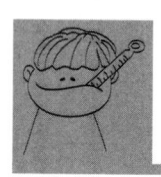

Cómo obtener ayuda

Mientras preparas el nacimiento de tu hijo, crea un equipo de apoyo. Encontrarás mucha gente que puede ayudarte a que la experiencia sea saludable y satisfactoria.

- Da clases de preparación para el parto. Un profesional con amplia experiencia en partos mostrará a la futura madre en qué consistirá y cómo el padre y la madre pueden participar activamente en el nacimiento de su hijo. Aprenderás todos los detalles acerca del alumbramiento, así como de la respiración, técnicas de relajación y métodos para controlar el dolor y el cansancio. Si el ansioso padre no tiene intención de asistir al parto, la madre puede ofrecer esa posibilidad a un familiar o a un amigo, de forma que esta persona le pueda ayudar como «entrenador» antes y durante el proceso en el caso de que sea posible.

- Intenta elegir un médico que te guste y en el que confíes, y que pueda compartir contigo tu enfoque acerca del parto. Si deseas dar a luz sin ningún tipo de anestesia o en un parto provocado, las oportunidades de que tus deseos se cumplan son mayores si tu médico apoya tus sentimientos al respecto. Por otra parte, si tu prioridad es tener un parto tan tranquilo y poco doloroso como sea posible, elige a alguien que apoye esta opción. Muchos expertos aconsejan que se haga un escrito acerca de cuáles son tus deseos en este asunto. Aunque puede merecer la pena hacerlo, no puedes anticipar todo lo que va a suceder ni cómo te vas a sentir cuando llegue la hora de la verdad. Necesitas confiar en el juicio de un profesional. Si necesitas más información sobre los distintos asistentes sanitarios, consulta el capítulo 1, *Cuidados prenatales*.

- Piensa en contratar los servicios de una matrona. Los estudios indican que conseguir el apoyo continuo de una persona preparada y experimentada durante el parto, como una matrona o un asistente, puede ser beneficioso: Partos más cortos, menos medicación, menos probabilidades de que se te practique una cesárea y un sentimiento positivo acerca del parto una vez que ha terminado. La matrona proporciona tranquilidad, aconseja cómo controlar el dolor y mantiene el contacto físico con la madre (frotándole la espalda o sosteniéndola durante una contracción). No ocupan el lugar del padre, pero ayudan a tranquilizarle y a liberarle para que proporcione el tipo de apoyo en el que se encuentre más cómodo. Si quien te asiste en el parto es una matrona, puede desempeñar este rol aunque puede que desees la compañía de otra persona de confianza. Si deseas más información acerca de los asistentes a partos, consulta el capítulo 9, *Cómo dar el pecho*.

Otro consejo práctico: Olvídate de intentar tener el parto perfecto. Es una buena práctica para la paternidad que vayas olvidando la idea de perfección (la tuya como padre

Capítulo 3. El nacimiento del bebé

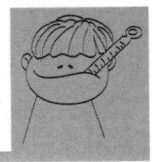

o madre y la de tu hijo). Si tienes ideas específicas de cómo debería transcurrir el parto, prepárate para dirigirte por otros derroteros. Tendrás que ser flexible conforme cambien las circunstancias. Elige a gente cuyo juicio te inspire confianza para estar contigo en un día tan importante, haz tus planes y mantén los ojos en la recompensa: La salud de tu hijo.

Planea de antemano quién te acompañará

Habla con tu médico sobre cómo puede participar en el parto el padre de tu hijo o la persona que decidas. No te aconsejo que obligues al padre a que te acompañe si no va a sentirse cómodo (a veces los padres se desmayan en la sala de partos). Sin embargo, otros padres conservan en la memoria como un tesoro el momento en el que le cortaron el cordón umbilical al hijo, o cuando sujetaban un espejo para que la madre pudiese ver cómo nacía, o cualquier otra ayuda prestada en el paritorio. No esperes hasta el último minuto para hablar con tu pareja o con el médico sobre tus ideas. Muchos hombres, una vez que se les prepara, están ansiosos por involucrarse.

Lugar del nacimiento

El lugar donde des a luz, un hospital o una maternidad, pueden influir en el tipo de parto que tengas. Las dos clases de instalaciones tienen una baja tasa de mortandad infantil o maternal, pero las maternidades solamente manejan embarazos de bajo riesgo y son relativamente escasas.

La voz de la experiencia

«Asegúrate de incluir una cámara cuando prepares tu bolsa de *es-hora-de-ir-al-hospital*. Si quieres llevarte una cámara de vídeo o una cámara de fotos, las imágenes que tengas de tu pareja y tuyas con vuestro hijo de tan sólo minutos serán de esas cosas que guardes para siempre y, por supuesto, es un momento que nunca vas a poder volver a captar.»

De la *Encuesta a los padres de KidsHealth*

Hospitales

Alrededor de un 99 por ciento de las mujeres americanas dan a luz en hospitales. La principal ventaja de esta elección es saber qué ayuda de profesionales médicos tendrás a mano en el momento que tú o tu hijo la necesitéis. Cuando investigues acerca de los hospitales, averigua si están equipados para manejar embarazos de alto riesgo de forma segura, así como embarazos de bajo riesgo (puesto que no todos los hospitales lo están). El hospital debe tener la capacidad de realizar una cesárea en 30 minutos si tu médico decide que la requieres. El hospital también tiene que estar capacitado para reanimar al bebé si es necesario, y proporcionar cuidados intensivos o trasladar al bebé rápidamente en el caso de que lo necesite. Para hacer todas estas cosas, el hospital debe contar con un obstetra, un anestesista y un pediatra.

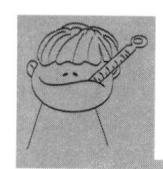

Si tu embarazo tiene factores de riesgo (consulta el capítulo 1, *Cuidados prenatales*), lo más seguro para dar a luz es un hospital con una unidad de cuidados intensivos para neonatales de nivel III, diseñada para tratar con los bebés más pequeños y que están más enfermos. Un estudio del año 1996 reflejaba que bebés de alto riesgo, nacidos en este tipo de hospitales, tenían un 38 por ciento menos de posibilidades de morir. Si sabes que tu bebé tiene probabilidades de ser prematuro o tiene algún problema serio, merece la pena comprobar que la unidad de cuidados intensivos goza de buen nombre y su plantilla está altamente capacitada para atender a bebés como el tuyo. La unidad de cuidados intensivos para neonatos suele estar presente en la mayor parte de los centros médicos.

La voz de la experiencia

«Asegúrate de preguntar a tu médico cuándo debes llamar e ir al hospital después del comienzo del parto. Las escenas de las series de humor, en la que la mujer siente las primeras contracciones y el marido lucha torpemente por recordar cómo llevar a su mujer al hospital a toda prisa, no son realistas. El parto puede comenzar varias horas antes de que las contracciones sean frecuentes y lo suficientemente regulares para que tu médico te indique que vayas al hospital. Puede ser una gran decepción emocional que te envíen a casa desde el hospital porque aún no estás de parto.»

De la *Encuesta a los padres de KidsHealth*

La voz de la experiencia

«La mejor experiencia de mi vida fue el nacimiento de nuestro hijo. El hospital hizo todo lo que pudo para asegurarse de que mi esposa estaba cómoda y tenía todo lo que necesitaba. Eso fue realmente importante para mí.»

De la *Encuesta a los padres de KidsHealth*

Diferentes enfoques

Los hospitales abordan los nacimientos de distintas maneras, pero la mayoría tienen un procedimiento, una serie de pasos (llamados protocolos) que la plantilla del hospital tiene que seguir. Tanto si puedes elegir entre varios hospitales como si estás limitada a uno por tu

Capítulo 3. El nacimiento del bebé

seguro médico, averigua el procedimiento que sigue el hospital. Deberías saber a qué atenerte cuando llegue el momento del parto. Si te gustase algo que se saliese de lo habitual, puedes intentar negociarlo por adelantado.

A continuación vemos algunos enfoques que puedes buscar:

- Modelo médico tradicional. Aquí los obstetras están claramente al mando e intervienen (o dirigen) el parto tanto por comodidad o conveniencia como por razones médicas. Los partos provocados, por ejemplo, suelen ser más comunes. A la madre se le puede pedir que se tumbe, que se abstenga de comer y de beber, y que dé a luz en una determinada posición. La plantilla puede animarte a que tomes fármacos para el dolor, hacen continuos controles de monitores a todos los fetos y se llevan al bebé poco después de nacer. El enfoque es médico y la mujer será enviada de la sala de parto a la sala donde se le entregará el bebé.

- Modelo médico relajado o modificado. A comienzo de los años 70, las defensoras de la salud de las mujeres argumentaban que el nacimiento debería ser tratado como un acontecimiento natural, no como un problema médico, y crearon centros de nacimiento alternativo con esta orientación. En respuesta, muchos hospitales han modificado su enfoque con respecto a los embarazos de bajo riesgo. Tienen habitaciones con un ambiente similar al de casa, donde las madres pueden dar a luz y recuperarse sin que se les cambie de habitación. Pueden observar mejor las señales de la madre, permitir que el parto transcurra más lentamente y sin intervención si todo transcurre con normalidad. Pueden tanto recibir a las matronas o los asistentes al parto como no hacer uso de fármacos para controlar el dolor si así lo desean. Las madres pueden dar sorbos de agua, caminar, tomar un baño de agua templada y colocarse como crean más conveniente durante el parto. Al mismo pueden asistir no solamente el padre, sino los hijos, los abuelos y los amigos que lo deseen. Después del nacimiento, los bebés pueden permanecer con su madre durante más tiempo. En la forma más desarrollada de este tipo de hospitales, este enfoque menos médico a veces se conoce con el nombre de cuidados de centro de familia. La mayoría de los hospitales están en un punto intermedio entre el modelo médico tradicional y los cuidados de un centro de familia.

- Centro de nacimiento casero. Éste es un centro de nacimiento sin grandes adelantos técnicos, se encuentra localizado en los hospitales y en él solamente dan a luz mujeres cuyos embarazos son considerados de bajo riesgo. Es probable que la plantilla esté formada por enfermeras matronas tituladas y que tengan algunas características de un centro de nacimiento independiente.

Centros de nacimiento independientes

Los centros de nacimiento independientes han sido descritos como «macro-casas» más que como micro-hospitales. Las mujeres dan a luz y se recuperan en la misma habitación, donde los amigos y la familia, incluyendo a los hijos, pueden ir y venir cuando quieran. Normalmente hay una cocina y, por lo general, a la madre se le permite comer durante el parto.

La madre puede controlar el proceso del nacimiento, la matrona que le asiste sigue la iniciativa de la madre, pero no establece el ritmo. Rara vez hay un médico presente y sus intervenciones son escasas o nulas. El control del dolor se basa en el masaje, baños en un yacuzzi, ejercicios de relajación y otras técnicas. No suele haber fármacos disponibles. Si hay complicaciones durante el parto o si la madre desea que se la anestesie, se la lleva a un hospital. Esto sucede entre un 10 y un 25 por ciento de los partos, y especialmente si la madre es primeriza.

En los centros de nacimiento, las madres regresan a casa aproximadamente a las 12 horas de que el parto haya finalizado, los cuidados de seguimiento tienen lugar allí. No te resultará sorprendente que los centros de nacimiento, por lo general, sean mucho menos caros que los hospitales.

Los centros de nacimiento son una opción para las mujeres con embarazos de bajo riesgo, que ya han dado a luz sin ningún problema y que están psicológicamente comprometidas con la idea de tener un parto más natural y con menos tecnología. Aunque esto puede implicar más preparación, especialmente en lo que se refiere a las técnicas de control del dolor, muchas mujeres encuentran este sistema reconstituyente. Pero los centros de nacimiento independientes pueden ser difíciles de encontrar; en el momento en el que se estaba escribiendo este libro, más de una docena de estados no tenían centros de nacimiento acreditados.

En España estos centros no son muy comunes, pero hay clínicas privadas que ofrecen servicios parecidos.

La voz de la experiencia

«La mejor experiencia que hemos tenido, en cuanto a partos se refiere, fue con mi cuarto hijo. Nos decidimos por una matrona. Estuvo por encima de lo que consideramos la llamada del deber, no sólo permitió a mi marido asistir al parto de mi hija, sino que me puso la canción *Butterfly kisses* (una de mis favoritas) mientras mi hija venía al mundo.»

De la *Encuesta a los padres de KidsHealth*

Capítulo 3. El nacimiento del bebé

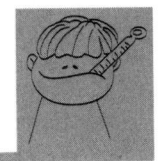

En casa

Una pequeña parte de las mujeres de EE.UU. dan a luz en casa, a menudo acompañadas de una matrona. Aunque la mayoría de los nacimientos en casa se desarrollan favorablemente, no los recomendamos porque si algo sale mal no tendrás atención médica inmediata. Las madres primerizas, que son más propensas a las complicaciones, deberían ser particularmente cautelosas. Si tienes experiencia y deseas dar a luz en casa, comprueba que quien te asiste al parto es una persona experimentada y que ha establecido acuerdos con un hospital cercano y con un servicio de ambulancias en el caso de que lo necesites.

Una comprobación extra

Si deseas que el nacimiento tenga lugar fuera del hospital, ya sea en un centro de nacimientos o en casa, es buena idea que te hagas una ecografía cuando estés completando el embarazo, incluso aunque parezca que todo va bien. Esta prueba, que no es dolorosa ni invasiva, puede servir para detectar si hay problemas (como que el niño esté mal colocado) o si tiene alguna anormalidad que pueda desaconsejar el parto fuera de un hospital. Para obtener más información sobre las ecografías, consulta el capítulo 1, *Cuidados prenatales*.

Cuándo llamar al médico o a la matrona

Cuando se vaya acercando el gran día, tu médico te dará instrucciones detalladas acerca de los síntomas que debes reconocer. A menos que te den unas instrucciones distintas, llama a tu médico cuando ocurra cualquiera de estas cosas:

- Tus contracciones son más frecuentes e intensas.
- Tus contracciones son cada menos de 10 minutos e incómodas.
- Estás embarazada de menos de 37 semanas y sientes contracciones persistentes.
- Experimentas pérdidas de sangre vaginales.
- La membrana amniótica se ha roto (has roto aguas). El fluido puede salir poco a poco o a borbotones. Si el fluido es verdoso, marrón o rojo, deberás llamar inmediatamente.
- El feto se mueve con menos frecuencia de la habitual.

Si no consigues localizar a tu médico en alguna de estas situaciones, dirígete sin dudarlo al hospital más cercano.

Guía de la salud infantil para padres

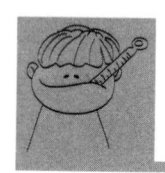

Etapas del parto y el alumbramiento

El parto y el alumbramiento se dividen en etapas y fases. Las siguientes descripciones de cómo se desarrolla un parto te darán una idea de lo que puedes esperar.

Pero recuerda, la duración de tiempo que ofrecemos es sólo una media. El hecho de que un parto dure mucho más o mucho menos es perfectamente normal.

Primera etapa

Esta primera etapa del parto dura desde el principio de las contracciones hasta la dilatación total (o apertura) del cuello uterino (la apertura final del útero que sobrasale del canal vaginal). Tiene tres fases:

1. Fase latente o fase temprana. Las contracciones comienzan siendo cortas (de 30 ó 45 segundos cada una) e infrecuentes (cada 5 ó 20 minutos). Poco a poco se hacen más largas (de 60 a 90 segundos), más intensas y más frecuentes (menos de 5 minutos entre una y otra). Esta fase dura una media de ocho horas en un parto primerizo (aunque hasta 20 horas es normal) y es menor en los siguientes partos. Pero el margen de tiempo es amplio y es difícil saber cuándo empieza esta fase exactamente. De hecho, algunas mujeres pasan buena parte de esta fase sin darse cuenta de que ha empezado. Otras son conscientes de lo que está sucediendo pero se quedan en casa, caminando, durmiendo o comiendo algo ligero antes de ir al hospital.

   Durante esta fase, la futura madre puede tener pérdidas de sangre, una descarga del tapón mucoso teñido de sangre que procede del cuello uterino. Las membranas amnióticas pueden romperse, liberando algo (o un chorrito) de líquido amniótico. Durante esta fase, el cuello uterino se dilata de tres a cuatro centímetros y llega a desaparecer totalmente (o casi).

2. Fase activa. Las contracciones tienen lugar cada 3 ó 5 minutos y duran de 40 a 60 segundos, mientras el cuello uterino se dilata de siete a nueve centímetros. Esta fase suele durar de cinco a ocho horas en partos de primerizas y de tres a seis horas en partos posteriores. El dolor y la incomodidad se intensifican. Al comienzo de esta fase, la mujer debe estar en el hospital. Si las membranas no se han roto, puede que el doctor las rompa. Durante la fase activa, las mujeres pueden sentir la necesidad de que se les alivie el dolor. Pueden pedir que se les de un masaje, hacer ejercicios de respiración y usar otras técnicas aprendidas en las clases de preparación al parto, o pueden pedir algo de medicación para el dolor.

Capítulo 3. El nacimiento del bebé

3. Fase transitoria. Es la fase más corta, pero también la más agotadora. Durante la primera fase de esta etapa, las contracciones se hacen más intensas, cada dos o tres minutos, con una duración de 60 a 90 segundos cada una, y mucha parte de ese tiempo con picos de intensidad de contracción. Algunas mujeres sienten como si las contracciones nunca se acabaran por completo en esta fase. La mujer (que ya casi no está embarazada) es probable que sienta una presión muy fuerte en la parte de debajo de la espalda, el recto y el perineo, la zona entre la vagina y el recto. Se puede sentir como si fuera a tener una evacuación intestinal. De hecho, puede que defeque involuntariamente durante la etapa de expulsión. La plantilla que asiste al alumbramiento está acostumbrada a esto y lo limpiaran inmediatamente. Si el cuello uterino no está totalmente dilatado, puede que la mujer tenga que refrenar sus deseos de empezar a empujar. Llegados a este punto es cuando algunas mujeres pueden sentirse enfadadas, frustradas y desanimadas. Si una mujer grita «cállate» o algo menos educado a su pareja o a su acompañante durante el parto, lo más probable es que esté en la fase transitoria. Al final de esta fase, que dura entre 15 minutos y una hora, el cuello uterino está totalmente dilatado (unos 10 cm).

Segunda etapa

Durante la segunda etapa del parto, la mujer empuja de forma activa para expulsar al bebé. Suele durar una hora en los partos de madres primerizas y unos 20 minutos en los posteriores. Pero puede durar más, especialmente si se ha aplicado anestesia epidural (una forma para aliviar el dolor de la que hablaremos más adelante).

La persona que le asiste durante el parto normalmente ayuda indicando cómo debe empujar, algo que puede resultar agotador. Una vez que la cabeza del bebé es visible tras las contracciones, la plantilla médica se prepara para el alumbramiento. En muchos hospitales, esto puede significar que pasen a la madre de una sala a otra; en otros, puede significar que hay que retirar parte de la cama de parto. Una vez que la cabeza del bebé esté fuera, basta con unos cuantos empujones para que el resto de su cuerpo salga también (observa las figuras 3.1 a-d).

Tercera etapa

Después del nacimiento del bebé, falta la tercera parte del parto y el alumbramiento. Te preguntarás qué queda. La placenta aún está en el interior y tiene que ser expulsada. Son unos quince minutos de contracciones más débiles. No es de sorprender que las mujeres tiendan a prestar poca atención a esta etapa. El bebé ya está aquí y la placenta es sólo cuestión de un momento.

Guía de la salud infantil para padres

La voz de la experiencia

«Nada te prepara realmente para el nacimiento de tu primer hijo. Es una experiencia edificante y espiritual, pero también muy estresante y traumática. Y sólo estoy hablando desde el punto de vista del marido. Mi mujer ha tenido dos embarazos sin intervenciones médicas y sin fármacos para calmar el dolor. Muy rara vez alguien ve a su pareja padeciendo semejante dolor y, francamente, puede que no estés preparado para ver la cantidad de sangre y tejidos que produce un parto. Mirando atrás pienso que es uno de esos momentos que no habría querido perderme (mi esposa tiene una opinión diferente y suele decirme que la próxima vez me toca a mí).»

De la *Encuesta a los padres de KidsHealth*

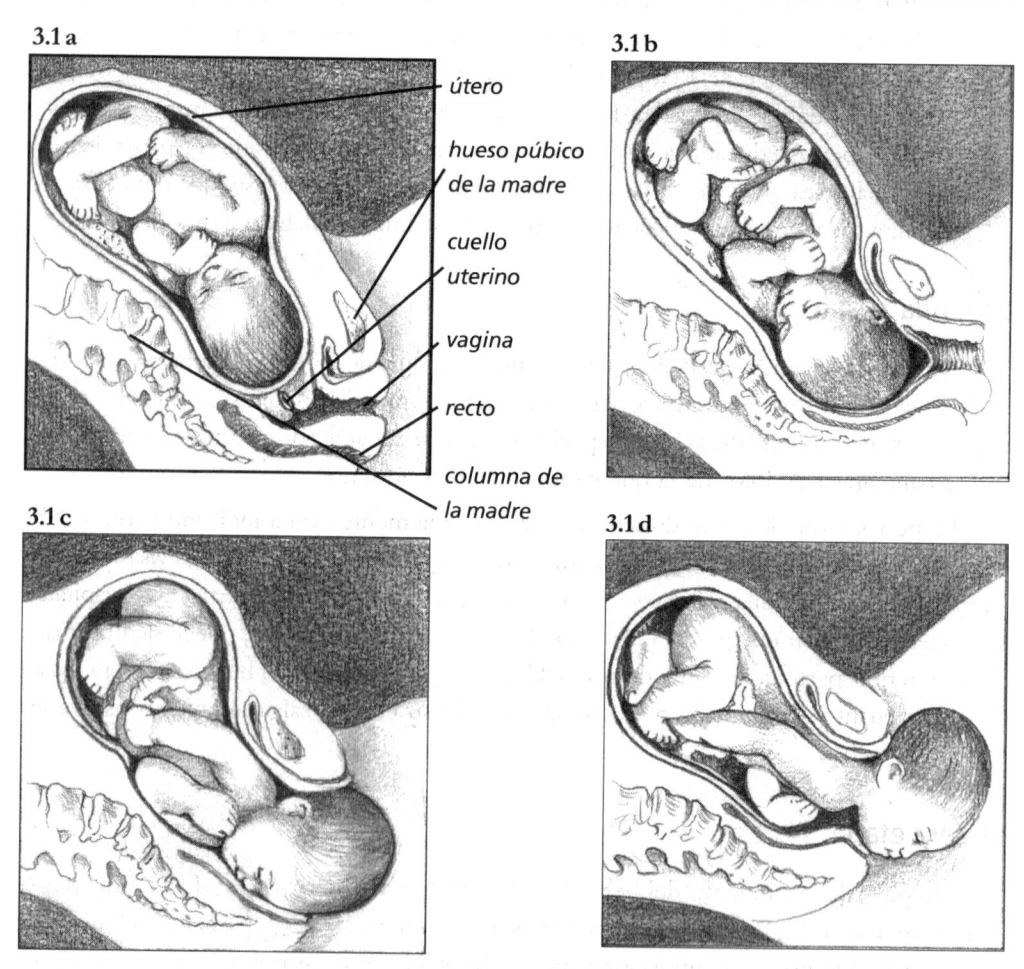

3.1 a — útero, hueso púbico de la madre, cuello uterino, vagina, recto, columna de la madre

3.1 b

3.1 c

3.1 d

Figuras 3.1 a-d. Vista general del alumbramiento vaginal. Ilustración de la posición del bebé mientras pasa a través del canal del parto durante un alumbramiento vaginal normal (bebé colocado para salir de cabeza).

Capítulo 3. El nacimiento del bebé

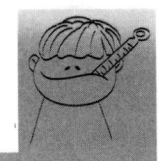

Parto con cesárea

Uno de cada cinco bebés en EE.UU. nacen por cesárea, una operación en la que un obstetra hace una incisión en el abdomen y en el útero para extraer el feto.

El alumbramiento por medio de cesárea salva la vida de muchos bebés y de muchas mujeres, así como los protege de graves daños durante el parto. Los expertos han advertido durante años que muchas de las cesáreas que se practican son innecesarias. Los responsables de salud federales prevén una reducción en el número de cesáreas de un 15 por ciento para el año 2010. En los últimos años, las cesáreas han disminuido, pero sólo de un 22,8 por ciento en 1989 a un 18 por ciento en 1998.

La dificultad para la reducción de cesáreas innecesarias es saber cuáles lo son. Si un doctor duda sobre la necesidad o no de una cesárea, preferirá ser cauteloso y realizará la operación antes de que haya alguna posibilidad de que la vida de la madre o la del bebé corran peligro.

La mayoría de los padres, además, apoyarían esta decisión. Si no es una urgencia, puedes pedir una segunda opinión. Pero finalmente, depende del juicio y la buena fe de los médicos.

Razones para realizar una cesárea

En algunos casos, las cesáreas son absolutamente necesarias. Si tu médico sabe que estás en alguna de estas circunstancias, te practicará una cesárea antes de que comience el parto:

- Placenta previa. La placenta bloquea la apertura del cuello uterino, si el parto empieza, la cabeza del feto presionará contra la placenta y como resultado puede producirse una gran hemorragia.
- Abrupción placentaria. Buena parte de la placenta se separa de las paredes del útero.
- Infección de herpes genital activo en la madre. Hacer una cesárea puede prevenir que el bebé se infecte conforme pasa a través del canal del parto.
- Prolapso del cordón. Si la membrana del líquido amniótico se rompe antes, el cordón umbilical puede quedar tirante a lo largo del cuello uterino y el canal vaginal, mientras el bebé todavía se encuentra en el útero. La presión que ejerce la cabeza del bebé sobre el cordón umbilical puede cortarle el suministro de oxígeno.

Nuestro consejo

¿Qué pasa con los partos posteriores a una cesárea?

Los doctores se han dado cuenta de que la mayoría de las mujeres que han sufrido una cesárea pueden tener otro bebé por el canal vaginal de forma segura. Si te han practicado una cesárea, habla con tu médico sobre la posibilidad de dar a luz a tu siguiente hijo de forma natural.

Guía de la salud infantil para padres

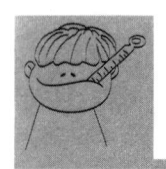

En otros casos, cuando existe la necesidad de que se realice un alumbramiento por razones médicas, el doctor suele provocar el parto. Pero si la situación se prolonga o causa sufrimiento fetal (anormalidades en el ritmo cardiaco del bebé), quizás sea necesario practicar una cesárea. A continuación verás algunos casos en los que esto puede suceder:

- Es necesario adelantar el parto debido a preeclampsia (tensión alta relacionada con el embarazo).
- El bebé da muestras de crecimiento intrauterino retardado (su crecimiento parece estancado) pero es lo suficientemente maduro para nacer.
- El embarazo lleva cumplido dos semanas o más. Las condiciones del útero pueden comenzar a deteriorarse, poniendo al feto en peligro.
- La madre ha roto aguas pero el parto no comienza dentro de un periodo específico de tiempo, generalmente 24 horas. (Retrasarlo más tiempo conlleva riesgo de infección).

Los motivos más frecuentes para practicar una cesárea no son, sin embargo, los descritos arriba, sino los siguientes:

- A la madre se le ha realizado anteriormente una cesárea.
- El bebé se encuentra en una posición inadecuada (con las nalgas o los pies por delante) o tumbado transversalmente (con los hombros en primer lugar). A algunos bebés se les puede girar antes del parto (observa la figura 3.2) y pueden nacer a través de la vagina, aunque seguramente será necesario usar un fórceps y anestesia.
- El parto se ha detenido o falla el progreso (un estado llamado parto distócico). En algunos casos, el parto se estanca porque la cabeza del bebé es demasiado grande para salir a través de la pelvis de la madre (estado que se conoce con el nombre de desproporción cefalopélvica).

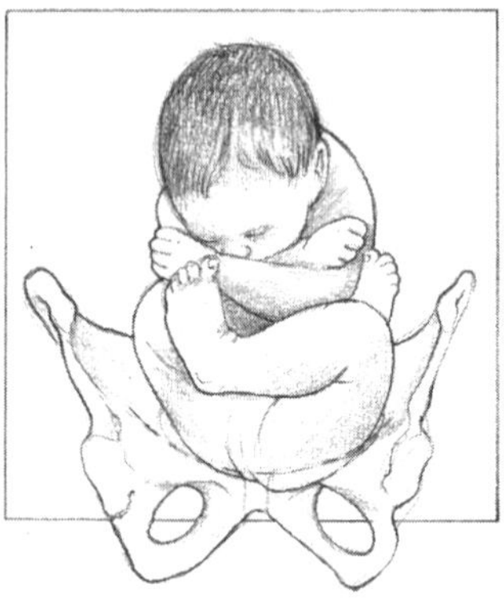

Figura 3.2. Postura de nalgas. El bebé viene de nalgas, se ha movido dentro de la pelvis de la madre y adopta una posición en la que lo primero que saldría por el canal del parto sería precisamente la nalga. En algunos casos, el médico puede presionar el abdomen de la madre y colocar al bebé en posición para el alumbramiento. De no ser así, el bebé tiene que ser extraído mediante una cesárea.

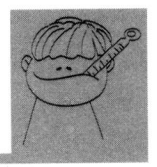

Capítulo 3. El nacimiento del bebé

- La monitorización que controla los latidos del corazón del feto (o a veces los niveles de oxígeno en la sangre) indican *sufrimiento fetal*, que significa que el feto está en peligro. Con frecuencia, los médicos tienen problemas para identificar esos signos con precisión, por lo cual suelen escuchar con atención para detectar cualquier signo que se salga de lo normal.

Las dos últimas razones (fallo en el progreso del parto y sufrimiento fetal) son las que suscitan más controversia, en parte, porque son objeto de distintas interpretaciones. Es evidente que el uso rutinario de los monitores eléctricos, que siguen el ritmo cardiaco del feto, han llevado a los médicos a sobrestimar el sufrimiento fetal. Esto, a su vez, ha conducido a practicar algunas cesáreas sin mejorar el resultado para los bebés o para sus madres. Y algunos expertos argumentan que muchas cesáreas se llevan a cabo debido a «la carencia de progreso», que se puede evitar de varias formas: mediante el uso de técnicas de control del dolor que permiten alargar los partos, o mediante el uso de oxitocina para incitar el parto, o simplemente esperando.

Nuestro consejo

El *blues* del bebé

En las semanas posteriores al parto, muchas madres primerizas (y padres) sufren períodos de tristeza y ansiedad, y algunos tienen serias depresiones. Si hablar con los amigos y la familia no ayuda, busca apoyo profesional. Los asistentes sanitarios que te ayudaron durante el embarazo pueden recomendarte alguien que te ayude a superar la depresión postparto. En caso de emergencia, acude a urgencias.

Por qué merece la pena evitar una cesárea

La cesárea es una operación relativamente segura, pero es cirugía y no deja de tener riesgos. Los bebés no suelen tener problemas, pero algunos sufren dificultades respiratorias temporales que requieren observación y tratamiento.

Las mujeres tienen más probabilidades de padecer una infección o de desangrarse (lo que requeriría una transfusión) que en un parto vaginal. Y las cesáreas, especialmente si la madre ha tenido más de una, incrementan el riesgo de complicaciones serias en futuros embarazos.

Las cesáreas se hacen frecuentemente con la epidural, que anestesia a la mujer de cintura para abajo pero la deja plenamente consciente. Puede escuchar el primer llanto del bebé y sostenerlo entre sus brazos y, normalmente, el padre puede estar presente. La escena puede ser tan alegre como en cualquier otro parto. Pero en una urgencia, se suele usar la anestesia general porque es más rápida. Como resultado, la mujer no es consciente y, por supuesto, al padre no se le permite estar presente.

Las cesáreas pueden ser una gran decepción para las parejas que tenían previsto un parto vaginal. También pueden hacer que este período del recién nacido sea más difícil para la madre. Los dolores son más intensos y puede tener problemas para sostenerlo en brazos. Si desea darle el pecho, puede que le resulte más incómodo.

Algunas mujeres se sienten deprimidas, particularmente si invirtieron mucho tiempo en los preparativos de un parto «normal» y pasaron horas de parto para que finalmente se les practicara una cesárea bajo anestesia general.

Cómo superar las desventajas de una cesárea

Aunque nadie puede prometerte que una cesárea será fácil, te enumeramos unos cuantos aspectos que pueden minimizar los inconvenientes:

- Si sabes o sospechas que tu bebé puede nacer mediante cesárea, plantea a tu médico tus preferencias para el parto. Por ejemplo, puede que la madre desee estar consciente, que el padre quiera asistir y que ambos quieran sostener al bebé inmediatamente después del parto. Si el padre no puede estar presente, quizás desees que haya alguien en la sala de partos que haga fotos de tu bebé.

- Averigua cuáles son las prácticas quirúrgicas habituales de tu médico: si practica incisiones horizontales en el útero, como hacen la mayor parte de los obstetras, mejorando con ello las posibilidades de que el siguiente parto sea vaginal. Si hace una incisión baja o «de bikini» en el abdomen, la cicatriz se ocultará casi por completo por el vello púbico (se hacen incisiones separadas en el abdomen y en el útero).

- Obtén más ayuda de familiares, amigos o profesionales cualificados para que colaboren en casa la primera semana (o las dos primeras semanas). Durante este tiempo, no deberías tener nada que hacer excepto alimentar al bebé, sostenerlo y descansar (lo que ya es bastante). Con la emoción por la llegada del bebé, es fácil que los que te quieren se olviden de que te estás recuperando de una operación.

- Recuerda que la forma en la que venga al mundo tu bebé no tiene nada que ver con el tipo de madre que serás o con el tipo de relación que tendrás con él. Pero si te encuentras mal, no te sientas culpable por ello. Puedes amar a tu hijo y tener remordimientos acerca de la forma en que nació. Puedes sentirte agradecida y afortunada y, a veces, triste o enfadada.

Capítulo 3. El nacimiento del bebé

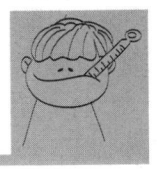

> ### Míralo por el lado bueno (o la Guía para cesáreas de *Pollyanna*)
>
> Merece la pena evitar los partos por cesárea, si es posible. Pero si sabes de antemano que va a ser necesario por razones médicas, puedes enfocarlo de forma positiva (aunque no sea políticamente correcto comentarlo). Si la cesárea no ha sido planeada y ha venido precedida por un parto duro, no puedes aplicar los siguientes puntos:
>
> - Con una cesárea planeada, sabes exactamente cuándo va a nacer tu bebé. No tienes dolores de parto y puedes estar despierta y descansada para el mismo.
> - Las primeras fotos de tu bebé serán más bonitas porque su cabeza será bastante más redonda que las modeladas (temporalmente deformes) por la opresión sufrida al pasar por el canal del parto.
> - No tendrás incontinencia (de orina, gases o heces), lo que les puede suceder a algunas mujeres después de partos vaginales.
> - Cuando estés lista para reanudar la actividad sexual, el coito será menos molesto si te han hecho una cesárea que si has tenido un parto vaginal.

Control del dolor

El dolor en el parto varía enormemente de una mujer a otra, pero te recomendamos que sigas las técnicas para controlarlo en caso de que se presente. Estudia todas las posibilidades con el médico antes de que se aproxime la fecha del parto.

Parto sin fármacos

Los estudios han demostrado que la percepción del dolor en el parto se puede reducir cuando las mujeres saben lo que pueden esperar, tienen confianza en ellas mismas y están rodeadas de los asistentes sanitarios, de sus seres queridos y con el apoyo y el estímulo de profesionales cualificados como las matronas o los asistentes para partos. Las técnicas de control del dolor sin fármacos, incluidas la relajación y los ejercicios de respiración, se enseñan en muchas clases de preparación al parto, así como la hipnosis o la autohipnosis, los masajes, la contrapresión, los cambios de posición y la inmersión en agua templada. En muchos casos, la mujer debe aprender y practicar estas técnicas meses o semanas antes de dar a luz.

Narcóticos

Para disminuir el dolor de las contracciones o de la dilatación cervical, los fármacos relacionados con la morfina pueden ser inyectados cada dos o cuatro horas. Como estos fármacos pueden producir náuseas, normalmente se administran acompañados de un fármaco antináuseas.

Otros posibles efectos secundarios en la madre son somnolencia, vómitos y un descenso de la presión sanguínea. Las mujeres discrepan enormemente sobre cuánto alivio sienten y qué efectos secundarios experimentan con estos fármacos.

Los efectos de los narcóticos en el bebé (incluyendo la somnolencia que puede ser la dificultad inmediata para atenderle) dependen de la cantidad de la dosis y la proximidad del parto cuando se administró el narcótico. En algunos cuantos casos, estos fármacos pueden causar un debilitamiento en la respiración del bebé, de forma que se puede necesitar oxígeno y respiración asistida, y sus efectos puedan ser rápidamente paliados mediante otra medicación.

Epidural y otros anestésicos locales

La epidural es uno de los anestésicos más usados comúnmente para paliar el dolor; en algunos hospitales se administra del 80 al 90 por ciento de las mujeres. Este método de anestesia adormece a las mujeres de cintura para abajo pero las deja totalmente conscientes.

A diferencia de los narcóticos, que son sencillos de administrar, la epidural requiere que se inserte un fino catéter de plástico a través de un instrumento en la parte inferior de la espalda y en el espacio extradural (fuera de la membrana que cubre la columna vertebral). Los fármacos (normalmente anestésicos locales) fluyen a través del catéter y adormecen temporalmente los nervios que proporcionan sensaciones de cintura para abajo. Puesto que este procedimiento requiere un anestesista preparado, no todos los hospitales la facilitan.

La epidural puede ralentizar la segunda etapa del parto y dificultar que la madre empuje con todas sus fuerzas. Algunos estudios parecen demostrar que la probabilidad de que se practique una cesárea, o que se tenga que hacer uso del fórceps o el extractor vacuum en un parto vaginal, es mayor si se ha suministrado la epidural. Pero no queda claro si la cirugía era necesaria por el uso de la epidural o si la cirugía y la epidural han sido necesarias por problemas subyacentes.

Con frecuencia se dice que un anestesista experimentado puede minimizar los efectos de la epidural en el parto suministrando la cantidad adecuada en el momento preciso (entre la primera y la segunda etapa, antes de que la mujer comience a empujar).

Aunque la epidural es el anestésico local más utilizado, existen otros tipos:

- Bloqueo raquídeo. Con efectos parecidos a la epidural, se usa frecuentemente para las cesáreas.

Capítulo 3. El nacimiento del bebé

- Anestesia local. Bloquea el dolor en un área más pequeña, principalmente la vagina y el perineo, y se usa frecuentemente en partos en los que se requiere el uso del fórceps.
- Bloqueo pudendal. En este procedimiento, la anestesia se inyecta dentro de la vagina y sólo alivia el dolor en la vagina y el perineo. Se puede usar en partos vaginales, incluyendo aquellos que requieran fórceps y en los que se realice una episitiotomía.

Anestesia general

En el pasado, la anestesia general, que provoca que el paciente quede inconsciente, se usaba en casi todos los partos, pero en la actualidad se reserva para cesáreas de urgencias y algunos partos vaginales que requieren fórceps. No sólo proporciona la total desaparición del dolor, sino que además actúa rápidamente. Normalmente la anestesia se inhala, la mujer se queda inconsciente y se le inserta un tubo endotraqueal en la garganta para mantener despejada la salida del aire.

La madre permanece inconsciente tan sólo el tiempo necesario para alumbrar, pero se despierta mareada y a veces con náuseas. Puede que el feto se haya sedado también, pero este efecto se puede minimizar si se suministra la anestesia en el último momento y se saca al bebé antes de que buena parte de la droga tenga tiempo de introducirse en su cuerpo.

La mayor parte de las veces, a las mujeres no se les permite comer durante el parto, porque puede ser necesario que reciban anestesia general y las partículas de los vómitos del estómago se pueden inhalar a los pulmones. Los antiácidos pueden ser suministrados antes de la anestesia general para neutralizar la acidez del estómago, que también se puede vomitar e inhalarse mientras la mujer está inconsciente.

Otros procedimientos médicos comunes

Durante el parto y el alumbramiento en un hospital, existen varios procedimientos médicos que también son comunes. Te ofrecemos una visión general de los que pueden resultarte interesantes.

Auscultación fetal

En todos los partos se usa alguna forma de auscultación fetal. La versión, en un nivel tecnológico inferior, se llamaba auscultación intermitente, lo que significa que el sonido no era continuo. Un asistente sanitario, normalmente una enfermera, escucha el ritmo cardíaco del bebé con un estetoscopio especial o con un dispositivo Doppler (que también permite escuchar el corazón del bebé) cada 5, 15 ó 30 minutos, dependiendo de cada caso y de la etapa del parto en la que la madre se encuentre. Los estudios demuestran que la auscultación produce tan buenos resultados como los de los monitores electrónicos que describiremos posteriormente. Por supuesto, los hospitales deben tener suficientes enfermeras; en la mayoría de ellos, hay una enfermera por cada paciente para que sea más seguro. En las últimas décadas, además, la mayor parte de los hospitales han adquirido monitores fetales electrónicos, que usan todas o la mayoría de las mujeres que están de parto. Existen monitores electrónicos internos y externos. En los externos las mujeres llevan un cinturón (o dos) alrededor del abdomen. El monitor registra las contracciones y la forma en la que el feto reacciona ante ellas. Se imprime en un registro para que los asistentes sanitarios lo revisen; en algunos casos puede que suene una alarma (no te asustes si la oyes, las falsas alarmas son comunes.) El monitor se puede usar de forma continua o hacer lecturas estableciendo intervalos.

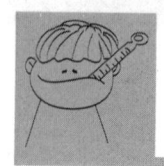

Para usar los monitores internos se pasa un tubo con un electrodo en el extremo a través del cuello uterino hasta llegar al cuero cabelludo del feto. Para hacer esto, la membrana amniótica se debe haber roto previamente y el cuello uterino debe estar al menos algo dilatado. Los monitores internos se emplean si se necesita una mayor precisión o si existe alguna dificultad a la hora de registrar el ritmo cardíaco externamente.

Un inconveniente de los monitores fetales electrónicos, como mencionamos anteriormente, es que hay evidencias de que en algunos casos han conducido a cesáreas innecesarias por sufrimiento fetal.

Amniotomía

Uno de los procedimientos más comunes en obstetricia es la ruptura artificial de la membrana que contiene al feto y el fluido amniótico. La amniotomía, o la ruptura de aguas, se realiza frecuentemente en los partos provocados para acelerar su ritmo o para permitir acercar el monitor al feto. El médico rompe la membrana con un pequeño gancho de plástico durante un examen vaginal. Una vez que la membrana está rota, natural o artificialmente, lo mejor es no hacer demasiados exámenes internos porque pueden causar infecciones.

Parto provocado

El parto se provoca (o se comienza de forma artificial) normalmente si se piensa que la madre o el bebé están en un estado que requiere que el alumbramiento se acelere. Ya hemos hablado de alguno de estos estados en el apartado de alumbramiento por cesárea.

Algunos asistentes sanitarios también realizan «partos provocados optativos», en otras palabras, provocarán el parto si la madre lo desea, aunque no sea por razones médicas. Por

Capítulo 3. El nacimiento del bebé

ejemplo, si la madre vive lejos del hospital y tiene dificultades para organizarse con el cuidado de sus hijos mayores, puede que necesite saber en qué fecha será el parto exactamente. Algunos médicos no provocan el parto por semejantes razones, porque creen que es mejor que la naturaleza siga su curso a menos que razones médicas les hagan pensar que esto podría resultar peligroso.

El parto provocado no es como abrir un grifo. Si el cuerpo no está preparado, el parto provocado puede fallar y, después de estar días intentándolo, puede que finalmente haya que practicarle una cesárea a la madre. Esto sucede con mayor probabilidad si el cuello uterino todavía no está «maduro», lo que significa que tiene que estar blando, más fino y dilatado.

Para provocar el parto, la plantilla médica puede llevar a cabo las siguientes acciones:

- Insertar un gel o pastilla de prostaglandina en la vagina para ayudar a que el cuello uterino esté preparado, si es que aún no lo está. Se realiza normalmente durante la noche en el hospital.

- Ruptura de las membranas (una amniotomía, como ya hemos explicado anteriormente), lo que por sí sólo provoca el parto.

- Proporcionar oxitocina intravenosa para estimular contracciones. Al principio, se suministra el fármaco en pequeñas dosis y tanto el feto como el útero tienen que estar controlados por los monitores. Cuando comiencen las contracciones, éstas serán más frecuentes y regulares que en un parto que comienza de forma natural. La oxitocina también se usa habitualmente para acelerar un parto que va demasiado lento o se ha estancado (en los últimos años, más de una cuarta parte de los partos en EE.UU. han sido partos provocados o se ha hecho uso de la oxitocina para acelerar el parto).

Fórceps o vacuum

Se estima que un 10 por ciento de las mujeres de EE.UU. tienen lo que se llama «partos vaginales con instrumentación obstétrica». Éstos son partos en los que el médico gira al bebé, tira de él suavemente, con fórceps (un par de paletas curvas) o con un vacuum (un dispositivo de succión con forma de campana que se aplica sobre la cabeza del bebé). Los partos por medio de fórceps tuvieron en el pasado una reputación muy temida, pero ahora los más arriesgados (partos de fórceps alto y fórceps medio) han sido reemplazados por cesáreas.

Hoy, en la mayoría de los casos, el fórceps y el vacuum se usan sólo cuando el cuero cabelludo del bebé está visible (fórceps de salida) o poco antes (fórceps bajo). En estos casos, los efectos secundarios para el bebé son escasos y temporales; entre éstos podemos incluir hinchazón bajo el cuero cabelludo, marcas en la cabeza, enrojecimientos faciales y un aumento de la probabilidad de ictericia en el niño. La madre, por su parte, tiene más probabilidades de sufrir lesiones en el canal del parto y en el perineo con el uso de fórceps que con el uso de vacuum o en un nacimiento vaginal. En la mayoría de los casos se usa anestesia local, pero algunos requieren anestesia regional o general. Si falla el fórceps o el vacuum, el obstetra debería estar preparado para practicar una cesárea.

Este tipo de parto se realiza cuando la madre o el bebé muestran signos de problemas físicos que se puedan aliviar acelerando el parto. Entre los problemas físicos incluimos el sufrimiento fetal, la separación prematura de la placenta, problemas de corazón o pulmones en la madre, extenuación en la madre o que el período expulsivo dure más de dos o tres horas. Otra posible razón es que haya que girar al bebé porque su posición dificulta el alumbramiento.

Los obstetras tienen distintos puntos de vista sobre el uso del fórceps y el vacuum y el resultado que les ha aportado su utilización. Como resultado, unos practican una cesárea donde otros usan el fórceps o el vacuum.

Episiotomía

Justo antes del nacimiento, cuando la cabeza del bebé está estirando y alargando el perineo, entre los obstetras era una práctica muy extendida hacer una incisión, llamada episiotomía, para ampliar la apertura vaginal. La idea era prevenir un desgarramiento incontrolado que pudiese hacer más daño y que fuese más difícil curar.

Pero los estudios no han confirmado que esta acción sea beneficiosa en los nacimientos vaginales rutinarios. En lugar de eso, parecen demostrar que las episiotomías medias (que son las que se realizan más frecuentemente en EE.UU.) a veces pueden producir desgarros en los músculos del ano. Esto puede causar dolores serios, así como un problema temporal del control de gases o, en raras ocasiones, movimientos intestinales. Como resultado, los expertos desaconsejan que se realicen las episiotomías. Si hay un desgarro, algo que es relativamente frecuente, normalmente no es nada serio y se soluciona quirúrgicamente. Las episiotomías a veces son necesarias en partos complicados, como los de fetos que vienen de nalgas o los que requieren el uso de fórceps, o si el asistente sanitario opina que podría haber un desgarro más importante.

Los médicos difieren enormemente en la frecuencia con la que realizan una episiotomía y si están a favor de este tipo de incisiones. Algunos, especialmente las matronas, convierten en una prioridad ayudar a las mujeres a pasar por este trance con el perineo intacto. Así que si te preocupa este tema, habla con tu médico antes de que llegue la fecha.

Capítulo 3. El nacimiento del bebé

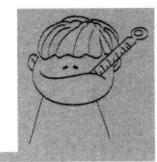

Las pruebas a tu bebé

Inmediatamente después de nacer, al bebé se le efectuarán una serie de pruebas para evaluar su estado de salud y determinar si necesita más atención médica de la habitual.

El test de Apgar

En el momento en el que tu bebé nace, se le examina para ver si necesita respiración asistida; a esta prueba se le conoce con el nombre de test de Apgar. La desarrolló en 1952 la anestesista Virginia Apgar y sirve para evaluar y valorar cinco factores: El ritmo cardíaco, la respiración, la coloración, el tono muscular y la respuesta a los estímulos. El doctor o la matrona puntuarán estos factores de cero a dos y sumarán los cinco números. La puntuación entre 7 y 10 es considerada normal. Una puntuación inferior significa que el bebé puede necesitar oxígeno u otro tipo de ayuda.

El test se realiza al minuto de nacer el bebé y de nuevo cinco minutos más tarde. Aunque lo que refleja es el estado de salud inmediato del recién nacido, no predice enfermedades a largo plazo con precisión. Si la puntuación de tu hijo es inferior a 7, eso no significa que no va a ser sano y «normal». Los bebés prematuros, por ejemplo, suelen tener una puntuación por debajo de 7.

Después de un parto normal

En la sala de parto o a veces en el nido, la plantilla médica o la matrona seguirán normalmente los siguientes pasos:

- Limpian las vías respiratorias del recién nacido con una jeringuilla en forma de bulbo para que pueda respirar con facilidad.

- Lo pesan, miden su altura y el perímetro craneal, le toman la temperatura y estiman su edad gestacional.

- Le ponen pomada antibiótica o gotas en los ojos con el fin de prevenir infecciones.

- Toman las huellas de sus pies y de la palma de las manos para su identificación, y os dan a ti y a tu bebé una pulsera o una tobillera con vuestra identificación. La enfermera la comprobará cada vez que traiga al bebé, después de haberlo tenido fuera de la vista.

- Lo secan, lo envuelven en una manta y le ponen un gorrito de punto en la cabeza, y quizás lo coloquen en un moisés (o en tu pecho) para prevenir que haya una perdida de calor (los recién nacidos no pueden regular su temperatura de la misma forma que lo hacen los adultos).

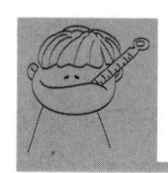

Establecer vínculos

En unos minutos, si todo va bien, tendrás a tu bebé entre los brazos. Tanto mamá como papá tendrán la oportunidad de sostener al recién nacido. Una vez que te hayas adaptado a este emocionante hecho, puedes empezar a conocer a tu bebé. Después del parto, los bebés están tranquilos y despiertos durante una hora, mirando con la sabiduría que han acumulado en sus minutos de vida. Después de eso, normalmente duermen durante horas o incluso días. Este período en el que permanecen despiertos es el mejor momento para empezar a darle el pecho, incluso aunque quiera muy poca cantidad del calostro aguado y amarillento que es lo primero que produce el pecho. Si le acaricias la mejilla, probablemente girará la cabeza en esa dirección, preparado para succionar. Los estudios nos muestran que los bebés que fueron recostados sobre el vientre de la madre inmediatamente después del parto y descansaron unos 30 minutos, después empezaron a succionar el pecho de la madre.

Tan pequeño como es, tu bebé ya empezará a usar todos sus sentidos, incluyendo el olfato y el tacto, para identificarte y llegar a sentirse unido a ti. Puede girarse y reaccionar ante el sonido de tu voz. Aunque su visión es borrosa, puede ver cualquier cosa que se encuentre a menos de 60 centímetros, y es probable que estudie las caras (especialmente la tuya si estás lo suficientemente cerca). Te agarrará el dedo si se lo pones en la palma de la mano. Ha hecho un viaje muy largo y necesita descansar, pero al mismo tiempo parece que quiera captarlo todo.

A la fase de calma en la que permanecen despiertos después de nacer se le conoce con el nombre de período de establecimiento de lazos. El término se popularizó en los 70, cuando algunos pediatras opinaban que era más probable que la madre amase al bebé y tuviese una mejor relación con él en el futuro si lo sostenía y mantenía una interacción en su primera hora de vida.

Esta teoría, o su mala interpretación, causó mucha angustia a aquellos padres que por distintos motivos no pudieron sostener a sus hijos entre los brazos hasta horas, días o semanas después. Esto nunca se ha demostrado (y el sentido común argumenta en contra de que eso suponga una preocupación para nadie). Después de todo, muchos padres (y eso incluye padres de hijos prematuros, enfermos o adoptados) forman vínculos fuertes de amor y apego, sin haberlos establecido justamente en la hora posterior al parto. De hecho, muchos padres se sienten vinculados a sus hijos durante el embarazo o mientras tramitan una adopción, y ese vínculo tan sólo está basado en una idea o una imagen del amor. Y muchos otros padres, incluso aunque acunen a su hijo al nacer, no sienten amor por ellos durante días e incluso semanas.

El establecer vínculos, en realidad, es un largo proceso. El amor, la confianza y la conexión se construyen día a día mientras cuidas de tu hijo, respondes a sus necesidades y

Capítulo 3. El nacimiento del bebé

aprendes a interpretar sus llantos y sus acciones. Abrazar y cuidar al bebé nada más nacer es algo maravilloso, si puedes hacerlo. Pero si no puedes, o tras el parto estás demasiado extenuada para abrazarlo o cuidarlo, no te preocupes por eso. Cualquier padre al que le importen sus hijos lo suficientemente como para leer este libro, es poco probable que tenga problemas para establecer vínculos con ellos.

Siguientes pasos

En muchos hospitales, después de que el bebé pase un período con la madre y con el padre, se le lleva al nido, quizás acompañado del padre, mientras la madre descansa y es trasladada a su habitación (a menos que el parto tenga lugar en una habitación a caballo entre una sala de dilatación, una de parto y una de recuperación). Si estás en una maternidad, es probable que los cuidados inmediatamente posteriores al parto se hagan junto a tu cama, así tú y el bebé no os separaréis.

En el hospital, la plantilla hará lo siguiente:

- Le pondrá a tu bebé una inyección de vitamina K para ayudarle a que su sangre coagule apropiadamente. Esta vitamina de crucial importancia no traspasa bien la placenta de la madre al feto, así que los bebés nacen normalmente con un nivel bajo de vitamina K.

- Probablemente le pondrán una primera vacuna de la hepatitis B. Si no, el médico de tu hijo lo hará después de daros el alta. Se necesitan un total de tres inyecciones en los seis primeros meses de vida con el fin de proteger a tu hijo de la hepatitis B, un virus que a largo plazo puede causar enfermedades hepáticas y cáncer.

- Bañarán al bebé.

El personal que te atendió en el parto avisará al médico que tú hayas elegido para anunciarle la llegada del nuevo paciente (a menos, claro está, que el médico te atendiera personalmente en el parto). Si no has elegido el médico de antemano (lee el capítulo 12, *La elección del pediatra*) o si el médico no está en la plantilla del hospital donde has dado a luz, el hospital te asignará un médico o te sugerirá uno para que contactes con él.

El establecimiento de los vínculos, estadísticamente hablando

En un estudio, se les preguntó a 97 madres cuándo fue la primera vez que sintieron amor por sus bebés. El 41 por ciento dijeron que durante el embarazo, el 24 por ciento que al nacer, el 27 por ciento dijo que durante la primera semana y el 8 por ciento dijo que después de la primera semana.

Lo que el médico hará será:

- Examinar al bebé exhaustivamente, escuchando su corazón y sus pulmones, moviendo sus extremidades, sintiendo su abdomen y comprobando sus reflejos.
- Ordenar que se le hagan análisis de sangre pinchando el talón del bebé. Algunos análisis de sangre se hacen en todos los estados de EE.UU., a menos que tú no des tu consentimiento. Normalmente incluyen un test de fenilcetonuria y un test de hipotiroidismo (funcionamiento bajo de la tiroides); ambos desórdenes pueden causar retraso mental si no se tratan de inmediato. También se puede comprobar si tu hijo tiene anemia falciforme.
- Quizás pida análisis de sangre adicionales o rayos X si sospecha que hay problemas.

Almacenamiento de la sangre del cordón umbilical

En los últimos años, los padres que han cortado el cordón umbilical se han enfrentado a un nuevo dilema: ¿Deben conservar la sangre del cordón umbilical del bebé? La sangre del cordón contiene células madre muy valiosas. Son células inmaduras que en teoría podrían servir para crear una nueva médula para personas que puedan necesitar un trasplante pero que no pueden encontrar un donante compatible. Algunos padres conservan la sangre del cordón por si algún día la necesita algún miembro de la familia, o el mismo bebé, si llega a padecer una grave enfermedad.

Si ya tienes un hijo con leucemia, con un linfoma u otra enfermedad que pueda requerir un trasplante de médula, quizás deberías conservar la sangre del cordón. Háblalo con el médico de tu hijo.

Para otros, las posibilidades de que necesiten células madre son pequeñas. No se sabe exactamente cuánto tiempo se pueden almacenar las células o si la técnica demostrará ser tan provechosa como los profesionales médicos esperan. Algunos defensores argumentan que las compañías de almacenamiento ofrecen un seguro de vida para el recién nacido. Pero si tu bebé desarrolla una enfermedad que requiera células madre, su propio cordón umbilical puede que no sea de mucha ayuda, puesto que puede contener el mismo defecto que le causó la enfermedad. Guardar la sangre no es doloroso ni causa ningún mal; se extrae del cordón una vez que se ha cortado, poco después del parto. El principal inconveniente es el coste: Un banco privado cuesta alrededor de 1.500 dólares para empezar, con una tasa de almacenaje por año de 100 dólares.

Otra opción, que es gratuita, es donar la sangre del cordón a un banco público de sangre de cordones, donde puede salvar la vida de otras muchas personas o usarse en

Capítulo 3. El nacimiento del bebé

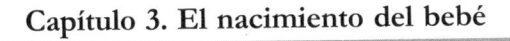

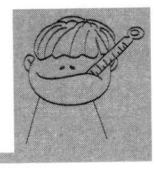

investigaciones. Para algunas familias, hacer tan precioso regalo puede ser una forma maravillosa de engrandecer un nacimiento. En el caso de las donaciones habituales de sangre, el donante no tiene un especial interés en la sangre una vez que la ha dado. La sangre del cordón es recolectada por varios bancos de sangre sin ánimo de lucro, incluyendo algunos afiliados a la Cruz Roja o a hospitales universitarios.

Tanto para bancos públicos como para bancos privados, tu obstetra o tu matrona estarán encantados de extraer la sangre. Ten en cuenta que debes avisarles de tus intenciones a las 30 semanas de gestación, ya que este tipo de donación precisa un instrumental concreto que deben preparar.

Si hay un problema en el parto

El escenario del parto que hemos descrito en este capítulo es el que termina normalmente en extenuación y alegría por la llegada de un recién nacido sano. Solamente un pequeño número (entre el 3 y el 5 por ciento) de los recién nacidos presentan anormalidades significativas que requieran un tratamiento específico.

Algunos defectos de nacimiento, enfermedades genéticas y problemas cromosómicos pueden ser diagnosticados antes del parto, especialmente si a la madre le han hecho una ecografía o una amniocentesis (consulta el capítulo 1, *Cuidados prenatales*, para obtener más información sobre estas pruebas). Estos estados incluyen espina bífida (en la cual la columna vertebral no se forma apropiadamente), síndrome de Down, algunas malformaciones de corazón y labio leporino o paladar hendido. Muchos de estos estados se explican en el capítulo 32, *Problemas de salud en la primera infancia*.

Si la malformación se detecta antes de que nazca el niño o si antes del parto se sospecha que puede haber un problema serio, tu obstetra te preparará para lo que pueda suceder después. En este caso, debes asegurarte de que tu bebé nazca en un hospital que pueda proporcionarle los mejores cuidados. En casos de problemas congénitos serios o de una prematuridad extrema, lo mejor casi siempre es un hospital que tenga una UCI para neonatales o un nido de cuidados especiales. Para obtener más información acerca de los niños prematuros, consulta el capítulo 6, *Bebés prematuros*.

Si sabes que el bebé va a requerir cuidados especiales después del parto, puedes visitar antes la unidad de cuidados intensivos para neonatos y, así, conocer al equipo que se encargará de tu hijo. El equipo puede incluir un neonatólogo (un pediatra especializado en el cuidado de los recién nacidos), un anestesista pediátrico y un cirujano pediátrico, así como enfermeras neonatales y auxiliares. Un trabajador social estará a tu disposición para ayudarte a encontrar los servicios que tu hijo pueda necesitar y consejeros capacitados te ayudarán a superar el trastorno emocional, la tristeza y el miedo que puedas sentir.

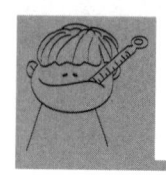

Además, a veces, las malformaciones no son detectadas antes del parto o el bebé puede sufrir complicaciones durante el parto, como sucede cuando hay una aspiración de meconio, un estado médico potencialmente grave que sucede cuando el bebé tiene un movimiento intestinal mientras aún permanece en el útero e inhala algo de meconio con su primera inspiración. Y en la mayoría de los casos, la llegada de un bebé prematuro también es inesperada.

En estos casos, los padres sufren un shock, sienten pena y miedo al futuro. Puede que estén separados del bebé largas temporadas. Cuando esto sucede, los profesionales del hospital pueden ser un gran apoyo para ayudar a los padres a salir del bache.

Piénsalo bien

Este capítulo te ha ofrecido mucha información sobre las posibles opciones para el nacimiento de tu hijo. Dedica un tiempo a pensar cuidadosamente quién te va a ayudar durante el embarazo y el alumbramiento y dónde va a nacer tu hijo. Familiarízate con las etapas del parto para que puedas participar en el proceso sintiéndote segura. Antes de que llegue la hora del parto, habla con tu médico sobre las opciones para controlar el dolor. No olvides tus conocimientos acerca de cesáreas y otros procedimientos médicos que puedas encontrar. El conocimiento sobre el proceso del nacimiento puede darte una sensación de control y aliviar los miedos que puedan acompañar a lo desconocido. El nacimiento de tu hijo es, en realidad, un milagro.

¿Necesitas más información?

Consulta el índice y el apéndice C, *Guía de recursos*. Y por supuesto, habla con tu médico.

4

Mira al recién nacido

«Definitivamente tiene tus orejas...»

En las escenas de partos de series de televisión, la futura madre, habitualmente una actriz famosa muy maquillada y con el pelo a la última moda, da a luz a un bebé después de emitir unos cuantos gruñidos y alaridos. Segundos más tarde, la estampa perfecta, el médico presenta al bebé a los entusiasmados padres y aparece arrullado, perfectamente peinado y agazapado, un bebé de varios meses, que si fuera tan sólo un poco mayor podría salir andando de la sala de partos.

La estampa contrasta con el aspecto que tiene un bebé inmediatamente después de salir del útero de la madre: azulado, empapado, cubierto de sangre y de una especie de crema de queso viscosa, y aporreado, como si acabara de pelearse a puñetazos y hubiese perdido. Digamos que no es una imagen agradable.

De hecho, que tu bebé no se parezca a una despampanante estrella de Hollywood no debería ser ninguna sorpresa. Recuerda que el feto se desarrolla en el líquido amniótico, doblado y creciendo apretujado en un espacio pequeño dentro del útero. Todo el proceso finaliza cuando la madre empuja para forzar al bebé a que salga por el canal del parto (un estrecho hueco entre los huesos), y a veces requiere la ayuda de un fórceps metálico o de un dispositivo de succión.

Cuando mires al bebé por primera vez, recuerda que las características que hacen que el recién nacido parezca extraño normalmente son temporales. Mientras lo examinas detenidamente (cada arruga, cada curva, cada michelín), puede que te ayude saber qué aspecto debe tener un recién nacido. Los niños prematuros tienen un aspecto distinto y actúan de manera diferente (para conseguir más información consulta el capítulo 6, *Bebés prematuros*). A pesar de las viscosidades y otras características poco agradables de los recién nacidos, no hay nada más hermoso y, cuando se trate de tu bebé, te aseguramos que sentirás lo mismo.

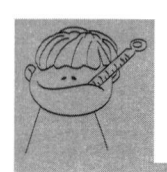

La cabeza

El parto deja la mayoría de sus marcas en la cabeza del bebé, la parte más grande del cuerpo del recién nacido y la que normalmente abre camino a través del canal del parto. El cráneo del recién nacido está compuesto de varios huesos separados, lo que permite que la cabeza se amolde para salir por el canal estrecho y rígido del parto. Debido a esta opresión que sufre conforme pasa por el canal del parto, la cabeza de los bebés que nacen en partos vaginales muestran cierto grado de moldeado (figura 4.1 c), lo cual se produce cuando los huesos del cráneo se mueven y se superponen, haciendo que la parte de arriba de la cabeza parezca alargada, estrecha e incluso que dé la sensación de que apuntaba hacia la salida. Esta apariencia algo insólita desaparecerá en varios días y los huesos del cráneo se moverán para formar una cabecita más redonda. Las cabezas de los bebés que nacen por cesárea o de nalgas suelen ser redondas desde el principio.

A causa de la separación de los huesos del cráneo del recién nacido, podrás distinguir (tranquila... no le vas a hacer daño) dos fontanelas, unas zonas suaves, en la parte de arriba de la cabeza. La mas larga se sitúa en la frente y tiene forma de diamante, normalmente mide de unos 25 a 76 mm. La otra fontanela, situada en la parte de atrás de la cabeza, también tiene forma de triángulo pero es más pequeña. No te alarmes si ves que las fontanelas se abultan cuando el bebé llora o se esfuerza, o si parece que se mueven hacia arriba o hacia abajo al ritmo de los latidos del corazón, porque es totalmente normal. Las fontanelas desaparecerán en el momento en el que los huesos del cráneo se unan (normalmente a los seis meses por detrás y entre los doce y los dieciocho por delante).

Nuestro consejo

Cómo predecir el color de los ojos

Si quieres saber de qué color serán sus ojos, te explicaremos unas reglas generales que puedes aplicar: Si los ojos del bebé son marrones cuando nace, permanecerán de ese color. Éste es el caso de la mayoría de los hijos de afroamericanos y de asiáticos. La mayoría de los hijos de blancos nacen con un color de ojos indefinido entre el azul y el gris. Pero ese color se va oscureciendo hasta alcanzar su color definitivo a la edad de tres o seis meses.

La cabeza de un recién nacido no sólo está alargada sino también llena de abolladuras como resultado del trauma del alumbramiento. El *caput succedaneum* es una hinchazón circular del cuero cabelludo con magulladuras, que se pueden ver normalmente en la parte superior de la cabeza por detrás (que es la parte del cuero cabelludo que con frecuencia abre camino en el canal del parto). Desaparecerá en unos días.

Capítulo 4. Mira al recién nacido

También puede que veas un cefalohematoma; es un chichón causado por la sangre acumulada bajo una membrana que cubre uno de los huesos del cráneo. Normalmente, esto se produce por la presión que ejerce la cabeza contra los huesos de la pelvis de la madre durante el parto. El chichón está situado en uno de los lados de la cabeza del bebé y, a diferencia de lo que sucede con el *caput*, tarda una semana o dos en desaparecer. Cuando la sangre acumulada se disuelve, estos niños pueden tener algo más de ictericia que otros bebés en su primera semana de vida.

Es importante recordar que tanto el *caput* como el cefalohematoma se deben a un trauma fuera del cráneo, no indican que el cerebro del bebé pueda estar dañado.

La cara

La apariencia de la cara de los bebés puede resultar un tanto hinchada debido a la acumulación de fluidos y al vapuleo que supone su llegada al mundo. En algunos casos, las características faciales de un recién nacido pueden verse distorsionadas como resultado de la posición en el útero y del poco espacio por el que tiene que venir al mundo; cuando el bebé pasa precipitadamente el canal, su cara está incluso más enrojecida. No hay que preocuparse, la cara hinchada, la nariz aplastada y la mandíbula torcida vuelven a su sitio con el tiempo.

Los ojos

Pocos minutos después de nacer, cuando todo se tranquiliza, la mayoría de los niños abren los ojos y miran a su alrededor con una tranquila intensidad. Los recién nacidos tienen buena visión, pero probablemente no enfoquen muy bien al principio; ésta es la razón por la que frecuentemente sus ojos parecen estar desorientados y bizcos en los dos o tres primeros meses de vida. Esto es normal en niños muy pequeños, pero cuando cumplen los tres meses, los ojos bizcos o estrábicos deberían haberse corregido solos. Si no lo han hecho, consulta con el médico de tu hijo. A causa de la hinchazón de sus párpados, algunos niños en un primer momento no pueden abrir los ojos totalmente, para decepción de sus padres. Pero puedes ayudarle a que los abra antes mediante el reflejo del «ojo de muñeca». Los bebés tienden a abrir más los ojos cuando se les mantiene en una posición erguida.

Algunos padres se sobresaltan al ver la parte blanca de los ojos de su recién nacido completamente roja. A esto se le denomina hemorragia subconjuntival. Este estado aparentemente alarmante se produce cuando un poco de sangre se filtra desde debajo de la cobertura del globo ocular debido al trauma del parto. Es un estado inofensivo, parecido al enrojecimiento facial, que desaparece después de varios días. Generalmente no indica que los ojos del niño estén dañados.

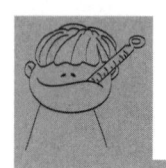

Las orejas

Las orejas del recién nacido pueden estar deformadas por la posición en la que estaba en el útero. El bebé aún no ha desarrollado el fino cartílago que da una forma firme a las orejas de un niño mayor, por eso no es raro que los bebés nazcan con las orejas dobladas o deformadas temporalmente.

La nariz

Unas pequeñas cantidades de fluidos o mocos en la nariz del recién nacido pueden hacerle respirar ruidosamente o parecer congestionado aunque no esté resfriado ni tenga ningún otro problema. Esto sucede porque los recién nacidos tienden a respirar por la nariz y sus fosas nasales aún son estrechas. Consulta con tu médico acerca del uso de unas gotas de agua salada para la nariz y una jeringa en forma de bulbo que te ayude a limpiarle las fosas nasales en el caso de que fuera necesario. Los estornudos son muy comunes en los recién nacidos. Es un reflejo normal y no se debe a ninguna infección, ni a ninguna alergia, ni a nada por el estilo.

> **Nuestro consejo**
>
> **Cuando deja de respirar**
>
> Es normal que los recién nacidos tengan una respiración irregular. No es raro que ocasionalmente dejen de respirar de 5 a 10 segundos y que luego empiecen otra vez por ellos mismos. Son episodios de apnea y lo más probable es que ocurra mientras el niño duerme. Si la pausa en la respiración dura más de 10 ó 15 segundos, avisa a tu médico inmediatamente.

La boca

Cuando el recién nacido abre la boca para bostezar o llorar, puede que observes puntitos blancos en el paladar superior de la boca, habitualmente en el centro. Esta pequeña colección de células se denomina las perlas de Epstein. Estos granos, al igual que los quistes de fluido que aparecen a veces en la encía, desaparecerán en las primeras semanas de vida.

En algunos niños, el frenillo, la membrana que conecta la lengua con el paladar inferior, es algo corto. Esto puede limitar la facultad del bebé para sacar la lengua. La preocupación por la «lengua trabada» era muy común en el pasado; a médicos y a padres les preocupaba que un frenillo corto interfiriera a la hora de succionar o de hablar. Esto no sucede casi nunca así y el pequeño corte que se realizaba en el frenillo, rara vez se lleva a cabo ahora.

Capítulo 4. Mira al recién nacido

En ocasiones puntuales, los niños nacen ya con uno o más dientes en la boca. Los rayos X pueden determinar si los dientes están de más o, como ocurre con frecuencia, son los dientes normales del bebé que ya empiezan a asomar en la encía. Algunas veces los dientes de los recién nacidos tienen que ser extraídos, especialmente si están flojos y representan un riesgo para el bebé.

El pecho

Los niños y las niñas nacen con el pecho hinchado. Esto sucede porque una hormona femenina (estrógeno) pasa de la madre al feto durante el embarazo.

Puedes notar unos bultos bajo los pezones con forma de disco y, en algunas ocasiones, puede que liberen una pequeña cantidad de fluido lechoso (llamado popularmente «da leche de brujas»).

Casi siempre, esta hinchazón del pecho desaparece en las primeras semanas de vida. A pesar de lo que piensan algunos padres, no deberías apretarle el pecho, esto no hará que la hinchazón se reduzca antes.

Ya que el pecho de los bebés es fino, puedes sentir y observar fácilmente como se mueve con cada latido del corazón. Esto es normal, no hay porqué preocuparse.

El vientre

Es normal que el vientre parezca algo redondo y lleno. Cuando un bebé llora o bosteza, la piel que cubre la mediación del abdomen puede que sobresalga entre las fibras musculares elevando la pared abdominal por cada lado. Esto deja de suceder cuando el niño crece.

El trozo de cordón umbilical y la piel que le rodea suelen ser azules debido a un antibacteriano que usan en casi todos los hospitales y que los tiñe de ese color. Consulta el capítulo 11, *Cuidados básicos de los recién nacidos*, para obtener más información sobre cómo cuidar el cordón umbilical.

Nuestro consejo

Suena como un bebé

Aunque no hablará hasta más adelante, el recién nacido producirá una sinfonía de sonidos (gruñidos, gemidos y chillidos agudos) que se suman a los obligatorios llantos. Estornudará y tendrá hipo con frecuencia, lo que no significa que tenga ningún tipo de infección, alergia o problemas digestivos.

Los órganos sexuales

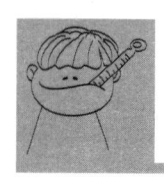

Los órganos sexuales, o genitales, pueden parecer relativamente alargados e hinchados al nacer. Esto se debe a las hormonas producidas por la madre y el feto; el enrojecimiento y la hinchazón están relacionados con el trauma del nacimiento y el curso natural del desarrollo de tu hijo.

En las niñas, los labios externos de la vagina (labio mayor) aparecen hinchados con frecuencia. La piel del labio puede ser suave o bien estar arrugada. A veces, un pequeño trozo de tejido rosa reluciente puede sobresalir del labio, es el final del himen y no existen razones médicas para preocuparse; normalmente retrocede conforme los genitales crecen. La mayoría de las niñas tendrán descargas vaginales consistentes en mucosidad e incluso algo de sangre a veces, lo que durará unos pocos días. Este «pequeño período» es normal, consiste en una hemorragia de tipo vaginal proveniente del útero de la recién nacida; sucede hasta que los estrógenos de la madre que han pasado a la niña empiezan a desaparecer. Si ves una hinchazón en el bajo vientre, puede que eso indique la presencia de una hernia inguinal, aunque este estado es mucho más común en chicos.

En los niños, el escroto (el saco que contiene los testículos) aparece normalmente hinchado. Se debe al hidrocele, una acumulación de fluido que suele desaparecer en los primeros meses de vida. Los testículos de los recién nacidos pueden ser difíciles de distinguir debido a la hinchazón; los músculos que están junto a los testículos los empujan hacia arriba con energía cuando se toca el área genital o es expuesta al frío. Los bebés experimentan con frecuencia erecciones, casi siempre antes de orinar. Debes consultar a tu médico si observas que la hinchazón en el escroto o en el bajo vientre no desaparece trascurridos de tres a seis meses o si parece que la hinchazón va y viene. Puede que se trate de una hernia inguinal, lo que normalmente requiere tratamiento quirúrgico.

El extremo del pene de un recién nacido al que no se le ha practicado la fimosis habitualmente está cubierto por el prepucio. El prepucio permanece junto al extremo del pene en la infancia; no debes intentar tirar de él hacia atrás para limpiar debajo. Alrededor de los cinco años de edad, el prepucio de casi todos los niños se habrá vuelto retráctil. En este momento, se les puede deslizar hacia atrás para limpiar el extremo del pene. La apertura del prepucio debe ser lo suficientemente grande para que permita al niño orinar con un chorro vigoroso. Consulta al médico si la orina de tu hijo se dobla.

Más del 95 por ciento de los recién nacidos expulsarán orina en las primeras 24 horas de vida. Si tu bebé nace en un hospital, el personal médico querrá saber si sucede mientras está contigo. Muchas veces parece que se retrasa su primera micción, pero puede que el bebé orinase justo después del parto y nadie se diese cuenta (recuerda que nace empapado y es fácil que no se perciba una pequeña pérdida de orina).

Capítulo 4. Mira al recién nacido

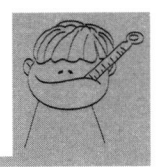

10 cosas que preocupan a los padres de los recién nacidos y por las que no hay que inquietarse

1. Cabeza alargada y puntiaguda.
2. Piernas y pies curvos.
3. Manos y pies azules.
4. Pecho hinchado.
5. Descarga o hemorragia vaginal.
6. Estornudos frecuentes.
7. Hipos habituales.
8. Descamación.
9. Temblores al llorar.
10. Ojos bizcos (después de dos o tres meses, deberían estar derechos la mayor parte del tiempo. Si no lo están, consulta con el médico de tu hijo y lee el capítulo 15, *El oído y la vista*).

Brazos, manos, dedos y rodillas

Los brazos y las piernas de casi todos los recién nacidos están generalmente encorvados hacia arriba, flexionados y cerca del cuerpo, como se encontraban en el útero. Las manos están fuertemente cerradas, puede que te resulte difícil abrírselas. Si le tocas las palmas de las manos o le colocas un objeto, provocarás en el bebé un fuerte reflejo de agarre. Inmediatamente después de nacer, muchos padres se dedicarán a contarle al bebé los dedos de las manos y de los pies, y suele haber 10 de cada. Sin embargo, es posible que se formen más dedos en las manos o en los pies. Les ocurre a un diez por ciento de los niños afroamericanos, aunque es menos frecuente en otros grupos raciales o étnicos. Casi siempre, estos dedos «extra» no son más que pequeños trozos de piel con uñas parcialmente formadas que cuelgan de un pequeño tallo y que se encuentran junto a los deditos rosas normales de los bebés. No supone una preocupación médica y parece ser hereditario. El médico de tu hijo seguramente los quitará atando los tallos fuertemente, lo que cortará el suministro de sangre a estos dedos. Lo más normal es que se sequen y caigan a los pocos días.

No te preocupes por la apariencia curva de los pies y las piernas del recién nacido. La posición del feto en el útero durante los últimos meses de embarazo mantiene la cadera flexionada y las rodillas dobladas, con las piernas y los pies cruzados fuertemente sobre el abdomen. Por esta razón, las piernas y los pies tienden a curvarse hacia el interior. Pero, no obstante, no son deformidades rígidas. Seguramente, le podrás mover las manos y las piernas con facilidad en una posición similar a la que se tiene al caminar. Desaparecerán de forma natural mientras tu hijo crece y empieza a mantenerse de pie.

Succión, presión y sobresalto: los reflejos del recién nacido

Los niños nacen con respuestas instintivas a los estímulos, como a la luz o al tacto. Estos reflejos arcaicos, como se les conoce, desaparecen según el bebé madura. Los reflejos arcaicos son:

- El reflejo de succión. Succionan cualquier objeto que se les coloque en la boca.
- El reflejo de presión. El niño cierra con fuerza la mano cuando se le coloca algo en la palma.
- El reflejo de Moro. El bebé lanza los brazos repentinamente, y después los vuelve a colocar en la posición normal, siempre que se sobresalta, ya sea por un ruido fuerte, por una luz intensa, por un olor penetrante o un movimiento repentino.

Nuestro consejo

Cuidado con los arañazos

Las uñas de los recién nacidos pueden ser largas y quizás se arañen la piel cuando se lleven las manos a la cara. Si éste es el caso de tu bebé, puedes cortárselas cuidadosamente con unas tijeras pequeñas. Si no puedes hacerlo en ese momento, puedes colocarle unos calcetines en las manos como protección temporal.

La piel

Existe una pequeña duda acerca de por qué decimos que la gente sin experiencia «aún tienen las orejas húmedas». Es porque los recién nacidos tienen la parte de atrás de las orejas húmedas, y también otras partes del cuerpo. Cuando sus madres los alumbran, están cubiertos por varios fluidos, incluyendo líquido amniótico y algo de sangre (de la madre, no del bebé). Además, los recién nacidos también están cubiertos de una capa espesa y pastosa de un material blanco llamada *vérnix caseosa* (constituida por células de piel y secreciones del feto); la mayor parte de este material se desprende del bebé en su primer baño.

El color de la piel de los recién nacidos puede ser una sorpresa para algunos padres. Las manchas de la piel, una mezcla de zonas rojizas y pálidas, son normales; se debe a la inestabilidad de la circulación sanguínea en la superficie facial. Por razones parecidas, las manos y los pies de un recién nacido son azules, especialmente si se les sitúa en sitios fríos; a esto se le llama acrocianosis. Cuando está a punto de llorar o de tener un movimiento intestinal, un bebé puede ponerse rojo o morado temporalmente. Las marcas rojas, los arañazos, los enrojecimientos y petequias (pequeñas manchas de sangre que se filtran de los pequeños vasos sanguíneos a la piel) pueden aparecer en la cara y en otras partes del cuerpo. Se producen por el trauma que supone pasar a través del canal del parto o por la presión de los fórceps durante el alumbramiento. Se curarán y desaparecerán durante la primera o las dos primeras semanas de vida.

Capítulo 4. Mira al recién nacido

Un vello fino y suave, llamado lanugo, quizás aparezca en la cara, hombros o espalda del recién nacido, particularmente en los bebés prematuros. Este vello desaparecerá pocas semanas después de nacer. La capa superior de la piel del recién nacido desaparecerá en la primera o las dos primeras semanas de vida. Es algo normal y no necesita cuidados específicos. También puede descamarse en el momento de nacer; les pasa con frecuencia a los posmaduros (niños que nacen después de haber superado la fecha de finalización de la gestación).

Marcas de nacimiento

No todos los bebés nacen con marcas de nacimiento, pero hay muchos que sí. Algunas son temporales, otras son permanentes:

- Zonas rosas o rojas (figuras 4.1 a-b): Son normales. Podemos encontrarlas con más frecuencia en la nuca, en el puente de la nariz, en los párpados o en las cejas. Pero pueden aparecer en cualquier parte de la piel y son especialmente perceptibles en niños de piel clara. Desaparecen en el primer año.

- Hemangiomas capilares o fresas: Son marcas rojas elevadas causadas por la unión de vasos sanguíneos ampliados en la piel. Estas marcas de nacimiento pueden ser pálidas al principio y, luego, alargadas y rojizas. Están presentes durante el primer mes de vida, luego se reducen y normalmente desaparecen sin tratamiento alguno.

- Manchas de *vino de oporto*: Son grandes manchas de nacimiento de color rojo o morado y no desaparecerán por sí solas. Aunque no están relacionadas con otros problemas médicos, su apariencia preocupa (especialmente si la mancha está en la cara) y puede que necesite la atención de un dermatólogo cuando tu hijo crezca.

- Máculas *café con leche*: Se llaman así por su color marrón, similar al café con leche; son frecuentes. Puede que su color se haga más intenso (o puede parecerlo) mientras el niño crece. No hay de qué preocuparse. Sin embargo, si son muy grandes o si el niño tiene seis o más granos que miden más de 28 mm, pueden indicar la presencia de otro problema médico.

- Parches planos de color azul o azul-verdoso que recuerdan a las manchas azules que pueden aparecer en la espalda, en la nalga o en cualquier otro sitio (figura 4.1 d). Se encuentran en más de la mitad de los niños afroamericanos, americanos nativos y asiáticos, y es menos frecuentemente en bebés blancos. No suponen ningún problema médico y desaparecen en los primeros años de vida.

- Lunares comunes de color marrón o negro: Conocidos como *nevus*, presentes en el nacimiento o posteriormente, pueden oscurecerse conforme el niño crece. Los lunares más grandes o los que tengan una apariencia extraña deben ser examinados por el médico de tu hijo, porque quizás haya que quitarlos.

Guía de la salud infantil para padres

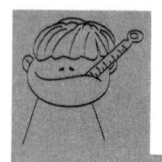

Figuras 4.1 a-d. Variaciones normales de la piel

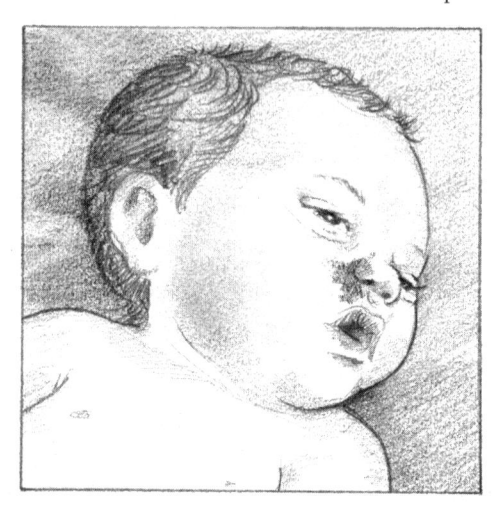

4.1 a. Los parches color salmón normalmente aparecen en la parte inferior de la frente (se les conoce con el nombre de «beso del ángel») o pegados a la nariz. La mayoría de estos parches desaparecen al año.

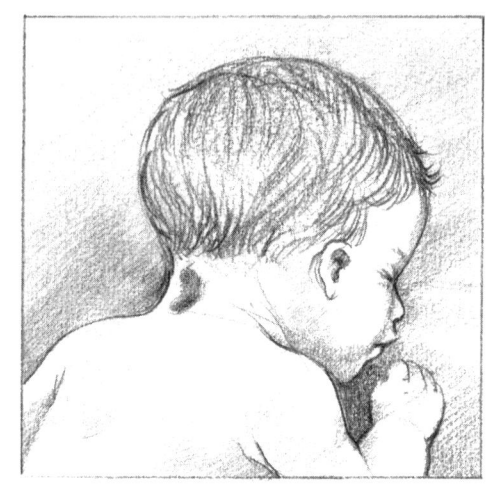

4.1 b. Si el parche salmón aparece en la nuca, normalmente se le conoce con el nombre de «mordisco de la cigüeña».

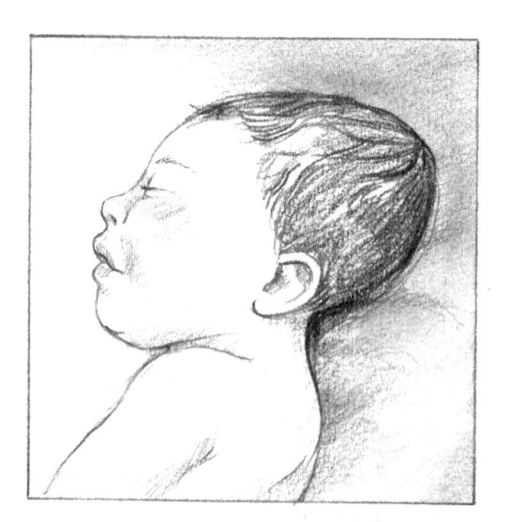

4.1 c. La cabeza del recién nacido normalmente tiene una forma alargada debido a la estrechez del canal del parto. La cabeza del bebé vuelve a su forma redondeada en pocos días.

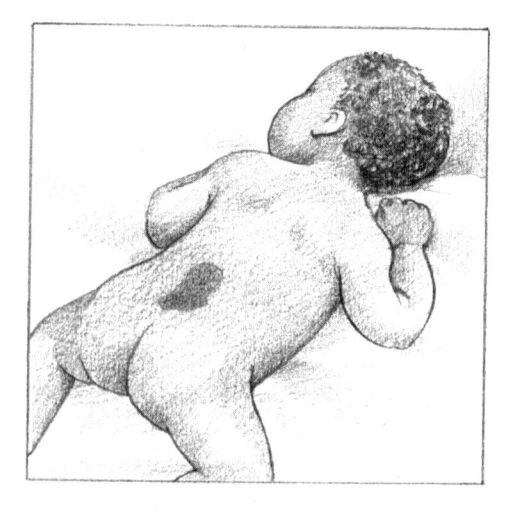

4.1 d. Es normal que los recién nacidos tengan manchas azules o de un color azul-grisáceo en la parte inferior de la espalda, así como en cualquier otro sitio de la piel. Desaparecerán con el tiempo.

Capítulo 4. Mira al recién nacido

> **Clasificación de los bebés según las semanas de gestación**
>
> - A término: El bebé que nace en el período de dos semanas antes o dos semanas después de la fecha debida (a las 40 semanas de gestación).
> - Prematuro: El bebé que nace antes de las 37 semanas de gestación.
> - Posmaduro: El bebé que nace a las 42 semanas de gestación o después.

Para obtener más información sobre las marcas de nacimiento y lunares, consulta el capítulo 32, *Problemas de salud en la primera infancia*.

Erupciones cutáneas

Durante los primeros días o semanas de la vida del bebé, su piel puede presentar erupciones inofensivas:

- Las lesiones cutáneas miliares son pequeños granos planos, amarillos o blancos que aparecen en la nariz o en la mejilla. Están producidos por una serie de secreciones en las glándulas de la piel. Desaparecerán en pocas semanas.

- La miliaria son pequeños granos rojos que suelen tener cabeza (blanca o amarilla). A veces se le llama acné infantil por su apariencia. Este estado no es dañino y suele aparecer en la cara o en áreas extensas del cuerpo. Desaparecerá en las primeras semanas siguiendo los cuidados normales de la piel.

- Eritema del recién nacido. A pesar de que su nombre pueda asustarnos, es también una erupción inofensiva. Consiste en un enrojecimiento difuso con granos pálidos o amarillos en el centro, lo que le da una apariencia de colmena. Aparecen durante los dos primeros días y desaparecen a la semana.

- Melanosis pustular. Se caracteriza por pigmentaciones oscuras o ampollas dispersas sobre el cuello, la espalda, los brazos, las piernas y las palmas. Desaparecen sin tratamiento. Esta erupción está presente principalmente en los bebés afroamericanos.

- Ampollas de succión. Puede que el bebé tenga estas ampollas en los dedos, manos o brazos. Esto sucede porque el feto puede succionar mientras está en el útero de la madre.

Ictericia

La ictericia es una coloración amarillenta de la piel y de las partes blancas del ojo; suelen tenerla el 60 por ciento de los recién nacidos. Normalmente no aparece hasta el segundo o tercer día de vida y desaparece en una o dos semanas (para obtener más información, consulta el capítulo 5, *Condiciones médicas comunes del recién nacido*).

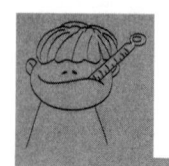

¿Necesitas más información?

Consulta el índice y el apéndice C, *Guía de recursos*. Y por supuesto, habla con tu médico.

5

Necesidades médicas comunes de los recién nacidos

Qué son y cómo manejarlas

El bebé, tras el estresante viaje de la vida, llega a este mundo amoratado y lleno de manchas. Muchos recién nacidos vienen al mundo con necesidades médicas que requieren control y quizás tratamiento. Los términos médicos desconciertan, pero estados como la ictericia y la estomatitis aftosa son comunes y suelen tener una solución sencilla. En la mayoría de los casos, no hay por qué preocuparse, tu hijo estará bien en poco tiempo.

Pero al mismo tiempo, si eres como la mayoría de los padres, seguramente te gustará estar informado sobre las condiciones médicas de los recién nacidos. A continuación te ofrecemos un rápido resumen general.

Ictericia

Cuando un recién nacido tiene ictericia, podemos observar cómo su piel y la zona blanca del globo ocular se han amarilleado. Le sucede al 60 por ciento de los recién nacidos y el tanto por ciento se incrementa hasta 80 si el bebé es prematuro. Normalmente, la ictericia desaparece por sí sola sin que produzca ningún daño. Suele empezar en la cara y se extiende hacia el torso y las extremidades cuando son casos más pronunciados.

La causa de la ictericia es el aumento del nivel de bilirrubina en la sangre. La bilirrubina es una sustancia producida por degradación de la hemoglobina de los glóbulos rojos. Habitualmente, la bilirrubina pasa a través del hígado y se expulsa por medio de movimientos intestinales. Pero a veces, aumenta tan rápido que el recién nacido no puede asimilarlo. En la mayoría de los casos, simplemente el hígado del recién nacido no es lo suficientemente maduro como para hacer el trabajo lo bastante rápido. En otros casos se produce más bilirrubina de la normal o se reabsorbe demasiada en los intestinos antes de que el bebé se deshaga de ella en su deposición.

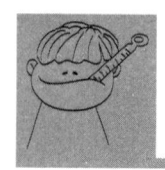

¿Cuándo tiene el bebé un nivel demasiado alto de bilirrubina? La respuesta depende de varios factores; en primer lugar, depende del tamaño del bebé, de su grado de madurez y del estado en que se encuentre. Un nivel que se considera seguro en un recién nacido que completa toda la gestación puede ser arriesgado en un bebé prematuro o enfermo. Si el médico considera que el nivel de bilirrubina está llegando a un punto en el que podría suponer un riesgo para tu hijo, te expondrá una serie de posibles tratamientos.

El tratamiento con fototerapia se propone cuando el nivel alcanzado es potencialmente peligroso. El bebé, sin ropa, se sitúa bajo una luz azul o un amplio abanico de blancos hasta que el nivel de bilirrubina desciende. La luz altera la bilirrubina que es asimilada más rápidamente por el cuerpo del bebé. Si mientras el bebé está en el hospital se detecta un nivel de bilirrubina significativo, se le tratará allí mismo. Si el bebé ya está en casa cuando surge la ictericia, se puede tratar con una unidad de luz portátil o puede regresar al hospital.

En raras ocasiones el bebé necesitará una transfusión en la que se cambiará su sangre por otra donada.

A continuación analizaremos los tipos más habituales de ictericia.

Ictericia fisiológica

Se puede observar en la mayoría de los recién nacidos; esta ictericia se produce porque el hígado no es lo suficientemente maduro. Aparece cuando el bebé tiene de dos a cuatro días y desaparece cuando cumple una o dos semanas.

Hiperbilirrubina o ictericia del lactante

Entre un 10 y un 15 por ciento de los bebés amamantados sufren una intensificación de la ictericia fisiológica porque ingieren menos cantidad de leche en la primera semana que los bebés alimentados con biberón. Se trata mediante cuidados más frecuentes o mejorando la técnica para amamantar al bebé; en raras ocasiones se suspende la lactancia materna.

Ictericia de la leche materna

Es el estado menos habitual, se produce entre un 1 y un 2 por ciento de los bebés amamantados con leche materna; normalmente comienza más tarde, después de la primera semana de vida y dura de tres a diez semanas. La causa no está clara, pero al parecer, la leche contiene una sustancia que impide que los bebés se deshagan de ella en su deposición de forma rápida. Si el nivel de bilirrubina llega a ser algo preocupante, se alimentará al bebé

Capítulo 5. Necesidades médicas comunes de los recién nacidos

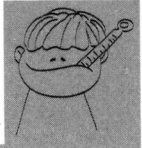

con biberón durante un par de días, esto causará un rápido descenso del nivel. En ese momento, se puede volver a amamantar al bebé.

Ictericia de la incompatibilidad de grupos sanguíneos

Si un bebé y su madre tienen distintos tipos de sangre, la madre puede producir anticuerpos que destruyan la hemoglobina de los glóbulos rojos del bebé. Esto puede crear un aumento de bilirrubina en la sangre del bebé y también puede causar anemia. La ictericia de incompatibilidad empieza el primer día de vida y rápidamente se acentúa hasta llegar a un punto preocupante. Un grado de incompatibilidad, el que tiene lugar entre el Rh-negativo de la madre y el Rh-positivo del bebé, puede causar casos de ictericia especialmente serios, pero la ictericia que se debe a la incompatibilidad del Rh se puede prevenir y actualmente es poco común.

Cuándo llamar al médico si hay ictericia

Llama a tu médico inmediatamente si observas algunas de las circunstancias que describimos a continuación:

- Notas la ictericia en las 24 primeras horas de vida.
- Observas ictericia en los brazos y las piernas del bebé (aparte de en la cara y en el tronco).
- Si tu hijo tiene más de 38 º C (temperatura rectal).
- El bebé está aletargado, no está comiendo bien, actúa de forma poco habitual en él o parece enfermo.
- El color amarillo de la piel del bebé se acentúa después del séptimo día.
- La ictericia no ha desaparecido al décimo día.
- El bebé no ha mojado los pañales durante más de seis horas.
- Te preocupa la cantidad de ictericia.

Nuestro consejo

Acerca de la ictericia

Para evitar que suban los niveles de bilirrubina en la sangre conviene dar tomas de leche frecuentemente, ya sea leche materna o biberón.

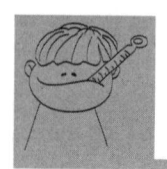

Hernia umbilical

Las hernias umbilicales (o de ombligo) son comunes en los recién nacidos, particularmente en los bebés afroamericanos. Se deben a la existencia de un agujero en la pared del abdomen, en el lugar donde está el cordón umbilical (el futuro ombligo). Normalmente, el tamaño del agujero oscila entre dos y dos centímetros y medio de diámetro (algunas veces incluso más grandes). Los intestinos del bebé sobresalen a través del agujero cuando llora o se esfuerza, de forma que la piel que lo cubre sale hacia afuera.

Estas hernias no son dañinas ni causan dolor al bebé. La gran mayoría se cierran por sí solas y desaparecen en los primeros años de vida. Si no se cierran por sí solas, lo harán con una sencilla intervención quirúrgica. Los remedios caseros que se han usado contra las hernias umbilicales durante años (como por ejemplo vendar la zona y dar golpecitos con monedas sobre el área) no se deben intentar. Estas técnicas no son efectivas y pueden causar infecciones cutáneas u otros daños.

Estomatitis aftosa

La estomatitis aftosa es una infección bucal causada por un hongo llamado *Cándida* similar al de la levadura. Este hongo causa grietas en la comisura de los labios y da la impresión de que el bebé tenga leche cuajada sobre los labios, la lengua, el paladar y dentro de las mejillas. Si quitas las manchas, puedes ver minúsculas heridas. La erupción bucal puede ser el único síntoma, pero también es posible que el bebé esté triste y que coma menos de lo habitual. Padecen esta enfermedad de un 2 a un 5 por ciento de los recién nacidos, y lo desarrollan entre los 7 y los 10 días después de nacer. Los casos más leves no necesitan tratamiento. En otros casos, el médico de tu hijo quizás te prescriba un fármaco antifúngico.

Cándida, el hongo que da lugar a la estomatitis aftosa, se encuentra en el tracto gastrointestinal y en el vaginal de muchos adultos saludables; los bebés se infectan en el canal vaginal durante el parto. En personas sanas, se combate por medio de otros microbios y a través del sistema inmunológico, de forma que la infección no se desarrolla. Pero incluso los recién nacidos sanos pueden sufrir esta afección, y cabe la posibilidad de que aparezca más adelante en el caso de que el bebé haya sido tratado con antibióticos, lo que puede desequilibrar la balanza de microbios en su cuerpo. Si la estomatitis aftosa no desaparece, debes llevar a tu hijo al médico para que lo examine, así te aseguras de que no tiene ningún otro problema de salud que lo haga vulnerable.

Este hongo también puede causar otros estados médicos. En recién nacidos sanos, la más común es la candidiasis (infección de cándida), que es una erupción provocada por los pañales. La piel de la zona de los pañales se enrojece y escuece, especialmente donde la piel

Capítulo 5. Necesidades médicas comunes de los recién nacidos

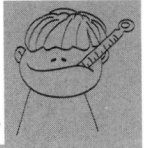

se dobla o se arruga. Alrededor de la erupción principal, se ven pequeñas manchas rojas llenas de escamas. Se trata aplicando una pomada antifúngica sobre la piel.

Las infecciones por cándida pueden ser muy graves en niños prematuros y en niños con cáncer, con infección VIH o con cualquier debilidad del sistema inmunológico. En estos niños la infección se puede extender a través de la sangre y atacar a los pulmones o a otros órganos. A esto se le llama candidiasis sistémica. Para obtener más información, consulta el capítulo 30, *Las infecciones infantiles*.

Otros problemas médicos comunes en recién nacidos y niños pequeños

Los niños pueden desarrollar en los primeros meses de vida otros estados de los que probablemente hayas oído hablar, estados como los que a continuación te enumeramos:

- Reflujo gastroesofágico, exceso de salivación.
- Apnea, pausas en la respiración del bebé.
- Cólico, llanto excesivo y malestar.
- Eczema, una enfermedad cutánea que puede estar relacionada con alergias.
- Hernia inguinal, parte del intestino que sobresale por una apertura o una parte débil del abdomen.
- Torsión testicular, uno o ambos testículos no bajan del escroto durante su desarrollo.

Si deseas obtener información más detallada, consulta el capítulo 29, *Signos y síntomas*, y el capítulo 32, *Problemas de salud en la primera infancia*.

¿Necesitas más información?

Consulta el índice y el apéndice C, *Guía de recursos*. Y por supuesto, habla con el médico de tu hijo.

6

Bebés prematuros

Cuidados especiales para los más pequeños

Cuando una mujer, inesperadamente, da a luz de forma prematura, ni ella ni su pareja están preparados para este cambio de planes. Tienen un bebé con prisa por nacer, pero sus papás todavía no lo han asumido. Puede ser un momento aterrador, lleno de preguntas sin respuestas y que nos enfrenta a un futuro incierto.

Afortunadamente, el pronóstico para los bebés que nacen después de haber pasado 28 semanas en el útero de la madre ha mejorado enormemente en los últimos años. La combinación de nuevos procedimientos, equipos, medicamentos así como la abundancia de nuevas investigaciones y conocimientos brinda a los bebés un porcentaje de supervivencia y unas perspectivas excelentes. En este capítulo, te daremos una visión general de los cuidados especiales que deben prestarse a un bebé prematuro para mejorar su salud y continuar su desarrollo.

¿Qué es un bebé prematuro?

Un embarazo a término es aquel que dura 40 semanas. El método estándar calcula el embarazo contando desde el primer día del último período menstrual de la madre, aunque con frecuencia el bebé no es concebido hasta dos semanas más tarde. De manera que un bebé que nace a las 40 semanas, probablemente sólo tenga 38. Lo que significa que cuando tu médico calcule la edad de tu bebé para determinar su grado de prematuridad, sus cálculos y los tuyos, que se basan en la fecha de la concepción, no coincidirán.

Basado en este método para calcular la edad, un parto prematuro es el que tiene lugar entre las 20 y las 37 semanas (la posibilidad de supervivencia comienza realmente a partir de las 23 semanas). Los bebés que nacen en este período se llaman pretérminos y necesitarán ayuda de una plantilla especializada en cuidados médicos a bebés prematuros, que los apoyarán y protegerán mientras continúan creciendo y madurando.

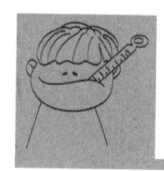

> ### Pequeño para la edad de gestación
>
> Un bebé pequeño para la edad de gestación es aquel que pesa menos de lo esperado para el número de semanas de gestación que han transcurrido desde su concepción. Este recién nacido puede ser un bebé a término que es muy pequeño al nacer o un bebé prematuro que es más pequeño de lo que debería ser para el tiempo que ha pasado en el útero. Un bebé pequeño para la edad de gestación, como un bebé prematuro, puede necesitar una atención especial después de nacer.

Grados de prematuridad

El tamaño, el peso, las necesidades específicas y el porcentaje de supervivencia varían dependiendo de con cuánta anticipación haya nacido el bebé. Las siguientes estadísticas de supervivencia excluyen aquellos bebés nacidos con problemas que no están directamente relacionados con la prematuridad.

Un bebé que nace entre las 35 y las 37 semanas de gestación se considera prematuro *borderline*. Parece igual e incluso puede pesar más que un bebé a término. La mayoría de estos bebés pesan entre 1,7 Kg. y 3,4 Kg. y miden entre 43 y 45 cm. El porcentaje de supervivencia en estos bebés es de un 98 a un 100 por ciento.

Los bebés que nacen entre las 30 y las 34 semanas de gestación suelen pesar entre 1 y 2,5 Kg. y miden entre 35, 5 y 47 cm. Su porcentaje de supervivencia es mayor al 98 por ciento.

Cuanto antes haya nacido tu bebé, más inmaduro será su desarrollo físico. Y mientras más inmaduro sea tu bebé más complicado será que pueda respirar, comer y regular la temperatura de su cuerpo.

Tu bebé tiene que crecer mucho externa e internamente antes de que se le pueda comparar con un bebé a término. No permitas que eso te incomode; el aspecto que tiene tu bebé es exactamente el que debe tener para su edad gestacional, y eso le hace precioso (la edad gestacional es el número de semanas completas de embarazo en el momento del parto).

Un bebé que nace entre las 26 y las 29 semanas (de 11 a 14 semanas antes de lo debido) es muy prematuro. La mayoría de estos bebés pesan entre 700 gr. y 1,7 Kg. y miden entre 30 y 43 cm.

Capítulo 6. Bebés prematuros

Su porcentaje de supervivencia varía: los que nacen a las 26 semanas y pesan aproximadamente 900 gr tienen de un 90 a un 95 por ciento de posibilidades de sobrevivir. Los que nacen entre las 28 y las 29 semanas tienen más de un 98 por ciento de probabilidades.

Los bebés que nacen con menos de 26 semanas de edad gestacional (más de 14 semanas antes) son extremadamente prematuros.

Estos bebés suelen pesar menos de 500 gr y miden menos de 30 cm. Menos del 5 por ciento de los bebés prematuros pertenecen a esta categoría y su porcentaje de supervivencia varía: los que nacen antes de las 26 semanas y pesan menos de 500 gr tienen un 50 por ciento de posibilidades de sobrevivir. Los que nacen antes de las 25 semanas tienen muchas menos posibilidades de supervivencia. Su salud corre un grave riesgo y los bebés requieren asistencia médica constante.

¿Por qué nacen bebés prematuramente?

En casi todos los casos, la razón de que se produzca un parto prematuro se desconoce. Pero se sabe que existen más probabilidades de que se produzca un parto prematuro en estas situaciones:

- En un embarazo múltiple (mellizos, trillizos, etc.).
- Existen anormalidades estructurales en el cuello del útero.
- Existe una hemorragia anormal de la placenta que cubre el cuello uterino (placenta previa) o la placenta se separa pronto de la pared uterina (abrupción placentaria).
- A la madre se le provoca el parto a causa de la hipertensión, de una infección intrauterina o una enfermedad crónica como la diabetes, una enfermedad coronaria o por tener hipertensión.
- La madre es menor de 20 años o mayor de 40.

El exceso de trabajo, fumar, beber, drogarse, una dieta pobre y un peso inadecuado también pueden influir, pero hay que recordar que hay muchos partos a término de mujeres con uno o más de estos factores. Es diferente para cada futura madre.

En algunos casos, a través de una ecografía o una prueba de sangre, se puede determinar si el bebé no está creciendo adecuadamente o si tiene un estado médico que hace previsible que el parto se produzca antes de tiempo. En otros muchos casos, mujeres con una salud buena y que se han cuidado tienen partos prematuros. El parto prematuro de sus bebés supone una absoluta sorpresa.

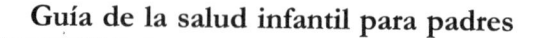

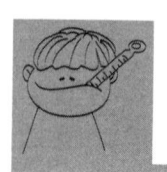

> **Cuidados especiales durante el embarazo**
>
> Si tu embarazo se complica por algún aspecto asociado con el parto prematuro, tu obstetra puede que te remita a un perinatólogo (médico especializado en los embarazos de alto riesgo) y a un neonatólogo (experto en el cuidado de los recién nacidos con necesidades especiales). El perinatólogo, junto con tu obstetra, seguirá el desarrollo del embarazo y en una serie de visitas periódicas te realizará las pruebas y procedimientos necesarios. El neonatólogo te ofrecerá información acerca de los cuidados que hay que dar a los bebés prematuros. Además, si tienes riesgo de tener un parto prematuro, deberías procurar tener el bebé en un hospital que pueda ofreceros a ti y al bebé cuidados intensivos cuando nazca. Los bebés que nacen demasiado pronto necesitan cuidados especializados y apoyo que provengan de la unidad de cuidados intensivos para neonatos en hospitales selectos.

Tienes un parto prematuro. ¿Y ahora qué?

El parto puede ser la mejor opción, especialmente si éste se ha desarrollado rápidamente o si la madre tiene complicaciones como la presión sanguínea alta, infecciones o hemorragias.

Si lo mejor es frenar el parto, te recomendarán que guardes cama y te darán líquidos intentado de esta forma frenar el parto. Si el parto sigue adelante, tu médico usará fármacos para impedir que siga su proceso. En la preparación para un parto prematuro, el obstetra te dará medicación esteroide como betametasona, que acelera el desarrollo de los pulmones del bebé, lo que aumenta sus posibilidades de supervivencia (es más efectiva si se da más de 24 horas antes del parto). Pero a pesar de las atenciones médicas, los partos prematuros no se pueden parar siempre.

Preparación de un parto precoz

Mientras transcurre un parto precoz, tu obstetra puede pedirle a un miembro del equipo de cuidados especiales que hable contigo acerca de cómo cuidar a un bebé que ha venido al mundo antes de tiempo. Esa persona te dará toda la información de la que disponga en ese momento:

- Por supuesto, querrás saber qué oportunidades tiene tu bebé de sobrevivir, pero antes del parto es difícil determinarlo. Hay que tener en consideración muchos factores. Los más importantes son la edad gestacional del bebé y el peso, la gravedad de los problemas respiratorios, la presencia o ausencia de enfermedades e infecciones y la presencia de malformaciones de nacimiento.

Capítulo 6. Bebés prematuros

- Desearás saber las posibilidades que tu bebé tendrá de sufrir una discapacidad o una minusvalía. Discapacidades menores comunes relacionadas con la prematuridad incluyen lapsos de atención cortos, problemas de aprendizaje en el colegio y poca coordinación. Minusvalías importantes incluyen deficiencia mental, incapacidad para caminar sin ayuda, ceguera y sordera. Los bebés a término pueden nacer también con estos problemas pero, con toda probabilidad, la gravedad de la discapacidad y los defectos de nacimiento aumentan en los niños que nacen de forma prematura. Es imposible predecir por adelantado la probabilidad de padecer una minusvalía importante. Además, algunos factores incrementan los riesgos de que existan estas minusvalías. Los bebés que nacen excesivamente pronto, particularmente los que lo hacen entre la semana 22 y la 24 de gestación, están muy enfermos al nacer y permanecen en este estado varias semanas, y los niños que tenían anormalidades cerebrales antes del parto o como consecuencia de su prematuridad, pueden padecer una minusvalía grave.

- Querrás preguntar aspectos relacionados con el parto prematuro tales como: ¿Quién va a cuidar del bebé en la sala de partos? ¿Tiene el hospital nido y una plantilla médica que cuide de bebés prematuros o necesitará el bebé que se le traslade a otro hospital? ¿Cuáles son algunos de los procedimientos habituales que se llevan a cabo en la unidad de cuidados especiales? Te sentirás mejor en el momento que tengas respuestas a preguntas como éstas.

Cuidados especiales para un parto especial

Muchos profesionales coordinan sus esfuerzos para cuidar a los bebés que nacen de forma prematura. Los bebés que requieren cuidados especiales después del parto son trasladados a la unidad de cuidados intensivos para neonatales o nido de cuidados intensivos. Allí cuidará del bebé un neonatólogo; con esta persona es con la que debes hablar para informarte sobre cuáles son los cuidados que el bebé necesita, basándose en sus características y circunstancias específicas.

La voz de la experiencia

«Me encanta la unidad de cuidados intensivos para neonatos. Mis dos hijos pasaron allí su primera semana en el hospital, y las enfermeras fueron muy cariñosas y comprensivas con todas las emociones por las que pasamos mi marido y yo. Además, los cuidados que nuestros hijos recibieron fueron excepcionales. Ambos llegaron a casa *pronto*».

De la *Encuesta a los padres de KidsHealth*

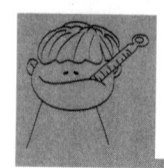

El neonatólogo trabaja conjuntamente con la plantilla médica para asegurarse de que el bebé está perfectamente atendido.

De hecho, muchos profesionales ayudan al bebé en la unidad de cuidados intensivos para neonatos, incluyendo los siguientes:

- El becario de neonatología es un pediatra que hace prácticas para ser neonatólogo.

- Los residentes de pediatría son médicos que hacen prácticas para ser pediatras.

- Los asistentes médicos y los enfermeros practicantes de neonatología han recibido una formación específica en cuidados intensivos a recién nacidos y desarrollan muchas tareas similares a las de los médicos de la unidad.

- El enfermero principal lleva a cabo personalmente la mayor parte de los cuidados del bebé, de la misma forma que desarrolla el plan para sus cuidados y te enseña cómo lo tienes que atender.

- El trabajador social te ayudará con asuntos que no son estrictamente médicos, como el seguro, el transporte, etc. Igualmente, te proporcionará apoyo emocional y consejo.

- El terapeuta para la respiración posee conocimientos concretos sobre el control del oxígeno, respiración asistida, tratamientos respiratorios, etc.

- El terapeuta ocupacional, terapeuta físico y el terapeuta de habla y lenguaje de la unidad de cuidados intensivos para neonatos han superado un período de aprendizaje con respecto al desarrollo del bebé y pueden enseñarte cómo fomentar su crecimiento y desarrollo.

Si el bebé tiene un problema particular, se puede llamar a otros especialistas médicos, como un cardiólogo para los problemas de corazón, un neurólogo para los problemas cerebrales y del sistema nervioso y un oftalmólogo para los problemas oculares.

Para obtener más información, consulta el capítulo 27, *El sistema de salud y los niños*.

Nuestro consejo

Sigue la pista

Lo más normal es que haya varias personas involucradas en los cuidados de un bebé prematuro. Puede que te sirva de ayuda tomar nota de los nombres de las personas que más han colaborado contigo.

Capítulo 6. Bebés prematuros

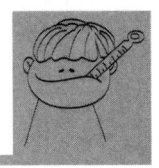

Equipo de transporte para el bebé prematuro

Cuando se espera que haya un parto prematuro, los preparativos se hacen por adelantado en un hospital que tenga unidad de cuidados intensivos. Pero cuando supone una sorpresa y sucede en un hospital que no está equipado para cuidar a bebés prematuros, tu hijo tendrá que ser rápidamente trasladado a un lugar que le ofrezca mayores facilidades para atender mejor sus necesidades.

El equipo de transporte para la unidad de neonatología del centro al que envían al bebé, junto con un médico o un practicante, un enfermero y un terapeuta para la respiración transportarán al bebé en helicóptero, avión o ambulancia al centro regional designado. En la mayoría de los casos, podrás visitar y tocar al bebé antes de ser trasladado, y podrás conocer y hablar con la plantilla médica del centro que se va a encargar de los cuidados del bebé durante su transporte. Te proporcionarán información sobre el centro al que llevan al bebé, dirección, número de teléfono... de esa forma, te mantendrás en contacto con el personal médico que cuida de tu hijo. Si es posible, la enfermera jefe te llevará unas fotos del bebé antes de trasladarlo. El padre del bebé u otros miembros de la familia no podrán acompañar al bebé, pero podrán ir detrás y seguir de cerca las evaluaciones médicas y los tratamientos.

Por supuesto, es complicado quedarse atrás mientras el bebé es trasladado a otro hospital. Pero encontrarás el apoyo de la plantilla médica y tu familia te ayudará a hacer frente a estos momentos difíciles.

La voz de la experiencia

«Cuando mi hijo de cinco años nació con 6 semanas de antelación en un pequeño hospital y tuvo que ser trasladado a una unidad de cuidados intensivos para neonatales, temimos por su vida. Pero todo el personal y los médicos fueron de gran ayuda y nos dieron mucho ánimo. La previsión de los médicos sobre el tiempo que mi hijo tendría que pasar en el hospital era de tres semanas, pero al final solamente estuvo ocho días. Y desde entonces no ha hecho otra cosa que hacerse más fuerte».

De la *Encuesta a los padres de KidsHealth*

Cómo llegar a conocer al bebé prematuro

Cuando visites al bebé, lo encontrarás rodeado de infinidad de máquinas necesarias para mantenerle con vida y que le ayudan a desarrollarse. Dormirá en una cama especial que lo mantiene caliente. Estará conectado a un monitor cardiorrespiratorio o a un monitor cardíaco, que mostrará la frecuencia de su pulso y la frecuencia respiratoria. Un cable conectado a la piel del bebé medirá su temperatura y, a su vez, estará conectado a un calentador o a una incubadora (observa la figura 6.1) que irá regulando la temperatura que el bebé necesite. Puedes ver que tiene una pequeña luz en la palma de la mano, pie, dedo o muñeca sujeta por medio de un trozo de adhesivo elástico. Un cable va desde la luz a una máquina llamada pulsioxímetro, donde se miden los niveles de oxígeno que hay en la sangre del bebé. Puede que tenga un pequeño catéter en una de las manos o de los pies o en el cuero cabelludo, unido por medio de un tubo a un recipiente de fluido. Este fluido es suero y se usa para suministrar líquidos, medicinas y nutrientes al bebé. También puede tener un catéter venoso umbilical o un catéter arterial umbilical, que es un pequeño tubo que se pasa a través de la arteria del bebé o a través de lo que queda del cordón umbilical. Además de suministrar fluidos, medicinas y nutrientes al bebé, el catéter permite sacar sangre para hacerle pruebas de forma que no le resulte doloroso. Los médicos y enfermeras que cuidan de tu bebé te explicarán detalladamente qué son todos esos timbres y pitidos. Aunque al principio te alarmen, pronto te acostumbrarás a ellos y aún más sabiendo que controlan la respiración de tu hijo.

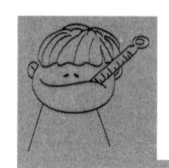

Puede que si tu hijo es prematuro su apariencia te asuste o te sorprenda. Pero intenta recordar que no estás mirando a un bebé a término, estás viendo a un bebé que ha nacido antes de tiempo y que tiene que crecer y desarrollarse fuera del útero. Su aspecto es el que tendría si aún no hubiera nacido. La cabeza de un recién nacido prematuro es larga en comparación con su cuerpo. Tiene la piel fina, parece arrugada y teñida de un color entre el rojo y el púrpura. Parece flaco porque aún no ha desarrollado una capa de grasa que lo aísle. Y el lanugo cubre su espalda y ambos lados de la cara.

Los niños que han nacido con demasiada anticipación tienen la piel con una transparencia gelatinosa que hace que las arterias y venas superficiales estén claramente visibles. Las orejas no las tiene derechas sino dobladas hacia abajo, puesto que aún no ha desarrollado un cartílago firme. El pecho parece pequeño y le sobresalen las costillas. Y no tiene pezones, lo único que se puede ver es la areola (el círculo de piel oscura que rodea al pezón). Tiene «proyectos de dedos» y uñas blandas que no cubren todo el tramo.

Incluso en los bebés muy prematuros, los órganos genitales masculinos y femeninos se diferencian claramente. Los testículos no han descendido aún del escroto, lo que puede hacerlos parecer más pequeños y más lisos que los de un bebé más grande. El clítoris femenino aparecerá prominente debido a que los pliegues exteriores de piel que los protegen aún no se han desarrollado por completo. Tiene poco tono muscular, lo que le dificulta mover los brazos y las piernas, y los mantiene pegados al cuerpo en posición fetal. El sistema nervioso también es inmaduro, lo que hace que los movimientos del bebé sean bruscos.

Aunque la apariencia del recién nacido prematuro pueda sorprender al principio, la mayoría de los padres se maravillan de que su bebé, aunque sea extremadamente pequeño, tenga brazos, piernas, genitales y dedos.

Capítulo 6. Bebés prematuros

El bebé abre los ojos, los cierra cuando siente una luz brillante y parpadea cuando escucha un sonido alto. El bebé se estira y bosteza, estornuda y tiene hipo. Puede llorar e incluso puede que haga esfuerzos por succionar. El comienzo por adelantado de la vida de un prematuro es un acontecimiento maravilloso.

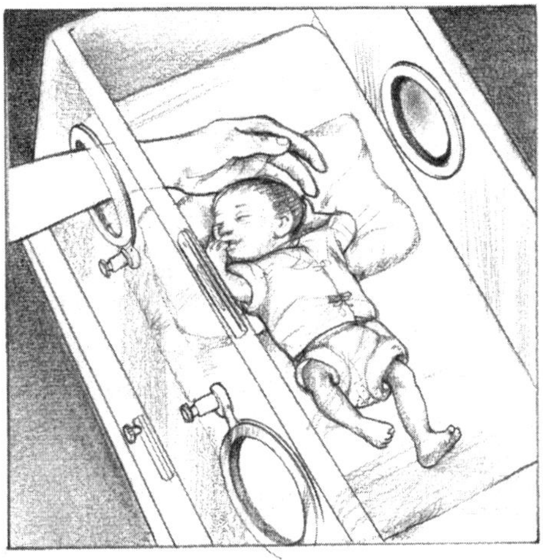

Figura 6.1. Un bebé prematuro en la incubadora. Cuando un bebé prematuro necesita estar en una incubadora o en otro ambiente controlado durante un tiempo, puede beneficiarse enormemente del contacto suave y tranquilizador de sus padres. Este contacto calma al bebé y le ayuda a mejorar.

Las abrumadoras emociones de los padres

Tener un bebé prematuro es una de las experiencias más estresantes que un padre puede tener. Si das a luz prematuramente, puede que sufras un shock inicial, que te sientas abrumada completamente por los problemas que rodean al parto prematuro. Puede que te resulte difícil pensar con claridad y recordar lo que se ha dicho. Necesitarás que te repitan la misma información varias veces. Experimentarás sentimientos de negación, sin querer creer lo que está sucediendo. Desearás despertarte de esta pesadilla. Te sentirás enfadada porque tu bebé está enfermo y te entristecerá no haber dado a luz un bebé a término como habías planeado y soñado.

Es normal que las familias experimenten síntomas de ansiedad o depresión durante este tiempo. Algunos padres se apoyan en sus familias, en sus amigos, en el clero o buscan ayuda profesional. Los médicos, enfermeros y trabajadores sociales de la unidad pueden ser una magnífica fuente de apoyo. Muchas unidades cuentan con grupos de apoyo de padres que ya han pasado por la experiencia que estás atravesando ahora. Los consejos de un padre veterano pueden resultarte reconfortantes. También el médico que has elegido para que cuide a tu hijo después del parto puede ser una fuente de apoyo mientras tu bebé está en la unidad de cuidados intensivos. No debes dudar en buscar ayuda profesional para combatir la ansiedad y la depresión.

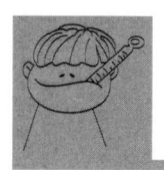

¿Qué puedes hacer por el bebé?

Junto con todos los cuidados profesionales que tu bebé recibirá, existen otros aspectos que sólo tú puedes darle para que mejore.

Lactancia materna

Alimentar a un niño prematuro con leche materna trae consigo multitud de ventajas. Además de las que tiene la leche de por sí (consulta el capítulo 8, *Cómo dar el pecho*, y el capítulo 9, *Cómo dar el biberón*, para obtener más detalles), contiene la cantidad de nutrientes que un recién nacido prematuro necesita. La primera leche que sale del pecho de la madre y que se conoce con el nombre de calostro es especialmente rica en anticuerpos y células que ayudan a luchar contra las infecciones. Los bebés prematuros toleran mejor la leche de la madre y ésta reduce el riesgo de padecer enterocolitis necrosante, un grave problema del intestino inmaduro. Pequeñas cantidades de leche materna durante los primeros días o semanas después del parto benefician la salud del bebé. Así que si tienes dudas acerca de si le vas a dar el pecho al bebé o no, considera al menos la posibilidad de darle leche materna a tu hijo unas cuantas semanas o mientras esté en el hospital.

Al principio, amamantar al bebé requerirá paciencia, tiempo y alguna equipación. Muchos bebés prematuros no son capaces de alimentarse del pecho de la madre durante días o semanas después del parto. Cuando esto sucede, se puede bombear la leche del pecho materno, ésta será acumulada y almacenada y se le proporcionará al bebé a través de un pequeño tubo que pasa desde la nariz o desde la boca hasta el estómago. Deberías empezar a bombear leche o a sacar leche del pecho tan pronto como sea posible después del parto y continuar haciéndolo a intervalos regulares para establecer el apoyo de leche. Conforme tu bebé madure, irá desarrollando las habilidades necesarias para alimentarse directamente del pecho.

Piel con piel

Tanto si alimentas al bebé con leche materna como si lo haces con biberón, tú y tu hijo os beneficiaréis del contacto «piel con piel». El contacto «piel con piel», también denominado «cuidados del canguro», es una forma especial de sostener a tu bebé. Se le viste tan sólo con un pañal y se le sitúa en el pecho de la madre o en el del padre. La cabeza del bebé se gira hacia un lado, de manera que su oído quede sobre el corazón del padre. Los tubos de ventilación y los cables se tapan con la ropa del padre y las mantas se colocan sobre el bebé y sobre el pecho del padre para mantener el calor.

Capítulo 6. Bebés prematuros

Mientras tu bebé está conectado a los aparatos que muestran la frecuencia cardíaca, la respiración y la temperatura, puedes sentarte junto a la cama del bebé y disfrutar de este momento de intimidad con él.

Además, la forma de sostener al bebé «piel con piel» es muy emocionante y tiene otros muchos beneficios de los que se disfruta, aunque este acontecimiento dure sólo unos pocos minutos al día. La temperatura del bebé, su respiración y su ritmo cardíaco tienden a estabilizarse. Como resultado de este tipo de contacto, los bebés ganan más peso, se alimentan mejor, duermen durante más tiempo y lloran menos. Las madres que dan el pecho a sus hijos con la postura de «cuidados del canguro» tienen más probabilidades de producir la cantidad de leche apropiada.

Cuidados para el desarrollo

Tu participación en el programa de cuidados para el desarrollo del bebé será de gran influencia en su desarrollo físico y mental. Los cuidados para el desarrollo son un proceso mediante el cual las personas que le proporcionan cuidados, incluyendo los padres, aprenden a interpretar las respuestas sutiles del bebé o las pistas, de forma que pueden identificar lo que les gusta y lo que no les gusta, así como interpretar sus necesidades individuales.

Cada bebé prematuro es un individuo único con una personalidad distinta. Tendrá sus propias respuestas bien definidas con respecto a su entorno y los cuidados que recibe. Estas respuestas están agrupadas en dos: «señales estables» y «señales de tensión».

Las señales estables, como las posturas relajadas, los movimientos suaves y la capacidad para enfocar la atención, indican que al bebé le gusta lo que le rodea y está preparado para la interacción.

Las señales de tensión, como el hipo, los movimientos bruscos y la irritabilidad, indican que el bebé no está a gusto. Estas señales, a veces, son signos para mostrarnos su necesidad de hacer un paréntesis en su actividad diaria. Se ha demostrado que los cuidados para el desarrollo acortan la estancia de los bebés en el hospital, reducen las complicaciones y las intervenciones y mejoran sus habilidades para el desarrollo.

Mientras que tu bebé está en el hospital y es más vulnerable, deseará que la luz y los niveles de ruido sean moderados. Ayudar a tu bebé a tener una posición flexible con mantas enrolladas o con otros productos disponibles comercialmente contribuirá a que esté más cómodo y estimulará un desarrollo motor apropiado. Dormir ininterrumpidamente le proporcionará a tu bebé el descanso que necesita para curarse y para crecer. Mientras tu hijo madura sus órganos y se hace más estable físicamente, desearás que se te proporcionen más oportunidades para interaccionar con él cuando esté despierto.

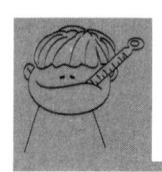

Problemas médicos comunes y procedimientos

Los cuidados médicos proporcionados a un bebé prematuro son individualizados para atender a sus necesidades específicas. Los profesionales que se encargan de ello te darán una información extensa acerca de sus necesidades y todos los procedimientos y tratamientos que necesita. Además, los bebés que nacen prematuramente experimentan algunos problemas médicos comunes y requieren ciertos procedimientos con los que debes estar familiarizado. Resulta práctico poseer algunos conocimientos cuando el asistente sanitario te dé determinadas informaciones.

Control de la temperatura corporal

Los bebés prematuros no tienen capas de tejido aislante ni grasa que les permita mantener su temperatura corporal. Necesitan, por lo tanto, una fuente de calor artificial, como una cama abierta con calefacción o una incubadora, que les ayude a mantenerse calientes. La temperatura del bebé y la que le rodea está constantemente controlada para asegurar que es la apropiada. Cuando tu bebé crezca y madure, podrá mantener su temperatura en una cuna o en un moisés arropado entre mantas.

Problemas respiratorios

Algunos niños prematuros son capaces de inspirar sin respiración asistida, pero la mayoría no tiene los pulmones lo suficientemente maduros para que hagan el trabajo por sí solos. Esta inmadurez causa una serie de problemas médicos que requieren cuidados específicos.

Síndrome de distrés respiratorio

Este síndrome es la enfermedad pulmonar más común entre los niños prematuros. Se debe a la inmadurez en el desarrollo de los pulmones. Mientras más prematuro sea el bebé, más probabilidades tiene de padecer este problema, que está causado porque los pulmones tienen una cantidad inadecuada de líquido surfactante. El líquido surfactante es una sustancia con un aspecto similar a la sopa y que se produce en los pulmones para luego extenderse como una capa protectora que cubre los alveolos, permitiendo que se abran.

Un bebé que tenga este síndrome tiene mayor necesidad de oxígeno o de administración de oxígeno bajo presión, también llamado presión de aire positiva continua, que ayuda a mantener abiertos los alveolos. Si la deficiencia de surfactante es grave, necesitará un tubo para respirar (tubo endotraqueal) que se insertará en la traquea, o bien necesitará una máquina

Capítulo 6. Bebés prematuros

para respirar (un respirador o un ventilador). A tu bebé se le puede suministrar un surfactante artificial, una sustancia que se le suministra directamente a los pulmones por medio del tubo. Si tu bebé es excesivamente prematuro o tiene más enfermedades graves, la recuperación será lenta.

Cuando el síndrome de distrés respiratorio ha sido grave o ha habido otras complicaciones, tu bebé puede tener lesiones y cicatrices en los pulmones llamadas displasia broncopulmonar. Esta displasia es la reacción de los pulmones prematuros a su enfermedad, al oxígeno y a la ventilación mecánica que fue necesaria para tratar la enfermedad pulmonar del bebé. Un bebé con displasia broncopulmonar necesita más oxígeno y medicamentos para los pulmones y este tratamiento se puede prolongar durante semanas o meses, normalmente hasta un año.

Apnea del prematuro

La apnea es un estado en el que existen pausas periódicas de la respiración y que suele ir acompañado de la braquicardia (ritmo cardíaco lento) o cambios en el color del bebé, que puede aparecer pálido, morado o azul. En el caso de los bebés prematuros los centros de control de la respiración no han madurado lo suficiente en el cerebro. Normalmente tienen una respiración irregular (arranca con una enorme inspiración seguida de respiraciones superficiales o pausas). La apnea del prematuro puede ser tratada con medicación como la cafeína, la teofilina y la aminofilina. Algunos bebés pueden necesitar oxígeno suministrado bajo presión, a través de pequeños tubos que se sitúan en la nariz. Otros pueden ser colocados en un ventilador. La apnea del prematuro desaparece a medida que tu hijo crece y madura.

Hipoglucemia

La hipoglucemia, o baja cantidad de azúcar en la sangre, suele aparecer en los bebés prematuros. No han tenido suficiente tiempo en el útero para almacenar la glucosa (azúcar) necesaria para realizar las tareas de los recién nacidos (respirar, llorar y mover los brazos y las piernas). Los niveles de azúcar en la sangre son controlados de cerca especialmente en las primeras horas después del parto. La perfusión intravenosa de agua azucarada le proporcionará a tu bebé el azúcar que necesita para tener energía.

Desafíos en alimentación y nutrición

Unos cuantos días después del parto, a los niños prematuros se les da un líquido que se llama solución de hiperalimentación a través de un catéter umbilical; esto les proporcionará proteínas y grasas, junto con vitaminas y minerales, además de azúcar. En el momento en el que tu hijo sea suficientemente fuerte, se le puede empezar a alimentar con leche materna bombeada o con fórmula.

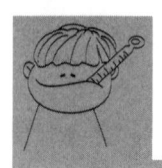

Dependiendo de la edad gestacional, puede que el bebé prematuro aún no sea capaz de succionar, tragar y respirar todo a la vez. Además, puede que en las primeras tomas haya que darle la leche a través de un tubo que se le coloca en la boca o en la nariz y que pasa hasta el estómago. Se le puede dar como un lento goteo continuo, llamado nutrición continua, o en pequeñas cantidades cada pocas horas, llamada nutrición en bolo. De cualquier forma, a medida que se aumenta la alimentación lentamente se disminuye la perfusión intravenosa.

Mientras que el bebé es alimentado por medio del tubo, se le puede ofrecer un chupete o el pecho para estimular y satisfacer su deseo de succión. Quizás te preocupe el hecho de que tu bebé use chupete porque hayas oído que su empleo en las primeras semanas de los recién nacidos a término puede provocar dificultades a la hora de dar el pecho. En los bebés prematuros, además, la succión sin nutrientes (succión sin ingerir leche) calma al niño, ayuda a la digestión y favorece que gane peso.

Poco a poco, a medida que tu hijo mejore, aprenderá a alimentarse del pecho o del biberón. A las 34 semanas de gestación, la mayoría de los niños coordinan el patrón de succión-ingestión-respiración y están preparados para empezar las tomas de leche (algunos ya están preparados a las 32 semanas, aunque otros no lo están hasta las 36). Al principio, se le ofrecerá leche solamente una vez al día. El número de tomas se irá incrementando conforme tu hijo tenga más habilidad. La coordinación en la alimentación por la boca es una de las asignaturas más difíciles que los niños prematuros deben aprender antes de poder abandonar el hospital.

Ictericia

La ictericia es la causante de que veamos la piel del bebé amarillenta en sus primeros días de vida, ya se trate de un niño prematuro o de uno a término. Normalmente se controla con un tratamiento de luz llamado fototerapia, como hemos explicado en el capítulo 5, *Necesidades médicas comunes de los recién nacidos*.

Infección

Los bebés prematuros corren el riesgo de tener infecciones porque su sistema inmunológico no está lo suficientemente desarrollado. Tu médico tomará muestras de sangre, orina y líquido cefalorraquídeo con frecuencia, para así poder detectar cualquier tipo de

Capítulo 6. Bebés prematuros

infección. En el caso de que haya infección, se tratará con medicamentos. Entre las infecciones más comunes de los niños incluimos éstas:

- Infección generalizada o infección de la circulación sanguínea (sepsis).
- Neumonía, infección en los pulmones.
- Meningitis, infección del fluido que rodea el cerebro.
- Infección del tracto urinario.
- Infecciones de la piel o bajo la piel (absceso).

Estas infecciones están entre las más serias que amenazan la salud del bebé y su bienestar a la larga.

Anemia

La anemia es una concentración anormalmente baja de hemoglobina, las células que llevan oxígeno a todas las partes del cuerpo. Todos los bebés prematuros experimentan algún grado de anemia por una razón u otra. La anemia en estos bebés puede ser un signo de una dieta pobre, o de estar ganando poco peso, e incrementa el ritmo cardíaco como si intentara compensar la carencia de oxígeno que debería llegar a los tejidos. Esta condición se trata con transfusiones de hemoglobina.

Ductus arteriosus

El conducto arterial es una conexión de vasos sanguíneos que conectan la arteria principal que se dirige a los pulmones (arteria pulmonar) con la arteria principal que lleva la sangre a todas las partes del cuerpo (aorta). Normalmente estos conductos se estrechan y se cierran en las primeras horas y en los primeros días después del parto. En los niños prematuros, y muy especialmente en aquellos que tienen síndrome de distrés respiratorio, el conducto está abierto, de manera que los bebés reciben en sus pulmones un exceso de sangre, haciéndoles respirar con mayor dificultad.

Si el conducto es pequeño, el médico de tu hijo esperará para ver si se cierra por sí solo. Mientras el conducto esté abierto, puede que el médico reduzca la cantidad de fluido que recibe el bebé y que le administre una medicación, llamada diurético, para disminuir el líquido en los pulmones. Para tratar el ductus arteriosus, el doctor puede usar una medicación que haga que el conducto se estreche de forma que fluya menos sangre a través de él. Si el conducto no se cierra con la medicación, el PDA se puede atar (ligar) quirúrgicamente mediante una incisión en el pecho del bebé.

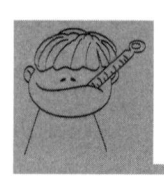

Enterocolitis necrosante

La enterocolitis necrosante es un grave desorden intestinal que puede causar la destrucción de parte del intestino. El intestino de los prematuros es sensible a los cambios de circulación sanguínea que puedan alterar la actividad normal de las bacterias intestinales. Esto puede producir una infección en las paredes del intestino, que causa hinchazón, irritación e incluso destruye el intestino.

El porqué estos bebés desarrollan la enterecolitis necrosante no está claro. Ocurre con más frecuencias en los bebés prematuros y en los que han estado muy enfermos desde el parto. Los bebés que son amamantados son menos propensos a padecer enterecolitis necrosante.

Ya que esta condición supone una amenaza para la vida de un bebé prematuro, se vigila muy de cerca su evolución. Si el médico de tu hijo piensa que está desarrollando esta enfermedad, suspenderá su alimentación y le dará líquidos por medio de un pequeño catéter de plástico colocado en una vena. Se le colocará un tubo en el estómago desde la nariz o la boca para drenar el aire y los fluidos del estómago y los intestinos del bebé. Tu hijo empezará a tomar antibióticos y será controlado muy de cerca por medio de análisis de sangre y frecuentes radiografías de los intestinos.

Algunos bebés requieren cirugía y se les extirpa la parte del intestino que está dañada. El extremo del intestino que estaba junto a la parte extraída se llevará a la superficie de la piel a través de una apertura llamada ostomía. El bebé pasará sus deposiciones a una bolsa en el abdomen. Cuando se recupere y crezca, el extremo sano del intestino volverá a unirse.

La mayoría de los bebés que se recuperan de una enterocolitis necrosante no tienen problemas adicionales. Algunos tienen cicatrices y estrechamientos en los intestinos, lo que les puede causar obstrucciones del mismo. Cuando la parte del intestino que se quita es grande, la que queda puede que no sea suficiente para absorber todos los nutrientes necesarios para un óptimo crecimiento.

Retinopatía del prematuro

La retinopatía del prematuro es un crecimiento anormal de los vasos sanguíneos en el ojo del bebé. En un desarrollo normal, los vasos sanguíneos surgen en la parte posterior del ojo y crecen en todas las direcciones hacia la parte anterior del ojo. Este proceso se completa unas cuantas semanas antes de que finalice el embarazo. En niños prematuros el proceso puede detener su curso y los vasos pueden crecer y ramificarse de una forma anormal. Los prematuros más pequeños y más enfermos tienen un enorme riesgo de desarrollar esta retinopatía. Los bebés prematuros con este riesgo tendrán que pasar un examen ocular que

Capítulo 6. Bebés prematuros

les realizará un oftalmólogo, cuando tengan entre 4 y 6 semanas, con seguimientos regulares cada una o dos semanas, hasta que los vasos oculares hayan completado su crecimiento hasta los bordes de la retina.

El oftalmólogo examinará los ojos del bebé para asegurarse del correcto crecimiento de los vasos sanguíneos. Los bebés que tienen esta enfermedad en la etapa I o II no suelen necesitar tratamiento y el crecimiento anormal se corrige por sí mismo. Los seguimientos son necesarios. En la etapa III, los bebés necesitarán un tratamiento con terapia láser (destruyendo los vasos con calor) o con crioterapia (helándolos). Sin tratamiento, este anormal crecimiento de los vasos puede causar cicatrices, una deformación o desprendimiento de la retina e incluso ceguera. Si se trata, las posibilidades de ceguera descienden pero no siempre se pueden evitar. La miopía, la ambliopía y el estrabismo se pueden desarrollar como resultado de la retinopatía.

Hemorragia intraventricular/Hidrocefalia

Los vasos sanguíneos que están en el cerebro o cerca son frágiles y propensos a romperse. En la mayoría de las unidades de cuidados intensivos, a los bebés nacidos antes de las 32 o de las 34 semanas de gestación se les hacen análisis rutinarios para detectar una posible hemorragia intraventricular; se trata de una hemorragia en los espacios de fluidos naturales (ventrículos) del cerebro.

La ecografía es la forma más fiable y sencilla de diagnosticarlo. Se realiza junto a la cama del bebé.

Mientras más prematuro o enfermo esté el bebé, mayor riesgo hay de que sufra una hemorragia intraventricular. Estas hemorragias se clasifican en cuatro grados de gravedad. En el grado I, la forma más leve, una pequeña hemorragia se localiza en el área del cerebro que tiene infinidad de vasos sanguíneos y crece rápidamente durante la vida del feto. En el grado II hay también una pequeña cantidad de sangre en los ventrículos. La sangre se suele absorber lentamente por el cuerpo. Ni el grado I ni el II tienen consecuencias a largo plazo para el desarrollo y el crecimiento.

En el grado III, una gran cantidad de sangre en los ventrículos produce un ensanchamiento en los mismos, que a veces es sólo temporal. El cuerpo reabsorbe lentamente la sangre. Además, la gran cantidad de sangre en los ventrículos puede bloquear la circulación del líquido cefalorraquídeo e interferir en la absorción de éste alrededor del cerebro. Esto conduce a la hidrocefalia, lo que significa que hay demasiado líquido en los ventrículos. Este líquido adicional es el causante de que la cabeza del bebé crezca más rápido de lo normal y presione el cerebro del bebé. La mayor parte de los recién nacidos con grado III no desarrollan hidrocefalia. Los bebés que necesitan tratamiento quirúrgico para aliviar la presión que se ejerce en el cerebro corren un gran riesgo de desarrollar una discapacidad.

El grado IV es una hemorragia en los tejidos cerebrales. Con frecuencia se acompaña de grandes cantidades de sangre en los ventrículos y de hidrocefalia. Es parecido a lo que le sucede a un adulto que se ha dado un gran golpe. Estos bebés corren un gran riesgo de sufrir daños permanentes en el cerebro y graves discapacidades que le impidan un normal desarrollo. Otro tipo de daño cerebral es la leucomalacia periventricular. Se trata de una lesión en la parte del cerebro que controla el movimiento. Este tipo de lesión se asocia con la parálisis cerebral (consulta el capítulo 32, *Problemas de salud en la primera infancia*, para obtener más información).

El médico de tu hijo te dará información sobre este tema si éste es el caso de tu bebé. Los análisis sanguíneos adicionales y las ecografías de seguimiento se pueden llevar a cabo mientras tu hijo crece. Es importante saber que una ecografía de un cerebro normal no significa que el bebé tendrá un resultado neuronal normal. Aunque los estudios en imágenes del cerebro pueden ayudar a tu médico a evaluar los posibles riesgos, no existe ningún método fiable que prediga cuál será el estado del bebé cuando abandone el hospital. Factores como la genética, los problemas de salud futuros y el entorno familiar influirán en el crecimiento y desarrollo. Sólo el seguimiento del niño durante varios años proporcionará una imagen clara de cómo estará tu bebé.

Nos llevamos el bebé a casa

La mayoría de los bebés que se van a casa pueden regular su temperatura en una cuna abierta y alimentarse del pecho de su madre o con biberón, además de haber ganado bastante peso. La media de los bebés que cumplen este criterio lo hacen entre dos y cuatro semanas antes de la fecha que se les indicó en un primer momento, pero varía enormemente, especialmente en el caso de los niños prematuros más pequeños y enfermos.

Mientras se acerca el momento de regresar a casa, la plantilla te permitirá pasar varias noches en el hospital para que estés más cómoda una vez que el bebé llegue a casa. A veces, la plantilla dispondrá que una enfermera te visite antes y después de que abandones el hospital, para que te ayude a organizarte en casa. Necesitarás saber cuándo será la visita en casa y quién contactará contigo para establecerla.

Antes de irte querrás aprender cuál es la posición adecuada que debe llevar el bebé en la silla del coche. Una vez que hayas decidido cuál será el médico de tu hijo cuando abandones el hospital, desearás establecer una cita con él en un corto espacio de tiempo. Además, tu hijo tendrá más citas con otros servicios y otros especialistas, como el neurólogo, el médico que se encarga de los problemas cerebrales y del sistema nervioso. Si tu bebé es un niño, decide si quieres practicarle la fimosis. Querrás saber los resultados de todas las pruebas rutinarias que se han hecho en el hospital y si es necesario que se repita alguna. Las

Capítulo 6. Bebés prematuros

pruebas rutinarias incluyen auscultación, una prueba metabólica, un examen ocular y una ecografía del cráneo. Pide información sobre las vacunas. Consigue una relación de todas las vacunas que se le han dado.

Todos los padres deben aprender a practicar la reanimación cardiopulmonar. La mayoría de los hospitales tienen programas de aprendizaje. Si el tuyo no lo tiene, contacta con la Sociedad Española de Cardiología (www.secardiologia.es). Si tu bebé se va a casa con un monitor de apnea, completa el aprendizaje del funcionamiento del monitor. Apréndete los números más importantes de urgencias.

La mayoría de los padres se sorprenden cuando se sienten tristes y ansiosos ante la inminente salida del hospital. Después de todo, llevarse el bebé a casa es en todo lo que han pensado desde que el bebé nació. Pero es una reacción natural. Llevarse a casa a un bebé tan pequeño que ha tenido cuidados intensivos las 24 horas del día puede ser un poco preocupante. No te inquietes, los doctores, las enfermeras y los trabajadores sociales seguirán dándote su total apoyo en este gran cambio que va a experimentar tu familia. Cuando el bebé esté listo para irse a casa, tú estarás nerviosa pero preparada. Y a tu bebé le encantará estar en casa.

¿Necesitas más información?

Consulta el índice y el apéndice C, *Guía de recursos*. Y por supuesto, habla con el médico de tu hijo.

7

La fimosis o circuncisión

El tema, la decisión

Si esperabas con impaciencia este capítulo deseando encontrar una respuesta médica acerca de si debes practicarle una fimosis a tu hijo, lo sentimos, aquí no la vas a encontrar. En la mayoría de los casos, la fimosis es una decisión personal que depende por completo de los padres. Sin embargo, este capítulo te proporcionará información que te ayudará a tomar una decisión.

¿En qué consiste la fimosis?

Es una operación en la que se elimina un trozo de piel (del prepucio) que rodea y cubre el extremo del pene (el glande). La eliminación del prepucio deja al descubierto el final del pene (observa las figuras 7.1 y 7.2).

Es difícil saber cuántas circuncisiones tienen lugar en EE.UU. porque la mayoría se desarrollan como un ritual y se practican fuera del hospital. Los porcentajes de circuncisiones varían enormemente dependiendo de los grupos raciales, étnicos y socioeconómicos. Estudios recientes indican que dos terceras partes de los niños recién nacidos de EE.UU. en 1995 habían sido sometidos a este proceso.

Esta operación dura tan sólo unos minutos y es raro que se produzcan complicaciones si la persona que la lleva a cabo es un médico especializado (un obstetra, el médico de la familia o un pediatra) o un *mohel* (la persona que se encarga de hacer las circuncisiones rituales judías). La piel del pene sana en unos cuantos días y se necesitan pocos cuidados tras el proceso (consulta el capítulo 11, *Cuidados básicos de los recién nacidos*, para obtener más información sobre los cuidados del pene tras una fimosis).

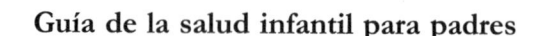

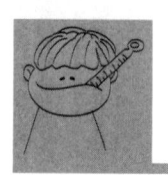

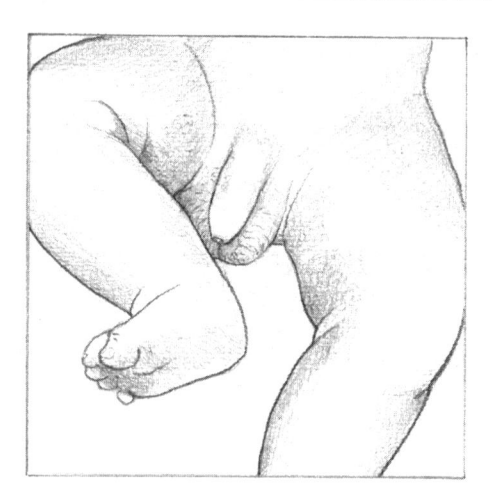

Figura 7.1. Pene sin circuncidar. El pene de un recién nacido sin circuncidar tiene un collar de piel, conocido con el nombre de prepucio, que rodea la cabeza del pene.

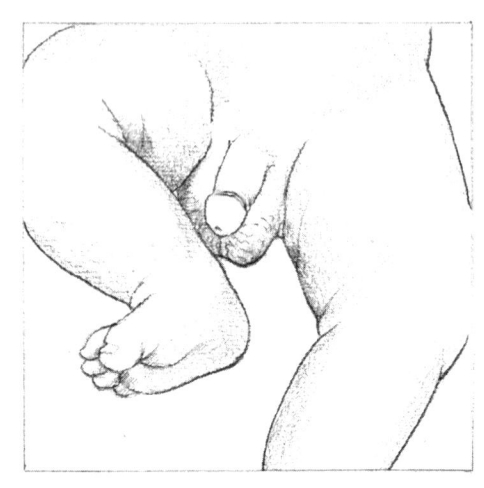

Figura 7.2. Pene circuncidado. En esta imagen, vemos cómo el prepucio ha sido retirado quirúrgicamente para dejar al descubierto la cabeza del pene.

Cómo tomar la decisión

Si sabes que vas a tener un niño, debes tomar una decisión sobre la fimosis antes de que nazca. Probablemente vas a tener bastantes cosas en la cabeza con la emoción del parto como para tener que pensar en otra más.

Para padres que tengan creencias religiosas, la decisión puede ser más simple y se basa en la tradición de la circuncisión como rito que se ha practicado durante miles de años. En las religiones judaica y musulmana, la circuncisión se considera como una importante expresión de la relación del niño con Dios.

En otros casos, la operación se realiza por costumbre: «A su padre se le operó» o «así no se sentirá diferente a los demás», por estética o por consideraciones higiénicas. En algunos casos, la decisión se toma basándose en falsas premisas, como la creencia errónea de que la operación disminuye el deseo de masturbarse.

La decisión se complica cuando la madre y el padre no están de acuerdo. Especialmente si pertenecen a distintas religiones o a distintos ambientes. No hay una respuesta fácil. Si ambos padres adquieren más conocimientos sobre el tema y hablan sobre lo que han leído al respecto (incluido este capítulo), eso puede ayudar a tomar una decisión con la que ambos estén satisfechos. Normalmente el padre tiene una idea más arraigada que la madre al respecto, ya sea a favor o en contra. Si ése es el caso de tu familia, querrás seguir los deseos de la persona a quién más importa esa decisión.

Capítulo 7. La fimosis o circuncisión

Decidas lo que decidas, te ayudará recordar que, operados o no, la mayoría de los niños crecen saludables y felices. La forma en que resolváis esta cuestión (ya sea acercándoos más o dejando un poso de amargura entre vosotros) puede tener más consecuencias en la felicidad de vuestro hijo que lo que estáis decidiendo en sí.

Ahora te ofrecemos algunos aspectos que puedes tener en cuenta a la hora de tomar una decisión.

> **Las últimas investigaciones**
>
> «Existen evidencias científicas que demuestran los beneficios de practicar la circuncisión a los niños, sin embargo estos datos no son suficientes para recomendarla rutinariamente a los recién nacidos».
>
> Política estatal de 1999 de la *Task Force on Circumcision* de la *American Academy of Pediatrics*.

Infecciones del tracto urinario

En la actualidad existen evidencias médicas que indican que las infecciones del tracto urinario son más comunes en los niños que no han sido circuncidados que en los niños a los que se les ha circuncidado durante el primer año de vida. Además, queremos hacer constar que estas infecciones se producen en un caso de cada cien de los niños que no se han operado (contra uno de cada mil niños que se han operado). Las infecciones se tratan y los efectos secundarios de haber tenido una infección del tracto urinario en la infancia son inciertos.

Balanitis, fimosis y consideraciones higiénicas

Con frecuencia, el prepucio no se separa por completo del extremo del pene, impidiendo la total retracción del prepucio para dejar al descubierto el glande. Pueden pasar meses o años antes de que el prepucio sea retráctil, lo que permite limpiar al niño el área del pene que hay bajo el prepucio (esto le sucede al 90 por ciento de los niños a los que no se les opera durante los cinco primeros años de vida). La balanitis, infección del glande y del prepucio, es más común en los niños que no están operados, pero normalmente se puede evitar enseñando a los niños a limpiar regularmente esa zona, una vez que el prepucio sea retráctil.

A un porcentaje de los niños que no son operados, entre un cinco y un diez por ciento, el prepucio se les queda envolviendo el glande de forma ajustada, impidiendo que se pueda retraer con facilidad; entonces suele practicarse una operación de fimosis. En algunos casos, la fimosis puede elevar el riesgo de balanitis, que se produzcan dolores en el momento de la erección e incluso que se produzca un bloqueo en el conducto urinario (incluso los niños que no han sido operados deben tener un potente chorro urinario; consulta a tu médico si la orina de tu hijo sale doblada). Estas condiciones requieren cirugía, lo cual es un proceso normal que se lleva a cabo con anestesia general.

Cáncer peneano y enfermedades de transmisión sexual

Aunque el riesgo de cáncer peneano ocurre con más frecuencia en hombres no operados, esta condición es rara y afecta sólo a 1 de cada 100.000 hombres en EE.UU. Si por esta razón existe la posibilidad de que aumente el riesgo de cáncer de útero en la pareja sexual de un hombre que no está operado es algo que tampoco está demostrado.

Algunos estudios han demostrado que los hombres a los que no se les ha practicado una fimosis tienen un mayor riesgo de padecer sífilis e infecciones de VIH, pero los resultados de estos estudios son demasiado conflictivos y complejos como para llegar a una conclusión definitiva.

Función sexual y sensación

Rumores anecdóticos han establecido que la fimosis puede reforzar o disminuir la sensación del pene. Sin embargo, los estudios científicos no han demostrado ninguna diferencia en estas cuestiones.

Apariencia y aceptación social

Algunos padres toman la decisión basándose en los sentimientos que el hijo pueda experimentar al estar (o no) circuncidado, si realzará la apariencia de su hijo ante los demás o favorecerá su aceptación social. Tener un hijo que se parezca a papá o a otros chavales en el vestuario es importante para algunos padres. Algunos, sin embargo, anteponen el aspecto étnico a las preferencias sociales y consideran que éstas no son suficientes para justificar la operación de un niño.

El dolor

Hasta hace poco tiempo, al dolor asociado a la circuncisión y a otros procesos a los que se somete a los recién nacidos se le ha prestado poca atención. Estudios recientes nos indican que los niños muestran signos de dolor y estrés cuando la operación se realiza sin el uso de medicinas y técnicas para controlar el dolor. Aunque éste no se prolonga demasiado, la *Task Force on Circumcision* de la *American Academy of Pediatrics* recomienda el uso de los métodos de

Capítulo 7. La fimosis o circuncisión

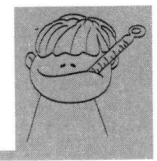

seguridad y control del dolor disponibles en la actualidad. Tanto la medicación vía oral como la inyectable reduce los dolores asociados a este procedimiento. Una de las técnicas que se usan para el control del dolor consiste en inyectar fármacos en la base del prepucio, esto parece mitigar enormemente el dolor durante el proceso. Pídele información a la persona que va a realizar la operación a tu hijo sobre éstas y otras opciones para el control del dolor.

¿Cuándo se debe realizar?

Si has decidido realizar la operación, es mejor hacerlo en las dos o tres primeras semanas de vida. Más adelante, la circuncisión se convierte en un procedimiento quirúrgico más formal y que tiene lugar en una sala de operaciones. Normalmente, se utiliza anestesia general. Además, en contraste con las circuncisiones de los recién nacidos, es necesario puntos para cerrar la herida y controlar posibles hemorragias.

Posibles complicaciones de la circuncisión

Las complicaciones asociadas a las circuncisiones de los recién nacidos no son frecuentes cuando una persona experimentada lleva a cabo el proceso. La complicación más común es que se produzca una hemorragia excesiva; sucede en uno de cada 1.000 casos. Normalmente, se controla con facilidad y el niño no necesita ninguna transfusión sanguínea.

Para evitar complicaciones, la circuncisión no debe realizarse bajo determinadas circunstancias. Solamente debe practicarse cuando la condición médica del niño sea estable, habitualmente una vez que el niño ha superado entre las 12 y las 24 horas de vida. No debe realizarse en la sala de parto. Y desde luego, debe retrasarse si el médico sospecha que existe la posibilidad de que el niño tenga alguna hemorragia o si el prepucio puede ser necesario para corregir quirúrgicamente alguna anormalidad del pene.

Aunque algunas evidencias sugieren que la circuncisión puede tener algunos beneficios médicos, en la actualidad la opinión más extendida es que médicamente no es necesaria. Debes informarte sobre los beneficios potenciales y los riesgos que acarrea antes de tomar una decisión. Si decides circuncidar a tu hijo, asegúrate de que la persona que realiza la operación está cualificada, de que tu hijo está sano y estable y de que se usa un método apropiado para controlar el dolor.

¿Necesitas más información?

Consulta el índice y el apéndice C, *Guía de recursos*. Y por supuesto, habla con el médico de tu hijo.

8

Pecho o biberón

¿Qué es lo mejor para el bebé y para tu familia?

Si la leche humana fuera desarrollada por los científicos, empaquetada por alguna empresa y vendida en los supermercados en paquetes de seis, sería considerado un producto milagroso.

Proporciona una alimentación equilibrada, previene la diarrea, las infecciones de oído y otras enfermedades, no necesita calentarse, enfriarse ni prepararse y su ingesta es gratuita. ¡Eso sí que es un producto!

La *American Academy of Pediatrics* (AAP), la *World Health Organization*, la *American Dietetic Association* y la *American Medical Association* están absolutamente de acuerdo en que la leche maternal es lo mejor para la mayoría de los bebés.

La AAP lo expresó de la siguiente manera: «La leche materna es, sin duda, el mejor alimento que se le puede dar a un bebé».

Pero decidir cómo alimentar a un recién nacido –si darle el pecho o darle el biberón– no es siempre fácil. La decisión, a veces, puede ser profundamente emocional.

Cuando encuestamos a los padres, muchos nos dijeron que dar el pecho al bebé fue la mejor decisión que habían podido tomar, origen de alegría, placer y satisfacción.

También escuchamos a algunas mujeres que se habían decidido por esta opción debido a sus beneficios para el bebé, pero lo encontraron demasiado complicado. Otras mujeres se sentían culpables por no haber podido o no haber querido amamantar a sus hijos.

Algunas dicen que seguir el consejo de dar el pecho «no importa cómo» convirtió las primeras semanas de vida de sus bebés en una lucha y piensan que los que defienden la leche materna a toda costa son poco razonables y demasiado entusiastas.

El mejor consejo que me pudieron dar...

«...fue que recibiese clases acerca de cómo dar el pecho. Hazlo si piensas darle el pecho a tu bebé. Es tan gratificante cuando sabes lo que estás haciendo. ¡Y resulta tan frustrante y traumático cuando no lo sabes!».

Tanto dar el pecho como el biberón tiene sus ventajas y sus desventajas. La decisión definitiva es personal y sólo la madre y su pareja pueden tomarla, y se basarán en lo que crean que es mejor para su familia. Sea cual sea la decisión que tomes, tendrás un bebé sano, feliz y bien adaptado. E independientemente de la opción elegida, serás un buen padre o una buena madre, daréis cariño a vuestro hijo y estableceréis lazos cuando lo alimentéis. Y de ninguna manera debes sentirte culpable por la decisión que tomes. Sólo tú puedes saber lo que es mejor para ti y para tu familia. Es tu decisión y de nadie más.

La voz de la experiencia

«Que siguiésemos intentando darle el pecho al bebé sin importar cómo fue un mal consejo para nosotros... Yo diría que intentarlo al principio es una gran idea (lo intentamos durante dos meses), pero si a ti no te funciona, déjalo y haz lo que sea necesario para que el bebé crezca».

De la *Encuesta a los padres de KidsHealth*

Una vez dicho esto, debemos aclarar un punto. La evidencia médica es que la leche materna aporta grandes beneficios a la salud de los niños y, por esta razón, animamos a todas las madres a que den el pecho. Incluso si encuentran algunas dificultades al principio, la mayoría de las madres primerizas consiguen dar el pecho, especialmente si tienen el apoyo que necesitan.

Pero entendemos que a veces las circunstancias médicas y personales pueden dificultar o imposibilitar a una madre que dé el pecho; en estas situaciones, dar el biberón es lo más seguro y una opción nutricional. Sin embargo, si tienes la posibilidad de elegir, te animamos a que des el pecho. Como verás en este capítulo, esto le dará a tu bebé el valor nutritivo perfecto.

Si no estás segura de lo que hacer, procura al menos intentarlo. Después de todo, siempre puedes abandonar si no te gusta. Pero si empiezas dando el biberón y después quieres intentar dar el pecho, no vas a conseguir que la leche fluya. Además, incluso unas cuantas semanas de leche materna pueden proteger a tu hijo de enfermedades en un momento en el que su sistema inmunológico todavía no está funcionando por completo. Si lo intentas, te parecerá más fácil de lo que pensabas y más gratificante de lo que imaginabas.

Capítulo 8. Pecho o biberón

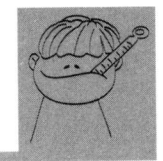

Decídete: ¿Pecho o biberón?

Contemplemos algunos de los aspectos relacionados con la alimentación de los recién nacidos. Si aún no has decidido cómo vas a alimentar a tu bebé, esta información puede ayudarte a hacerlo. Si ya te has decidido, puede ayudarte a acentuar la parte positiva de tu decisión y a minimizar la parte negativa de cualquiera de los métodos que hayas elegido. Y eso puede hacer tu experiencia en la alimentación tan feliz y sana como sea posible.

Nutrición

La leche humana es la que mejor sienta a los bebés humanos. Para la mayoría de los bebés, la leche materna cubre todas las necesidades nutricionales y facilita la digestión. Proporciona anticuerpos y células del sistema inmunológico que lo protegen de las enfermedades. Además, la leche de cada madre es la que mejor se adapta a su bebé. Su composición varía, por ejemplo, con la edad del bebé. Muchos de los elementos presentes en la leche humana no han sido identificados y mucho menos han podido ser duplicados. Por muy buena que sea una fórmula, todas las fórmulas de bebés «se diferencian radicalmente» de la leche humana, de acuerdo con la AAP.

El mejor consejo que me pudieron dar...

«...fue que siguiese intentándolo. Después de dos semanas de intentar darle el pecho, el bebé y yo estábamos frustrados. Se lo conté a una amiga y me dijo que no abandonara. Me indicó que insistiera un mes o seis semanas. Seguí su consejo y poco a poco fue resultándome más fácil y estuve haciéndolo hasta que el bebé cumplió siete meses».

Por otra parte, millones de bebés sanos y bien alimentados (de hecho, la mayoría de los bebés de EE.UU.) han sido alimentados con fórmulas, que son seguras y nutritivas. Los contenidos de las fórmulas vendidas en EE.UU. están regulados por la *U.S Food And Drug Administration*.

Salud

Muchos estudios han confirmado que dar el pecho es beneficioso para la salud. Existen claras evidencias de que los bebés que han sido alimentados con leche materna los seis primeros meses de vida tienen menos posibilidades de tener diarrea, infecciones respiratorias leves, infecciones de oído e infecciones del tracto urinario, que los bebés que han sido alimentados con fórmulas. La mayoría de los estudios se centran en los seis primeros meses de vida, cuando se piensa que la protección contra las infecciones debe ser más importante; después de este tiempo, el sistema inmunológico del bebé ha madurado y es capaz de luchar contra las infecciones por sí solo.

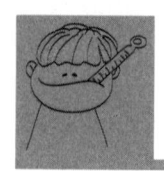

Desarrollo de las mandíbulas y los dientes

El movimiento de succión que realiza el bebé para mamar (y que es diferente del que realiza para alimentarse con un biberón) ayuda a desarrollar de manera apropiada las mandíbulas y los dientes.

Nuestro consejo

Beneficios para la salud de la madre

Las madres que amamantan a sus hijos también obtienen sus beneficios. El útero vuelve a su tamaño normal de forma más rápida y la hemorragia tras el parto normalmente se reduce. Además, dar el pecho parece disminuir el riesgo de padecer cáncer de ovarios y cáncer de pecho prematuro (premenopausia). Incluso mejora la masa ósea, haciendo menos probables las fracturas de cadera más adelante.

Parece que existen evidencias, aunque no pruebas concluyentes, de que dar el pecho puede proteger a los bebés del síndrome de muerte súbita, como también puede protegerles más adelante de padecer diabetes, obesidad, alergias y enfermedades digestivas crónicas, como la enfermedad de Crohn y la colitis ulcerosa.

Aunque amamantar a los bebés tiene sus ventajas, todos sabemos que a los que se les da el biberón viven una infancia tan sana como cualquier otro. Muchos no sufren diarreas, infecciones respiratorias, ni infecciones de oído. Y algunos bebés a los que se les ha dado el pecho enferman, desarrollan alergias y tienen problemas de salud a la larga. Por supuesto, dar el pecho no garantiza la salud, ni dar el biberón supone que el niño vaya a enfermar. Pero tomar el pecho puede aumentar la probabilidad de que el bebé evite enfermedades.

Excepciones a la regla

Si la madre está infectada con el virus del sida y tiene una tuberculosis activa, no debe amamantar al bebé porque podría transmitirle la infección (las mujeres que tengan hepatitis B o C deben consultar a sus médicos). También se debe evitar dar el pecho en los siguientes casos:

- Si la madre toma drogas o bebe.

Capítulo 8. Pecho o biberón

- Si la madre debe tomar determinados fármacos como la ciclosporina o medicación anticáncer (si estás tomando cualquier medicación, pregunta a tu médico si es seguro hacerlo mientras estás dando el pecho).

- Si la madre tiene un grave problema de malnutrición o una enfermedad crónica tan seria que pueda poner en peligro su salud o poner a prueba su fuerza.

- Si el bebé nace con galactosemia (los bebés que tienen esta condición no pueden tomar galactosa, un tipo de azúcar que se encuentra en la leche).

Algunas circunstancias pueden impedirte darle el pecho al bebé, pero no lo sabrás hasta que lo intentes. Por ejemplo, si se te ha practicado una operación en el pecho, especialmente cerca del pezón, el conducto de leche puede haberse visto dañado. Y finalmente, un pequeño porcentaje de mujeres tiene problemas para producir la cantidad de leche adecuada. Pero esto sucede en raras ocasiones. En la mayoría de los casos, cuando una madre teme que la leche que le está proporcionando a su hijo sea escasa, caben dos posibilidades: O se equivoca o puede aumentar la cantidad siguiendo los pasos que describimos en el capítulo 9, *Cómo dar el pecho*.

Si tu hijo es prematuro

Algunas condiciones de los recién nacidos pueden requerir medidas especiales para poder darles el pecho. Si un bebé es prematuro, puede que sea necesario bombear la leche materna, fortificarla y alimentarlo a través de un tubo hasta que sea lo suficientemente maduro para succionar de forma adecuada (consulta el capítulo 6, *Bebés prematuros*). Si un bebé nace con el paladar hendido, puede que sea necesario usar algún adaptador para la boca y la ayuda de alguna persona para alimentar al bebé eficazmente.

Aunque en esos casos dar el pecho puede resultar complicado, los beneficios de la leche materna para la salud pueden ser incluso más importantes para los bebés que nacen con problemas de salud.

Inteligencia

No está claro si los métodos para alimentar a los bebés influyen en su inteligencia. Algunos estudios han averiguado que algunos niños que habían sido amamantados realizaban mejor los test de inteligencia por una pequeña pero significante diferencia, y que sus resultados en el colegio eran mejores que los de niños que habían sido alimentados con fórmulas. Los mayores efectos se ven en los bebés que nacen con bajo peso y que son exclusivamente alimentados con leche materna. Sin embargo, no todos los estudios están de acuerdo en esto: Algunos no encuentran que se obtenga un beneficio cognitivo (o en la inteligencia). Otros encuentran alguna ventaja, pero la relacionan más con factores sociales que con el hecho de que el bebé haya sido amamantado. En estos estudios, las madres que daban el pecho a sus hijos solían estar mejor educadas y pertenecían a una clase social más elevada que aquellas madres que no le daban el pecho a sus hijos. Los niños que han sido educados por madres que ocupan un lugar acomodado en la sociedad, suelen tener mejores notas en el colegio, hayan sido o no amamantados. No obstante, la evidencia nos sugiere al menos un pequeño beneficio, particularmente en los casos de los bebés que nacen con bajo peso.

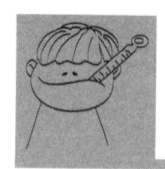

Vínculos y lazos familiares

Las madres que han dado el pecho a sus bebés suelen decir que esto les ha ayudado a establecer vínculos con sus hijos, a fortalecer su amor y a conocer mejor sus necesidades y su personalidad. Pero por supuesto, las madres y los padres que dan el biberón a sus hijos les conocen con detalle y sienten cómo su amor por ellos se transforma y crece.

La voz de la experiencia

«Amamantar a mis hijos fue una gran experiencia. Los momentos de paz que compartí con cada uno de mis hijos durante esos períodos reforzaron mis sentimientos más profundos y mi amor por ellos».

De la *Encuesta a los padres de KidsHealth*

La voz de la experiencia

«Darle el pecho a tu hijo no es la única forma de alimentarlo. Alimentarlo con un biberón templado mientras lo tienes en brazos es una experiencia tan satisfactoria y tan gratificante como amamantarlo».

De la *Encuesta a los padres de KidsHealth*

Ojalá alguien me hubiese dicho...

«...que la maternidad conduce a sentimientos de culpa acerca de asuntos como la alimentación, el trabajo, etc. Si no le das el pecho a tu hijo, eso no significa que seas peor madre».

Los defensores de dar el pecho dicen que es obvio que esto establece unos vínculos más estrechos que dar el biberón. Pero en realidad, no se sabe si esto es cierto, a pesar de que algunos estudios han intentado averiguarlo. En un estudio realizado en Nueva Zelanda,

Capítulo 8. Pecho o biberón

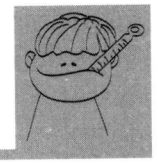

encontraron que los bebés alimentados con leche materna, al crecer y llegar a la adolescencia, no estaban mejor adaptados psicológicamente ni socialmente, y que la probabilidad de que tomasen drogas o tuviesen problemas con la ley no era inferior que la de los niños que habían tomado el biberón. Pero mientras más tiempo se les dé el pecho, más probabilidad hay de que el niño perciba los cuidados de la madre.

Necesariamente, las madres que amamantan a sus hijos pasan más tiempo en contacto íntimo con ellos. Pero los padres que dan el biberón pueden hacer lo mismo, acunando al bebé, mirándole a los ojos, abrazándolo con su piel al descubierto; eso sí, ellos se tienen que esforzar. Con la acción de dar el pecho, el contacto es intrínseco.

Cuando se trata de establecer lazos entre el bebé y el padre (o entre el bebé y otro miembro de la familia), el biberón puede facilitar las cosas. Con el biberón, el padre comparte a partes iguales una parte básica de los cuidados del bebé; si damos el pecho, obviamente, sería imposible. Esto puede ayudar al padre a desarrollar una relación más cercana con su bebé y, por otra parte, evitar que se sienta excluido de esta experiencia tan íntima. Los hermanos mayores, los abuelos y otros familiares también pueden desempeñar un rol importante en la vida del recién nacido. Esto puede servir de ayuda especialmente en familias que no sean tradicionales, por ejemplo, si el padre es el que se queda en casa mientras la madre va al trabajo o si el abuelo es el que ayuda a criar al bebé.

En las parejas que han decidido amamantar a su hijo, el padre puede tener un papel importante ayudando a la madre o dándole un biberón ocasionalmente. Además, puede interactuar con su bebé de otras formas. Las madres deben prestar atención a sus parejas para asegurarse de que no se sientan excluidos.

Libertad y modo de vida de la madre

Darle el biberón al bebé puede facilitar que la madre lo deje con alguien mientras sale a realizar sus tareas rutinarias, a divertirse, a hacer ejercicio o a lo que sea. Y lo que es más importante para algunas mujeres, pueden volver al trabajo sin tener que preocuparse de estar bombeando y almacenando leche. Pueden trabajar tanto como quieran y también dormir un poco, sin reducir los apoyos de la alimentación del bebé.

La madre que alimenta a su hijo con un biberón puede llevar la ropa que quiera, mientras que la madre que amamanta a su hijo tiene que llevar ropa lavable que sea de fácil acceso para el bebé. Si la primera está en público y oye el llanto de un bebé, no tiene que preocuparse porque su leche empiece a fluir (ver o escuchar un bebé, puede provocar un escape de leche). Si la madre necesita pruebas médicas o tratamientos, tiene que pensar en si esto va a afectar a la leche.

> ### ¿Dar el pecho te ayudará a perder peso?
>
> Dar el pecho quema calorías, así que puedes perder peso sin reducir el número de calorías de tu dieta. También ayuda a que el tamaño del útero vuelva a sus dimensiones normales, haciéndote parecer más esbelta (si esa palabra puede usarse sin ironía para la madre de un recién nacido). Por otra parte, las madres que dan el biberón pueden intentar hacer algo de ejercicio y un poco de dieta, lo cual no es recomendable si estás dando el pecho. De cualquier forma, lo más inteligente es asumir que tardarás unos nueve meses en volver al peso que tenías antes del embarazo. Mientras amamanta a su hijo, una mujer de un peso medio normal no perderá más de 1 Kg. al mes.

Pero comparado con todos los cambios que van a alterar la vida de la madre con la llegada del bebé, las limitaciones que produce dar el pecho son relativamente pequeñas y duran sólo unos cuantos meses. Para la mayor parte de las mujeres, por ejemplo, los cambios en la dieta no son necesarios. Dejar a un recién nacido en casa requiere planificación, no importa cuál sea el método que hayas elegido para alimentarlo (la leche materna se puede almacenar en biberones, de forma que la madre tenga tiempo para ir a trabajar o para realizar cualquier otra actividad). Además, las madres que amamantan a sus hijos normalmente encuentran más fácil llevarlos con ellas, puesto que para alimentarlos no necesitan tanta parafernalia.

Los juegos malabares que suponen amamantar y trabajar fuera de casa la jornada completa pueden ser, más que un simple problema, un auténtico desafío (es una de las principales razones por la que las mujeres dejan de dar el pecho). En el capítulo 9, *Cómo dar el pecho*, ofrecemos algunas sugerencias sobre cómo combinar las tomas del bebé y el trabajo.

El estrés de los padres

Durante las primeras semanas de vida del bebé, darle de comer puede resultar una experiencia agotadora para cualquier padre. Dar el pecho durante las 24 horas del día puede ser especialmente duro para la madre, sobre todo si ha tenido un parto difícil o tiene problemas para dar a su hijo la cantidad de leche que necesita. Como la leche materna se digiere más fácilmente que la fórmula, los bebés que son amamantados comen con más frecuencia, se despiertan con más frecuencia y tardan más tiempo en dormir toda la noche que los niños que se alimentan por medio de biberón. Aunque tienden a dormir menos tiempo en total, a los niños que son amamantados se les puede enseñar a dormir durante períodos más largos por la noche, usando una serie de técnicas de las que hablaremos en el capítulo 9, *Cómo dar el pecho*. Si se le alimenta con un biberón, el padre o cualquier otro familiar puede compartir las tareas o realizarlas solo si la madre necesita descansar.

Capítulo 8. Pecho o biberón

Otro origen de estrés para muchos padres es la preocupación de que el recién nacido no esté comiendo lo bastante. Con los biberones, puedes controlar las cantidades de leche que el bebé toma. Para los padres que están preocupados por este asunto, eso puede ser un gran alivio.

A pesar de que dar el pecho pueda acarrear estrés, la peor parte se limita a las primeras semanas de vida del bebé y los problemas se pueden minimizar si alguien se ofrece a colaborar. Si la madre tiene ayuda, puede pasarse una o dos semanas en la cama, descansando y amamantando a su hijo. De la misma forma, las comprobaciones del peso y las atenciones de un médico pueden asegurar a los padres que su bebé está tomando suficiente leche.

Una vez que va bien, dar de mamar puede ser una experiencia más relajante que dar el biberón. Si el bebé duerme en tu habitación, no tendrás que levantarte a preparar el biberón. Desplazarte a cualquier parte con tu hijo será más sencillo. Y muchas mujeres aseguran que amamantar les proporciona profundos estados de relajación y bienestar (quizás vinculado a los cambios hormonales).

También es importante recordar que para algunas familias, desde el principio, amamantar resulta tan fácil como dar el biberón: La leche fluye y el bebé crece.

Conveniencia y coste

A las mamás que dan el pecho nunca se les agota la leche y no tienen que incurrir en los gastos de comprar fórmulas.

Las madres que únicamente dan el pecho a sus bebés y se quedan en casa con ellos no tienen que lavar o esterilizar biberones, enfriarlos o calentarlos, llevar todo lo necesario en cada excursión o correr hacia la cocina en mitad de la noche.

Pero si las madres que amamantan a sus hijos comienzan a salir de casa sin ellos, los inconvenientes comienzan a nivelarse. Tendrán que bombear y almacenar leche, hacerse con los utensilios indispensables y preparar y limpiar biberones.

Para la alimentación por medio de biberones, la conveniencia está estrechamente ligada al coste. La fórmula enriquecida que se mezcla con el agua es relativamente barata, pero lleva algo de tiempo prepararla.

Las raciones únicas y las fórmulas listas para comer que vienen en biberones desechables son sencillamente mucho más caras. Pero hay opciones intermedias. Si alimentas a su hijo con biberón, necesitarás una cocina llena de biberones, chupetes, cepillos para limpiar los biberones y quizás un esterilizador. Y por supuesto, también necesitarás una bolsa exclusivamente para llevar todo esto donde quiera que vayas.

Guía de la salud infantil para padres

Emociones, vergüenza y sexo

Dar el pecho es (elige una opción): (a) Un botón de encendido, (b) Un botón de apagado. La gente suele ser reticente a la hora de hablar de los aspectos sexuales que rodean al hecho de amamantar, pero es un asunto que preocupa a muchas parejas. Quizás tú y tu pareja queráis hablar sobre cómo os sentís con respecto al sexo y el aspecto emocional que tiene dar el pecho (aunque no siempre es fácil predecir cómo te sentirás una vez que lo hagas).

A algunas mujeres les repele la idea de manejar sus pechos de forma que pueda desagradar a sus parejas. Se sienten incómodas acerca de todo lo que rodea al acto de dar el pecho y les avergüenza la idea de tener que hacerlo en público (aunque con la práctica, se puede hacer sin que se vea nada).

Nuestro consejo

¿Amamantar deja el pecho caído?

A algunas mujeres les preocupa el hecho de que amamantar deje los pechos caídos o que les cambie la forma. No te tienes que preocupar por eso. Estos cambios se pueden deber al embarazo, a la edad y al aumento de peso, pero no al hecho de dar el pecho. Llevar un sujetador adecuado puede ayudar a prevenir que la madre tenga el pecho caído.

Algunos hombres tienen sentimientos parecidos sobre el uso de los pechos de sus parejas con propósitos que no son meramente sexuales. Otras parejas, sin embargo, encuentran la situación sensual y excitante. Sé honesto u honesta sobre cómo te sientes al respecto.

Los estudios sugieren que las mujeres que dan el pecho tienden a estar menos interesadas en la actividad sexual en los primeros meses después del parto. El cansancio puede ser una de las causas, algunas mujeres se sienten agotadas por el hecho de dar el pecho («no me toques»). Otras se quejan de la sequedad vaginal (causada por el bajo nivel de estrógenos durante la lactancia), un problema que se puede resolver por medio del uso de un lubricante.

Pero incluso cuando existan sentimientos negativos, éstos suelen desaparecer después de que se establezca como rutinario el acto de dar el pecho. Algunas mujeres opinan que el hecho de amamantar les hace sentirse más cómodas con sus cuerpos y más sensitivas. A algunas parejas les excita la presencia de la leche, que puede brotar o gotear durante la actividad sexual. A otras mujeres, la succión del bebé les produce cierta excitación sexual. Pero lo más común es que sea algo placentero, que les proporcione un estado confortable que nada tiene que ver con el erotismo. Cualquiera de las reacciones es normal.

El hecho de dar el biberón a tu hijo no tendrá ninguna repercusión en tu vida sexual (más allá de los efectos que por sí misma pueda tener la paternidad).

Capítulo 8. Pecho o biberón

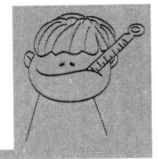

Si todavía no lo tienes claro

Si aún estás indecisa, puedes leer más sobre el tema en el capítulo 9, *Cómo dar el pecho*, y en el capítulo 10, *Cómo dar el biberón*, y hablar con personas que se hayan decidido por las distintas opciones. Eso te puede ayudar a decidirte.

¿Necesitas más información?

Consulta el índice y el apéndice C, *Guía de recursos*. Y por supuesto, habla con el médico de tu hijo.

9

Cómo dar el pecho

La alimentación más natural

Darle el pecho a tu bebé es natural y sano, pero no siempre fácil. En los últimos años, la mayoría de las madres americanas daban de mamar a sus hijos al llegar a casa después de su estancia en el hospital, pero muchas optaban por el biberón en las primeras semanas. A los seis meses, sólo el 20 por ciento continuaba amamantando a sus hijos. Para facilitar que se prolongue la lactancia, prepárate antes de que nazca el bebé:

- Aprende todo lo que tengas que saber acerca de la lactancia y busca a gente que te pueda ayudar en el caso de que surja algún problema. Los libros son prácticos (enumeramos algunos en el apéndice C, *Guía de recursos*). Pero nada mejor que hablar con gente que ha pasado por ello. Comprueba si tu hospital ofrece instrucciones sobre cómo dar el pecho o si puede remitirte a una consulta de lactancia. Si no conoces a nadie que tenga experiencia en el tema, puedes encontrar a alguien a través de la asamblea local de *La Leche League*, una organización que promueve la lactancia materna. Puedes consultar su página Web, www.lalecheleague.com. Si vas a contratar los servicios de una persona para que te ayude después del parto, busca a algún experto en el tema.

- Asegúrate de que tu pareja está emocionalmente preparada para el compromiso que supone dar el pecho durante las 24 horas del día, especialmente el primer par de semanas. Amamantar, descansar lo suficiente y alimentarte de manera adecuada para poder hacerlo cómodamente pueden consumir la mayor parte del tiempo de una madre primeriza. El padre también tendrá que hacer algunos ajustes para mantener la casa funcionando mientras lucha por mantenerse despierto. Su esfuerzo, su colaboración y su aliento serán cruciales.

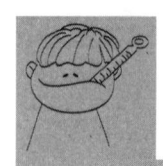

- Asegúrate de que el médico de tu hijo posee bastantes conocimientos al respecto y considera como parte de su trabajo tanto informarte sobre la lactancia como buscar lo mejor para el bienestar de tu bebé. Probablemente, la mayoría de los médicos te dirán que están a favor de la lactancia, en la actualidad es como si fuese uno de los diez mandamientos. Pero como podría suceder con cualquier otro gremio, los médicos no tienen todos los mismos conocimientos sobre la lactancia ni están preocupados de la misma forma por el tema. Algunos te ayudarán a encontrar una salida a tus problemas, otros te animarán a que hagas uso del biberón antes de que otras opciones te agoten. Muchos pediatras tienen en plantilla una persona que informa sobre cualquier aspecto relativo a la lactancia, y algunos médicos se han preparado personalmente para poder ofrecer esa información.

- Prepara en casa un sitio cómodo (o varios repartidos por lugares estratégicos) para dar de mamar. A muchas mujeres les gusta usar una mecedora, un balancín, alguna silla que tenga brazos, un taburete o almohadas en las que poder apoyarse para estar más cómoda. Quizás quieras tener un teléfono o una radio al alcance de la mano, bebidas o aperitivos y un trapo en el que apoyar la cabeza del bebé para que eructe una vez que haya terminado de comer. También puede ser muy útil tener una lámpara graduable. Si además tienes otro hijo un poco mayor, añade un lote de juguetes, libros o juegos para que el niño se entretenga mientras le das el pecho al bebé.

Complementos necesarios para dar de mamar

Amamantar no requiere demasiada equipación, pero reunir unas cuantas cosas antes de que comencemos a darle el pecho al bebé puede facilitar las cosas:

- Sujetadores especiales para la lactancia. Un sujetador que se ajuste correctamente hará que estés más cómoda y evitará que se te quede el pecho caído. Estos sujetadores tienen una apertura en cada copa para poder amamantar al bebé sin necesidad de tener que quitárselos. Busca uno que sea cien por cien algodón, que carezca de aros y que las copas se puedan abrir fácilmente con una sola mano. No debe apretar o aplastar el pecho. En las primeras semanas de lactancia, la mayoría de las mujeres aumentan de talla de sujetador aunque sólo sea temporalmente.

- Almohadillas para los sujetadores. Algunos modelos de sujetadores vienen con almohadillas incorporadas que se pueden quitar. Éstas pueden ser desechables o bien lavables (de algodón); puedes hacerlas tú misma con unos pañales o unos

Capítulo 9. Cómo dar el pecho

pañuelos. Se llevan dentro del sujetador para absorber los posibles escapes de leche, y deben cambiarse tan pronto como se humedezcan. No uses almohadillas de plástico.

- Pomada de lanolina purificada. Esta pomada ayuda a aliviar el dolor de los pezones resquebrajados, según el testimonio de muchas mujeres. Su gran ventaja es que la madre no tiene que lavarse el pecho antes de dar de mamar al bebé. Se vende en tiendas relacionadas con la maternidad, en grandes almacenes, por teléfono o vía Internet.

- Ropa. Necesitarás ropa suelta, tops lavables que se puedan levantar o desabrochar de cintura para arriba para poder amamantar a tu hijo de una manera discreta. Los almacenes dedicados a la maternidad y los catálogos de artículos para el cuidado de los niños también venden ropa destinada especialmente al período de lactancia, con pliegues o aperturas en la parte de arriba que permiten el fácil acceso al pecho. Resulta muy práctico llevar vestidos mientras se está amamantando al bebé. A algunas mujeres les gusta colocar por encima del bebé un chal o una bufanda grande para tener un poco más de intimidad cuando tienen que dar el pecho fuera de casa.

- Un sacaleches para el pecho. Si de vez en cuando tienes que almacenar leche, puedes hacerlo a mano. Pero si necesitas hacerlo diariamente durante un largo período de tiempo (a causa de tu trabajo o porque tu bebé sea prematuro) quizás desees usar un sacaleches (figura 9.1). También puedes estimular el suministro de leche si tu pecho no proporciona demasiada o aliviar la plenitud (esto sucede cuando el pecho sufre una incómoda sobrecarga de leche). Aunque puedes esperar para saber si realmente necesitarás un sacaleches, es bueno conocerlos por adelantado, así no te verás comprando el primero que encuentres en cualquier farmacia, que puede que no sea el más adecuado para ti.

Para muchas mujeres, los más eficaces y los más cómodos son los sacaleches eléctricos de los hospitales que están graduados y que se pueden alquilar para uso doméstico, normalmente por medio de la persona que te informa de todos los aspectos relacionados con la lactancia o por medio del hospital. En algunos casos, el seguro médico puede cubrir el coste si tu médico dice que es estrictamente necesario para el bebé.

También puedes encontrar sacaleches eléctricos más pequeños, algunos que funcionan con pilas y otros que son manuales. Entre los manuales, muchos expertos desaconsejan comprar uno que tiene forma de cuerno doble, que se vende normalmente en farmacias, ya que es menos efectivo a la hora de sacar la leche del pecho.

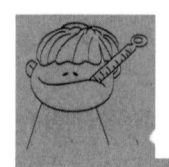

Un consejero de *La Leche League* o la persona que se encarga de informarte sobre la lactancia puede ayudarte a encontrar el sacaleches que necesitas.

Los mayores fabricantes de sacaleches son Medela (www.medela.com) y Ameda (www.hollister.com).

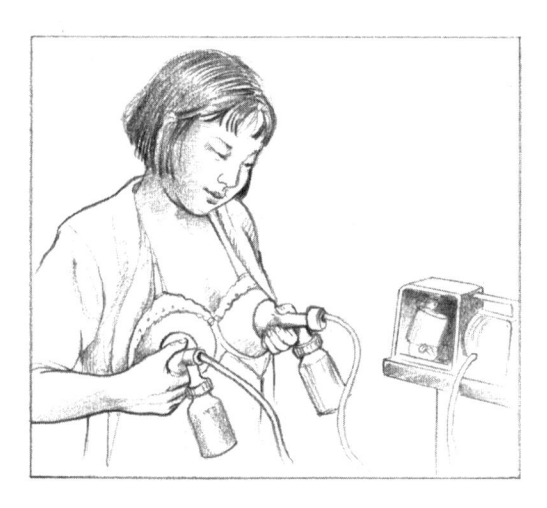

Figura 9.1. Sacaleches para el pecho. Un sacaleches eléctrico para el pecho puede sacar y almacenar la leche del pecho de forma rápida y sencilla facilitando las salidas de mamá.

Dos tipos de ayudas

Muchas de las mujeres que dan el pecho son aconsejadas por sus madres, hermanas o amigas. Pero otras, carecen de mujeres en su entorno que puedan proporcionarles ese apoyo. Estas mujeres suelen buscar la ayuda de dos tipos de profesionales: El consejero para la lactancia o el asistente del parto.

Consejeros para la lactancia

Los consejeros para la lactancia enseñan a las parejas a dar el pecho al bebé y ayudan a solventar los problemas que puedan aparecer. Pueden ser enfermeros o enfermeras, dietistas, educadores de clases de preparación al parto, matronas o personas que no pertenecen a la rama sanitaria pero que están preparadas para aconsejar sobre el tema. Unos trabajan fuera de los hospitales y de los maternos, algunos están asociados con prácticas pediátricas y otros son independientes o trabajan en centros de lactancia.

En EE.UU., el título más reconocido es el de *International Board Certified Lactation Consultant* (puede aparecer detrás del nombre de forma abreviada I.B.C.L.C). Normalmente, la plantilla del hospital y el médico de tu hijo te pueden recomendar un consejero para la lactancia

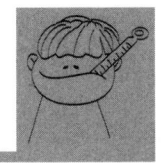

Capítulo 9. Cómo dar el pecho

o puedes encontrarlos en el número de teléfono de la *International Lactation Consultant Association*, el (919) 787-5181.

Infórmate sobre la formación y la experiencia del consejero. Si el médico de tu hijo te remite a un consejero, es posible que tu seguro lo cubra, pero, en principio, no cuentes con ello.

Asistentes del parto

A diferencia de las enfermeras de los bebés, que se preocupan por sus cuidados, los asistentes del parto cuidan de la madre y de otros miembros de la familia, de manera que la madre se puede concentrar en los cuidados del bebé.

Los asistentes ayudan a la madre a darle el pecho al bebé observando si come bien, descansa y se relaja. Realizan el trabajo doméstico y cuidan de los hermanos mayores. Antiguamente, este papel lo desempeñaba alguna mujer de la familia o una amiga. Pero en los últimos años, la figura del asistente del parto se ha ido extendiendo. Los amigos o los asistentes sanitarios pueden recomendarte alguno. O puedes intentar encontrarlo a través del registro nacional, incluyendo el registro de la *Doulas of North America* (DONA) y la *National Association of Postpartum Care Services Inc.* (NAPCS). Ya que el asistente para el parto va a formar parte de tu intimidad durante un breve espacio de tiempo, querrás encontrar alguien cuya personalidad se ajuste a la tuya, que te tranquilice y apoye, pero que no te domine ni te haga sentir un complejo de culpabilidad.

La voz de la experiencia

«Cuando le estés dando el pecho al bebé, ten cerca una canastilla con cosas que puedas necesitar (un teléfono inalámbrico, un trapito sobre el que el bebé pueda eructar, un lápiz, un papel, una pizarrita, un libro), así podrás llevarlo todo donde quiera que vayas».

De la *Encuesta a los padres de KidsHealth*

Cómo hay que preparar el pecho

Cuando el embarazo está en su última fase, debes dejar de aplicar jabón o gel sobre los pezones para evitar que se resequen. También debes comprobar si tus pezones están planos o invertidos, condiciones que no favorecen la lactancia. Coloca tu dedo pulgar en un lado de la areola y los demás dedos al otro lado y aprieta. Si el pezón se queda más plano o se hunde en el pecho (en lugar de salir hacia fuera), consulta a un experto en lactancia. De todas maneras, la mayoría de los bebés pueden mamar, pero es posible que al principio se necesite un sacaleches. A algunas mujeres se les aconseja que lleven un casco sobre las areolas los últimos meses de embarazo o entre los momentos en los que no se le esté dando el pecho al bebé una vez que ha nacido. Los cascos de plástico están pensados para ayudar a que los pezones no se queden planos, pero el uso de estos cascos crea polémica. No queda claro si ayudan o si su utilización persuade a muchas mujeres de dar el pecho a sus hijos. Solamente en raras ocasiones, el hecho de que el pezón esté invertido imposibilita que la madre pueda amamantar a su hijo.

Endurecer los pezones (frotándolos con una toalla, por ejemplo) no es necesario, incluso es desaconsejable, puesto que los hace más propensos a que se resquebrajen.

Primeros pasos

Debes colocarte a tu hijo en el pecho nada más nacer, a ser posible en la sala de parto. Cuando el pezón toque el labio del bebé, aunque sea un recién nacido, casi con toda seguridad lo lamerá y succionará un poco. En este momento, solamente estás conociendo a tu bebé, no te preocupes por la técnica.

La leche de la madre suele aparecer entre el tercer o el cuarto día, sin embargo, puede aparecer antes o después. Hasta entonces, tu bebé estará succionando pequeñas cantidades de calostro, un líquido amarillento que es rico en anticuerpos y que ayuda a protegerlo de enfermedades.

Durante este período, debes amamantar a tu bebé frecuentemente, cada dos horas aproximadamente. Es más fácil si tu bebé comparte habitación contigo las 24 horas del día. Si es imposible, intenta que pase contigo la mayor parte de tiempo que puedas.

Una vez que tengas leche, le tendrás que dar el pecho entre 8 y 12 veces al día. Cada sesión puede tener una duración de 15 minutos (si tu hijo es eficiente) o cerca de una hora si pierde el tiempo, dormita y le gusta finalizar con succión no nutritiva o con succión de consuelo.

A menos que haya una razón médica, no debes darle al bebé biberones de agua, o de agua azucarada o fórmula (como a veces se hace en los nidos de los hospitales). Además de hacer que el bebé esté menos hambriento, succionar de un biberón requiere unos movimientos diferentes a los del pecho.

Si el bebé aprende el movimiento de succión del biberón, que normalmente es más fácil, será reacio a succionar el pecho; a este fenómeno se le llama «confusión del pezón». Por razones similares, tampoco debe dársele un chupete en el nido a menos que haya razones médicas para hacerlo; no querrás que tu hijo apague su necesidad de succionar con algo que no sea leche materna.

Capítulo 9. Cómo dar el pecho

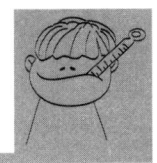

Habla con el médico de tu hijo y con las enfermeras para asegurarte de que siguen tus deseos. Los niños prematuros son un caso aparte. Lee el capítulo 6, *Bebés prematuros*, para obtener más información.

La primera consulta

Después de una corta estancia en el hospital, la mayoría de las mujeres regresan a sus casas con sus bebés antes de que les suba la leche. Los defensores de la lactancia materna aconsejan que las madres primerizas vean a un consejero para la lactancia un par de días después de llegar a casa, sólo para comprobar su técnica. Una enfermera o un médico experto en técnicas de alimentación también pueden realizar esta tarea cuando lleves al bebé a su primera consulta. En la mayoría de los casos, esta revisión debe tener lugar dos o tres días después de que hayas abandonado el hospital, según la *American Academy of Pediatrics* (AAP).

Cómo sostener al bebé para amamantarlo

Hay varias formas de sostener al bebé cómodamente mientras se le da el pecho (observa las figuras 9.2 a-c). Cualquiera que sea la postura que uses, asegúrate de que el cuello del bebé está recto y no torcido.

Postura clásica

Sostener al bebé es más fácil cuando estás sentada, con almohadas detrás de la espalda para estar más cómoda.

Acuna a tu hijo con un brazo, con la cabeza del bebé en tu codo y sus nalgas en la mano. Gíralo de forma que su barriga mire hacia donde tú estás. Levántalo hasta la altura del pecho, colócate almohadas sobre el regazo para apoyar el peso del bebé y tus brazos.

Si intentas sostenerlo en lugar de apoyarlo sobre las almohadas, te puede doler la espalda. Por la misma razón, no coloques a tu hijo ni por encima ni por debajo de la altura del pecho. Siéntate derecha en una postura cómoda, eleva el bebé hasta la altura del pecho y sostenlo pegado a tu cuerpo. Te ayudará tener los pies apoyados en un reposapiés.

Al principio, la postura clásica acostada te parecerá más cómoda, sobre todo si tu hijo ha nacido por medio de una cesárea. Échate sobre un lado, coloca la cabeza de forma que el cuello esté recto y usa almohadas si es necesario. Sitúa al bebé de lado de forma que quede mirando hacia donde tú estás, acúnalo con el brazo que quede más bajo y acércatelo al pecho.

Postura cruzada

Se parece a la postura anterior pero se sostiene al bebé con el brazo opuesto al pecho que le estás dando. Apóyate sobre un lado, pon al bebé mirando hacia donde estás y sostenlo con el brazo en alto de forma que su cuello quede recto, sujetando la parte de atrás de su cabeza con tu mano y su espalda con tu brazo. Elévalo hasta tu pecho. Esta postura puede ser práctica para los bebés que tienen problemas para tomar el pecho, ya que así tienes más control sobre la cabeza del bebé.

Postura de «jugador de rugby»

Esta postura suele funcionar mejor con bebés pequeños o pechos grandes y es más cómoda si te han practicado una cesárea porque tu bebé no estará apoyado sobre tu barriga. Siéntate con una almohada detrás de la espalda. Pon otra a tu lado y sitúa al bebé con su cabeza sobre tus rodillas. Coloca tu brazo alrededor, sujetando con tu mano su cabeza y su nuca. Súbelo hasta la altura de tu pecho y pon almohadas bajo tu espalda para apoyar su peso y el peso de tu brazo.

La importancia del acercamiento

Los expertos en lactancia están de acuerdo en que la forma en la que tu bebé se pegue (colocando su boca junto a tu pecho) es la clave para amamantar a tu hijo de forma cómoda y productiva. Tu bebé debe abarcar con su boca tanta areola como sea posible, su encía no debe succionar sólo el pezón (observa las figuras 9.3 a-c). La leche está almacenada en unas reservas bajo la superficie de la areola. Cuando el bebé succiona, su lengua presiona la areola contra la encía de su boca, lo que hace que salga la leche. El bebé debe succionar la areola, no solamente el pezón.

Nuestro consejo
Dale de comer cuando te lo pida

La *American Academy of Pediatrics (AAP)* aconseja que, independientemente de que le des el pecho o el biberón, alimentes a tu bebé cada vez que muestre signos de tener hambre. Entre esos signos, podemos incluir que estén muy despiertos y muestren bastante actividad o que se lleven objetos a la boca. Llorar, según la AAP, es un signo de hambre que se produce posteriormente; si el bebé pega alaridos es que ha estado hambriento durante bastante rato. A los recién nacidos se les debe dar el pecho entre 8 y 12 veces al día, y cada toma debe prolongarse hasta que el bebé ya no quiera más. Los expertos en pediatría y otros muchos profesionales que se ocupan del cuidado de los niños temen que algunos recién nacidos no crezcan tanto como deberían si no tienen un horario estricto de lactancia. Y cada bebé debe tener su propio horario.

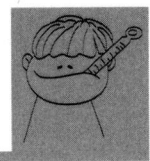

Capítulo 9. Cómo dar el pecho

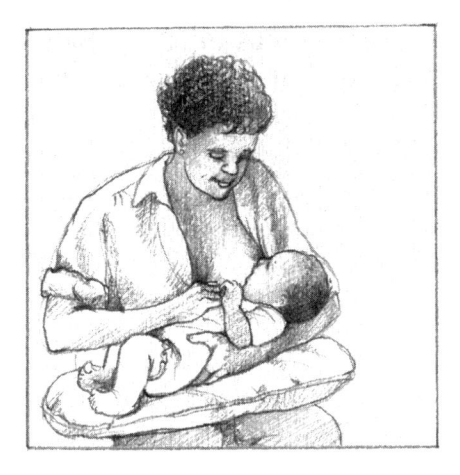

9.2 a. Ésta es la postura correcta cuando la madre está sentada.

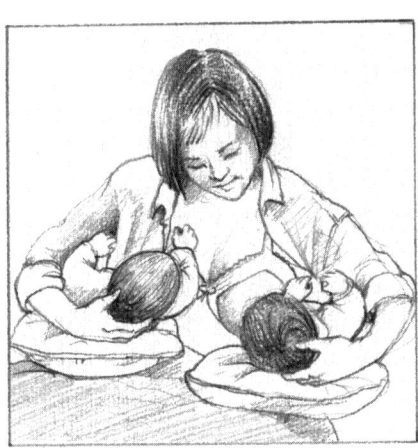

9.2 b. La postura doble de «rugby» es la más cómoda cuando estás amamantando gemelos.

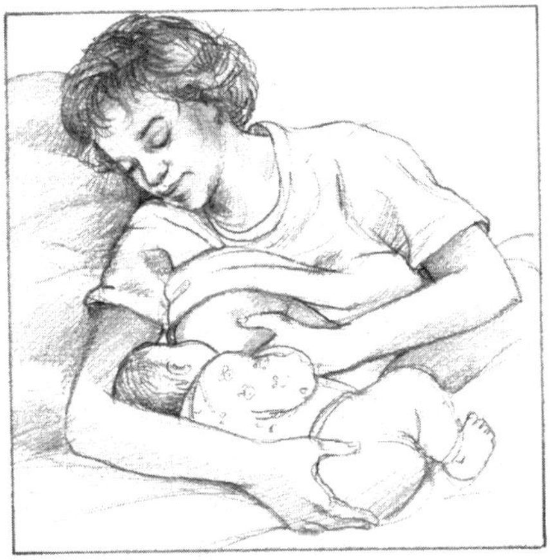

9.2 c. La postura correcta cuando la madre está tumbada sobre un lado.

Figuras 9.2 a-c. Posiciones correctas para la lactancia

Si el bebé succiona sólo el pezón, se pueden producir varios problemas. Beberá menos leche, lo que hará que el pecho de la madre produzca menos. Al mismo tiempo, esto hace que los pezones duelan y que sean más propensos a resquebrajarse. El dolor (y la anticipación del dolor mientras la madre se está preparando para amamantar) inhibe la salida de la leche. Eso hace que el bebé esté hambriento y que llore, y que la madre sufra y padezca ansiedad. La madre puede pensar que no tiene demasiada leche, cuando con un pequeño cambio en su técnica para amamantar podría solucionar el problema.

Acercarse de forma apropiada

El primer paso para acercarse correctamente es esperar a que el bebé abra la boca bastante. Sostén tu pecho con el dedo pulgar en la parte superior y los demás dedos en la parte inferior, roza los labios del bebé con tu pezón hasta que abra la boca, pero no un poco, sino hasta que abra la mandíbula.

En ese momento, acerca a tu hijo hasta el pecho. Si no lo haces rápido, el bebé dejará la boca medio cerrada en el momento en el que te lo acerques. Si esto sucede, es mejor interrumpir la succión introduciendo tu dedo entre el pezón y su encía y comenzar de nuevo.

Tienes que comprimir tu pecho de forma que quepa en su boca la mayor parte posible; si lo haces, pon los dedos en la parte exterior de la areola. También puede ayudarte apretarlo para que salgan unas cuantas gotas de leche y el bebé saboree su tentador gusto.

Una vez que tu bebé se acerque, ambos labios deben estar moviéndose mientras presionan tu pecho. Si no, usa tu dedo para moverlos. De otra forma, puede que esté succionando sus labios pero no tu pecho.

Vigila el ritmo del movimiento observando las mejillas de tu bebé mientras lo amamantas; cuando le llegue la leche, puedes escuchar cómo traga. Una vez que se tiene experiencia, las madres son capaces de distinguir entre la succión nutritiva (en la que toman leche) y la succión no nutritiva (succión de consuelo) que frecuentemente sigue a la nutritiva.

Una típica sesión de lactancia

Permite que tu hijo se amamante de uno de tus pechos tanto como desee, haz que eructe y pásalo al otro pecho. Como es probable que tu hijo succione más el primer pecho, es mejor que alternes con cuál vas a empezar. Puedes controlarlo colocándote algún distintivo en el tirante del sujetador (un pin o un lazo) del pecho por el que toca comenzar. Algunos padres que han respondido a nuestra encuesta recomiendan cambiarse el reloj de muñeca para poder recordarlo.

Capítulo 9. Cómo dar el pecho

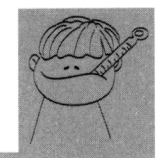

Una vez que la leche salga, es preferible que el bebé se llene con el primer pecho de cada toma, a que tome un poco de cada uno.

La leche que sale al principio (llamada leche inicial) contiene menos grasas que la que se obtiene al final de la succión (denominada leche final). Lo más apropiado para el bebé es tomar esta última leche para que crezca bien.

Normalmente, debes permitir que tu hijo mame tanto tiempo como desee. Parará o se quedará dormido cuando ya haya tomado bastante leche. Si permanece amamantándose durante largos períodos (más de una hora cada sesión) consúltalo con tu médico para asegurarte de que el bebé está tomando suficiente leche.

Si tu hijo se alimenta y crece bien los dos primeros meses de vida, pero aún pasa largos períodos de lactancia no nutritiva, quizás te convenga ponerle un chupete. Pero no lo uses hasta que la lactancia esté bien implantada. El uso anticipado del chupete hace menos probable que madre e hijo continúen con la lactancia.

Si necesitas retirar a tu hijo del pecho, no lo hagas de cualquier manera, podría resultar doloroso. En su lugar, interrumpe la succión colocándole el dedo índice entre la encía y la comisura de los labios.

Figura 9.3 a-c. El proceso de acercamiento

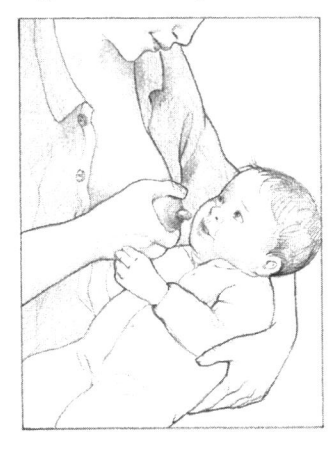

9.3 a. Estimulando el reflejo de succión. Una vez que el bebé está en una posición adecuada, usa tus dedos para rodear el pezón justo detrás de la areola y toca la mejilla del bebé para estimular el reflejo de succión.

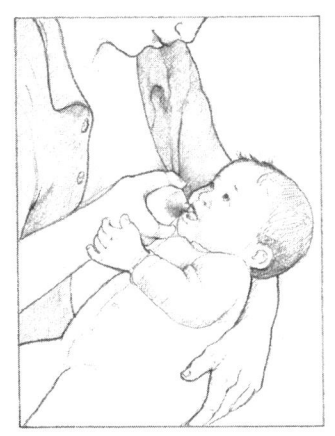

9.3 b. Acercamiento. El bebé responderá girando la cabeza cuando lo acerques al pecho. Para ayudar al bebé a que abarque toda la areola con la boca, puedes usar los dedos para comprimir el pecho por detrás de la misma.

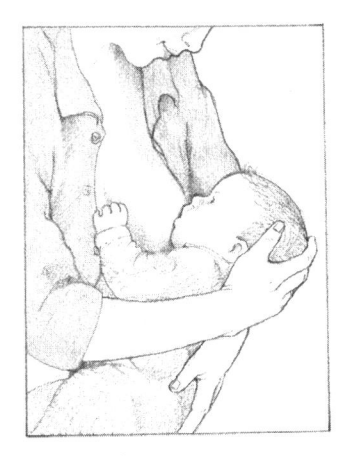

9.3 c. Posición apropiada para la lactancia. Observa cómo todo el pezón está dentro de la boca del bebé, lo que asegura que la leche fluya bien y previene que la madre pueda sufrir dolores en los pezones.

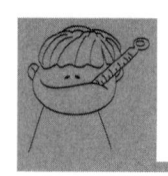

¿Cómo puedes saber si tu hijo está tomando suficiente leche?

Ésta es una de las mayores preocupaciones de los padres, sobre todo si el bebé ha nacido más pequeño de lo normal o prematuro. Es normal que en su primera semana de vida el bebé pierda de un 7 a un 10 por ciento de su peso y que lo recupere hacia el final de la segunda semana. Además, la disminución del peso del bebé incrementa el estado de ansiedad de los padres.

Si tienes alguna duda sobre si tu hijo se está alimentando de forma adecuada o si no muestra signos tranquilizadores de estar saciado después de comer, llévalo a la consulta del médico para que compruebe su peso. Es algo que se hace habitualmente, el médico puede pedirte que pases por su consulta hasta tres veces en las dos primeras semanas si el bebé es demasiado pequeño o prematuro. En algunos casos, el doctor puede pesar al bebé antes y después de que haya comido para comprobar cuánto peso ha ganado. Con un recién nacido, no debes dudar en buscar ayuda si consideras que no está comiendo lo suficiente.

No puedes medir la cantidad de leche que toma del pecho como se puede medir la de fórmula, pero a continuación te daremos algunas directrices para saber si tu hijo está tomando la leche que necesita:

- Una vez que la leche llegue, tendrás que cambiarle los pañales al bebé de 6 a 8 veces si son de tela o de 5 a 6 veces si son desechables cada día, con orina clara o muy pálida. Es difícil saber lo húmedo que están los pañales desechables, por esa razón puede que al principio prefieras los pañales de tela. O puedes colocar un trozo de pañuelo de papel para comprobar si el pañal está húmedo.

- Tu hijo tendrá de dos a cinco movimientos intestinales al día. Los dos primeros días, las deposiciones serán oscuras. Pero una vez que te suba la leche, las deposiciones serán más suaves y amarillentas. Después de un mes, los bebés que son amamantados suelen tener menos movimientos intestinales y puede que no tengan ni uno al día.

- Tu hijo parece estar alerta y contento. Habla con tu médico si tu hijo duerme más de cuatro horas seguidas durante las primeras dos semanas o si mama durante largos períodos pero llora, está inquieto y parece agitado tan pronto como lo retiras del pecho.

- Tu bebé ganará peso a un ritmo saludable. Recuperará el peso perdido a las dos semanas de nacer y, a partir de entonces, ganará entre 140 y 200 gr. cada semana durante los tres primeros meses. Durante este tiempo, los bebés que son alimentados con leche materna y los que son alimentados con fórmula ganan la misma cantidad de peso. A los tres meses, los bebés que son amamantados empiezan a

Capítulo 9. Cómo dar el pecho

ganar peso más lentamente. De los 3 ó 4 a los 6 meses, los bebés suelen ganar de entre 85 y 140 gr. a la semana; después de los 6 meses, comienzan a ganar peso más lentamente. Tu hijo debe pesarse en la balanza de su médico; las balanzas caseras de los adultos no son apropiadas para medir con exactitud el peso del bebé.

Estimulación del suministro de leche

En la mayoría de los casos, cuanta más leche se succione y con más frecuencia, más se producirá. Por esta razón, se suele incrementar el suministro de leche aumentando la frecuencia y la duración de la lactancia. Éstas son otras estrategias que puedes intentar para incrementar el suministro de leche:

- Aliméntate bien y bebe mucho líquido. Tómate un vaso de leche, agua, zumo o un yogurt antes o durante la sesión.
- Descansa más. Duerme cuando tu bebé lo haga, aunque haya trabajo sin hacer.
- Intenta relajarte antes y durante la toma. Inténtalo con la meditación o las técnicas de visualización (puedes aprenderlas en las clases de preparación al parto), toma un baño de agua templada, escucha música o habla con algún amigo.
- Ten un contacto estrecho (piel con piel) con el bebé mientras le estás amamantando.
- Prueba con masajes en el pecho antes de dar de mamar. Empieza en la parte superior y muévete hacia la areola, usa los dedos para presionar con un movimiento circular y después desplázate hacia otro punto. Acaricia el pecho desde la parte de arriba y los laterales hasta el pezón.
- Si aún tienes problemas con el suministro de leche, bombea la leche del pecho antes o después de amamantar al bebé, hazlo incluso por las noches; este incremento de la demanda provocará un aumento del suministro. Almacena la leche en el frigorífico, como describiremos más adelante, para dársela al bebe en el caso de que fuera necesario.

La voz de la experiencia

«Debes darle prioridad a las tareas caseras porque cuando estés amamantando al bebé necesitarás descansar mucho y comer bien. Es más importante para el bebé que mantengas la casa ordenada y el estrés fuera».

De la *Encuesta a los padres de KidsHealth*

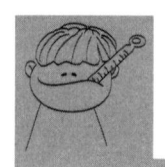

¿Qué es «la bajada de la leche»?

Es el reflejo por el que la leche se saca de las glándulas (donde la leche se produce) y se conduce a lo largo de los conductos hacia el pezón. Sin ese reflejo, habría poca o ninguna posibilidad de que el bebé dispusiera de leche. Este proceso, al que también se le conoce con el nombre de reflejo de eyección de la leche, es provocado por la liberación de una hormona (la oxitocina) de la glándula pituitaria de la madre. Normalmente, esto sucede más de una vez en cada toma.

En las dos primeras semanas de lactancia, un bebé debe succionar durante varios minutos para estimular la bajada. Si el recién nacido se cansa con facilidad al principio, bombear el pecho para estimular la salida de la leche puede evitar que el bebé se canse o llegue a sentirse frustrado.

Más adelante, la bajada tendrá lugar con más rapidez. A muchas mujeres les suele suceder en cuanto se sientan en la silla en la que normalmente amamantan al bebé; a otras les sucede tan sólo con ver o escuchar un bebé. Las mujeres que suelen bombearse el pecho pueden tener una bajada simplemente mirando la foto de un bebé.

A muchas mujeres les causa una sensación de hormigueo o pequeños pinchazos en el pecho o una sensación de saturación. Hay también otros signos: Mientras tu bebé se está amamantando de uno de tus pechos, puede haber un escape de leche en el otro. Puede que sientas calambres abdominales a causa de la oxitocina, la hormona que participa en el proceso y que también causa las contracciones del útero. Otras muchas mujeres, sin embargo, no sienten nada durante la bajada, las madres primerizas suelen preocuparse cuando eso sucede. Si parece que el bebé está tomando leche suficiente, como hemos descrito anteriormente, la bajada está teniendo lugar tanto si lo sientes como si no.

Complementos alimenticios

En algunos casos, un recién nacido puede necesitar un complemento nutricional hasta que el suministro de la leche materna sea mayor o el bebé se haga lo suficientemente grande y fuerte para mamar correctamente. El sistema de nutrición complementaria, en el que se usa un tubo o una jeringa, puede hacer más fácil que posteriormente se amamante al bebé que si le damos un biberón. En algunos sistemas, a los que a veces se les llama entrenamientos para la lactancia, el bebé succiona leche del pecho y de un tubo al mismo tiempo. Si necesitas información sobre estos sistemas, puedes pedírsela a algún consejero para la lactancia.

Sin embargo, suministrar alimentación complementaria con un biberón puede resultar más sencillo y algunos médicos pueden preferirlo, especialmente si el bebé es demasiado pequeño o débil. El uso del biberón no tiene por qué significar la retirada definitiva del

Capítulo 9. Cómo dar el pecho

pecho si los padres se comprometen a continuarlo. Algunos bebés parecen tener problemas al pasarlos de un sistema a otro, pero otros pueden ser persuadidos con mucha paciencia. A algunas madres, a las que la leche les sube lentamente o tardan bastante tiempo en que aumente la cantidad de leche, les ha dado buen resultado darle al bebé un biberón inmediatamente después o unos minutos después de darle el pecho. En otros casos, un biberón (de leche materna o de fórmula) puede sustituir una de las tomas del día. Pero además, si el suministro de leche es un problema, deberías estimularlo por medio de un sacaleches cada vez que le des el biberón. Una vez que aumente el suministro puedes abandonar el biberón.

> **La voz de la experiencia**
>
> «En lugar de mirar relojes y libros, observa a tu bebé. Aliméntalo cada vez que te lo pida y no cuando el reloj lo diga».
>
> **De la *Encuesta a los padres de KidsHealth***

En general, los defensores de la lactancia natural desaconsejan que el complemento nutricional se dé con un biberón hasta que ese procedimiento esté bien establecido y esto, normalmente, no se produce hasta después de las seis semanas. Pero si la alternativa es que tu hijo esté hambriento (lo que puede resultar peligroso para la salud de un bebé pequeño) o dejar por completo de amamantarlo, entonces intentar darle el biberón como complemento merece la pena.

Una vez que madre e hijo se han acostumbrado a la lactancia natural, muchos padres le dan al bebé algún que otro biberón por simple comodidad (para que mamá duerma ininterrumpidamente o por si tiene que estar alejada del bebé unas horas). El bebé aceptará mejor el biberón si se le ofrece pronto (quizás entre las 7 y las 8 semanas) y es preferible que se lo dé papá o cualquier otra persona antes que mamá. De todas formas, la madre puede sacar o bombear su propia leche y mantenerla en el frigorífico por si la necesita en algún momento.

Cuando las madres trabajan a jornada completa fuera de casa, es necesario alimentar al bebé con biberones (ya sea de fórmula o de leche materna almacenada anteriormente), a menos, claro está, que te puedas llevar el bebé al trabajo. Bombear la leche materna puede llegar a formar parte de la rutina.

Sacar o bombear leche materna

Antes de comenzar la operación, tómate unos minutos para prepararte. Lo primero es lavarse las manos. Después, date un masaje en el pecho desde la base hacia el pezón. Intenta que se produzca la bajada de la leche pensando en el bebé y en la forma en que lo amamantas. Ahora es el momento de empezar. Si sacas la leche con la mano o usas un sacaleches manual, puedes tardar entre 15 y 30 minutos en vaciar ambos pechos; los sacaleches eléctricos normalmente son más rápidos.

Cómo sacar leche manualmente

Para sacar leche manualmente, sitúa los dedos en la areola, con el pulgar por encima y los demás dedos por debajo. Presiona el pecho con los dedos y gíralos ligeramente, como si estuvieses dejando marcadas tus huellas dactilares. Repite el movimiento, comprimiendo diferentes partes de la areola. Deja que la leche gotee en algún recipiente limpio y con la boca grande, son los mejores para almacenar la leche. Al principio, solamente podrás obtener unas cuantas gotas. Pero poco a poco, serás capaz de almacenar varios centilitros de una vez. Algunas madres llegan a ser bastante hábiles sacando leche manualmente.

Cómo bombear leche con un sacaleches

Si te extraes la leche con un sacaleches, los detalles del proceso dependen de la clase de aparato que utilices. Ten cuidado y límpialo a conciencia, siguiendo estrictamente las instrucciones.

Cómo almacenar la leche

La leche se puede almacenar en el frigorífico en botes con tapaderas o bolsas diseñadas específicamente para este propósito, pero no en una de plástico corriente. Puedes guardarla en el frigorífico hasta 72 horas, pero es preferible congelarla si no la vas a usar en las próximas 24 horas. Congélala en raciones de entre 50 y 100 gr. para no malgastarla. Ponle fecha a los recipientes y guárdalos en la parte más fría del congelador (no en la puerta). En el congelador, a 17º C bajo cero, la leche puede conservarse entre 3 y 6 meses. Si tu frigorífico tiene un compartimento para los congelados, pero no tiene una puerta exclusivamente para ese apartado, sólo podrás almacenar la leche durante dos o tres semanas.

La leche debe descongelarse dentro del frigorífico. Pero si necesitas descongelarla más rápido, coloca el recipiente en un bol con agua templada. Es mejor no usar el microondas porque calienta los alimentos de manera irregular, esto hace que la leche esté más caliente en algunas partes y que pueda quemar la boca del bebé cuando vaya a beber.

En el caso de que uses el microondas, asegúrate de que la leche está bien mezclada para eliminar los focos más calientes y, por supuesto, antes de dárselo al bebé comprueba la temperatura de la leche.

Capítulo 9. Cómo dar el pecho

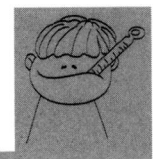

De vuelta al trabajo

Muchas mujeres continúan amamantando a sus hijos después de regresar al trabajo. Tal vez estos consejos te ayuden a preparar tu vuelta al trabajo:

- Practica sacando o bombeando leche mientras aún estás en casa para que puedas sentirte cómoda y eficaz al hacerlo. Congela la leche para poder usarla después.

- Acostumbra a tu hijo al biberón, usando la leche que has sacado. Lo ideal es que lo hagas después de que el bebé haya aprendido a mamar (hacia las 6 semanas) y una o dos semanas antes de que regreses al trabajo. Los bebés suelen aceptar mejor los biberones si la persona que se los da no es su madre (se lo puede dar el padre o la persona que va a cuidar del bebé mientras la madre no está en casa). Si tu bebé toma un biberón al día durante unos cuantos días antes de que vuelvas al trabajo, te asegurarás de que el bebé comerá mientras tú no estás.

- Intenta encontrar cuidadores que te ayuden a continuar con la lactancia natural. Por ejemplo, pueden evitar darle el biberón al bebé un par de horas antes de que tú llegues, así el bebé estará deseando mamar cuando te vea.

- Si es posible, reduce tu horario laboral. Regresa un miércoles o un jueves o comienza trabajando media jornada.

Si deseas continuar amamantando a tu bebé durante muchos meses después de haber regresado al trabajo, intenta dilatar la duración de las tomas. Levántate más temprano y amamántalo sin prisas antes de prepararte para ir al trabajo; durante los fines de semana, limítate a darle el pecho, no le des biberones. Aunque la mayoría de los padres están ansiosos (incluso rozan la desesperación) porque sus bebés duerman durante toda la noche, darles de mamar durante la noche puede contribuir a que el suministro de leche no decrezca.

Cómo cuidar a la madre

La madre del lactante debe comer la misma dieta sana y equilibrada que se recomienda durante el embarazo (si tu dieta tenía un alto contenido en grasas o azúcares, ahora es un buen momento para mejorar tu forma de comer).

La pirámide alimenticia descrita en el capítulo 22, *Comida sana*, es adecuada para la alimentación de los niños y para la tuya. Tan sólo tienes que comer más raciones: de seis a once raciones de cereales, de 3 a 5 raciones de verduras, de 2 a 4 raciones de fruta y 3 raciones de carne, huevos, frutos secos y legumbres. Aumenta los alimentos lácteos para mantener tu suministro de calcio. Si no tomas productos lácteos, asegúrate de que tomas bastante calcio. Prueba los zumos o los cereales reforzados con calcio o toma vitaminas.

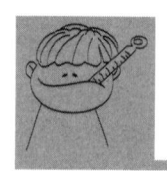

Si eres una vegetariana estricta (no comes animales ni productos lácteos, ni huevos, ni queso) vigila con especial atención las calorías que ingieres (normalmente de unas 2.200 a 2.700 al día), preocupándote en particular de las proteínas y de la vitamina B_{12}.

Bebe mucho líquido (unos 6 vasos al día), eso sí, que carezca de cafeína. Bebe agua antes y durante el tiempo en el que estés dando el pecho.

> **Nuestro consejo**
>
> **Mantenlo en frío**
>
> Si tienes que extraerte la leche en el trabajo, mantenla en un recipiente cerrado en una nevera portátil o en un frigorífico.

Alimentos problemáticos

Las proteínas y otras sustancias de los alimentos que comas pasarán al bebé por medio de la leche. Si en tu familia hay antecedentes de alergias, asma o eczema, el médico puede aconsejarte que bebas poca leche (o nada en absoluto) mientras estés amamantando al bebé. También puede que te recomiende evitar otros alimentos que suelen causar alergias, como los cacahuetes, la soja, el pescado (incluyendo el marisco), el huevo y el trigo.

Pero si no tienes antecedentes de alergia o asma en tu familia (ni tú tampoco tienes), puedes comer lo que quieras incluyendo comida picante. Para reducir el problema, es mejor comer de todo en cantidades moderadas, antes que comer todos los días lo mismo o enormes cantidades de un solo alimento. Si sospechas que tu hijo reacciona ante algún alimento, poniéndose excesivamente irritable o rechazando comer, elimínalo de tu dieta durante unos días o semanas. Si el síntoma desaparece, prueba a comerlo de nuevo y observa si se repite la reacción. Los alimentos que tú tomes pueden darle sabor a la leche y a algunos bebés, simplemente, pueden no gustarle esos sabores.

Algunas madres piensan que comer brécol, coles de Bruselas o col les produce gases a sus bebés. Y algunos bebés parecen no descansar bien o estar irritables debido a la cafeína (tazas entre 100 y 170 gr.); hay que tener cuidado con la cafeína que contienen algunos refrescos, el té, el chocolate y, por supuesto, con los fármacos que se venden sin receta. Quizás estés consumiendo más cafeína de la que piensas.

Desde luego, si tu hijo tiene una erupción, diarrea o vómitos, síntomas de que pueda tener alergia o alguna enfermedad, habla con su médico.

Capítulo 9. Cómo dar el pecho

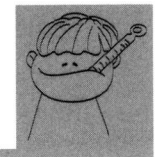

Alcohol, cigarros y fármacos

El alcohol pasa a la leche, lo que significa que pasa al bebé, de modo que ten cuidado. Pero una cerveza, un poco de whisky o un vaso de vino no perjudicará la leche materna. Si alguna vez tomas varias copas seguidas o si tienes problemas con el alcohol, consúltaselo al médico de tu hijo. No debes amamantarlo si bebes en exceso.

Si eres fumadora, puedes darle el pecho. Pero el hijo de una fumadora es más propenso a tener enfermedades (tanto si se le amamanta como si se le da el biberón), así que, al menos al tomar el pecho, puede adquirir los beneficios que la lactancia materna aporta a la salud.

La ingesta de la mayoría de los fármacos (aunque no de todos) se considera segura durante la lactancia, pero es importante que lo consultes con tu médico. Asegúrate de que el doctor que te está prescribiendo algo sepa que estás amamantando a tu hijo.

Nuestro consejo

Puedes quedarte embarazada mientras amamantas

Muchas madres se quedan embarazadas mientras amamantan a sus hijos. Dar el pecho estimula la producción de prolactina, una hormona que elimina las necesarias para quedarse embarazada. Pero los niveles de prolactina varían y pueden estar lo suficientemente bajos como para permitir la concepción, especialmente si una mujer no está exclusivamente amamantando. Después de dar a luz, algunas mujeres ovulan e incluso llegan a ser fértiles nuevamente antes de volver a tener el período. El hecho de que no tengas el período o que estés dando el pecho a tu hijo no significa que no puedas quedarte embarazada, no debes confiarte.

Gran parte de los medicamentos que se venden sin receta (incluyendo el acetaminofeno, el ibuprofeno, la aspirina, los antihistamínicos y los descongestionantes) se consideran seguros si su uso es ocasional. Si necesitas tomarlos durante más de dos días, consulta a tu médico. En general, intenta no tomar fármacos y, desde luego, si lo haces nunca tomes más de lo estrictamente necesario (en otras palabras, no tomes fármacos para aliviar los síntomas del resfriado si puedes evitarlo).

No creas que los remedios de herboristería son seguros por el mero hecho de ser «naturales». Algunas hierbas pueden ser peligrosas para ti y para el bebé, y si se ingieren en grandes cantidades pueden perjudicar el suministro de leche.

Además, dependiendo del origen de las hierbas, puede resultar complicado saber qué contienen exactamente. Para que resulte seguro, consulta con el médico de tu hijo antes de tomar algún remedio «natural».

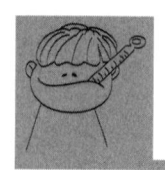

Cómo tratar problemas comunes

Debes estar preparada para enfrentarte a algunos problemas mientras aprendes a darle el pecho a tu hijo y él aprende a mamar. Pero no hay razones para que cunda el pánico o para abandonar la lactancia natural si esto ocurre.

Plenitud

Cuando te baja la leche, tus pechos pueden estar hinchados y especialmente sensibles al tacto. Puede que estén tan firmes que tu bebé tenga problemas para acercarse. En ese caso, puedes sacar o bombear algo de leche hasta que tu pecho esté más blando. Las duchas de agua templada y toallas húmedas (también con agua templada) alrededor del pecho durante unos cuantos minutos antes de amamantar al bebé parecen hacer que la leche fluya más fácilmente. Algunas mujeres se sienten aliviadas si usan paños de agua fría después de dar el pecho. Pero el mejor tratamiento para aliviar la plenitud es dar de mamar con frecuencia, al menos cada dos o tres horas.

Pezones irritados

La irritación inicial de los pezones es muy común, sobre todo durante las primeras semanas en las que se amamanta al bebé. Pero si el dolor es fuerte y persiste, eso no es normal, los expertos dicen que debes intentar aguantar el dolor. Normalmente, el dolor se debe a que el bebé succiona el pezón en lugar de la areola o a algún otro fallo en la técnica. Si crees que tú y tu bebé lo estáis haciendo bien y aún así te duelen, consúltaselo a un consejero para la lactancia o procura que algún otro experto en el tema observe cómo lo haces.

Mientras tanto, intenta sacar unas gotas de leche y deja que cubran tus pezones después de darle el pecho a tu hijo, actuarán como capa protectora. O alivia los pezones con lanolina pura, como hemos mencionado anteriormente, que no tiene que ser retirada antes de dar de mamar al bebé. También puedes probar distintas posiciones para darle el pecho, sacar algo de leche al principio para acelerar el proceso o tomar analgésicos como el acetaminofeno o el ibuprofeno antes de dar de mamar. Algunas veces, la irritación tiene lugar cuando el pezón está infectado con *Cándida* (provocada por un hongo parecido al de la levadura). Esto puede hacer que el bebé tenga pequeñas manchas blancas en la boca (conocidas como estomatitis aftosa), que la madre tenga ardores y dolores punzantes en los pezones que se acentúan durante la lactancia y después. Aunque la mayoría de las irritaciones en los pezones tienen lugar en los primeros días en los que se amamanta al bebé, el dolor que causa una infección de *Cándida* puede ocurrir semanas después de estar dando de mamar cómodamente. Habla con tu médico si crees que tienes una infección en los pezones o si crees que tu bebé padece estomatitis aftosa (consulta en capítulo 29, *Indicios y síntomas*, para obtener más información).

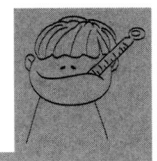

Obstrucción de los conductos lácteos

Un pecho tiene de 15 a 20 conductos que llevan la leche hasta el pezón. Si uno queda obstruido puede formar un doloroso bulto. Si se deja obstruido, puede producir una infección en el pecho (una mastitis). Para solucionar el problema, da de mamar con frecuencia, especialmente del lado que tienes afectado. Aplica paños de agua templada y da masajes suaves en el área bloqueada justo antes de amamantar para estimular la fluidez de la leche. Si tu bebé no vacía el lado que está obstruido, puedes ayudarte de un sacaleches. Si el bulto te dura más de unos cuantos días, habla con tu médico.

Infección del pecho (mastitis)

La mastitis es una infección del pecho que normalmente está causada por una bacteria. No produce ningún daño al bebé, pero a la madre le puede causar dolor, ardor e hinchazón en parte o en todo el pecho, también puede provocar fiebre y que la madre se sienta enferma. Consulta con tu médico si tienes estos síntomas. La mastitis se suele tratar con antibióticos. Normalmente se puede seguir amamantando al bebé a pesar de la infección. Con frecuencia recomiendan a las madres que guarden reposo en cama, con compresas de agua templada aplicadas sobre el pecho antes de dar de mamar.

Ictericia

La ictericia, que se detecta porque la piel se amarillea, es muy común en los recién nacidos. Consulta el capítulo 5, *Necesidades médicas comunes en los recién nacidos*, para obtener información acerca de la ictericia del lactante y la ictericia de la leche del pecho.

Rechazo a la lactancia

A veces, después de varios meses, un bebé puede rechazar la lactancia natural de forma repentina y sin razón aparente. Si lo sigues intentando, el típico rechazo a la lactancia se terminará en uno o dos días. Dale el pecho a tu hijo en una habitación oscura y tranquila, eso parece funcionar. Mientras tanto, puedes sacar leche y ofrecérsela en una cuchara o en una taza. En algunos casos, si tu hijo tiene 6 meses o más, puede que te esté avisando de que está listo para el destete.

Amamantar a dos o a más

La madre que decide amamantar a gemelos necesita ayuda desde el principio. En un primer momento, las madres dan el pecho a sus hijos por separado, así que la madre se pasa prácticamente todo el tiempo dando de mamar (o cambiando pañales) y necesita otro par de manos que cuiden del bebé al que no se le está amamantando en ese momento. Más adelante, cuando los bebés estén bien alimentados, las madres suelen darles el pecho a la vez, un pecho a cada uno, intercambiando los pechos si uno de los bebés mama con más fuerza que el otro.

Tienes que darle el pecho a los bebés cada vez que lo necesiten y la lactancia simultánea va a requerir mucha frecuencia.

Como los gemelos suelen nacer antes de tiempo, debes estar preparada con anterioridad. Además de recurrir a las ayudas que hemos mencionado antes, puedes ponerte en contacto con la *National Organization of Mothers of Twin Club* para localizar grupos de ayuda para madres de gemelos y de otros partos múltiples; consulta su página Web, www.nomotc.org.

En partos múltiples (de tres o más) es difícil o imposible alimentar a los bebés sólo con leche materna. Algunas madres amamantan a dos de una vez, mientras otra persona le da el biberón al resto, de manera que todos los bebés son amamantados en algún momento, pero ninguno es alimentado exclusivamente de leche natural.

Amamantar a un niño adoptado

Con una gran inversión de tiempo y esfuerzo, algunas mujeres pueden producir algo de leche para sus hijos adoptados; es un proceso que se conoce con el nombre de «lactancia inducida». Esto requiere el uso de un sacaleches eléctrico como el que tienen en los hospitales para bombear el pecho cada pocas horas durante semanas antes de que llegue el bebé. Y puede que también requiera tomar fármacos que estimulen las hormonas relacionadas con la lactancia.

Pero incluso las mujeres que han amamantado a otros hijos en el pasado, no producen suficiente leche con estos métodos como para cubrir las necesidades nutricionales del bebé y necesitan una alimentación complementaria. Muchas mujeres producen poca o nada de leche en estas circunstancias. En tal caso, algunos defensores de la leche materna dicen que con fórmula y con una alimentación complementaria también se puede establecer una relación íntima («La producción de leche, si se produce, es la cara agradable causada por una feliz relación con el lactante», de acuerdo con la *La Leche League Internacional*).

Algunos piensan que esta técnica va demasiado lejos, dar el pecho está muy relacionado con aspectos biológicos de la maternidad y sólo añadiría tensión al proceso de adopción. Los padres que adoptan, especialmente aquellos que lo hacen después de un largo período de infertilidad, necesitan recordar que millones de personas se deleitan en una relación padre-hijo cariñosa, íntima y con infinidad de vínculos sin amamantar. No hace falta dar el pecho para ser una «verdadera» madre.

Capítulo 9. Cómo dar el pecho

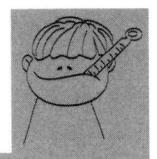

Destete

La *American Academy of Pediatrics*, que representa a la mayoría de los pediatras norteamericanos, recomienda en la mayoría de los casos que los bebés tomen exclusivamente leche materna durante los seis primeros meses de vida. Después de eso, mientras se van añadiendo alimentos sólidos, debes seguir dándole el pecho hasta que cumpla al menos un año y prolongarlo durante el tiempo que madre e hijo deseen. La mayoría de los expertos piensan que no hay nada malo en amamantar a un niño hasta con edad preescolar si madre e hijo se sienten cómodos. Por otra parte, la madre no debe presionar a su hijo para que siga amamantándose si el niño ya no lo desea.

> **Nuestro consejo**
>
> **Para cuidar los pezones**
>
> - Mantén los pezones secos entre toma y toma. Cambia las almohadillas del sujetador o el sujetador tan pronto como se humedezca. Usa sujetadores de algodón que no tengan forro de plástico porque éste impide la transpiración. Abre las tapas de tu sujetador para permitir que el aire seque los pezones.
> - Asegúrate de que el sujetador ciñe el pecho pero no lo aplasta.
> - No uses jabones u otros limpiadores en el pecho.

Los bebés, generalmente, empiezan a comer alimentos sólidos a los seis meses (si quieres más información, consulta el capítulo 22, *Comida sana*), pero normalmente antes de los 9 ó 12 meses no comen lo bastante como para dejar de tener ganas de tomar leche materna. A esta edad, muchos bebés empiezan a perder interés por la leche materna y las madres comienzan a reemplazar la lactancia por tazones de determinados alimentos y bebidas.

Lo ideal es que el destete sea gradual. Una de las tomas diarias se suprime y a la semana o más adelante se elimina otra sesión. Normalmente, la primera toma que se elimina es la del mediodía, que tiende a ser más pequeña y no sacia al bebé. La última toma de la que se prescinde es la de antes de ir a la cama, y algunas madres continúan con esta agradable toma de buenas noches los meses que se estiman oportunos o incluso bastante tiempo después de que sus hijos estén tomando alimentos sólidos.

Otra forma de afrontar el destete es hacerlo de golpe. Una vez que tu hijo hace tres comidas y varias tomas extra al día de alimento sólido, deja de darle el pecho y amamántalo sólo en el caso de que te lo pida. De esta forma, algunos bebés continúan tomando algunos «aperitivos» de leche materna hasta bastante tiempo después de haber empezado a comer sólido. A menos que la madre extraiga leche con un sacaleches, en esta situación su leche se secará.

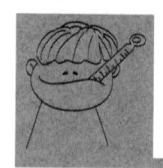

Si interrumpes la lactancia o intentas que el bebé sólo beba cuando lo pida, le facilitarás el cambio. Dale algo de comer que le guste, haz algún juego divertido o una excursión especial en el momento en que solías amamantarle. Evita sentarte donde habitualmente le dabas el pecho o llevar la ropa con la que le amamantabas. Si hay algunas cosas de «niño mayor» que tu hijo añora hacer, intenta hacerlas pero dándole énfasis a lo genial que es crecer.

No importa cómo o cuando le destetes, asegúrate de que cubres a tu hijo de atenciones para que no piense que el amor de su mamá se acaba el día que deja de darle el pecho.

Destetar antes del año

A pesar de las recomendaciones de los expertos, la mayoría de las mujeres dejan de darle el pecho a sus hijos antes de que cumplan el año. Es algo que debes decidir basándote en lo que es mejor para tu bebé, para tu familia y para ti. Si destetas al bebé antes de que cumpla el año, tendrás que darle fórmula en taza mejor que en biberón (si el bebé no ha cumplido un año, debe tomar fórmula, no leche de vaca normal). Si tu hijo tiene cerca de un año, querrás intentarlo con fórmula y una taza, mejor que con un biberón. Si te decides por la fórmula, asegúrate de leer el siguiente capítulo, que tiene muchos consejos sobre cómo hacer que la alimentación por medio de biberón sea sana y nutritiva.

¿Necesitas más información?

Consulta el índice y el apéndice C, *Guía de recursos*. Y por supuesto, habla con el médico de tu hijo.

10

Cómo dar el biberón

Una guía para padres

Si has decidido darle el biberón a tu hijo, sé firme en tu decisión y no prestes atención si alguien intenta hacerte sentir culpable por no darle el pecho. Es tu hijo, tu cuerpo y tu decisión. Disfrútalo y observa cómo crece tu recién nacido hasta convertirse en un niño fuerte y sano.

Si intentaste darle el pecho al bebé, pero tú o tu hijo tuvisteis problemas, quizás te sientas un poco desanimada. No le des más vueltas. Aunque tu primera opción no fuese ésta, ahora es la mejor opción para el bebé y para ti. Y gracias a Dios esta posibilidad existe y es segura y nutritiva. Aférrate a esta opción (y a tu bebé) con amor y no mires atrás.

Complementos necesarios para dar el biberón

Alimentar a tu hijo debe ser una experiencia enriquecedora que te dé la oportunidad de centrar toda tu atención en tu hijo. Te ofrecemos algunas claves para hacer que resulte más positivo:

- Siéntate en una silla cómoda, preferiblemente en un sitio tranquilo o acomódate en la cama. Sostén a tu hijo pegado a tu cuerpo, con la cabeza descansando en tu codo y su trasero en tu mano. Para evitar que regurgite la leche, coloca a tu hijo en una postura en la que esté un poco recto, de forma que la cabeza le quede por encima de los pies (observa la figura 10.1).

- Para simular que lo amamantas, puedes abrirte la camisa para tener al bebé en contacto con tu piel.

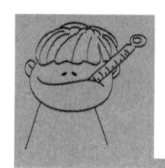

- Sitúa la tetina suavemente entre los labios del bebé. Mantén el biberón de forma que la tetina esté siempre llena. Esto evita que el bebé trague aire y que como consecuencia se sienta incómodo.

- En la mitad del proceso, retira el biberón y dale unos golpecitos al bebé para que expulse el aire (si deseas más detalles, consulta el capítulo 11, *Cuidados básicos de los recién nacidos*) y vuelve a hacerlo cuando termine el biberón.

- Mira a tu bebé a los ojos mientras le das el biberón y háblale en un tono suave y tranquilizador.

- Cuando acabe, mantenlo durante un rato recto para reducir las posibilidades de que regurgite la leche. Los bebés que se alimentan con biberones tienden a comer más rápido que los bebés que son amamantados, pero los que son amamantados tienen un agradable contacto con su madre. Así que sostén a tu hijo, abrázalo o mécelo después de que coma. Pero hazlo con suavidad. Si le agitas después de comer, lo más probable es que eche todo lo que ha comido antes.

- Nunca apoyes el biberón para que tu hijo coma por sí solo. Eso le priva del contacto amoroso que necesita y puede ser peligroso si el bebé se atraganta.

- No dejes a tu bebé durmiendo con el biberón. Esto puede provocar que eche la leche y que se atragante, pero también puede producirle infecciones de oído y caries en los dientes.

- Si algún otro miembro de la familia o alguna persona que contrates va a darle el biberón al bebé, asegúrate de que sabe todo lo que hemos mencionado con anterioridad.

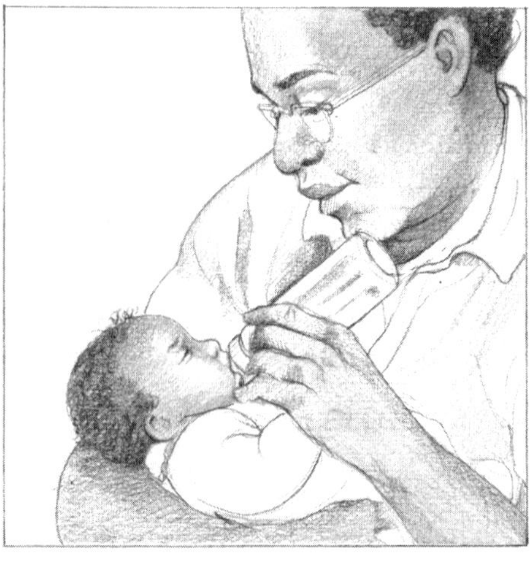

Figura 10.1. Postura apropiada para dar el biberón. Observa cómo se sostiene el biberón formando un ángulo recto con respecto al bebé. Esto hace que la tetina esté llena de leche y ayuda a prevenir que el bebé trague grandes cantidades de aire mientras está succionando.

Capítulo 10. Cómo dar el biberón

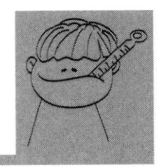

Cómo elegir una fórmula

Pídele al médico de tu hijo que te recomiende una. El *Committee on Nutrition* de la *American Academy of Pediatrics* recomienda el uso de una fórmula que esté basada en la leche de vaca y reforzada con hierro.

En ese tipo de fórmulas, la leche de vaca ha sido modificada para que sea más digestiva y algo más parecida a la leche humana. Si el bebé come con ansiedad, tiene tendencia a tener gases o cólicos, con llantos incesantes que no tienen una causa aparente; los padres suelen sospechar que tiene alergia o no tolera la fórmula, pero los estudios han demostrado que tales intolerancias no son comunes. A veces el bebé, simplemente, prefiere una fórmula a otra. Pero es sólo una cuestión de gusto.

En los últimos años, conforme el vegetarianismo y la comida de soja se ha extendido, muchos padres han optado por darle a sus hijos fórmulas basadas en proteínas de soja. Pero la mayoría de los médicos desaconsejan su uso a menos que el bebé sea realmente alérgico a las fórmulas elaboradas a base de leche o no puedan tolerar la lactosa que contiene (aunque la intolerancia a la lactosa es poco frecuente en los recién nacidos). Las fórmulas elaboradas a base de soja se parecen menos a la leche humana que las que se elaboran a partir de leche de vaca. La principal diferencia es que la soja carece de lactosa, la cual es indispensable para la absorción del calcio.

Desgraciadamente, los niños que son alérgicos a las fórmulas basadas en leche de vaca suelen ser alérgicos también a las elaboradas a partir de soja. A estos bebés se les suele dar proteínas hidrolizadas (predigestivas).

Existen otro tipo de fórmulas que están disponibles en el caso de que haya condiciones médicas específicas. Si crees que tu hijo necesita una fórmula basada en soja o proteínas hidrolizadas, consúltaselo a tu médico.

Cualquiera que sea la fórmula por la que te decidas, opta por alguna preparada para recién nacidos. La leche normal, la de soja o la evaporada no son buenas sustitutas, ni tampoco las que se hacen de forma casera.

A veces, podemos ver fórmulas caseras circulando por Internet o entre padres de niños con determinados problemas médicos. Estas recetas no contienen los nutrientes adecuados, o contienen ingredientes peligrosos o que no han sido probados; es más seguro no dárselas al bebé.

Y no cambies la fórmula comercial, no la diluyas más de lo que se indica (porque puede dejar a tu hijo sin nutrirse adecuadamente), ni la hagas más concentrada (porque puede hacer trabajar al riñón de tu hijo más de la cuenta), ni le añadas nada (eso puede resultar peligroso). Si crees que la alimentación de tu hijo requiere un cambio, háblalo con tu médico.

Diferentes opciones para adquirir la fórmula

Las fórmulas se presentan en el mercado de varias maneras. A continuación enumeramos algunas opciones desde las más baratas (y por lo general, menos cómodas) a las más caras y cómodas:

- Fórmula en polvo, para mezclarla con agua (esterilizada si el agua no es mineral), en latas grandes o en paquetes individuales.

- Fórmula líquida concentrada, que se diluye en agua (también esterilizada si es agua del grifo).

- Fórmula líquida «lista para tomar» en latas grandes (una vez abierta, debe guardarse en el frigorífico y usarse uno o dos días después o desecharla –comprueba la fecha de caducidad–).

- Fórmulas en envases individuales, que se echan en un biberón, de una ración «lista para tomar».

- Fórmulas «listas para tomar» en biberones individuales.

Independientemente de la fórmula que uses, conviene que tengas en casa alguna ración individual, ya sea en lata o en biberón. Son envases cómodos si tienes que salir a algún sitio de improviso o si has calculado mal la cantidad de fórmula que necesitas y se te acaba en mitad de la noche.

Una vez que tu bebé parece conforme con una determinada fórmula, puedes ahorrar dinero comprándola cuando haya descuentos en los supermercados. Pero comprueba la fecha de caducidad: puede que caduque antes de que tu hijo vaya a consumirla. Y asegúrate de tener siempre fórmula a mano para que dure al menos varios días.

Nuestro consejo

Cómo obtener ayuda

Tanto si le das el pecho a tu hijo como si le das fórmula, las familias que tienen problemas nutricionales con la madre y el hijo pueden obtener ayuda del programa de alimentación federal denominado *Special Supplemental Nutrition Program for Women, Infants and Children (WIC)*. En la mayoría de los estados, el programa funciona a través del departamento de salud estatal y atienden a las familias cuyos ingresos (antes de los impuestos) no superan el 185 por ciento del nivel de pobreza estatal (por ejemplo, en el año 2000, en la mayoría de los estados, el límite de ingresos eran unos 25.678 dólares aproximadamente para una familia constituida por tres miembros). El WIC atiende a casi la mitad de los bebés que nacen en los Estados Unidos cada año. Si quieres más información puedes consultar www.fns.usda.gov/wic o llamar al departamento de salud estatal.

Capítulo 10. Cómo dar el biberón

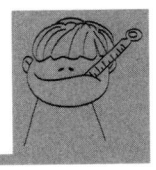

> **Nuestro consejo**
>
> **Consejos para hacer compras seguras**
>
> - Comprueba siempre la fecha de caducidad de la fórmula (y de cualquier otro producto para el bebé) antes de comprarla.
> - Si ves que las latas que tienen descuento están caducadas, compórtate como un buen ciudadano y comunícaselo al personal del supermercado para que retiren el producto de la estantería.
> - No compres latas abolladas o con algún desperfecto.

Tipos de biberones

Existen distintos tipos de biberones, el que elijas dependerá de las preferencias de tu bebé. Puedes probar con distintos tipos si es necesario y comprar el que tu bebé prefiera.

Habitualmente, los biberones tienen una capacidad de entre 100 y 200 ml. Si le das el biberón a tu hijo desde que nace, probablemente necesitarás de 4 a 6 biberones de los pequeños y de 6 a 10 biberones de los grandes. O, para que te salga más barato, puedes usar los grandes desde el principio, pero poniendo en su interior menos cantidad de fórmula.

Cada tamaño puedes encontrarlo en tres modelos diferentes:

1. El recto. Es el biberón clásico, nada novedoso.
2. El de cuello torcido. Éste permite mantener el biberón en un ángulo más cómodo mientras se mantiene la tetina llena; esto previene que el bebé trague aire. Sin embargo, los biberones con el cuello torcido hay que rellenarlos con más cuidado para evitar que se salga la fórmula al introducirla.
3. El recto con medidores desechables. Los biberones con medidores esterilizados desechables te evitan el trabajo de esterilizar las botellas y por su sistema de funcionamiento disminuyen el riesgo de que el bebé trague aire. Lo malo es que tienes que comprar repuestos constantemente.

Verás infinidad de formas de biberones (con forma de reloj de arena, de balón de fútbol, con recodos y algunos con formas que facilitan a los bebés agarrarlos). Pero para los recién nacidos, lo mejor es que sean fáciles de limpiar (y para eso conviene que no tengan muchos recovecos) y que las marcas de cantidades se lean bien (así puedes saber cuánto ha tomado). El recién nacido no se va alimentar solo, así que las formas que facilitan que pueda sostener el biberón no son necesarias.

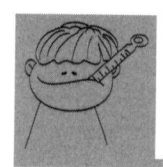

Algunos biberones aún se hacen de cristal, pero la mayoría, hoy en día, son de plástico. Los biberones de plástico duro y transparente suelen estar hechos de policarbonato. Algunos biberones de plástico con dibujos más suaves y botellas desechables suelen estar hechos de polietileno o de polipropileno.

En 1999, surgió la polémica con respecto a los biberones de policarbonato cuando la *Consumer Report* desaconsejó su uso. Al parecer, cuando se hierven líquidos en estos biberones durante 30 minutos, se filtra una minúscula cantidad de una sustancia llamada bisfenol-A. Otros experimentos, sin embargo, no contemplaron semejante hecho. Además, algunos científicos no están de acuerdo en que haya evidencias que aseguren que el bisfenol-A sea perjudicial, incluso aunque se filtre a la fórmula. La *Food and Drug Administration* de EE.UU. opina que los biberones son seguros si se usan de forma normal. Si limpias los biberones de plástico, los esterilizas y los dejas enfriar antes de llenarlos, puedes minimizar cualquier posibilidad de que existan filtraciones (para más información acerca de biberones esterilizados, consulta «¿Necesitas esterilizar biberones, tetinas y agua?» en este mismo capítulo).

Tipos de tetinas

Podemos encontrar tetinas de tres formas diferentes: la típica en forma de campana, la «anatómica», que es más larga y plana en uno de sus lados, y la de tetina plana, que suele venderse con los biberones desechables. Las dos últimas se supone que facilitan la succión más que la se recomienda para los bebés que combinan biberón y pecho, pero no hay consenso acerca de si son mejores para el desarrollo de la boca del bebé que las clásicas.

Lista de cosas necesarias para dar el biberón

- Biberones de 100 ml.
- Biberones de 200 ml.
- Tetinas.
- Cepillo para el biberón.
- Cepillo para la tetina (o un cepillo combinado para el biberón y la tetina).
- Abridor de latas o biberones.
- Tarro para mantener limpias las tetinas.
- Bolsa aislante o nevera portátil para las excursiones.
- Probablemente, unas tenacillas para esterilizar, un esterilizador y un calienta biberones.

Capítulo 10. Cómo dar el biberón

Las tetinas también varían según el tamaño del agujero, que determina cuánto debe esforzarse el bebé para obtener la leche. Si es demasiado pequeño, el bebé se puede sentir frustrado y exhausto, si es demasiado grande puede atragantarse con un borbotón de leche. Por regla general, los biberones, al ponerse boca abajo, deben soltar una gota cada segundo durante unos cuantos segundos y después deben pararse. Si necesitas hacer el agujero más grande o hacer otros agujeros cuando tu hijo crezca, puedes hacerlo con una aguja o con un pin caliente.

También puedes adecuar la cantidad que sale ajustando la rosca que mantiene la tetina fija al biberón. Si la rosca se afloja un poco, puede entrar aire en el biberón y hacer que el líquido fluya más fácilmente; si está apretada, la salida de líquido será menor.

Las tetinas están hechas de latex (las de color canela) o de silicona (las trasparentes). Las de latex se pueden obstruir o romperse a los dos meses de uso. Con las de silicona es más fácil ver si la tetina está limpia. Éstas no se ponen pegajosas ni se deterioran, pero se resquebrajan.

Comprueba la tetina que elijas y guarda piezas de repuesto. Es importante que el bebé no corra riesgos al masticar una tetina dañada.

¿Necesitas esterilizar biberones, tetinas y agua?

Habla con el médico de tu hijo sobre la esterilización de biberones, tetinas y agua. Algunos médicos recomiendan esterilizar los biberones y tetinas durante los tres primeros meses de vida del bebé. Otros piensan que no es necesario si el agua proviene del suministro municipal de agua y está clorada, pero recomiendan que se haga en el caso de que el agua provenga de un pozo o aljibe o que no esté clorada. Además, provenga de donde provenga el agua, las etiquetas de los objetos diseñados para bebés recomiendan que se esterilicen la primera vez que se usan (ya sea una tetina, un biberón, un chupete o algún objeto que alivie al bebé cuando le salen sus primeros dientes).

Si quieres esterilizar biberones, debes enjuagarlos inmediatamente después de usarlos, eliminando cualquier resto visible de fórmula. Puedes esterilizarlos de varias formas:

- Utiliza el lavaplatos con agua caliente y un programa para secar platos (también caliente).

- Sumérgelos en agua en un recipiente con tapadera y deja que hierva durante 20 minutos. Si usas biberones de cristal, pon en el fondo un paño o un trapo de cocina para protegerlos.

- Usa un esterilizador de cocina, que es un recipiente con un soporte para mantener de pie los biberones y cualquier otro objeto mientras los hierves.

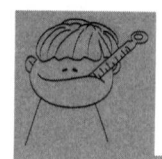

- Usa un esterilizador eléctrico. Sus principales ventajas son que puedes utilizarlo en cualquier sitio donde haya un enchufe y que se apaga solo.
- Usa un esterilizador de microondas. Te evita tener que encender la cocina y también se apaga solo.

Si esterilizas los biberones, también debes hacerlo con cualquier cosa que uses para prepararlos. Dependiendo de qué fórmula utilices, puede que tengas que incluir abridores de latas, tazas o cucharas medidoras, los tapones y las roscas del biberón, tarros donde almacenas las tetinas limpias y donde guardas la mezcla de la fórmula.

Si usas fórmula en polvo o concentrada, necesitarás mezclarla con agua (del grifo o embotellada). Si el médico de tu hijo opina que debes esterilizar el agua, hiérvela durante cinco minutos, ya sea embotellada o provenga del grifo (el agua embotellada, por lo general, no está esterilizada, a menos que esté destinada a uso médico y lleve una etiqueta que así lo indique). No hiervas tanto el agua que llegue a evaporarse, puede concentrar algunas sustancias químicas.

Mantener las cosas limpias

Si no esterilizas, presta atención y mantén las cosas limpias:

- Lava los biberones, tetinas, roscas y tapas en agua caliente con jabón. Usa cepillos para lavar los biberones y las tetinas, pasa agua con jabón y un buen chorro de agua a través de los agujeros.
- Si usas fórmula enlatada, limpia la parte superior de la tapa con jabón y agua caliente y sécala antes de abrirla (si esterilizas, enjuágala con agua hirviendo).
- Si usas un abrelatas para las fórmulas enlatadas, lávalo tan cuidadosamente como lo haces con los biberones después de cada uso.
- Deja secar los biberones, tetinas y el resto de las cosas al aire o sécalos con un paño de cocina seco o con papel de cocina. Los soportes especiales para secar biberones harán que las cosas estén más ordenadas.

Cómo preparar la fórmula

Lávate las manos antes de empezar. Sigue las instrucciones que se indican en la etiqueta sobre cómo mezclar la fórmula cuidadosamente, si tienes que agitarla, cómo almacenarla y cuánto tiempo puedes mantenerla abierta antes de que debas desecharla. Con la fórmula

Capítulo 10. Cómo dar el biberón

líquida, tienes que hacer una doble comprobación si hay que diluirla. Es importante que la fórmula no se mezcle con más ni con menos cantidad de la que se indica. Si cambias de marca o de tipo, comprueba la etiqueta, las instrucciones pueden ser diferentes.

> ### Nuestro consejo
> #### Dale de comer cuando lo pida
>
> Los recién nacidos deben ser alimentados al primer signo de tener hambre y debes dejarles que coman todo lo que quieran. La *American Academy of Pediatrics* dice que debes dar de comer al bebé cada vez que muestre signos de tener hambre. Los primeros signos que aparecen son el estar más alerta o más activo, llevarse objetos a la boca y moverla. No pienses que porque el bebé no llore, no tiene hambre. El llanto es un signo tardío de que el bebé tiene hambre. En el momento en el que un bebé chilla, es que lleva un buen rato con hambre. Además, llorar también puede ser signo de otros muchos problemas (o de ninguno en absoluto).
>
> La AAP y muchos otros profesionales que se dedican al cuidado de los niños consideran que hay recién nacidos que no crecen tanto como deberían por no haber seguido unos esquemas estrictos de alimentación.
>
> Debido a que la digestión de fórmula se prolonga más que la de leche materna, los bebés que se alimentan con fórmula tienen un espacio de tiempo mayor entre un biberón y otro que los bebés que son amamantados. Durante el primer mes aproximadamente, el bebé que se alimenta con fórmula pedirá que le den de comer cada tres o cuatro horas, durante las 24 horas del día. En la primera semana, si tu bebé es especialmente pequeño, comerá más frecuentemente. Si duerme más de cuatro o cinco horas seguidas, despiértalo y ofrécele el biberón.
>
> Durante los primeros días de vida, los bebés comen muy poquito, una cucharada o menos. Pero durante el mes siguiente, toman entre 50 y 100 ml en cada toma. Como regla general, se suele decir que los recién nacidos toman en 24 horas de 50 a 75 ml de fórmula por cada medio kilo que pesen. Por ejemplo, un niño que pese 3 Kg. debe tomar de 400 a 600 ml a lo largo del día.
>
> Conforme pasen los meses, los bebés comerán más de una vez y lo harán con menos frecuencia, normalmente estableciendo una rutina predecible. Cuando pesen unos 5,5 Kg., muchos estarán durmiendo toda la noche de un tirón. A los seis meses, los bebés toman fórmula de 4 a 5 veces al día, consumiendo entre 200 y 230 ml en cada toma, o hasta 900 ml en un día. En este momento, deben empezar a incrementar su dieta con alimentos sólidos. Pueden comenzar bebiéndose una taza (consulta el capítulo 22, *Comida sana*, para obtener más información).
>
> La mejor guía para saber si tu hijo está creciendo bien es ver cuánto crece. Pero si tu bebé está comiendo más o menos de lo que te indicamos (o te preocupa cualquier otro aspecto de su alimentación) habla con el médico de tu hijo.

No prepares de una vez más de lo que vas a consumir en el día. Puedes rellenar los biberones, cerrarlos y meterlos en el frigorífico, o preparar fórmula en un tarro limpio (o esterilizado), guardarlo en el frigorífico y usarlo a medida que lo vayas necesitando. Nunca congeles la fórmula.

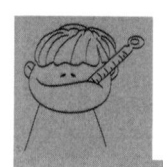

Una vez que tu bebé se haya bebido el biberón, no guardes lo que sobre. Si tu bebé dormita mientras come y se despierta a los pocos minutos, puedes seguir dándole el mismo biberón, pero no guardes restos para seguir dándole de comer más adelante. La fórmula se puede contaminar con bacterias.

Si te llevas biberones llenos a una excursión, guárdalos en una bolsa aislante con hielo (cubos de hielo o un tetrabrick de zumo congelado). Para que sea más seguro, la fórmula aún debe resultar fría al tacto en el momento de usarla. Una alternativa más segura es llevar una lata o un biberón de una sola ración que esté cerrado. Así puedes abrirlo justo antes de dárselo al bebé.

A la mayoría de los bebés parece gustarles la fórmula fría (recién sacada del frigorífico) y la templada (a temperatura ambiental o corporal).

Pero los bebés pueden tener sus preferencias o llegar a acostumbrarse a tomar la fórmula a una determinada temperatura. Sigue estas instrucciones para calentar la fórmula recién salida del frigorífico:

- Mantén el biberón durante un momento bajo el grifo de agua caliente o ponlo en un bol con agua templada.

- Por la noche, puedes usar un calienta-biberones. Estos dispositivos se suelen colocar junto a la cama. Mantienen el biberón frío hasta que lo necesitas, entonces lo calientan rápidamente, ahorrándote un paseo nocturno al frigorífico.

Nuestro consejo

Ofrécele un poco más

¿Cuánta cantidad hay que poner en el biberón? Unos 30 ó 60 ml más de lo que suela tomar. De forma que si tiene más hambre de lo habitual o va teniendo más apetito, siempre tendrá bastante. Si le das sólo lo que se coma, de forma que siempre se acabe el biberón, nunca sabrás si habría tomado más si se lo hubieras dado.

- No uses el microondas para calentar el biberón. El biberón puede parecer frío al tacto y, sin embargo, tener focos calientes que quemen al bebé.

- No dejes el biberón a temperatura ambiental para que se temple durante más de unos pocos minutos.

- Comprueba la temperatura de la fórmula vertiendo unas cuantas gotas en la muñeca. Debes notarlo neutral, ni frío ni caliente.

Capítulo 10. Cómo dar el biberón

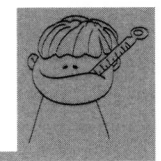

Problemas comunes en la alimentación

Tu bebé puede experimentar algunos problemas relacionados con la alimentación, como que eche leche, que vomite o que le tenga alergia a un determinado alimento. Para obtener una información más completa, mira el capítulo 11, *Cuidados básicos del bebé*.

Destete

Muchos pediatras y dentistas recomiendan destetar del biberón al año, para evitar que se produzcan caries. Sin embargo, los bebés (amamantados o alimentados con fórmula) no parecen estar listos para dejar de succionar a los 12 meses. Algunos se enfrentan a una auténtica lucha en el momento en el que intentan que los niños beban de una taza. Es normal que niños de 2 ó 3 años quieran aún el biberón, especialmente antes de irse a la cama, al igual que los niños a los que se les ha amamantado aún quieren que su mamá les dé el pecho. No tienes que sentirte culpable o avergonzada por esto. Pero hay algunas formas de prevenir que el biberón se convierta en un problema:

- No dejes que tu hijo se tome un biberón para irse a la cama. Que se quede dormido con la boca llena de fórmula, leche o zumo puede provocar serios problemas de caries (la temida «caries de biberón del bebé») y aumentar la probabilidad de padecer infecciones de oído. Incluso darle agua antes de irse a la cama no es buena idea, porque reforzará la asociación del niño entre el biberón y dormir.

- No dejes que el niño tenga todo el día el biberón como si fuera un chupete. Restringe su uso a determinados momentos y lugares (en la mesa mientras se come, por ejemplo, o en la mecedora antes de irse a dormir).

- No le ofrezcas el biberón si no lo pide.

- Intenta que tu hijo no beba mucha leche o fórmula del biberón si no tiene ganas de comer sólidos. Esto puede equilibrar el asunto: si come muy poco o tiene problemas para tragar sólidos, un biberón puede ser bienvenido como método para proporcionar nutrientes hasta que el pequeño sea más hábil o muestre más entusiasmo a la hora de comer. El truco es no insistir tanto que desanime a tu hijo a la hora de comer.

Al final, la mayoría de los niños pierden interés por el biberón o, inducidos por la presión, lo rechazan como algo propio de bebés. Si estás destetando a tu hijo antes de que esto haya sucedido, hazlo gradualmente, dedicando una semana aproximadamente para acostumbrarlo a cada paso que das hacia el destete.

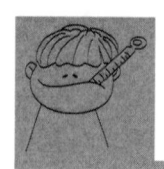

Te ofrecemos algunos métodos que puedes usar:

- Elimina una de las tomas en biberón, sustitúyelo por fórmula o leche en una taza y un aperitivo sólido. Una semana después, más o menos, suprime otro. Normalmente, el biberón del mediodía es el primero en eliminarse y el que se da antes de dormir el último.

- Disminuye poco a poco la cantidad de fórmula de cada biberón, después elimina los biberones uno a uno y sustitúyelos por leche en taza.

- Pasa de biberones de fórmula a agua, después suprímelos uno a uno, sustituyéndolos por agua en tazas.

No importa cómo destetes al bebé, puedes facilitar el cambio ofreciéndole cosas que le gusten o una actividad divertida en el momento en el que solía tomar el biberón. Si hay alguna cosa que hacen los niños mayores y que ha estado deseando hacer, intenta que las haga enfatizando lo estupendo que es crecer. Y asegúrate de que le ofreces muchas atenciones y cariño para calmarlo mientras deja el biberón, fuente de comodidad y seguridad.

¿Necesitas más información?

Consulta el índice y el apéndice C, *Guía de recursos*. Y por supuesto, habla con el médico de tu hijo.

11

Cuidados básicos de los recién nacidos

Un manual para los cuidados diarios

«¡Relájate y disfruta!». Eso es lo que nos contestan muchos padres experimentados cuando se les pregunta cuál es el mejor consejo que les han dado acerca de cómo tenían que cuidar a sus bebés. Un consejo estupendo, pensarás, si pudiera relajarme y disfrutar. Puede que tanto tú como tu pareja estéis aterrorizados ante la idea de ser padres y que paséis las primeras semanas como padres en una especie de alegre confusión, acentuada por la carencia de sueño, pero llena de amor y gratitud.

Es un período de adaptación, puede ser alegre, aunque también conlleva momentos de duda, de preocupación y de terror absoluto. «¡Tengo un bebé! Y ¿qué hago ahora?». Estos sentimientos –los positivos y los negativos– son perfectamente normales. Con los consejos de papás y mamás experimentados, y con los de algunos profesionales de la salud (si los necesitas), es más que probable que atravieses esta etapa con un bebé feliz y sano (¡y con unos recuerdos estupendos!).

Si te sientes inseguro, recuerda que no estás solo. Si tienes problemas, pregunta lo que necesites saber, pide ayuda y busca apoyo. Aunque tu estancia en el hospital sea breve, sácale partido. Muchos hospitales tienen especialistas en alimentación que pueden ayudarte a que empieces a amamantar o a darle el biberón al bebé.

Los enfermeros pueden enseñarte a sostenerlo, a hacerlo eructar y a cambiarlo. Amigos o padres veteranos pueden darte información sobre asociaciones de padres, parques infantiles o dónde puedes encontrar una buena niñera.

Si necesitas más apoyo, puedes contratar los servicios de un asistente para partos o de una enfermera que te ayude durante las primeras semanas del bebé en casa. Pídele referencias a la plantilla del hospital o al médico de tu hijo y entrevista tú mismo a cada persona.

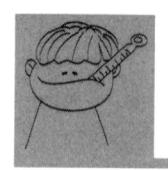

Pero sobre todo, confía en tus instintos (para más información acerca de los asistentes al parto, consulta el capítulo 3, *El nacimiento del bebé*, y el capítulo 9, *Cómo darle el pecho*).

No olvides aprovecharte de la amabilidad de tus familiares. Ellos estarán ansiosos por ayudarte y, aunque no estés de acuerdo con algunas cosas, no debes rechazar su experiencia. Tener a tu madre o a tu suegra cerca durante las primeras semanas puede ser una forma especial de conectar distintas generaciones.

Tanto si tienes ayuda como si no, céntrate en las necesidades de tu hijo y en las tuyas, sin preocuparte por si la casa está limpia o los invitados bien alimentados. Invita sólo a personas que te vayan a ser de ayuda (aunque sea simplemente para escucharte o para hacerte la colada). No te exijas a ti mismo más que cuidar a tu bebé y a tu nueva familia.

Cuando no estés seguro de cómo hacer lo mejor para el bebé, recuerda que hay muchas formas de hacer las cosas. Mientras tu hijo y tú estéis sanos y a salvo, y las cosas funcionen, estupendo. Como nos dijo una madre en la encuesta: «Escucha el consejo de todo el mundo y después haz lo que te parezca mejor. La maternidad no es una ciencia exacta. Sigue tus instintos».

Al principio, el mundo de tu hijo no es demasiado complicado. Se pasará todo el día comiendo o durmiendo, y le dejarás que haga estas cosas siguiendo su propio horario. Si no tienes experiencia con los recién nacidos, te sorprenderás de la poca actividad que tienen al principio. Te informamos sobre su alimentación en los capítulos 8, 9 y 10, y de su descanso en el capítulo 21, *A dormir*.

En este capítulo, nos centraremos en lo básico, incluyendo cómo manejarlos, calmarlos, cambiarlos y bañarlos; esto es sólo una parte de un período único en tu vida (y en la de tu bebé).

Cómo manejar al recién nacido

Es cierto, no tienes que manejar al bebé como si fuera algo frágil. Pero debes tener cuidado y sostenerle la cabeza, porque los niños muy pequeños no han desarrollado la capacidad para controlarla; tienen que ser transportados sin que la cabeza se balancee de un lado a otro, ni de atrás hacia delante de forma brusca. Sujeta su cabeza mientras lo lleves tumbado y apóyala cuando lo lleves derecho o cuando lo vayas a tumbar.

Ten cuidado y no agites al bebé bruscamente, ni de broma, ni en serio. Si lo agitas bruscamente puedes causarle daños cerebrales e incluso la muerte. Si, por ejemplo, no deja de llorar y estás a punto de perder los nervios, pon al bebé en un lugar seguro y sal de la habitación. Si tienes que despertar al bebé, no lo zarandees, en lugar de eso, hazle cosquillas en los pies o sóplale en la cara suavemente.

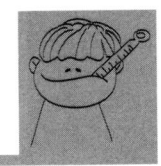

Capítulo 11. Cuidados básicos de los recién nacidos

Cuando viaje, asegúrate de que está correctamente sentado en su silla y con el cinturón de seguridad abrochado. Limita los paseos en coche y cualquier otra actividad que pueda resultar un riesgo. Cualquier cosa que hagas, hazla con suavidad. Un recién nacido no está preparado para juegos bruscos, como ser mecido en las rodillas o ser lanzado por el aire. En lugar de eso, comienza creando vínculos entre padres e hijo sosteniendo al bebé, mirándolo, acariciándolo, hablándole y cantándole.

Conectar con el bebé y tranquilizarlo

Los recién nacidos saben que los estás cuidando cuando los sostienes en brazos, los acaricias, les das masajes y los besas. En la mayoría de los casos, a ellos les encantan las atenciones. Acuna a tu hijo en tu regazo y acarícialo de formas distintas. Este simple hecho puede aportarle grandes beneficios: Los estudios demuestran que los bebés a los que se les toca en contadas ocasiones no crecen ni se desarrollan normalmente. Si tu pareja y tú tocáis a vuestro hijo con frecuencia, dentro de poco sabrá distinguir cuándo le toca papá y cuándo le toca mamá.

Los bebés prematuros y los que tienen problemas médicos responden especialmente bien a los masajes. Muchos libros y vídeos tratan sobre este tema; pregúntale al médico de tu hijo cuál puede ser mejor para él y para ti. Pero ten cuidado, los niños no son tan fuertes como los adultos y no puedes darles un masaje como si lo fueran.

El mejor consejo que me pudieron dar...

«...provenía del pediatra de mi hijo mayor. Me dijo que hay muchas opiniones acerca de lo que es correcto o no para el crecimiento de un niño, pero el sentido común y el amor se anteponen a todo lo demás; no podría hacer nada que le hiciese daño».

La voz de la experiencia

«Nadie va a querer a tu hijo más que tú. Así que quiérelo desde el primer momento. No volverás a tener momentos exclusivos para ti y para tu hijo».

De la *Encuesta a los padres de KidsHealth*

A los bebés suelen gustarle los sonidos, así que háblale, susúrrale, cántale y arrúllalo desde el primer mes. A la mayoría les suelen gustar también los sonidos cotidianos, como por ejemplo, las teteras, el sonido de las sartenes al freír algo, o el de otros niños jugando o riéndose.

Guía para padres

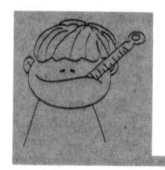

Aprovéchate de la «cháchara» de tu propio hijo, repite los sonidos que haga y espera a que haga más.

Estas «conversaciones» les enseñan qué tono usar, qué ritmo y también que deben esperar su turno cuando otra persona está hablando. Toca todas las partes de su cuerpo y nómbralas mientras observa. Conviértelo en un juego, mueve tus manos desde los pies hasta las manos del bebé y vuelve a empezar.

Seguramente, también le gustará oír música. Prueba con distintos tipos y observa cuál parece gustarle más. Los sonajeros y la música de los móviles son una buena forma de estimular su capacidad auditiva. Si tu bebé se entristece, cántale, recítale poesías o rimas infantiles, o léele mientras lo balanceas suavemente en una mecedora. O ponle algo de música tranquila. Sostén su cara cerca de la tuya y balancéalo suavemente en el aire. Puede calmaros a los dos. Llévate a tu hijo de paseo en el carrito o en el marsupio y cántale cuando se enfade.

Algunos bebés, especialmente los prematuros, pueden ser anormalmente sensitivos al tacto, a las luces o a los sonidos. Pueden sobresaltarse y llorar, dormir menos de lo que esperas o girar la cara cuando les hables o les cantes. Intenta que los sonidos y las luces sean moderadas y muévete despacio cuando te relaciones con él. Observa de cerca sus reacciones y si parece que lo que haces no le gusta.

A muchos bebés les gusta que los lleven en brazos todo el rato. Mientras más pegado lo lleves (abrazado alrededor de tu pecho, en un marsupio o en un portabebés de tela), más sencillo será para los dos.

El «blues» y la depresión

Se estima que «el blues del bebé» afecta al 50 por ciento de las madres en la primera semana de vida de sus hijos, pero también afecta a muchos padres y madres adoptivas. Normalmente, dura unos días y conlleva ansiedad, tristeza, irritabilidad e insomnio. Puedes pasar de la alegría a la tristeza (y vuelta a empezar) sin razón aparente. No dejes que estos sentimientos te preocupen. Son normales y desaparecerán.

Sin embargo, en raras ocasiones surge una depresión posparto grave que pueda prolongarse hasta dos o tres meses. Afortunadamente, tiene tratamiento. Si estás deprimida dos semanas o más, debes buscar ayuda médica de inmediato. Algunos signos de depresión son la pérdida de interés por actividades con las que normalmente se disfruta, dormir muy poco o demasiado, sentir miedo, carecer de energía, sentirse inútil o culpable y ser incapaz de concentrarse. Si piensas en la muerte, en el suicidio o en dañar a tu hijo, pide ayuda inmediatamente. Puedes empezar por llamar a tu médico. Si es un caso de emergencia, puedes acudir al servicio de urgencias de un hospital.

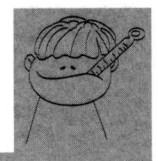

Capítulo 11. Cuidados básicos de los recién nacidos

Hazle un sitio a papá

El hecho de que el padre y la madre se involucren desde el principio en la vida del bebé es bueno para tu hijo y para toda tu familia. Pero a veces, los padres se sienten apartados (especialmente si la madre le da el pecho al bebé) o si se sienten preocupados por los cuidados del bebé.

Si ese es el caso de tu familia, ambos debéis hacer un esfuerzo para implicar a papá en todos los aspectos de la vida del bebé.

Pueden llevar a su hijo de paseo juntos, cambiarle los pañales, jugar con él, sacarlo al parque, mecerlo, cantarle, leerle historias y bañarlo (incluso cuando la madre le está dando de mamar al bebé, el padre puede hacerles compañía y compartir el momento). Hay trabajo para todos.

Pañales

Tanto los pañales de tela como los desechables tienen sus ventajas: Los de tela son más «naturales», son más baratos que los desechables, más suaves para la piel del bebé y transpiran mejor. Si usas un servicio de lavandería de pañales, los de tela pueden ser tan cómodos como los desechables.

Por otra parte, los desechables son cómodos y no es necesario lavarlos ni ir a recogerlos a la lavandería de pañales. Muchas personas usan un servicio de pañales las primeras semanas y después pasan a los desechables. Algunos utilizan pañales de tela cuando están en casa y desechables cuando salen. Uses los que uses, necesitarás unos 10 pañales al día, unos 70 a la semana.

Pañales y medio ambiente

La polémica sobre si es mejor usar pañales desechables o reutilizarlos hace que sea difícil saber qué es mejor. La mayoría de los expertos están de acuerdo en que los pañales de tela requieren más agua y generan más gastos de transporte como resultado del proceso de lavandería (puede resultar muy caro).

¿Cuál es la desventaja de los pañales desechables? Su fabricación requiere más materia prima y son los terceros causantes de residuos sólidos (la media de pañales por bebé y semana es de 70).

Aunque algunos pañales se venden como biodegradables, la carencia de oxígeno en los vertederos implica que los pañales desechables pueden tardar bastante tiempo en descomponerse.

Guía para padres

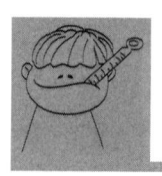

> **Cómo librarse de la erupción causada por los pañales**
>
> Casi todos los bebés tienen una erupción causada por los pañales en algún momento, pero algunos las tienen con tanta frecuencia que se convierte en una irritación constante. Para prevenirlas puedes intentar lo siguiente:
>
> - Cambia los pañales de tu bebé tan pronto como se mojen o manchen, pero especialmente después de que defeque.
>
> - Después de limpiar la zona con un jabón suave y agua o una toallita húmeda, aplícale alguna crema específica. Las cremas que contienen óxido de zinc son recomendables porque forman una barrera contra la humedad.
>
> - Si utilizas pañales de tela, deberás lavarlos con detergentes sin aroma y evitar el uso de suavizantes.
>
> - Deja que tu hijo vaya sin pañales parte del día, tendido sobre un par de pañales abiertos de tela. Si tienes un niño, ponle otro pañal por encima cuando esté tumbado boca arriba para evitar que «te riegue» a ti, las paredes y todo lo que le rodea.
>
> Si la erupción se prolonga durante más de tres días, llama al médico de tu hijo puede que esté causada por una infección de hongos que requiera la prescripción de una pomada.

Si sopesas las opciones, ten en cuenta los problemas medioambientales de tu entorno; por ejemplo, si vives en un área donde las lluvias no son frecuentes, los pañales desechables pueden ser la mejor opción para ti.

Prepárate

Antes de cambiar al bebé, asegúrate de que tienes todo lo que necesitas al alcance de la mano.

Nunca dejes al bebé desatendido (ni por un segundo) en la mesa para cambiar pañales. Como nos dijo uno de nuestros lectores: «Nunca subestimes la capacidad de tu hijo para rodar».

Para cambiar a un recién nacido, necesitas tener a mano las siguientes cosas:

- Un pañal limpio y cierres si el pañal de tela está sucio.

- Pomada para pañales o vaselina, sobre todo si tu bebé tiene una erupción.

- Bolas de algodón y un pequeño recipiente con agua templada y una esponja (también puedes usar toallitas húmedas mientras a tu bebé no le irrite).

Capítulo 11. Cuidados básicos de los recién nacidos

¿Qué hacemos ahora? Quítale los pañales sucios levantándole lentamente las piernas y los pies y deslizándolo por debajo.

Utiliza agua, bolas de algodón, esponja o toallitas para limpiar suavemente el culito del bebé.

Cuando le quites el pañal a un niño, ten cuidado porque la exposición al aire puede hacer que se orine.

Cuando limpies a una niña, hazlo de delante hacia atrás, para evitar infecciones del tracto urinario.

Si tiene una erupción, aplícale pomada (a algunos padres les gusta aplicarla cada vez que cambian el pañal para prevenir). Recuerda lavarte las manos después de cambiarle los pañales.

Si utilizas pañales desechables, recuerda los consejos que se enumeran a continuación (observa las figuras 11.1 a-b):

- Abre el pañal y estira las piernas y los pies del bebé con cuidado, desliza el pañal por debajo. Ahora pega los dos adhesivos laterales.

- Es conveniente que vacíes las deposiciones en el baño antes de tirar el pañal a la basura. Y la basura se debe vaciar periódicamente para prevenir riesgos para la salud.

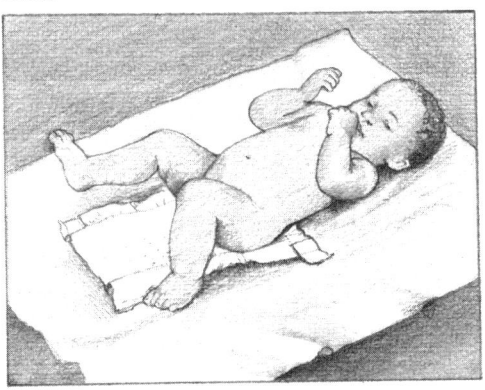

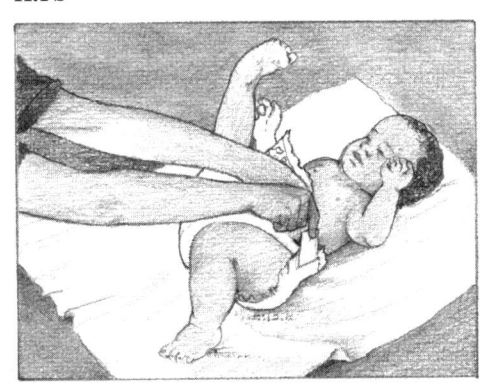

Figuras 11.1 a-b. Cambiar pañales desechables. En primer lugar, coloca un pañal abierto bajo tu bebé (con las tiras adhesivas hacia arriba) a la altura de su ombligo. Ahora levanta la parte de delante y pásala entre las piernas del bebé hasta su barriga. Abróchale las tiras de forma que esté cómodo.

Guía para padres

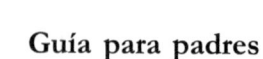

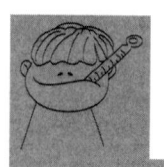

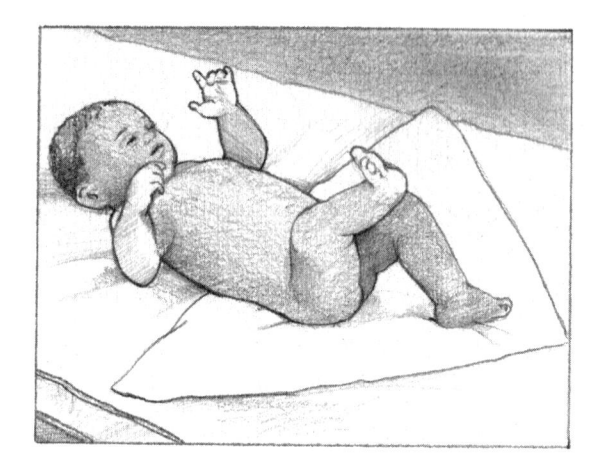

11.2 a. Cambiarle los pañales de tela a tu bebé es un proceso que requiere tres pasos. Primero dobla el pañal por la mitad de forma que quede como un triángulo y sitúalo bajo el bebé como se muestra en el dibujo.

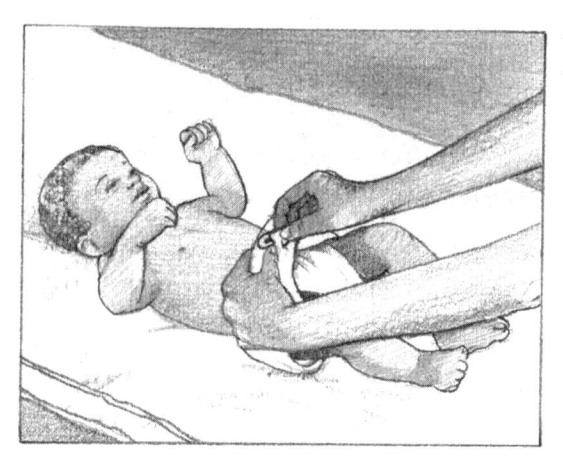

11.2 b. Lleva la esquina que queda entre las piernas hasta la barriga del bebé, agarra uno de los lados y crúzalo por encima de la barriga de forma que tape la primera esquina.

11.2 c. Finalmente, agarra la esquina que queda y ponla sobre las otras. Abrocha las tres esquinas con un imperdible de seguridad, con cuidado para no pinchar al bebé con el mismo. Para asegurar el pañal de tela por los dos lados, puedes usar dos imperdibles de seguridad.

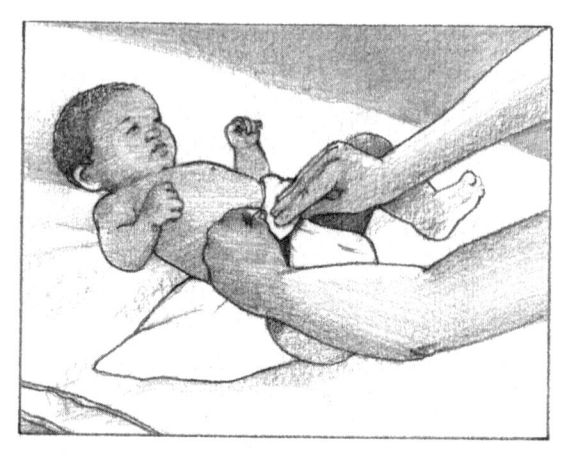

Figuras 11.2 a-c. Técnica para cambiar pañales de tela

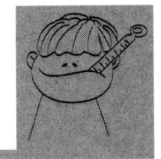

Capítulo 11. Cuidados básicos de los recién nacidos

Si utilizas pañales de tela, ten en cuenta estos prácticos consejos (observa las figuras 11.2 a-c):

- Los pañales de tela normalmente ya vienen doblados o en trozos cuadrados para que los dobles. Al principio, necesitarás doblar un tercio del pañal desde el extremo para que no sea muy largo. Si el pañal tiene más relleno en algún sitio, colócalo delante a los niños y detrás a las niñas.

- Sitúa a tu bebé sobre el pañal levantando muy poco y suavemente sus piernas y sus pies, y deslizando el pañal debajo. Si usas el pañal en forma de rectángulo, dobla el pañal por la mitad y abróchalo por los dos lados. Si lo usas en forma de triángulo, lleva la esquina central hacia arriba, agarra los otros extremos y abróchalos en la mitad.

- Si usas imperdibles, que sean grandes y con cabeza de seguridad de plástico. Para evitar pinchar al bebé, coloca tu mano entre el imperdible y la piel del bebé. Si esto te pone nervioso, utiliza la cinta adhesiva que viene con los pañales.

- Si lavas los pañales en casa, no lo hagas con el resto de la colada y usa un detergente que sea suave. No utilices suavizantes ni productos antiestáticos, que puedan irritar la piel del bebé que es muy sensible. Usa agua caliente y enjuagado doble en cada lavado.

Cómo envolverlo

Cuando ves por primera vez al bebé en el hospital, probablemente parecerá un paquete bien envuelto. Estará liado en una mantita que le mantiene los brazos pegados al cuerpo y las piernas colocadas de forma segura. Durante las primeras semanas, tu bebé puede pasar bastante tiempo en la mantita, no sólo porque mantiene el calor, sino porque al parecer los recién nacidos se sienten más seguros y cómodos al estar ligeramente cubiertos. A continuación te explicamos cómo envolver a tu hijo (observa las figuras 11.3 a-d):

1. Extiende la manta.
2. Tiende al bebé con la cabeza en una esquina.
3. Lleva la esquina inferior y hasta su barriga.
4. Coloca una de las esquinas laterales por encima de la primera.
5. Rodea al bebé con la otra esquina.

¡Eso es todo! Tu bebé ya está envuelto de forma segura.

11.3 a

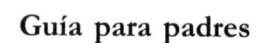

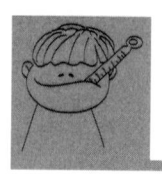

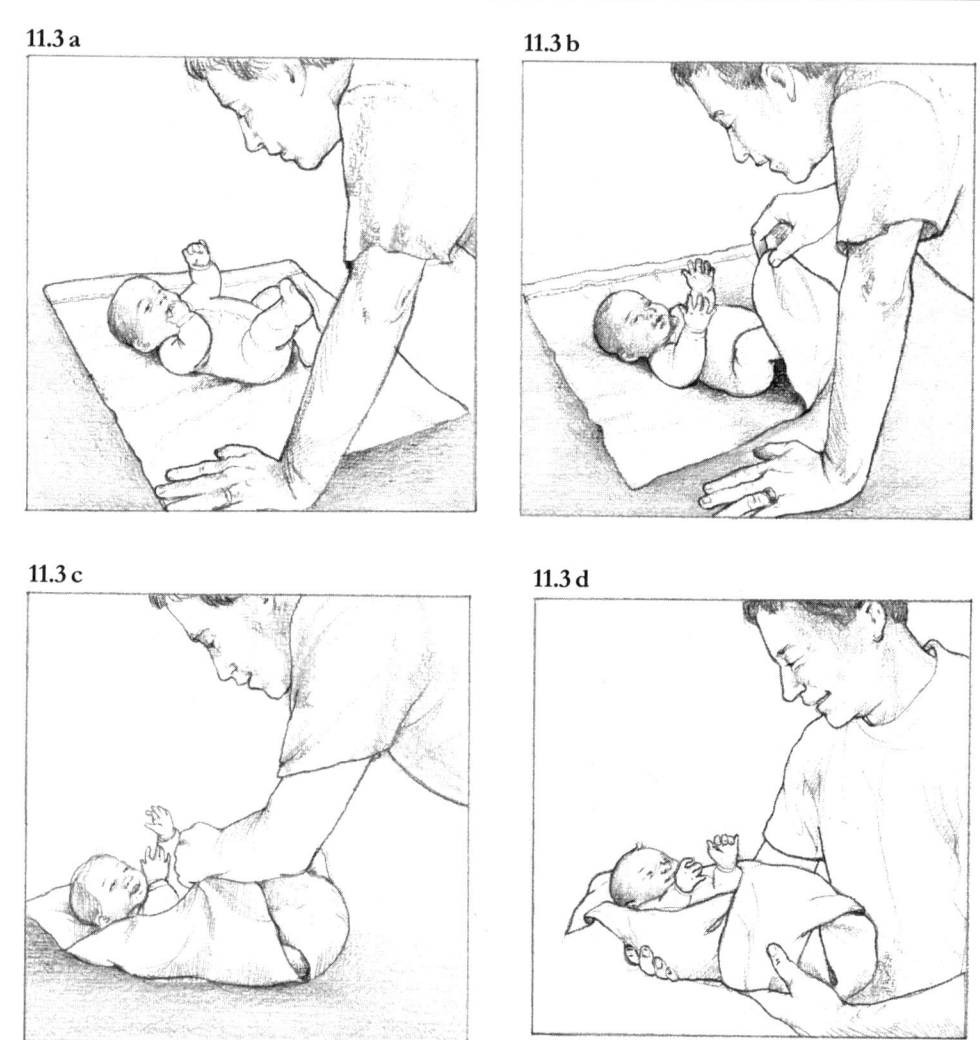

11.3 b

11.3 c

11.3 d

Figuras 11.3 a-d. Envolver al bebé. Para envolver al bebé, primero sitúa al niño sobre una manta cuadrada o rectangular, como se muestra en la figura (a). Después dobla la esquina inferior sobre el cuerpo del bebé. Luego dobla una de las esquinas laterales sobre su barriga. A continuación, coloca el otro lado rodeando al bebé y cubriendo las otras esquinas

Chupetes

La necesidad de succionarse el pulgar o un chupete proviene de un reflejo que está presente desde el nacimiento. Este comportamiento no indica que tu bebé tenga problemas emocionales. De hecho, el 80 por ciento de los niños no sólo succionan a la hora de comer.

Capítulo 11. Cuidados básicos de los recién nacidos

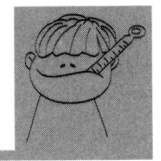

Muchos parecen necesitar hacerlo para estar cómodos o tranquilizarse a sí mismos y este comportamiento suele incrementarse cuando se les desteta. La mayoría de los bebés no prolongan esta práctica más de un año.

Ya que la necesidad de succionar de tu bebé es algo natural, no debes interrumpirle. Tanto el pulgar como el chupete tienen sus ventajas. El pulgar nunca se pierde en mitad de la noche o se queda detrás de la abuela; el chupete está en poder de los padres y se les puede quitar más adelante. Es difícil decidir qué es mejor.

Si prefieres los chupetes, debes dárselo antes de cumplir los 8 meses (pero si lo estás amamantando, espera hasta que haya aprendido a mamar sin problemas, normalmente a los 6 meses, para evitar que se produzca «da confusión del pezón»). Usa sólo los chupetes que estén hechos de una pieza de goma; evita los que se puedan desmontar. Una vez que tu hijo se decida por un modelo determinado, lo mejor es comprar alguno de repuesto que puedas utilizar cuando el otro caiga al suelo o lo mastique el perro.

No mojes el chupete en azúcar, esta costumbre puede provocarle caries más adelante. Nunca cuelgues el chupete de una cadena alrededor del cuello del bebé. Eso le puede estrangular. Quítale el chupete cuando esté en la cuna para echarse una siestecita, así no se hará dependiente de él para dormir. Además, algunos estudios sugieren que los chupetes pueden estar asociados con un aumento del riesgo de tener una infección de oído (si deseas obtener más información sobre los chupetes, consulta el capítulo 19, *Carácter, comportamiento y disciplina*).

Llanto y cólicos

Todos los niños lloran en las primeras semanas de vida. El primer llanto, en la sala de partos, llena sus pulmones de aire y expulsa cualquier líquido que pudiera quedar dentro. Los bebés lloran porque están cansados, hambrientos, aburridos, mojados, incómodos o sin razón aparente. Después de algún tiempo, serás capaz de diferenciar el motivo de cada llanto. Si tu bebé llora, eso no quiere decir necesariamente que algo vaya mal. Pero no dudes en acudir a su llanto; cuando un padre acude rápidamente al llanto de su bebé en sus primeras semanas de vida, el recién nacido se siente cuidado y protegido. A las dos o tres semanas, los niños suelen desarrollar una especie de llanto exigente. La mayoría de los bebés suelen tener este llanto entre las 6 y las 10 de la noche (justo cuando te sientes más agotado) y a veces empeora a medida que transcurre la noche. Puedes intentarlo todo para que deje de llorar: Darle de comer, caminar, mecerlo, sentarlo en su sillita, cantarle, darle una vuelta en coche, etc. Y verás cómo algunas de estas cosas funcionan durante un rato y otras no funcionan. Pero ten por seguro que este llanto cesará y cuando lo haga, tu bebé comerá mejor que en todo el día y se irá a dormir durante más tiempo seguido.

Guía para padres

Hace veinticinco años, el doctor T. Berry Brazelton estudió los patrones de llanto en los recién nacidos y descubrió que los bebés lloran cerca de 2 horas y cuarto al día durante las siete primeras semanas de vida. El llanto alcanza su cima más alta a las seis semanas de vida, acercándose a las 3 horas de llanto al día. Por supuesto, cada bebé es único. Tu bebé puede llorar mucho menos (o mucho más).

A veces cuando los niños lloran, sus padres temen que tengan un cólico, pero no todos los llantos significan que sufran un cólico. El cólico se define como un llanto incesante que dura unas tres horas o más al día durante semanas. Puede parecer que al bebé le duele algo, agitándose y gritando, con las piernas tensas y rectas. El llanto no se debe a que tengan hambre, los pañales mojados, ni otras causas visibles, pero no hay forma de calmar al bebé. Esta circunstancia (que puede ser terriblemente difícil para los padres) le sucede a un 10 por ciento de los bebés y desaparece por sí sola.

El mejor consejo que me pudieron dar...

«...cuando mi esposa estaba embarazada. Nuestra doctora, que tiene tres hijos, nos dijo que al final del primer año, no recordaríamos nada malo, que sólo recordaríamos las cosas buenas. Fue la única que nos dijo que esperásemos grandes cambios de humor con respecto a nuestro hijo, sobre todo si tenía cólicos. Es importante porque muchos padres no hablan de sus sentimientos hacia niños con cólicos. Pero como dijo nuestra doctora, no recordaremos nada malo del primer año».

Cuando intentes averiguar si tu hijo tiene un cólico, lo primero que tienes que hacer es descartar la posibilidad de que tenga alguna enfermedad que cause el llanto. Los niños con cólicos tienen un reflejo de succión sano y buen apetito. Normalmente, los bebés que están enfermos no tienen el mismo reflejo de succión fuerte y beben menos leche. A los niños con cólicos les gusta que los acunen y los sostengan, a diferencia de los niños enfermos. Los niños con cólicos pueden regurgitar de vez en cuando, pero si el bebé vomita o parece enfermo, debes llamar al médico. Incluso aunque tu hijo no tenga síntomas de enfermedad, consúltalo con tu médico si llora demasiado, sólo para asegurarte de que no hay ningún problema.

Nuestro consejo

Cálmalo con la aspiradora

Cuando un bebé con un cólico llora, a veces, parece que nada puede tranquilizarlo. Enciende la aspiradora, su zumbido tiende a calmar a algunos bebés. Si funciona, graba el sonido y llévate «da banda sonora de tu aspiradora» donde vayas.

Capítulo 11. Cuidados básicos de los recién nacidos

Se desconoce la causa del cólico, puede ser una mezcla de diferentes cosas en cada bebé.

En contra de la creencia popular, los médicos opinan que el cólico tiene lugar en raras ocasiones y, si sucede, está causado por alergia a la leche o algún otro alimento. Si estás amamantando a tu hijo y detectas alguna relación entre lo que tú comes y los cólicos del bebé, prueba eliminando los alimentos sospechosos de tu dieta para ver si eso ayuda. Si tu hijo se alimenta a base de fórmula, puedes consultar con tu médico si sería conveniente cambiar de tipo.

Los doctores opinan que en raras ocasiones los gases causan los cólicos. Sugieren que más bien sucede al contrario, los gases se producen al tragar demasiado aire mientras lloran (en otras palabras, el llanto causa el gas y no al revés). Como resultado, la medicación contra los gases no parece ser muy efectiva en el tratamiento de los cólicos.

Muchos doctores consideran que el cólico puede estar causado por las diferencias en el desarrollo del sistema nervioso del bebé. Dicho de otra manera, algunos bebés tardan un poco más en adaptarse al mundo que les rodea. Eso es normal y no hay por qué preocuparse, aunque a veces el ruido te ponga muy nervioso. El cólico pasará, repítete estas palabras para mantener la calma.

Mientras tanto, cuando tu hijo llore, intenta consolarlo. Prueba a calmarlo dándole de comer, caminando, meciéndolo, poniéndolo en el balancín o en la silla para bebés, cantando, colocándolo tumbado sobre tu regazo o frotándole la espalda. Algunos padres creen que llevar a los bebés en una mochila ayuda. Montarlo en el coche y llevártelo de paseo también puede funcionar.

Convivir con un bebé en estas condiciones puede ser lo más agotador de la primera etapa de tu paternidad o maternidad.

Puedes sentirte indefenso o como si estuvieses cometiendo errores, o frustrado y furioso, probablemente sientas que el bebé está abusando.

Si no hay nadie que te ayude y notas que estás perdiendo la paciencia, es mejor que dejes al bebé en un sitio seguro y que salgas de la habitación, antes que arriesgarte a zarandearlo o a golpearlo.

Pero es mejor que consigas algo de ayuda antes de que el llanto del bebé te lleve a la desesperación.

Si tu pareja no te puede ayudar, pídele a algún familiar que lo haga o contrata a alguien durante unas cuantas horas al día y sal de casa. Únete a alguna asociación o algún grupo de padres; con frecuencia, el apoyo de otros padres (una charla sincera y empática) es suficiente para soportar estas semanas difíciles. Aprovecha los momentos en los que tu bebé se queda dormido para descansar.

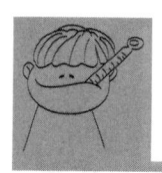

> ### Nuestro consejo
>
> **Tranquiliza a los hermanos**
>
> Cuando los padres traen al recién nacido a casa, los hermanos mayores pueden sorprenderse o preocuparse por lo que lloran. A las dos semanas de vida, suelen llorar dos horas al día. A las seis semanas, lloran más incluso, unas tres horas. Cuando tienen doce semanas, lloran menos, alrededor de una hora al día. Las horas favoritas de los bebés para llorar son de las 3 de la tarde a las 11 de la noche. Tranquiliza a su hermano o hermana mayor, hazle saber que aunque el bebé llore no hay que preocuparse.

El baño

Los recién nacidos no necesitan muchos baños si le limpias la zona del pañal con detenimiento durante el día. En las dos primeras semanas, hasta que el trozo de cordón umbilical que queda caiga y el ombligo cicatrice, sólo debe lavarse con una esponja húmeda. A partir de entonces, es suficiente con bañarlo dos o tres veces por semana. Si lo bañas más, puede que la piel se le seque.

Baños con esponja

Antes de llevar al bebé donde lo vayas a lavar con la esponja, reúne todo lo que necesitas, un paño, un jabón suave, una o dos toallas o mantas y un recipiente con agua templada. Para comprobar la temperatura del agua, introduce el codo; debes notarla templada, ni fría ni caliente.

Elige una habitación cálida y una superficie plana y cómoda para los dos, como la mesa para cambiarle, el suelo o el espacio que está junto al lavabo. Si la superficie es dura, colócale debajo una toalla o una manta. Si tu bebé no está sobre el suelo, usa una correa de seguridad o ten una mano sobre él para asegurarte de que no se caiga.

Desviste al bebé y envuélvelo en una toalla. Mantenlo envuelto y descubre sólo la parte de su cuerpo que vayas a lavar en ese momento. Primero, lávale la cara con un paño húmedo sin jabón. Después mójalo otra vez y lávale el resto del cuerpo. Presta especial atención a las dobleces, bajo los brazos, detrás de las orejas, alrededor del cuello y la zona genital. Una vez que hayas lavado estas áreas, asegúrate de secarlas bien.

En la bañera

Una vez que el trozo de cordón umbilical se ha caído y el ombligo ha cicatrizado, puedes colocarlo directamente en el agua. Su primer baño debe ser suave y breve. Si ves que no le gusta, vuelve a los baños con esponja durante una o dos semanas más y después vuelve a intentarlo.

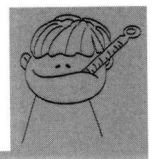

Capítulo 11. Cuidados básicos de los recién nacidos

A muchos padres les gusta bañar a sus hijos en bañeras especiales (observa la figura 11.4), en el lavabo o en un barreño de plástico con una toalla limpia en el fondo. Independientemente del tipo de bañera que uses, antes de meter al bebé dentro, añade unos 50 ml de agua templada y pruébala con el codo.

Si llenas el lavabo con agua del grifo, abre el agua fría primero y luego ciérrala, así evitarás que el bebé o tú os queméis. Asegúrate de que la temperatura del termo no está programada a más de 49 grados centígrados.

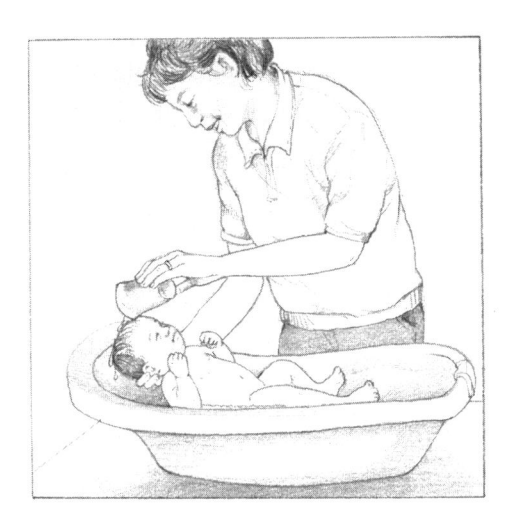

Figura 11.4. La seguridad en el baño. Cuando lo bañes, nunca lo dejes desatendido, ni por un segundo

Nuestro consejo

Frecuencia de los baños

En lo que se refiere a la piel y al cabello, los bebés no tienen que seguir las normas de higiene de los adultos: Ellos no transpiran bajo los brazos, no hacen ejercicio y no se les pone el pelo graso. En lugar de bañar a tu hijo todos los días, lo que puede resecarle la piel, limita los baños a dos o tres a la semana. El resto de los días, lávale sólo la cara, las manos y la zona del pañal.

Ten lo que te haga falta a mano y la habitación templada antes de lavar al bebé. Necesitarás un paño limpio, un jabón suave y una o dos toallas, además de una taza para enjuagarlo con agua limpia. Si tu bebé tiene pelo, también te hará falta un champú.

Una vez que le quites la ropa, colócalo en el agua con cuidado para que no se queme. Usa una mano para sostener su cabeza y la otra para meterlo en el agua, empezando por los pies. Háblale tranquilamente y mete poco a poco el resto del cuerpo hasta que esté dentro de la bañera. La cara y la mayor parte de su cuerpo deben quedarle fuera del agua por razones de seguridad, tendrás que echarle agua por encima con frecuencia para que su cuerpo se mantenga caliente.

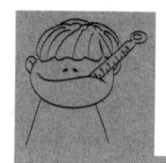

Usa un paño suave para lavarle la cara y el pelo, echándole champú una o dos veces a la semana. Masajéale el cuero cabelludo con suavidad, incluyendo el área donde están las fontanelas; no te preocupes, esto no le hará daño. Cuando le enjuagues el jabón o el champú de la cabeza, échale agua con las manos desde la frente, así caerá por los lados y no en los ojos. Si le entra algo de jabón en los ojos, usa un paño húmedo y límpiaselos con abundante agua templada hasta que el jabón haya salido y el bebé pueda abrirlos.

Cuando saques al bebé del agua, envuélvelo en la toalla cerciorándote de que le cubres la cabeza. Por este motivo, las toallas de bebés que tienen capucha son muy prácticas.

Si se te ha olvidado algo, necesitas atender el teléfono o abrir la puerta mientras le estás bañando, llévate al bebé contigo. Nunca lo dejes solo en el baño.

El cuidado del pene

Un recién nacido cuyo pene no ha sido circuncidado, ni operado de fimosis, probablemente tenga el pene cubierto por el prepucio. Durante la infancia, el prepucio permanece unido al extremo del pene, no debes intentar echarlo hacia atrás para limpiar debajo (a los cinco años aproximadamente, el prepucio suele ser retráctil. En ese momento, al niño se le puede deslizar el prepucio hacia atrás para limpiar el extremo). La apertura del prepucio debe ser lo suficientemente grande como para permitir que el niño orine con un chorro fuerte. Habla con el médico de tu hijo si el chorro se curva.

Si decides circuncidar a tu hijo (consulta el capítulo 7, *La fimosis o circuncisión*, para obtener más información), lo mejor es hacerlo en las primeras semanas de vida. Inmediatamente después de la circuncisión, el extremo del pene se cubre con una gasa impregnada de vaselina. Normalmente, la gasa se desprenderá cuando el bebé orine. Es probable que no tengas que aplicar una gasa nueva si lo limpias con agua y jabón cuando le cambies el pañal. La cicatrización es rápida y cualquier irritación o enrojecimiento del pene debe desaparecer en pocos días. Las complicaciones son poco comunes, pero si el enrojecimiento o la hinchazón no desaparecen o si se forma una ampolla con pus, puede que tenga una infección; debes llamar al doctor inmediatamente.

El cuidado del cordón umbilical

No te sorprendas si el cordón umbilical de tu hijo es azul. El color procede de un secante antibacteriano que se usa en muchos hospitales. Para ayudar a prevenir infecciones, limpia el área con algodones periódicamente, hasta que el cordón se seque y se caiga, normalmente entre 10 días y 3 semanas. La zona del ombligo del bebé no se debe sumergir

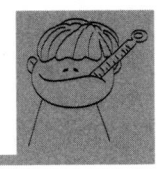

Capítulo 11. Cuidados básicos de los recién nacidos

bajo el agua hasta que esto ocurra. El trozo de cordón marchito que queda puede cambiar de color, de amarillo a marrón o negro, pero esto no significa nada. Debes consultar con el médico de tu hijo si el área del ombligo enrojece, si huele mal o si supura. A veces, después de que el cordón se caiga, el área que rodea al ombligo no ha cicatrizado por completo y un líquido teñido de sangre puede salir, manchando el pañal justo por la parte que coincide con el ombligo. Para tratar esto, el médico limpiará la zona con una pequeña cantidad de nitrato de plata cauterizado.

Limita las visitas

Alrededor de un 10 por ciento de los recién nacidos tienen algún tipo de infección, un resfriado o alguna otra enfermedad en su primer mes de vida. Las infecciones serias son raras, si no hay ningún otro factor de riesgo, como un bajo peso al nacer.

A causa de que el sistema inmunológico es inmaduro, es bueno limitar sus salidas en las primeras semanas. Pregúntale a tu médico cuándo es oportuno meter al bebé entre la multitud, llevándolo por ejemplo a un centro comercial. Si un amigo o un familiar tiene una infección, lo más lógico es que esa persona retrase la visita hasta que se encuentre mejor. Si uno de los que viven en casa se pone enfermo, limita su contacto con el bebé (asegúrate de que esa persona no tose en la cara del bebé o lo besa hasta que se recupere). Todos los que viven en casa deben tener, como siempre, buenos hábitos de higiene, lavándose las manos antes de tocar al bebé.

Las primeras excursiones

El aire fresco y el cambio de ambiente son buenos para ti y para el bebé, incluso en su primer mes de vida, así que sácalo de paseo si hace buen tiempo. Hasta que cumplen un año, los bebés tienen más dificultades que otras personas para mantener su temperatura corporal cuando se exponen a temperaturas extremas de frío o calor. En general, el bebé debe llevar una capa más que tú (de ropa o una manta) cuando hace frío. Pero no abrigues en exceso al bebé cuando la temperatura es templada o cálida, vístelo como tú te vistes para estar cómoda.

Los bebés son extremadamente sensibles al sol y a las quemaduras solares en los primeros seis meses, no lo expongas directamente al sol ni al reflejo solar (como el sol reflejándose sobre el agua o la arena), especialmente en las horas en las que brilla con más fuerza, entre las 10 de la mañana y las 4 de la tarde. Vístelo con ropa ligera y de colores claros, con una gorra o un sombrero que le dé sombra en la cara. Si está sentado o tumbado en algún sitio, asegúrate de que está en la sombra y cámbialo de posición cuando el sol se mueva. Si debes ponerlo a la luz del sol, usa protección para la piel (consulta el capítulo 24, *La seguridad del niño*, para obtener más información sobre la seguridad en la exposición al sol).

Guía para padres

Si hace mucho frío, mantén a tu hijo en casa si es posible. Si tienes que salir, vístelo con jerséis que abriguen y métrelo en un saco de los que protegen a los bebés del frío y usa un gorro que le cubra la cabeza y las orejas. Puedes protegerle la cara con una manta cuando salga, pero colócala lo suficientemente alejada de la boca y de la nariz del bebé para que pueda respirar con facilidad.

Las cosas que puedes esperar en las primeras semanas de vida del bebé

Cosas malas:

- No dormir.
- No recuperar tu rutina. Habrá días en los que vestirte y limpiar los platos del desayuno sean un acto heroico.
- Tu hijo llorará probablemente en el momento del día en el que tú sientas ganas de llorar.
- Establecer una rutina para la comida (ya sea el pecho o el biberón) requiere su tiempo.
- El establecimiento de un horario para dormir requiere su tiempo.
- Espera, como madre, no sentirte muy romántica y parecer una bruja el resto de tu vida. Espera, como padre, que tu pareja no se sienta muy romántica y que parezca estar constantemente ocupada con los cuidados del bebé.
- Un montón de gente te aconsejará cosas que puedan estar o no en tu línea de pensamiento.
- Espera cometer errores.

Cosas buenas:

- Desde el primer momento el bebé te responderá y te mirará buscando refugio y amor.
- Aprenderás rápido a conocer las necesidades del bebé, sus deseos y su personalidad a través de sus sonidos y sus movimientos.
- Los momentos de intimidad, profundamente satisfactorios, cuando lo sostengas y lo alimentes.
- La primera sonrisa de tu hijo en el primer mes de vida.
- Verlo crecer semana a semana, pasar de ser un recién nacido indefenso a un niño, cuya vista, oído, olfato, tacto, fuerza muscular y coordinación se desarrollan diariamente.
- Tus sentimientos sobre lo que supone ser parte de una familia y de una comunidad se acentuarán.
- Los que te quieren aceptarán a tu bebé.
- Aprenderás de tus errores.

Para comprobar si tu bebé está suficientemente abrigado, tócale la piel de las manos, los pies y las mejillas. Sus manos y sus pies deben estar frescos pero no fríos. Sus mejillas deben estar templadas. Si sus manos, pies o mejillas están fríos, métrelo en una habitación templada, desabrígalo y sostenlo pegado a tu cuerpo para calentarlo.

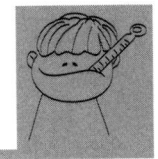

Capítulo 11. Cuidados básicos de los recién nacidos

Eructar

Los bebés suelen tragar aire cuando comen y se pueden sentir incómodos y disgustados. Cuando esto suceda, es mejor parar, hacer que eructe y después seguir dándole de comer. Si no lo haces, puede tragar más aire, lo que puede provocar que se sienta más incómodo y que eche leche.

Una buena estrategia es hacerle eructar con frecuencia, aunque no se sienta incómodo. La pausa y el cambio de posición ralentizarán su ritmo al tragar y disminuirá la cantidad de aire que trague.

Si toma el biberón, haz que eructe cada 50 ó 75 ml aproximadamente. Si le das el pecho, haz que eructe cuando pase de un pecho a otro.

Hay varias formas de hacer eructar a un bebé (observa las figuras 11.5 a-c). Pruébalas para ver cuál funciona:

- Sostén a tu hijo erguido, con su cabeza en tu hombro, sujetándole tanto la cabeza como la espalda, mientras le das golpecitos suavemente con la otra mano. Es buena idea colocar una toalla o un pañal sobre el hombro por si acaso expulsa leche.

- Sienta a tu bebé en tu regazo, sujeta su pecho y su cabeza con una mano mientras le das pequeños golpecitos en la espalda con la otra. Es buena idea colocarle delante un babero, un pañal o una toalla.

- Tumba al bebé sobre tu regazo con la espalda hacia arriba. Sujétale la cabeza por encima del pecho y dale golpecitos o frótale la espalda con la mano.

Si tu bebé aún no ha eructado después de varios minutos, sigue dándole de comer. Cuando termine, intenta que eructe otra vez y mantenlo en una posición erguida (por ejemplo, sobre tu hombro), así no expulsará leche.

Tos

Si tu bebé come rápido o intenta beber agua por primera vez, se puede atragantar y toser, pero la tos cesará tan pronto como se adapte a un patrón de comida familiar. Si tose constantemente o se atraganta con frecuencia durante la comida, consulta al médico de tu hijo. Si respira con dificultad, gruñe o hace sonidos como si ladrara o parece haber tenido un episodio de respiración dificultosa (respira rápidamente, la piel del pecho se le estira con cada inspiración, los agujeros nasales están abiertos en exceso o su piel se pone azul) llama inmediatamente a tu médico. Son signos de insuficiencia respiratoria.

Guía para padres

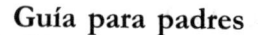

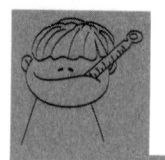

11.5 a

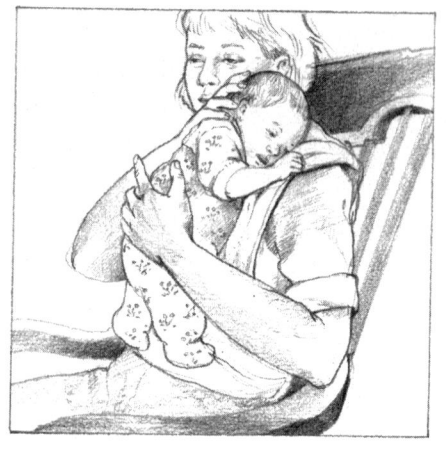

11.5 b

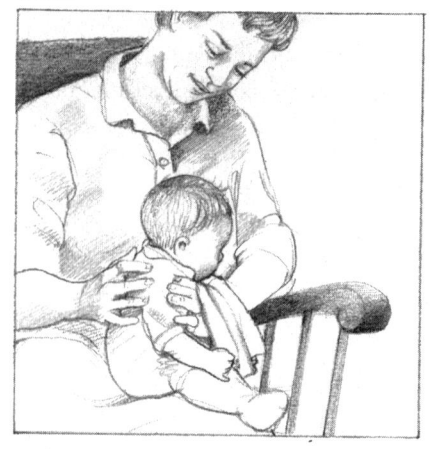

Figuras 11.5 a-c. Posiciones para hacer eructar a un bebé: (a) Sobre el hombro, (b) Sentado, (c) Tumbado sobre la tripa. Para ayudarlo a que saque las burbujas de aire que ha tragado durante la comida, dale golpecitos, masajea su espalda o mécelo. Coloca un pañal de tela o una toalla de mano bajo la boca del bebé por si acaso regurgita algo de comida

11.5 c

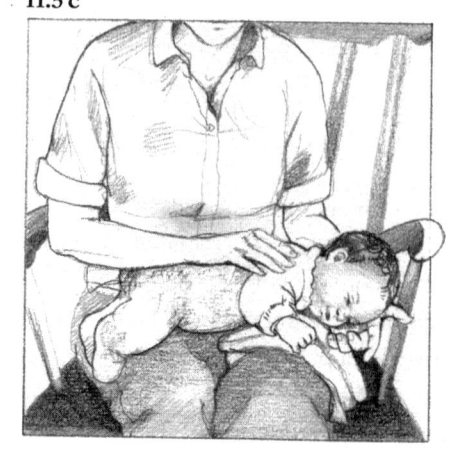

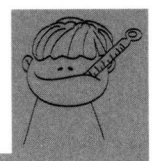

Capítulo 11. Cuidados básicos de los recién nacidos

Regurgitar

Cuando un bebé regurgita comida, lo hace sin esfuerzo ni peligro; el bebé no se siente incómodo y quizás quiera seguir comiendo inmediatamente después. Eso es normal en el primer año de vida, especialmente cuando los bebés tienen tendencia a eructar o a babear, y algunos bebés lo hacen con más frecuencia que otros (aunque rara vez interfiere en la cantidad de comida que ingieren). A veces, forma parte de un reflejo gastroesofágico (del que hablaremos con más detalle en el capítulo 32, *Problemas de salud en la primera infancia*), que tiene lugar cuando el músculo entre el estómago y el esófago no está lo suficientemente desarrollado como para prevenir que la comida salga. El tiempo suele curarlo, pero si el bebé lo hace con demasiada frecuencia, díselo al médico. Quizás el médico te recomiende que lo cambies de postura para dormir o que modifiques su alimentación. Aunque no puedes impedir que este hecho se produzca, sí puedes hacer que disminuya la frecuencia:

- Dale cada comida con calma, tranquilidad y pausadamente.
- Haz que el bebé eructe cada 3 ó 5 minutos durante cada comida.
- Alimenta a tu bebé en una posición semierguida mejor que tumbado.
- Mantén a tu hijo erguido durante una hora aproximadamente después de comer.
- No le mezas ni juegues bruscamente con él después de comer.
- Intenta darle de comer antes de que esté desesperadamente hambriento.
- Si le das el biberón, asegúrate de que el agujero de la tetina no es demasiado grande (lo que haría que la leche saliera a borbotones) ni demasiado pequeño (lo que provocaría que tragara aire). Si el agujero es del tamaño adecuado, cuando le des la vuelta al biberón, saldrán unas cuantas gotas y después el flujo se detendrá.

Vómitos

A diferencia de lo expuesto hasta ahora, que los bebés no parecen notarlo, los vómitos son forzados y causan angustia y molestias al bebé. Los vómitos, generalmente, tienen lugar después de una comida y se producen en gran cantidad. Los bebés pueden vomitar después de un ataque de llanto o de tos. A veces, vomitan sin razón aparente. Pero con más frecuencia, los vómitos pueden ser signo de intolerancia a algún alimento o de alguna enfermedad. Y hay que tener cuidado especialmente con los niños que vomitan después de cada comida y que no ganan peso. Si tu hijo vomita más de una vez o muestra signos de estar enfermo, como languidez o una temperatura rectal superior a 38 grados centígrados, sus deposiciones son distintas, pierde el interés por la comida, llora persistentemente, no le apetece que le tomes en brazos, llama a su médico.

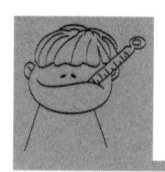

> **La voz de la experiencia**
>
> «Disfrutadlos mientras sean pequeños porque no lo serán por mucho tiempo».
>
> **De la *Encuesta a los padres de KidsHealth***

Estreñimiento

La mayoría de los bebés tienen uno o dos movimientos intestinales al día. Sin embargo, es normal que los niños pequeños pasen varios días sin tenerlos. El estreñimiento se produce cuando el bebé tiene problemas con el paso de las deposiciones duras. Incluso cuando los movimientos intestinales son normales, los bebés suelen gruñir, se les pone la cara roja y hacen fuerza. Sin embargo, si tu hijo parece estar incómodo, o llora mientras hace fuerza y sólo defeca pequeñas «bolas» duras, probablemente esté estreñido. En algunos casos, las deposiciones duras pueden estar manchadas de sangre debido a una fisura anal (una raja en el tejido anal como resultado del paso de deposiciones demasiado sólidas).

Como medida para ayudarle a aliviar el estreñimiento, puedes darle una cucharada de jarabe de cereales integrales dos veces al día (o añadirla al biberón del bebé) o unos 75 ml de zumo de manzana o de ciruela dos veces al día (sólo para niños de más de dos meses). En los niños que se estriñan después de pasar a la leche de vaca antes de los doce meses, puede ser aconsejable que vuelvan a la fórmula. Los niños mayores pueden comer fruta o verdura con alto contenido en fibra. No le des a tu hijo laxantes, supositorios rectales o enemas. Llama a tu médico si ves que está cada vez más incómodo y no puede defecar, o si ves sangre en la deposición o en el pañal.

Dermatitis seborreica

La dermatitis seborreica es común en los niños más pequeños y frecuente en las primeras semanas de vida. Tienen una apariencia grasienta con escamas que van del blanco al amarillo y placas que cubren el cuero cabelludo. Pueden tener alguna rojez y escamas en las cejas, en la piel detrás de las orejas y en las arrugas de la nuca y las axilas. Las escamas pueden ser gruesas y difíciles de quitar, y hacen que resulte difícil peinar al bebé. El mismo cuero cabelludo puede llegar a estar inflamado y rojo.

La causa de la dermatitis seborreica es desconocida, aunque la exposición del bebé durante el embarazo a determinadas hormonas pueda jugar un papel importante. Lavarle el pelo con un champú y darle un masaje en el cuero cabelludo para suavizar y quitar las costras normalmente previene que esta condición constituya un problema. Puede desaparecer

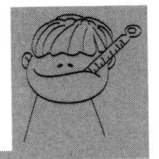

Capítulo 11. Cuidados básicos de los recién nacidos

por sí misma, pero puede tardar varios meses. Si tu hijo sufre este problema, puedes intentar lo siguiente:

- Suavizar las «costras» del cuero cabelludo: Colócale aceite mineral templado (no caliente), aceite de bebé, de coco o de oliva en el cuero cabelludo que ayude a suavizar las costras. Masajea bien el cuero cabelludo cuando lo apliques. Déjalo durante dos horas y después lávalo con champú.

- Champú: Usa una vez al día un champú suave y anticaspa, sin necesidad de receta médica, y que contenga selenio. Échale espuma en el cuero cabelludo, usa un peine fino, un cepillo suave o un paño para darle un masaje en el cuero cabelludo y ayudar a quitar las costras que ahora estarán más suaves. Después enjuágalo y dale un masaje con suavidad, asegurándote de haber retirado cualquier resto de aceite o champú. Después de una semana, cuando haya mejorado bastante, puedes volver a utilizar un champú de bebés normal dos veces a la semana.

Si el cuero cabelludo está rojo o inflamado bajo las escamas o si la erupción no se limita a esa zona, el médico de tu hijo te recetará una crema suave de esteroides (hidrocortisona) que reducirá la inflamación. En pocos recién nacidos, la piel inflamada por una dermatitis seborreica llega a estar infectada y a requerir un tratamiento de antibióticos.

¿Necesitas más información?

Consulta el índice y el apéndice C, *Guía de recursos*. Y por supuesto, habla con el médico de tu hijo.

Parte 2ª

Cuidados médicos rutinarios

12

La elección del pediatra

Un socio en el que puedes confiar

Los que van a ser padres tienen frecuentemente una imagen previa del doctor ideal. Caluroso en el trato, sabio, con conocimiento, pausado, este modelo de pediatra debería mezclar lo mejor de Eisntein y Oprah. Aunque es posible que no encuentres a este ser perfecto, merece la pena buscar a alguien cuyo estilo personal, actitud y relación con el niño conecten con los tuyos. Encontrarás mucho más fácil trabajar con esta persona y te sentirás más seguro para confiarle la salud de tu hijo. Si tienes suerte, la relación de tu hijo con el médico puede durar 10 o hasta 20 años, más que muchos matrimonios. Quieres a alguien en quien puedas confiar, tanto en la salud como en la enfermedad.

Considera tus opciones

Aunque algunos factores como el lugar donde vives y el tipo de seguro médico que tengas pueden limitar tus posibilidades para elegir médico, normalmente contarás con varias opciones, que incluyen un pediatra, un médico de familia y una enfermera pediátrica.

El pediatra

La Pediatría es la especialidad médica centrada completamente en la salud física, emocional y social de los niños desde que nacen hasta la adolescencia. En Estados Unidos, los pediatras cursan cuatro años en la Facultad de Medicina (seis en España), seguidos de otros tres de entrenamiento como residentes pediátricos. Para convertirse en médicos certificados, deben aprobar un examen escrito que organiza el *American Board of Pediatrics*. Los pediatras que acabaron su entrenamiento después de 1988 deben volver a pasar un examen de certificación cada siete años. Esto significa que los pediatras deben mantenerse al día de los cambios producidos en el campo de la salud infantil. Un pediatra también debe asistir a un número de horas de educación médica permanente cada año para poder presentarse a la renovación de su licencia en el estado donde ejerza (entre los que se están formando, las mujeres son ahora más que los hombres).

Algunos pediatras tienen una formación extra en una subespecialidad, como por ejemplo en medicina intensiva. Estos especialistas normalmente tienen de uno a tres años más de prácticas después de su residencia y pueden tener un título que certifique el área de subespecialidad.

Médico de familia

Las residencias de medicina familiar incluyen prácticas en pediatría y en otras áreas como medicina interna, ortopedia, obstetricia y ginecología. Esto prepara al médico de familia para proporcionar atención a un amplio espectro de pacientes de todas las edades. Los médicos de familia reciben entrenamiento específico durante varios meses para el cuidado de la salud infantil; esto es bastante menos tiempo que el que hacen los pediatras, por lo que habitualmente los médicos de familia no tienen tanta profundidad ni amplitud de conocimientos sobre pediatría.

En algunos casos, especialmente en las zonas donde hay muchos pediatras, los médicos de familia ven a pocos niños o excluyen a los más pequeños de su consulta, lo que obliga a preguntar acerca de las costumbres del médico sobre la edad de los niños. Una ventaja de que a tu hijo le atienda un médico de familia es la capacidad que tiene un solo doctor para proporcionar el cuidado médico necesario a toda la familia. El médico de familia sabrá con detalle las historias médicas de todos los miembros de la familia y, en algunos casos, puede ser más consciente de los problemas emocionales, sociales y de salud dentro de la familia que puedan afectar el bienestar y la salud del niño.

Enfermera pediátrica

La enfermera pediátrica normalmente tiene un máster en enfermería y entrenamiento especial para la obtención de historias médicas, examen de niños, diagnóstico, consejo médico y tratamiento.

Como los pediatras, estas enfermeras pueden recibir un entrenamiento especializado en áreas como la neonatología o la endocrinología. Las enfermeras pediátricas trabajan codo con codo con los pediatras en hospitales, clínicas y consultas privadas y su número ha ido creciendo últimamente, aunque es una figura que no existe en muchos países.

Capítulo 12. La elección del pediatra

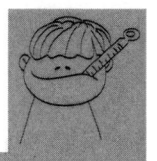

> **Nuestro consejo**
>
> **Evitar prisas innecesarias**
>
> Si te vas a trasladar a otra ciudad, no esperes hasta que necesites un pediatra para empezar a buscar. Prepárate para cualquier infección de oído o erupción que pueda ocurrir mediante la elección de un médico antes de tiempo. Pregunta a otros padres o a tus nuevos vecinos. Y antes de mudarte, pregunta a tu médico habitual, ya que puede hacerte valiosas sugerencias.

Según nuestra experiencia, algunos padres se sienten poco dispuestos a que su hijo sea atendido por una enfermera; quizás están preocupados porque la preparación de éstas no es tan dilatada en salud infantil como la del pediatra. Estos sentimientos están poco fundados. De hecho, la presencia de una de estas enfermeras en la consulta conlleva ventajas que los padres llegarán a apreciar. Los padres se dan cuenta frecuentemente de que las enfermeras pediátricas pasan más tiempo que los pediatras discutiendo con ellos el cuidado del niño y explicándoles cómo tratar las enfermedades. Si la enfermera encuentra en tu hijo un problema médico más complejo, está entrenada para consultar al pediatra si fuera necesario. De todas formas, la mayoría de las consultas aceptarán tu petición si requieres que sólo el pediatra trate a tu hijo o si crees que habría que consultar con el pediatra después de que una enfermera lo haya visto.

Cómo empezar la búsqueda de un pediatra

Los bebés pueden nacer antes de lo previsto y querrás tener el tiempo necesario para encontrar un médico cuyo estilo y personalidad se complementen con los tuyos. Un buen momento para empezar la búsqueda es cuando falten tres meses para que cumplas.

Si tienes un seguro de médico administrado (consulta el capítulo 27, *El sistema de salud y los niños*), tu elección puede estar limitada a los que estén en la lista del seguro. En ese caso, tu primer paso debería ser conseguir una copia de la misma. Estas listas están muchas veces sin actualizar. Si estás interesado en alguien que no esté en la lista, llama a tu aseguradora o a la consulta del médico para saber si está incluido en el seguro. En algunos casos, la lista de los profesionales que prestan cuidados infantiles puede estar limitada y que haya pocos o ningún pediatra. Si crees que necesitas a un médico que está fuera de la red (por ejemplo, si tu hijo tiene problemas de salud especialmente complicados), quizás puedas convencer a tu aseguradora para que arregle las cosas.

Una vez que sepas los límites impuestos por tu seguro, haz una lista de gente en la que confíes: familiares, amigos, vecinos y compañeros del trabajo que compartan tu visión acerca de la paternidad. Tu médico de familia, ginecólogo o comadrona pueden ser también buenas fuentes de consejos.

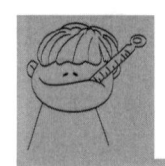

Si te has trasladado a una zona nueva hace poco, es posible que no tengas los contactos personales o sociales para pedir referencias de médicos. En ese caso, puedes dirigirte a los hospitales de la zona o a las facultades de Medicina para solicitar consejos o preguntar a los médicos residentes o a las enfermeras a dónde llevan a sus niños.

> **La voz de la experiencia**
>
> «Es necesario encontrar a un pediatra que esté de acuerdo con tu estilo de educar a los niños y que use a los padres como un aliado, no como un adversario, al tratar a tu hijo».
>
> De la *Encuesta a los padres de KidsHealth*

Cómo es el médico

Ya tienes todos los consejos y recomendaciones de la gente de confianza. ¿Hay alguna forma de comprobar cómo son esos médicos antes de que te decidas a entrevistarte con uno o dos? No es fácil evaluar a un médico, pero al menos puedes intentar averiguar si alguno de ellos ha tenido problemas graves en su consulta. En cada estado, un patronato médico investiga las quejas contra los doctores y puede tomar medidas disciplinarias contra ellos, que van desde citar a un doctor para que se explique hasta suspender o anular su licencia para ejercer la medicina. En algunos casos, se puede requerir de un médico que se someta a más entrenamiento, supervisión o a un programa de desintoxicación si se estima necesario. Estas acciones disciplinarias son bastante raras y hay normalmente información pública sobre ellas. En muchos estados, los patronatos médicos ponen listas de sus médicos sancionados en sus sitios Web.

Para encontrar el sitio Web de tu patronato médico, inténtalo con una buena herramienta de búsqueda en la Red como www.google.com. Puedes encontrar enlaces a algunos, pero no todos, de los sitios Web de los patronatos médicos en www.docboard.org, un sitio Web dirigido por los directores estatales de patronatos médicos, o también en www.healthcarechoices.org, un sitio Web muy útil dirigido por un grupo sin ánimo de lucro de Nueva York. Un aviso sobre la información disciplinaria: Las prácticas varían mucho de un estado a otro.

En algunos estados, los médicos pueden haber sido citados por errores administrativos mínimos, tales como haberse olvidado de pagar ciertas cuotas a tiempo. O pueden ser citados automáticamente al haber sido declarados culpables de un crimen, incluso por no haber presentado declaración de la renta. Las listas pueden estar equivocadas; las sentencias pueden ser anuladas más adelante.

Capítulo 12. La elección del pediatra

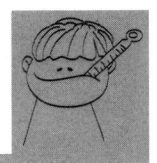

> **La voz de la experiencia**
>
> «Está bien tener el control de la salud de tu hijo. Si así lo prefieres, interroga a un médico, pregúntale muchas cosas y edúcate a ti mismo acerca de los problemas de la salud infantil. Estamos con nuestro hijo 24 horas al día; el doctor lo ve durante 5 ó 10 minutos y toma una decisión basada en su formación».
>
> De la *Encuesta a los padres de KidsHealth*

Fuentes de información básica

La información básica sobre los médicos está disponible en los directorios que se pueden encontrar en la mayoría de las bibliotecas públicas y en los colegios de médicos. Estos directorios pueden decirte dónde y cuándo fueron a la Facultad e hicieron sus prácticas, en qué hospitales admiten pacientes de estos médicos y si están o no colegiados como especialistas. Otra información parecida está disponible en muchas páginas Web.

> **Nuestro consejo**
>
> **Haz tus tareas**
>
> ¿Necesitas encontrar un médico? Puedes conseguir una lista de los médicos de tu zona por medio de tu colegio de médicos, los teléfonos de información especial de los hospitales, la oficina local del colegio de médicos, los directorios médicos de las bibliotecas públicas y las páginas amarillas. Aunque normalmente no pueden dar información específica acerca del estilo del médico, son lugares excelentes para comenzar la búsqueda.

En Estados Unidos, el *American Board of Medical Specialists* (www.abms.org) puede decirte en qué especialidades, si las hay, está certificado un médico. La *American Medical Association's* (AMA) *Physician Select* (www.ama-assn.org/aps/amahg.htm) tiene un listado de todas las Facultades de Medicina y de todo el entrenamiento para casi todos los tipos de médico; los miembros de AMA pueden describir su forma de practicar medicina y tener una lista de sus horas de consulta si así lo desean. En un número creciente de estados, el sitio Web del patronato médico del estado incluye información básica sobre la formación y la experiencia profesional de los médicos.

Lo que deberías preguntar a los finalistas

Una vez que has hecho tu lista de médicos, estás preparado para empezar las entrevistas. Una cita pre-parto es una oportunidad excelente para que los padres hagan sus preguntas,

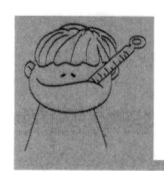

Guía de la salud infantil para padres

vean si les gusta la consulta y conocer al personal de la misma. Algunos pediatras ofrecen clases en grupo para que los padres que esperan un hijo conozcan la consulta y puedan discutir sobre la atención al recién nacido. Muchas compañías de seguros animan a asistir a estas clases y cubren los gastos. Para evitar precios sorpresivos, asegúrate de comprobar con la consulta de tu pediatra y con tu seguro médico los precios por las reuniones informales.

Durante la entrevista, deberías aprender cuáles son las reglas básicas de funcionamiento de la consulta. Hacer una lista te ayudará a organizar tus ideas y exponerlas con claridad posteriormente.

Los siguientes son asuntos que habría que considerar:

1. ¿Cuáles son las horas de consulta? Quizás prefieras un médico que tenga consulta por las tardes y los fines de semana. Las horas de la consulta a diario, ¿empiezan temprano y acaban tarde de forma que puedas llevar a tu hijo antes y después del trabajo?

2. ¿Es una consulta unipersonal o trabajan varios médicos? En una consulta unipersonal, sabes que el mismo médico verá a tu hijo en casi todas las visitas y que tratarás con la filosofía y personalidad de un solo médico. Pero, si tu hijo necesita atención por la noche o en fines de semana, es posible que tengas que tratar con un doctor con el que no estás familiarizado y que está sustituyendo al habitual. Si estás pensando en una consulta de este tipo, averigua los detalles sobre estas sustituciones, incluyendo cuál es la preparación de los médicos sustitutos.

   Las consultas de grupo son cada vez más habituales. En algunas, puede que tu hijo vea a un solo médico para la atención de rutina; en otras, la atención de tu hijo puede rotar entre los miembros del grupo de manera que todos los médicos se familiaricen con él. Aunque a algunos padres les gusta la oportunidad de escuchar diferentes puntos de vista de médicos distintos, otros encuentran esto algo difícil. En cualquier caso, las consultas de grupo tienden a ofrecer más horas fuera del horario normal que las consultas unipersonales y es probable que recibas atención de uno de los médicos del grupo cuando tu hijo se ponga enfermo por la noche o los fines de semana.

3. ¿Trabaja una enfermera pediátrica en la consulta? Si es así, ¿cómo se articula su trabajo dentro del grupo?

4. ¿A qué hospital está afiliado el médico? ¿Irá el médico al hospital para examinar al bebé cuando nazca? Si tu hijo necesita ser ingresado, ¿qué tipo de hospital es? ¿Atenderá tu médico al niño hospitalizado o lo hará otro doctor?

Capítulo 12. La elección del pediatra

5. ¿Cómo se arreglan para atender consultas telefónicas después de las horas normales? Este es uno de los aspectos más importantes (y de los más frustrantes en potencia) de la consulta. ¿Hay un horario para llamadas o un período dedicado para que los padres puedan preguntar por teléfono si lo necesitan, o hay una línea de consulta permanentemente abierta (normalmente con una enfermera) durante las horas normales de consulta? ¿Cómo atienden las llamadas fuera de hora? ¿Cuánto tiempo tarda habitualmente el médico en devolver una llamada después de haber contactado con el contestador automático? ¿Se desvían las llamadas fuera de horas hacia un servicio especial o a una enfermera de guardia?

Los sistemas de enfermeras de guardia en el teléfono se están extendiendo rápidamente por los Estados Unidos. Contratan a un grupo de enfermeras que son entrenadas para dar consejo a los padres acerca de cómo manejar la mayoría de las enfermedades infantiles. Los informes de la llamada y conversación se envían a tu médico al día siguiente. Si la enfermedad de tu hijo parece ser grave, la enfermera transferirá la llamada a tu médico o a un sustituto o la dirigirá directamente a la sala de urgencias. Aunque algunos doctores y padres eran escépticos acerca de este tipo de servicios al principio, algunos estudios indican que estos sistemas han recibido un alto grado de satisfacción por parte de padres y médicos.

6. ¿Existe la posibilidad de comunicarte por correo-e con la consulta? Si crees que este es un sistema cómodo y apropiado, pregunta por él y lee el capítulo 34, *Cómo encontrar información sobre la salud*.

7. ¿Atenderá tu médico las urgencias o enviarán a tu hijo a la sala de urgencias? ¿Tienen el equipo suficiente para tratar urgencias pediátricas en estas instalaciones?

8. ¿Se hacen los tests de laboratorio en la consulta? La mayoría de las consultas pueden llevar a cabo tests básicos, como recuento sanguíneo, tests de orina, tests rápidos de estreptomicina. Esto puede ahorrar tiempo y dinero (según tu seguro).

9. ¿Cuáles son las normas sobre los pagos? Esta pregunta es de la mayor importancia si tu seguro médico es de los que no adelanta el desembolso. ¿Cuáles son las tasas por los servicios? ¿Debes pagar todo al terminar la visita? ¿Hay programas de pagos y descuentos en funcionamiento? ¿Se puede acordar un plan de pago si eres incapaz de abonar todo en el momento de la visita?

10. ¿Cuáles son las normas sobre el envío a otros especialistas en el caso de que tu hijo necesite atención adicional? ¿Penaliza tu seguro al médico en el caso de que éste envíe a sus pacientes a otro especialista y, si es así, cómo afecta a la forma de hacer su trabajo? Si eres miembro de un *HMO*, es importante preguntar cómo están organizadas las desviaciones a médicos que están fuera del sistema.

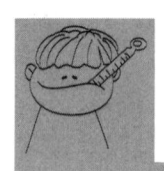

Una impresión del ambiente en la consulta

En la entrevista, puedes ver cómo funciona la consulta, especialmente si arreglas la cita para que sea durante las horas en las que la oficina funciona a mayor rendimiento. Observa la sala de espera: ¿Cuántos niños hay esperando? Si hay muchos puede significar que programan más citas de las que pueden atender. Una sala de espera abarrotada no es, sin embargo, un signo de problemas en la consulta. A veces el exceso puede significar que el médico está utilizando tiempo extra con un paciente que lo necesitaba. Se pueden valorar estas desviaciones del horario si tu hijo es el que necesita la atención extra. De manera inversa, una sala de espera vacía no garantiza que la consulta sea eficiente. Puede ocultar el hecho de que los pacientes tengan que esperar mucho más tiempo al médico después de haber sido conducidos a la sala de exploración. ¿Hay algún sitio donde los niños enfermos puedan estar separados de los que sólo están allí para una visita de rutina? ¿Está esa zona limpia y preparada para los niños? Las zonas de recepción deberían estar llenas de juegos para una variedad de edades de manera que los niños se entretengan.

Durante tu visita, observa cómo se relaciona el personal con los niños y las familias. ¿Son educados, considerados y se preocupan? ¿O están enfadados, impacientes y estresados? ¿Cómo te trataron cuando llamaste por teléfono para pedir una cita?

Mientras esperas, habla con otros padres para averiguar si están satisfechos con la atención que su hijo recibe. ¿Están ellos y su hijo cómodos con el médico y el personal? ¿Tienen confianza los padres en que el médico es competente y concienzudo? La atmósfera general en la sala de espera te puede dar una información de gran valor acerca de cómo es la consulta.

Guarda los datos de tu investigación

Una vez que hayas elegido médico, no tires toda la información que hayas recabado sobre los finalistas. Las cosas pueden cambiar —especialmente si tu seguro cambia— y te puedes encontrar buscando un médico nuevo. Cuando vayas teniendo más experiencia como padre, estarás más preparado para determinar las habilidades y el comportamiento de tu médico. Y, seamos claros, algunas personas son excelentes en las entrevistas (como una primera cita excelente), pero no tan buenos en la vida real.

La personalidad y el método del médico

Algunos padres se sienten más cómodos depositando su confianza en un médico que sea firme y directo, sin mucha atención a explicaciones detalladas o a los pros y contras de modos alternativos de hacer las cosas. Según nuestra experiencia, muchos padres quieren un

Capítulo 12. La elección del pediatra

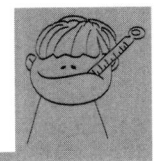

médico que sepa escuchar, acepte bien las preguntas, explique las cosas con cuidado, se sienta cómodo diciendo "no lo sé" y colabore con los padres en la atención de su hijo antes que otro que se comporte como un superior.

Además, para tener una impresión de estos aspectos de la personalidad del médico durante la entrevista, deberás considerar otros asuntos. ¿Son la edad y el sexo del médico importantes para ti? ¿Son tus actitudes acerca de la paternidad compatibles con las del médico en asuntos como la circuncisión, dar el pecho, la disciplina y el uso de antibióticos y otras medicinas? ¿Se basa la filosofía del médico en la prevención, incluyendo vacunas, la orientación sobre la seguridad del niño y la nutrición adecuada? ¿Es importante para ti la actitud del médico en relación con asuntos como la alimentación vegetariana en la infancia o el uso de terapias alternativas? ¿Te apoyará el doctor si pides una segunda opinión? ¿Crees que el médico responde a tus inquietudes y se preocupa de verdad por los niños?

Cómo establecer una buena relación con tu médico

Son las ocho de la mañana y Beth, que tiene 10 meses, es hoy la primera paciente para la consulta del pediatra. Beth se ha despertado dos veces tosiendo y llorando por la noche y está todavía irritada y congestionada. «Parece que tiene un resfriado», dice el médico después de examinarla, «probablemente es sólo un virus». Cansada y rendida, la madre de Beth mueve la cabeza y habla de lo cansada que se siente y de lo preocupada que está por si se queda sin días libres para pedir en el trabajo. El médico prepara la receta para el antibiótico y se la entrega a la madre de Beth junto a unas instrucciones básicas. En unos minutos, Beth y su madre están fuera.

Este tipo de encuentro ocurre miles de veces cada día en las consultas de todo el país. En la superficie, parece que el sistema ha funcionado bastante bien, Beth ha sido examinada, diagnosticada y tratada. Pero no. El médico hizo bien cuando dijo que los virus causan resfriados. Pero se equivocó cuando recetó un antibiótico, ya que los antibióticos funcionan contra las bacterias, no contra los virus. Por lo tanto, el tratamiento era inútil. Desafortunadamente, puede que no haya sido inocuo: Los medios de comunicación están llenos de informes acerca de que los antibióticos se recetan muchas veces de una forma poco apropiada, causando efectos secundarios innecesarios y fomentando el crecimiento de súper microbios resistentes a los antibióticos (gérmenes que no pueden tratarse con los antibióticos que tenemos).

Entonces, ¿por qué recetó este médico antibióticos para Beth? En muchos casos, este tipo de situación se produce porque hay un problema básico en la comunicación médico-paciente. En esta sección, discutiremos cómo puedes ayudar a asegurar la mejor atención para tu hijo mediante el establecimiento de una buena relación de trabajo con tu médico.

> ### La voz de la experiencia
>
> «Encuentra un pediatra en el que puedas confiar y con el que estés contento. No te sientas mal por cambiar si no estás bien por alguna razón. No importa si es el médico al que iba tu madre o del que todo el mundo habla maravillas. Si no estás cómodo, entonces no estarás haciendo lo que es mejor para tu hijo si te quedas con ese médico».
>
> **De la *Encuesta a los padres de KidsHealth***

La cambiante relación médico-paciente

Aunque algunos pacientes no son conscientes de ello y muchos médicos pueden ser contrarios a admitirlo, los pacientes hoy en día pueden tener más impacto que nunca en la atención que reciben de sus médicos. En la mayoría de las situaciones, esto es algo bueno (después de todo, como padre, tú tienes la responsabilidad última por la salud de tu hijo). Pero a veces la percepción que el médico tiene de lo que los padres esperan, además de las demandas del actual sistema de salud, pueden presionarlo para que tome decisiones que no son necesariamente por el interés de tu hijo.

Veamos, por ejemplo, el caso de Beth. El médico pudiera haber interpretado los comentarios de la madre acerca del cansancio y sus preocupaciones laborales como si ella esperase que él hiciera algo (como recetar una medicina) que recuperase a Beth rápidamente. Eso podría no haber sido la intención de la madre. El médico puede haber creído que si no satisfacía las expectativas de la madre y firmaba la receta podría perderla como paciente. Presionado por las aseguradoras para que atienda más pacientes en menos tiempo y sabiendo que el número estaría aumentando en la sala de espera, el médico puede haber dudado si entrar en una conversación sobre la ineficacia de los antibióticos para tratar infecciones víricas.

Consejos para establecer una buena relación

Puedes llegar a ser un defensor más efectivo de la salud de tu hijo si sigues ciertas reglas básicas en el trabajo con tu médico y el personal de la consulta:

- Haz saber al médico que confías en que sus recomendaciones sobre la salud del niño se basan solamente en lo que es mejor para tu hijo. Esto no significa que renuncies a tus derechos y responsabilidades como padre. Pero es una buena idea informar al doctor desde el comienzo de que no quieres que sus decisiones se vean influidas por la percepción de que tiene que agradarte. Deja claro que esperas que tanto los antibióticos como los otros tratamientos sean recetados para ayudar a tu hijo, no para que tú te sientas mejor.

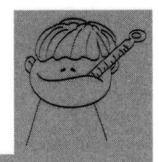

Capítulo 12. La elección del pediatra

- Sé consciente del exceso de información. En los últimos años, el desarrollo de Internet, junto a la proliferación de medios impresos, televisión por cable y otros recursos, han dado acceso a la gente a una avalancha de información sobre la salud (lee el capítulo 34, *Cómo encontrar información sobre la salud*). Aunque alguna de esta información es exacta y útil, otra es incorrecta o intencionada y puede ser malinterpretada o sacada de su contexto.

  Hoy no es raro que los padres lleven a su médico un montón de artículos bajados de Internet o copiados de publicaciones diferentes. Es poco realista esperar que el médico lea y comente esos materiales en el tiempo habitual de una visita médica. Además, puede ser difícil incluso para el médico establecer la fuente verdadera y la seguridad de mucho del material médico que se encuentra en la Red. E incluso si los datos son seguros, puede que los médicos no sepan si se ha llevado a cabo otra investigación sobre ese asunto con resultados contradictorios. Es increíble cuántos estudios primarios no se sostienen en pie después de un corto período de tiempo.

  Si sientes la necesidad de obtener la opinión de tu médico acerca de un artículo sobre un asunto de salud infantil, sería mejor comunicarte con él por correo electrónico, correo postal, fax o dejar una copia en la consulta antes de la visita o de la llamada telefónica que hagas para discutir el asunto. De esta forma, el médico tendrá tiempo para revisar el material con antelación. También es buena idea pedir al personal de la consulta panfletos u otra información que tu médico recomiende sobre el asunto. Revisar esto primero puede ayudarte a ampliar tu perspectiva sobre el tema.

- Aprende las reglas básicas de la consulta e intenta seguirlas. Aparece con tiempo para las citas (o unos minutos antes –puede que te vean antes si la consulta trabaja las visitas en bloques de media o una hora–). Llama con antelación si vas a llegar tarde. Esto da tiempo al personal de la consulta para ponerte más tarde o ahorrarte un viaje si no se puede. Si es posible, avisa siempre con 24 horas de antelación cuando canceles una cita. Evita crearte fama de que cancelas visitas frecuentemente. Muchas consultas colocan a esos pacientes a la vez que a otros o les dejan menos tiempo en la agenda del día.

  Intenta dar a la consulta suficiente tiempo de antelación para programar las visitas y haz saber al personal de la consulta la causa de la visita para que puedan programar más tiempo para ti. Por ejemplo, si sabes que tu hijo necesitará un chequeo antes de que empiece en el centro de educación infantil, no esperes hasta que queden dos días para pedir la cita. Una vez que estás en la consulta, no cambies el asunto por el que programaste la visita; una visita para un resfriado no es el momento de sacar temas de comportamiento que llevarían mucho más tiempo para ser evaluados. Un cambio inesperado en los planes de la visita puede poner a tu médico en una situación extraña y hacer que los otros pacientes esperen más de lo debido.

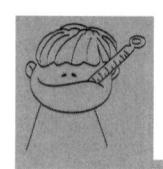

> ### Nuestro consejo
> #### Cerrado por vacaciones
> Incluso los médicos necesitan un descanso de vez en cuando pero, ¿sabes quién sustituirá a tu médico cuando se tome esas merecidas vacaciones? ¿Es el mismo médico del año pasado? ¿Te sientes cómodo con él? ¿Cubre tu seguro sus tasas? Comprueba todo esto antes de que el contestador automático te sorprenda con un nombre y un número de teléfono desconocidos.

- Facilita el intercambio de información. Llama a la consulta con antelación para estar seguro de que cualquier antecedente médico, informes de laboratorio, u otra información necesaria para la cita de tu hijo se ha recibido. Si no es así, intenta asegurarte de que lo consiguen o llévaselo tú mismo. Asegúrate de que llevas toda la información necesaria del seguro, de los pagos aplazados o los impresos que puedas tener que rellenar durante la visita.

- Asegúrate de que entiendes, recuerdas y sigues las instrucciones que te dan. Siempre es una buena idea repetir las instrucciones para estar seguro de que las has oído correctamente. Tomar notas, pedir información impresa o las instrucciones por escrito puede ser de ayuda. Esto es particularmente importante cuando las instrucciones sean complicadas o si tu hijo está enfermo y tú estás enfadado o no has dormido lo suficiente como para que olvides algo de lo que has oído. Si crees que por cualquier razón tienes problemas para seguir las instrucciones, díselo al doctor en ese mismo momento. Normalmente, el médico será capaz de ajustar el plan para asegurarse de que el niño recibe el tratamiento apropiado.

- Si es posible, deja a los otros niños en casa. Una consulta médica puede ser difícil y frustrante para ti y para el médico si tú estás distraído con los otros niños. Es poco realista esperar de la mayoría de los niños que se sienten tranquilamente y se comporten mientras esperan en la consulta del médico.

Si tú o tu pareja no podéis ir a una cita para tratar un tema importante, como por ejemplo preocupaciones acerca del desarrollo o el comportamiento del niño, es mejor que programes la cita para otro momento antes de que mandes al niño a la consulta con la abuela o con una cuidadora. Frecuentemente, éstas no saben cómo responder en profundidad a las preguntas del médico, lo que hace de la visita un ejercicio de inutilidad.

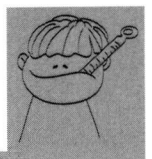

Capítulo 12. La elección del pediatra

La voz de la experiencia

«Asegúrate siempre de que tienes todas las respuestas de tu médico. Tienes que entender lo que le ocurre a tu hijo para poder ayudarlo».

De la *Encuesta a los padres de KidsHealth*

La voz de la experiencia

«Nunca dudes en llamar a tu médico cuando algo te preocupe. Está allí para ayudarte y cuidar de tu hijo, en la salud y en la enfermedad».

De la *Encuesta de a los padres de KidsHealth*

- Usa tu buen juicio para las preguntas por teléfono. Si sabes que el asunto no es urgente, ahórrate la pregunta para la próxima visita a la consulta o llama durante las horas normales que muchas consultas dejan especialmente para atender esas llamadas.

  Cuando las preguntas te vengan a la cabeza, escríbelas y guárdalas para tu visita a la consulta. Evita llamar para preguntar cosas que no son urgentes los fines de semana y por las noches. En muchas consultas, es probable que hables con un sustituto que no conoce a tu hijo o con una enfermera de guardia que está preparada solamente para tratar urgencias y problemas graves.

- Sigue las normas de pago de la consulta y de tu seguro. Los seguros administrados frecuentemente requieren un co-pago en metálico en el momento de la visita y se espera que el médico recaude este pago. Si no puedes pagar todo, habla con el personal de la oficina con antelación para hacer los arreglos oportunos como pagos aplazados, descuento de tasas que puedas solicitar. Proporciónales también cualquier información que sea necesaria.

¿Necesitas más información?

Consulta el índice y el apéndice C, *Guía de recursos*. Y, por supuesto, habla con el médico de tu hijo.

13

Cuidado médico rutinario

Una pizca de prevención...

¿Qué tipo de cuidado debe recibir tu hijo en la consulta médica, clínica o en el centro de salud? Este capítulo explica qué tipo de servicios puedes esperar y te da consejos que te ayudarán a estar seguro de que tu hijo recibe el mejor cuidado posible. Primero se centra en los reconocimientos rutinarios y continúa con información sobre cómo conseguir rápidamente cuidado médico cuando tu hijo está enfermo. No te saltes las últimas partes, en ellas aprenderás cómo calmar los temores de tu hijo y cómo usar el consejo favorito de los padres: confía en tu instinto.

Reconocimientos médicos en la infancia

Pasar reconocimientos médicos regularmente ayuda a que tu hijo tenga el mejor comienzo posible en la vida. Permiten a los médicos controlar el crecimiento y el desarrollo físico, mental y emocional de tu bebé.

Estos reconocimientos también te indicarán cualquier problema que, encontrado a tiempo, puede tener un mejor tratamiento. Como el cuerpo y el cerebro de tu bebé no están todavía completamente formados, un tratamiento a tiempo puede corregir completamente algunos problemas potenciales. Pero si el tratamiento se retrasa, los problemas podrían ser permanentes.

Por ejemplo, un niño con un ojo cansado (ambliopía) a menudo puede conseguir ver completamente si es tratado a tiempo, normalmente cubriéndole un ojo temporalmente con un parche. De otra manera, el niño podría tener una pérdida de visión permanente en un ojo que las gafas no pueden corregir.

Además de los problemas que necesitan tratamiento inmediato, un reconocimiento puede revelar una anormalidad que el médico vigilará en las futuras visitas para observar si se corrige por sí misma o necesita tratamiento.

Cuando no se encuentran problemas, los reconocimientos proporcionan una grata tranquilidad y la oportunidad de demostrar tu felicidad cuando hablas de lo bien que van las cosas. Cuanto menos ansiosos y más cómodos se sientan los padres, mejor para toda la familia. En un reconocimiento, el pediatra también puede valorar los patrones de alimentación y sueño de tu hijo, observar tu interacción con él y estimularte a llevar una vida sana. Puedes hacer cualquier pregunta que tengas sobre la salud de tu hijo, el comportamiento o sobre temas de paternidad o maternidad más generales. A veces los padres se sienten avergonzados por llamar al pediatra para una pregunta rutinaria, quizás parece muy simple, pero se sienten cómodos formulándola en persona, «ya que estamos aquí». Además, los médicos y enfermeras que tratan a los niños pueden a menudo indicarte buenas fuentes de información y servicios, desde libros a grupos de juego y centros de educación infantil.

Visitas al pediatra de un niño sano: ¿Con cuánta regularidad?

Incluso el niño más sano debería ser una cara familiar en la consulta del médico. La *American Academy of Pediatrics* (AAP) recomienda más de una docena de reconocimientos rutinarios (e incluso más vacunas) antes de que tu hijo empiece preescolar, de las que la mayoría son durante el primer año.

Éstas son las visitas rutinarias recomendadas por la APP:

- Antes de que tu hijo sea dado de alta en el hospital.
- Si ha salido del hospital en las 48 horas siguientes a su nacimiento, entre 48 y 72 horas después de que haya sido dado de alta.
- Para los niños que están siendo amamantados, entre 3 y 4 días después de su nacimiento.
- Cuando tienen entre 2 y 4 semanas, tanto para los niños que toman pecho como para los que toman leche infantil.
- Durante su primer año, a los 2, 4, 6, 9 y 12 meses.
- Durante su segundo año, a los 15, 18 y 24 meses.
- Anualmente, a los tres, cuatro y cinco años.

Capítulo 13. Cuidado médico rutinario

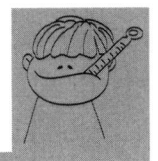

> **La voz de la experiencia**
>
> «Cuando mi hijo tenía aproximadamente un mes, estaba llorando todo el día y no dormía nunca una siesta. Yo también estaba cansada y frustrada. Fuimos a un reconocimiento rutinario y no encontraron ningún problema. Pregunté por qué mi hijo estaba llorando tanto. El pediatra, poniendo su brazo alrededor de mi hombro, dijo en el tono más dulce y comprensible: «Los niños hacen eso». Fue un simple comentario que hizo que me diera cuenta de que mi hijo y yo estábamos bien. Éramos completamente normales».
>
> **De la *Encuesta a los padres de KidsHealth***

Si tu hijo es pequeño o prematuro o nació con un problema de salud, posiblemente tendrás que visitar al médico más a menudo. Y por supuesto, puede haber visitas casuales por un resfriado, fiebre, irritación y de seguimiento de un problema encontrado con anterioridad.

¿Qué ocurre durante una visita de un niño sano?

En una visita de un niño sano, también llamada «reconocimiento rutinario», puedes esperar todas las situaciones que detallamos a continuación.

Antecedentes médicos

El pediatra te preguntará sobre los antecedentes médicos de tu hijo y de tu familia. Los antecedentes familiares pueden discutirse antes del nacimiento del niño, si tienes una visita prenatal o un reconocimiento precoz. Esto puede ayudar al médico a determinar si se deberían hacer ciertas pruebas a tu hijo porque pueda tener un alto riesgo de problemas genéticos, infecciosos o ambientales. Otra información, como la altura de los padres y familiares cercanos, puede ayudar al médico a diagnosticar un problema de crecimiento en tu hijo más fácilmente. En cada una de estas visitas debes contarle al doctor cualquier problema de salud que tu hijo haya tenido desde la última visita y cualquier nuevo acontecimiento médico que haya ocurrido en la familia.

> **Nuestro consejo**
>
> **Picasso en la consulta del pediatra**
>
> Esperar a que el médico entre en la consulta puede ser estresante para los niños (¡y para los adultos!). Para ayudar a tu hijo a distraerse y relajarse, lleva pinturas de cera o lápices de colores a la consulta del pediatra. El papel que cubre la mesa de exploración puede convertirse en el lienzo de tu hijo y como se tira después de la visita de cada paciente, colorear no estropea la mesa.

Control del crecimiento

En cada reconocimiento rutinario se debe pesar y medir a tu hijo y anotar y marcar estos datos en un gráfico estándar de crecimiento para su comparación. Normalmente, en cada visita rutinaria hasta los 24 meses también se mide el perímetro de la cabeza, que refleja el crecimiento del cerebro.

Valoración del desarrollo

Los niños que presentan retrasos en su desarrollo físico, emocional, social o en su comportamiento puede que tengan problemas médicos que requieran tratamiento. Este es el motivo por el que el pediatra lo revisará en las visitas rutinarias.

Pruebas de progreso en el desarrollo

Hay muchos tipos de pruebas disponibles que examinan el progreso en el desarrollo. La que se usa con más frecuencia en las consultas de atención primaria es la llamada *Denver-II*. Incluye preguntas para los padres sobre las habilidades, conocimiento y comportamiento del niño (para más información consulta el capítulo 17, *Crecimiento y desarrollo*). Puede que se pida a los padres que rellenen unos formularios antes de comenzar la prueba para contestar a alguna de las preguntas. El médico o la enfermera también observarán cómo realiza tu hijo ciertas actividades (saltar con un solo pie, dibujar, etc.) o cómo responde a preguntas del tipo: «¿Qué línea es más larga?».

Nuestro consejo

Mantén una historia clínica de tu hijo

Mantén tu propio registro de las medidas de tu hijo, junto con otra información como fechas de vacunación y resultado de las pruebas que le hagan. Algunos pediatras te dan un librito para que lo anotes. Si hay una emergencia y estás muy nerviosa para pensar con claridad, una historia escrita puede ayudar al personal médico a tomar mejores decisiones. Este librito también te puede venir muy bien si llamas por teléfono al pediatra para pedirle consejo (cuando la historia clínica que tiene el médico en la oficina no esté a mano de forma inmediata) o cada vez que tu hijo vea a un médico nuevo. Para ver un ejemplo de historia clínica, lee el apéndice A.

Es importante recordar que ninguna de estas pruebas es perfecta. El niño puede que no supere una parte de la prueba únicamente porque está cansado o no quiere cooperar ese día. El rendimiento de tu hijo en estas pruebas a lo largo del tiempo es un indicador más

Capítulo 13. Cuidado médico rutinario

seguro del desarrollo de su salud que los resultados de una sola visita. Muchos niños que muestran un retraso en una o más áreas de desarrollo en estas pruebas no tienen problemas importantes en posteriores visitas. Por otra parte, incluso si tu hijo no muestra anormalidades en las pruebas, no dejes de comentar al médico cualquier preocupación específica que tengas sobre su desarrollo o comportamiento. Tu observación o instinto de que «algo le pasa» puede que sea más exacto que una prueba.

Si el pediatra piensa que tu hijo puede tener un problema, seguramente te dirá que vayas a ver a un neurólogo, un especialista en desarrollo, un audiólogo, un oftalmólogo, un psicólogo u otro especialista para que lo examine, dependiendo del problema que crea que tiene.

Examen físico

Las partes del examen físico y el orden en el que se realizan variarán dependiendo de la edad de tu hijo. Con los bebés y niños pequeños, la observación es muy importante: el pediatra puede darse cuenta de muchas cosas únicamente por su aspecto general, su actividad, grado de respuesta y su interacción con lo que le rodea.

Cuando llega el momento de tocar a tu hijo, el pediatra debería comenzar haciendo las cosas que al niño le dan menos miedo, como escuchar el corazón con un estetoscopio. Las partes del examen que tienden a ser más angustiosas para el niño, como mirar en los oídos y la garganta, se suelen dejar para el final.

Con niños un poco mayores, que de alguna manera tienen un miedo innato a las personas extrañas y son muy pequeños para entender que necesitan cooperar, los padres (u otros familiares del niño) pueden ser de mucha ayuda. El pediatra quizás quiera hacer la mayoría del examen con tu hijo en tus piernas o en tus brazos. También puede que el pediatra te pida que le ayudes sujetando suavemente a tu hijo mientras él o ella efectúa las partes del examen en las que necesita que el niño esté quieto. Tener contigo su juguete favorito u otro objeto puede ayudar a distraerlo y hacer que el examen transcurra sin problemas.

Examen de la vista, oídos y boca

Empezando con el primer examen de tu recién nacido, el pediatra buscará síntomas existentes o potenciales de problemas de visión o de audición. Comparte con él cualquier preocupación que tengas. La observación de los padres a este respecto puede ser de mucha ayuda para un diagnóstico a tiempo de un problema. Para más información sobre la evaluación de la visión y la audición de tu hijo, consulta el capítulo 15, *El oído y la vista*.

Guía de la salud infantil para padres

Incluso antes de que los dientes empiecen a querer asomar en la encías de tu hijo, el pediatra examinará la boca de tu bebé en las revisiones rutinarias buscando síntomas de infección (como estomatitis aftosa) u otros problemas orales. Te dará consejo acerca de qué hacer cuando le están saliendo los dientes y también sobre el cuidado que los dientes necesitan y tal vez te envíe a un dentista pediátrico para una revisión o tratamiento si sospecha que puede existir algún problema.

La AAP recomienda comenzar las visitas rutinarias al dentista cuando el niño tiene tres años (si no ha habido problemas con anterioridad), pero varias asociaciones dentales recomiendan empezar a los 12 meses. Para más información sobre la salud oral y dental de tu hijo, consulta el capítulo 23, *El cuidado dental*.

Otros exámenes

El médico puede examinar a tu hijo buscando tuberculosis, intoxicación por plomo (saturnismo), colesterol alto o anemia si piensa que corre el riesgo de contraer estos problemas. Para más información sobre las diferentes pruebas que se pueden hacer a los niños, consulta el capítulo 14, *Pruebas médicas*.

Orientación y consejos

Una de las principales razones de la existencia de las visitas rutinarias es que puedas recibir consejo e información que te ayude a criar un niño sano y feliz. Debes contar con que el pediatra, enfermeras y el resto del personal médico dediquen una buena parte de las visitas rutinarias para darte esta información. Deben contestar minuciosamente y claramente cualquier pregunta específica que tengas sobre la salud de tu hijo. Principalmente se efectúa con conversaciones cara a cara, pero la mayoría de las consultas y clínicas pediátricas también tendrán información en hojas, panfletos, folletos, etc. Esto puede que te dé más detalles, te ofrezca más sugerencias sobre cómo encontrar información adicional (como libros, páginas de Internet fiables y grupos de ayuda) o te sirva para recordar de lo que habéis hablado en la visita. Algunas consultas y clínicas pediátricas ofrecen sesiones de grupo en las cuales padres con hijos en edades similares pueden hablar sobre temas de salud, desarrollo o comportamiento con personal médico especializado.

Visítanos en Internet

Hablando de páginas en Internet, visita nuestra página, www.kidshealth.org, y ¡danos tu opinión!

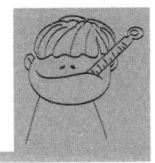

Capítulo 13. Cuidado médico rutinario

Los temas a tratar en la consulta médica deben incluir lo que los pediatras llaman «directrices anticipadas». Es decir, deben hablarte sobre los cambios físicos y emocionales, que probablemente observarás en tu hijo, antes de que ocurran. Hablaréis de cosas del tipo de cómo prevenir accidentes, qué alimentos son mejores para tu hijo y cómo estimular su curiosidad innata. Tales consejos pueden ayudarte a saber lo que va a pasar y hacerte sentir más seguro como padre o madre. También te ayudarán a mantener a tu hijo fuera de peligro según va adquiriendo más movilidad. Pueden prepararte para saber cómo actuar ante situaciones normales pero difíciles como la aparición de ansiedad ante la separación. Pueden prevenir que ocurran por primera vez algunos problemas de salud o de comportamiento. Y por último, pueden ayudarte a estimular, criar y disfrutar plenamente de las habilidades crecientes de tu hijo.

> **Nuestro consejo**
>
> **Sé un padre o una madre informado/a**
>
> Aprovecha las visitas al pediatra para preguntar cosas de padres, salud y otras preocupaciones que te dan vueltas en la cabeza por las noches, y no te avergüences de preguntar lo que tú crees que es una duda tonta. Pega un trozo de papel en el frigorífico para ir escribiendo preguntas según se te vayan ocurriendo. Después, lleva ese papel a la siguiente visita al pediatra para así no olvidarte de nada.

En la práctica, algunos médicos puede que pasen rápidamente la parte de consejos y orientación en la visita. Tristemente, en estos días de atención médica planificada, puede que los médicos estén bajo presión para estar el menos tiempo posible con cada visita. Si tu hijo está sano, el pediatra puede estar especialmente impaciente para terminar contigo y hacer pasar a la siguiente visita. Si este es el caso con tu pediatra, tal vez te ayude el prepararte para cada visita, como se explica más adelante en este capítulo. Puedes decirle al médico educadamente si no te sientes cómoda con el tiempo que te dedica o con la manera en la que contesta a tus preguntas. Si las cosas no mejoran, quizás prefieras buscar otro pediatra que esté sometido a menos presión o sea más comunicativo. Por otra parte, si confías en su juicio médico y no sientes que necesitas más orientación, quizás quieras quedarte con el pediatra que tienes.

Vacunación

El programa de visitas médicas al pediatra de los bebés y los niños pequeños se hace en parte teniendo en cuenta las fechas en las que deben vacunarse. El desarrollo de vacunas altamente seguras y efectivas para prevenir una gran variedad de enfermedades potencialmente mortales y enfermedades que conducen a la parálisis ha sido un gran triunfo humano. Asegurarte de que tu hijo se vacuna contra todas estas enfermedades es una de las cosas más importantes que puedes hacer para salvaguardar su salud. Habla con el pediatra para estar segura no sólo de que a tu hijo le pongan todas las vacunas recomendadas sino también para que se las pongan cuando es debido. Los retrasos en la vacunación pueden hacer que tu hijo sea innecesariamente vulnerable a la enfermedad (consulta el capítulo 16, *La vacunación*, para más detalles).

Otros servicios de las consultas médicas y referencias

Un gran número de pediatras, centros de salud y hospitales pueden ofrecer otros servicios en los reconocimientos médicos:

- Un trabajador social puede ayudar a las familias con problemas económicos o de seguro médico, ayudar a coordinar el cuidado médico con el resto del personal u otras instituciones, colaborar para conseguir materiales o equipos especiales o dirigir temas relacionados con problemas familiares o abuso infantil o negligencia.
- Un psicólogo, un consejero u otro profesional de la salud mental pueden ayudar con problemas emocionales, de comportamiento o de aprendizaje.
- Un especialista en dietética o nutrición puede estar disponible para orientar a niños con necesidades dietéticas específicas.

El pediatra de tu hijo debería ser como el base de un equipo de baloncesto y ser capaz de coordinar los desvíos a otros médicos y la atención prestada por éstos.

Esto es particularmente importante si tu hijo tiene problemas médicos complejos o requiere cuidados especiales. Si está inscrito en un plan de salud dirigido, debes trabajar muy de cerca con el personal de la consulta médica y del plan de salud para seguir todos los trámites y rellenar todos los papeles necesarios para autorizar los análisis de laboratorio, rayos X o que envíen a un especialista a tu hijo.

Cómo sacar el mayor provecho de tu visita al pediatra

Para sacar el mayor provecho de la visita al pediatra ayuda mucho estar preparado. Esto es cierto especialmente si el pediatra está apurado de tiempo o si debes visitar a un médico con el que no estás familiarizado.

Capítulo 13. Cuidado médico rutinario

Sigue estos pasos:

- Prepara una lista con preguntas y preocupaciones que te vayan surgiendo entre visita y visita. Antes de la consulta, échale un vistazo a la lista y ordénala según prioridades. Haz las preguntas importantes primero. Algunos estudios han demostrado que la gente a menudo deja las preguntas que realmente les interesan para el final. Para entonces, el pediatra puede que esté ya con un pie en la calle. No te avergüences por leer directamente de tu lista.

- Recuerda al doctor la historia clínica de tu hijo, especialmente si ha tenido problemas como asma o ha sufrido ataques. No te olvides de mencionar cualquier medicamento que tu hijo esté tomando, haya sido recetado o no. No te fíes de que el pediatra vaya a recordar toda la historia de tu hijo o que acabe de repasarla.

- Ten papel a mano y anota cualquier instrucción importante (o cualquier nota que pueda ser de utilidad). Si no entiendes algo o piensas que no vas a ser capaz de seguir las instrucciones que el médico te ha indicado, díselo. Lleva el historial médico de tu hijo y ponlo al día si es necesario (para ver un ejemplo de un historial médico, consulta el apéndice A).

- Lleva cosas para mantener a tu hijo entretenido en el caso de que tengas que esperar un poco. Si tu hijo está pesado o gritando cuando te toque pasar a la consulta, no es sólo desagradable para él y para ti sino que también es más difícil para el médico hacer un examen completo.

- Si es posible no lleves a tus otros hijos contigo para que no te distraigan.

- Si recuerdas alguna pregunta cuando ya has salido de la consulta con el pediatra, dile a alguien del personal que te gustaría hablar con el médico de nuevo. Si es imposible en ese momento, llama más tarde para consultar tu duda.

- Si vas a casa y sigues las instrucciones que te ha dado el médico para resolver algún problema y no ocurre lo que se supone que debe ocurrir, llama al médico y cuéntaselo para que pueda adaptar el plan o indicarte otro diferente que solucione el problema de tu hijo.

Cuándo llamar al médico

De vuelta a casa, después de haber estado en la consulta del pediatra, quizás recuerdes una pregunta que querías haber formulado pero se te olvidó. ¿Deberías llamarlo y preguntarle? ¿Qué hacer si a la mañana siguiente de darte unos brillantes resultados médicos de tu hijo, éste no

231

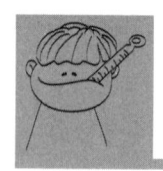

quiere comer? ¿Deberías llamar? Todos los padres pasan por esto: «Debería llamar o debería esperar». A continuación te indicamos unos trucos que te ayudarán a tomar una decisión.

Llamadas rutinarias

Para llamadas rutinarias, muchos médicos tienen establecidas unas horas diarias en las que los padres pueden telefonear. A menudo, una enfermera o una auxiliar clínica contestan la mayoría de las llamadas. No dudes en llamar y preguntar cualquier cosa que te preocupe, sin importar lo insignificante que parezca. Por supuesto, si sospechas que tu hijo está enfermo y necesita atención médica rápidamente, no esperes a llamar durante las horas establecidas, hazlo inmediatamente.

Llamadas por enfermedad

Cualquier síntoma de enfermedad en un bebé menor de tres meses necesita atención inmediata, ya que el estado de un recién nacido puede empeorar rápidamente. Cuanto más pequeño en edad y tamaño sea el bebé, más vulnerable será.

En un recién nacido incluso una enfermedad importante puede tener síntomas menores como intranquilidad, somnolencia o fiebre que no se considerarían graves en un niño mayor. Si tienes dudas sobre la salud de tu bebé, es mejor pecar por exceso de precaución, incluso si esto significa llamar a un número de emergencia en mitad de la noche o llevar a tu hijo a urgencias. Y nunca le des ninguna medicina, aunque no necesite receta médica, a menos que tu pediatra esté de acuerdo con ello.

Ojalá alguien me hubiera dicho...

«...no tengas miedo de llamar al pediatra para preguntarle cualquier cosa. Están ahí para eso y te garantizo que si sientes que les estás molestando, ¡siempre hay alguien que les molesta más que tú!».

Según tu bebé va creciendo y tú vas teniendo más experiencia, será más fácil para ti determinar si tu hijo está enfermo. Sabrás cuándo debes llamar al médico y cuándo tu hijo únicamente te necesita a ti y un poco de cariño. No quieras llevarle al médico cada vez que estornude o esté constipado. Sin embargo, si estás preocupada porque te parece que le pasa algo, no dudes en llamar al médico, sin importarte la edad que tenga tu hijo. Y si estás preocupada, no sientas que tienes que ocultar tus sentimientos para no parecer una madre o un padre histérico. El nivel de preocupación de los padres puede ayudar al médico a determinar lo enfermo que está el bebé.

Capítulo 13. Cuidado médico rutinario

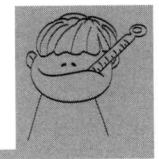

Atención médica cuando tu hijo está enfermo

Para la mayoría de los niños las visitas rutinarias son sólo la tercera parte, aproximadamente, de todas las visitas al médico. La mayoría de las visitas son debidas a enfermedades agudas y seguimiento de problemas crónicos y agudos de salud. La consulta del pediatra de tu hijo debería ocuparse del cuidado de enfermedades de estos tipos, así como del cuidado preventivo.

¿Consulta del pediatra o urgencias?

Si tu hijo está gravemente herido o tiene síntomas de una enfermedad que puede ser mortal, debes ir directamente a urgencias, normalmente en ambulancia o en otro medio de transporte médico para emergencias.

De cualquier manera, en la mayoría de los casos podrás atender a tu hijo tú solo o con la ayuda del pediatra. Si necesitas consejo médico o piensas que tu hijo debería ser examinado, llama al pediatra, explícale la situación y pregúntale si debes llevar a su consulta a tu hijo o a urgencias (para más información sobre qué hacer en situaciones de emergencia y con las heridas de cada día, consulta el capítulo 28, *Urgencias y primeros auxilios*).

Visita al pediatra cuando el niño está enfermo

La mayoría de las visitas al pediatra cuando el niño está enfermo son similares a las consultas cuando el niño está sano, excepto que en las primeras el examen médico se centra en la enfermedad del niño. Cuando llegas a la consulta, una enfermera o un asistente médico, normalmente, pesará a tu hijo y le tomará la temperatura, el ritmo del corazón, el ritmo de respiración y en algunos casos la presión sanguínea. Si a la enfermera le parece que tu hijo está muy enfermo se lo comunicará de inmediato al médico para que lo atienda rápidamente. La historia médica y el examen físico que haga el médico van a estar enfocados a los aspectos relevantes de la enfermedad de tu hijo. En el caso de algunas enfermedades esto puede llevar más tiempo y requerir hacer preguntas más precisas y un examen médico más detallado que en una visita rutinaria.

Después de que tu hijo haya sido examinado y evaluado, el médico debería darte una explicación minuciosa de lo que tiene y de las recomendaciones que debes seguir. Dependiendo del problema que sea, puede que tu hijo necesite hacerse algunos análisis de laboratorio, rayos X, una variedad de tratamientos en la consulta del doctor, medicamentos, ir a urgencias o ingresar en el hospital. Muchas consultas pediátricas podrán darte la dosis inicial de medicina que tu hijo necesita para sacarte del apuro hasta que consigas la que el médico te ha recetado (puede que el coste de estas medicinas dadas en la consulta no sea cubierto por el plan de salud de tu hijo).

Si después de la visita al médico mandan a tu hijo a casa, asegúrate de que entiendes perfectamente todas las instrucciones que te han dado el médico y la enfermera, incluyendo síntomas que pueden indicar problemas debido al estado en el que se encuentra tu hijo. Toma nota o pide que te den las instrucciones por escrito si crees que hay la más mínima posibilidad de que te puedas olvidar de lo que te han dicho. Si crees que puedes tener cualquier tipo de problema al seguir el tratamiento indicado para tu hijo, coméntaselo al médico y al resto del personal antes de salir de la consulta para que puedan así darte un plan alternativo.

Cuidados médicos especiales

Los niños con enfermedades crónicas y necesidades médicas complejas a menudo requieren los servicios de especialistas, terapeutas y otro personal médico. Pero el pediatra del niño generalmente tiene la responsabilidad de dirigir y coordinar todo su tratamiento. Además del cuidado preventivo que todo niño necesita, el pediatra programará visitas adicionales para supervisar y controlar la enfermedad crónica del niño. Por ejemplo, si un niño tiene asma, entre moderada y severa, el pediatra lo examinará varias veces al año para revisar los síntomas desde la última visita, ajustar la medicación, comprobar su función respiratoria si es necesario y repasar cómo se usa correctamente un inhalador. Si el niño está en un plan de salud dirigido, el pediatra puede desempeñar la función de «portero»: persona responsable de autorizar la petición de pruebas especiales, suministros médicos, equipos médicos y remitir al niño a los especialistas. Puedes encontrar más información sobre enfermedades crónicas y problemas de salud en el capítulo 32, *Problemas de salud en la primera infancia*, y sobre cómo cuidar a un niño con problemas especiales de salud en el capítulo 33, *Cómo cuidar a un hijo con necesidades médicas especiales*.

Llamadas efectivas

Cuando llamas al pediatra porque tu hijo parece que se encuentra enfermo, ayuda mucho si eres claro y vas al grano, especialmente si llamas por la noche o durante el fin de semana:

- Recuerda al médico la edad de tu hijo, cualquier problema médico que tenga o haya tenido (incluido si fue prematuro o peso poco al nacer) y cualquier medicamento o vitamina que esté tomando, haya sido recetado o no.

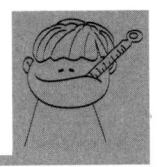

Capítulo 13. Cuidado médico rutinario

- Describe los síntomas que han hecho que lo llamaras. Dile cuándo han comenzado, cómo han ido evolucionando y qué has hecho al respecto hasta entonces. Sé lo más concreto que puedas. «Normalmente mi hijo se despierta para comer cada cuatro horas, pero hemos tenido que despertarlo para que comiera las últimas tres tomas»; esta es una descripción que le da más datos al médico que si únicamente dices que el bebé está durmiendo más de lo normal.

- Explica con todo detalle lo que te preocupa: «Su tos parece que está empeorando y, ahora que es la hora de dormir, estoy preocupada por si tiene problemas para respirar durante la noche». «Tiene unos granitos rojos en las piernas. Creí que eran picaduras de mosquito, pero su primo, que estuvo de visita la semana pasada, acaba de ponerse enfermo con varicela».

- Menciona todos los síntomas que te preocupan, pero no los mezcles con cuestiones rutinarias que puedan ser tratadas en otro momento, como si debe usar chupete o cuándo debes comenzar a darle alimentos sólidos.

- Con los recién nacidos, toma la temperatura del bebé y anótala, junto con la hora en la que se la has tomado, antes de llamar.

- Si tu bebé ha vomitado o tiene diarrea, está preparado para describir cuándo ha comenzado, con qué frecuencia y cómo es.

- Intenta comprobar si tu bebé está orinando con la misma frecuencia y cantidad que normalmente. Si no es así, díselo al médico.

- Ten papel y bolígrafo a mano para anotar las indicaciones que te dé el médico. Ten también disponible la historia clínica de tu hijo (para más información sobre cómo preparar la historia médica, consulta el apéndice A).

- Ten preparado el nombre y número de teléfono de tu farmacia habitual en el caso de que el médico quiera llamar para pedirles el medicamento que necesitas.

La voz de la experiencia

«Lo primero de todo, confía en tu instinto. Si te parece que a tu hijo le pasa algo, es mejor seguir buscando una respuesta que dejarlo pasar, incluso si esto significa tener que enfrentarte al pediatra de tu hijo... Ve con tu hijo al mejor pediatra o profesional médico que puedas. No tengas miedo de hacerle muchas preguntas y ofrecerte a contarle tus observaciones sobre la salud de tu hijo. Muchas veces los padres pueden reconocer cambios en el estado de sus hijos, que un médico que no lo ve diariamente no podría. Un buen médico sabe esto y toma en serio las observaciones de los padres».

De la *Encuesta a los padres de KidsHealth*

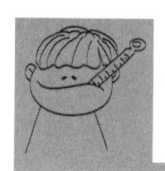

Los temores de los niños a los reconocimientos médicos

Ir a la consulta del médico puede ser una experiencia aterradora para tu hijo. Puede haber mucho ruido, mucho trajín y que esté llena de extraños. Gente desconocida que empuja y da codazos por todas partes y que a veces hacen cosas que duelen mucho. No es de sorprender que tu hijo se ponga a chillar incluso cuando entras por la puerta, así que intenta ser comprensiva/o y ayúdalo a sobreponerse a sus miedos.

Razones de los temores de los niños

Si entiendes la razón por la que tu hijo tiene miedo a ir al médico, podrás calmar sus temores más fácilmente. Las siguientes son algunas de las razones más comunes por las que tu hijo se aferra a ti y grita cuando ve al médico:

- La separación. Los niños siempre temen que sus padres les dejen solos con el médico y les esperen en otra habitación. Este temor es más común en niños de menos de siete años.

- El dolor. Los niños temen que les vayan a hacer daño (¡a veces ocurre!).

- El médico. Desafortunadamente, la forma de ser del médico puede alterar al niño. Para un niño, y a veces para los padres también, la velocidad, eficiencia o actitud de distanciamiento del médico pueden causar una impresión de severidad, antipatía o rechazo.

- Lo desconocido. La mayoría de los niños tienen aprensión a lo desconocido. No saber exactamente qué les va a ocurrir cuando estén con el médico puede ser aterrador.

Cosas que puedes hacer para ayudarles

Puedes ayudar a tu hijo a superar sus temores alentándole a que exprese sus sentimientos. No le digas: «Oh, no hay nada de lo que tener miedo. No llores». En su lugar intenta: «Sé que venir a ver al médico a veces te hace llorar, pero voy a estar a tu lado todo el tiempo para que te sientas mejor». Utiliza siempre palabras que tu hijo entienda y céntrate en las cosas positivas.

Antes de llegar a la consulta, dedica algo de tiempo a preparar a tu hijo. Los trucos que vemos a continuación pueden ayudar.

Capítulo 13. Cuidado médico rutinario

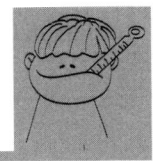

Explícale el propósito de la visita

Si la visita es para una revisión periódica, puedes decirle algo como: «El médico quiere ayudarte a estar sano. Va a ponerse muy feliz de ver cómo estás creciendo y lo fuerte que te estás haciendo. Va a mirar todas las partes de tu cuerpo para asegurarse de que están sanas. Te va a hacer preguntas a cerca de cómo te sientes y tú también puedes hacerle preguntas al médico sobre tu salud». Insiste en que todos los niños van al médico a ese tipo de visitas.

Si la consulta es para diagnosticar y tratar una enfermedad u otro problema, explícale en un lenguaje que no sea amenazador que el médico «necesita verte para ayudarte a que te sientas mejor».

Si tu hijo va a ser vacunado en la visita, es igualmente importante que se lo digas antes de ir; también debes contarle que quizás va a dolerle un poquito. Al no decirle las cosas a un niño abusas de su confianza, haciendo que «el dolor» dure más, y esto afectará la manera de comportarse en futuras visitas al médico.

Cómo tratar los sentimientos de culpa que tu hijo pueda tener

Si tu hijo va a ir al médico debido a una enfermedad u otro problema, puede que tenga sentimientos de culpa que no ha expresado. Habla con él de la enfermedad o el problema de manera sencilla, con un lenguaje neutro y asegúrale que él no tiene la culpa: «Esto no se debe a nada que hayas hecho o hayas olvidado; muchos niños tienen enfermedades como ésta. ¿No tenemos mucha suerte de tener médicos que puedan averiguar las causas y que sepan cómo ayudarnos a curarnos?».

Si tú u otros familiares o amigos han tenido (o tienen) el mismo problema, comparte esta información con él, si puedes. Saber que tú y muchos otros han pasado por lo mismo ayudará a aliviar los sentimientos de tu hijo.

Si tu hijo ha sido ridiculizado o rechazado por otros niños (o incluso por adultos) debido a un problema médico, necesitas duplicar tus esfuerzos para aliviar sus sentimientos de vergüenza y culpabilidad. Los piojos, tener lombrices, todo lo que hace rascarse de una manera violenta y hacerse pipí durante el día son ejemplos de problemas que a menudo la gente no entiende. Incluso si has apoyado mucho a tu hijo, tienes que asegurarle de nuevo, antes de la visita al médico, que el problema no es culpa suya, que el médico sabe que no es culpa suya y que muchos niños tienen el mismo problema.

Por supuesto, si tu hijo se ha hecho una herida por no seguir las normas de seguridad, necesitas indicarle (de la manera más práctica posible) la relación causa-efecto que existe entre la acción y la herida. Pero de todas maneras deberías aliviar su culpabilidad. Podrías decirle: «Quizás no sabías el peligro que tenía hacer lo que has hecho, pero estoy segura de que ahora lo sabes y de que no lo vas a hacer así otra vez». Si es algo que se repite, eso ya es más preocupante y puede que requiera más consideración sobre lo que está ocurriendo y cómo cambiar su comportamiento.

En cualquiera de estos casos, asegúrate de explicar a tus hijos, especialmente cuando son pequeños, que ir al médico para que los examine no es un castigo. Asegúrate de que tu hijo entienda que los adultos van al médico al igual que todos los niños y que el trabajo del médico es ayudar a la gente a estar sana y a curarse cuando están enfermos.

Cuéntale a tu hijo qué debe esperar de un examen rutinario

Si el examen es rutinario, puedes utilizar una muñeca o un osito de peluche para mostrar a tu hijo cómo la enfermera lo medirá y lo pesará. Muéstrale cómo el pediatra le mirará los ojos, los oídos y la boca (y quizás necesite sujetarle la lengua con un palito unos segundos para poder ver la garganta). Muéstrale cómo auscultará su pecho y su espalda con un estetoscopio. Explícale que tal vez el médico presione en su tripita para sentir qué hay dentro. Y muéstrale cómo quizás el médico dé un golpecito en su rodilla y mire sus piececitos.

Asegúrate de mencionarle que a lo mejor también el médico mira sus «partes privadas» para estar seguro de que están perfectamente. Hazle saber que lo que le has enseñado sobre la privacidad del cuerpo sigue siendo verdad, pero que los médicos, las enfermeras y los papás a veces tienen que examinar todas las partes del cuerpo. Estas personas son excepciones. A propósito, sé consciente de que los médicos se sienten cómodos utilizando con los niños palabras como *pene* y *vagina* y otros términos anatómicos correctos. Y si tu hijo va a ser vacunado, díselo antes de ir o abusarás de su confianza.

Cuéntale a tu hijo lo que debe esperar de un examen médico cuando está enfermo

Si tu hijo va a ir al médico debido a una enfermedad o a un problema médico o va a ir a visitar a un especialista, puede que tú mismo no sepas qué va a ocurrir durante el examen médico.

Cuando llames para pedir una cita, puedes solicitar que te dejen hablar con el médico o con la enfermera para averiguar, de una manera general, qué ocurrirá durante la consulta y el examen médico. Después puedes explicarle a tu hijo algunos de los procedimientos y su finalidad en un lenguaje delicado, apropiado a su edad. Tu hijo y tú os sentiréis más seguros si él sabe lo que va a ocurrir y por qué es necesario.

Sé honesto, pero no brutalmente honesto. Hazle saber a tu hijo si un procedimiento va a ser de alguna manera embarazoso, incómodo o incluso doloroso, pero no entres en

Capítulo 13. Cuidado médico rutinario

detalles alarmantes. Asegura a tu hijo que vas a estar a su lado y que el procedimiento es verdaderamente necesario para solucionar o averiguar cómo se soluciona el problema. Si el dolor o la incomodidad van a durar sólo unos minutos, díselo. Los niños pueden soportar la incomodidad o el dolor más fácilmente si están prevenidos, y aprenderán a confiar en ti si eres honesto con ellos.

Si no tienes respuestas sobre la enfermedad o el problema, admíteselo a tu hijo, pero asegúrale que tanto él como tú podréis hacerle preguntas al médico. Toma nota de las preguntas de tu hijo.

Si le van a tomar una muestra de sangre, sé cuidadoso en cómo le explicas esto. Algunos niños tienen miedo de que «sacar sangre» sea extraer toda su sangre. Explícale a tu hijo que el cuerpo humano tiene una gran cantidad de sangre y que sólo le van a sacar una cantidad muy pequeñita para analizarla y que su cuerpo hará más sangre para reemplazarla. Para los análisis de sangre sólo se necesitan unas pocas gotas. Incluso los tests que sacan la sangre en un tubo sólo necesitan una cucharadita de sangre más o menos.

Sobre todo, asegúrate de que tu hijo entiende que la visita, en la que hay procedimientos embarazosos e incómodos, no es un castigo por haberse portado mal o por haber sido desobediente.

Haz sentir a tu hijo partícipe del proceso

No pases por alto el interés de tu hijo en su propio cuidado médico. Si se siente involucrado, tendrá menos miedo. Si la situación no es una emergencia, permite que tu hijo contribuya a hacer una lista de síntomas que él mismo dará al médico. Incluye todos los síntomas que ambos habéis observado, no importa que parezca a primera vista que no están relacionados con el problema en cuestión. También puedes pedirle a tu hijo que piense en preguntas que le gustaría hacer al médico. Escríbelas y dáselas al médico; si tu hijo es suficientemente mayor, deja que las escriba y se las pregunte él al médico.

Elige un médico que se lleve bien con los niños

Debido a que el pediatra es tu mejor aliado para ayudar a tu hijo a superar los exámenes médicos, necesitas tener mucho cuidado al elegirlo. Por supuesto, quieres un médico que sepa y sea competente, pero también quieres un médico que entienda las necesidades y miedos de los niños y que se comunique fácilmente con ellos, de una manera amigable y sin hablarles con aire de superioridad.

Si el pediatra de tu hijo parece serio, no comunicativo, distante y antipático, no tengas reparos en cambiar de médico. Para más información sobre cómo elegir un médico para tu hijo, consulta el capítulo 12, *La elección del pediatra*.

Guía de la salud infantil para padres

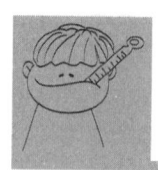

Confía en tu instinto

Muchos padres que contestaron a nuestra encuesta (*Encuesta a los padres de KidsHealth*) nos dijeron lo mismo: «Confía en tu instinto». Si crees que a tu hijo le pasa algo, pide ayuda. Si no estás a gusto o no tienes confianza en lo que tu pediatra te ha dicho, pide una segunda opinión. Si estás muy preocupado y no tienes ningún sitio más a donde ir, lleva a tu hijo a urgencias, especialmente a un hospital infantil o a un centro médico grande.

Algunos de los padres que contestaron a nuestra encuesta pensaban que el médico había tardado mucho tiempo en darse cuenta de la gravedad de la enfermedad aguda de su hijo, hasta que otro médico se dio cuenta. Otros padres dicen que su hijo tenía una enfermedad crónica que durante meses no fue diagnosticada y los médicos les decían que no se preocupasen, que el niño no estaba enfermo o que se curaría con el tiempo. «Si crees que le pasa algo, probablemente es cierto», aseguran muchos padres.

La historia de una madre

Cuando mi hija era un bebé, vomitaba casi todo lo que comía. Yo estaba terriblemente preocupada y la llevé al médico. El pediatra me dijo que tenía una válvula que no estaba totalmente desarrollada en el esófago (lo que es común en los recién nacidos) y que cuando tuviera más o menos nueve meses, los vómitos se terminarían. También me dijo que no me preocupara, que mi hija, a pesar de todo, estaba creciendo y estaba hidratada (tomaba suficiente líquido). No podía entender cómo el médico podía tener razón. Pues bien, ¡la tenía! Casi justo el día que cumplió nueve meses, dejó de vomitar completamente.

Pero esto no es *siempre* verdad. Muchas (quizás la mayoría, ¿quién sabe?) de las cosas que preocupan a los padres realmente no tienen por qué inquietarles. Muchos niños se curan con el tiempo. La mayoría de los niños no tienen enfermedades crónicas graves. Muchos padres nos dijeron que tenían serias dudas sobre lo que el médico les aseguraba, no tenían confianza en él, hasta que comprobaron que estaba en lo cierto.

Así que, ¿qué hace un padre? Seguir adelante y confiar en su instinto. Si piensas que a tu hijo le ocurre algo, llama al pediatra. Si piensas que el pediatra está ignorando un problema, házselo saber y si fuera necesario pide una segunda opinión o incluso una tercera. Confía en tu instinto, pero no sólo con tu hijo, sino también con el pediatra. ¿Piensas que es cuidadoso, competente y que se preocupa? ¿Puede explicar sus razones y la evidencia que hay detrás de éstas? Si un problema persiste a pesar del tratamiento, ¿intenta solucionarlo de una manera distinta o enviar a tu hijo a un especialista? Si las respuestas son sí, tu instinto quizás te diga

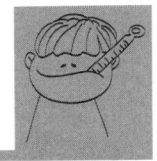

Capítulo 13. Cuidado médico rutinario

que creas el juicio de tu pediatra. Si las respuestas son no, tu instinto tal vez te diga que busques un pediatra nuevo.

¿Necesitas más información?

Consulta el índice y el apéndice C, *Guía de recursos*. Y por supuesto, habla con el médico de tu hijo.

14

Pruebas médicas

¿Cuáles deberían hacerle a tu hijo?

Cuando se trata de medidas de salud, las pruebas médicas son los héroes modestos. Parecen muy simples, normalmente sólo se necesitan unas gotas de sangre u orina para hacerlas. Pero pueden indicarnos problemas médicos ocultos que podrían perjudicar a tu hijo si no son diagnosticados y tratados a tiempo. No es de sorprender que estas pruebas sean una parte importante del cuidado preventivo pediátrico, cuyo objetivo es que tu hijo tenga una buena salud y se desarrolle con normalidad.

Se usan dos tipos principales de pruebas médicas:

- Las pruebas universales, que se recomienda hacer a todo el mundo. Por ejemplo, a todos los recién nacidos se les hace la prueba de fenilcetonuria (phenistix) una enfermedad grave del metabolismo.

- Las pruebas selectivas sólo se recomiendan a aquellas personas que se consideran de alto riesgo para tener un problema determinado, como tuberculosis, intoxicación por plomo, colesterol alto y anemia.

Como todos los héroes, las pruebas médicas tienen sus debilidades. En muchos casos, un resultado anormal en la prueba no quiere decir definitivamente que el niño tenga ese problema específico. Normalmente es necesaria una exploración en detalle que incluya pruebas más específicas y precisas. Por ejemplo, muchos niños prematuros pueden dar resultados fuera de lo normal cuando se les hace la prueba del trastorno de hipotiroidismo congénito. Generalmente estas anormalidades son temporales y no significan que el niño tenga esa enfermedad. Pero las pruebas permiten al médico saber que hay algo que necesita ser investigado. Este capítulo habla de las pruebas médicas más comunes que se hacen durante la infancia.

Guía de la salud infantil para padres

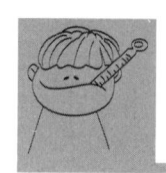

Pruebas para detectar enfermedades hereditarias y del metabolismo en el recién nacido

Cada estado de los Estados Unidos y la mayoría de los países desarrollados del mundo tienen programas que incluyen pruebas para detectar problemas hereditarios y del metabolismo en el recién nacido. La cantidad de pruebas a las que se somete al niño para detectar diversas enfermedades varía de un lugar a otro.

Dos de las pruebas más corrientes que se hacen a los recién nacidos son para detectar trastornos de hipotiroidismo congénito y de fenilcetonuria, problemas que pueden llevar a un retraso mental grave si no se diagnostican y tratan en las primeras semanas de vida (puedes encontrar más información sobre estas enfermedades en el capítulo 32, *Problemas de salud en la primera infancia*). Estas pruebas, al igual que otras que puede que se ofrezcan en tu país, se llevan a cabo sacando un poco de sangre de tu bebé (normalmente con un pinchazo en el talón) y enviándola al laboratorio para ser analizada. Habitualmente se extrae la sangre al bebé en el hospital donde ha nacido.

Puede que el médico tome otra muestra de sangre de tu hijo la primera vez que vas a su consulta, depende de varios factores. Por ejemplo, la primera prueba puede que no sea fiable si tu hijo es prematuro o si se le extrajo la sangre antes de que pasaran 24 horas de su nacimiento. Debido a que los resultados de las pruebas que se hacen a los recién nacidos pueden tardar unos días en llegar del laboratorio, asegúrate de que el hospital sabe cómo ponerse en contacto contigo y con tu pediatra una vez que te han dado el alta.

Una técnica desarrollada recientemente, que recibe el nombre de espectrofotometría de masas, ha hecho posible que se puedan hacer exámenes a los recién nacidos que detectan un mayor número de enfermedades del metabolismo que las que anteriormente se detectaban con una muestra de sangre. Mientras escribimos este libro, la mayoría de los estados de Estados Unidos han comenzado ha ofrecer esta prueba o están considerando hacerlo. Muchos padres están pagando por hacérsela a sus hijos si todavía no está disponible de manera rutinaria en el programa de su estado. Pregunta al pediatra cuáles son tus opciones respecto a esta prueba.

El test de la tuberculina

Vuelve a tu infancia. ¿Recuerdas el pinchazo que te dieron en el antebrazo con un aparatito de cuatro puntas que parecía un enchufe redondo? Era la prueba periódica de la tuberculina (TB), probablemente te la hicieron en la consulta del médico o en el colegio. Aunque la TB continúa planteando una amenaza importante para la salud de algunos grupos de niños, en los Estados Unidos ya no se recomienda hacer la prueba universalmente

Capítulo 14. Pruebas médicas

(realizar la prueba a cada niño). La *American Academy of Pediatrics* (AAP) aconseja hacer la prueba únicamente a los niños que se consideren con alto riesgo de infecciones de TB. Algunos países, colegios y centros de educación infantil puede que requieran que todos los niños pasen esta prueba.

El test de la tuberculina para niños de alto riesgo

¿Debería hacerse tu hijo la prueba de la tuberculina? Deberían hacerse la prueba de TB inmediatamente:

- Los niños que están en contacto con personas que tienen o se sospecha que tienen tuberculosis.
- Los niños con síntomas o con resultados del laboratorio o de rayos X que sugieran que pueden tener tuberculosis.
- Los niños emigrantes de países donde la tuberculosis es común (como países de Asia, África, Oriente Medio y Latinoamérica).
- Los niños que han viajado a estos países o han estado en contacto con personas que han vivido en ellos.

Deberían hacerse la prueba anualmente:

- Los niños infectados por el VIH (virus de la inmunodeficiencia humana) o que viven con personas que lo tienen.

Deberían hacerse la prueba cada dos o tres años:

- Los niños que pueden tener contacto con personas con VIH, vagabundos, personas que viven en residencias para la tercera edad, adultos o adolescentes que están en la cárcel o en instituciones, drogadictos y trabajadores migratorios del campo.

Deberían ser considerados para hacerse la prueba cuando tuvieran entre cuatro y seis años:

- Los niños cuyos padres son emigrantes de regiones del mundo donde la tuberculosis es común.
- Los niños que no tienen otro riesgo excepto vivir en un vecindario donde la tuberculosis es común (consulta con el pediatra o con el Departamento de Salud acerca de la situación actual de tuberculosis en tu vecindario).

También deberían ser considerados para hacerles la prueba:

- Los niños que tienen ciertas enfermedades crónicas o aquellos que van a comenzar un tratamiento que anula su sistema inmunológico.

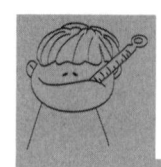

De cualquier manera, la jeringa de cuatro puntas está pasada de moda. Actualmente la prueba de TB, el test de Mantoux, utiliza una pequeña aguja para inyectar el extracto del germen de TB, la *Mycobacterium tuberculosis*, en el antebrazo.

El test se lee buscando una hinchazón dos o tres días después en el lugar donde se puso la inyección. Para asegurar una precisa interpretación, únicamente un profesional de la salud debería leer el resultado de la prueba.

Si el resultado de tu hijo es positivo, el médico se asegurará de que haga las pruebas adicionales necesarias o reciba el tratamiento adecuado.

La prueba del colesterol

Es sabido desde hace años que la arteriosclerosis (endurecimiento de las arterias), los ataques de corazón, la apoplejía y otros problemas de salud asociados, a menudo tienen sus raíces en la infancia. El colesterol alto (unido a fumar, obesidad, falta de ejercicio, diabetes y tensión alta no tratada) es un factor de riesgo muy elevado para desarrollar arteriosclerosis a una edad temprana.

Al igual que los adultos, los niños con un nivel de colesterol alto pueden a menudo reducirlo modificando su dieta alimenticia y es muy probable que haciendo esto reduzcan su riesgo de futuros problemas de corazón.

Recomendaciones para la prueba del colesterol

¿Necesita tu hijo hacerse la prueba del colesterol? Los siguientes factores de riesgo indican la necesidad de hacerse la prueba:

- Uno de los padres o de los abuelos del niño ha sufrido un cateterismo coronario (una prueba invasiva cardíaca) a los 55 años o antes y se descubrió que tenía arteriosclerosis coronaria; incluye a aquéllos a los que se les ha efectuado una angioplastia con balón o cirugía coronaria arterial de bypass.

- Uno de los padres o abuelos del niño ha tenido un ataque al corazón, una angina de pecho, enfermedades vasculares periféricas, apoplejía o ha muerto de un ataque cardíaco repentino a las edad de 55 o más joven.

- Uno de los padres del niño tiene el nivel de colesterol alto (240 mg/dL o más).

También debe considerarse hacer la prueba a un niño cuyos antecedentes familiares se desconocen, especialmente si el niño tiene otros factores de riesgo para enfermedades del corazón (como la obesidad).

Capítulo 14. Pruebas médicas

Normalmente la prueba del colesterol no se hace hasta los 24 meses, ya que una dieta alimenticia con restricciones en productos grasos no se considera recomendable antes de esta edad. El médico te ayudará a decidir si a tu hijo se le debería hacer un análisis completo de los niveles de colesterol o un perfil lipídico, el cual indica los niveles de HDL, colesterol «bueno», LDL, colesterol «malo» y triglicéridos (otra grasa que se encuentra en la sangre y que puede tener importancia en las enfermedades del corazón).

Los resultados de estos análisis pueden ayudarte tanto a ti como al pediatra a tomar decisiones sobre los cambios alimenticios en la dieta de tu hijo y a saber si se debería llevar un seguimiento del niño.

La prueba del saturnismo (intoxicación por plomo)

A pesar de que actualmente hay menos niños en los Estados Unidos que tengan niveles de plomo elevados de sangre que los que había en las décadas pasadas, la intoxicación por plomo o saturnismo continúa siendo una amenaza para la salud en muchas comunidades.

Recomendaciones para la prueba de saturnismo

Es recomendable hacer un análisis de sangre para determinar el saturnismo entre los 9 y 12 meses si tu hijo vive en una comunidad de alto riesgo (según las autoridades sanitarias locales). También se considera que tu hijo tiene un alto riesgo si la respuesta a una o más de las siguientes preguntas es positiva:

1. ¿Vive tu hijo o visita con regularidad una casa o va a un centro de educación infantil construido antes de 1959?
2. ¿Vive tu hijo o visita con regularidad una casa o va a un centro de educación infantil construido antes de 1978 que está siendo o ha sido recientemente renovado o remodelado?
3. ¿Tiene tu hijo un hermano o amigo que padece o ha sufrido saturnismo?

Los niños de zonas urbanas que viven en la pobreza tienen más posibilidades de estar expuestos al saturnismo, pero los niños de zonas rurales y aquellos de familias de clase media y clase alta también pueden tener el riesgo de contagio. Algunos estudios de investigación han documentado los efectos tóxicos que tiene la exposición al plomo en el desarrollo del cerebro y del sistema nervioso de los niños pequeños, que da como resultado una disminución en el nivel de inteligencia y quizás también otros problemas neurológicos y de comportamiento (para obtener más información acerca de la intoxicación por plomo, consulta el capítulo 32, *Problemas de salud en la primera infancia*).

Guía de la salud infantil para padres

La voz de la experiencia

«Sed sinceros con vuestro hijo al contarle lo que va a pasar en la consulta del médico. Si como parte de una prueba le van a sacar sangre, decídselo si pregunta. No le contéis que algo no le va a doler si no es cierto. Eso haría que no confiara en vosotros ni en el médico. Una pegatina o un pequeño juguete es una gran recompensa por haber sido fuerte. ¡Asegúrate de que le das muchos abrazos después de que algo le haya hecho daño!».

De la *Encuesta a los padres de KidsHealth*

Los *U.S. Centres for Disease Control and Prevention* recomiendan hacer la prueba universal únicamente a los niños que viven en comunidades de alto riesgo. El resto de los niños deben hacerse la prueba sólo si tienen otros factores de riesgo. Algunos países, colegios o centros de educación infantil quizás requieran que todos los niños se hagan la prueba del saturnismo sin importar los factores de riesgo que tengan.

La prueba de la anemia

La causa más común de anemia en los bebés y niños pequeños es la deficiencia de hierro, causada por la falta de éste en su dieta (el cuerpo necesita hierro para producir hemoglobina, que es la que lleva el oxígeno a la sangre).

Directrices de la prueba de la anemia

- Haz la prueba (entre los 9 y 12 meses, 6 meses después y luego anualmente desde los dos a los cinco años) a todos los niños que estén dentro de las categorías de alto riesgo (como niños de familias de clase baja, niños de emigrantes e hijos de refugiados que han llegado recientemente).
- Haz la prueba (entre los 9 y 12 meses y 6 meses después) a los siguientes niños:
  - Bebés prematuros o de bajo peso.
  - Bebés que han sido alimentados con fórmula adaptada no enriquecida con hierro durante más de dos meses.
  - Bebés amamantados que no han tomado alimentos que contengan hierro después de los 6 meses.
  - Niños que beben más de 700 ml. diarios de leche de vaca.
  - Niños que según el médico requieren cuidados especiales.

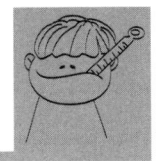

Capítulo 14. Pruebas médicas

Los *U.S. Centres for Disease Control and Prevention* recomiendan hacer la prueba únicamente a los bebés y niños con alto riesgo de tener deficiencia de hierro.

De nuevo, debes saber que algunos colegios y centros de educación infantil puede que requieran la prueba de la anemia incluso a los niños cuyo riesgo es bajo.

¿Necesitas más información?

Consulta el índice y el apéndice C, *Guía de recursos*. Y por supuesto, habla con el pediatra de tu hijo.

15

El oído y la vista

El cuidado de los «extraordinarios» sentidos de tu hijo

Imagínate cómo se estremecerá tu hijo con el sonido del viento y la belleza de una puesta de sol según vaya creciendo. ¿Puedes imaginártelo gritando de alegría por un chiste y leyendo su libro favorito? Hay muchas posibilidades de que pueda hacer estas cosas y un millón de cosas más, si te aseguras de que su cuidado médico incluya la atención a dos sentidos vitales: el oído y la vista.

Este capítulo trata de cómo tú, tu pediatra y los especialistas podéis trabajar juntos para proteger sus sentidos.

El oído

Se estima que 3 de cada 1.000 niños nacidos en los Estados Unidos tienen una importante pérdida auditiva. Algunos estudios han demostrado que importantes problemas en la audición presentes en el nacimiento a menudo no son diagnosticados hasta que el niño tiene dos o tres años. Es lamentable, ya que cuanto antes se detecte la existencia de una pérdida en la audición y se comience el tratamiento, mejores serán las perspectivas de aprendizaje y desarrollo de sus capacidades lingüísticas.

Debido a esta situación ahora se recomienda realizar exámenes auditivos a todos los recién nacidos. En el momento de escribir este libro, muchos estados de los Estados Unidos están en el proceso, o lo han terminado, de aprobar leyes que regulan estas pruebas. Muchos hospitales ya han creado programas de exámenes auditivos para los recién nacidos. Es un gran paso adelante para conseguir el objetivo de un descubrimiento y tratamiento precoces de los problemas auditivos.

Síntomas de un posible problema de audición

Buscar problemas de audición debería formar parte de los chequeos regulares que le hacen a tu hijo desde el nacimiento. Antes de que sea suficientemente mayor para cooperar con pruebas auditivas más formales, tu pediatra buscará otros síntomas que puedan indicar un problema auditivo. Entre los síntomas a los que tú y el médico deberías estar atentos se incluyen los siguientes:

- Tu recién nacido no se impresiona ni salta en respuesta a ruidos altos repentinos.
- A los tres o cuatro meses, tu niño no se vuelve hacia el lugar de donde procede el sonido o parece que no reconoce tu voz.
- Tu niño balbucea y ronronea en los primeros meses pero después deja de emitir sonidos.
- Tiende a hacer únicamente gárgaras y sonidos vibrátiles.
- A los 12 meses, tu hijo no imita sonidos ni dice algunas palabras simples como *mamá* o *agua*.
- El lenguaje de tu hijo va con retraso o es difícil de entender.
- Su desarrollo está retrasado en otras áreas como sentarse o caminar.
- Tu hijo parece que oye cierto tipo de sonidos pero no otros.
- Tiene problemas para saber de dónde procede un sonido.
- La calidad de la voz de tu hijo no es normal.
- No se da cuenta cuando alguien entra en la habitación a no ser que lo vea.
- Tu hijo no responde cuando lo llamas o no escucha cuando le das instrucciones.
- Tiene problemas de aprendizaje o de atención.
- Parece que tiene que mirar a los labios de las personas cuando hablan.
- Tu hijo pone el volumen de la televisión muy alto.

Nuestro consejo

Problemas con los ruidos

Muchos padres están preocupados porque los ruidos altos dañen el oído de sus hijos. Pero los ruidos normales de cualquier casa —como un perro ladrando o la televisión— no causarán ningún mal. Además, muchos bebés no tienen ningún problema en dormir con este tipo de ruido normal de fondo, así que no es necesario ir de puntillas por la casa.

Capítulo 15. El oído y la vista

También el médico prestará especial atención a las pruebas auditivas si tu hijo tiene uno de los siguientes factores de riesgo para tener una discapacidad auditiva:

- Historia de pérdida auditiva en la infancia de algún miembro de la familia.

- Una madre que tuvo rubéola (sarampión alemán) o una infección de CMV (citomegalovirus) durante el embarazo.

- Un nacimiento prematuro o problemas médicos graves en el nacimiento.

- Una historia de meningitis (infección de la cubierta del cerebro).

- Infecciones de oído frecuentes, algunos síndromes genéticos o defectos de nacimiento, en particular los que tienen que ver con los oídos, el cráneo o el cerebro (como parálisis cerebral).

Si tu pediatra sospecha que tu hijo puede tener un problema auditivo o tiene riesgo de padecerlo, por supuesto te gustará saber por qué. Tu pediatra quizás pueda determinar si el problema es congénito (de nacimiento) o si se ha desarrollado después según el niño crecía. La incapacidad auditiva puede ser hereditaria o estar relacionada con ciertos problemas del embarazo (infecciones, medicamentos), parto prematuro, problemas médicos graves en el nacimiento, meningitis u otras infecciones, infecciones repetidas de oído, heridas traumáticas en los oídos o en el cerebro y ciertos síndromes genéticos o defectos de nacimiento. Cualquiera que sea la causa, un descubrimiento y tratamiento a tiempo es lo más importante.

Tratamiento de las infecciones auditivas

Las infecciones de oído en los niños pequeños son comunes. Si tu hijo tiene síntomas (consulta la sección de infecciones de oído en el capítulo 30, *Infecciones infantiles*), sus oídos serán examinados. Esto se hará también en los reconocimientos rutinarios. Si se detecta una infección de oído, normalmente se receta un antibiótico. Puede que tu hijo sea examinado de nuevo una vez terminada la medicación para asegurar que la infección ha desaparecido.

Si, después del tratamiento, el oído de tu hijo no ha vuelto a sus condiciones normales, como era de esperar, tu pediatra puede hacer una prueba llamada timpanograma para evaluar el funcionamiento del tímpano y del oído medio. Para hacer un timpanograma, se coloca la punta blanda de goma del aparato que se utiliza para hacer esta prueba en el oído de tu hijo para hacer llegar aire a presión y sonido al oído. El objetivo es ver cuánta tonalidad se absorbe o refleja en el tímpano según varía la presión. Esta prueba causa la misma sensación de «oídos taponados» que cuando se va en un avión, pero no es dolorosa. Un resultado anormal puede indicar que hay una persistente cantidad de fluido detrás del tímpano y que la infección no ha desaparecido por completo. Si además de un tratamiento con diferentes dosis y tipos de antibióticos, los resultados de la prueba continúan siendo anormales después de varias semanas, el médico remitirá a tu hijo a un especialista de garganta, nariz y oído (otorrinolaringólogo).

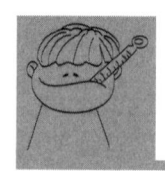

Especialistas en el oído

Si tu pediatra cree que tu hijo puede tener una persistencia de fluido en el oído o infecciones continuas que puedan interferir en su audición, probablemente te dirá que vayas a ver a un audiólogo pediátrico o a un otorrino para que lleven a cabo un examen más detallado.

Un otorrinolaringólogo es un médico especializado en el tratamiento de problemas de garganta, nariz y oídos. El doctor te preguntará por el historial clínico y examinará a tu hijo para determinar si tiene riesgo de padecer problemas auditivos.

Entre el 85 y 90 por ciento de los niños que ve un otorrino debido a continuos o persistentes problemas en el oído son enviados a un audiólogo pediátrico para que les hagan pruebas más específicas. Los audiólogos pediátricos son expertos en examinar la audición de los bebés y de los niños.

La voz de la experiencia

«Me di cuenta de que mi hijo tenía menos infecciones de oído porque cuando le daba de comer estaba en posición vertical».

De la *Encuesta de KidsHealth a los padres*

Pruebas auditivas para niños

Hay muchos métodos para examinar un problema auditivo en un niño. El método elegido depende en parte de la edad del niño, desarrollo y nivel médico. A continuación puedes encontrar un resumen de todas las pruebas que se usan para explorar y evaluar los problemas auditivos en las diferentes edades.

Pruebas para los recién nacidos

La técnica más comúnmente utilizada hoy en día para explorar la audición de un recién nacido es la prueba de los potenciales evocados (OAE). Este examen se puede realizar al poco tiempo del nacimiento como parte del proceso de chequeos rutinarios del recién nacido. Ya que algunos recién nacidos se encuentran débiles debido al cerumen u otros

Capítulo 15. El oído y la vista

restos en el canal auditivo, es mejor esperar a justo antes de que el recién nacido sea dado de alta en el hospital para hacer esta prueba.

Otra prueba usada en algunos hospitales es el test de respuesta auditiva automática por deficiencia cerebral (BERA). El BERA es un poco más completo que el OAE, ya que examina una parte más amplia del conducto auditivo del bebé, desde el oído al cerebro. No obstante, algunos hospitales no lo emplean porque los resultados pueden ser más difíciles de interpretar.

Tests de audición para niños entre tres y seis meses

Si tu hijo de entre tres y seis meses parece tener un problema de oído, le harán una o las dos pruebas mencionadas en la sección para recién nacidos. Si no se queda dormido él solo o no permanece dormido el tiempo necesario para completar la prueba, puede que se le sede con medicación para el BERA.

Tests de audición para niños entre seis meses y dos años y medio

A esta edad, los tests comienzan a ser divertidos para los niños. Los niños de esta edad se divierten con cualquier animación y con diferentes estímulos, así que estas cosas se utilizan como parte del test. Tu hijo se sienta en tu regazo en una cabina de sonido, oye sonidos que provienen de altavoces situados en lados opuestos de la cabina. Para mantener la atención del niño alejada de los altavoces, se utilizan juguetes animados colocados entre los altavoces. Cuando el niño se vuelve hacia el lugar de donde procede el sonido, es premiado con una marioneta automática que se enciende o se mueve.

Test de audición para niños entre dos años y medio y cuatro años

Si tu hijo necesita un test de audición a esta edad, se usarán «juegos» para examinar cómo oye y entiende el lenguaje. Por ejemplo, se colocan juguetes o tarjetas con dibujos en una mesa enfrente de tu hijo y a él se le ponen unos auriculares. Luego se le pide que señale al juguete o a la tarjeta que el audiólogo le indique.

Nuestro consejo

Baja el sonido

Muchos niños que utilizan cascos ponen el volumen demasiado alto para escuchar la música, lo que puede potencialmente provocar una pérdida auditiva. Una buena manera de saber si la música de tu hijo está muy alta es ponerse a su lado y escuchar cuándo está utilizando los cascos. Si puedes escuchar la música, baja el sonido.

Guía de la salud infantil para padres

Tests de audición para niños de cuatro años y mayores

Se debe examinar el oído de tu hijo en las visitas rutinarias a partir de los cuatro años. A partir de este momento y en adelante, puede ser examinado como un adulto, repitiendo palabras de dos sílabas y levantando su mano o apretando un botón como respuesta a un sonido producido por el aparato utilizado para realizar la prueba.

La vista

Tu bebé mira cada movimiento que haces. Cuando ve que sonríes, él lo hace también. La interacción visual enseña a tu hijo cómo funciona su mundo.

Para estar segura de que puede ver todas las cosas que hay en su mundo, el médico debería rutinariamente examinar su vista durante la infancia, de manera que cualquier problema pueda detectarse a tiempo.

El desarrollo de la vista

¿Cómo se desarrolla la vista? Las siguientes directrices son muy útiles para juzgar el progreso:

Edad	Hitos * precoces en la vista
0-1 mes	Tiene una habilidad limitada para fijarse en la cara de alguien o en un objeto: Ve luces y formas.
1-3 meses	Tiene períodos más largos de fijación de su mirada, sigue objetos, aprende cómo usar los dos ojos.
3-5 meses	Explora lo que le rodea, se estira para alcanzar objetos.
5-8 meses	Mejora su coordinación entre las manos y los ojos, cambia de dirección la fijación de su mirada.
8-15 meses	Busca objetos escondidos, imita caras.
2-2 años y medio	Muestra una atención mejorada a los objetos lejanos y memoria visual.

* Estos hitos pueden ocurrir más tarde en niños prematuros y niños con retraso en el desarrollo. Puede que sea necesario hacer pruebas especiales o seguir un tratamiento si no se nota que haya un progreso normal.

Si crees que el desarrollo de la vista de tu hijo está retrasado, deberías hablar con el pediatra para determinar si se necesita hacer un examen de la vista u otra evaluación.

Capítulo 15. El oído y la vista

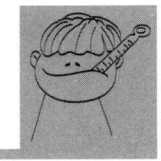

Directrices de los exámenes de la vista

La *American Academy of Ophthalmology* recomienda el siguiente programa para los exámenes de la vista:

- A los recién nacidos se les debería hacer un examen médico general en el hospital maternal que sería realizado por el médico de atención primaria (pediatra o médico de familia).

- Los niños prematuros, niños con problemas obvios de la vista y niños con antecedentes familiares de problemas visuales (cataratas, tumores en los ojos) deberían ser examinados por un oftalmólogo (médico especializado en el tratamiento y en las operaciones de la vista).

- A los seis meses, todos los niños deberían pasar un examen de la vista con su pediatra. Si éste nota que existe un problema lo enviará al oftalmólogo.

- Entre los tres años y tres años y medio, los niños deberían someterse a un examen de la vista que incluya una prueba de visión con su médico de atención primaria, el cual les enviará a un oftalmólogo si detecta algún problema.

- Alrededor de los cinco años, los niños deberían de nuevo pasar una revisión de la vista (que incluya una observación de la alineación de los ojos) con el médico de atención primaria, el cual les enviará a un oftalmólogo si detecta algún problema.

Problemas comunes de la vista

Muchos de los problemas de la vista pueden notarlos los padres o ser descubiertos en una exploración. A continuación puedes encontrar una visión de conjunto de algunos de los problemas más comunes.

Ambliopía

La ambliopía (u «ojo vago») significa tener visión pobre (normalmente en un ojo) y se produce cuando cada ojo envía al cerebro una imagen reducida o diferente. Debido a que el cerebro no puede poner las dos imágenes diferentes juntas, las células cerebrales que trabajan con uno de los ojos dejarán de hacerlo para evitar confusiones. Ojos cruzados o una diferencia entre la visión de cerca y la de lejos entre los dos ojos, son causas comunes de este problema. La ambliopía puede causar una pérdida permanente de la visión si no se trata adecuadamente. Es más fácil tratarla antes de los cinco o seis años, aunque es posible hacerlo hasta los nueve. El tratamiento generalmente incluye llevar un parche temporalmente en un ojo, usar gafas, o ambos. Si la ambliopía es causada por un párpado caído (ptosis palpebral) o por tener el cristalino opacificado (cataratas), puede que sea necesaria la cirugía.

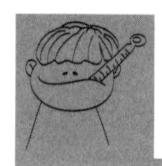

Estrabismo (ojos «cruzados» o separados)

El estrabismo es un mal alineamiento de los ojos y puede terminar en ambliopía si es crónico (observa la figura 15.1). Es frecuente en los recién nacidos, pero cuando el bebé tiene 3 meses cualquier cruzamiento de los ojos debería haber desaparecido. Después de esta edad, no debes asumir que tu hijo va a perder con la edad el problema de ojos cruzados o separados. Puede que sean necesarias gafas o cirugía. Para más información sobre la cirugía del estrabismo, lee el capítulo 32, *Problemas de salud en la primera infancia*.

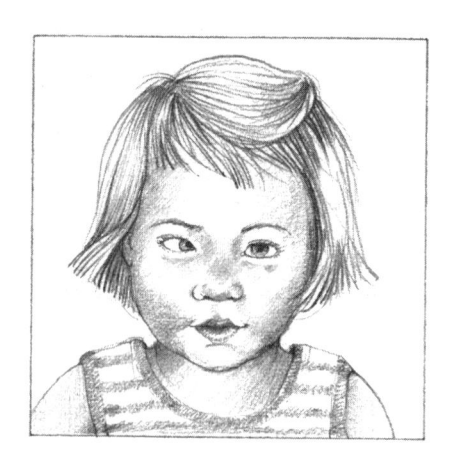

Figura 15.1. Estrabismo. En esta niña con estrabismo, su ojo derecho se vuelve hacia la nariz mientras que su ojo izquierdo mira hacia delante. Tratar a tiempo este problema es esencial para prevenir la ambliopía («ojo cansado»).

Defectos de refracción

Los defectos de refracción causan miopía, hipermetropía y astigmatismo. Estos problemas aparecen cuando el ojo no tiene la forma adecuada, lo que causa una imagen borrosa. Pueden terminar en ambliopía y vista cansada. Puede que se necesiten gafas si el error refractivo es importante.

Problemas de visión en la familia

Algunos problemas de la vista son más importantes y requieren atención y tratamiento inmediatos. Avisa al pediatra si hay antecedentes familiares de cualquiera de los siguientes problemas de la vista:

- El retinoblastoma es un tumor maligno que se desarrolla en el ojo durante los primeros años de vida. Se puede notar una pérdida de visión, separación del ojo

Capítulo 15. El oído y la vista

afectado o un aspecto blanquecino o anormal de la pupila. Hay muchos métodos de tratamiento disponibles, dependiendo de la expansión de la enfermedad.

- Las cataratas son una opacación del cristalino y pueden existir desde el nacimiento o desarrollarse al comienzo de la infancia. Los posibles tratamientos son la observación, poner un parche, gafas y cirugía, según la gravedad de las cataratas.

- El glaucoma congénito es una enfermedad rara en la cual el sistema de drenaje del ojo no se desarrolló adecuadamente. Cuando hay un drenaje escaso puede provocar alta presión en el ojo y puede dañar la vista del niño. Normalmente es necesaria la cirugía, aunque también pueden usarse medicinas.

Nuestro consejo
Lo que sienta mejor

Si tu hijo necesita gafas, tú puedes ayudar a que comprarlas sea una experiencia positiva:

- Hazle ver a tu hijo toda la gente que conoce que lleva gafas (¡las gafas de sol también cuentan!).

- Si tú te encuentras disgustado porque tenga que llevar gafas, debes tener mucho cuidado de no expresar este sentimiento a tu hijo. Intenta recordar que las gafas son una cosa maravillosa porque ayudan a tu hijo a ver mejor y a experimentar plenamente las cosas del mundo.

- Permite que tu hijo practique poniéndose tus gafas de sol o las suyas para que se acostumbre a llevar gafas antes de salir a comprárselas.

- Si te resulta posible, pide al médico que le esté tratando los ojos a tu hijo o a otros que tú conozcas que te recomienden un óptico que tenga muchos clientes jóvenes. Un óptico que sepa tratar a los niños puede hacer que el proceso sea mucho más divertido para todo el mundo.

- Asegúrate de que la montura se adapta adecuadamente. Tu hijo no se encontrará cómodo si la montura le queda muy justa y le aprieta la cara o le queda muy floja y se le cae por la nariz.

- Elige lentes policarbonadas. Este material de plástico mezclado es resistente a las rayaduras, pesa poco y es difícil que se rompa en pedazos.

- Asegúrate de que tu hijo está feliz con el estilo de la montura. Es más probable que use sus nuevas gafas si se siente seguro.

Nuestro consejo

Los pequeños y el ordenador

Cuando tienen cuatro o cinco años, a muchos niños les encanta estar pegados al ordenador durante horas y horas, gracias a los atractivos programas que existen hoy. Pero la *American Academy of Pediatrics* recomienda que limites el tiempo que tu hijo está frente a una pantalla —el tiempo total que está mirando la televisión, vídeos y ordenadores— a no más de una hora o dos al día. Para los preescolares tiene sentido poner el límite al nivel más bajo. Cuando tu hijo se conecta, debería tener 5 minutos de descanso cada 30 minutos más o menos, para dar un paseo, mover las manos y mirar a objetos lejanos para que sus ojos descansen.

Síntomas de problemas de visión

- Dificultades para enfocar.
- Dificultades para seguir objetos.
- Alineamiento anormal o movimiento de los ojos (tales como ojos «cruzados» o un ojo separado) después de los tres meses.
- Frotamiento constate de los ojos.
- Sensibilidad extrema a la luz.
- Enrojecimiento o nublamiento crónico de los ojos.
- Lloro crónico de los ojos.
- Una pupila blanca en lugar de negra.

Evaluación por un oftalmólogo pediátrico

Si se detecta un problema, posiblemente tu hijo será enviado a un oftalmólogo pediátrico. Éste es un doctor que trata problemas médicos y quirúrgicos de los ojos y está especializado en la evaluación y tratamiento de las enfermedades de los ojos que afectan a los niños.

Un examen de la vista

Durante los exámenes de la vista, el médico de tu hijo observará las siguientes cosas:

- Agudeza visual. Observará la habilidad de cada ojo, individual y conjuntamente, para fijar su atención y seguir objetos. A los niños mayores se les pedirá que identifiquen y emparejen símbolos.

- Alineamiento del ojo. El médico pondrá una luz enfrente de tu hijo y examinará el alineamiento observando dónde la luz refleja la parte frontal del ojo. En niños mayores, el alineamiento puede verse tapando un ojo y luego el otro mientras el niño mira un objeto (el test del ojo tapado o «cover test»).

- Percepción de la profundidad y visión del color. A los niños mayores quizás se les hagan pruebas para examinar su percepción de la profundidad y su visión del color.

- Estructura del ojo. Se examina la estructura del ojo. Se utilizan unas gotas para los ojos que dilatan la pupila para ver si tiene miopía, hipermetropía o astigmatismo. El médico también examina la estructura del nervio óptico y de la retina.

La voz de la experiencia

«Cuando el médico me dijo que mi hijo de dos años y medio necesitaba gafas, yo tenía miedo de que se burlaran de él. Fue un alivio descubrir que los niños pequeños parece que no tienen sentimientos negativos hacia la gente que lleva gafas. Irónicamente, el único niño que le dijo algo desagradable, «cuatro ojos», había sacado este insulto de un libro bienintencionado cuyo propósito era ayudar a los niños a acostumbrarse al uso de las gafas. Ni él ni mi hijo sabían qué quería decir y mi hijo ni siquiera se dio cuenta de que era un insulto».

«Cuando era un poquito mayor, los niños tenían curiosidad y preguntaban: «¿Por qué llevas gafas?» Habíamos preparado esta sencilla respuesta: «Me ayudan a ver muy, muy bien», y esto parecía que satisfacía a todo el mundo».

De la *Encuesta a los padres de KidsHealth*

Discapacidad visual

En algunos casos, los niños tienen algún mal en la vista que no puede mejorarse debido a problemas como albinismo y degeneración de la retina. Tu oftalmólogo pediátrico puede ayudarte a entender el problema y preparar un plan que ayude a tu hijo a conseguir su máximo potencial. La incapacidad visual sola no limita la habilidad de un niño para aprender. Para más información sobre discapacidad visual, consulta el capítulo 32, *Problemas de salud en la primera infancia*.

¿Necesitas más información?

Consulta el índice y el apéndice C, *Guía de recursos*. Y por supuesto, habla con el pediatra de tu hijo.

16

La vacunación

Pinchazos que salvan vidas

Los programas de vacunación han sido uno de los hitos de mayor éxito de la salud pública en toda la historia. En palabras de la *American Academy of Pediatrics* (AAP), «La vacunación continúa siendo el método más efectivo de prevenir enfermedades, incapacidades y la muerte en los niños». De hecho, las enfermedades infantiles que pueden prevenirse con vacunas se encuentran en el nivel más bajo de la historia de los Estados Unidos.

Las vacunas protegen a tu hijo porque introducen en su cuerpo una pequeña cantidad muerta o debilitada del germen o sustancia que causa la enfermedad. Esto provoca que su sistema inmunológico cree anticuerpos y otras defensas para combatir el mal. Estas defensas que se desarrollan como respuesta a la vacuna permanecen en su cuerpo permitiéndole combatir la enfermedad en caso de que alguna vez se exponga a ella. De esta manera, se vuelve inmune a la enfermedad. Pero a pesar del éxito de los programas de vacunación, todavía surgen brotes de graves enfermedades infantiles: Aunque hay una vacuna para prevenir esta enfermedad, en 1989 y 1991 una epidemia de sarampión golpeó a los Estados Unidos. Como padre o madre que cuida y quiere a su hijo, es tu responsabilidad vacunarlo siguiendo el programa que te dará el médico. Para más información sobre vacunas para la prevención de las enfermedades, consulta el capítulo 30, *Infecciones infantiles*.

¿Por qué algunos niños no están vacunados incluso cuando deberían estarlo?

La vacunación funciona únicamente si todo el mundo participa. Los *U.S. Centres for Disease and Prevention* todavía consideran que el índice de vacunación en los Estados Unidos es muy bajo. En 1989, únicamente el 79 por ciento de los niños de 19 a 35 meses habían recibido una serie completa de vacunas. Esto pone a todos los niños en peligro. Veamos algunas de las razones por las que los niños no están vacunados, incluso cuando deberían estarlo.

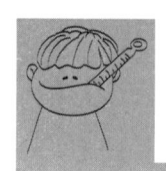

> **Nuestro consejo**
>
> **Un regalo a los recién nacidos**
>
> Los recién nacidos tienen temporalmente una inmunidad natural parcial a algunas de las enfermedades infantiles graves, un regalo de su madre que le llega en forma de anticuerpos a través de la placenta. Amamantar al niño incrementa sus anticuerpos. No obstante, dar el pecho no es un sustituto de las vacunas. La leche materna no protege completamente al niño de todas las enfermedades y, en cualquier caso, la inmunidad natural desaparece con el tiempo, haciendo que las vacunas sean igual de importantes para los niños que toman pecho.

La creencia errónea de que el peligro se ha extinguido

A menudo los padres creen que no es necesario vacunar a sus hijos porque casi todo el mundo en los Estados Unidos ha sido vacunado y no hay nadie que pueda extender la enfermedad. Hoy en día vivimos en un entorno global, no obstante nosotros y la gente de todos los países nos movemos libremente por el mundo. Las enfermedades se mueven igual de libremente. Mientras existan enfermedades como la polio y el sarampión en cualquier lugar del globo, tu hijo tiene riesgo de contraerlas y, por lo tanto, las vacunas son necesarias. Las epidemias potenciales están a la distancia de un viaje en avión. Y en el caso del tétanos, incluso vacunar a cada niño en el planeta no protegerá a tu hijo de contraer la enfermedad. Esto es debido a que el tétanos es causado por una bacteria que se encuentra en la tierra y puede contaminar a un herido.

Miedo a contraer la enfermedad a través de la vacuna

Otra idea errónea que hace que algunos padres no vacunen a sus hijos es la creencia de que la vacuna provocará en el niño la enfermedad que se está intentando prevenir. La verdad es que es imposible contraer la enfermedad a través de una vacuna que está preparada con bacterias o virus muertos o que está elaborada únicamente con una parte de la bacteria o del virus. La única manera de contraer la enfermedad a través de una vacuna es cuando ésta ha sido preparada con virus vivos o debilitados, como la vacuna oral de la polio (pero no la inyectable) y la vacuna de la varicela. Pero incluso este riesgo es muy pequeño: de cada 2,4 millones de vacunas orales de la polio suministradas cada año, suele haber únicamente un caso registrado en el que se contrae la enfermedad debido a la vacuna.

Capítulo 16. La vacunación

Pero los *U.S. Centres for Disease Control and Prevention* recomiendan actualmente que se utilice la vacuna que tiene únicamente el virus muerto de la polio, eliminando así por completo el riesgo de que los niños contraigan la enfermedad a través de la vacuna. A veces, algunos niños a los que se les vacuna de sarampión tienen una pequeña reacción en la que les aparecen pequeñas ampollas y algo de fiebre, pero esto no es nada comparado con las graves complicaciones que podrían ocurrir si el niño contrajera la enfermedad; esto incluye neumonía, meningitis, graves infecciones sanguíneas e incluso la muerte.

Miedo a las inyecciones

Algunos padres quizás se salten el programa de vacunación porque están preocupados por si la inyección hará daño a sus hijos. Estos padres deben tener presente que el dolor y el sufrimiento que provoca la enfermedad es muchísimo peor que el breve dolor de una inyección.

Miedo a tener una mala reacción

A algunos padres les preocupa que su hijo pueda tener una mala reacción a la vacuna. Mientras que algunos niños tienen reacciones leves (enrojecimiento e hinchazón donde les dan el pinchazo, fiebre y a veces erupción), problemas más graves no ocurren casi nunca. Al igual que con cualquier medicina, un niño puede tener una grave reacción alérgica a la vacuna, pero esto es raro. Un pequeño número de niños tal vez deliren debido a la fiebre causada por la vacuna (igual que puede ocurrir a los niños que tienen fiebre alta por cualquier otro motivo), pero esto no causa ningún daño permanente en el niño. Aunque el riesgo de efectos secundarios graves debido a las vacunas comunes es muy raro, siempre debes llamar al pediatra si tienes cualquier pregunta o si tu hijo tiene problemas después de vacunarse.

Algunos informes que relacionan las vacunas con esclerosis múltiple, muerte súbita y autismo no han sido corroborados por estudios científicos.

Nuestro consejo

Un pequeña ayudita

Para garantizar que todos los niños de Estados Unidos puedan recibir las vacunas infantiles a tiempo, el gobierno ha empleado dinero en vacunar gratuitamente a los que no puedan pagarlo. Para más información sobre vacunación gratuita en tu área, llama al siguiente número gratuito de la *National Immunitazion Hotline*: (800)232-2522 (inglés) o (800)232-0233 (español).

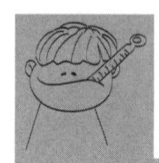

> ### Cuatro tipos de vacunas
>
> 1. Una vacuna de virus atenuada, como la vacuna del sarampión, las paperas y la rubéola (Triple vírica), está compuesta de virus vivos debilitados.
> 2. La vacuna antipoliomelitis con virus inactivados (IPV) utiliza virus muertos.
> 3. Las vacunas de toxoides, como las de la difteria y el tétanos, contienen una forma desactivada de la toxina (haciéndola inofensiva) producida por la bacteria.
> 4. Las vacunas biosintéticas, tales como la *Hemophilus influenzae* tipo b –la vacuna (Hib)– contienen parte de la bacteria muerta unida a otra sustancia que ayuda a desencadenar un respuesta inmune más fuerte, haciendo así que la vacuna funcione bien incluso en los niños pequeños.

Vacunas comúnmente suministradas a los niños

Actualmente los niños son vacunados antes de ir al colegio contra 11 enfermedades distintas. Hay otras vacunas, como la de la gripe, que también son recomendadas para algunos niños. El pediatra te dirá cuándo tiene que ponerse las vacunas tu hijo y si necesita protección adicional en circunstancias determinadas (al final del capítulo puedes encontrar el programa de vacunación recomendado para España).

La vacuna de la hepatitis B

La hepatitis B es un virus que infecta el hígado; la gente con esta enfermedad puede desarrollar problemas serios como cirrosis (una enfermedad del hígado) o cáncer de hígado. También se pueden convertir en portadores crónicos de la enfermedad, infectando a otros. La vacuna da a los niños una inmunidad a largo plazo contra la hepatitis B, reduciendo el riesgo de desarrollar cáncer de hígado y enfermedades crónicas del hígado que son la consecuencia de una infección del virus de la hepatitis B.

> ### Nuestro consejo
> #### Cómo hacer que los niños no lloren por las vacunas
>
> Si tu hijo es como la mayoría, posiblemente llora cuando le ponen las vacunas. Para evitar el dolor, como el de un aguijón, que producen las vacunas pregunta al pediatra sobre nuevos métodos para controlarlo. Tanto una crema como un spray tópico con propiedades anestésicas están siendo estudiados como métodos para hacer que los niños no lloren en la consulta del médico y puede que ya estén disponibles o, si no, lo estarán en un futuro próximo.

Capítulo 16. La vacunación

La vacuna de la hepatitis B (VHB) será probablemente la primera vacuna de tu hijo. La vacuna se suministra en tres fases. Si la madre es portadora del virus de la hepatitis B, el bebé debe recibir la primera dosis de la vacuna en las 12 horas siguientes a su nacimiento, junto con una inyección de la Gamma Globulina Específica de la Hepatitis B (HBIG) para ayudar a evitar la infección del bebé. Si no, normalmente se pone la primera dosis en el hospital antes de que sea dado de alta o se retrasa hasta que el bebé tenga entre cuatro y ocho semanas.

La segunda y tercera dosis normalmente se suministran con el resto de las vacunas infantiles. Si se le ha dado la primera dosis al poco de nacer, la segunda se le da cuando tiene entre uno y dos meses y la dosis final a los seis meses. Si se le ha suministrado la primera dosis entre las cuatro y ocho semanas, normalmente la segunda dosis se da a los tres o cuatro meses, y la dosis final cuando el niño tenga entre seis y dieciocho meses.

Puede que a tu hijo le dé fiebre, se le ponga rojo o se le inflame donde le dieron el pinchazo. Pero hay muy pocos problemas graves asociados con la VHB.

La vacunación debería retrasarse si tu hijo está enfermo con cualquier cosa que no sea una enfermedad leve, un catarro o si ha tenido una reacción alérgica grave a la levadura de pan. Si tiene una reacción alérgica grave después de una dosis de HBV, habla con el pediatra. Quizás no le den más dosis.

La vacuna de la difteria, tétanos y tos ferina (DTap)

La vacuna DTaP protege contra la difteria, el tétanos y la tos ferina:

- La difteria es una infección grave de garganta que puede obstruir el conducto del aire. También puede causar complicaciones, que pueden poner en peligro la vida, relacionadas con el corazón y el sistema nervioso.

- El tétanos, que causa trismo, afecta el sistema nervioso y ocurre cuando la bacteria del tétanos contamina una herida infectada. Debido a que el tétanos puede contraerse a cualquier edad, incluso los adultos deberían vacunarse cada 10 años.

- La pertussis es una enfermedad respiratoria, conocida como tos ferina debido al sonido que el niño hace al respirar después de tener violentos ataques de tos. Los bebés tienen más riesgo de tener complicaciones debido a esta enfermedad. En casos graves la enfermedad puede causar daño cerebral o la muerte.

La vacuna DTaP son cinco inyecciones, suministradas normalmente a los 2, 4, 6 meses, entre los 15 y 18 meses y entre los 4 y 6 años. Después, a los 11 ó 12 años se debería poner al niño una dosis de refuerzo de Td, para el tétanos y la difteria si han pasado al menos 5 años desde la última dosis de DTaP. El niño se debería poner esta dosis de refuerzo de Td cada 10 años.

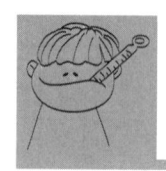

A veces, algún niño puede tener efectos secundarios leves después de la vacuna DTaP como fiebre, inflamación, desequilibrio, somnolencia y pérdida de apetito. La parte de pertussis de la vacuna es la causante de la mayoría de estas reacciones. Estos problemas se veían con más frecuencia en el pasado, con la versión utilizada anteriormente de esta vacuna (DTP). Hoy en día, la AAP recomienda el uso de la nueva versión desarrollada de la vacuna (DTaP), que contiene únicamente ciertas partes de la célula de pertussis en lugar de la célula muerta entera. La vacuna resultante, la vacuna acelular de la tos ferina causa menos problemas.

Nuestro consejo

De viaje por el mundo

Si estás planeando ir de viaje fuera del país, pregúntale al pediatra qué vacunas pueden ser necesarias. Las necesidades varían según al país que vayas y las vacunas se deben poner al menos un mes o antes de viajar. Algunas vacunas especiales necesarias para ir a algunas áreas del mundo no están disponibles normalmente en la consulta del pediatra, así que planea las cosas con tiempo en el caso de que tengas que buscar una consulta médica que trabaje especialmente con viajeros o de que tu pediatra tenga que hacer un pedido especial. Los *U.S. Centres for Disease Control and Prevention* publican un libro titulado *Health Information for International Travel*, que señala lo que necesitas para cada uno de los países del mundo. Ponte en contacto con esta agencia o visita su página Web, www.cdc.gov/travel, para más información. Lleva una copia de la historia de vacunación de tu hijo cuando viajes fuera de tu país.

La gran mayoría de los niños toleran la vacuna sin problemas importantes. Raras veces ocurren complicaciones graves después de administrar la vacuna DTaP. Pueden incluir reacciones alérgicas o ataques en 1 de cada 2.000 niños. Aunque ocurren pocas veces, siempre debes llamar al pediatra si tu hijo tiene una reacción grave.

El pediatra probablemente aconsejará retrasar o no suministrar la vacuna si pasa alguna de las siguientes cosas:

- Tu hijo tiene fiebre muy alta, llora sin parar (más de tres horas) o tuvo otros síntomas preocupantes después de recibir una dosis de la vacuna de DTaP en el pasado.

- Está enfermo con una infección que le causa algo más serio que un resfriado o una fiebre ligera.

- Tu hijo tiene un trastorno consistente en ataques *incontrolados* o algún tipo de trastorno neurológico.

Capítulo 16. La vacunación

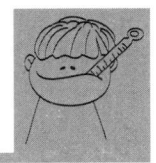

La vacuna de la hemofilia influenza (Hib)

Los niños que reciben la vacuna Hib están protegidos contra la meningitis, la neumonía y otras infecciones causadas por la bacteria de la *Hemophilus influenzae* tipo b.

> ### Nuestro consejo
> #### Vacunas sin agujas
> Tú sabes lo importante que es vacunar a tu hijo, pero te duele en el corazón cada vez que el pinchazo provoca miedos y lágrimas. Si hubiera una manera de vacunarlo sin agujas, sería mucho más fácil ¿verdad? Se están investigando actualmente inyecciones sin agujas que no solamente reducirían la cantidad de dolor, sino que también podrían suministrar varias vacunas al mismo tiempo. El tipo más común de aparato que no tiene aguja es el «inyector jet» que funciona usando gas comprimido o un muelle que lanza la vacuna en un chorro lo suficientemente rápido para penetrar en la piel.

Esta vacuna se pone a los 2, 4 y 6 meses. Entre los 12 y 15 años el niño recibe una dosis de refuerzo. Los posibles efectos secundarios incluyen fiebre e inflamación en el lugar del pinchazo. El pediatra probablemente aconsejará retrasar la vacuna si tu hijo está enfermo con algo más serio que un resfriado o si tuvo una reacción alérgica después de la primera dosis de Hib.

La vacuna contra el neumococos

El neumococos (*Streptococus Pneumoniae*) es la causa más común de graves enfermedades bacterianas como meningitis, infección del flujo sanguíneo y otitis media (infección del oído medio).

Hasta hace poco la única vacuna disponible contra el neumococos funcionaba sólo para niños mayores de dos años, dejando a la mayoría de los niños con alto riesgo para contraer la infección sin una vacuna efectiva para protegerlos.

Sin embargo, se acaba de lanzar una vacuna biosintética recientemente desarrollada contra los neumococos y ha sido recomendada por la AAP dentro de la vacunación rutinaria de bebés y niños.

El programa recomendado incluye cuatro dosis suministradas a los 2 meses, 4, 6 y entre los 12 y 15 meses. Si tu hijo tiene más de 2 años y tiene una enfermedad crónica (como un problema en los pulmones o anemia de células falciformes), consulta al pediatra para ver si puede beneficiarse de esta vacuna.

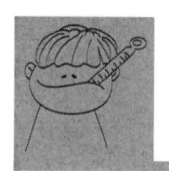

La vacuna antipoliomelitis con virus inactivados

La vacuna antipoliomelitis con virus inactivados (IPV) se suministra como una protección contra la polio, una infección viral gastrointestinal que puede afectar al sistema nervioso y causar parálisis permanente.

La IPV se inyecta a los 2 meses, 4 meses, entre 6 y 18 meses y entre 4 y 6 años. Los efectos secundarios posibles incluyen fiebre, inflamación donde se realizó el pinchazo y erupción. No obstante, la vacuna no se debe poner a la gente que es alérgica a los antibióticos neomicina, estreptomicina o polimixina B porque éstos se usan para la preparación de la vacuna.

La vacuna contra el sarampión, las paperas y la rubéola (Triple vírica)

El sarampión, las paperas y la rubéola eran enfermedades comunes de la infancia hasta que se desarrollaron las vacunas (actualmente se administra en forma combinada) efectivas contra estas enfermedades víricas:

- El sarampión causa moqueo, tos, fiebre alta y conjuntivitis. Después de tres o cuatro días, comienza a salir una erupción en la frente que se extiende a todo el cuerpo. Puede crear complicaciones como infección de oído, neumonía y encefalitis (infección del sistema central nervioso).

- Las paperas causan inflamación, dolor y molestias provocadas por una o las dos glándulas parotídeas (glándulas salivares que están entre el oído y la parte de atrás de la mandíbula). Otros síntomas típicos son dolor al tragar, algo de fiebre, dolor de cabeza y pérdida del apetito. Puede crear las siguientes complicaciones: Encefalitis, inflamación del páncreas que causa dolor abdominal e inflamación de los testículos que puede perjudicar de manera permanente la habilidad de producir espermatozoides.

- La rubéola (sarampión alemán) causa inflamación de los nódulos linfáticos (ganglios) en el cuello y detrás de las orejas, erupción y fiebre media. Los mayores impactos de la rubéola son los efectos graves para el feto (aborto natural, mortinato, retraso mental y defectos graves de nacimiento) si una mujer embarazada queda infectada por el virus.

La vacuna Triple Vírica se inyecta en dos dosis: Una entre los 12 y 15 meses y la segunda entre los 4 y 6 años. Ofrece una protección a los niños del 90 por ciento contra esta enfermedad infantil.

Capítulo 16. La vacunación

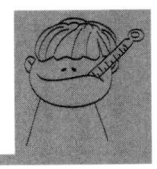

Nuestro consejo

Cómo ayudar a tu hijo a hacer frente al pinchazo de las vacunas

Tú puedes conseguir que la vacunación sea menos estresante para tu hijo. Prepáralo diciéndole que no pasa nada por llorar y asegúrate de estar tranquila tú misma. Considera la posibilidad de distraer a tu hijo con su juguete favorito o cantándole una canción. Haz planes para hacer algo divertido, quizás ir al parque, después de que le pongan la vacuna.

A algunos niños les sale una erupción y a veces tienen un poco de fiebre una semana después de ser vacunados; normalmente desaparece en unos días. El pediatra puede recomendar retrasar o no poner la vacuna Triple Vírica si tu hijo tiene algo más que una ligera enfermedad, tiene una alergia grave (más que una simple erupción) a la neomicina, ha tomado gamma globulina en los últimos tres meses, tiene problemas del sistema inmunológico relacionados con cáncer, leucemia o linfoma o está tomando esteroides (como prednisona). En el pasado, los médicos temían dar la vacuna a una persona que fuera alérgica a los huevos. Sin embargo, hoy en día los expertos creen que el riesgo de una reacción alérgica seria a la vacuna Triple vírica es muy bajo para este grupo.

Nuestro consejo

Reevaluación de la vacuna de rotavirus

La vacuna desarrollada recientemente para proteger contra el rotavirus (un virus que puede causar una fuerte diarrea y deshidratación en los bebés y niños pequeños) se ha retirado de la circulación. Mientras escribíamos este libro, la vacuna de rotavirus está siendo evaluada con más detenimiento porque los niños que la recibieron corrían un riesgo mayor de contraer un tipo de obstrucción intestinal llamada intususcepción (prolapso intestinal).

La vacuna de la varicela

La vacuna de la varicela protege a los niños contra el virus de la varicela (una enfermedad viral que pasaban antes casi todos los niños). La varicela causa unos picores característicos, aparición de muchas ampollas y fiebre. Las complicaciones pueden incluir infección bacteriana secundaria en la piel, infección del flujo sanguíneo, neumonía y encefalitis. Antes de introducirse esta vacuna, la varicela era una de las causas principales por la que los niños faltaban al colegio y los padres faltaban al trabajo.

Esta vacuna se pone entre los 12 y 18 meses. Previene la varicela a un porcentaje de entre el 70 y el 90 por ciento de los niños y si un niño adquiere la enfermedad incluso después de ser vacunado, es normalmente un caso leve.

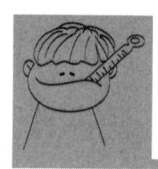

Es raro que se den reacciones graves, aunque el niño puede tener dolor, fiebre, fatiga y erupción, lo que puede ocurrir hasta un mes después de que le pongan la vacuna; estos efectos secundarios desaparecerán por sí solos.

La vacunación debe retrasarse si tu hijo tiene algo más que una ligera enfermedad, tiene una alergia grave (más que una pequeña erupción) a la neomicina o a la gelatina, ha recibido una transfusión de gamma globulina, sangre o plasma en los últimos tres meses o tiene problemas del sistema inmunológico.

Vacunas para casos especiales

Tu pediatra puede recomendarte otras vacunas infantiles. A algunos niños con asma, fibrosis cística, anemia de células falciformes, diabetes u otras enfermedades crónicas, es posible que les pongan la vacuna de la gripe para protegerlos de complicaciones que podrían tener si padecen la gripe.

La vacuna de la rabia puede ser necesaria si a tu hijo le muerde un animal que tiene o que posiblemente pueda tener la rabia o si no se sabe cuándo el animal ha sido vacunado de la rabia. Perros, mofetas, mapaches, lobos, coyotes y murciélagos son los animales que normalmente están infectados. Si a tu hijo le muerde un animal, llama a tu pediatra o al departamento de salud para pedir consejo sobre la vacuna de la rabia.

La vacuna de la hepatitis A es recomendable para niños que van a viajar o viven en áreas en las que las infecciones con el virus de la hepatitis A son comunes.

Para los niños que tienen el VIH u otros problemas del sistema inmunológico hay un programa de vacunación modificado.

¿Necesitas más información?

Consulta el índice y el apéndice C, *Guía de recursos*. Y por supuesto, habla con el médico de tu hijo.

Capítulo 16. La vacunación

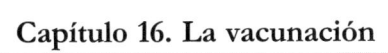

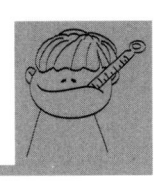

Calendario de vacunaciones

Recién nacido	2 meses	4 meses	6 meses	15 meses	18 meses	6 años	11 años	12 años*	14 años**
Hepatitis B	Hepatitis B		Hepatitis B					Hepatitis B	
	Meningococo-C	Meningococo-C	Meningococo-C						
	Tétanos	Tétanos	Tétanos		Tétanos	Tétanos			Tétanos
	Difteria	Difteria	Difteria		Difteria	Difteria			Difteria
	Tosferina acelular	Tosferina acelular	Tosferina acelular		Tosferina acelular	Tosferina acelular			
	Haemophilus influenzae-b	Haemophilus influenzae-b	Haemophilus influenzae-b		Haemophilus influenzae-b				
	Polio I,II,III	Polio I,II,III	Polio I,II,III		Polio I,II,III	Polio I,II,III			
	Neumococo	Neumococo	Neumococo		Neumococo				
				Sarampión		Sarampión	Sarampión***		
				Rubéola		Rubéola	Rubéola***		
				Parotiditis		Parotiditis	Parotiditis***		

* Pauta de 3 dosis.

** Se recomienda una dosis de recuerdo cada 10 años durante toda la vida.

*** Se mantendrá la vacuna frente al sarampión, rubéola y parotiditis de los 11 años, hasta que las cohortes que se vacunen con segunda dosis a los 6 años alcancen los 11 años.

273

Parte 3ª

**Tu bebé está creciendo:
Los retos y las alegrías
de ser padres**

17

Crecimiento y desarrollo

Medidas y pautas de desarrollo

Desde el momento que llevaste a tu nuevo hijo a casa has estado entusiasmada observando su progreso. Pero, ¿qué estás observando exactamente? Y, ¿cómo sabes si tu hijo está creciendo y desarrollándose adecuadamente?

Este capítulo te orientará acerca de cómo medir el crecimiento y desarrollo en la infancia basándose en los niveles físicos y de desarrollo que la mayoría de los niños alcanzan en cada época. Estos niveles incluyen aumentos en altura, peso y tamaño de la cabeza, así como el desarrollo de las habilidades cognitivas (la capacidad para percibir, pensar y recordar), motoras (movimiento, fuerza, equilibrio y coordinación), sociales y del lenguaje.

Crecimiento físico

Contemplar a un recién nacido es una maravilla. Es increíble pensar que esa tierna criatura comenzó a formarse hace apenas unos meses en el útero a partir de un huevo fertilizado de tamaño microscópico. Aunque tu bebé cambiará mucho durante su primer año de vida, la fase más rápida e importante del crecimiento físico ocurre antes del nacimiento. Los detallados «planes de construcción» del embrión que se está desarrollando están codificados por los huevos y espermatozoides de los padres. Los genes juegan el papel más importante a la hora de determinar la mayoría de las características físicas y químicas de tu hijo, el color del pelo y de los ojos, de quién tendrá la nariz e incluso cuáles serán sus posibilidades de tener colesterol alto. De la misma manera, el modelo de crecimiento físico de tu hijo está en gran parte preprogramado desde el principio, aunque pueda verse afectado por factores nutricionales, enfermedades y ciertos factores relativos a la condición del útero.

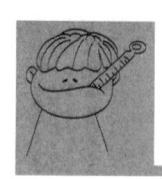

Una nota especial: La información sobre el crecimiento físico que hay en este capítulo está basada en los bebés a término. Los bebés prematuros serán más pequeños al nacer (para más información sobre bebés prematuros consulta el capítulo 6, *Bebés prematuros*). Puedes ver datos actuales del crecimiento estándar de los niños en los Estados Unidos en el apéndice B.

La voz de la experiencia

«No te vuelvas loca siguiendo el desarrollo de tu bebé cada mes para asegurarte de que alcanza a tiempo cada uno de los niveles requeridos para un bebé «medio». Ningún bebé representa exactamente la media; algunos comienzan a andar antes, otros un poco después y cualquier cosa que suponga un ritmo continuo es normal. Así que ponte cómoda, juega y disfruta de tu hijo».

De la *Encuesta a los padres de KidsHealth*

El peso

En los Estados Unidos, el peso medio de un bebé a término es aproximadamente de 3,200 kilos (el 90 por ciento de los recién nacidos pesan entre 2,500 kilos y 4,100 kilos). Bebés con pesos inferiores al nacer se dan cuando son prematuros o cuando, no siendo prematuros, son más pequeños debido a condiciones genéticas que afectan a su período de gestación o problemas médicos durante el embarazo. Los bebés que son más grandes debido a su período de gestación son normalmente hijos de madres que tenían diabetes durante el embarazo.

No te asustes si tu hijo comienza a perder peso nada más nacer. Durante su primera semana de vida, muchos bebés pierden hasta el 10 por ciento de su peso, ya que expulsan parte del fluido sobrante que hay en su cuerpo y que habían acumulado mientras estaban en el útero. Esta pérdida de peso tiende a ser mayor en los niños que son amamantados y en aquellos que beben menos fluidos en sus primeras tomas. Cuando tenga dos semanas, tu hijo debería tener al menos su peso de nacimiento y debería engordar una media de 30 gramos diarios durante el primer mes. A partir de este momento, el ritmo de aumento del peso disminuye, alcanzando una media de 175 gramos al mes aproximadamente cuando tienen cinco años.

Tablas de crecimiento e índice de masa corporal

¿Quieres saber más sobre cómo es tu hijo en relación a otros niños de su edad? Consulta las tablas de crecimiento e índice de masa corporal que encontrarás en el apéndice B.

El aumento de peso durante el primer año es increíble, la mayoría de los bebés doblan su peso de nacimiento a los tres o cuatro meses y lo triplican a los doce meses. Normalmente, a partir de los doce meses su ritmo de crecimiento disminuye a un tercio de lo que era durante

Capítulo 17. Crecimiento y desarrollo

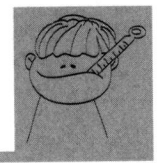

su primer año. Ese pequeño «escrupuloso» de dos años posiblemente te está diciendo cada vez que se sienta a la mesa que no necesita comer tanto como solía (consulta el capítulo 22, *Comida sana*, para más información sobre cómo alimentar a los niños a partir de los 12 meses).

Es importante tener presente que, a pesar de la buena apariencia de las curvas de las tablas de crecimiento estándar, los niños no crecen siguiendo un ritmo continuo. Los bebés tienen «estirones» de crecimiento durante los cuales comen vorazmente y aumentan de peso rápidamente en una o dos semanas.

A veces, un niño puede que no aumente de peso durante uno o dos meses debido a que está pasando un invierno difícil con catarros e infecciones de oído. Cuando esto ocurra, no te preocupes. La gran mayoría de los bebés y de los niños aumentarán de peso y crecerán siguiendo su propio ritmo si están bien alimentados, se sienten queridos y tienen un entorno estimulante a su alrededor.

Si tu hijo pesa considerablemente menos de lo normal o no aumenta de peso al ritmo adecuado, eso es motivo de preocupación. Esto se conoce con el nombre de «estacionamiento de la curva pondero-estatural» (se explica con más detalle en el capítulo 32, *Problemas de salud en la primera infancia*, concretamente en el apartado de trastornos en el crecimiento). Aunque el crecimiento en cuanto a la altura puede que también sea lento, es más evidente cuando no existe apenas aumento de peso. Este problema es normalmente el resultado de una nutrición no adecuada y/o de la privación medioambiental o de negligencia. De todas formas, los médicos también examinarán al niño que está sufriendo un estacionamiento de la curva pondero-estatural buscando otros problemas médicos que pueden interferir con su capacidad para aumentar de peso.

En los Estados Unidos y otros países desarrollados donde hay comida de sobra, el aumento excesivo de peso y la obesidad son más comunes que el estacionamiento de la curva pondero-estatural. Normalmente, los bebés tienen un porcentaje mayor de grasa en su cuerpo que los niños mayores (la mayoría de los bebés «regordetes» no se convierten en niños obesos). Sin embargo, aproximadamente el 30 por ciento de los niños de los Estados Unidos tiene sobrepeso y parece que esta cifra está aumentando. Los estudios muestran que alrededor de un tercio de la obesidad de los adultos empieza en la infancia. Esto quiere decir que la prevención de la obesidad en la infancia puede que evite la obesidad en los adultos, que está unida a muchos problemas de salud. Estudios recientes indican que los factores genéticos juegan un papel muy importante a la hora de determinar si un niño tendrá sobrepeso. No obstante, es probable, que las costumbres alimenticias y la actividad física del niño ejerzan una importante influencia. Los padres deben saber que no se debe poner a dieta estricta a los niños menores de dos años, ya que puede ser peligroso a esta edad. Si parece que tu hijo está engordando mucho, pide consejo al pediatra. Para más información acerca de la obesidad, consulta capítulo 32, *Problemas de salud en la primera infancia*.

Longitud y altura

En los Estados Unidos, la longitud (lo que miden tumbados) media de un niño al nacer es de 50 centímetros (el 90 por ciento de los recién nacidos medirá entre 45,5 y 54,5 centímetros de longitud). Los niños crecen aproximadamente 25 centímetros en su primer año de vida, 12,5 centímetros en su segundo año y después unos 6,5 centímetros al año hasta que llegan a la pubertad. No te obsesiones con seguir el crecimiento de tu hijo en una gráfica estándar de crecimiento. El crecimiento en longitud/altura de un niño no sigue siempre el mismo ritmo, no es constante. Algunos niños sanos puede que no crezcan en semanas o meses y después tengan un período de crecimiento más rápido. Algunos estudios señalan que el ritmo de crecimiento de los niños puede ser por temporadas y parece que crecen un poquito más rápido en primavera.

El modelo y ritmo de crecimiento de un niño está muy determinado genéticamente y seguirá su curso establecido al menos que algo lo interfiera, como enfermedades crónicas, malnutrición, privación medioambiental o negligencia. Aunque algunos padres se sentirán tentados, dar a un niño bien alimentado vitaminas, minerales o calorías extra *no* hará que el niño crezca por encima de su potencial genético.

Variaciones normales

No está fuera de lo normal en los niños sanos (especialmente durante sus primeros dos años de vida) crecer temporalmente más rápida o lentamente que la mayoría de los niños de su edad y cambiar su posición en las tablas de crecimiento estándar. Por ejemplo, bebés de madres con diabetes o de madres que aumentaron mucho de peso durante el embarazo suelen ser más largos al nacer, pero estos bebés suelen crecer más lentamente durante los primeros meses hasta que se normalizan y siguen un ritmo de crecimiento coherente con la altura de sus padres. Por otro lado, los bebés que tienen un padre alto y que han sido concebidos en el pequeño útero de una madre bajita puede que sean más pequeños al nacer de lo que se podría esperar. Estos bebés quizás crezcan más rápidamente durante los primeros meses y alcancen su ritmo de crecimiento genéticamente previsto.

Nuestro consejo

La diferencia entre longitud y altura

La longitud se refiere a la distancia desde el talón de tu hijo hasta su cabeza medida cuando está tumbado. Para poder obtener una medida precisa, tu hijo debe estar tumbado recto sobre una mesa o aparato especial para medirlo con sus piernas extendidas. Después de que los niños alcanzan los tres años, normalmente cooperan para poder medirlos de pie.

Capítulo 17. Crecimiento y desarrollo

Los niños que tienen padres que son bajos normalmente empezarán siendo pequeños al nacer, generalmente por debajo del quinto percentil, y permanecerán alrededor de este nivel toda su infancia y adolescencia. Comenzarán la pubertad con una altura media y, en general, cuando sean adultos alcanzarán una altura similar a la de sus padres.

Niños grandes

¿Sabías que los niños tienden a ser un poquito más largos que las niñas al nacer? Los primerizos y bebés de embarazos múltiples (mellizos, trillizos... y demás) tienden a ser más pequeños.

Otro modelo normal de crecimiento que se da en algunos niños se conoce con el nombre de crecimiento constitucional retrasado. Estos niños tienen la talla media al nacer y sus padres generalmente tienen una altura media. Comienzan su crecimiento a ritmo normal y después disminuyen el ritmo, habitualmente en la segunda mitad de su primer año de vida. Este ritmo de crecimiento continúa hasta más o menos los 18 ó 24 meses. Para entonces, el niño estará por debajo de la línea del quinto percentil en la tabla de crecimiento. A partir de ese momento crecerán seis centímetros y medio al año más o menos, lo cual es similar al ritmo de crecimiento de los niños de su edad.

Los niños que tienen un crecimiento constitucional retrasado siguen siendo bajos durante la infancia. Comienzan su golpe de crecimiento en la adolescencia más tarde que la media. Debido a que continúan creciendo cuando la mayoría de los de su edad ya han parado, cuando son adultos alcanzan y consiguen una altura media final similar a la de sus padres. En muchos casos, uno de los padres o un familiar de estos niños ha seguido un modelo de crecimiento similar.

Los niños que son extremadamente bajos o que tienen un ritmo lento de crecimiento de manera persistente quizás necesiten ser examinados, ya que podrían tener un trastorno en el crecimiento. Esto puede obligar a que los vea un endocrinólogo pediátrico u otro especialista (para más información acerca de trastornos en el crecimiento, consulta el capítulo 32, *Problemas de salud en la primera infancia*).

Crecimiento del perímetro cefálico

Probablemente te has dado cuenta de que los bebés normales tienen la cabeza relativamente grande. Esto es debido a que la mayoría del crecimiento del tamaño del cerebro ocurre antes de nacer y el crecimiento del cerebro es el mayor estímulo para el crecimiento de la cabeza. Al nacer, la media de lo que mide el perímetro cefálico de los niños (la distancia alrededor de la cabeza, medida justo por encima de las cejas) es 34 centímetros, lo que es alrededor de dos tercios del tamaño adulto.

Después del nacimiento, el crecimiento de la cabeza continúa a un ritmo rápido durante el primer año de vida. A partir de ese momento, el ritmo disminuye y alrededor de los 10 años la cabeza y el cerebro alcanzan el tamaño adulto.

El pediatra seguirá de cerca el crecimiento de la cabeza de tu hijo (y de su cerebro) durante sus dos primeros años, anotando la medida del perímetro cefálico en una tabla de crecimiento estándar en cada una de las visitas rutinarias. Una cabeza de tamaño pequeño o con un crecimiento más lento de lo esperado puede darse en bebés con una variedad de problemas, incluyendo defectos del cerebro en el nacimiento, infecciones intrauterinas o exposición a toxinas, crecimiento anormal de los huesos del cráneo y diferentes enfermedades nutricionales, genéticas y del metabolismo. Un crecimiento de la cabeza de un bebé excesivamente rápido puede ser un síntoma de una excesiva acumulación de fluido y presión en la cabeza, como ocurre cuando se da una enfermedad en el hidrocéfalo (para más información, consulta el capítulo 32, *Problemas de salud en la primera infancia*).

Desarrollo

¿Qué padres no se emocionan y resplandecen de orgullo cuando su hijo pequeño da sus primeros pasos antes que nadie en la familia? ¿Y qué padres no se preocupan un poco si su hijo continúa simplemente apuntando y gruñendo cuando quiere algo, mientras el resto de los niños en el centro de educación infantil parece que van añadiendo cada día palabras nuevas a su vocabulario? Comparar el progreso en el desarrollo de un niño con el de los demás niños es un pasatiempo popular de los padres y los abuelos.

Aunque es de humanos hacer estas comparaciones, hay una gran diferencia en la manera en la que los niños normales crecen físicamente, y los ritmos y modelos de crecimiento que siguen varían mucho. Debes fiarte de la evaluación y control de desarrollo que haga tu pediatra en los reconocimientos rutinarios. Un niño que no está siguiendo el ritmo de desarrollo de sus iguales puede que tenga un problema que necesita atención, como se examina más adelante en este capítulo.

Cómo medir el progreso en el desarrollo de tu hijo

Aunque hay muchos métodos disponibles, la prueba que más usan los médicos de atención primaria para seguir el progreso en el desarrollo de un niño desde el nacimiento hasta preescolar es la Denver II, que es una versión modificada de la anterior prueba para

Capítulo 17. Crecimiento y desarrollo

el desarrollo de Denver. Ésta y otras pruebas similares ayudan al médico a evaluar el desarrollo de tu hijo en cuatro áreas o dimensiones generales:

- Motricidad gruesa. Estas habilidades conllevan el control del movimiento del tronco y de un gran grupo de músculos, como sujetar la cabeza recta, sentarse sin apoyo, empujar para ponerse de pie y caminar.

- Motricidad fina. Estas habilidades conllevan el control de movimientos más específicos de los brazos y de las manos y requieren coordinación entre los ojos y las manos, como estirarse para alcanzar un objeto, pasar objetos de una mano a otra y construir una torre con bloques de construcción.

- Habilidades del lenguaje. Estas son habilidades como emitir los primeros sonidos, entender y decir palabras específicas, hacer frases, conocer los colores, contar y desarrollar expresiones verbales complejas.

- Habilidades en el trato social y personal. Esto incluye actividades como lavarse la boca y vestirse, sonreír, distinguir a los padres de los extraños, decir adiós con la mano e imitar a los demás.

El pediatra observará a tu hijo y te hará preguntas específicas sobre sus habilidades y comportamiento para determinar su progreso en el desarrollo. Si en algún momento tienes alguna preocupación sobre el desarrollo o el comportamiento de tu hijo, asegúrate de comentárselo al pediatra. En este caso puede que sea muy útil grabar en vídeo cómo se comporta tu hijo en casa para que el médico pueda verlo.

Las listas que hay al final de este capítulo contienen algunas de las pautas específicas de desarrollo para las diferentes edades que pueden servir como guía.

¿Qué significan los resultados de una prueba de desarrollo?

El modelo de desarrollo que tu hijo sigue a lo largo del tiempo es un indicador mucho más importante que los resultados de una prueba en una única visita médica. Si tu hijo cuando le hacen la prueba está enfermo, cansado, hambriento o distraído por cualquier motivo, los resultados puede que sean poco precisos. Este es el motivo por el cual los médicos no se preocupan cuando hay un retraso, al menos que esté presente en más de una de las visitas, sea grave o que existan retrasos en varias áreas de desarrollo. Además debes tener presente que:

- Un retraso en alcanzar uno o más de los niveles establecidos muchas veces no quiere decir que tu hijo tenga un problema. Muchos niños no progresan al mismo ritmo en cada una de las principales categorías de desarrollo. Por ejemplo, un niño que se sienta y camina pronto puede que tenga un desarrollo del lenguaje más lento que el resto de sus compañeros. A veces, los niños parece que se centran en un aspecto particular del desarrollo y dejan los demás de lado por un tiempo. Por ejemplo, un niño que quiere seguir explorando el mundo a nivel del suelo puede que muestre poco interés en caminar.

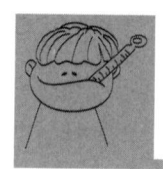

- Los resultados de las pruebas de desarrollo no predicen de una manera fiable los talentos futuros de un niño o si un niño es superdotado. Son más útiles para identificar a los niños cuyo desarrollo debe observarse más detenidamente o que deben ser enviados a un especialista para un examen más detallado.

Si tu hijo alcanza los niveles esperados en su desarrollo, tranquilízate. Si parece que se está quedando atrás, busca ayuda. Celebra sus logros según ocurran y ¡dale mucho amor, afecto y estimulación!

¿Por qué es bueno seguir el progreso en el desarrollo de un niño?

A pesar de sus limitaciones, las pruebas de desarrollo pueden darnos información muy útil. Cuando un problema se detecta a tiempo puede prevenirse o reducir las incapacidades a las que algunos niños con dificultades en su desarrollo tendrían que enfrentarse.

Se piensa que un niño tiene lo que se conoce como retraso en su desarrollo si muestra un modelo consistente de progreso lento en una o más áreas. Este diagnóstico no debería basarse únicamente en los resultados de una prueba de desarrollo. En la mayoría de los casos, el niño será enviado a un médico especializado en el desarrollo infantil, a un neurólogo pediátrico, a un audiólogo pediátrico u otro especialista para que sea sometido a una exploración y evaluación más detalladas.

En algunos casos, un problema de salud no detectado es la causa del retraso en el desarrollo. Si ese problema existe es importante identificarlo pronto, ya que un tratamiento a tiempo puede prevenir o disminuir la probabilidad de que el niño tenga una incapacidad a largo plazo. Sin embargo, en la mayoría de los niños que tienen un retraso en su desarrollo no se encuentra ningún problema o causa médica. Pero estos niños y sus familias también se pueden beneficiar mucho si el retraso es identificado a tiempo. Hay muchas posibilidades de que programas de estimulación infantil especialmente diseñados para niños, aparatos y equipos de ayuda y otras terapias ayuden a mejorar el desarrollo del niño si se comienza cuando son pequeños, su cerebro sigue creciendo rápidamente y se aplican antes de que haya posibles complicaciones de la enfermedad. Detectar el retraso a tiempo también puede ayudar a los padres a ajustar sus expectativas para el niño y ser más efectivos al ayudarlo a alcanzar su potencial.

Capítulo 17. Crecimiento y desarrollo

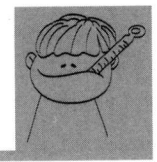

¿Qué pueden hacer los padres para potenciar el desarrollo del niño?

Lo rápida o lentamente que tu hijo se desarrolla depende en gran parte de la preprogramación genética. Mientras esté sano y reciba una adecuada estimulación medioambiental, buena nutrición y mucho amor y cariño, probablemente es poco lo que puedes (o debes) hacer para acelerar o mejorar su desarrollo. De hecho, intentar empujar a un niño pequeño a hacer algo para lo que no está preparado en cuanto al desarrollo se refiere, puede ser una experiencia frustrante tanto para los padres como para el niño y puede minar la motivación y amor propio del niño. Sin embargo, saber básicamente cómo es el progreso en el desarrollo de tu hijo puede servirte de ayuda. Primeramente, puede ser tranquilizador saber que está siguiendo un ritmo normal en su desarrollo, ya que esto sirve como medida principal de su salud general. Segundo, entender dónde está situado tu hijo en cuanto a su desarrollo puede ayudarte a decidir qué juguetes, juegos y diversiones pueden ser las más apropiadas y divertidas para él.

Desarrollo del lenguaje y la comunicación

Al intentar valorar el desarrollo en el lenguaje de tu hijo es importante conocer la diferencia entre lenguaje y comunicación. Comunicación es pronunciación; se refiere a lo claro que habla tu hijo. Lenguaje significa expresar y recibir información de una manera que tenga sentido, en otras palabras, es entender y hacerse entender a través de la comunicación. Un niño con un problema de lenguaje puede que sea capaz de pronunciar palabras bien, pero tal vez sea incapaz de enlazar más de dos palabras juntas de manera que tengan sentido. Por el contrario, la comunicación de otro niño quizás sea difícil de entender, pero puede que utilice palabras y frases para expresar bien sus ideas. Los problemas en la comunicación y el lenguaje difieren, pero frecuentemente se superponen.

¿Cuál es la causa de los retrasos en el lenguaje y la comunicación?

Hay muchas razones para los retrasos en el lenguaje y la comunicación. Los retrasos en la comunicación en un niño que de otra manera sería normal, raramente son causados por problemas físicos, como anormalidades en la lengua o el paladar. Normalmente están causados por problemas auditivos. Si un niño tiene problemas auditivos, puede tener dificultades para entender, imitar y utilizar el lenguaje. Las infecciones de oído, especialmente las infecciones recurrentes o el almacenamiento crónico de fluido detrás del tímpano, pueden afectar la habilidad para oír temporalmente y, menos a menudo, permanentemente. Las infecciones de oído simples que han sido tratadas adecuadamente no deberían tener efectos significativos en el desarrollo del lenguaje y la comunicación del niño. Para más información sobre la audición, consulta el capítulo 15, *El oído y la vista*, y para más datos sobre las infecciones de oído, lee el capítulo 32, *Problemas de salud en la primera infancia*.

Algunos niños con retrasos en la comunicación tienen problemas motores en la boca, lo que quiere decir que hay problemas en la manera en la que el cerebro se comunica con las estructuras físicas relacionadas con la comunicación. Estos niños pueden tener dificultades al utilizar los labios, la lengua y la mandíbula para producir sonidos comunicativos. Un retraso en el lenguaje o en la comunicación puede también ser un síntoma de un retraso más generalizado en el desarrollo del niño.

El desarrollo en la comunicación es una mezcla de la naturaleza y la educación. La composición genética de un niño determinará en parte su inteligencia y su capacidad para el lenguaje y la comunicación. Ciertos problemas médicos, como dolencias crónicas de oído pueden también tener un gran impacto. Sin embargo, mucho depende del entorno. ¿Se estimula al niño adecuadamente en casa y en el centro de educación infantil? ¿Tiene oportunidades de comunicarse con los demás y de participar? ¿Qué tipo de reacciones recibe? Estos factores pueden tener una influencia importante en el desarrollo del lenguaje y de la comunicación del niño.

Cómo potenciar el desarrollo del lenguaje

Para potenciar el desarrollo del lenguaje debes comenzar a comunicarte con tu hijo desde su nacimiento. Una de las maneras de hacer esto es leerle. No tienes que leerle un libro entero, de hecho un niño de entre 18 y 24 meses todavía no se sentará cuando le leas. Comienza con un libro corto como *Pat the Bunny* de Dorothy Kunhardt's, en el cual tu hijo imita la acción de acariciar. Utiliza un tono alto cuando leas, se sabe que los bebés responden a esto. Después canta canciones con ritmos para niños. Continúa con libros que sean predecibles, con los que tu hijo pueda anticipar qué va a ocurrir y entender por qué ocurre, como *Goodnight Moon* de Margaret Wise Brown's.

Una evaluación del lenguaje y la comunicación

Si tu hijo no alcanza los niveles adecuados de desarrollo del lenguaje, debes hablar con el pediatra sobre la conveniencia de que sea examinado por un especialista. Si existen déficits en el lenguaje, audición o desarrollo, una intervención a tiempo puede ser importante para evitar o disminuir la gravedad de los futuros problemas de aprendizaje. Recomendamos que hables con el pediatra si existe alguno de los siguientes problemas:

- Tu hijo de dos o tres años sólo puede imitar el discurso y no emite frases o palabras espontáneamente.
- Sólo dice ciertos sonidos o palabras repetidamente.
- El tono de su voz parece inusual o es muy difícil entender lo que dice.

Capítulo 17. Crecimiento y desarrollo

- No puede usar el lenguaje oral más que para comunicar sus necesidades inmediatas.
- No puede seguir instrucciones simples.

Si el pediatra piensa que hay un motivo por el que preocuparse, enviará a tu hijo a un logopeda. Si le recomiendan seguir una terapia, tú deberías participar en el proceso. Observando las sesiones de terapia puedes aprender lo que le están enseñando a tu hijo y reforzar esos conceptos en casa. Es muy importante que aprendas qué es lo que puedes hacer para potenciar el desarrollo de las habilidades del lenguaje.

Tartamudeo

Los niños de edades comprendidas entre dos y cinco años normalmente repiten palabras enteras y frases y puede que intercalen palabras de relleno como «uh» o «um» en su discurso. Esto es una falta de fluidez normal y no hay por qué preocuparse. Pero en algunos casos, tartamudear causa una interrupción en la fluidez del discurso.

Dentro de los síntomas del tartamudeo se encuentran los siguientes:

- Repetición excesiva de palabras completas o frases.
- Repeticiones de sonidos frecuentes o de sílabas.
- Discurso muy forzado o tenso o falta de fluidez (interrupciones en el flujo del discurso).
- Aumento en la tensión facial o tensión en los músculos que se utilizan para hablar.
- Tensión vocal acompañada de un tono elevado o de un tono casi inaudible.
- Evitar situaciones que requieren comunicación.

Si estos síntomas de tartamudeo continúan durante seis meses o más, consulta con el pediatra, que puede enviar a tu hijo a un logopeda para una examen más detallado.

Nuestro consejo

Comienza a preparar una biblioteca infantil

Enséñale a tu hijo pequeño lo divertido que es leer, a la vez que potencias el desarrollo del lenguaje, con libros especialmente hechos para mirarlos y jugar con ellos. Los libros de tela, los libros con animales de peluche pegados en la portada y los libros con sonidos son todos un gran acierto. Los libros de formas inusuales o con muchas texturas son también muy buenos para introducir a tu hijo al mundo de la lectura.

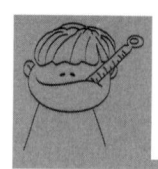

Además de con una terapia profesional, puedes ayudar a tu hijo haciendo lo siguiente:

- No insistas en que hable correctamente todo el tiempo.
- Utiliza las horas de las comidas para conversar, deja la televisión así como la radio apagadas.
- Evita el impulso de corregir el discurso de tu hijo o de terminar las frases por él.
- No le fuerces a hablar o a leer en alto cuando no quiera.
- No le digas que empiece a decir la frase de nuevo o que piense antes de comenzar a hablar.
- Habla lenta y claramente a tu hijo para que tenga un ejemplo de discurso lento.
- Motívalo a hacer actividades en las que no se requiera hablar durante las horas en las que tenga más dificultades para hablar con fluidez.

Nuestro consejo

Soltando esas palabras

Hasta el 25 por ciento de los niños de entre 18 meses y siete años pasan por una fase de tartamudeo. Tranquilizar a tu hijo es la mejor manera de ayudarlo a que el hábito se termine. Mírale a los ojos, escucha sin interrumpirlo y háblale tranquilamente, utilizando frases sencillas.

Pautas del desarrollo

Las listas siguientes describen algunas de las características y habilidades que los niños tienen a diferentes edades. Las pautas de desarrollo están agrupadas según el área específica de desarrollo para cada edad. En general, la mayoría de los niños habrán alcanzado cada uno de estos niveles al final del período indicado. Para cada edad hay también una sección llamada «habla con tu pediatra si…» con la intención de que te sirva de guía cuando tengas alguna preocupación sobre el desarrollo de tu hijo.

Cuando utilices esta información ten presente que:

- Muchos niños normales mostrarán durante su desarrollo retraso en alcanzar uno o más de los niveles sugeridos.
- Esta información no debe sustituir a las evaluaciones de desarrollo que le hagan en la consulta del pediatra durante las visitas rutinarias.

Capítulo 17. Crecimiento y desarrollo

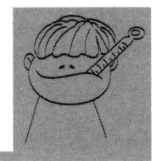

- No dudes en pedir consejo a tu pediatra si piensas que tu hijo puede tener un problema. Confía en tus instintos.

Pautas del desarrollo – Primer mes

Motricidad fina y gruesa

- Hace movimientos bruscos con los brazos; mueve los dos lados del cuerpo.
- Sigue brevemente los objetos en movimiento con sus ojos.
- Mueve la cabeza de un lado a otro mientras está tumbado boca abajo.
- Se le va la cabeza hacia atrás si no está sujeta.
- Tiene movimientos reflejos fuertes (al mamar, al agarrar y el reflejo de Moro o reflejo al susto).
- Se lleva las manos cerca de los ojos y de la boca.
- Es capaz de poner las manos con los puños apretados.

Lenguaje

- Emite sonidos.

Personal y social

- Prefiere mirar a las caras de las personas antes que a otros objetos.

Otras características y comportamientos esperados

- Centra su mirada en cosas que están a una distancia de entre 20 y 30 centímetros respecto a él.
- Sus ojos tienden a desviarse y a veces se cruzan.
- Se asusta con los ruidos fuertes.
- Prefiere el blanco y el negro o cosas con mucho contraste.

Habla con tu pediatra si tu hijo

- Mama poco y come muy lentamente.
- No cierra los ojos cuando le da luz brillante directamente.
- Si no centra su mirada o sigue con ella a un objeto cercano.
- Pocas veces mueve los brazos y las piernas; parece entumecido o como un muñeco de trapo.
- No se inmuta con los ruidos fuertes.

Pautas del desarrollo – De uno a tres meses

Motricidad fina y gruesa

- Levanta la cabeza y el pecho cuando está boca abajo.
- Sujeta su tronco con los brazos cuando está boca abajo.
- Mueve las manos, da patadas y se retuerce cuando está tumbado boca abajo o boca arriba.
- Abre y cierra las manos.
- Empuja con las piernas cuando sus pies están apoyados en una superficie plana.
- Se lleva las manos a la boca.
- Golpea con las manos los objetos que cuelgan.
- Agarra juguetes u otros objetos que se le pongan en la mano y los agita.

Lenguaje

- Sonríe cuando escucha voces familiares o cuando ve caras familiares.
- Empieza a balbucear.
- Dice «ohh» y «ahh».
- Se ríe y, posiblemente, emite chillidos.

Personal y social

- Comienza a sonreír en respuesta a la sonrisa de alguien.
- Disfruta jugando con alguien y puede que se ponga a llorar cuando dejan de jugar con él y se van.
- Es más comunicativo y expresivo con su cara y su cuerpo.
- Imita algunos movimientos y expresiones de la cara.
- Se pone muy pesado a veces, normalmente al final del día.

Otras características y comportamientos esperados

- Mira a las caras intencionadamente.
- Responde a los sonidos fuertes quedándose quieto y callándose o con movimientos de todo el cuerpo.
- Sigue los objetos que se mueven.
- Reconoce objetos familiares y a la gente a distancia.
- Se mira su manos y empieza a usar las manos y los ojos coordinadamente.
- Se queda mirando fijamente a las cosas; esto lo hace mucho.

Capítulo 17. Crecimiento y desarrollo

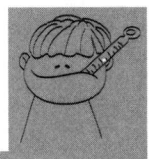

Habla con tu pediatra si tu hijo

- Parece que no responde a los ruidos fuertes.
- A los dos meses no sonríe cuando oye el sonido de tu voz.
- A los dos o tres meses no sigue objetos en movimiento.
- A los tres meses no agarra y sujeta objetos.
- A los tres meses no devuelve la sonrisa a la gente.
- A los tres meses no puede sujetar bien la cabeza.
- A los tres o cuatro meses no balbucea.
- Tiene problemas al mover uno o los dos ojos en todas las direcciones.
- Sus ojos están cruzados o no se mueven a la vez la mayoría de las veces.
- No se da cuenta de las nuevas caras.

Pautas del desarrollo – De cuatro a siete meses

Motricidad fina y gruesa

- Gira sobre sí mismo cuando está tumbado; si está boca abajo se pone boca arriba y viceversa.
- Se sienta con ayuda y después sin ella.
- Se endereza apoyándose en los brazos cuando está boca abajo.
- Sus piernas pueden soportar todo el peso de su cuerpo.
- Alcanza los juguetes con la mano.
- Pasa los juguetes de una mano a la otra.
- «Hurga» en los objetos pequeños (alcanza los objetos usando la mano con los dedos doblados).

Lenguaje

- Gira hacia el lugar de donde provienen el sonido y los ruidos.
- Contesta a su nombre.
- Comienza a responder «no».
- Distingue las emociones por el tono de voz.
- Contesta a los sonidos emitiendo otros y quizás imita sonidos hablados.
- Utiliza su voz para expresar alegría y disgusto.
- Balbucea cadenas de consonantes («ba-ba-ba-ba»).

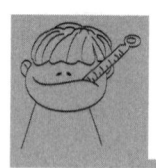

Personal y social

- Encuentra objetos que están, en parte, escondidos.
- Explora las cosas con las manos y poniéndoselas en la boca.
- Se esfuerza para agarrar objetos que están fuera de su alcance.
- Se divierte jugando con gente.
- Se da cuenta cuando hay cosas pequeñas, como cereales, en frente de él.
- Contesta a las expresiones de emoción de otras personas.
- Chilla y hace otros sonidos de tono alto cuando está feliz.
- Sonríe cuando se ve en el espejo.
- Muestra frustración cuando intenta hacer cosas nuevas como darse la vuelta.

Otras características y comportamientos esperados

- Se emociona cuando ve gente que le es familiar o cuando ve el biberón o el pecho.
- Ha mejorado su visión de lejos.
- Ha mejorado su habilidad para seguir objetos en movimiento.

Habla con tu pediatra si tu hijo

- Parece entumecido, con los músculos tensos, parece débil o como un muñeco de trapo.
- Su cabeza se va todavía hacia atrás cuando se le tira del cuerpo para sentarle.
- Utiliza una sola mano para sujetar los objetos, o una pierna parece más fuerte que la otra.
- No se abraza o muestra ningún afecto hacia la persona que se ocupa de él.
- Sus ojos están constantemente cruzados o no se mueven a la vez.
- No responde a los sonidos.
- Tiene dificultades para llevarse las cosas a la boca.
- A los cuatro meses no se estira para alcanzar los juguetes ni los agarra.
- A los cuatro meses no balbucea.
- Todavía tiene el reflejo de Moro (al susto) a los cuatro meses.
- A los cuatros meses su cabeza no permanece firme cuando está sentado.
- A los siete meses no intenta imitar sonidos del lenguaje.
- No empuja cuando sus pies están apoyados en una superficie firme a los cuatro meses.
- A los cinco meses no gira su cabeza para localizar de dónde provienen los sonidos.

Capítulo 17. Crecimiento y desarrollo

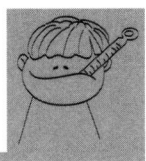

- A los cinco meses no se da la vuelta cuando está tumbado, ni boca abajo ni boca arriba.
- No se puede sentar (ayudándolo con las manos) a los seis meses.
- A los seis meses no se ríe ni da grititos.
- A los seis o siete meses no se estira de una manera activa para alcanzar los juguetes.
- No sigue los objetos cercanos ni lejanos con sus ojos a los siete meses.
- A los siete meses no aguanta su peso sobre las piernas.
- A los siete meses no intenta atraer la atención con sus acciones.

Pautas del desarrollo – De ocho a doce meses

Motricidad gruesa

- Se sienta sin ayuda.
- Se pone solo de rodillas.
- Gatea.
- Puede estar de pie sujeto a algo.
- Se pone de pie.
- Camina sujetándose en los muebles.
- Se queda de pie sin ayuda en algún momento.
- Posiblemente camine dos o tres pasos sin ayuda.

Motricidad fina

- Usa sus dedos como pinzas (agarra los objetos entre el dedo gordo y el índice).
- Golpea una cosa contra otra.
- Pone las cosas dentro de una caja grande.
- Saca las cosas de la caja grande.
- Deja caer las cosas a propósito.
- Hurga en las cosas con el dedo índice.

Lenguaje

- Presta cada vez más atención a lo que dicen los demás.
- Habla o «chapurrea» continuamente, casi siempre emite sonidos sin sentido.

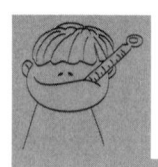

- Responde a simples instrucciones habladas.
- Deja de hacer algo si se le dice «no», pero sólo por un momento.
- Utiliza gestos simples como agitar la cabeza para decir «no».
- Dice «papá» y «mamá».
- Utiliza exclamaciones como «uh-oh».
- Intenta imitar palabras.
- Indica lo que quiere.

Personal y social

- Explora los objetos de varias maneras (agitándolos, golpeándolos, tirándolos, dejándolos caer).
- Encuentra los objetos escondidos con facilidad.
- Mira el dibujo correspondiente cuando se dice el nombre.
- Comienza a utilizar los objetos correctamente (beber de un vaso, peinarse, escuchar por el teléfono).
- Imita gestos.
- Se muestra tímido o inquieto con extraños.
- Llora cuando mamá o papá se van.
- Disfruta imitando a la gente.
- Muestra preferencias específicas hacia cierta gente y juguetes.
- Prueba cuál es la reacción de los padres a su comportamiento.
- Puede que tenga miedo en algunas situaciones.
- Prefiere a la persona que le cuida antes que al resto de la gente.
- Repite sonidos y gestos para llamar la atención.
- Come utilizando los dedos.
- Extiende el brazo o la pierna para ayudar cuando le están vistiendo.

Habla con tu pediatra si tu hijo

- No gatea.
- Arrastra una parte de su cuerpo al gatear.
- No se puede mantener de pie cuando se le sujeta.
- No busca objetos que sabe que están escondidos.

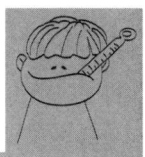

Capítulo 17. Crecimiento y desarrollo

- No imita sonidos del lenguaje.
- No hace gestos como saludar con la mano o mover la cabeza.
- No señala objetos o dibujos.
- A los ocho meses no balbucea.
- A los ocho meses no muestra interés en juegos como el «cucú».

Pautas del desarrollo – De uno a dos años

Motricidad gruesa

- Camina con independencia.
- Empuja los juguetes a la vez que camina.
- Lleva un juguete grande o varios juguetes a la vez que camina.
- Se agacha para alcanzar algo y se endereza de nuevo sin apoyarse en nada.
- Puede andar hacia atrás.
- Empieza a correr.
- Se pone de puntillas.
- Da una patada a una pelota.
- Sube y baja las escaleras sujetándose en la barandilla.

Motricidad fina

- Garabatea de forma espontánea.
- Da la vuelta a las cajas para sacar su contenido.
- Construye torres de cuatro bloques o más.
- Posiblemente utiliza una mano más que la otra.

Lenguaje

- Se da la vuelta y mira cuando lo llaman.
- Señala el objeto o el dibujo cuando se dice el nombre.
- Dice «adiós» con la mano y con palabras cuando alguien se va.
- Reconoce los nombres de la gente que le es familiar, de objetos y las partes del cuerpo.
- Dice muchas palabras simples como *vaso* y *fuera*.

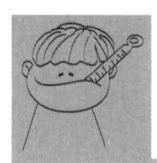

- Usa frases de dos palabras como *quiero agua*.
- Sigue instrucciones sencillas.
- Repite palabras que ha oído en conversaciones.
- Utiliza objetos, gestos y palabras sencillas para comunicarse.

Personal y social

- Encuentra objetos incluso cuando están muy escondidos.
- Puede hacer tareas o quehaceres simples de la casa.
- Se puede quitar alguna de su ropa.
- Comienza a jugar.
- Imita el comportamiento de los demás, especialmente de los adultos y de otros niños.
- Se da más cuenta de su propia existencia independiente de los demás; se reconoce a él mismo en las fotografías.
- Cada vez le gusta más estar en compañía de otros niños.

Otras características y comportamientos esperados

- Demuestra cada vez más independencia.
- Procura dejar a las personas que le cuidan para explorar las cosas pero le da miedo la separación.
- Comienza a mostrar un comportamiento desafiante.
- Muestra ansiedad a la separación, que aumenta cuando tiene año y medio y desaparece cuando se acerca su segundo cumpleaños.
- Intenta imitar las conversaciones de los mayores y muestra frustración cuando no puede.

Habla con tu pediatra si tu hijo

- No puede andar sin ayuda a los 18 meses.
- No ha desarrollado un modelo de caminar con el talón y los dedos después de varios meses o camina únicamente apoyándose en los dedos.
- A los 18 meses no dice al menos dos o tres palabras.
- A los 15 meses parece que no sabe para qué sirven objetos comunes de la casa.
- No imita acciones o palabras a los dos años.
- A los dos años es incapaz de seguir instrucciones simples.
- No puede empujar un juguete con ruedas a los dos años.

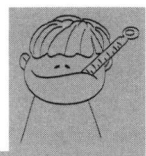

Capítulo 17. Crecimiento y desarrollo

Pautas del desarrollo – De dos a tres años

Motricidad gruesa

- Escala bien.
- Corre y salta bien.
- Sube y baja las escaleras alternando los pies.
- Da patadas a la pelota hacia delante.
- Tira la pelota con las manos.
- Puede mantener el equilibrio con un pie por uno o dos segundos.
- Pedalea en un triciclo.
- Se dobla fácilmente sin caerse.

Motricidad fina

- Pinta rayas verticales, horizontales y círculos con un lápiz o con pinturas de cera.
- Pasa las páginas de los libros una a una.
- Construye una torre de más de seis bloques.
- Sujeta un lapicero en la posición de escribir.
- Enrosca y desenrosca la tapa de los botes.
- Gira los pomos que dan vueltas.
- Clasifica los objetos según su color y forma.
- Completa puzzles de tres y cuatro piezas.
- Pone a funcionar los juguetes mecánicos.

Lenguaje

- Sigue instrucciones de dos o tres partes («Busca la muñeca y tráemela»).
- Hace preguntas.
- Reconoce e identifica muchos objetos y dibujos comunes.
- Empareja un objeto que tiene en la mano o que hay en la habitación con el dibujo del libro.
- Conoce las principales partes del cuerpo.
- Utiliza frases de cinco y seis palabras.
- Puede decir su nombre, edad y sexo.
- Utiliza los pronombres (yo, tú, etc.) y algunos plurales.
- Habla suficientemente bien y las personas desconocidas pueden entender la mayoría de las palabras que dice.

Guía de la salud infantil para padres

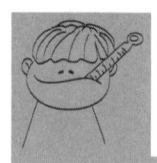

Personal y social

- Juega a representar situaciones reales con muñecas, animales y personas.
- Entiende el concepto de «dos».
- Se puede lavar y secar las manos.
- Imita a los adultos y a sus compañeros de juego.
- Muestra afecto de manera espontánea hacia sus compañeros de juego.
- Puede seguir turnos en los juegos.
- Entiende los conceptos de «mío» y «suyo».

Otras características y comportamientos esperados

- Expresa su afecto de manera abierta.
- Posiblemente se viste con ropa que es fácil de poner.
- Expresa una gran variedad de emociones.
- Se separa fácilmente de los padres cuando tiene tres años.
- Protesta cuando hay grandes cambios en su rutina.

Habla con tu pediatra si tu hijo

- Se cae frecuentemente o tiene problemas con las escaleras.
- Babea de manera persistente o no habla claro.
- Es incapaz de construir una torre de más de cuatro bloques.
- Tiene dificultades al manejar objetos pequeños.
- Es incapaz de comunicarse con frases cortas.
- No intenta jugar.
- No entiende instrucciones simples.
- Muestra poco interés en los otros niños.
- Lo pasa muy mal al separarse de la persona que le cuida.

Pautas del desarrollo – De tres a cuatro años

Motricidad gruesa

- Salta sobre un pie y puede mantener el equilibrio sobre un solo pie durante tres o cuatro segundos.

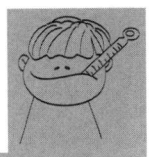

Capítulo 17. Crecimiento y desarrollo

- Sube y baja las escaleras sin sujetarse.
- Atrapa las pelotas en movimiento la mayoría de las veces.
- Se mueve hacia delante y hacia atrás con agilidad.

Motricidad fina

- Copia un círculo.
- Dibuja a una persona con dos o más partes del cuerpo.
- Utiliza tijeras (con supervisión).
- Comienza a copiar algunas letras mayúsculas.

Lenguaje

- Entiende los conceptos de «igual» y «diferente».
- Dice los nombres de los colores correctamente.
- Entiende el concepto de contar y posiblemente sepa algunos números.
- Sigue instrucciones de tres partes.
- Recuerda algunos detalles de una historia.
- Habla con frases de cinco palabras.
- Habla lo bastante claro como para ser entendido por la gente que no le conoce.
- Cuenta historias.

Personal y social

- Comienza a tener un claro sentido del tiempo.
- Participa en juegos imaginativos.
- Está interesado en nuevas experiencias.
- Coopera con otros niños.
- Juega a los papás y las mamás (hace actuaciones en las que representa a los distintos miembros de la familia).
- Se viste y se desviste solo.
- Negocia las soluciones a los problemas.
- Se vuelve más independiente.

Otras características y comportamientos esperados

- Piensa que muchas imágenes que no le son familiares pueden ser «monstruos».

Guía de la salud infantil para padres

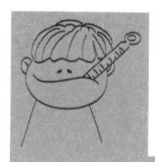

- Se ve a sí mismo como una persona completa con cuerpo, mente y sentimientos.
- Posiblemente tenga problemas en diferenciar la fantasía de la realidad.

Habla con tu pediatra si tu hijo

- No puede saltar en el mismo sitio.
- No es capaz de conducir un triciclo.
- No puede sujetar un lapicero entre el dedo gordo y el índice.
- Tiene dificultades para hacer garabatos.
- No puede apilar seis bloques de construcción.
- Todavía se aferra a ellos o llora cuando sus padres se van.
- No muestra interés en los juegos interactivos.
- Ignora a los otros niños.
- No contesta a las personas que no son de la familia.
- No participa en juegos de fantasía.
- Se resiste a vestirse, dormir o a usar el váter.
- Da patadas sin controlarse cuando está enfadado o disgustado.
- No utiliza frases de más de tres palabras.
- No utiliza las palabras *yo* y *tú* apropiadamente.

Pautas del desarrollo – De cuatro a cinco años

Motricidad gruesa

- Mantiene el equilibrio con un solo pie durante cinco segundos o más.
- Salta hacia delante con los pies juntos.
- Da una voltereta (vuelta de campana hacia delante).
- Se columpia y trepa.
- Posiblemente da brincos.

Motricidad fina

- Copia una cruz (+) y puede que sea capaz de copiar un cuadrado.
- Dibuja a personas con cuerpo.
- Escribe algunas letras.

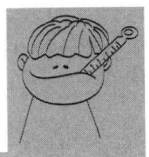

Capítulo 17. Crecimiento y desarrollo

- Se viste y se desviste sin ayuda.
- Utiliza el tenedor, la cuchara y a veces el cuchillo.
- Normalmente se preocupa de sus necesidades de aseo.

Lenguaje

- Habla con frases de más de cinco palabras.
- Utiliza el tiempo futuro.
- Cuenta historias largas.
- Dice las direcciones.
- Sabe al menos el nombre de cuatro colores.
- Dice qué hay que hacer cuando una persona está cansada, tiene hambre o tiene frío.

Personal y social

- Hace muchas preguntas.
- Puede contar cinco o más objetos.
- Entiende mejor el concepto de tiempo.
- Conoce las cosas que se utilizan a diario en casa.
- Juega a las cartas y a juegos de mesa.
- Le gusta agradar a sus amigos y ser como ellos.
- Es probable que esté de acuerdo con las reglas.
- Le gusta cantar, bailar y actuar.
- Muestra más independencia.

Otras características y comportamientos esperados

- Es consciente de los diferentes sexos, distingue a los niños de las niñas.
- Es capaz de diferenciar la realidad de la fantasía.
- A veces es cabezota y exigente, a veces muy cooperativo.

Habla con tu pediatra si tu hijo

- Se muestra atemorizado o tiene un comportamiento agresivo.
- Es incapaz de separarse de sus padres sin protestar.
- Se distrae fácilmente y tiene problemas para concentrarse en cualquier actividad durante más de cinco minutos.

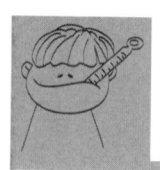

- Se niega a responder a la gente.
- Raras veces utiliza la fantasía o la imitación cuando juega.
- No está feliz normalmente, es un niño triste.
- No participa en muchas actividades.
- Evita o parece que no le importan los demás niños y los adultos.
- No expresa una gran variedad de emociones.
- Tiene problemas comiendo, durmiendo y para usar el váter.
- No puede distinguir entre fantasía y realidad.
- No puede entender ni seguir instrucciones complicadas cuando tienen preposiciones («Toma el libro y ponlo en la mesa»).
- No puede decir correctamente su nombre y apellido.
- No utiliza los plurales ni los tiempos en pasado correctamente cuando habla.
- No habla de las actividades diarias ni de sus experiencias.
- No puede copiar un círculo.
- No puede hacer una torre con seis u ocho bloques de construcción.
- Parece incómodo cuando sujeta un lapicero.
- Tiene problemas para quitarse la ropa.

¿Necesitas más información?

Consulta el índice y el apéndice C, *Guía de recursos*. Y por supuesto, habla con el médico de tu hijo.

18

Tiempo de jugar

Divertirse creciendo

Definida como «la actividad espontánea de los niños», el juego no tiene precio; les permite ampliar el conocimiento sobre ellos mismos y sobre los demás y fomenta su habilidad para comunicarse. Jugar es más que algo divertido. Es una actividad que desarrolla el amor propio y la confianza, especialmente cuando los padres participan. Como compañero favorito de juegos de tu hijo, el tiempo que pasas jugando con él no tiene precio. A los niños que se les responde con una sonrisa cuando hacen gorgoritos o se les elogia por construir una torre con bloques, aprenden que tienen algo valioso que ofrecer al mundo. Además, jugar proporciona muchas oportunidades para el ejercicio físico, lo que fomenta estar en buena forma a medida que tu hijo se va haciendo adulto.

La voz de la experiencia

«Si no puedes pasar mucho tiempo con tus hijos, el tiempo que estés aprovéchalo. Hacer la colada, fregar los platos y limpiar puede esperar. Acurrucarse, ver dibujos animados, pintar con las manos y hacer muñecos de nieve son cosas más importantes».

De la *Encuesta a los padres de KidsHealth*

El juego y el desarrollo

Cuando un bebé zarandea un sonajero y hace un ruido, aprende lo que es causa, efecto y coordinación. Cuando se estira hacia un móvil que está colgando en su habitación, aprende el equilibrio y las relaciones espaciales (para información detallada sobre el desarrollo, consulta el capítulo 17, *Crecimiento y desarrollo*).

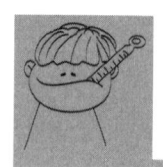

> ### La voz de la experiencia
>
> «No les metas prisa a tus hijos para que crezcan. Déjales ser niños. Permíteles que hagan tonterías. Déjales correr gritando y riendo. Alimenta su curiosidad, no la aplastes. Pero lo más importante, simplemente quiéreles».
>
> De la *Encuesta a los padres de KidsHealth*

En cada visita rutinaria (como se describe en el capítulo 13, *Cuidado médico rutinario*), el pediatra puede que te haga preguntas para determinar si los juegos de tu bebé son apropiados para su edad. Estas preguntas pueden incluir si está jugando al «cucú», levantándose en la cuna, estirándose para alcanzar objetos, tapando cosas y luego destapándolas y así sucesivamente. Recuerda que los niños se desarrollan a ritmos diferentes, pero si tu hijo no ha alcanzado unos ciertos niveles esperados, puedes crear oportunidades para su desarrollo, enseñándole cómo jugar al cucú, darse la vuelta en el suelo o zarandear un sonajero.

> ### La voz de la experiencia
>
> «Un consejo para los padres que trabajan: tan pronto como entres por la puerta al final del día, da un abrazo muy fuerte a tu hijo y un beso y pasa 15 ó 30 minutos con él».
>
> De la *Encuesta a los padres de KidsHealth*

Etapas de juego

A medida que tu hijo va creciendo, probablemente verás las siguientes etapas comunes de juego:

- El juego del niño implica experimentar con las sensaciones del cuerpo y con los movimientos. A los seis meses empuja una pelota y se da cuenta de que él ha causado el movimiento. Sabe que si quiere que la pelota se mueva otra vez, tiene que empujarla. A los 12 meses zarandea un sonajero para escuchar el ruido que hace y sentir esa sensación.

- Entre los 12 y los 18 meses los niños empiezan a explorar juegos imaginativos. Puede que veas a tu hijo que está dando de comer a su osito de peluche con una cuchara y una taza o que utiliza un plátano como si fuera un teléfono. Además, los juegos de cucú y dar palmitas enseñan a tu hijo a relacionarse con los demás y a turnarse.

Capítulo 18. Tiempo de jugar

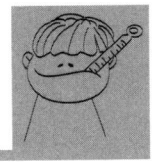

- Entre los 18 y los 36 meses es la hora de simular juegos que imitan el mundo que les rodea: clasificar hojas, dar de comer a las muñecas y tomar el café son formas divertidas de ser «como tú». Es también durante esta etapa cuando verás cómo el rollo de cartón del papel de cocina se convierte en trompeta y tus toallas del baño se convierten en la capas de los superhéroes. A los niños de estas edades les gusta estar con otros niños, pero realmente no juegan con los otros; hacen lo que se conoce con el nombre de «juego paralelo», en el cual juegan independientemente junto a otros niños pero sin interactuar realmente.

- Los niños de cuatro y cinco años son expertos en divertirse. A través de juegos imaginativos, construirán rascacielos con bloques y figuras con arcilla. Les encantan los juegos formales que tienen reglas y maneras «buenas» y «malas» de hacer las cosas. Juegos de mesa como el parchís y la oca son sus favoritos. Estos niños están dispuestos a jugar con grupos y les gustan los juegos como el corro de la patata y el escondite.

Cómo ayudar a tu hijo a jugar

Estimula el desarrollo de tu hijo jugando, sigue estos consejos:

- Piensa como un niño, sé imaginativo y juega con tu hijo.
- Elige los juguetes de acuerdo con su edad y habilidad.
- Crea un espacio para jugar a prueba de niños, seguro e ilimitado.
- Dale cosas para jugar que fomenten la exploración y la adaptabilidad.
- Pon los juguetes a la altura de los ojos de tu hijo y cámbialos de sitio para evitar que se aburra.
- Dile: «Estás jugando muy bien» y «Me gusta la manera en la que estás compartiendo tus cositas».

También es importante darle a tu hijo la oportunidad de jugar con otros niños, a la vez que hace ejercicio físico. Los lugares para que jueguen los niños están diseñados especialmente con este propósito.

Las clases de ejercicios para los bebés, los centros de educación infantil y las clases preescolares son también lugares perfectos para que tu hijo tenga su primera experiencia relacionándose con otros. Un beneficio añadido de estas reuniones organizadas es que, a través de tu hijo, tú tienes la oportunidad de conocer a otros padres que tienen intereses y preocupaciones similares a los tuyos.

Guía de la salud infantil para padres

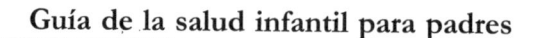

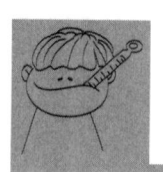

> **Nuestro consejo**
>
> **Tómate un respiro**
>
> Aunque muchos padres piensan que realizar más actividades hace que los niños sean más inteligentes y más equilibrados, éste no es siempre el caso. Hacer demasiadas actividades nuevas y conocer muchos niños nuevos puede ser estresante, especialmente para los niños pequeños. Intenta tener algo de tiempo para jugar que no esté estructurado, lo cual ayuda a tu hijo a pensar y soñar independientemente.

Cómo elegir los juegos, actividades y juguetes adecuados

Aquí te sugerimos algunos juguetes para niños de varias edades:

- Para niños de tres a seis meses: Juguetes que puedan sujetar con las manos, móviles, espejos que no se puedan romper (colocados a los lados de la cuna o cerca del cambiador), juguetes sensoriales que hagan ruido y sonajeros (las cajas de música y los radio-casetes entretienen incluso a los más pequeños. Nunca es demasiado pronto para ponerle música a tu hijo).

- Para niños de seis a nueve meses: Paneles con dibujos (colocados a un lado de la cuna), muñecos y animales de peluche, pelotas para rodarlas o para gatear más tarde, cosas de la casa como por ejemplo los utensilios de cocina (tazas de plástico para medir y cucharas de palo), bloques de construcción blandos o de madera, juguetes que se mueven (coches u otros juguetes que saltan automáticamente cuando se toca el sitio adecuado) y libros (con páginas de cartón y que contengan dibujos brillantes).

- Para niños de nueve a doce meses: Juguetes que se empujen con los que puedan ejercitar sus habilidades para caminar, pelotas para tirarlas (cuando están de pie), libros con diferentes texturas y con solapas, bloques para apilar y un cubo y una pala para jugar en la arena.

- Para niños de 12 meses hasta preescolar: Bloques grandes de cartón para construir paredes y fuertes, carros y otros juguetes para empujar y tirar de ellos, juguetes para clasificar y encajar, gimnasios para escalar, pinturas y rotuladores lavables, vehículos para montarse en ellos, una mesa de herramientas, una cocina de juguete y libros de dibujos.

Capítulo 18. Tiempo de jugar

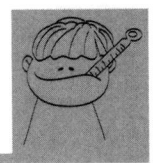

- Para niños en edad preescolar: Juguetes para montarse en ellos, como triciclos y carritos, materiales para hacer «obras de arte» como pinturas lavables y brochas grandes (monta su taller de arte donde pueda crear un desastre), instrumentos de percusión, ropa para disfrazarse, platos y comida de juguete, juguetes de construcción y puzzles y otros juguetes que requieren manipulación.

> ### La voz de la experiencia
> «Cuando estás haciendo cosas con tu hijo no le quieras 'enseñar' siempre. Recuerda jugar en serio en lugar de ser serio».
>
> **De la *Encuesta a los padres de KidsHealth***

Cuando elijas juguetes para tu hijo, no te vuelvas loco con el tema del sexo. ¿Las niñas deben jugar con animales de peluche o con camiones? ¿Los niños deben abrazar una muñequita o un superhéroe? Algunas personas creen que los estereotipos de los papeles que hace cada sexo se comunican a los niños a través de los juguetes con los que juegan, pero realmente éste no es un asunto que sea verdadero o falso. Por qué no darle a tu hijo las dos cosas, muñecas y camiones y animales de peluche y superhéroes; déjale decidir cuál le gusta más. Lo importante es elegir juguetes que sean educativos, seguros y, lo más importante de todo, entretenidos.

> ### La voz de la experiencia
> «Un amigo me dijo que pintara fuera de las líneas cuando estoy pintando con mis hijos. De esta manera, no tendrán un dibujo 'perfecto' con el que comparar el suyo».
>
> **De la *Encuesta a los padres de KidsHealth***

Siempre se debería elegir los juguetes cuidadosamente y la seguridad debe ser la primera prioridad. Cualquier casa en la que haya un bebé o un niño pequeño debe estar a prueba de niños, esto quiere decir que cualquier cosa que pueda dañar a un niño debe quitarse de en medio o bloquearla (como se explica en el capítulo 2, *Prepara tu casa y a tu familia*). Para evitar el peligro de asfixia, las partes de los juguetes no deberían ser más pequeñas que el agujero del rollo del papel higiénico hasta que el niño tenga tres años. Todas las partes de los juguetes deberían estar bien hechas y en buenas condiciones. Los cordones pueden ser peligrosos para los bebés y los niños pequeños porque se los pueden enrollar alrededor del cuello; los juguetes de peluche en las cunas también pueden presentar un peligro respiratorio para los bebés. Para más información sobre cuestiones relacionadas con la seguridad, lee el capítulo 24, *La seguridad del niño*.

Los juguetes, el juego y las relaciones sociales

Si observas a tu hijo jugar con otros niños en el parque o en el centro de educación infantil, verás en acción su educación en cuanto a trato social se refiere. Aprenden todo a fuerza de probar y equivocarse (y alguna que otra experiencia con empujones y peleas): cómo compartir, cómo ser considerado con los demás, cómo tener buenos modales y cómo el modo en que actúan repercute en la manera en la que los demás se portan con él. Tú solo no puedes enseñarle todas estas cosas, tienen que experimentarlas ellos mismos. Para más información sobre cómo tratar los problemas comunes de comportamiento cuando tu hijo aprende a relacionarse con los demás, consulta el capítulo 19, *Carácter, comportamiento y disciplina*.

> **Nuestro consejo**
>
> **Juguetes sencillos para los más pequeños**
>
> Aunque fabricar juguetes parezca incluso atractivo y prometa estimular todo tipo de desarrollo, los juguetes más simples son a menudo mejores para los que están aprendiendo a jugar por primera vez. Generalmente, cuantas más cosas tiene un juguete, menos creatividad e imaginación están implicadas en el juego. Un simple tren, sin más, puede inspirar a tu pequeño conductor en pañales lo más maravilloso, una simple muñeca sin ninguna característica extra puede animarle a cuidarla y darle de comer, y el viejo y favorito ruido de los cacharros de cocina refuerza el concepto de causa y efecto.

Si tu hijo parece que se está quedando atrás con respecto a otros niños en cuanto al trato social, quizás lo puedas ayudar motivándolo con actividades sociales básicas. Incluso un niño pequeño puede practicar cómo presentarse a la gente, empezar una conversación, mostrar a los demás que está interesado en ellos y aprender cómo integrarse en un grupo para hacer actividades. Los padres pueden actuar y hacer como si estuvieran en una situación social y enseñarle modelos apropiados de trato social. Además de esto, deberías consultar al pediatra si crees que tu hijo necesita más ayuda de la que tú puedes darle.

> **Nuestro consejo**
>
> **¡A lavar los juguetes!**
>
> Para evitar transmitir los gérmenes, lava los juguetes de plástico regularmente en agua caliente con jabón, después enjuágalos y sécalos meticulosamente.

Capítulo 18. Tiempo de jugar

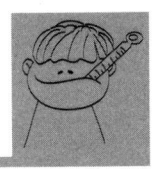

Mantenerse en forma: El ejercicio y los deportes

Durante los años de la infancia, tu hijo puede estar activo físicamente de muchas maneras diferentes. En la infancia, todos los pasatiempos como estirar los brazos y las piernas, girar sobre sí mismo y aprender a gatear o a andar, requieren ejercicio físico y son parte del programa de ejercicio físico de los bebés.

La voz de la experiencia

«Anímate a intentar nuevas cosas y aprende con tu hijo. Nunca he sido una forofa de las culebras, moscas, otros bichitos y en general cosas escalofriantes, pero no quería que mi hija creciera teniéndoles miedo, así que intentaba sostenerlas en mis manos. ¿Y sabes qué? Las culebras y las orugas son guay».

De la *Encuesta a los padres de KidsHealth*

Los niños de dos y tres años crecen con juegos físicos no estructurados como correr, nadar, trepar, jugar en la arena y participar en juegos acuáticos supervisados. A los dos años, tu hijo debería ser capaz de saltar con los dos pies, brincar y correr. A los tres años, mientras está en movimiento, debería poder cambiar de dirección (de derecha a izquierda y de adelante a atrás) cómodamente.

Juegos divertidos para jugar con tus hijos

Uno de nuestros lectores nos escribió para recordar a los padres que «los niños no necesitan siempre hacer grandes cosas. Tienden a recordar las pequeñas cosas como los libros que leéis juntos, los juegos que juegas con él y las excursiones al zoo». Creemos que este es un consejo excelente. A continuación os sugerimos algunas ideas para hacer «pequeñas cosas» con tu hijo:

De uno a tres meses

Vuela, pequeño, vuela: Siéntate en el suelo con tu bebé enfrente de ti. Sujeta su cuerpo y su cabeza con tus manos y dile: «¿Estás preparado para volar?» Álzalo suavemente según vas dejándote caer sobre tu espalda. Mientras estás tumbada, mantenlo en el aire.

Sigue a la abeja: Sujeta a tu bebé cómodamente. Pon tu dedo enfrente de sus ojos mientras haces el zumbido de una abeja. Mueve tu dedo de un lado para otro en el aire, los ojos de tu bebé deberían seguir a tu «abeja». Después, cógele el dedito y muévelo de un sitio para otro a la vez que haces el zumbido; haz que la «abeja» aterrice en tu mejilla o en tu nariz.

El ascensor: Túmbate sobre tu espalda y sube a tu hijo por encima de ti. Dile: «¡Te voy a dar un beso!», mientras lo vas bajando y le das un beso.

Botecitos en las piernas: Sienta a tu bebé en tu regazo y sujétalo por debajo de los brazos. Muévete hacia delante hasta que estés en el borde del asiento, luego sube y baja tus talones dando suaves botecitos. Cantar mientras haces esto añadirá diversión y estimulará el desarrollo del lenguaje.

De cuatro a siete meses

Juego de equilibrio: Coloca a tu bebé en una cama sujetándole el tronco y suavemente muévele en el colchón.

¡Una, dos y tres!: A los bebés les gusta anticiparse al movimiento, así que este juego es uno de sus favoritos. Sujeta las manos de tu bebé cuando está tumbado y dile: «¿Estás preparado para levantarte? Allá vamos… ¡una, dos y tres!», a la vez que tiras de él suavemente para levantarlo.

Pelotas y juguetes para empujar: Según tu hijo vaya teniendo más movilidad, tendrá más interés en los objetos que se mueven, como pelotas y juguetes con ruedas. Recuerda quitar estos juguetes del medio cuando esté intentando ponerse de pie o sentarse.

Pintar con comida: Pon un poco de comida triturada en la bandeja de la trona de tu hijo y déjale que «pinte con sus deditos». Provocará un desastre pero es muy divertido para tu bebé.

Cucú: Este viejo juego volverá loco a tu bebé, con su capacidad de entender que incluso cuando una persona o un objeto está tapado existe (un concepto llamado la permanencia del objeto). Cúbrete la cara con tus manos y luego quítalas y di: «Cucú».

De ocho a doce meses

Cinco lobitos: A los bebés les encantan aprender estos ritmos y anticiparse a los movimientos que los acompañan.

El escondite: Este juego explota el entendimiento de la permanencia de las cosas y las personas que tiene tu bebé. Esconde sus juguetes, o escóndete tú, y anímalo a buscarlos.

De uno a dos años

El juego de la sombra: Sal fuera un día de sol y busca tu sombra. Ayuda a tu hijo a encontrar la suya, después muévete y muéstrale cómo tu sombra se mueve cuando tú te mueves.

Pintar con los pies: Extiende un buen trozo de papel en el suelo. Echa pintura no tóxica en una bandeja llana grande. Sujeta las manos de tu hijo y déjale que pise la pintura, después que camine por el papel. También puedes marcar de esta manera huellas con las manos.

Dar patadas a la pelota: Tira una pelota grande a los pies de tu hijo cuando está quieto de pie y haz que te la devuelva con una patada. Este juego ayuda a que se desarrollen buenas habilidades de reacción y lo estimula a estar de pie con un solo pie.

Obras de arte con pasta: Ayuda a tu hijo a ensartar macarrones u otro tipo de pasta con formas divertidas en el cordón de un zapato, píntalos con pinturas con las que puedas usar las manos y pégalos en un papel.

Capítulo 18. Tiempo de jugar

> ### De tres a cinco años
>
> **Teatro con marionetas:** Dale a tu hijo marionetas y un mini escenario de teatro hecho con cajas de cartón. Juntos podéis hacer una representación de una canción familiar y favorita.
>
> **Las casitas:** Ofrece a tu hijo muñecos que representen a cada miembro de la familia y anímalo a que haga una representación de una escena de la vida diaria, como una cena familiar, llevar a la cama a los niños por la noche o pasear al perro.
>
> **El corro de la patata:** Este juego de mucho vaivén estimula el movimiento y la actividad en grupo.
>
> **Simón dice:** Estimula a tu hijo y a sus amigos a escuchar y seguir las instrucciones.

Los niños de cuatro y cinco años están aprendiendo a jugar de manera cada vez más coordinada y pueden comenzar a participar en algunos juegos organizados.

Los niños en estas edades pueden hacer rodar pelotas grandes, jugar a atraparse y quizás puedan montar en bicicleta con ruedas de apoyo (no obstante los niños de estas edades no pueden conducir una bici de manera segura si hay tráfico porque les falta juicio y conciencia de seguridad además de la coordinación adecuada). También se pueden divertir nadando, bailando, haciendo gimnasia o patinando.

La mayoría de los expertos creen que los niños deberían tener al menos siete u ocho años para formar parte de equipos organizados de deporte.

Depende del niño, pero muchos deportes de equipo requieren contacto físico y la mayoría de los niños menores de siete años no están preparados para el contacto físico fuerte.

Para ellos el riesgo de las heridas físicas no es el único problema, está también la cuestión de ganar o perder. Emocionalmente, perder en los deportes puede ser difícil, incluso para los adultos.

A estas edades, es más importante que los niños tengan la oportunidad de jugar sin preocuparse de quién gana o pierde.

No olvides nunca que hacer ejercicio debe ser divertido, no importa la edad de tu hijo ni la actividad o deporte. Si no se está divirtiendo pregúntale por qué y trata de solucionar el problema.

Intenta averiguar si tu hijo tiene algún temor o alguna razón para sentirse reacio a jugar en grupo.

Si es necesario, pospón la actividad e inténtalo de nuevo en unos meses o años; mientras tanto, encuentra otra actividad con la que tu hijo se divierta.

Guía de la salud infantil para padres

> ### Nuestro consejo
> #### Todos por igual
> Compartir puede ser difícil para muchos niños pequeños que no son capaces de ver las cosas desde otra perspectiva y necesitan tiempo para aprender. Si tu hijo es reacio a compartir, ayúdalo a entender ese concepto haciendo lo siguiente:
>
> - Inventa actividades simples que estimulen a jugar por turnos y con compañía, como tirarse una pelota de uno a otro o jugar en un sube y baja.
>
> - Dale ejemplo compartiendo con otros adultos (por ejemplo, lleva de paseo en el coche a amigos o dale una taza de azúcar a tu vecino) y explícale a tu hijo lo feliz que te ha hecho y lo felices que se sienten también los demás cuando se comparte algo.
>
> - Ofrece a tu hijo una variedad de cosas que pueda compartir: Está bien que algunas cosas no se puedan compartir (como su osito de peluche favorito), mientras que otros juguetes y objetos sí se puedan compartir con el resto de los niños.
>
> Para más información acerca de cómo enseñar a tu hijo a compartir, consulta el capítulo 19, *Carácter, comportamiento y disciplina*.

Ten siempre presente las siguientes cosas cuando tu hijo esté realizando cualquier actividad física:

- No presiones a los niños pequeños para que compitan. Quizás desarrollen una actitud negativa en cuanto a hacer deporte se refiere o se hagan daño al intentar hacer algo que está por encima de sus capacidades.

- Concéntrate en los éxitos de tu hijo más que en sus fracasos. Elogia lo que hace bien y dale muchas oportunidades para que triunfe.

- Enséñale nuevas actividades, especialmente si muestra interés. No hay ninguna necesidad de especializarse en un deporte o actividad durante los primeros años de la infancia.

- Intenta no hacer muchas comparaciones entre tu hijo y el resto de los niños. Mientras su desarrollo sea normal, déjale que haga las cosas a su propio ritmo.

A veces, si un niño no quiere jugar o estar con otros niños puede ser una señal de problemas físicos o psicológicos. Si tu hijo se queja de dolor, de que se queda sin respiración, de que no puede seguir el ritmo de los otros niños, o si continuamente rehúsa jugar con otros niños, llama al pediatra.

Capítulo 18. Tiempo de jugar

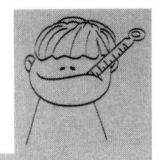

Toda la familia en forma

Cuando sea posible haz ejercicio con tus hijos. Cuando la familia sale de paseo en bicicleta o va de excursión, los padres hacen el papel de modelos y todo el mundo se divierte y hace ejercicio. Caminar, jugar y correr en el jardín de la casa o utilizar los aparatos para jugar que hay en los parques locales puede ser divertido para toda la familia.

Cómo hacer ejercicio de una forma segura

Siempre ten en cuenta la seguridad y la prevención cuando tu hijo esté haciendo cualquier tipo de actividad física. Recuerda los siguientes consejos cuando hagas ejercicio con la familia:

- Todos los niños y los adultos deben llevar siempre un casco cuando vayan montados en un triciclo, una bicicleta o cualquier otro juguete con ruedas; llevar casco se convertirá en un hábito seguro para toda la vida si se comienza pronto.

- Nunca dejes que tu hijo pequeño esté alrededor de una piscina sin supervisión constante. En sólo un segundo se puede resbalar y caer al agua. Una buena regla es mantener a tu hijo pequeño a la distancia del brazo, cuando esté en el agua o fuera de ella.

- Pon crema solar a tu hijo cuando esté jugando al aire libre, incluso en días nublados, para prevenir quemaduras y reducir el riesgo de desarrollo de cáncer de piel cuando sea adulto.

- **No** permitas que tu hijo juegue en trampolines. La *American Academy of Pediatrics* (AAP) recomienda que los niños no usen trampolines debido al alto número de accidentes que se producen cada año.

Para más información acerca de cómo mantener a tu hijo fuera de riesgos, lee el capítulo 24, *La seguridad en el niño*.

Nuestro consejo

A un niño con una enfermedad crónica o una minusvalía no se le debe excluir de hacer actividades para mantenerse en forma. Algunas actividades puede que necesiten ser modificadas o adaptadas y algunas quizás sean muy peligrosas, según sea la enfermedad de tu hijo. Habla con el pediatra sobre qué actividades son seguras.

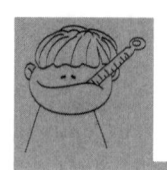

La televisión, los ordenadores y otros medios de comunicación

Un niño americano medio pasa entre tres y cinco horas diarias en frente de la televisión. De hecho, el 70 por ciento de los centros de educación infantil utilizan la TV en un día normal. Esto no es necesariamente una cosa mala, la televisión puede ser una gran educadora y entretener. Pero no hay ninguna duda de que ver la TV también tiene su lado negativo.

Los estudios de investigación han demostrado que los niños que pasan más de 10 horas sistemáticamente viendo la TV tienen más probabilidades de tener sobrepeso, ser agresivos y más lentos para aprender en el colegio. Los niños que ven violencia en la televisión, como un secuestro o un asesinato en las noticias, tienen más probabilidades de creer que el mundo da miedo y que algo malo les va a pasar a ellos. Los estudios también han indicado que la TV refuerza los roles de los sexos y los estereotipos raciales de manera consistente.

Para limitar los efectos negativos que tiene el ver la TV, los niños no deberían pasar más de una o dos horas al día contando todos los aparatos de entretenimiento combinados (la TV, los ordenadores y los vídeo juegos), según las directrices de la AAP. La AAP también ha recomendado encarecidamente a los padres que no dejen ver nada de televisión a los niños menores de dos años porque «un estudio sobre el desarrollo del cerebro a temprana edad muestra que los bebés y los niños pequeños tienen una necesidad crítica de interactuar directamente con los padres y otras personas que los cuiden… para tener un crecimiento sano del cerebro y desarrollar habilidades sociales, emocionales y cognitivas apropiadas». El tiempo que se pasa en frente de la TV es tiempo perdido para este tipo de interacción social.

Potenciales efectos negativos de la televisión en tu hijo

Los dos efectos negativos de la TV en los niños que son más comúnmente discutidos y estudiados son la violencia y la obesidad.

La violencia

En la TV se muestra y promueve la violencia como una manera divertida y efectiva de conseguir lo que se quiere.

Los padres enseñan a sus hijos que no está bien pegar, pero la TV dice que está bien morder, pegar o dar patadas si tú eres el bueno. E incluso a «los malos», en la TV pocas veces se les considera responsables o se les castiga por sus acciones.

Capítulo 18. Tiempo de jugar

Las imágenes que los niños absorben también pueden aterrorizarlos. Según un estudio reciente, los niños de edades entre dos y siete años se asustan particularmente de lo fantástico, de cosas que son espeluznantes como los monstruos grotescos. Decirles simplemente que esas imágenes no son reales no los consolará porque todavía no pueden distinguir entre fantasía y realidad.

La voz de la experiencia

«Me he dado cuenta de que cuando les digo a mis hijos que se acabó la TV, simplemente cambian al ordenador o a la consola de juegos en lugar de salir a jugar a la calle, a un juego de mesa o con un juguete. Únicamente cambian de aparato, siguen siendo tele adictos mirando fijamente a una pantalla. Necesitas decirles explícitamente qué significa pasarse del límite e incluso darles algunas ideas sobre cosas divertidas que pueden hacer».

De la *Encuesta a los padres de KidsHealth*

La obesidad

Los estudios de investigación muestran una clara conexión entre ver excesivamente la TV y la obesidad, un problema bastante importante hoy en día (como se describe en el capítulo 32, *Problemas de salud en la primera infancia*).

Ver la TV es una actividad pasiva y cuando los niños están inactivos tienen tendencia a comer en exceso.

Además, la televisión bombardea a los niños con anuncios publicitarios que les animan a comer alimentos que no son sanos, tales como patatas fritas y galletas, que a menudo se convierten en el aperitivo preferido de los niños.

Incluso la TV educativa de calidad puede indirectamente tener el mismo efecto negativo en la salud de los niños. Mientras están viendo cuatro horas de Barrio Sésamo, no están haciendo ejercicio, estableciendo relaciones sociales o pasando tiempo al aire libre.

¿Qué pueden hacer los padres?

Los defensores de los niños están divididos: Muchos quieren más horas a la semana de programación educativa, otros afirman que nada de televisión es la mejor solución y algunos dicen que es mejor para los padres controlar su uso y enseñar a los niños que la TV es para entretenerse de vez en cuando, no para evadirse constantemente o como si fuera «una canguro».

Guía de la salud infantil para padres

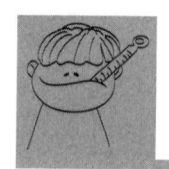

Para ayudarte a enseñar a tus hijos buenos hábitos para ver la TV, observa las siguientes directrices sugeridas por la AAP y otros expertos:

- Establece límites. Puedes limitar el número de horas que tu hijo pasa viendo la TV moviendo el aparato de la habitación más habitual de la casa a una más apartada, no teniendo televisores en los dormitorios y apagando la TV durante las comidas. De nuevo la AAP recomienda que los padres limiten a una o dos horas diarias el tiempo que sus hijos ven la TV y se pasan frente a otros aparatos de entretenimiento.

- Planea por adelantado lo que vais a ver en la televisión. Utiliza el mismo planteamiento que el que utilizarías para ir al cine. Basándose en el familiar sistema de clasificación de películas para la programación televisiva, se ha desarrollado un sistema de clasificación por grupos de edad. Consulta la guía de programación televisiva para determinar qué programas son apropiados para que los vea toda la familia. Enciende la televisión para ver esos programas únicamente; después apágala y habla sobre el programa que acabáis de ver. Utiliza el vídeo para grabar programas de especial importancia y para quitar los anuncios.

- El *V-chip* (V de «violencia») está diseñado para bloquear programas que no quieres que vean tu hijos. Todas la nuevas televisiones tienen *V-chips* internos; para los televisores anteriores al año 2000 se puede comprar un *V-chip* externo que se conecta a la TV. La *Federal Communications Comisión* requiere que los *V-chips* de los nuevos aparatos de televisión reconozcan las *TV Parental Guidelines* y el sistema de clasificación por grupos de edades y bloquee los programas que no están dentro de estos estándares. No se abordan las noticias, los deportes y los anuncios publicitarios, los cuales no están clasificados, incluso aunque muy a menudo muestran imágenes de violencia.

- No utilices la TV para premiar o castigar a tu hijo. Actos de este tipo hacen que la televisión parezca aún más importante para los niños.

- Ve la televisión con tu hijo. Es importante hablarle de los programas para ayudarle a interpretar lo que ve y para compartir tus propias creencias y valores. Si algo desagradable aparece en la pantalla puedes preguntarle a tu hijo: «¿Crees que estuvo bien cuando le pegaron a ese chico? ¿Qué más podrían haber hecho? ¿Qué hubieras hecho tú?».

- Propón alternativas. Los padres son los responsables de la cantidad de TV que ven sus hijos. Estimúlalos a hacer tanto actividades al aire libre como dentro de casa. Motívalos a leer y deja ciertas noches para hacer actividades familiares especiales.

Capítulo 18. Tiempo de jugar

- Para más sugerencias sobre cómo «domar la TV», visita la página Web de *TV Turnoff Network*, www.tvturnoff.org. En España, puedes encontrar consejos en el sitio Web de la Organización Nacional de Consumidores, www.ocu.org.

- Aguanta la presión de los anuncios. No esperes que tu hijo ignore los anuncios publicitarios a cambio de un aperitivo, golosinas o juguetes. Ayúdalo a que desarrolle hábitos alimenticios sanos y a que se convierta en un consumidor inteligente enseñándole a reconocer los «rollos publicitarios».

- Haz lo que predicas. No esperes que tu hijo tenga autodisciplina cuando se trata de ver la televisión si tú no la tienes. Sé un buen ejemplo a imitar para él haciendo en tu tiempo libres actividades como leer, charlar, cocinar, hacer deporte o participar en otras cosas en lugar de ver la TV.

Los padres pueden controlar lo que sus hijos ven en la TV. Además, los padres pueden superar las potenciales influencias negativas de la televisión y ayudar a sus hijos a sacarle el mayor provecho utilizando tanto el selector de cadenas como el botón de encender y apagar la tele y enseñándoles cómo usar positivamente la TV.

Los niños y la proliferación de los aparatos electrónicos

Hasta hace unos pocos años, si los padres decidían que sus hijos ya habían visto suficiente televisión, podían apagarla y estar bastante seguros de que sus hijos pronto encontrarían otras maneras más imaginativas y más activas físicamente de entretenerse, como jugar a las casitas, construir un fuerte con otros niños o dar patadas a un balón en el patio.

Si se les apaga la TV hoy, muchos niños recurrirán a un juego electrónico portátil o se irán directamente al ordenador.

Al igual que ver la televisión, estas formas de entretenimiento a menudo involucran escenarios que dan miedo y no deberían permitirse, ya que hacen que el niño pierda oportunidades para relacionarse con los adultos y con otros niños. Mejor que decir simplemente no, sugiere alternativas divertidas.

Leer con tu hijo: ¡Hazlo!

Los expertos en el desarrollo de la temprana infancia están de acuerdo en que leer a los bebés y niños pequeños es una actividad altamente recomendada para pasar un buen rato y para el desarrollo cognitivo.

Guía de la salud infantil para padres

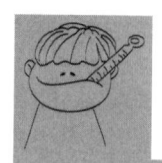

A continuación vemos algunos de los beneficios que se obtienen al leer a tu hijo:

- Ayuda a establecer la base de las habilidades lingüísticas.
- Te conecta con tu hijo intelectual, emocional y físicamente.
- Fomenta una actitud positiva para aprender a leer cuando tu hijo está suficientemente desarrollado para hacerlo (esto será positivamente reforzado si tu hijo ve que tú disfrutas leyendo).
- Estimula a tu hijo a usar su imaginación.

La voz de la experiencia

«Es fácil quejarte para tus adentros al pensar en leer el mismo libro a tu hijo cien veces. Pero a los niños les encanta la comodidad y la familiaridad que les da la misma historia noche tras noche. Y cuando los niños conocen la historia tan bien que pueden decir las palabras a la vez que tú, les da mucha confianza, como si ellos estuvieran leyendo en realidad. Así que pon al mal tiempo buena cara, antes de que te des cuenta tu hijo estará leyendo solito».

De la *Encuesta a los padres de KidsHealth*

Consejos para leer a tu hijo

- Piensa en leerle a tu bebé como una experiencia sensorial total. Incluso aunque quizás no comprenda nada de lo que estás leyendo, le encanta el sonido de tu voz, tu olor y el sentimiento de tenerte cerca cuando lo tienes en tus brazos, tocar y probar el libro, ver los colores y las formas de las páginas y ver las caras que tú pones cuando estás leyendo. Particularmente, a los bebés les gustan los libros con muchas texturas como *Pat the Bunny*. Los libros para los bebés deben ser fuertes (normalmente con páginas de cartón grueso) que resistan cuando los chupen y los mordisqueen. Y no deben tener las esquinas puntiagudas o afiladas.

- Tanto tú como tu hijo debéis sentiros cómodos en los ratos de lectura. Una mecedora es el asiento perfecto para ello.

- Lee despacio y con mucha expresión y emoción. Cambia el volumen de tu voz, no dudes en exagerar o repetir sonidos interesantes y añade tus propios comentarios según lees. A tu hijo le encantan los ritmos; antes de que te des cuenta, meterá baza con la palabra rítmica al final de la frase.

- Estimula a tu bebé a mirar los dibujos. Di los nombres de las cosas, la gente y los animales según los señales en las páginas. Reproduce los sonidos de los animales y las cosas que aparecen en el libro.

Capítulo 18. Tiempo de jugar

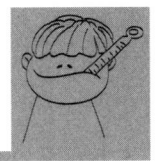

- Sigue el ejemplo de tu hijo en cuanto a las estrategias de lectura. Dale la oportunidad de imitar sonidos o palabras según lees. Estimúlalo a que señale o diga los nombres de los colores, las formas y demás cosas. Deja que haga los sonidos de los animales y hable sobre las emociones de los personajes (¿el niño está feliz o triste?). Según va aumentando la capacidad comprensiva de tu hijo, habla sobre la historia con él después de haberla leído.

- No enfoques la lectura como un intento para hacer que tu hijo aprenda a leer pronto. Con la lectura, al igual que con otros muchos aspectos del desarrollo, cada niño sigue su propio ritmo. Los intentos para hacer que tu hijo en edad preescolar lea antes de que esté preparado e interesado en hacerlo, normalmente terminarán en frustración para ambos. Esto puede minar el amor propio de tu hijo y puede hacer que se resista a aprender a leer más adelante. Además, de todos modos los estudios han demostrado que los niños que comienzan a leer pronto no tienden a mantener su ventaja cuando empiezan el colegio. Aquellos niños que no han comenzado a leer antes de ir al colegio, generalmente se ponen al nivel de los que empezaron a leer al final de la educación infantil.

- Visita la sección infantil de la biblioteca local. Muchas ofrecen horarios en los que se leen cuentos y también buenos consejos de libros para todas las edades.

Nuestro consejo

Cuando leas para tu hijo, no te avergüence dejar aparecer al actor que hay en ti. Te será más fácil mantener a los niños interesados si pones distintas expresiones en tu cara, cambias las voces, haces gestos e incluso efectos sonoros cuando les estás leyendo. Ve más despacio o acelera el ritmo durante las partes más interesantes de la historia y haz que tu hijo se sienta partícipe del cuento preguntándole qué cree que va a pasar después.

¿Necesitas más información?

Consulta el índice y el apéndice C, *Guía de recursos*. Y por supuesto, habla con el médico de tu hijo.

19

Carácter, comportamiento y disciplina

Cómo aprender las reglas

En todas las familias, hay momentos de paz, alegría y risas y, por supuesto, de caos infantil. ¿Quién no ha visto a una madre luchando con su hijo, que no para de gritar, en la caja del supermercado, debido a un juguete o unos caramelos que quiere que le compre? o ¿quién no conoce a un padre que se ha pasado levantado hasta media noche corriendo detrás de su hijo pequeño que piensa que es muy divertido salirse de la cuna una y otra vez?

Como padre/madre cuenta con tener tu ración de momentos como éstos, son una parte normal del crecimiento, del desarrollo y del largo proceso de enseñar a los hijos cómo hay que comportarse. Debes tener en cuenta que tu hijo experimenta unos cambios tremendos durante sus cinco primeros años, de ser un bebé totalmente dependiente a ser un individuo autónomo e independiente con necesidades y querencias específicas. Es natural que quiera pasar los límites (¿qué descubrirá después?), ponerte a prueba (¿cómo aprenderá lo que está bien y lo que está mal?) y afirmarse él mismo cuando descubre que es una persona independiente de ti. Pero junto con estos descubrimientos naturales vienen problemas de comportamiento que necesitas corregir con un método de disciplina, para que tu hijo pueda aprender lo que es y lo que no es aceptable en este mundo en el que vive.

Sin disciplina, los niños pueden desarrollar un comportamiento problemático incluso a los dos años de edad, y en su búsqueda por entender y sentirse a salvo en el mundo, pueden empujarte agresivamente fuera de los límites para «forzarte» a definir esos límites; ellos no pueden hacerlo solos.

No obstante, el objetivo final no es controlar cada una de las acciones de tu hijo sino enseñarle a controlarse de manera conveniente socialmente. Pronto llegará el día en que haya crecido y se vea forzado a tomar decisiones y acciones por sí mismo, sin tenerte a ti para que le guíes. La disciplina, otra palabra que significa enseñar, es la herramienta que tienes a tu disposición para ayudar a tu hijo a aprender cómo tomar estas decisiones independientemente. Y es sin duda una de las maneras más importantes en la que le demuestras tu amor.

Pero en el momento cumbre, cuando no puedes creerte que tu hijo de tres años haya pintado *otra vez* en la pared, es muy fácil reaccionar castigándolo en lugar de pensar disciplinadamente y enseñarle. Prepárate de antemano definiendo tus creencias principales sobre disciplina y comportamiento; estos consejos te ayudarán a guiar tus acciones cuando necesitas actuar rápidamente y con decisión:

- Desarrolla una filosofía general de disciplina para que te sirva como guía.
- Establece unos principios generales de comportamiento que quieres que tu hijo aprenda.
- Entiende lo que es normal para los niños a las diferentes edades (ten en cuenta que no puedes pedirle a tu hijo más de lo que es capaz de controlar o entender en ese momento).
- Reconoce el carácter único de tu hijo y adecua tu disciplina para que pueda funcionar, no para que vaya en contra.
- Ponte de acuerdo con tu pareja sobre las tácticas de disciplina para que los dos podáis ser lo más justos y consistentes posible.

Cómo desarrollar una filosofía de la disciplina

Cierra los ojos e imagina el escenario: Le has dicho muchísimas veces a tu hija de tres años que no arranque las flores del jardín del vecino. Lo ha hecho *de nuevo* y esta vez tu vecino, antes paciente, ha ido a tu casa enojado y te ha pedido que «controles» a tu hija. ¿Qué harías? Tu propia contestación puede que te ayude a entender tu tendencia natural para imponer el cumplimiento de las normas y cómo puede que tengas que adaptarte para darle a tu hija el mejor entorno familiar. Hay muchos estilos de padres y pueden tener efectos dramáticos en los niños. Probablemente puedas identificarte con uno de estos tres estilos de padres definidos por Diana Baumrind (una de las más destacadas especialistas en esta área), que analizamos a continuación.

Autoritario

Si esperas que no haya preguntas y que te obedezcan inmediatamente de acuerdo con códigos de conducta estrictos e inquebrantables, entonces probablemente te inclines hacia el estilo autoritario de disciplina. En estas casas, los padres comunican reglas y medidas duras

Capítulo 19. Carácter, comportamiento y disciplina

y rápidas (sin excepciones) y luego las hacen cumplir con gritos severos o con azotes. Los niños aprenden a obedecer por miedo a las consecuencias y normalmente no tienen oportunidad o tienen muy pocas oportunidades de poner en duda las reglas o decisiones o de compartir sus propios pensamientos, necesidades o explicaciones con sus padres. En el caso de la hija que arranca las flores, le gritarás sin preguntarle su versión de los hechos, la enviarás a su dormitorio y además considerarás castigarla.

> **La voz de la experiencia**
>
> «Los niños son unos loros estupendos. Cualquier cosa que alguna vez he dicho, ha salido después de la boca de mis hijos, exactamente en el mismo tono de voz. Si quieres que controlen su ira, tú debes controlar la tuya».
>
> **De la *Encuesta a los padres de KidsHealth***

Aunque con este estilo de disciplina puede que consigas resultados inmediatos, los estudios muestran que los niños que han crecido en un entorno autoritario se comportan con miedo y no tienen un sentido real sobre lo que está bien y lo que está mal. No sólo es poco probable que sepan cómo controlar su propio comportamiento, sino que también muestran menos independencia, no están seguros de sí mismos y tienen menos conciencia de su habilidad para influir en el mundo.

Permisivo

Si principalmente valoras la libertad y la expresión propia de tu hijo, incluso si esto significa arrancar más flores del jardín de tu vecino, entonces probablemente tiendes hacia una filosofía de la disciplina más permisiva. Para disciplinarla, puede que tiendas a hablar a tu hija por separado y hacerla razonar, centrándote más en expresarle tu amor incondicional por ella que en poner límites, decir no y guiar su comportamiento. De alguna manera, sus necesidades, querencias y deseos son los «jefes» tanto para los padres como para el hijo, ya que no hay establecidos unos límites claros ni las consecuencias.

No obstante, ser padres permisivos tiene sus propios problemas. Los estudios muestran que los niños criados en familias permisivas suelen tener una falta de estructura, de límites sociales sanos y de claras expectativas de lo que debería ser el comportamiento adecuado.

Como «cualquier cosa vale» tienden a ser más impulsivos, se permiten excesos, son agresivos e incluso no son considerados cuando crecen porque sus deseos y autoexpresión han sido siempre lo primero, a menudo a costa de los demás (incluidos sus padres). En otras palabras, a los niños nunca se les enseñó a tener dominio de sí mismos, lo que les pone a merced de sus necesidades inmediatas y de sus querencias. En un mundo donde tener éxito en el futuro depende mucho de lo que se entienda por trabajo en equipo, formalidad y expectativas sociales, una casa permisiva puede inspirar creatividad en el niño, pero no necesariamente le va a proporcionar la autodisciplina necesaria para usar adecuadamente esa creatividad.

Con autoridad

Si estableces unos límites claros a tu hijo, fijas unas expectativas altas para su comportamiento pero aplicas las reglas con un poco de flexibilidad y permites la conversación en ambos sentidos, entonces probablemente tiendas a tener un enfoque con autoridad de la disciplina.

En el caso de nuestro escenario imaginario, puede que pongas a tu hija «fuera de juego» por unos 10 minutos, hables con ella acerca de su comportamiento y le expliques cómo se siente su vecino cuando ella arranca las flores de su jardín. También le dirás qué ocurrirá si vuelve a hacerlo.

Los padres con autoridad son firmes y son vistos por sus hijos como «los jefes» (especialmente para las cosas importantes). Pero estos niños también saben que sus padres siempre les van a explicar las reglas. En estas casas hay claras y consistentes consecuencias por romper las normas, así que los niños aprenden a interiorizar las reglas como guía para cuando tengan que tomar decisiones en cuanto a su comportamiento en el futuro.

Los niños que han sido educados en una casa con autoridad tienden a ser los que mejor se adaptan y los más competentes socialmente. Cuando crecen en un mundo en el que hay tanto orden como flexibilidad, aprenden a tener amor propio, autocontrol e independencia dentro de unos límites sociales aceptables.

Los niños que han crecido en una familia con autoridad tienden a evitar los problemas de la adolescencia como drogas y fracaso académico y suelen crecer y estar más orientados hacia el éxito.

¿Qué filosofía o disciplina te sale más naturalmente? ¿Y a tu pareja? ¿Cómo puedes hacer que tu enfoque de la disciplina sea más del tipo con autoridad? Dedica tiempo para pensar en estas cuestiones. Habla con tu pareja sobre varios escenarios que podéis experimentar como padres y pensad entre los dos cómo resolveríais las situaciones planteadas, qué haríais. Puede que vuestros enfoques acerca de cómo debe ser la disciplina sean totalmente opuestos, debes entenderlo y negociar una actitud media en la que ambos os sintáis cómodos.

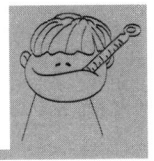

Capítulo 19. Carácter, comportamiento y disciplina

Cómo establecer los principios generales del comportamiento

¿Qué se considera «buen» comportamiento? ¿Qué se considera «mal» comportamiento? La respuesta a estas preguntas puede variar con el tiempo, la cultura, la religión, el lugar y la familia.

> **La voz de la experiencia**
>
> «El mejor consejo que he recibido nunca ha sido: Elige tú misma tus propias batallas».
>
> **De la *Encuesta a los padres de KidsHealth***

Considera tus propios valores. ¿Son la honestidad y el respeto a la autoridad importantes para ti? ¿Y la generosidad, saber compartir, respetar las diferencias y pertenencias de los demás y mostrar entendimiento hacia los demás? ¿Y trabajar mucho, la firmeza, la igualdad de los sexos y la buena disposición a admitir que te has equivocado? Conocer tus prioridades puede ayudarte a estar centrado en enseñar (en lugar de reaccionar) en el momento cumbre. También te ayuda a guardar tus estrategias de disciplina para lo que realmente importa.

Seguro que cometerás errores, todos los cometemos. Y afortunadamente, los niños pequeños son increíblemente buenos para perdonar y olvidar. Pero incluso cuando tienen tres, cuatro y cinco años es importante tener presente que estás sentando las bases para el futuro comportamiento de tu hijo como un adulto.

Qué esperar a medida que tu hijo va creciendo

Igual que no puedes forzar a un recién nacido a que ande, no esperes que un niño de dos años se pare y no cruce la calle cuando viene un coche.

A esta edad no es capaz de entender las consecuencias de sus acciones, todo lo que sabe es que hay un perrito al otro lado de la calle con el que tiene que jugar pase lo que pase.

A medida que los niños se van haciendo mayores, son cada vez más capaces de entender las reglas y lo que se les pide, los sentimientos de otras personas, las consecuencias y razonar. Más importante, pueden gradualmente aprender ellos solos cómo comportarse y, por tanto, asumir más responsabilidad por sus acciones.

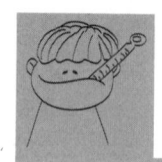

Puedes aconsejar mejor a tu hijo si entiendes qué tipos de malas conductas son normales en los niños en diferentes edades, al igual que con qué tipo de disciplina están mentalmente y emocionalmente preparados para aprender.

Nuestro enfoque en los siguientes ejemplos asume un estilo de padres con autoridad, el cual te animamos a que intentes con tu hijo.

Desde el nacimiento hasta los 12 meses

Los bebés pueden tener problemas para dormir toda la noche de un tirón, por no hablar de autocontrolarse.

La mayor parte del tiempo su comportamiento es involuntario, incluso cuando lloran para pedir comida, calor, dormir o comodidad. Aunque puede que consigas que tu bebé haga cosas que tú prefieres, como dormir de un tirón por la noche, su cambio de comportamiento no es el resultado de la autorreflexión o del autocontrol.

Según tu bebé crece, invariablemente querrá hacer cosas peligrosas o perjudiciales, como tirar de las cortinas y de los cables eléctricos. El mejor método con los niños pequeños es intentar distraerlos, cuando tienen un comportamiento que puede ser peligroso, con actividades divertidas como música o su juguete preferido.

A medida que se hace mayor, tu hijo te pondrá a prueba para ver cuál es tu reacción a nuevos comportamientos, como tirar del pelo, morder, dar empujones y dar gritos altos. Si reaccionas de manera exagerada, estás estimulando a tu hijo, sin darte cuenta, a que repita su comportamiento; las reacciones fuertes son muy excitantes para los bebés y las experimentan como si fueran cosas positivas en vez de castigos. En lugar de eso, si tu hijo está gritando únicamente para llamar la atención, ignóralo hasta que terminen los chillidos y después prémialo con besos y abrazos; premiar el buen comportamiento puede ser una herramienta muy importante para la disciplina.

Si tu hijo está mordiendo o dando empujones, permanece tranquila y de manera firme dile: «No, eso duele» y sujétalo con cariño pero con firmeza sosteniéndolo en tus brazos un ratito. Si insiste, ponlo en el suelo unos minutos y explícale lo que ha hecho con palabras simples.

También puedes comenzar a usar estos momentos para dar buen ejemplo a tu hijo controlando tu comportamiento; si tiendes a tener genio y rabietas, tu hijo hará lo mismo. Además puedes sentar las bases de la disciplina mostrando amor y atención a tu hijo. No tengas miedo, no puedes malcriar a un niño tan pequeño. Utiliza estos momentos tan especiales de dependencia total para hacer que se sienta querido e importante, lo que le enseñará a su vez a mostrar sus sentimientos de cariño hacia ti. Cuando tu hijo ya no sea un bebé, lo que más querrá será complacerte.

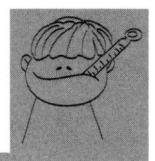

Capítulo 19. Carácter, comportamiento y disciplina

De los 12 a los 24 meses

A medida tu hijo va creciendo, no te sorprendas si parece que su comportamiento es la mayoría de las veces exasperante. Es bastante normal para él buscar cualquier peligro que se pueda concebir y hacer exactamente lo que le dices que no haga. Paciencia, humor, consistencia e ingenuidad pueden hacerte pasar este período hasta los dos años y medio o tres, edad en la que tu hijo estará más dispuesto y será más capaz de controlarse.

Mientras tanto, tu hijo necesitará que le guíes para explorar el mundo. La mejor manera de disciplinar a un niño es eliminar las tentaciones. Mantén fuera de su alcance cosas como un vídeo, aparatos de música, joyas y artículos de limpieza (para más información acerca de cómo mantener seguro a tu hijo, lee el capítulo 24, *La seguridad del niño*).

Dentro de él, tu hijo quiere desesperadamente tu cariño y tu aprobación. Ayúdalo a «ser bueno», especialmente a partir de los dos años, dándole oportunidades para complacerte y que le hagan sentirse bien. Por ejemplo, en lugar de decirle a tu hijo de tres años que limpie el periódico que ha esparcido por todo el suelo, puedes convertirlo en un concurso diciendo: «Me pregunto si puedes limpiar todos los papeles antes de que termine de hacer la cena».

A pesar de tus esfuerzos, los niños en esta edad se comportan muy mal algunas veces. Cuando esto ocurra no le des un azote, ni le pegues, ni le des un tortazo. Los bebés y los niños hasta los dos años no son capaces de hacer ninguna conexión entre su comportamiento y el castigo. Sólo sentirán el dolor del golpe. En su lugar, cuando tu hijo se dirija hacia un objeto con el que no puede jugar, tranquilamente di «No» y apártalo de donde esté o intenta distraer su atención con una actividad apropiada. Explícale con palabras simples que lo que hizo está mal. Si es necesario, llévalo a otro entorno para que se calme.

El momento para un tiempo muerto

Cuando tenga dos años también puedes tener un tiempo muerto corto (no más de un par de minutos) para mostrarle que hay consecuencias a sus arrebatos y para ayudarlo a recobrar su autocontrol cuando esté frustrado o enfadado. Establece un lugar conveniente para el tiempo muerto en el que no haya distracciones para que tu hijo pueda centrarse en su comportamiento y las consecuencias. Ten presente que mandarlo a su habitación puede que no signifique mucho si hay allí ordenadores, televisión y vídeo juegos.

Considera cuánto tiempo es lo que le viene mejor a tu hijo. Los expertos dicen que una buena regla a seguir es un minuto por cada año de edad; otros recomiendan utilizar el tiempo muerto hasta que el niño se tranquiliza (para enseñarle autorregulación). Elige lo que creas que va a funcionar mejor con tu hijo. Los tiempos muertos funcionan bien con la mayoría de los niños, pero si te das cuenta de que tu hijo se enfada demasiado, habla con tu pediatra sobre otras maneras para mostrar a tu hijo las consecuencias.

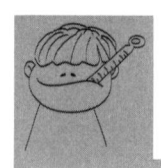

Lo que hace que estos años sean difíciles tanto para los padres como para el hijo es que el niño no puede aceptar por él mismo ninguna responsabilidad y a la vez debe rechazar el control total que tú tienes sobre él (algo que le tiene aterrado) para crecer. Está atascado entre ser un bebé y ser un «niño grande», de hecho un lugar muy incómodo para estar.

De los 24 a los 36 meses

Alrededor de los dos años, el comportamiento de tu hijo se centrará de manera natural. No esperes que tenga en cuenta los sentimientos de los demás antes de actuar. Dado su desarrollo cognitivo, no será capaz de entender si intentas razonar con él por qué no se debe portar mal. Y como todavía no es capaz de controlar sus emociones, está preparada para cuando se revuelva con una furia repentina, gritando y con rabietas cuando le estés disciplinando. Todavía necesitas comunicarle continuamente de manera razonable dónde están los límites y cuáles son las consecuencias de manera consistente cuando se porta mal.

Igualmente importante es elogiar a tu hijo cuando se porta bien. Cuando juegue con un amigo sin portarse mal, guarde todos sus juguetes, coma o se vista solo, préstale más atención y felicítalo expresamente. Ten en cuenta que tu hijo quiere desesperadamente tu aprobación y cuantas más veces le hagas saber cómo conseguirla, más querrá repetir su buen comportamiento.

También a esta edad, los niños comienzan a socializarse más en los lugares de juegos donde necesitan aprender cómo llevarse bien con los otros niños. Puede que tu hijo comience a probar qué pasa cuando se porta mal, por ejemplo tira del pelo, pellizca, muerde y araña a otros niños y, si tiene carácter agresivo, puede que incluso intente dar empujones. Quizás te moleste mucho, a ti y a otros padres, este tipo de comportamiento, pero es muy normal. La mejor manera de enfocarlo es señalar dónde está la línea rápidamente, hablar con tu hijo, calmarlo y explicarle que lo que ha hecho hace daño a otros niños. Si está muy excitado, a lo mejor tienes que agarrarlo y sujetarlo hasta que se calme. Si este comportamiento persiste, apártalo de donde esté y explícale que no puede jugar con otros niños si no puede controlarse, y después inténtalo de nuevo pero con lugares de juego más pequeños.

La voz de la experiencia

«El mejor regalo que podemos darle a nuestros hijos es el mismo que ellos te dan a ti, amor incondicional. Yo les digo a mis hijos con regularidad que los quiero y lo orgullosa que estoy de ellos. Los besos y los elogios son el alimento del amor».

De la *Encuesta a los padres de KidsHealth*

Capítulo 19. Carácter, comportamiento y disciplina

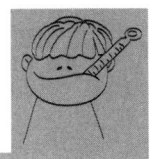

De los tres a los cinco años

A los tres años tu hijo está mental y emocionalmente preparado para comenzar a aprender cómo controlar su comportamiento. No sólo puede comenzar a entender la conexión entre las acciones y sus consecuencias, sino que también puede empezar a entender los sentimientos de los demás y a recordar tus instrucciones. Es apasionante ver a tu hijo aprender a jugar con otros niños y empezar una amistad, te darás cuenta de que no sólo es menos egocéntrico y agresivo sino que comparte, espera su turno y es sensible a los sentimientos de sus amigos. Para más información sobre los cambios importantes en el desarrollo durante esta época, consulta el capítulo 17, *Crecimiento y desarrollo*.

Las rabietas

Las rabietas son normales en el desarrollo de los niños, especialmente entre el año y los tres años.

Antes de los dos años, el niño empieza a desarrollar un fuerte sentido de sí mismo y quiere tener más control sobre su entorno. Las condiciones son perfectas para las peleas de fuerza: «Lo hago yo solo» o «dámelo». Cuando un niño descubre que puede hacerlo él solo y que puede tener todo lo que quiera, el escenario para la rabieta está listo.

La mejor manera de controlar las rabietas es evitarlas. Si está cansado, hambriento, incómodo, frustrado o si necesita atención, un niño puede tener una rabieta. Anticípate a las situaciones frustrantes, como por ejemplo estar en la cola del supermercado justo antes de que tu hijo se vaya a dormir una necesitada siesta. Un niño que necesita dormir probablemente gemirá y llorará o pedirá una chocolatina a la cajera. Ir a comprar *después* de su siesta te ayudará a evitar la rabieta.

También puedes evitar algunas rabietas dejando a tu hijo el control de algunas cosas, como por ejemplo qué verdura quiere comer, qué calcetines se quiere poner o si se lava la boca antes o después de ponerse el pijama. La clave está en dar opciones a tu hijo que le hagan sentir con poder sin comprometer tu papel de madre/padre.

Pero, ¿qué hacer si te encuentras en medio de una rabieta? Mantente fría. Si reaccionas de una manera fuerte (o le das a tu hijo lo que quiere), aprenderá que las rabietas son una manera efectiva de conseguir atención, incluso si la atención es negativa. Si la rabieta no implica peligro para nadie, puedes elegir ignorarla; si tu hijo se puede hacer daño o dañar a alguien, apártalo del área donde esté y déjale que se calme.

Por supuesto que todavía está aprendiendo a llevarse bien con los demás, así que está preparado para las peleas ocasionales o para los arrebatos. Puede que incluso pegue a otro niño. La mejor manera de resolver este conflicto si ocurre, es separarlo rápidamente de los otros niños para calmarlo; sujétalo fuerte si es necesario. Una vez calmado intenta hablar con él y entender sus sentimientos. Es importante que te enteres de cuáles son sus sentimientos (y lo mal que se siente por su comportamiento) pero también tienes que explicarle que pegar no es una buena manera de expresarlos. Puedes razonar con él preguntándole cómo se sentiría si su amigo le pegase a él; necesita este tipo de entrenamiento para desarrollar en un futuro su habilidad para identificarse con los demás.

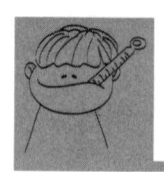

Además, ahora más que nunca, necesitas asegurarte de que estableces las reglas de tu casa claramente y se las comunicas. Es importante hacerle saber a tu hijo lo que esperas exactamente de él antes de castigarlo por su comportamiento. Por ejemplo, la primera vez que tu hijo de tres años pinte la pared del cuarto de estar, debes decirle por qué no puede hacerlo y qué pasará si lo hace otra vez. Explícale que tendrá que ayudar a limpiar la pared y que no podrá utilizar las pinturas durante el resto de la tarde. Si después de unos días pinta la pared de nuevo, le debes recordar que las pinturas son sólo para utilizarlas en papel y después hacerle cumplir las consecuencias.

Nuestro consejo

¡Genio, genio!

Si tu hijo es propenso a las rabietas, intenta hacer «una tabla de rabietas». Anota la hora y el lugar de cada rabieta, las personas que estaban presentes y qué estaba haciendo el niño cuando empezó la rabieta. Después de una semana puede que veas si sigue un patrón, quizás tu hijo sea propenso a las rabietas sólo cuando tiene hambre o cuando se siente abandonado porque tú estás ocupada haciendo la colada. Aprender el truco te ayudará a prevenir las rabietas mejor que intentar controlarlas cuando ya han empezado.

Aunque a veces es más fácil ignorar el mal comportamiento o no hacerle cumplir el castigo que se le había dicho, esto sienta mal precedente. La consistencia es la clave para una disciplina efectiva. Es importante que decidas cuáles son las reglas, y tú y tu pareja debéis de ser consistentes en mantenerlas.

Si tu hijo está portándose mal y todos los esfuerzos por mantener una disciplina han fracasado, considera empezar un sistema de tablas. Pega en el frigorífico un calendario con un recuadro para cada día de la semana. Elige un comportamiento en el que quieres trabajar con tu hijo, digamos por ejemplo pegar, y entonces dile: «Sabes que no está bien pegar a otros niños. Para ayudarte a aprender cómo dejar de pegar a los niños, voy a poner una estrella dorada en esta tabla cada día que no pegues a nadie. Cada vez que ganes una estrella de oro, te daré algo especial». Ten preparados unos cuantos premios pequeñitos (hay un montón de pequeños regalos que puedes comprar y no son caros). Al principio necesitarás premiar su nuevo comportamiento cada vez que lo logre. Después puedes ofrecerle un premio cada vez que tenga dos días con éxito, después tres y así sucesivamente hasta que tu hijo controle su comportamiento. Luego puedes pasar a otro problema de comportamiento

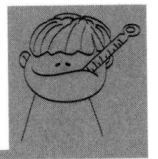

Capítulo 19. Carácter, comportamiento y disciplina

si es que lo tuviera. Al igual que en el ejemplo anterior, sé específico cuando le expliques el tipo de comportamiento que quieres ver en él. Decirle «conseguirás este premio cuando te portes bien», es demasiado general. Este sistema te dará oportunidades de elogiar sus esfuerzos por superar un problema difícil.

Los tiempos muertos también pueden ser muy útiles para niños de estas edades, ya que les enseña a autocontrolarse. Elige un lugar adecuado para los tiempos muertos, sin distracciones como la televisión.

Una última cosa: No olvides que tu hijo aprende viéndote a ti. Producirás un mayor impacto en él si ve que tú también guardas tus cosas, en lugar de decirle a él que guarde sus juguetes mientras tú dejas todas las cosas esparcidas por la cocina.

Cómo formar tu actitud acerca del carácter de tu hijo

Parece que los niños llegan al mundo con una formación constitucional o temperamento. Pueden estar predispuestos hacia determinadas tendencias, como ser tranquilos o bulliciosos, dulces o irritables, abiertos o tímidos, relajados o intensos. Normalmente, estos rasgos del carácter son difíciles, si no imposibles, de cambiar, de manera que es mejor para todos si intentas relacionarte con tu hijo teniendo en cuenta su temperamento natural.

Como consecuencia de tener temperamentos diferentes, incluso los niños de una misma familia pueden necesitar distintos tipos de atención. Tu estilo disciplinario, en especial, tiene que ser compatible con la personalidad específica de tu hijo.

La misma importancia tiene el entender que la personalidad de tu hijo te da una oportunidad para reflexionar acerca de cómo sus tendencias naturales pueden afectarte tanto a ti como a tu percepción de él mismo. Por ejemplo, si un padre con una personalidad agresiva tiene un hijo con un carácter más tranquilo, dulce y tímido, el padre puede sentirse avergonzado de su hijo e intentar cambiarlo. Estos conflictos de personalidad pueden afectar seriamente la relación padre-hijo y la manera en la que el niño es educado.

Aquí tienes algunas estrategias generales que te ayudarán a formarte un estilo coherente respecto a las cuestiones de autoridad y el temperamento de tu hijo:

- Tómate tu tiempo para aprender cómo es el temperamento de tu hijo y su estilo de comportamiento. Durante la infancia, tu hijo puede adaptarse muy bien o muy mal a los cambios de horarios y de ambiente que se producen a su alrededor. Busca este tipo de patrones de comportamiento y alrededor de los dos años podrás empezar a ver cómo se mantienen.

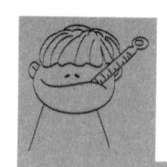

- Una vez que comprendas mejor cómo es el temperamento tu hijo, puedes empezar a cambiar la forma en la que reaccionas a su comportamiento. Por ejemplo, si tu bebé es tímido y se encuentra ante un grupo grande de gente nueva y se pega a ti, tú querrás mostrarte más sensible a su necesidad de protección y cercanía, ya que no está intentando molestar con su comportamiento.

- Sólo porque tu primer hijo fuese fuerte y exigente eso no significa que los otros vayan a ser así también. Necesitarás ajustar tus parámetros de disciplina de acuerdo con sus diferencias. Por ejemplo, un niño de tres años más agresivo quizás necesite más límites físicos, tiempos muertos y consecuencias serias a sus infracciones. Un niño muy sensible quizás sólo necesite una ligera riña para sentirse mal y cambiar su comportamiento.

- Si encuentras que el temperamento de tu hijo es muy estresante para ti, asegúrate de hablar con tu pediatra acerca de otras técnicas que os puedan ayudar a ambos a llevar las cosas mejor.

- Habla con otros padres y amigos acerca de tus luchas para comprender la mejor forma de educar a tu hijo. Criar a un niño con mucha ansiedad o con mucha energía puede ser muy cansado, pero será más fácil si no te encuentras solo.

Qué hacer frente a comportamientos normales y frente a los malos comportamientos

A medida que tu hijo crece, hará cosas que te preocupen o te confundan. En esta sección vamos a ver algunos comportamientos que a menudo inquietan a los padres.

Rivalidad entre hermanos

Es normal entre los niños y niñas de una familia pelearse e incluso no llevarse bien por temporadas, se trata de personas distintas con diferentes personalidades, deseos y necesidades. Para los niños pequeños, que por naturaleza son egocéntricos, los celos, por ejemplo, por la atención que se presta a un bebé nuevo en la familia pueden ser muy intensos. Los problemas pueden aumentar según el niño va creciendo; quizás la más pequeña de la familia se resienta por tener que heredar la ropa de su hermana mayor, a la que compran ropa nueva.

El principal problema de la rivalidad entre hermanos son los celos, y estos celos no son nunca debidos a las cosas por las que tus hijos se pelean, en el fondo la cuestión de la

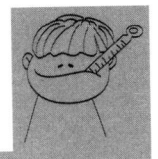

Capítulo 19. Carácter, comportamiento y disciplina

ropa es sobre la necesidad de sentirse tan importante y querida por sus padres como su hermano o hermana. En muchos sentidos tus hijos están luchando por tu amor y te arrastrarán con ellos a sus peleas para obtener tu atención y tu apoyo.

Aquí damos unas directrices para hacer frente a la rivalidad entre hermanos:

- Si tu hijo en edad preescolar se está adaptando al nuevo bebé, permítele que también sea «el bebé» de vez en cuando; si no, puede que comience a reaccionar tirando comida o incluso orinándose en lugares no adecuados. Si quiere beber del biberón o llevar su mantita, sé paciente. Ignora su comportamiento «de bebé» y dedícale mucho tiempo y atención. Está buscando sentirse cómodo y reafirmar que lo quieres tanto como al nuevo bebé.

- Programa cada semana pasar un rato, a solas, sin interrupciones con cada uno de tus hijos. Hazle sentir a cada uno la persona más importante del mundo.

- Si tu hijo mayor tiene tres años o más, crea un lugar especial y seguro para guardar sus cosas favoritas. No sólo disminuirá las peleas sino que también le demostrarás con ello que respetas su individualidad y sus necesidades.

- No reacciones de manera exagerada cuando tienen peleas, si te entrometes ellos lo entenderán como una motivación para continuar, e incluso empeorará su comportamiento.

- Quédate al margen de las peleas entre hermanos siempre que puedas. De lo contrario te arrastrarán a su terreno e intentarán manipularte para que decidas a favor de quien estás. Si la pelea se convierte en violenta, intercede inmediatamente y pon a cada niño en habitaciones separadas por un rato. Deja absolutamente claro que nunca son aceptables los comportamientos abusivos.

> ### Nuestro consejo
> #### Buen comportamiento, mal comportamiento
> Cuando estés disciplinando a tu hijo ten presente que los elogios y los premios por su buen comportamiento son más importantes que el castigo por su mal comportamiento. Dando este reconocimiento sientas las bases de unos niños más felices y con mayor amor propio.

- Di a tus hijos que no esperas que sean entre ellos amigos íntimos siempre, que entiendes que son personas diferentes. Pero que sí esperas que aprendan a compartir, a respetarse mutuamente y a hablar de las cosas.

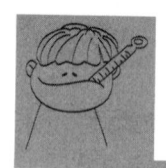

- Cuando sea posible, explícale a tu hijo de una manera muy cariñosa por qué necesitas tratar a su hermano de manera diferente, porque los dos son especiales y necesitan cosas diferentes y tú los quieres individualmente.

- Nunca compares a tus hijos o pongas a uno de ellos como ejemplo para el otro. Preguntas como: «¿Por qué no puedes ser tan tranquilo como tu hermana?» pueden ser devastadoras y difíciles de olvidar.

Ansiedad ante la separación

En algún momento entre los 12 y los 18 meses los niños aprenden el concepto de la permanencia de los objetos. Esto quiere decir que se dan cuenta de que porque no vean una cosa no quiere decir que no exista. No obstante, hasta que entiende este concepto tu hijo no es consciente de que todavía existes cuando te vas de la habitación. No te extrañe que grite cuando tratas de dejarlo. Este temor a perderte se conoce con el nombre de ansiedad ante la separación y provoca que alrededor de los 10 meses tu hijo no quiera separarse de ti. Quizás llore, grite, tenga rabietas y no quiera irse a dormir sin ti.

Tu hijo tiene que aprender a estar separado de ti. Tiene que aprender que tú le dejas, pero vuelves. Puedes enseñarle esta lección practicando juegos de separación. Cuando tu hijo esté despierto, dile «adiós» y sal de la habitación por unos minutos, luego vuelve a entrar y hazle cariñitos. Haz esto a menudo a lo largo del día, prolongando el tiempo que estás fuera de su vista cada vez. Si tu hijo se pone a llorar inmediatamente cuando sales de la habitación, háblale cuando te encuentres fuera de su vista. Juegos como el cucú y el escondite son maneras divertidas de enseñarle la tranquilizadora realidad de la permanencia de los objetos.

La voz de la experiencia

«Nunca te olvides de pedir perdón cuando te has equivocado o has sido injusta. Los niños tienen derecho a ser tratados con respeto y ellos te tendrán más respeto cuanto más respetuosa seas tú con ellos. Igualmente importante es enseñarles con el ejemplo cómo deben actuar ante los errores y cómo deben de tratar a los demás».

De la *Encuesta a los padres de KidsHealth*

Cuando dejes a tu hijo, dile adiós con una sonrisa y sal rápidamente (no salgas de espaldas para secarle las lágrimas y ofrecerle más consuelo). Cuando regreses, entra en la habitación de forma alegre y tranquila y salúdalo cariñosamente, pero no te pongas a darle abrazos y se te caigan las lágrimas ni le digas cuánto le has echado de menos. Las separaciones

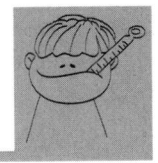

Capítulo 19. Carácter, comportamiento y disciplina

emotivas con muestras sentimentales exageradas y los regresos hacen ver a tu hijo la separación como algo importante y preocupante.

La intimidación

Hay muchas razones por las que un niño se convierte en un «abusón» de otros niños. Puede que haya más niños agresivos que necesiten aprender cómo controlar este aspecto de su personalidad. Quizás utilicen los abusos como una forma de tratar con el estrés o con una situación difícil en casa, por ejemplo un divorcio. Algunos abusones han sido ellos mismos víctimas de abusos. Y como sus mismas víctimas, los abusones normalmente tienen una autoestima muy baja. Sea cual sea la causa, estos niños suelen abusar de otros como forma de tratar sus propios problemas, se sienten así poderosos y tratan de impresionar a otros niños.

Los abusones normalmente eligen a alguien que es diferente de los demás y se centran en esa diferencia. Llevar gafas, tener orejas grandes o estar en una silla de ruedas son diferencias que pueden servir de excusa para la ridiculización. Tener ansiedad, ser inseguro, más inteligente o más lento que sus iguales puede convertir a algunos niños en el objetivo de los abusones. El abusón es consciente de que es poco probable que esos niños respondan a los abusos.

Si averiguas que uno de tus hijos es un abusón trata de mantener la calma. Al principio puede que sientas que es imposible que tu hijo sea uno de ellos. Intenta no adoptar una actitud muy defensiva o enfadada porque eso puede que convierta una situación que ya es mala en algo todavía peor. Aunque es improbable que un niño abusón confiese su comportamiento, pregúntale a tu hijo tres cosas: «¿Qué dijiste exactamente a Juanito?, ¿por qué lo hiciste?, ¿cómo podemos estar seguros de que esto no vuelve a pasar?». Ya que normalmente el abuso es consecuencia de la infelicidad o de la inseguridad del niño, intenta averiguar qué le pasa a tu hijo. Si el comportamiento continúa, intenta hablar con tu pediatra.

Si sospechas que tu hijo es objeto de abusos, recuerda que los efectos del abuso no siempre son tan evidentes como un ojo morado. Algunas de las señas que debes buscar son heridas, cosas perdidas o la invención de un misterioso dolor de estómago para evitar tener que salir a la calle. Frecuentemente un niño cambiará su comportamiento para evitar encontrarse con un abusón. Tu hijo puede estar demasiado avergonzado para admitir que es la víctima de un abusón. Para hacerle más fácil el hablar sobre ello, piensa en hacerle algunas preguntas bien pensadas. Por ejemplo, puedes preguntarle si le gusta jugar en el parque.

Si averiguas que tu hijo es la víctima de un abusón, no intentes hacer más de la cuenta. No quieres que una reacción producto del enfado o del disgusto se añada a la carga que ya tiene el niño.

¿Qué puedes hacer? Primero, escucha a tu hijo. El solo hecho de hablar acerca del problema y saber que te preocupas puede ser de gran ayuda para él. Es probable que tu hijo se sienta vulnerable, por lo que es importante que le hagas saber que estás de su lado y que lo quieres.

En segundo lugar, explícale que enfadarse o volverse violento no va a solucionar el problema; de hecho, eso es lo que el abusón quiere. Además, reaccionar agresivamente puede poner a tu hijo en una situación de riesgo. Por otro lado, aguantar todo lo que el abusón pueda llegar a decir no es una buena forma de manejar la situación. Tu hijo necesita recuperar su sentido de la dignidad y su autoestima.

Tercero, anímalo a que actúe él mismo en primer lugar. Por ejemplo, sugiérele que mire al abusón a los ojos y le diga: «No me gusta que te metas conmigo y quiero que lo pares inmediatamente». Después, que se dé la vuelta e ignore cualquier otra cosa que le pueda decir. Si tiene miedo de que le hagan daño físico, debería buscar a un profesor o a un amigo que le pueda proporcionar ánimo y seguridad. Como los abusones normalmente eligen como víctima a niños pocos sociables, anímalo a que haga amigos mediante su participación en juegos con niños que conozca o en actividades de grupo.

En la mayoría de los casos, el abuso no requerirá tu participación directa, pero si temes que pueda resultar seriamente herido, es importante que hagas algo. Puedes quedarte en la clase mientras que tu hijo juega con un amigo o que tú hables directamente con su profesor sobre el problema. Puede avergonzarle, pero en este momento su seguridad es la mayor prioridad.

No compartir

Cuando tu hijo se vaya acercando a la edad de preescolar, es cada vez más importante que aprenda el valor de compartir, ya que ésta es una de las habilidades sociales más importantes en esta edad. Si tu hijo tiene problemas para compartir, piensa en dejarle que elija uno de sus juguetes favoritos y que ése sea el que nunca tenga que compartir, a la vez anímalo a que comparta los demás; este equilibrio puede ser más fácil para él. Normalmente, otros niños le darán una respuesta positiva y una muy deseada amistad cuando comparta bien sus cosas, lo que reforzará los comportamientos que tú deseas. Y cuando no comparta sus cosas y los otros niños no quieran jugar con él, háblale acerca de cómo se sentiría si sus amigos no quisieran compartir sus juguetes con él.

Amigos imaginarios

Los niños en edad preescolar (de tres a cinco años) a veces crean amigos o compañeros imaginarios. Esto es normal, una extensión natural de los juegos imaginarios en los que

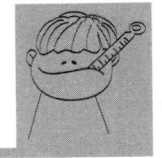

Capítulo 19. Carácter, comportamiento y disciplina

se meten en esta edad. De hecho, los amigos imaginarios pueden ayudar al niño a experimentar y a crecer emocional y socialmente. Algunas veces este mundo de fantasías se vuelve tan real para ellos que puede que les cueste trabajo diferenciarlo de la realidad; no te sorprendas si tu hijo llega a presentarte a su amigo imaginario. Juega con él de una manera relajada y déjale que te guíe en su mundo imaginario. Cuando el juego termine felicítale por ser tan creativo e independiente en sus juegos. Es importante que lo respetes y que no dejes que sus hermanos se rían de él.

Chuparse los dedos

Los bebés se chupan su dedo gordo, o los otros dedos, porque les calma y tranquiliza; es normal y la mayoría de los bebés lo hacen. Si tu hijo adquiere este hábito no intentes impedirlo. Si le dejas que se chupe el dedo los dos estaréis más tranquilos y felices. De todas formas, la mayoría de los niños dejarán de hacerlo cuando cumplan dos años.

Sin embargo, algunos niños siguen haciéndolo cuando están en preescolar, lo que puede provocar un mal alineamiento de los dientes y problemas en la boca alrededor de los cinco años.

Además, puede que esto provoque que otros niños se metan con él. Si esto te preocupa, habla con el pediatra y el dentista acerca del tratamiento. El pediatra querrá primero eliminar posibles problemas emocionales u otras causas y después tratará de conseguir que el niño colabore en la eliminación del hábito; probablemente para este momento el niño también querrá eliminarlo. Tú tienes que empezar diciéndole cosas que le hagan consciente del hábito. Si el comportamiento se mantiene, algunos tratamientos más agresivos pueden hacer la experiencia de chuparse el dedo mucho más desagradable; por ejemplo, puedes mojarle el dedo con sustancias picantes o amargas, o envolvérselo en tiritas para que se acuerde de que no debe chuparlo. También puedes intentar usar un gorrito para el dedo de manera que sea imposible chupárselo.

En casos muy graves, en los que los dientes y el paladar llegan a descolocarse, el dentista puede instalarle una protección para el paladar que lo haga imposible.

Algunos médicos y padres creen que estas medidas no son efectivas. Recomiendan darles a los niños algo que hacer con sus manos mientras intentan romper el hábito. Prueba qué funciona mejor con tu hijo.

Si utilizas protecciones es importante que le expliques al niño por qué le sometes a unas medidas que le pueden parecer torturas. Él debería entender que son para ayudarle a evitar que se dañe la boca o los dientes y que le corrigen un tipo de comportamiento que él solo no es capaz de dejar.

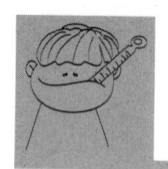

La curiosidad sexual y la masturbación

Cuando tu hijo empiece a aprender a ir al baño, debes saber que comenzará a tener curiosidad por su cuerpo. Tanto los niños como las niñas exploran sus cuerpos y sus cavidades como algo natural. Puede que se masturben o que intenten meter sus dedos u otros objetos en la vagina o el ano; los niños pequeños pueden estar fascinados por sus erecciones ocasionales. No te sorprendas ni te enfades por ello; están aprendiendo acerca de sí mismos y sobre nuevas sensaciones. No trates de inhibir sus acciones o hacer que se sientan sucios. Aunque no es necesario que los animes a hacerlo, deberías permitirles que se sientan libres para explorar sus cuerpos en la intimidad.

Si un niño se empieza a masturbar en público, eso puede ser una señal de que se siente sobreestimulado o estresado. Detén el comportamiento de una manera calmada y suave y hazle saber que está bien hacerlo en privado pero que la gente no quiere verlo. Si el comportamiento se mantiene o si el niño pasa mucho tiempo solo masturbándose cuando no hay otras cosas divertidas que hacer, habla con el médico acerca de ello. Puede que tu hijo sufra un estrés excesivo por alguna razón o que tenga algún problema, como puede ser una infección del tracto urinario que precise tratamiento.

Ira y agresión

Aunque un comportamiento agresivo es algo normal, es también algo que te enfadará a ti, a otros padres y a sus hijos. Lo mejor es establecer los límites rápidamente, llamar a tu hijo, calmarlo y explicarle que lo que hizo dolió a otro niño. Si claramente le quitas la diversión o los juegos cada vez que se comporte agresivamente, aprenderá rápidamente a ser amable.

Si tu hijo se comporta de manera airada y ataca a otros niños con frecuencia o si su comportamiento dura más de unas pocas semanas, entonces lo mejor es llamar al médico. Si este tipo de comportamiento especialmente agresivo dura más de tres meses, debería ser considerado como un problema grave y deberías buscar la ayuda de un profesional con experiencia en salud mental. No es anormal que este tipo de comportamiento continúe si no es tratado. Cuando tu hijo vaya creciendo, el comportamiento agresivo puede causarle que se convierta en un niño solitario con un problema serio de autoestima.

Morder

Casi todos los niños muerden en algún momento de sus primeros años. Morder es algo que suele empezar de manera accidental durante el período en el que le están saliendo los dientes. Un bebé usa su boca para agarrar lo que quiere, buscando confort para sus encías doloridas. Además, morder es uno de los modos que los bebés usan para explorar su entorno.

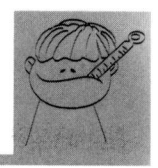

Capítulo 19. Carácter, comportamiento y disciplina

Algunos niños pueden morder también cuando están excitados o al jugar. Esto también es parte del desarrollo normal, lo que Sigmund Freud llamó la «fase oral». Incluso si el morder no es algo muy importante, es una buena idea redirigir el comportamiento desde muy pronto. En lugar de permitir a tu hijo que te muerda, dale un mordedor o un juguete que pueda masticar. El hecho de morder para expresar ira o frustración puede continuar o aumentar entre los dos y los tres años, especialmente cuando esté empezando el centro de educación infantil. Si otro niño muerde a tu hijo, trata de entenderlo, pero también averigua lo que están haciendo en el centro para que no ocurra de nuevo. Si tu hijo es el que muerde, no es necesario reaccionar de manera exagerada, pero debe aprender que es algo inaceptable.

A continuación tienes algunos pasos que te ayudarán a reducir la tendencia a morder del niño:

- Impón la idea de que morder está prohibido. Siempre que tu hijo muerda, incluso cuando sea jugando, míralo fijamente a los ojos y con voz de enfado dile algo como: «No se muerde» o «Deja de morder, que duele». Evita explicaciones largas; el exceso de atención puede servir para reforzar su comportamiento y hacer más probable que el niño vuelva a morder otra vez.

- Nunca te rías cuando tu hijo muerda, incluso aunque esté jugando. Evita darle mordisquitos de amor cuando juegues con él porque no será capaz de entender por qué estos mordiscos están bien y los otros no.

- Trata el morder como tratarías cualquier otro tipo de comportamiento agresivo. Separa rápidamente al que muerde del niño que recibió el mordisco. Después de decirle «No se muerde» dale inmediatamente un tiempo muerto. Asegúrate de que morder no tiene recompensas para él. No castigues el morder con otro comportamiento agresivo como pegar al niño. Y lo más importante, no muerdas tú al niño para demostrarle lo que duele. Esto es como decirle que los adultos sí pueden morder.

- Con frecuencia, la costumbre de morder continúa porque permite al niño conseguir lo que quiere. Ofrécele formas alternativas de expresar sus deseos. Si quiere el cuaderno que otro niño tiene, dile que lo señale y lo pida de manera educada o te pida ayuda a ti para solicitarlo.

- No muestres comportamientos agresivos hacia tu pareja, tus hijos u otras personas. Tu hijo puede imitarte.

- Felicita a tu hijo cuando se porte bien, por ejemplo, cuando le pida un juguete a un niño en lugar de morderle para quitárselo.

La costumbre de morder se da entre los 13 y los 30 meses. Si continúa después de los 3 años, puede ser que la situación requiera ayuda profesional. Habla con el pediatra sobre el comportamiento de tu hijo.

Nuestro consejo

Ayuda para la salud mental

Los problemas mentales afectan a uno de cada cinco niños americanos, pero dos tercios de esos niños nunca reciben ningún tipo de ayuda para su problema. El resultado puede variar desde problemas escolares, abuso de drogas y problemas en sus relaciones con la familia y amigos. Los expertos en salud mental del gobierno federal han comenzado una campaña llamada «Preocuparse por la salud mental de cada niño». Para más información, llama gratis al *Center for Mental Health Services* (800) 789-2647.

Cómo afrontar hábitos molestos

Durante años, tirarse del pelo, meterse el dedo en la nariz, morderse las uñas y morderse el dedo han sido considerados hábitos nerviosos. Un término más apropiado sería «hábitos de confort» porque estas acciones repetitivas sirven para calmar al niño. Cuando los niños están estresados, el comportamiento se vuelve tan automático que frecuentemente no son conscientes de lo que están haciendo.

Aunque la mayoría de los hábitos parecen benignos, pueden causarle problemas sociales; otros niños pueden meterse con tu hijo porque se chupa el dedo o se lo mete en la nariz y él se sentirá avergonzado. Esto es lo que tienes que hacer.

Ayuda a tu hijo a que sea consciente de su hábito, las razones que hay detrás y cómo lo ven los otros. La siguiente vez que veas que tu hijo se muerde las uñas o se tira del pelo, intenta recordar si recientemente ha tenido una experiencia estresante. Puede que esté intentando liberar su tensión tal y como tú haces cuando vas al gimnasio.

Prueba estas sugerencias para ayudar a tu hijo a eliminar su hábito:

- Explícale lo que no te gusta de su comportamiento y cómo lo perciben los otros. Esto puede ser efectivo para niños desde los tres años.

- Pregúntale a tu hijo lo que cree que podría hacer en lugar de meterse el dedo en la nariz o morderse las uñas. Si encuentra una solución por sí mismo, es más probable que la pruebe que si se lo dices tú.

- Felicítalo cuando veas que intenta hacer otras cosas diferentes en momentos de estrés o aburrimiento.

- Sé paciente y anima a tu hijo a serlo también. Si el hábito no se formó de la noche a la mañana, no va a desaparecer en un día. Quizás tarde varias semanas o incluso más en desaparecer.

La mayoría de estos hábitos son inofensivos, pero si el niño persiste en ellos o empiezan a causarle algún problema, habla con tu pediatra.

Capítulo 19. Carácter, comportamiento y disciplina

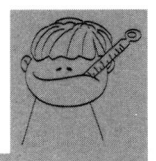

Hiperactividad

Todos los niños tienen de vez en cuando alguna dificultad para atender, seguir instrucciones o estar quietos, pero para los aproximadamente 1 de cada 20 niños con hiperactividad significativa asociada con el síndrome de hiperactividad y el déficit de atención, este comportamiento puede ser un gran problema, para ellos y para los niños les rodean.

Aquí tienes algunas estrategias y consejos que pueden ayudarte si tu hijo tiene síndrome de hiperactividad y déficit de atención:

- Habla con el médico sobre las aptitudes especiales que como padre te puedan ayudar a tratar este comportamiento o si deberías llevar al niño a que lo examinaran.
- Como el defensor principal de tu hijo, deberías familiarizarte con sus derechos educativos, médicos y legales. Las leyes federales ordenan la ejecución de arreglos educativos para muchos niños con síndrome de hiperactividad y déficit de atención.
- Establece un sistema de recompensas que enfatice la fuerza de tu hijo para aumentar su autoestima.
- Cambia su entorno. Pídele a su profesor que reduzca los espacios abiertos en la clase, ya que pueden favorecer los comportamientos hiperactivos.
- Da instrucciones muy claras.
- Ayúdalo a que controle sus impulsos. Recuérdale que vaya despacio cuando conteste preguntas o realice actividades.
- Fortalece su autoestima. Favorece el rendimiento en aquellas áreas en las que destaca y dale refuerzos positivos en privado No le pidas que haga algo en público que sea muy difícil para él.
- Ayúdalo a organizarse. Por ejemplo, cuando vaya a preescolar, hazle un dibujo con todas las cosas que tiene que recordar llevar de vuelta a casa cada día.

Para más información acerca del síndrome de hiperactividad y déficit de atención puedes leer el capítulo 32, *Problemas de salud en la primera infancia*.

¿Necesitas más información?

Consulta el índice y el apéndice C, *Guía de recursos*. Y por supuesto, habla con el médico de tu hijo.

20

Cómo enseñarle a ir al baño

Una guía para padres

Al igual que otros temas a los que te has enfrentado en el pasado, enseñar a tu hijo a usar el baño es un proceso para el que se necesita mucha paciencia, entendimiento y cariño; y un poco de preparación. Este capítulo te ayudará a entender todas las etapas para enseñar a tu hijo cómo ir al baño (el entrenamiento para ir al baño).

¡Preparados!

Cómo enseñarle a ir al baño es más fácil cuando tu hijo está preparado para dar este paso y coopera contigo. Empezar antes de que esté preparado es buscar problemas y accidentes frecuentes en el baño. Mojarse o mancharse la ropa interior son normalmente el resultado de la inhabilidad del niño para reconocer la necesidad de ir al baño o a regular los músculos encargados; no es una pelea de fuerza o un signo de desobediencia. Si haces que tu hijo aprenda a ir al baño antes de tiempo, lo único que probablemente vas a conseguir es pasar más tiempo limpiando charcos y haciendo la colada que el que pasabas cambiándole los pañales.

Los estudios de investigación muestran que no importa cuándo empieces a enseñarles a ir al baño, la mayoría de los niños no se sienten completamente cómodos en el váter hasta que tienen unos tres años y medio aproximadamente, cuando ya pueden limpiarse ellos solitos después de hacer sus necesidades. Así que empezar el proceso de enseñarles a ir al baño pronto, no significa necesariamente que vaya a terminar antes.

A pesar de lo tentador que pueda parecer el librarte de la rutina de cambiar los pañales, lo fundamental es dejar ese culito con los pañales hasta que tu hijo esté listo.

Guía de la salud infantil para padres

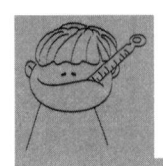

Sabrás que ha llegado el momento cuando muestre los siguientes signos:

- Puede seguir instrucciones sencillas.
- Utiliza palabras para describir la orina y la deposición.
- Puede controlar los músculos que regulan el flujo de orina y la eliminación de la deposición.
- Siente curiosidad cuando otras personas utilizan el baño.
- Puede estar seco al menos durante dos horas.
- Puede subirse y bajarse los pantalones y la ropa interior.
- Se agarra la entrepierna, gruñe o por un momento deja de hacer una actividad justo antes de orinar o evacuar.
- Sabe lo que pasa cuando orina y evacua.
- Pide que le cambies el pañal después de orinar o de evacuar.

Cuando tu hijo muestra todos o la mayoría de estos signos, ¡llegó la hora del orinal! La mayoría de los niños están preparados alrededor de los 24 meses; algunos pueden estarlo antes y otros después.

La voz de la experiencia

«El váter puede ser peligroso para un explorador curioso del cuarto de baño. Un niño puede ahogarse en menos de dos centímetros y medio de agua, así que asegúrate de que todos en la familia bajan la tapa del inodoro.»

De la *Encuesta a los padres de KidsHealth*

¡Listos!

Cuando comiences a enseñarle a ir al baño, elige una semana en la que tu hijo y tú vayáis a estar cerca de casa, una semana en la que no haya que hacer visitas al médico, muchos recados y cosas de ese tipo. Cuanto más tiempo puedas estar en casa, y cerca del baño, durante las primeras etapas, más probable será que tu hijo tenga éxito en su experiencia en lugar de un accidente. También debes intentar no comenzar el entrenamiento para ir al baño cerca de otros acontecimientos que puedan complicar o añadir estrés a tu hijo, como cambiarle de la cuna a la cama, el traslado a una casa nueva o el nacimiento de un hermanito.

Capítulo 20. Cómo enseñarle a ir al baño

Cuando ya hayas elegido cuándo vas a comenzar el entrenamiento, ¡es el momento de hacer una lista de la compra! Cuando salgas de compras piensa en adquirir los siguientes artículos:

- Orinal (observa la figura 20.1) o un reductor de w.c. (compra lo que te parezca mejor, pero asegúrate de que los pies de tu hijo llegan al suelo o que tiene un taburete sobre el que empujar).

- Ropa interior de «niños mayores» (compra sólo unas cuantas prendas para que tu hijo pueda elegir la que le gusta cuando haya alcanzado un cierto nivel de éxito).

- Extensiones para encender la luz, para que tu hijo pueda ir al baño sin tu ayuda.

- Luces que permanezcan encendidas por la noche, para los viajes nocturnos de tu hijo solito al baño.

- Ropa con cintura elástica para que se pueda desvestir rápidamente.

- Libros como *Once Upon a Potty (Alona Frankel, HarperCollins, 1999)* o *What to Expect When You Use the Potty (Heidi Murkoff, HarperCollins, 2000)* para leer con tu hijo (hay también algunos buenos vídeos sobre entrenamiento para ir al baño; prueba con *It's Potty Time*).

El proceso de entrenamiento para ir al baño normalmente va sobre ruedas si no compras pantalones de plástico especiales para esta etapa de los niños o «pull-ups». Estas dos cosas ocultan la humedad y hacen más difícil para los niños relacionar el sentimiento de necesidad de orinar con el líquido resultante que hay que depositar en el váter. Si no se sienten mojados e incómodos, ¿por qué pasar por todos los líos de ir al baño?

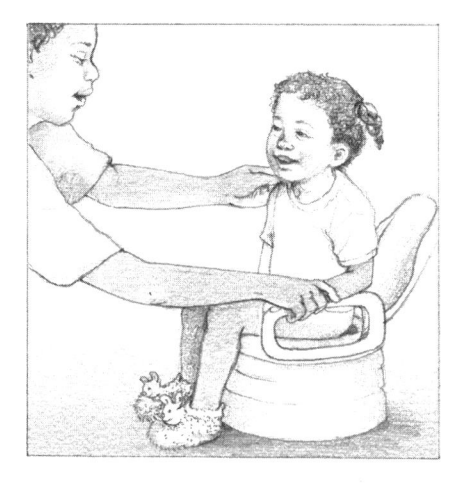

Figura 20.1. Orinales. Elige un orinal que permita que los pies de tu hijo estén completamente en el suelo.

¡Ya!

Puedes introducir a tu hijo la idea de ir al baño dejándole que te siga y te observe a ti y a otros miembros de la familia en acción. Cuéntale lo que pasa en un lenguaje que pueda entender. Es mejor usar palabras con las que tanto tú como él os sintáis cómodos. Tanto *orina* como *pis o pipí* y tanto *deposición* como *caca* valdrán mientras tu hijo y tú podáis decirlas sin pasar vergüenza. Pero evita palabras negativas como *pañal sucio*, que puede hacerle sentir vergüenza o disgusto con respecto a su cuerpo.

Cuando tu hijo tiene la idea de cómo funciona el ir al baño, existen varias maneras para enseñarle a ir:

- Permítele que se siente en la taza del inodoro con la ropa puesta durante unas semanas, para que se acostumbre.

- Sienta a tu hijo en la taza del inodoro cuando se levante por la mañana seco o después de una siesta; esto puede aumentar las posibilidades de éxito.

- Quita la caquita de su pañal y enséñale dónde va. Déjale que tire de la cadena si quiere; si no quiere hazlo tú cuando tu hijo ya se haya ido del cuarto de baño.

- Sorprende a tu hijo en el momento justo: si oyes que gruñe o ves que deja de jugar por un instante, sugiérele un viajecito al baño. Mientras estás allí, háblale acerca de cómo hacer una conexión entre esas indicaciones y la necesidad de ir.

- Haz que un hermano mayor o un amigo muestre a tu hijo cómo usar el baño. Ver a alguien como él en acción puede motivar a algunos niños a hacer lo mismo.

El hecho de ir al baño debería seguir un modelo consistente. Todas las personas que cuidan de tu hijo deberían usar las palabras que tú utilizas, intentar hacerlo siempre a la misma hora y tener la misma actitud que tú tienes. Esto significa que la canguro, los abuelos, las profesoras del centro de educación infantil y quien sea que pueda tener la oportunidad de ayudar a tu hijo a usar el orinal deberían seguir la rutina que tú has establecido. Explícales cómo estás haciéndolo para que así tu hijo no se sienta confundido.

Nuestro consejo

Los niños que están en la mitad del proceso de aprendizaje de cómo ir al baño quizás tengan algún percance en lugares que no son familiares porque son muy tímidos para preguntar dónde está el baño. Para evitar tener estos percances, indícale siempre dónde está el baño en el nuevo colegio, en el centro de educación infantil, en cualquier actividad que haga después del colegio o incluso en casa de amigos y familiares.

Capítulo 20. Cómo enseñarle a ir al baño

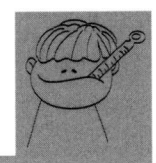

Consejos para tener éxito

- Comienza a enseñarle a ir al baño en el verano si es posible. Tu hijo llevará menos ropa y le será más fácil desvestirse rápidamente.

- Permítele que pase algunos ratitos sin llevar los pañales. Estar desnudo desde la cintura a los pies puede ayudar a tu hijo a conectar la necesidad de orinar con la sensación de hacerlo en su piel.

- Si tiene algún percance camino del baño, intenta no mostrarte enfadada. En su lugar, aplaude sus esfuerzos por intentar llegar al baño a tiempo y habla con él sobre las maneras para reconocer a tiempo las pistas que su cuerpo le da.

- Las semanas anteriores a comenzar el proceso, anota las horas del día en las que tu hijo evacua. La mayoría de los niños tienen deposiciones regulares y conocer el modelo que sigue tu hijo puede ayudarte a elegir las mejores horas del día para sugerirle una excursión al baño.

- Enséñale las costumbres básicas de higiene, como limpiarse después de ir al baño (las niñas siempre deberían limpiarse de adelante hacia atrás para evitar extender materia fecal y gérmenes al conducto urinario, donde podrían causar una infección) y lavarse las manos con agua y con jabón.

- No le ofrezcas premios como comida o juguetes por ir al baño. Aunque es natural querer elogiar a tu hijo (y deberías alabar verbalmente sus intentos, sin tener en cuenta el resultado), excederse enfatizando su éxito puede hacerle pensar que un percance merecerá un castigo o te disgustará. Cuando haya tenido de alguna manera un éxito razonable en el baño, en reconocimiento, permítele que elija algo de ropa interior para niños grandes.

Nuestro consejo

Un estudio publicado en la revista *Pediatrics* dice que a la mayoría de los niños estudiados con miedo a ir al baño y a los que se les dejó volver a utilizar los pañales, evacuaron en el váter a los tres meses. Si tu hijo tiene miedo a ir al baño, volver brevemente a los pañales puede que sea la solución.

- Haz comentarios positivos y mantén un tono de voz neutro. No muestres enfado, burla o desilusión cuando tu hijo tiene un percance.

- Está preparado. Ten siempre un par de pantalones, ropa interior, calcetines y zapatos extra cuando estés fuera de casa, sólo por si pasa algo.

347

Sé paciente

Enseñar a tu hijo a ir al baño, generalmente, no es un proceso rápido. La duración depende de muchos factores, entre los que se incluye si tu hijo está suficientemente maduro físicamente para controlar los músculos que regulan la liberación de la orina y de la deposición, el interés que tenga en quitarse los pañales y la manera y actitud en la que tú has abordado el entrenamiento.

Algunos padres intentan enseñar a sus hijos cómo ir al baño con un curso intensivo, es decir, acampar fuera de casa durante unos días y trabajar de manera intensiva con su hijo para enseñarle cómo ir al baño.

Aunque esto puede que funcione con algunos niños, la mayoría necesitarán unas pocas semanas o incluso hasta seis meses para conseguirlo. Por último, la mayoría de los niños ya no usan pañales cuando tienen tres o cuatro años (mantenerse sequitos por las noches puede llevarles otros seis meses adicionales).

La voz de la experiencia

«Compra sábanas de colores oscuros. Sé que puede parecer una tontería, pero después de haberlas lavado cien veces por los vómitos, pipís y otras cosas que pueden derramarse, me lo agradecerás».

De la *Encuesta a los padres de KidsHealth*

Problemas comunes

El camino hasta conseguir que sean independientes para ir al baño no es siempre tranquilo. A lo largo del mismo te puedes encontrar con algunos obstáculos, pero nada que no puedas superar con paciencia y una actitud abierta.

Percances

Ocurrirán percances, no importa lo preparado que esté tu hijo para aprender a utilizar el baño. Así que está preparado y no muestres tus propios sentimientos de disgusto cuando ocurran; esto último puede provocar más accidentes o retrasos y también puede hacerle sentirse culpable por haberte defraudado.

Recuerda: En la mayoría de los casos, los percances son el resultado de músculos inmaduros y de no saber cuándo es el momento adecuado.

Capítulo 20. Cómo enseñarle a ir al baño

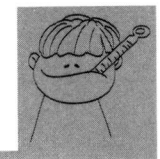

Diarrea

Asegura a tu hijo que no hay ningún problema por parar temporalmente el proceso de entrenamiento y permitirle usar los pañales durante unos días si prefiere. La diarrea en los niños puede ser causada por infecciones, sensibilidad a ciertas comidas y por tomar demasiado zumo. Llama al pediatra si la diarrea dura más de unos días, si tu hijo tiene otros síntomas de enfermedad o si hay sangre en la deposición.

Estreñimiento

Algunos niños evacuan todos los días, mientras que otros lo hacen cada pocos días sin problema. Pero las deposiciones duras y dolorosas pueden interferir con el aprendizaje de tu hijo para usar el orinal. El niño preferirá «aguantarse las ganas» para evitar el dolor, lo que crea un ciclo de estreñimiento que empeorará con el tiempo. Cambiar los hábitos alimenticios es la mejor manera para impedir deposiciones duras. Incluye alimentos ricos en fibra en la dieta diaria de tu hijo, especialmente verduras (brócoli, espinacas, guisantes o alubias) y salvado (en cereales, panes o galletas). Además, asegúrate de que está bebiendo suficientes líquidos, especialmente cuando haga calor, y tomando frutas ricas en agua y fibras (cítricos, melocotones, melones, albaricoques, ciruelas frescas, ciruelas pasas, uvas pasas o peras) diariamente. Limita los alimentos que producen estreñimiento como arroz, pasta, plátanos, pan que no sea de trigo y otros alimentos ricos en carbohidratos y bajos en fibra. Explica a tu hijo que estos cambios en su dieta van a hacer que le sea más fácil usar el orinal.

Es también una buena idea ayudar a tu hijo a establecer una rutina regular para evacuar. Anímalo a que se siente en el váter después de desayunar (la comida a menudo provoca urgencia para evacuar). Elógialo si hace una deposición. Si no la hace después de estar sentado 15 minutos, se puede levantar del orinal. Pero asegúrate de elogiarlo de todas maneras por sus esfuerzos.

Si sus deposiciones no mejoran después de cambiar su dieta y establecer una rutina regular para ir al baño, o si tiene dolor abdominal o más miedo a usar el orinal, probablemente está aguantándose las ganas de evacuar y puede que necesite otro tratamiento para el estreñimiento que le permita desarrollar hábitos más regulares para ir al baño. Para el estreñimiento grave, el pediatra puede que inicialmente recomiende enemas o supositorios para asegurarse de que cualquier masa grande que esté obstruyendo el intestino desaparezca. Una vez conseguido esto, normalmente se receta tomar de manera rutinaria laxantes (reblandecedores de las deposiciones) para evitar que tu hijo tenga deposiciones dolorosas y que se aguante las ganas de nuevo. Quizás tenga que seguir este tratamiento durante semanas o meses, además de mantener una dieta rica en fibra y una rutina regular para ir al baño, para así establecer un modelo para hacer deposiciones regularmente y sin dolor.

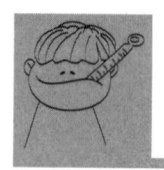

Mancharse (encopresis)

Si tu hijo se siente presionado para aprender a usar el orinal y todavía no está preparado, puede que se manche (proceso conocido como encopresis). Esto sucede cuando el niño involuntariamente se hace caca en el pañal o en la ropa interior. Si esto ocurre, asegúrale que no es por su culpa y suspende el entrenamiento para aprender a usar el orinal temporalmente. Mancharse es frecuentemente un síntoma de estreñimiento crónico (consulta la sección de estreñimiento en este capítulo) con una fuga incontrolable de deposición suelta que está alrededor de una gran masa de deposición dura que se ha acumulado en el intestino bajo de tu hijo. Si continúa manchándose, consulta al pediatra.

Hacerse pipí por la noche (enuresis nocturna) y hacerse pipí durante el día (incontinencia)

Incluso cuando ya saben ir al baño durante el día ellos solitos, estar secos por la noche a menudo les cuesta otros seis meses o más. Hacerse pipí por la noche (enuresis nocturna) normalmente no es un motivo de preocupación. La mejor manera de controlar este problema es dejarle utilizar pañales por la noche hasta que empiece a despertarse seco con regularidad.

Debido a razones desconocidas, los niños tienen más probabilidades de continuar mojando la cama que las niñas. Entre un 10 y 15 por ciento de los niños de cinco años que no tienen problemas médicos mojan la cama varias veces por semana y un número muy pequeño puede que no deje de hacerlo hasta comenzada la adolescencia.

La mayoría de los niños, con tiempo y paciencia, superan el problema de hacerse pipí en la cama. Existen diferentes teorías sobre por qué los niños mojan la cama. En algunos, puede ser debido a la inmadurez de un mecanismo de excitación que no advierte al niño para que se levante a tiempo de llegar al baño. Hacerse pipí en la cama no es intencionado y no es la culpa de tu hijo. Castigarlo por mojar la cama no solucionará el problema y únicamente enfadará a tu hijo.

La voz de la experiencia

«Cuando estás enseñando a tu hijo a usar el orinal, déjale que esté desnudo los primeros dos días. Esto hace que los viajes al baño sean más rápidos y menos frustrantes para el niño, ya que no tienen que intentar desvestirse en el último minuto. Y permite a los chicos que se sienten al revés en el váter al principio, no mancharán tanto el suelo».

De la *Encuesta a los padres de KidsHealth*

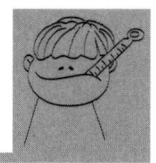

Capítulo 20. Cómo enseñarle a ir al baño

Si tu hijo está sequito durante el día pero nunca ha estado seco durante más de unas pocas noches seguidas, no te preocupes, probablemente podrá estarlo pronto. No obstante, si ha estado con anterioridad seco por la noche y empieza a mojarse de nuevo, esto podría deberse a estrés o a un problema médico como una infección del conducto urinario o diabetes. Hacerse pipí ocasionalmente durante el día (incontinencia) es también bastante común en niños en edad escolar (primeros años), pero si un niño no es capaz de aguantar su orina ni por el día ni por la noche, probablemente tiene un problema en su tracto urinario. Habla con el pediatra si tu hijo, que antes podía estar sequito, comienza a mojar la cama de nuevo o tiene incontinencia de día y de noche.

Si se sigue haciendo pipí por la noche después de los cinco años y esto está causando un problema a tu hijo o a tu familia, consulta con tu pediatra posibles opciones de tratamiento. Las alarmas que despiertan al niño cuando empieza a hacer pis por la noche eliminan el problema en la mayoría de los casos. En otros, los medicamentos pueden ser de ayuda, sin embargo estas medicinas pueden tener efectos secundarios y quizás dejen de hacerse pipí cuando se terminen los medicamentos.

¿Necesitas más información?

Consulta el índice y el apéndice C, *Guía de recursos*. Y por supuesto, habla con el médico de tu hijo.

21

¡A dormir!

Hábitos, patrones, problemas y necesidades

El sueño, o la falta de él, es probablemente uno de los aspectos más discutidos del cuidado de un bebé. Los padres primerizos descubren su importancia durante las primeras semanas del bebé, cuando su rutina es dormir y despertarse a cualquier hora del día. Pero mucho después de que un niño pueda diferenciar entre el día y la noche, la calidad y la cantidad de lo que duerme el pequeñín de la familia puede marcar la diferencia entre una familia alegre y animada y el clan de los enfadados muertos vivientes.

En este capítulo veremos cómo ayudar a tu hijo a dormir el tiempo que necesita, cómo evitar problemas y cómo afrontarlos si aparecen.

Cómo conseguir que duerma y permanezca dormido

Hay muchos niños que tienen problemas para dormirse y se despiertan varias veces durante la noche. No es una conspiración contra ti o tus sentidos, únicamente es que los niños y los adultos tienen distintos patrones de sueño, necesidades y sentimientos sobre lo que es dormir.

Por qué los bebés se despiertan tanto

El sueño de los adultos está dividido en REM (movimiento rápido de los ojos) y no-REM. La fase REM es cuando se está soñando. La fase no-REM es más profunda y más placentera. El sueño de los adultos se divide en ciclos de unos 90 minutos aproximadamente, el 25 por ciento del sueño es en la fase REM.

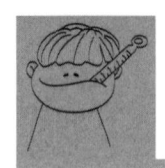

Los niños también tienen fases de sueño REM y no-REM (normalmente llamados «sueño activo» y «sueño tranquilo» en los bebés). Pero comparado con los adultos, la mayor parte del sueño de los bebés es REM, entre el 50 por ciento para los bebés a término y el 80 por ciento para los prematuros. De hecho, algunos investigadores creen que el sueño REM juega su papel más importante antes del nacimiento del bebé, quizás ayudando a los centros visuales del cerebro durante los dos o tres últimos meses de la gestación.

Lo más importante (desde el punto de vista de muchos padres) es que los ciclos de sueño REM y no-REM de los bebés y de los niños pequeños son más frecuentes que en los adultos, aproximadamente cada hora.

Es durante estas transiciones cuando es más probable que los niños se despierten, para llamarte o subirse a tu cama. Por el contrario, cuando los niños se despiertan en medio de una fase no-REM, normalmente sólo se mueven o gimotean y se quedan dormidos de nuevo. Por lo tanto, cuantas más fases de sueño REM más oportunidades para despertarse en medio de la noche.

Una nota sobre bebés prematuros

En general puedes esperar que los bebés prematuros se despierten más frecuentemente, tengan un sueño más ligero y tarden más en seguir las pautas de sueño. Cuando hablamos de los patrones típicos de sueño a ciertas edades, estamos contando desde el día que el bebé debía nacer. Si tu hijo nació un mes antes, lo más probable es que siga estos patrones de sueño al menos con un mes de retraso respecto a las edades que se indican en este capítulo.

Despertarse y comer

Generalmente, los bebés a los seis meses ya no necesitan la toma de por la noche (algunos bebés que toman biberón, a partir de los dos o tres meses). Consulta con el pediatra si no estás segura de las necesidades de tu hijo. Algunas madres prefieren dar de mamar por la noche cuando el bebé lo pida. Si tú no quieres, puedes reducir gradualmente los minutos de cada toma nocturna hasta 2 minutos. Después deja de darle de mamar y en su lugar ofrécele caricias y palabras dulces. Una vez que has dejado de darle las tomas nocturnas, deja que papá le haga todos los mimos nocturnos, al menos durante una temporadita, ya que el bebé está esperando la leche de mamá. Si el bebé ha estado tomando un biberón por la noche, puedes disminuir gradualmente la cantidad de leche maternizada o aguarla gradualmente hasta que el bebé tome un biberón de agua. La mayoría de los bebés deciden que no merece la pena despertarse para tomar únicamente agua. Una advertencia: No debes aguar la leche maternizada excepto como mediada temporal para dejar

Capítulo 21. ¡A dormir!

de darle la toma nocturna que tu hijo ya no necesita. Tu bebé debe seguir bebiendo leche maternizada con la proporción de agua normal en el resto de las tomas.

Como regla general, si un bebé de dos o tres meses está comiendo bien durante el día y pesa al menos 5,500 kilos, no necesita la toma de la noche. Pero si el bebé tiene menos de 4 meses, no empieces esta lucha nocturna sin consultarlo antes con el pediatra.

Guarda el cereal

A menudo, familiares mayores dicen a los padres que añadir cereal al biberón de leche maternizada o al de leche materna ayuda a que los niños duerman por la noche de un tirón. Los estudios no han encontrado que esto sea cierto. Así que si «el cereal» funcionó con tu madre o con tu amiga, lo más probable es que fuera una coincidencia. Es más probable que el niño madure lo suficiente para dormir toda la noche sin despertarse cuando los padres deciden empezar a darle alimentos sólidos. Los médicos generalmente aconsejan no añadir sólidos a los biberones por muchas razones:

- Mamar esta mezcla espesa de un biberón es difícil y hace que los bebés traguen más aire.

- Si un bebé come el cereal con tanta facilidad, puede que tome más calorías de las que necesita y engorde demasiado.

- Tanto la leche materna como la maternizada tienen mayor valor nutritivo que los cereales, así que no las remplaces por el cereal.

- Dar de comer cualquier otra cosa que no sea leche materna o maternizada a un bebé menor de cuatro meses puede aumentar las posibilidades de que desarrolle alergias.

Si tu hijo tiene entre cuatro y seis meses y crees que no está tomando suficientes calorías provenientes de las tomas líquidas, puedes intentar darle un poco de cereal de arroz con una cucharita, no en el biberón, como se describe en el capítulo 22, *Comida sana*. Pero no esperes que el cereal cambie sus hábitos de sueño.

Cómo ayudar a tu hijo a volverse a dormir

Todo el mundo, niños y adultos, se despierta por la noche incluso si no lo recuerdan después. No obstante, puedes reducir el número de veces que tu hijo se despierta cerciorándote de que esté cómodo, que no tenga mucho frío ni mucho calor, que no haya luces brillantes o ruidos altos repentinos, que no esté enfermo o tenga dolores, que no esté mojado ni tenga hambre.

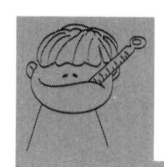

Pero incluso cuando no haya nada que esté mal, los bebés y los niños se despiertan. Muchos se vuelven a quedar dormidos ellos solitos, sin ayuda. Para el resto de los niños, tú debes decidir si quieres seguir atendiendo cada uno de los llantos o lo ayudas a volverse a dormir por sí solo a partir de los seis meses. Esto quizás lleve asociado unos llantos, pero normalmente un bebé no tarda mucho en aprender que no necesita tu ayuda para quedarse dormido.

Alrededor de los seis meses, la mayoría de los bebés pueden aprender a calmarse ellos solitos y volverse a dormir cuando se despiertan en medio de la noche. Puedes ayudarlo haciendo lo siguiente:

- Desde que es pequeño, pon a tu hijo a dormir cuando está despierto, al menos algunas veces, para que pueda aprender a dormirse por sí solo y asocie su cama o cuna con ir a dormir. Entonces, si se despierta por la noche es más probable que se vuelva a dormir por sí solo. Si siempre le das de mamar hasta que se queda dormido, probablemente necesitará mamar para quedarse dormido cuando se despierte por la noche, incluso cuando ya no necesite la toma de la noche para alimentarse.

- Después de tu ritual de buenas noches, hazle a tu hijo una última caricia o dale un beso y sal de la habitación. Si llora, o si se despierta y llora durante la noche, dale unos minutos para que se calme por sí solo y se vuelva a dormir. Puedes empezar con unos dos o tres minutos. Si sigue llorando, asegúrate de que no le pasa nada. Si te parece que está enfermo, por supuesto sostenlo y confórtalo. Si a mitad de la noche está empapado, cámbialo sin más, es preferible que si puedes no lo saques de la cuna. Si está sequito, confórtalo sin sacarlo de la cuna (háblale suavecito, acaricia su espalda) y luego vete. Mantén las luces muy tenues y tu contacto con él cariñoso pero breve. No juegues con él o hagas que tu visita sea tan divertida que la añore y quiera más. Si continúa llorando, espera un poco más que antes y luego repite tu corta visita. Sigue haciendo esto, alargando el tiempo que tardas en responder a su llanto hasta 10 minutos, hasta que deje de llorar. Cada vez que entres en su cuarto, intenta hacer menos cosas. Controla el tiempo con un reloj, pues cinco minutos pueden parecer interminables cuando un bebé está llorando. Después de unos cuantos días debería parecerle más fácil quedarse dormido por sí solo.

- Si se trata de un niño de más de 12 meses o preescolar que tiene miedo por la noche, intenta lo siguiente: Primero, siéntate un par de noches cerca de su cama hasta que se quede dormido (o hasta que se vuelva a dormir). Después, siéntate un poquito más alejada de su cama cada día hasta que estés fuera de la habitación. Durante unas noches, siéntate fuera de su habitación hasta que se quede dormido.

Capítulo 21. ¡A dormir!

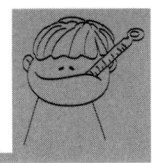

Si te llama puedes asomar la cabeza por la puerta y tranquilizarlo verbalmente. Según el miedo que tenga tu hijo, este proceso puede durar entre un par de días y unas semanas.

La alternativa para enseñar a tu hijo cómo dormirse solito es seguir dándole de mamar, acunándolo, caminando o sentándote cerca de él hasta que se duerma. Aunque ésta puede parecer una respuesta más cariñosa y educativa, puede ser contraproducente si privarte de tu sueño y sentirte resentida hace que estés irritable y agotada durante el día. Además, muchos médicos piensan que el que aprenda a calmarse por sí solo es un paso adelante en el camino hacia su independencia y fomenta el sentido de la competencia y de la confianza en sí mismo. Siempre que esto ocurra en un contexto cerrado, con una relación de cariño, no tiene nada que ver con ser abandonado y no existe evidencia de que cause ningún daño emocional.

Cualquiera de los métodos, responder a cada llanto o dejarle que aprenda a calmarse por sí solo, es mejor que la inconsistencia aleatoria. Si normalmente respondes a las llamadas de tu hijo, pero no algunas noches porque te sientes muy cansada o resentida, o normalmente no respondes pero de vez en cuando cedes a sus llantos, su mundo puede que parezca caprichoso e inseguro. Elige un plan y síguelo.

Cómo establecer buenos hábitos de sueño

Todos tenemos un reloj biológico que gobierna nuestros ciclos de sueño-vela, haciéndonos sentir sueño a ciertas horas y estar despiertos a otras. Nuestro reloj sueño-vela está «ajustado» según la oscuridad y la luz, en especial a la exposición de la luz brillante de la mañana. En los bebés, normalmente el reloj sueño-vela empieza a funcionar a los tres meses, antes de esa edad puede que se despierten o que duerman a cualquier hora del día sin importarles la luz del sol.

Puedes ayudar a tu hijo a poner en hora su reloj interno para que se ajuste al tuyo simplemente acostándolo por la noche y despertándolo por la mañana todos los días a la misma hora. Parece ser que es muy importante para ajustar su reloj que la hora de despertarse sea consistente. Así es como los buenos hábitos de sueño comienzan.

Rituales a la hora de acostarse

A medida que tu hijo va creciendo, seguir un ritual a la hora de acostarlo te ayudará para hacerlo a la misma hora todos los días. Predecible y tranquilizador tanto para los padres como para el bebé, el ritual a la hora de acostarlo indica a tu hijo que es la hora de dormir.

Ojalá alguien me hubiera dicho...

«...durante los primeros meses de tu hijo, intenta adaptarte a sus hábitos de sueño en lugar de forzarlo a él a que se adapte a los tuyos. Si necesita comer a las 3:00 a.m., levántate de buena gana y dale de comer en lugar de quejarte y soñar con que al día siguiente duerma toda la noche sin despertarse. Éstas son etapas especiales que pasarán pronto. Así que trata de disfrutar de los momentos difíciles al igual que de los fáciles».

El ritual consiste en cualquier cosa que quieras hacer cuando acuestas a tu hijo. Los padres a menudo hacen cosas como bañar o lavar a los niños, poner el pijama, cepillar los dientes, cantar, acunar, dar de comer, leer, poner música tranquila y contar un cuento. Quizás quieras incluir rezar, un masaje o técnicas de relajación. Puedes hablar de lo que ha hecho hoy y de cuáles son los planes para mañana. A veces decir siempre la misma frase al despedirte, algo tan simple como «felices sueños» o «te quiero» le reconforta, así como la promesa de volver a verlo en 10 minutos (asegúrate de cumplir tu promesa). Los padres deben de turnarse para acostar a sus hijos o compartir el ritual. Si siempre lo hace el mismo, probablemente el niño tenga dificultad para dormirse si el padre no está. Además, a la hora de acostarse es cuando los niños están más afectivos y hay más posibilidades de compartir los sentimientos, temores y preguntas, una intimidad que ningún padre debería perderse.

Ir a dormir sin llorar

En estudios a niños pequeños y preescolares, normalmente entre el 30 y el 40 por ciento o más se resisten a irse a dormir, se despiertan por la noche o ambas cosas. A continuación te mostramos unas técnicas que puedes utilizar para ayudar (normalmente) a que tu hijo se duerma sin llorar:

- Llega a la hora de dormir calmadamente, con actividades tranquilas en la hora o dos horas anteriores a acostarse. Evita peleas y cualquier cosa que produzca miedo o sea con un tono alto. Avisa a tu hijo unos minutos antes de acostarse.

- Prepáralo para dormir con un ritual regular de actividades placenteras, como cantar, acunarlo o leer un cuento.

- Asegúrate de que el entorno en el que duerme tu hijo es seguro y placentero. No lo castigues con llevarlo a la cuna o a la cama.

- Sé tan consistente como sea posible acerca de la hora en la que tu hijo se acuesta y se levanta (una vez que esté durmiendo casi toda la noche, normalmente alrededor de los tres meses). Esto reduce las peleas de cada noche cuando llega la hora de acostarse.

Capítulo 21. ¡A dormir!

- Sé persistente. Si tu hijo pequeño se levanta para ver qué está haciendo el resto de la familia, tendrás que levantarte y llevarlo de nuevo a la cama, tantas veces como sea necesario hasta que se dé cuenta de lo que quieres. Es posible que sean 20 veces una noche. Si abandonas en el decimonoveno intento le estás enseñando lo que se tarda en conseguirlo.

- Cuando tengas dudas, intenta que duerma más. Los niños tienen dificultad para dormirse si están demasiado cansados. Irse a la cama un poco antes probablemente les ayude (y haga que tu hijo esté menos irritado durante el día).

Seis maneras de que dormir sea un problema clásico en el crecimiento de los niños

1. La gente (incluidos abuelos, amigos y médicos) suele tener opiniones claras que no dudan en ofrecer.

2. Estas opiniones tan claras, a menudo son completamente contradictorias. Por ejemplo, en nuestra encuesta a los padres, muchos dijeron que el mejor consejo que han recibido nunca fue «no dejes que tu hijo duerma en tu cama». Muchos otros dijeron que el mejor consejo que nunca han recibido fue, adivínalo, «duerme con tu hijo» (consulta el apartado «¿Dónde debe dormir?», en este capítulo, para tener una visión completa del asunto).

3. Tú eres quien debe decidir lo que es mejor para ti, tu familia y tu bebé. Una familia puede decidir que es bueno que el bebé esté levantado hasta tarde para que pueda jugar con uno de los padres después de trabajar cada día. Otra puede considerar que es mejor que el bebé se acueste a las 7:00 p.m. sin fallar. Si todos estáis felices, sanos y razonablemente descansados, lo que estés haciendo está funcionando bien. Si no, intenta algo distinto.

4. A medida que tu hijo va creciendo, lo que solía funcionar probablemente cambie. Justo cuando pensabas que habías conseguido estar tranquilo por la noche, tu hijo empezará a despertarse de nuevo o a tener pesadillas y tendrás que intentar un acercamiento diferente.

5. Al igual que ninguna tabla de crecimiento estándar puede decirte lo que debe pesar tu hijo, no existe una lista con la media de horas que debe dormir. Estos números son simplemente medias que representan a grupos de niños.

6. Nada puede reemplazar lo que tú sabes que le pasa a tu hijo. ¿Está llorando de dolor o sólo se está desahogando? ¿Está corriendo sin parar porque está lleno de energía o porque está demasiado cansado? Tendrás que hacer este tipo de juicios todo el tiempo.

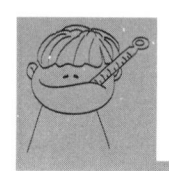

¿Dónde debe dormir?

Los bebés deben dormir en un sitio seguro donde los padres puedan oírlos (si es necesario con un vigilabebés). La cama más segura parece ser una cuna en buenas condiciones que cumpla los estándares federales de seguridad (como se describe en el capítulo 2, *Prepara tu casa y a tu familia*).

Un estudio ha encontrado que los niños que duermen en la habitación de sus padres, pero no en su cama, tienen menos riesgo de tener el síndrome de muerte súbita del lactante (SMSL). Especialmente durante los primeros tres o cuatro meses, cuando los bebés se despiertan con frecuencia y parecen especialmente frágiles, a muchos padres les gusta que duerman cerca de su cama, normalmente en un cuco o capazo.

Compartir la habitación con tu hijo es una cuestión de preferencias. Los estudios indican que los bebés y las madres que duermen en la misma habitación se despiertan con más frecuencia, así que su sueño se rompe. Si los bebés son amamantados, tienen tomas nocturnas más frecuentes y largas hasta una edad más tardía.

Cuando tu hijo crezca, quizás quieras que comparta habitación con un hermano o llevarlo a una habitación para él solo. Tu decisión dependerá de cuestiones prácticas y del sitio que haya en la casa. Al menos que pienses seguir compartiendo la habitación con tu hijo, normalmente será más fácil llevarlo a su habitación permanente en los primeros seis o nueve meses. Después de esto, la ansiedad por la separación puede hacer más difícil que duerma solo hasta que tenga dos años.

El debate sobre la cama familiar

En los Estados Unidos, es común que los bebés mayores y los niños duerman en habitaciones separadas de la de sus padres. La mayoría de los expertos en el cuidado de los niños de los Estados Unidos dicen que esto hace que tanto los padres como los hijos duerman mejor, crea independencia y una sensación de confianza para los niños, hace que la intimidad para los padres sea más fácil y en los años preescolares evita que se realce el complejo de Edipo (el complejo que los niños sienten por su amor con el padre de sexo contrario y su rivalidad con el padre del mismo sexo).

Otros argumentan que es natural que los padres y los hijos duerman juntos, como la gente de muchos lugares del mundo hace. Incluso en los Estados Unidos, apuntan los defensores, las encuestas señalan que más de un tercio de los padres a menudo duermen con sus hijos y un número mucho más alto lo hace ocasionalmente. Los defensores dicen que, con los bebés, compartir la cama o «la cama familiar» como se le llama a veces, puede promover que éstos mamen, se desarrolle un vínculo afectivo y una sensación de seguridad.

Capítulo 21. ¡A dormir!

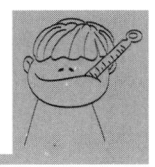

Seguridad al compartir la cama

Cuando los bebés duermen en una cama para adultos, hay un riesgo pequeño pero aparentemente real de asfixia (el riesgo aumenta si duerme en una cama de agua, una cama plegable o sofá; no se deben usar nunca con un bebé). Debido al riesgo que existe, la AAP no recomienda que se comparta la cama de manera regular y el *Consumer Product Safety Commision* dice rotundamente que los niños menores de dos años no deben dormir en una cama para adultos. La posición de la comisión está basada en un estudio que muestra que se producen 64 muertes al año asociadas con el hecho de compartir la cama, comparado con las 50 muertes anuales que se atribuyen a las cunas, en la mayoría de los casos cunas viejas y que no cumplen los estándares. Como no sabemos cuántos niños duermen en cunas y cuántos en camas, no podemos estar seguros de cómo comparar estos riesgos. Pero debido a que parece ser que hay menos niños que duermen en una cama para adultos que los que lo hacen en la cuna, compartir la cama probablemente aumente el riesgo más de lo que estos datos sugieren.

El principal riesgo de compartir la cama es que el bebé se quede atrapado entre el somier y la pared, mueble o colchón. También ocurre que uno de los padres se «tumbe encima» y accidentalmente asfixie al bebé, pero es más raro. Casi todas las muertes ocurren en niños menores de 12 meses. Así que, si quieres compartir la cama con tu hijo, esperar hasta que tenga un año puede que virtualmente elimine el riesgo. Los defensores de compartir la cama dicen que el estudio no tuvo en cuenta si los adultos bebían, fumaban o tenían otras características que se sabe que aumentan los riesgos de que el bebé duerma en la cama de los padres.

Para aquellos que están en medio, una alternativa es una cuna adosada a la cama, es decir, una cuna que tiene tres lados y que se une a la cama del adulto por el lado que está abierta. Si se instala de manera segura, esto hace que tengas a tu hijo a mano para darle el pecho pero le permite tener su propio espacio, que puede estar sin mantas, almohadas y los cuerpos pesados de los adultos.

Consejos de seguridad sobre la cama familiar

Si quieres compartir la cama con tu bebé sigue estos consejos:

- Asegúrate de que el colchón de la cama del adulto es firme y se ajusta adecuadamente, sin que quede espacio entre el somier y el colchón en el que pueda quedarse atrapado tu hijo. La cama no debe tener sábanas sueltas, superficies blandas o cosas decorativas en las que se quede enganchado. Se debe separar la cama de la pared o de otros muebles para que no pueda quedarse aprisionado entre la cama y esos muebles.

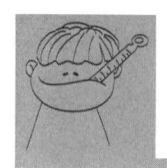

- No bebas alcohol o tomes drogas o medicinas que puedan hacer que estés menos alerta o que tengas más dificultad para despertarte. Por la misma razón, no debes compartir la cama con tu hijo si estás demasiado cansado. Si quieres tomarte un par de copas o has estado levantado hasta tarde la noche anterior, no duermas con tu bebé esa noche.

- No fumes. En estudios sobre bebés que dormían con sus madres, el riesgo de muerte súbita (SMSL) era mucho mayor si la madre fumaba.

- Niños mayores o adultos que no sean los padres no deben compartir la cama con un bebé.

«Volver a dormir» para reducir el riesgo de SMSL

Por definición, el síndrome de la muerte súbita del lactante (SMSL) es la muerte repentina de un bebé de menos de un año que no tiene explicación incluso después de una minuciosa investigación. La mayoría de los casos ocurren en bebés de dos a cuatro meses; muy pocos ocurren después de los seis meses. Las buenas noticias es que el SMSL es relativamente raro, un caso en cada 1400 bebés y cada vez es más raro. Los porcentajes han disminuido casi un 50 por ciento desde 1988 a 1998 (el año más reciente sobre el que tenemos datos). La mayoría de este descenso ha ocurrido a partir de 1992, fecha en la que la AAP comenzó a recomendar que se acostara boca arriba a los bebés sanos.

¿Por qué debería esto causar esta gran diferencia? Algunos especulan que cuando los bebés duermen boca abajo el aire que exhalan puede quedarse atrapado entre las dobleces de las sábanas. Luego, los bebés respiran de nuevo este aire, que tiene un componente elevado de dióxido de carbono. Niveles elevados de dióxido de carbono deberían despertar a un bebé, así que podría mover su cabeza para respirar aire fresco. Pero algunos bebés no se despiertan, la teoría dice que quizás es debido a que su cerebro es inmaduro o anormal.

La AAP y otras autoridades sugieren lo siguiente para reducir el riesgo de SMSL:

- Se debe acostar boca arriba a los recién nacidos sanos, incluidos los prematuros (observa las figuras 21.1 a-b). Esto disminuye enormemente el riesgo de SMSL. Dormir de lado es más seguro que dormir boca abajo, pero no es tan seguro como dormir boca arriba, ya que tu bebé puede girarse y quedar boca abajo.

- Asegúrate de que las personas que lo cuidan, incluidos los abuelos, la canguro y el personal del centro de educación, entienden que tu hijo debe dormir boca arriba.

- Si tu hijo normalmente duerme boca arriba pero se le coloca boca abajo para dormir o se da la vuelta, tendrá un riesgo particularmente alto de SMSL.

Capítulo 21. ¡A dormir!

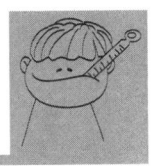

> ### El misterio del SMSL
> Los investigadores han identificado otros síntomas, además de dormir boca abajo, que parece que aumentan el riesgo de SMSL. Estos incluyen dormir en una superficie blanda, demasiado calor, madres que fuman durante el embarazo, exposición al humo del tabaco después del nacimiento, no haber tenido cuidados prenatales o haberlos tenido tarde, niños prematuros o con poco peso al nacer y si el bebé es de sexo masculino.

- Cuando los bebés están despiertos deben pasar tiempo boca abajo para que puedan trabajar en controlar su cabeza, empujarse a sí mismos hacia arriba y otras proezas de fuerza infantil y coordinación. Este «período boca abajo» cuando están despiertos puede también ayudar a prevenir que se formen zonas planas en la parte de atrás de su cabeza. Otra manera de prevenir que se formen estas zonas planas es asegurarse de que su cabeza está en diferentes posiciones cuando está acostado en la cuna. Si tu hijo normalmente gira la cabeza hacia la derecha para mirar hacia la puerta o al móvil, cambia su orientación para que tenga que mirar a la izquierda para verlo, o cambia el móvil de sitio.

- Si tu hijo puede girarse de estar boca arriba a boca abajo pero no al contrario, lo debes girar tú. Una vez que pueda girar él solo, será capaz de dormir en cualquier posición que tome después de que lo acuestes boca arriba.

- La recomendación de que los bebés duerman boca arriba probablemente no deba aplicarse a algunos bebés que tienen ciertos problemas médicos. El pediatra puede aconsejarte qué posición es la mejor para tu bebé.

Figura 21.1 a

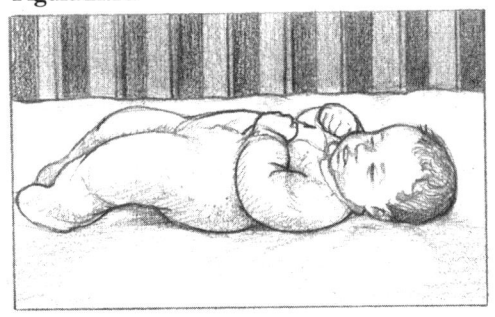

Figura 21.1 b

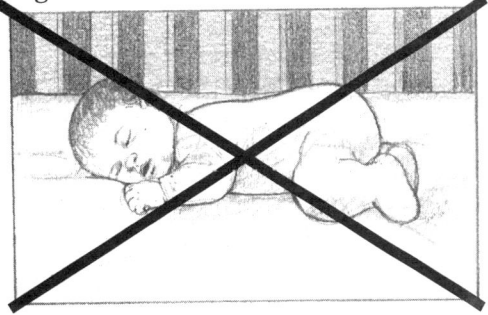

Figuras 21.1 a-b. Posiciones para dormir: (a) boca arriba, (b) boca abajo. A menos que el médico diga lo contrario, los bebés deben siempre dormir boca arriba, como se ilustra aquí. Dormir boca abajo o de lado está asociado con un mayor riesgo de que ocurra el síndrome de muerte súbita (SMSL).

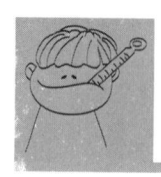

Dormir en una habitación segura

Programa con anticipación hacer el entorno donde va a dormir tu hijo lo más seguro posible:

- Asegúrate de que tu hijo duerme en un colchón duro, nunca en una almohada, una cama de agua, en una cama plegable, en un sofá, en una piel de carnero, en un edredón o cualquier otra superficie blanda.

- Asegúrate de que la cuna de tu hijo cumple las normas estándar de seguridad federal (consulta el capítulo 2, *Prepara tu casa y a tu familia*), está bien cuidada y tiene un colchón que se ajusta adecuadamente. Una cama para niños o para adultos no es tan segura.

- No pongas mantas mullidas, edredones, muñecos de peluche o almohadas en la cuna de tu hijo o en el lugar en el que duerma. Si utilizas una manta, métela bien por los lados para que sólo llegue hasta la altura de su pecho; de esta manera hay menos riesgo de que se cubra la cara. La AAP sugiere que coloques a tu bebé con sus pies en los de la cuna y después ajustes la manta bien a los pies y los lados de la cuna. O utiliza un sobre-pijama con pies y nada de mantas.

- Asegúrate de que tu hijo no pasa calor mientras duerme. Mantén la habitación a una temperatura que sea cómoda para un adulto en camisa de manga corta. Vístelo ligero. No debe sentir calor.

Medidas de seguridad para cuando estás realmente dormido

A pesar de todas las bromas, la privación de sueño durante una larga temporada para los padres y las personas que cuidan del bebé puede ser peligrosa, provocando accidentes, tensiones matrimoniales e incluso abuso infantil.

Dependiendo de tus circunstancias, quizás necesites a alguien que se ocupe del bebé de vez en cuando para que puedas echarte una siestecita, o quizás necesites tomarte unos días libres sin trabajar. Si tu hijo tiene un problema para dormir persistente, necesitarás consejo profesional para tratarlo. Mientras tanto, ten cuidado:

- No conduzcas a horas en las tengas sueño, como al final de la tarde.

- Si te estás quedando dormido con tu recién nacido en el regazo, ponlo en un lugar seguro para que no exista la posibilidad de que se caiga.

Capítulo 21. ¡A dormir!

- No duermas la siesta con el bebé en un sofá. Hay riesgo de que se quede atrapado entre tu cuerpo y los cojines del sofá o la parte de atrás y se asfixie.

- No duermas con tu hijo de ninguna manera si estás demasiado cansado.

Especialmente durante las primeras semanas, recuerda la regla número uno para el buen estado de los padres: Duerme cuando tu hijo duerme.

Patrones de sueño según las edades

Los patrones de sueño cambian según crecen los niños.

Los primeros tres meses

Los recién nacidos generalmente duermen o están adormilados durante dieciséis horas al día o más, divididas de igual manera entre el día y la noche. Su período de sueño más largo es normalmente cuatro o cinco horas, pero algunos pueden dormir únicamente períodos de dos horas y otros es posible que ocasionalmente duerman diez horas de un tirón. Al principio, es recomendable que despiertes al bebé para darle de comer si pasan cuatro o cinco horas y sigue dormido. No existe una fórmula que diga cuánto deben dormir los recién nacidos, ya que el complejo proceso que controla el sueño no está totalmente desarrollado.

Algunos recién nacidos están despiertos únicamente durante las tomas, después comienzan a tener períodos de tiempo tranquilos en los que están despiertos, normalmente al final de la tarde. Otros se despiertan antes o después de cada toma desde el principio y es cuando puedes hablarles o jugar suavemente con ellos. Durante los primeros tres meses los bebés se cansarán y se pondrán pesados si están despiertos más de dos horas seguidas.

Forma de la cabeza y «tiempo para estar boca abajo»

La campaña para asegurarse de que los bebés duermen boca arriba ha disminuido el porcentaje de niños que mueren debido al síndrome de muerte súbita (SMSL) desde 1992. Pero desde entonces, numerosos estudios de investigación han mostrado un aumento en el número de bebés que son enviados al especialista debido a un problema llamado plagiocefalia posicional o aplanamiento de la parte de atrás del cráneo, que aparentemente es el resultado de que los bebés pasen más horas tumbados boca abajo. Estos bebés también pueden desarrollar asimetría facial, que incluye aplanamiento de un lado de la frente, una de las cejas caídas y cambios en la posición de una oreja.

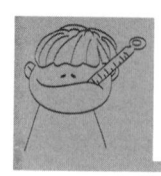

> Estos cambios desaparecen en la mayoría (aproximadamente en las tres cuartas partes) de los niños cuando tienen uno o dos años sin ningún otro tratamiento más que cambiar la posición de la cabeza del niño con frecuencia. Puede ser beneficioso alternar la posición de la cabeza del bebé cuando está en la cuna (de un lado al otro) en el caso de que haya una ventana u otra distracción que haga que el bebé gire su cabeza en una dirección. En uno de cada cinco niños que tienen este problema, usar un casco u otro aparato durante unos meses es recomendable para tratar la deformación de la cabeza. En raras ocasiones es necesario recurrir a la cirugía. En algunos casos es recomendable hacer ejercicios de terapia física en los que se ejercitan los músculos del cuello. Habla con tu pediatra si tienes cualquier duda con respecto a este tema.
>
> Como se ha dicho anteriormente, debes asegurarte de que tu hijo esté bastante tiempo sobre su tripita (boca abajo) mientras está despierto. Además de cambiar la posición de su cabeza, estar boca abajo es importante para estimular el desarrollo del control de la cabeza, la fuerza en la parte superior del cuerpo y la coordinación.

Puedes enfatizar las diferencias entre el día y la noche manteniendo la habitación de tu hijo oscura durante la noche y haciendo las tomas y los cambios de pañales rápida y silenciosamente. Durante el día, deja que entre el sol, permite que el ruido y el bullicio sea más alto y juega y habla con tu bebé cada vez que esté despierto. A menos que tu recién nacido sea especialmente sensible al ruido, merece la pena mantener el ruido diurno a un nivel normal, incluso cuando tu hijo está durmiendo la siesta. De esta manera se acostumbrará a dormir la siesta con el ruido de teléfonos y conversaciones normales.

Alrededor de las seis semanas, los bebés tienden a dormir más por la noche, normalmente entre tres y cinco horas, y según pasan los meses esta tendencia es más fuerte. Si les das una toma a las 10:00 ó 11:00 p.m., quizás puedas dormir hasta el amanecer. Alrededor de los tres meses, la mayoría de los bebés que toman biberón ya no necesitan la toma de por la noche, incluso si les gusta. Los niños que son amamantados normalmente alcanzan este nivel un poco más tarde, a los cinco o seis meses.

Ojalá alguien me hubiera dicho...

«...que intentara hacer de la siesta un rato divertido. Cometí el error de hacer que fuera un castigo varias veces. **Mal hecho**. Nunca lo ha olvidado».

Los recién nacidos normalmente se quedan dormidos mientras están comiendo, especialmente si están mamando, una transición dulce y placentera. O quizás quieras acunar, mecer o cantar a tu hijo mientras se está tranquilizando y acostarlo cuando está adormilado pero todavía despierto. Durante los primeros meses de vida de tu hijo no pasa nada por

Capítulo 21. ¡A dormir!

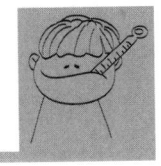

«mimarlo». De hecho, los estudios han demostrado que a los bebés que se les lleva de un sitio para otro durante el día son menos escrupulosos.

Si tu hijo parece demasiado irritado y no se le puede calmar, o es difícil despertarlo y parece que no está interesado en comer, habla con el pediatra. Normalmente no pasará nada, pero merece la pena tener una opinión médica.

De cuatro a siete meses

Algunos bebés siguen un ritmo regular de dormir/estar despiertos tan pronto como a las seis u ocho semanas, pero normalmente esto ocurre entre los tres y cuatro meses. A esta edad, la mayoría de los bebés duermen una media de entre tres y cinco horas durante el día, generalmente en dos o tres siestas, y entre diez y doce horas por la noche, normalmente con una o dos interrupciones para alimentarse. Se dice que muchos bebés a esta edad duermen toda la noche, pero a menudo eso significa que duermen cinco horas seguidas, de 12 de la noche a 5 de la mañana.

A esta edad, los bebés están más involucrados e interesados que antes en el mundo que les rodea y quizás permanezcan despiertos hasta ponerse pesados y estar demasiado cansados. Está atento a tu bebé para saber en qué momentos está adormilado antes de que se ponga pesado. Entonces, trata de calmarlo acunándolo o con música tranquila y acuéstalo para que se eche una siesta. El movimiento, acunar, ir de paseo en el cochecito, ir en el coche, normalmente hace que los bebés se duerman, pero una vez que están dormidos, que lo hagan en un sitio tranquilo sin movimiento es más descansado.

Si te parece que la siesta que tu hijo se echa por la tarde hace que tenga más problemas para dormir por la noche, intenta adelantar la hora de la siesta. Despiértalo un poco antes cada mañana y después ponlo a dormir la siesta un poco antes. Después de despertarse, mantenlo estimulado hasta la hora de acostarlo por la noche.

Durante estos meses, tu hijo aprenderá a girar sobre sí mismo y colocarse para dormir a su manera. Hacia el final de este período quizás pueda mantenerse despierto o que el entorno le haga estar despierto, así que éste es el momento de inculcar buenos hábitos de sueño siguiendo una rutina para acostarlo. Ponerlo a dormir cuando está despierto, al menos algunas veces, lo ayudará a dormirse por sí mismo.

Cuando tu bebé tiene seis meses puedes comenzar a cambiar la manera en la que respondes cuando se despierta o llora por la noche. En lugar de contestar inmediatamente, espera unos minutos y después unos minutos más.

Si tu hijo de seis meses continúa despertándose cinco o seis veces cada noche, habla con el pediatra.

Guía de la salud infantil para padres

De ocho a doce meses

A esta edad los bebés duermen una media de 13 horas, incluidas dos siestas al día, pero la variedad de lo que es «normal» es todavía muy amplia.

A estas alturas, la mayoría de los bebés no tienen necesidad de hacer la toma de por la noche y muchos, especialmente los que toman leche maternizada, pueden dormir siete u ocho horas seguidas. Pero a medida que tu bebé se va desarrollando emocionalmente pueden aparecer algunos problemas para dormir, como el ser más consciente de que se separa de ti. La ansiedad por la separación probablemente implique lloros y rabietas cuando tratas de dejarlo en la cuna, y también durante la noche cuando se despierte y busque a su alrededor alguna señal de que estás cerca.

Una pausa al respirar

Durante los primeros meses de vida, la respiración del bebé puede ser de alguna manera irregular. Además, los bebés dejan de respirar durante unos segundos con frecuencia. Este fenómeno, llamado respiración periódica, es normal y generalmente no es peligroso, pero puede ser horrible para un padre que no se lo espera. Es más común durante la fase REM o sueño activo y normalmente a los seis meses ha desaparecido. Pero si la respiración de tu bebé se para durante más de 15 segundos, o si su piel parece azulada o más oscura de lo normal, llama al pediatra inmediatamente.

Probablemente sea difícil atender las necesidades nocturnas de tu hijo con la preocupación y consistencia adecuadas, pero es el momento de fijar el escenario para pasar noches tranquilas toda la familia. En muchos casos, puedes manejar el momento de la separación de la misma manera que lo haces cuando la ansiedad por la separación es un problema durante el día (por ejemplo, si dejas a tu hijo a cargo de alguien). Sigue tu rutina usual para acostarlo, con más besos y abrazos, hazle saber que lo verás pronto y sal rápido de la habitación. No retrases la hora de acostarlo con la esperanza de que se quede dormido; un niño demasiado cansado puede incluso encontrar más difícil el quedarse dormido. De hecho, si se está despertando frecuentemente por la noche, intenta adelantar un poco la hora de acostarlo.

A esta edad, asegúrate de que tu hijo tiene algunos juguetes favoritos en la cuna para que le hagan compañía. Su objeto preferido que le conforta –un animal de peluche, un trozo de manta u otra cosa «querida»– puede ayudar. Ponerle una cinta de música en la que papá y mamá canten canciones de cuna quizás también le ayuden a tranquilizarse. Algunos padres incluso ponen algo de su ropa en la cama del bebé para que su olor esté con él. Cualesquiera que sean los juguetes que le dejas, ten en cuenta la seguridad: Cerciórate de que

Capítulo 21. ¡A dormir!

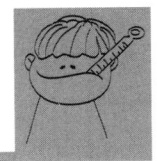

los animales de peluche no sean demasiado pequeños y se pueda ahogar y de que los juguetes no contienen nada con lo que se pueda atragantar o quedar enredado.

Intenta dejar la puerta de su habitación abierta para que pueda oír que tú estás cerca. Si no deja de llorar y de llamarte, le puedes decir unas palabras desde la puerta de su habitación para tranquilizarle («Mamá está aquí, pero es hora de que te vayas a dormir») y salir de nuevo rápidamente. Intenta no alargar el tiempo que tardas en ir a verlo hasta que esté dormido.

Cuando tu hijo se despierta por la noche y llora para que lo levantes, que estés ahí lo tranquilizará, pero luego dale el mensaje de que necesita volverse a dormir. Lo mejor que puedes hacer es darle palmaditas en la espalda que lo tranquilicen, colocar otra vez la manta y salir de nuevo rápidamente. Si tus visitas son muy interesantes, querrá más. Pero si tu eres amigable, firme y consistente al pedirle que se vuelva a dormir, esta etapa debería pasar rápido.

El peor consejo que me dieron fue...

«...que se supone que todos los bebés duermen toda la noche de un tirón a cierta edad. Pasé muchas noches frustrantes intentando que mi hija se durmiera. Después me dijeron que los bebés que toman el pecho a menudo no duermen por la noche de un tirón hasta más tarde».

Practicar juegos de esconderse, como el cucú, durante el día quizás lo ayude a calmar su temor por la separación. Tapándote la cara y después descubriéndotela, o lo mismo pero con un juguete, consigues que tu hijo aprenda que tú y otras cosas en el mundo todavía existen incluso cuando no puede verlas.

Por supuesto, si tu hijo sigue requiriendo tu presencia por la noche, querrás asegurarte de que no está enfermo o tiene el pañal sucio. Si necesitas cambiarlo recuerda poner las luces bajitas y mantener al mínimo la interacción.

Cuando está intentando hacer cosas nuevas, como ponerse de pie o caminar, puede centrar tanto su atención que haga que se despierte más frecuentemente. Si tu hijo se puede poner de pie en la cuna pero no sabe cómo sentarse de nuevo, gritará para pedir ayuda. Tú lo puedes ayudar enseñándole cómo sentarse y ayudándolo a practicar, pero hazlo durante el día, no en medio de la noche.

Algunos padres deciden seguir el camino rápido para arreglar los llantos incesantes en mitad de la noche. O se van a dormir a la habitación del bebé o lo llevan a su cama para que todo el mundo pueda dormir. Casi todos los padres han hecho esto alguna vez. Pero ten cuidado con hacerlo con mucha frecuencia, a menos que estés dispuesto a que ésta sea la manera habitual de dormir durante semanas.

De uno a tres años

Por supuesto, a esta edad tu hijo no quiere dormir. Mientras mamá, papá y posiblemente otros hermanos mayores están todavía levantados y activos, el mundo es un lugar maravilloso con un montón de cosas para descubrir, interminables. Además, es posible que todavía sienta la ansiedad por la separación. Y según aprende a caminar y a correr, también está luchando por tener más independencia. Esto lleva a la famosa época de la contrariedad en los niños, el período del «No», que puede hacer que la hora de acostarse sea un suplicio (algunas veces literalmente). Y a medida que tu hijo se vaya haciendo mayor, los estímulos externos lo distraerán más por la noche, y los sueños y las pesadillas también comenzarán a interrumpir su sueño.

Aunque hay una gran variedad de lo que podemos llamar normal, los niños de un año generalmente necesitan dormir 13 horas, con dos siestas al día. La mayoría de los niños de dos años se echan sólo una siesta, normalmente de una a tres horas por la tarde. Cuando tienen tres años, generalmente duermen entre diez y doce horas, con una corta y esporádica siesta por la tarde. Si no se echan la siesta, a muchos les viene bien descansar en la cuna o en la cama o pasar un rato tranquilo leyendo después de comer. Si te parece que tu hijo necesita una siesta después de comer pero luego le cuesta dormirse por la noche, puede ser bueno adelantar la siesta para que termine a las 2:00 ó 2:30 p.m. Después, cuando ya no duermen la siesta, quizás tengas que intentar acostarlo antes para que esté descansado.

Cuando los patrones de sueño comienzan a cambiar, probablemente te lleve unas semanas conseguir la mejor manera de descansar y dormir. Fíjate por la noche a qué hora tu hijo comienza a mostrar las primeras señales de estar dormido e intenta hacer que ésta sea su hora regular de acostarse.

Qué hacer cuando escala la cuna

A esta edad, tu hijo quizás esté buscando la manera de subirse a la barandilla de la cuna. No dejes juguetes que pueda utilizar como escalones para subirse. Si no has quitado los protectores de la cuna, hazlo ahora antes de que los use para lanzarse al otro lado de la cuna.

Si tienes a un escalador activo que está decidido a subirse a la barandilla de la cuna, quizás quieras trasladarlo a una cama más baja para evitar caídas desde tanta altura. O, como paso intermedio, quita la barandilla de la cuna o pon el colchón en el suelo. Si te preocupa que tu hijo pueda rondar por la casa de noche, haz lo necesario para prevenir posibles lesiones. Entre las opciones posibles está poner una barrera en la puerta de su habitación, cerrarle la puerta y colocar una campana o comprar una alarma, que no sea cara, que suene cuando se abra la puerta (estas alarmas se venden generalmente para que la gente que viaja las ponga en la habitación del hotel).

Capítulo 21. ¡A dormir!

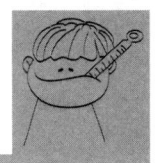

Pasar a la cama

Puedes pasar a tu hijo a dormir en una cama cuando te parezca que ya está preparado, normalmente antes de los tres años y medio. Muchos niños pasan a dormir a la cama tranquila y alegremente; otros echan de menos su cuna. Para prevenir que tengan mucha nostalgia, puedes hacer que sea todo un acontecimiento comprar la cama para «el niño mayor» o «la niña mayor». Deja que te ayude a elegir las sábanas y quizás puedas hacer una fiesta especial. Al principio debes usar las barreras protectoras. Asegúrate de que no hay esquinas puntiagudas cercanas con las que tu hijo se podría golpear si se cae de la cama. Si el suelo del lugar donde está la cama no tiene alfombra, puedes poner unos cojines, almohadas o un edredón. Las literas no son recomendables a esta edad por razones de seguridad.

De tres a cinco años

Los niños de edades entre tres y cinco años normalmente duermen entre 10 y 12 horas por la noche. Cuando tienen cuatro años, la mitad han dejado de dormir la siesta rutinaria y el resto dejan de hacerlo a los seis años.

Es común entre los preescolares resistirse a ir a dormir y buscar compañía por la noche, pero es mejor para su salud general que les enseñes a estarse quieto en la cama y a dormir por la noche. Insiste de manera consistente en que se vaya a dormir a la misma hora y llévalo de nuevo a la cama, sin fallar una sola vez, cada vez que «se escape». Si levantarse por la noche es un problema, puedes ofrecerle regalos como incentivo para mantenerlo en la cama. Por ejemplo, podéis hacer juntos un calendario en el que vais a marcar cada día que tu hijo no se levante en toda la noche. Diez días seguidos hacen que gane un premio, quizás una excursión especial. O tu hijo y tú podéis crear algunas reglas para dormir, incluso normas que rimen, y convertirlas en un libro creado en casa que leéis todas las noches antes de que se acueste.

Problemas para dormir

Algunos niños tienen más problemas que otros para dormir bien por la noche. Los problemas comunes son apnea, pesadillas, terrores nocturnos y sonambulismo.

La apnea

A diferencia de la respiración periódica (explicada con anterioridad en este capítulo), la apnea es un problema anormal en el que los niños (o adultos) dejan de respirar durante unos momentos. Después se despiertan justo a tiempo para no ahogarse, toser, cambiar de posición y volver a respirar antes de continuar durmiendo. Este proceso puede ocurrir muchas veces, incluso cientos de veces, cada noche. El niño generalmente no se da cuenta de que está pasando y no te lo puede decir. Apnea significa falta de respiración. Una de las formas en las que se presenta este problema es denominada apnea obstructiva durante el sueño porque las vías aéreas están parcialmente obstruidas o bloqueadas durante el sueño. Se da con más frecuencia en niños de entre dos y cinco años.

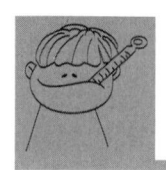

Los síntomas nocturnos incluyen roncar, hacer ruido al respirar, ahogo, sudar y caminar por la noche. Durante el día los niños pueden tener sueño, quedarse dormidos en las comidas o jugando. O pueden parecer hiperactivos, tensos, incapaces de estar sentados tranquilamente o de calmarse, malhumorados e irritables. A largo plazo, la apnea puede afectar el crecimiento y desarrollo de los niños, perjudicar su rendimiento en el colegio y, en casos graves, causar problemas de corazón.

La apnea a menudo tarda en diagnosticarse. Aunque cualquier niño puede que ronque temporalmente si tiene un catarro, si ronca regularmente por la noche deberías hablarlo con el pediatra.

La causa más común de la apnea en los niños es tener las amígdalas o las vegetaciones dilatadas, que bloquean parcialmente los músculos de la garganta que están relajados cuando se duerme. El tratamiento usual es quitar las amígdalas, las vegetaciones o ambas con cirugía.

Otras causas o factores que pueden contribuir son anormalidades en la mandíbula o en la garganta, alergias, infecciones respiratorias frecuentes, obesidad y algunos problemas neurológicos como parálisis cerebral. Los niños con síndrome de Down corren más riesgo de tener apnea obstructiva durante el sueño. Si los médicos no pueden eliminar o tratar este problema, puede que recomienden CPAP* (*continuous positive airway pressure*), en el que el niño duerme con una máscara en la nariz que está unida a un compresor de aire. El aire que inhala está bajo presión, lo cual fuerza a las vías aéreas a mantenerse abiertas.

Las pesadillas: Monstruos por la noche

Las pesadillas son tan inevitables en la infancia como las rodillas con heridas. No se sabe cuándo empiezan, pero los niños describen sus sueños tan pronto como comienzan a hablar. En los niños pequeños, normalmente se piensa que reflejan tareas psicológicas o conflictos que forman parte del crecimiento, como la ansiedad por la separación o deseos de competir para tener el control o para agradar a los padres.

---

* Respiración espontánea en la que se consigue un nivel de presión positiva continuo en todo el ciclo respiratorio *(N. de la T.)*.

Capítulo 21. ¡A dormir!

Los preescolares normalmente tienen pesadillas con monstruos o animales salvajes, que se piensa que representan los impulsos agresivos del niño.

Los preescolares generalmente entienden que las pesadillas no son «reales» y que no les pueden hacer daño, pero aún así pueden sentir un miedo profundo. Si tu hijo te llama por la noche, confórtalo con abrazos y tranquilizándolo, recordándole que las pesadillas no son reales y que tú estás ahí para protegerlo y quererlo. No infravalores sus temores; hazle saber que todo el mundo se asusta alguna vez con las pesadillas. Probablemente tendrás que sentarte un rato con tu hijo, quizás hasta que se quede dormido de nuevo.

Si tiene pesadillas de manera ocasional, no tienes por qué preocuparte. Una lamparilla, la luz del pasillo o una linterna cerca de la cama «solo en caso de que ocurra» puede que ayude. También tiene sentido evitar las películas de miedo, los libros, los programas de TV y los videojuegos, especialmente justo antes de acostarse.

Las pesadillas a menudo tienen su punto álgido en los años preescolares, junto con el temor a la oscuridad. A veces las pesadillas son un espejo de acontecimientos terribles que han pasado durante el día. Si algunas cosas, como aprender a ir al baño, parece que le están causando mucho estrés, quizás debas hacerlo más relajado o retrasarlo por un tiempo. También puedes animar a tu hijo a que hable de sentimientos que le dan miedo, asegurándole que todo el mundo tiene esos sentimientos y ayudándolo a distinguir entre sentimientos y comportamiento.

Si las pesadillas de tu hijo o los temores diurnos te parecen excesivos habla con el pediatra, que posiblemente te envíe a un especialista en problemas en el desarrollo de los niños. En algunos casos, las pesadillas o el miedo a dormir pueden ser un síntoma de abuso físico o sexual. Si sospechas que éste puede ser el motivo, habla con el pediatra de forma inmediata.

Los terrores nocturnos: Quedarse dormido

Tu hijo dormido deja escapar un grito que te para el corazón. Cuando vas corriendo a ver qué pasa, sus ojos están completamente abiertos, su cara retorcida de una manera no habitual y su pelo empapado de sudor. Puede que esté sentado o fuera de la cama o moviéndose de un lado para otro de una manera tan extraña que te preguntes si estará teniendo un ataque. Incluso aunque te haya llamado, quizás no te reconozca. Intentar tocarlo o calmarlo empeora las cosas. ¿Qué pasa?

Esto es un terror nocturno, uno de los más dramáticos, y generalmente inofensivos, acontecimientos del sueño de la infancia. A diferencia de las pesadillas, los terrores nocturnos no son sueños y no ocurren durante la fase REM, cuando tienen lugar los sueños. En su lugar, suceden cuando un niño que está en la fase profunda de sueño no-REM cambia a otra fase y de alguna manera se queda «atrapado» entre las fases. Este estado intermedio, que combina características de estar despierto y de estar dormido, se llama «despertar parcial». También puede hablar y caminar durante los despertares parciales. Hay una tendencia a tener despertares parciales si hay más casos en la familia.

Los terrores nocturnos (o terrores durante el sueño, como también se llaman) generalmente ocurren en niños de dos a seis años. En este grupo de edad, normalmente no indican que exista ningún problema y desaparecen con el tiempo. Puede que sucedan sólo una vez, de vez en cuando o con más frecuencia. Duran entre 5 y 30 minutos y normalmente terminan cuando el niño vuelve a dormirse tranquilamente sin siquiera haberse despertado. Los niños, por lo general, no recuerdan lo que ha pasado al día siguiente, aunque quizás algunos se acuerden de que han pasado miedo.

Menos es más cuando se trata de ayudar a un niño con terrores nocturnos. No trates de despertarlo o hacerle preguntas antes o después del episodio. Si lo acepta, puedes hablarle suavemente, pero muchos niños rechazan ese contacto. Mantén las luces tenues y simplemente obsérvalo para asegurarte de que no se hace daño mientras va de un sitio a otro. Si tu hijo tiene terrores nocturnos frecuentes, asegúrate de que la habitación en la que duerme tiene los menos peligros posibles.

¿Pueden prevenirse los terrores nocturnos? Normalmente no. Pero los niños que están demasiado cansados tienen más probabilidades de tenerlos, así que puedes intentar acostar a tu hijo antes o hacer que la siesta dure más para ver si esto ayuda. En algunos casos, los despertares parciales aumentan cuando hay una época de estrés emocional.

El sonambulismo

Al igual que los terrores nocturnos, el sonambulismo ocurre cuando el niño se queda atrapado entre el sueño profundo y el despertar y, normalmente, no indica que exista un problema en un niño pequeño. No hay necesidad de despertar a un sonámbulo; normalmente puedes dirigirlo amablemente a la cama. El principal trabajo de los padres es proteger a un sonámbulo de que sufra lesiones. La zona de alrededor de la cama no debe tener alfombras con las que se pueda tropezar o muebles con los que pueda chocar y caerse. Quizás necesites poner puertas arriba y abajo en las escaleras, bloquear la cocina o colocar una campana o una alarma en la puerta de la habitación del niño para que te avise cuando está saliendo.

Otros problemas relacionados con el sueño

Algunos niños desarrollan problemas rítmicos asociados con el sueño, como darse cabezazos contra algo, sacudidas de la cabeza o movimientos rápidos y convulsiones del

Capítulo 21. ¡A dormir!

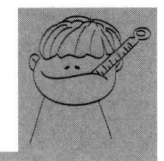

cuerpo que comprenden movimientos que van desde ligeros hasta ataques con golpes. Otros problemas rítmicos incluyen balancearse de rodillas (hacia delante y hacia atrás) y doblarse (levantar el cuerpo y las rodillas al mismo tiempo).

Puede que tu hijo gima o murmulle cuando tiene los movimientos rítmicos. Parece que estos movimientos ocurren durante la transición entre el desvelo y dormir o entre una fase de sueño y otra. No se conoce la causa de este problema, pero raramente están asociados a él problemas médicos o psicológicos.

Otros problemas comunes relacionados con el sueño son mojar la cama y rechinar de dientes (bruxismo).

Consulta el capítulo 20, *Cómo enseñarle a ir al baño*, y el capítulo 29, *Signos y síntomas*, para información sobre mojar la cama y el capítulo 23, *El cuidado dental*, para información sobre el bruxismo.

Otras opiniones

Como hemos mencionado con anterioridad, los problemas del sueño suelen inspirar defensores apasionados. La manera en la que hemos abordado el tema de ayudar a los niños a irse a dormir por sí solos en este capítulo es similar a la que apoya la AAP, que representa el consenso de muchos pediatras de Estados Unidos. La *AAP's Guide to Your Child's Sleep* (Villard Books, 1999) discute una gran variedad de problemas del sueño desde la infancia hasta la adolescencia.

Otros enfoques van desde la escuela de «déjales llorar» hasta la escuela de «nunca dormirás solo», con muchas variaciones entre ambas.

Los mayores defensores de los enfoques que pueden llamarse del «amor duro» son Richard Ferber, M.D., autor del *Solve Your Child's Sleep Problems* (Simons & Schuster, 1985) y Marc Weissbluth, M.D., autor de *Healthy Sleep Habits, Happy Child* (Fawcett Books, 1999). El Dr. Ferber, el decano de los gurús del «entrenamiento para dormir» aconseja ir a ver al niño que está llorando en intervalos progresivos cada vez más largos, hasta 45 minutos, haciendo ver a tu hijo que estás ahí pero sin tocarlo o hablar con él (un proceso al que a veces los padres se refieren como «Ferberizando» a los niños). El Dr. Weissbluth toma una posición incluso más extrema: Cuando los niños tienen cuatro meses, defiende que los dejes llorar sin límite hasta que se queden dormidos por la noche.

Al otro lado del espectro está William Sears, M.D. autor de *Nightime Parenting* (Plume, 1999). Su teoría de «ser padres cariñosos» defiende, en una serie de libros, que las madres lleven a sus bebés encima todo el día, duerman con ellos y les den de mamar durante toda la noche.

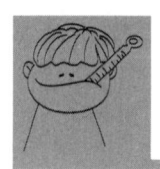

Si tienes cualquier duda habla con el pediatra sobre las diferentes opiniones para motivar a tu hijo a dormir. Y confía en tu instinto, tú conoces a tu hijo mejor que nadie.

¿Necesitas más información?

Consulta el índice y el apéndice C, *Guía de recursos*. Y por supuesto, habla con el médico de tu hijo.

22

Comida sana

¡Abre más la boca!

Por supuesto que comer hace que los niños crezcan físicamente, pero también los ayuda a crecer en otros sentidos. A través de la comida, tu hijo descubrirá un mundo mayor: Aprenderá a usar mejor la boca, las manos y los sentidos, aprenderá a elegir, comenzará a afirmar su independencia y aprenderá a divertirse.

Este capítulo te mostrará la transición del biberón o mamar hasta la comida sólida y te dará consejos nutritivos fáciles de usar que ayudarán a que tu hijo esté sano durante los años siguientes, que son de rápido crecimiento.

La actitud ante la comida

Quizás al principio te preocupes porque tu hijo está comiendo mucho o poco, después pasarás a sentirte frustrada cuando tu hijo quisquilloso rechace la comida que preparas con todo el cariño. Antes de que ésta se convierta en una lucha de poder, siéntate y relájate. Mírala desde otra perspectiva, es simplemente comida, no un símbolo de amor o de resistencia. Compártela y diviértete. Las siguientes sugerencias quizás te ayuden.

Haz de la comida una experiencia social agradable

Apaga la televisión, deja el periódico, siéntate y charla. Pero no esperes demasiado, naturalmente comer con un niño pequeño tiene sus limitaciones:

- No esperes que tu hijo permanezca sentado durante toda una comida larga, especialmente si estáis en un restaurante.

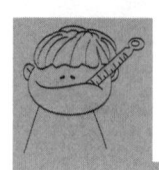

- Ofrécele una variedad razonable para que pueda elegir, pero nunca le regañes, le hagas sentir culpable, lo sobornes ni lo fuerces a comer. Estos tipos de coacción son contraproducentes, los niños terminan comiendo menos en lugar de más. Tú debes decidir qué le vas a ofrecer; tu hijo debe decidir si lo va a comer y qué cantidad.

- Si tu hijo no está comiendo los alimentos nutritivos que le ofreces, resiste la tentación de darle galletas, helado o cualquier otra cosa sólo para que coma algo. La obesidad, cuyas causas son una combinación de factores genéticos, malos hábitos alimenticios y falta de ejercicio, es un problema mucho mayor en los niños americanos que la falta de calorías o vitaminas.

Si estás preocupado debido a los hábitos alimenticios de tu hijo, consulta al pediatra.

Hábitos para comer sano

Ayuda a tu hijo a adquirir unos hábitos alimenticios sanos que duren para toda la vida:

- Ofrécele una dieta variada rica en productos integrales, frutas y verduras y evita los productos dulces, los alimentos procesados, los aperitivos que engordan y otros productos que no alimentan.

- Estimula a tu hijo a que le guste el agua, no los refrescos y, sobre todo, evita los alimentos procesados (manzanas mejor que el pastel con sabor a manzana para desayunar). Esto quizás contradiga los modelos establecidos por los abuelos o los amigos y cambie tu manera de comprar, cocinar y comer para ser así un mejor modelo para tu hijo.

- Si va a un centro de educación infantil, mira cuidadosamente los menús que ofrecen y si no te gustan trata de cambiarlos.

- Si tu hijo está en casa con alguien que se ocupe de él, asegúrate de que esta persona entienda y siga los hábitos alimenticios que tú quieres.

Pasar de la leche a la comida sólida

Según la *American Academy of Pediatrics* (AAP), la mayoría de los bebés no necesitan más que leche, maternizada o de la madre, hasta los seis meses. En algunos casos, por ejemplo si en tu familia son comunes las alergias a los alimentos, quizás el pediatra recomiende alimentar a tu hijo únicamente con leche durante más tiempo para protegerlo de las alergias. Pero

Capítulo 22. Comida sana

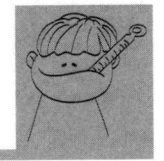

la mayoría de los bebés toman su primera comida entre los cuatro y seis meses, cuando sus cuerpos ya están preparados para ello.

Algunas señales que indican que tu hijo ya está preparado para la comida sólida son:

- Tu bebé sujeta la cabeza bien cuando se le sienta o se puede sentar sólo.
- Gira la cabeza cuando algo no le gusta.
- Tu bebé muestra interés por la comida. Quizás intente quitarte tu comida o siga cada cucharada que te tomas con sus ojos.
- Tu hijo ha perdido el reflejo de succión. Este reflejo hace que los recién nacidos saquen de su boca todo lo que entra que es desconocido. Si todavía lo tiene, te darás cuenta después de intentar unas cuantas veces darle comida, ya que lo que tú le quieras meter, volverá a salir. Si esto ocurre, puedes esperar unas semanas e intentarlo de nuevo.

Cuando pienses que tu hijo ya está preparado para la comida sólida, no cambies bruscamente el biberón o el pecho. Al principio, continúa dándole el pecho o el biberón a la vez que le ofreces comida sólida una o dos veces al día. Cuando los bebés comienzan a tomar comida sólida, normalmente sólo toman una o dos cucharaditas con cada comida. Incluso después de uno o dos meses, puede que sólo tomen tres o cuatro cucharaditas al día de comida, el resto de las calorías que necesitan se las proporciona la leche que siguen tomando. La comida le dará las calorías extras que necesita para crecer, en lugar de sustituir a la leche bien sea de la madre o maternizada.

A medida que el bebé va tomando más comida y próximo a su primer cumpleaños, puedes reducir el darle el pecho. Para información sobre la ablactación, consulta el capítulo 9, *Cómo dar el pecho,* y el capítulo 10, *Cómo dar el biberón.*

Al principio: Primeros alimentos

Es recomendable que comiences con un solo alimento y se lo ofrezcas durante varios días. Después, ve añadiendo nuevos alimentos de uno en uno, sirviéndole cada uno varias veces antes de darle a probar el siguiente. De esta manera, si a tu bebé le sale una erupción, tiene diarrea o cualquier otra reacción posible a la comida, será fácil determinar qué alimento ha sido el causante. Cuando ya ha probado los alimentos y no ha habido problemas, puedes comenzar a mezclarlos.

Lo más típico es que el primer alimento sea un solo cereal para bebés enriquecido con hierro, normalmente de arroz seguido de avena o cebada. El cereal para los bebés está enriquecido con hierro, que es necesario a partir de los seis meses para un niño que está siendo amamantado, ya que es cuando sus reservas innatas se habrán agotado. Los cereales para bebés vienen ya listos para comer o en copos secos para mezclar con leche de la madre, leche maternizada o agua (no los mezcles con leche de vaca hasta que tu hijo tenga un año). En cualquiera de los casos, puedes conseguir una consistencia bastante rala para comenzar, al principio debería parecer más leche que comida sólida.

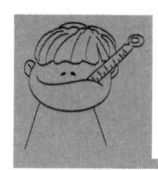

Después de los cereales, se introduce fruta triturada (excepto cítricos) o verduras trituradas (especialmente zanahorias, guisantes, calabaza, boniatos y alubias verdes). Después puedes introducir carne triturada y pollo.

No hay nada sagrado acerca del orden cereal-frutas-verduras. Algunos padres ofrecen fruta primero porque es dulce y a los bebés parece que les gusta. Pero otros padres piensan que es mejor introducir las verduras antes que la fruta para que los bebés aprendan desde el principio el gusto por los alimentos menos dulces.

Cualquiera que sea tu decisión, nunca intentes forzar a tu bebé a comer algo que no le gusta. Por otro lado, no endulces los cereales o las verduras mezclándolos con fruta (y desde luego no los mezcles con azúcar o con miel).

Comida del bebé: ¿Comprada o casera?

Hay muchos apasionados debates que se centran en este tema: ¿Debe alimentarse a los bebés con comida casera o con comida comprada? La verdad es que los bebés están bien con cualquiera de los dos tipos de comida. Haz lo te haga sentir mejor a ti y a tu bebé.

Comidas comerciales para los bebés

Las comidas comerciales para los bebés son convenientes y consistentes en sabor y en valor nutricional. Son seguras, en cuanto a que han sido envasadas sin contaminación bacteriana, y no necesitan estar refrigeradas hasta que el bote se abra. Al igual que otros alimentos procesados, los de los bebés suelen tener menos residuos de pesticidas que los productos frescos. Hoy en día, la mayoría de las comidas infantiles para los más pequeños (etiquetadas como alimentos de «primera etapa») son comidas simples sin sal, azúcar o aditivos. Algunas comidas para bebés incluso tienen buen sabor para los adultos.

Si compras comida para bebé sigue estas directrices:

- Lee las etiquetas. Las comidas para niños mayores (etiquetadas de «segunda etapa», «tercera etapa» o «después de 12 meses») a menudo tienen azúcar y otros aditivos. Te saldrá mas barato y conseguirás más cantidad de verdura si compras un bote de zanahorias y otro de guisantes y los mezclas que si compras la mezcla ya hecha con los aditivos añadidos.

Capítulo 22. Comida sana

- Evita los postres para bebés. Tu bebé estará bastante mejor sin mucha azúcar añadida y sin esperar siempre un final dulce a sus comidas. Para las comidas en las que quieres servirle un postre, prepara fruta triturada o machacada y dásela sola o mezclada con un poco de yogurt natural.

- Evita darle demasiado zumo, la mayoría de los niños no lo necesitan. Si compras zumo, sé consciente de que los zumos etiquetados para bebés son más caros pero no son necesarios; cualquier zumo 100 por cien que ha sido pasteurizado vale. Lo mismo ocurre con muchas de las comidas para niños de más de 12 meses. Compara la etiqueta con la del equivalente para adultos.

- Cuando abras un bote de comida para bebé por primera vez, el centro de la tapa tiene que saltar indicando que estaba al vacío. Si esto no ocurre, no uses la comida de ese bote.

Comida casera

La comida casera es mucho más barata que la comprada. Preparándole a tu hijo la comida desde el principio consigues que se acostumbre a tomar lo que come el resto de la familia.

Si optas por preparar la comida para tu bebé, deberás seguir las directrices que aparecen a continuación:

- Sigue las recomendaciones de una comida segura que se dan más adelante en este capítulo. Si quieres preparar alimentos para más de un día, congélalos en porciones mejor que tratar de envasarlos tú misma. Si los congelas en una bandeja para hielos, puedes sacar fácilmente un cubito cada vez.

- Elige los ingredientes crudos cuidadosamente y pélalos o lávalos bien.

- Si piensas triturar o cortar comida preparada para adultos, como por ejemplo, frutas envasadas o verduras congeladas, lee atentamente las etiquetas para cerciorarte de que no tienen mucha sal (sodio), azúcar u otros ingredientes que no quieres que haya en la comida de tu bebé. Las sopas y la pasta envasadas normalmente tienen mucha sal. Aunque la sal no hace daño a tu bebé, no necesita grandes cantidades de ella.

- Usa una batidora, un robot de cocina o un molinillo para cortar las comidas y conseguir la consistencia deseada. Muchos padres están encantados con unos molinillos de plásticos pequeños que son fáciles de llevar para rallar los alimentos en cualquier lugar.

> **Casos especiales**
>
> Las versiones comerciales de algunas verduras (remolacha, espinacas y nabos) pueden ser más seguras que las preparadas en casa. Estos alimentos pueden contener niveles altos de nitratos, que pueden causar anemia (recuento bajo de los glóbulos rojos) en algunos bebés. Las empresas que preparan comidas infantiles hacen pruebas, para ver los niveles de nitratos, que tú no puedes hacer en casa.

Cómo dar de comer a tu hijo

Cuando vayas a introducir la comida sólida por primera vez, elige un momento en el que no tengas prisa y el bebé tenga apetito pero no esté muriéndose de hambre. La hora de la comida funciona con muchos bebés.

Tu bebé debe estar sentado, no tumbado. Puedes tenerlo en tu regazo, pero una silla para bebés o una trona te permitirá tener las manos libres. Al principio, dale un poco el pecho o el biberón antes de sentarlo para que no esté demasiado hambriento. Enséñale la comida y déjale que la toque, incluso déjale que la esparza por todos los sitios si quiere (asegúrate de que tenga puesto un babero y está preparada para un desastre, todo esto es parte del proceso). Después toma una cucharita para bebés (las que tienen una capa de goma son muy suaves para su boquita), una cucharilla o media cucharadita de café de un juego medidor. Pon una pizca de comida en la cucharita y colócasela entre sus labios. No se la pongas muy atrás en su lengua, ya que se puede atragantar.

Cuando tu hijo pruebe la comida, a lo mejor chupa la cucharita y abre la boca pidiendo más. Puede que lo escupa pero que parezca interesado. Es posible que se atragante, llore o se enfade. Quizás se estire para alcanzar la cucharita. Déjale que juegue con ella. Después de un rato puedes intentar ayudarlo a llevársela a la boca o puedes darle de comer con otra cucharilla mientras él juega con la primera.

Cuando tu hijo se haya tomado unas cuantas cucharaditas o parezca cansado, termina esa comida ofreciéndole mamar más o el biberón. Al principio tragará en realidad muy poca comida, pero el objetivo es enseñarle a comer, no que tome sus necesidades nutricionales con la comida sólida.

Alimentos que hay que evitar al principio

Las probabilidades de algunos alimentos de causar alergias u otras reacciones adversas en los bebés son mayores que las de otros. Entre estos alimentos se encuentran la leche de vaca, los huevos, la soja, los cacahuetes y el trigo, al igual que los mariscos, otros frutos secos

Capítulo 22. Comida sana

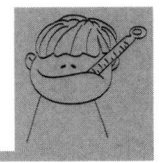

y el maíz. Es mejor no darle estos productos a tu hijo hasta que no tenga un año y esté ya comiendo los cereales, frutas y verduras mencionados anteriormente. Si en tu familia hay alérgicos a alimentos, habla con el pediatra antes de darle alguno de los propensos a producir alergias. Al retrasar el momento de darle estos alimentos por primera vez, se reduce el riesgo de desarrollar alergias. A continuación te damos unos consejos sobre algunos alimentos problemáticos:

- Leche de vaca. La leche de vaca no se debe dar a un niño hasta que no tenga un año debido a su alta concentración en proteínas y minerales. Incluso después del año, si tu hijo no está tomando suficientes alimentos ricos en hierro es mejor que continúe tomando la leche maternizada enriquecida con hierro. Habla con tu pediatra acerca de esto. Si le das leche de vaca cuando tiene un año utiliza leche entera, no leche desnatada o semidesnatada. Cuando cumpla los dos años puedes cambiar gradualmente a leche semidesnatada. Pero al contrario de lo que mucha gente piensa, la leche de vaca no es esencial para un niño mientras que tome suficiente calcio y proteínas de otros alimentos. El yogurt es una buena fuente de ambos. Hablamos más adelante en este capítulo de alimentos no lácteos ricos en proteínas y calcio.

  A los cinco años, algunos niños, especialmente los africanos, asiáticos o descendientes de nativos americanos, quizás comiencen a tener problemas para digerir la lactosa, un azúcar de la leche. Las leches especiales y pastillas pueden ayudar a esta intolerancia de la lactosa, que a menudo continúa cuando son adultos.

- Los cacahuetes y la mantequilla de cacahuete. Estos productos tienen un doble riesgo: Posibles causantes de alergias y un peligro para asfixiarse. Los bebés y los niños pequeños se pueden asfixiar con pegotes de mantequilla de cacahuete o con los cacahuetes. Para estar seguro, espera hasta que tenga tres años para darle mantequilla de cacahuete y extiéndela en pan o en galletas mejor que servirla sola. Espera hasta que tengan cuatro años para darle frutos secos.

- Miel y sirope de maíz. No les des estos edulcorantes a niños menores de un año. Pueden tener esporas bacterianas que causan botulismo (una enfermedad grave) a los bebés, pero no hay peligro para los niños mayores o para los adultos.

Un plan de comida totalmente sólido

Cuando tu hijo ya esté tomando una variedad de alimentos, puedes comenzar a mezclarlos y servirle frutas variadas, cereales variados y verduras variadas, pero todavía bien trituradas. Cuando tu hijo pueda sentarse por sí solo y esté tomando bien los purés, puedes comenzar a ofrecerle alimentos con texturas más ásperas o comida que se tome con las manos. Asegúrate de que lo que le ofrezcas sea blando y esté cortado en trocitos pequeños, quizás se lo trague entero o lo deje disolver en su boca. Las comidas preferidas que se pueden comer con la mano son trocitos de zanahoria hervida, patatas o guisantes, trocitos de pan o galletitas y Cheerios u otro cereal similar.

Muchos niños son propensos a escupir la comida o incluso a vomitarla cuando están aprendiendo a comer. Esto quizás ocurra porque tu hijo tiene demasiada comida en la boca o descubre un nuevo sabor o una textura que le sorprende, como un trozo de algo en un pudín.

Beber de un vaso

Alrededor de la misma época en la que los bebés comienzan a tomar comida sólida, pueden empezar a beber de un vaso. Está preparada para que tu bebé (de hecho motívalo) primero explore y juegue con el vaso vacío o medio lleno con agua. Después ofrécele leche materna, leche maternizada o agua para que beba con el vaso.

Cuando esté tomando fruta puedes darle zumo de frutas, pero no le des demasiado; los niños no lo necesitan y es mejor que tu hijo aprenda a comer fruta (que tiene más fibra) y a beber agua (que no tiene azúcar) antes de que se aficione al zumo (que tiene mucha azúcar y a veces causa diarrea). El sabor dulce del zumo puede hacer que algunos niños se conviertan en tragones de zumo, desplazando de su dieta otras comidas más nutritivas. Por ejemplo, un bebé de un año no debería beber más de 125 cl. de zumo diarios. Aunque probablemente suene a herejía, es perfectamente saludable que un bebé no beba nada de zumo mientras tome fruta.

Para que le sea más fácil, dale a tu hijo un vaso con dos asas, que esté abierto arriba o que tenga una tapa con una abertura. Algunos vasos para niños tienen una válvula que impide que se vierta y el líquido únicamente sale cuando el niño absorbe. Éstos son más limpios pero debes cerciorarte de lavar la abertura bien. Alterna con otros vasos para que el niño no sólo se acostumbre a absorber sino también a dar sorbos.

Suplementos vitamínicos para niños

Si le has dado el pecho a tu hijo, el pediatra ya te habrá sugerido que le des unas gotitas que tienen hierro, vitamina C y vitamina D. Si tiene la piel oscura o no le da el sol a diario, su cuerpo quizás no produzca suficiente vitamina D. Ya que la mayoría de las leches maternizadas están enriquecidas con vitaminas, los niños que las toman no necesitan suplementos.

Capítulo 22. Comida sana

Cuando tus hijos ya tomen comida sólida, seguir una dieta variada (como se describe más adelante) hace que los suplementos no sean necesarios. Incluso las dietas que no son perfectas o pequeñas porciones de comida son normalmente suficientes para dar a los niños lo que necesitan para crecer. Los niños pequeños son muy conocidos por ser muy escrupulosos con las comidas y por la novedad de éstas. Así que, como una política segura, muchos médicos recomiendan multivitaminas en gotas que contienen vitamina A, D y C, vitamina B y posiblemente hierro o flúor también. Otros médicos piensan que la mayoría de los suplementos vitamínicos sólo sirven para tirar el dinero.

Si utilizas suplementos nunca le des más de la dosis necesaria, las sobredosis pueden ser dañinas. Si tu hijo es mayor o preescolar y toma vitaminas en forma de pastillas masticables, considéralas como medicinas, mantenlas fuera de su alcance y nunca hagas como si fueran gominolas. Y no pienses que los suplementos pueden sustituir a una buena dieta. Los suplementos no ayudan a tu hijo a conseguir las cantidades básicas de nutrientes sanos, incluyendo grasa, proteínas, hidratos de carbono y fibra.

Seguridad en la comida

Asfixiarse con la comida es una posibilidad real cuando los niños están aprendiendo a comer y continúa siendo un peligro hasta los dos años y medio; generalmente este peligro disminuye a partir de los cuatro años. Así que por seguridad, así como por sociabilidad, nunca pongas comida delante de tu hijo y te vayas a hacer algo.

Cómo protegerle contra la asfixia

Incluso después de que los niños tengan dientes, ciertas comidas sólidas pueden presentar peligro de asfixia. Hasta que tu hijo tenga cuatro años por lo menos, y dependiendo de lo bien que coma, toma las siguientes precauciones:

- Evita alimentos pequeños y duros. Esto incluye gominolas duras, frutos secos, trozos de zanahoria cruda, apio u otras verduras duras; también maíz y pipas u otros aperitivos que tengan pepitas. Quita las pepitas de la fruta si puede ser que se las traguen, como ocurre con las cerezas y la sandía.

- Evita o corta a la mitad o en cuartos otros alimentos pequeños y redondos. Esto incluye uvas pasas, uvas frescas, tomates pequeños y aceitunas sin hueso.

- Antes de servirle perritos calientes, zanahorias cocinadas o salchichas, córtalas en tiras y luego en trozos. Si las cortas en rodajitas, quizás cada trozo sea del tamaño justo para bloquear la tráquea de tu hijo.

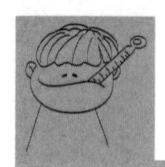

- Evita comida pegajosa y pequeña como los caramelos, chicles, nubes y mantequilla de cacahuete.

- Cerciórate de que tu hijo se encuentra sentado en lugar de estar tumbado, andando, corriendo o jugando cuando está comiendo o bebiendo. Es mejor si desde el principio aprende a comer solamente sentado a la mesa en lugar de en cualquier sitio de la casa. Esto ayudará para controlar los picoteos después.

- No dejes que tu hijo se tumbe o se quede dormido con comida en la boca. Esto puede ocurrir si los niños almacenan comida entre las encías (los niños a veces hacen esto si encuentran difícil tragar un trozo de carne o de otra comida, o pueden hacerlo si los adultos insisten en que coman cuando no tienen ganas). Haz que tu hijo escupa la comida o sácasela tú con tu dedo.

Cómo preparar comida de manera segura

Las reglas de seguridad estándar se aplican también para la preparación de la comida para los bebés. Pero necesitas seguirlas con un cuidado especial porque es más probable que los bebés enfermen gravemente si su comida está contaminada con ciertas bacterias:

- Lávate las manos con agua y jabón antes de empezar a preparar la comida. Si no hay agua, usa jabones antibacterianos que no necesitan agua, por ejemplo cuando estás en un picnic. Lava las manos de tu bebé antes de que comience a comer.

- Mantén la encimera y todos los utensilios de cocina limpios. Lava los paños de cocina, cambia de esponjas con frecuencia (o lávalas en el lavavajillas) o usa toallas de papel para limpiar.

- Nunca des a tu bebé leche o zumo no pasteurizado o huevos, carne o pollo crudos. Esto quiere decir que los niños no deberían comer masa de galletas o ponche de huevo si estos alimentos tienen huevos sin cocinar. No se debería dar a los niños queso hecho con leche cruda sin pasteurizar.

- Cocina la carne picada hasta que tenga una temperatura interna de 175 grados centígrados y la pechuga de pollo hasta 180 grados (si no estás segura de la temperatura utiliza un termómetro para carne). Toda pieza de carne debe estar marrón, no rosa. El pollo debe estar blanco, no rosa con jugo claro.

- Después de preparar carne, pollo o huevos crudos, lava inmediatamente todos los utensilios, tablas de cortar, tus manos y demás cosas que han tocado la comida cruda, antes de usarlos para preparar otra comida.

Capítulo 22. Comida sana

- No dejes a temperatura ambiente leche, huevos, carne, queso o sobras cocinadas. Ponlas en el frigorífico.

- Las sobras de la comida del bebé úsalas en dos días o tíralas, incluso cuando las has tenido en el frigorífico.

- Comprueba la fecha de caducidad de la leche, huevos, yogurt, leche maternizada y otros alimentos antes de comprarlos y usarlos.

- No compres o uses huevos golpeados o sucios, comida que está en envases dañados o botes con el precinto roto.

- No des de comer a tu hijo directamente de los tarros o de los botes grandes con comida a menos que estés dispuesta a tirar todo lo que no quiera cuando termine de comer. En su lugar, sirve un poco de comida con una cucharita limpia, ponla en un plato o en un cuenco y dásela a tu hijo. Si necesitas más, échala de nuevo en el recipiente que estás usando con una cuchara limpia. Cuando algo ha estado en la boca de tu hijo (o en la tuya) no debería tocar la comida que piensas guardar para otro día.

Alergias e intolerancias a los alimentos

Como se ha mencionado anteriormente en este capítulo, la leche de vaca, la soja, la clara de los huevos, los cacahuetes, el trigo, los cítricos, el pescado y los mariscos están entre los alimentos que no se deben dar a un bebé que está comenzando a comer alimentos sólidos. Algunos bebés tienen malas reacciones a estos alimentos, les pueden producir diarrea o vómitos, erupciones y escoceduras, nariz taponada o con mucho moco, respiración sibilante o hinchazón alrededor de la cara.

Algunas de estas reacciones son verdaderas alergias, es decir, que se produce una reacción del sistema inmunológico. Pero la mayoría son reacciones no alérgicas conocidas con el nombre de intolerancias.

Bien sean alergias o intolerancias, la mayoría de las reacciones de los bebés a los alimentos desaparecen cuando los niños tienen tres o cuatro años. Una excepción es la enfermedad celiaca (para saber más sobre esta enfermedad, lee el capítulo 32, *Problemas de salud en la primera infancia*), o intolerancia al gluten. La incapacidad para digerir el gluten, una proteína que se encuentra en muchos cereales, requiere tener una dieta sin gluten durante toda la vida.

Si introduces los alimentos uno a uno, como se ha recomendado con anterioridad, es mucho más fácil ver si uno de ellos ha producido diarrea o erupción. Deja de darle ese alimento y díselo al pediatra. Probablemente, el pediatra te sugerirá que esperes una semana o dos e intentes de nuevo darle ese alimento para ver si era el causante de los problemas. Si el alimento produce de nuevo la misma reacción, no vuelvas a dárselo.

Las alergias pueden causar problemas más serios que las intolerancias. Si se sabe que existe una alergia o hay muchas sospechas de que pueda existir, se debe tener especial cuidado y evitar la sustancia que la provoca, llamada alérgeno. Los alérgenos pueden encontrarse en muchos productos empaquetados, así que debes leer meticulosamente las etiquetas y tener cuidado en los restaurantes. Todas las personas que lo cuidan, hermanos, amigos de la familia, así como el propio niño, deben saber qué alimentos debe evitar.

Si tu hijo tiene asma además de una alergia a un alimento, existe un mayor riesgo de que el problema se agrave. El peor de los casos es que ocurra una reacción anafiláctica: se hincha la boca y la garganta, es difícil respirar y la persona puede que sufra un colapso. Esta reacción puede ser fatal. Si ves algo que se parezca a esta reacción, pide ayuda médica inmediatamente. Para más información sobre alergias, lee el capítulo 32, *Problemas de salud en la primera infancia*.

La nutrición para niños de dos a cinco años

¿Cuánto debería comer tu hijo? Todo lo que necesite para que siga un ritmo sano de crecimiento. Las tablas de crecimiento, en el apéndice B del libro, dan algunas pautas, pero debido a que los niños sanos probablemente no sigan estas tablas, los padres deberían hablar con el pediatra respecto a esta cuestión. Llevar un control del crecimiento del niño es una de las principales tareas en los reconocimientos rutinarios durante los primeros años.

De seis meses a un año, los niños generalmente necesitan entre 700 y 900 calorías diarias, provenientes de comida y leche. Un niño de dos años debería consumir entre 1.300 y 1.400 calorías; se van añadiendo 100 calorías por año. A los cinco años y medio puede estar tomando 1.700 calorías diarias, tantas como algunos adultos pequeños y no muy activos. Pero las necesidades de un niño varían mucho según su tamaño y el nivel de actividad. En la mayoría de los casos, no hay necesidad de llevar un control de las calorías que toma si come con regularidad todas las comidas.

La mayoría de los niños a partir de los 12 meses y preescolares están bien si toman tres comidas diarias y un aperitivo a media mañana y otro a media tarde. Un horario predecible con comidas y pequeños aperitivos a la misma hora todos los días parece que conlleva un buen hábito alimenticio.

Un niño pequeño quizás necesite un descanso en mitad de la comida y luego seguir comiendo. Un niño que come poco en cada comida tal vez quiera tomar algo a la hora de acostarse también (cerciórate de que se lava los dientes después).

Capítulo 22. Comida sana

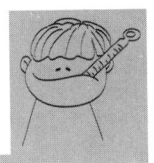

Qué hacer si tu hijo comisquea

Los padres a menudo se preocupan cuando su hijo muestra un ratio de crecimiento lento y su apetito decae. «Vive del aire», dicen. Si estás preocupado por esta razón, observa si tu hijo se está atiborrando con zumo o leche. Si ésta es la causa intenta cambiar poco a poco de zumo a leche. Si está bebiendo leche entera intenta cambiar a semidesnatada. Esto quizás haga que tenga más ganas de comida sólida.

La voz de la experiencia

«Cocina un plato completamente nuevo cada semana. Esto ayudará a que tu hijo sea más abierto a todo tipo de comidas. A largo plazo, servirá para asegurar que tu hijo toma una amplia variedad de comidas (la mejor manera de asegurar una dieta equilibrada)».

De la *Encuesta a los padres de KidsHealth*

Además, observa si tu hijo está comiendo demasiadas patatas fritas de bolsa, golosinas, galletas, helado u otros dulces. Estas comidas tienen muy poco valor nutritivo y muchas calorías que hacen que cantidades relativamente pequeñas sacien a un niño. Un par de postres y un aperitivo con mucha grasa pueden contener la mitad de las calorías necesarias diariamente. No es ningún problema tomar un helado o una galleta de vez en cuando, pero estos alimentos no deben formar parte de la rutina diaria. Al menos al principio, los niños no esperan postre a no ser que alguien se lo ofrezca continuamente.

A veces ayuda ofrecerle primero la comida que tiene menos sabor o la que es nueva; un niño hambriento es posible que la pruebe. ¿Quién ha dicho que los guisantes y las zanahorias no pueden ser el primer plato? Pero no hagas un mundo de ello, no digas: «Come las verduras primero y después puedes tomar el queso». En lugar de eso actúa con normalidad: «Todavía no he terminado de preparar tu sándwich pero puedes ir picando un poco de esto mientras tanto» (¿por qué todo sabe mejor si lo llamas picotear?).

Las siguientes estrategias también pueden ayudar:

- Piensa en «pequeñito». Ofrece pequeñas cantidades para que comer no parezca un trabajo difícil. Cuando se trata de nuevas comidas inténtalo con una o dos cucharaditas.

- Sé paciente. Los niños antes de decidirse a comer algo necesitan haberlo visto antes unas 10 ó 15 veces. Así que ofrécele una comida nueva una y otra vez sin ninguna presión o comentario. En estos casos, familiarizarse con ella conlleva que la acepten.

- Evita conflictos. Si ir al supermercado se convierte en una lucha a causa de las golosinas, intenta ir sin tu hijo.

- Déjale ayudar. Incluso cuando tienen dos años, los niños pueden trocear la lechuga o lavar al fruta. Los niños mayores pueden remover y servir, trocear alubias verdes e incluso cascar un huevo y batirlo. Y a los tres o cuatro años muchos niños están interesados en cocinar y preparar cosas en el horno. Tus hijos también pueden ayudar a poner la mesa.

- Sé divertido. Cortar los alimentos con formas divertidas o darles color con colorantes para comidas o zumos vegetales hace que algunos niños las coman mejor. Para saber más acerca de esto consulta más adelante en este capítulo «Estrategias con las verduras».

Nunca intentes forzar, sobornar o acosar a tu hijo para que coma ciertos alimentos o, simplemente, para que coma. Pero tampoco tienes que preparar comidas especiales. Ajusta el gusto de tu hijo ofreciéndole comidas que tengan una o dos cosas que posiblemente tome, pan o compota de manzana por ejemplo. Si su pasión son los sándwich de mantequilla de cacahuete, ponle un cuarto o incluso medio junto con otros alimentos. Sé flexible si tu hijo tiene gustos poco convencionales.

Comisquear es muy común, así que intenta no preocuparte. Si todos los alimentos que ofreces a tu hijo son bastante sanos, cualquier combinación de ellos no puede ser demasiado mala (los estudios han demostrado que si a los niños se les da rienda suelta para elegir entre comidas sanas, encuentran una dieta bastante equilibrada a largo plazo). Otra razón por la que no hay que preocuparse: La mayoría de los niños americanos no comen tanta fruta y verdura como recomiendan los especialistas en nutrición, pero la mayoría de ellos toman las dosis recomendadas de la mayoría de los nutrientes. Quizás tengan escasez de calcio y hierro, y después de los dos años el consumo de alimentos ricos en grasas probablemente sea más elevado de lo recomendado. Pon atención a estas cosas y olvídate del resto.

¿Qué pasa si tu hijo tiene sobrepeso?

Muchos bebés y niños pequeños pasan alternativamente de estar gordinflones a estar delgados según crecen. Pero incluso si tu hijo tiene sobrepeso constantemente, no restrinjas la cantidad de comida que le das sin hablar con el pediatra. Te pueden aconsejar que controles la comida que consume para que deje de ganar peso o lo gane más lentamente a medida que va creciendo y pueda así su altura ponerse a la par con el peso. Igual que el niño que parece que nunca come nada, un niño con sobrepeso puede estar consumiendo demasiado

Capítulo 22. Comida sana

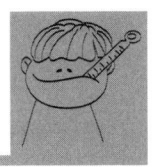

zumo, leche u otros alimentos con muchas calorías y poco valor nutritivo. Otro factor común: Tu hijo quizás no esté practicando bastante juegos que impliquen una actividad física. Investigaciones recientes indican que los factores genéticos tienen un papel muy importante en la tendencia de los niños a ganar peso en exceso. Para más información sobre la obesidad en los niños, consulta el capítulo 32, *Problemas de salud en la primera infancia*.

¿Qué debería comer tu hijo?

A los dos años, toda la nutrición de tu hijo debería provenir de alimentos sólidos. Al igual que un adulto, un niño debería tomar una variedad de alimentos, con cantidades equilibradas de cereales, verduras, frutas y alimentos ricos en proteínas como el queso, la carne, las alubias, los frutos secos y el tofu.

Una guía muy útil para elegir los alimentos para toda la familia es la *Food Guide Pyramid*, preparada por el *U.S. Department of Agriculture*. Tener presente la pirámide te ayudará a tomar decisiones sanas, incluso si no la sigues al pie de la letra (puedes encontrar la *Food Guide Pyramid* en el capítulo 1, *Cuidados prenatales*).

El tamaño de las porciones que se da es para niños de cuatro años en adelante y para adultos. Para niños de dos y tres años, las porciones deberían de ser menores, más o menos la mitad de las porciones que se mencionan. La única excepción es el grupo de los productos lácteos, los niños de dos a seis años deben tomar porciones completas (para los adultos, aumenta el número de porciones de cereales, frutas y verduras). Mientras tu hijo esté creciendo con normalidad y parezca sano, no te preocupes de cantidades exactas.

A continuación vamos a hacer un pequeño recorrido por la pirámide empezando por abajo.

Granos

Los granos incluyen cereales, pan, pasta y arroz. Esto constituye la amplia base de la pirámide, es decir que la mayoría de las calorías deben venir de estos alimentos. Son buenas fuentes de hidratos de carbono (los nutrientes que nos proporcionan la mayoría de nuestra energía). Últimamente, muchos supermercados y proveedores por correo han comenzado a almacenar una amplia gama de granos con los que muchos de nosotros crecimos, desde cuscús y mijo hasta quinoa y espelta. El arroz se presenta en múltiples variedades, desde el arroz morado tailandés hasta el integral basmati. Experimentar con alimentos de este grupo hará las comidas más interesantes. Siempre que sea posible, elige productos integrales, como el arroz y el pan de trigo integrales en lugar de arroz blanco y pan blanco refinado.

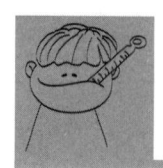

Las porciones diarias recomendadas de granos son 6 para los niños de entre dos y seis años y 11 después de los seis años. Una porción equivale a lo siguiente:

- Una rebanada de pan, preferiblemente de trigo integral, centeno o pan de centeno entero.
- 100 gr. de pasta o harina de avena cocinada o harina de maíz.
- Media taza de arroz.
- 3 galletas (de harina de trigo sin depurar).
- 5 ó 6 galletas integrales.
- Tres tazas de palomitas de maíz (para niños mayores de cuatro años).
- 9 lacitos salados, preferiblemente de trigo integral.
- 30 gr. de cereal de desayuno no azucarado.

Verduras

Junto con la fruta, las verduras son el siguiente nivel en la pirámide, lo que quiere decir que también se deben tomar en abundancia. Son ricas en vitaminas y minerales, así como en fibras e hidratos de carbono. La gente que toma mucha fruta y verdura está más sana en muchos sentidos, incluyendo que tiene menos riesgo de varios tipos de cáncer más adelante en su vida. Comer una variedad de frutas y verduras asegura una buena mezcla de nutrientes. Con respecto a los vegetales, por ejemplo, tu hijo debería tomar verduras de hoja verde oscura como las espinacas y acelgas, verduras amarillas fuertes como la zanahoria y el boniato, verduras con fécula como los guisantes, patatas y maíz, y guisantes o alubias secas. Si las verduras no están en la pequeña lista de cosas que tu hijo come (excepto patatas fritas), consulta el apartado «Estrategias con las verduras» más adelante en este capítulo.

Ten cuidado cuando introduzcas en la dieta de tu hijo verduras crudas que son duras como la zanahoria y el apio, ya que presentan un peligro de asfixia. Si tiene menos de cuatro años o parece que tiene problemas masticando y tragando alimentos duros, cuece las verduras un poco, incluso si se las quieres dar como aperitivo.

Las porciones diarias recomendadas de verduras son tres para los niños entre dos y seis años y de tres a cinco después de los seis años. Una porción equivale a lo siguiente:

- 100 gramos de verduras verdes cocidas (tales como col rizada, espinacas, acelgas o cardo) u otras verduras cocidas (como guisantes, alubias verdes, frijoles y guisantes majados, lentejas o alubias secas).

Capítulo 22. Comida sana

- 100 gramos de tomate o salsa de espagueti.
- 275 gramos de sopa de verduras o de alubias.
- 2 racimos de brócoli cocido.
- 4 coles de Bruselas medianas.
- 400 gramos de zanahorias cocidas.
- Una patata mediana cocida.
- 10 patatas fritas.
- 275 gramos de hojas de verdura cruda, como lechuga, espinacas o ensalada verde mezclada.
- 90 gramos de pepino.
- Un tomate mediano.

Estrategias con las verduras

Muchos niños no quieren comer las verduras. A continuación te damos unas ideas para servírselas a los niños que tienen fobia a las verduras:

- Prepara la sopa haciendo las verduras al vapor y triturándolas a continuación con un caldo bajo en sal. Añadir pasta que tenga forma divertida puede ayudar. Si la sopa es un éxito, prueba triturando solamente unas cuantas verduras y partiendo en trocitos el resto para que tu hijo pueda masticar alguna verdura. Con lentejas, alubias y guisantes majados se pueden preparar muy fácilmente sopas que gustan a los niños.
- Espagueti de calabaza. Después de cocer la calabaza, la pulpa se separa en tiras como espaguetis que puedes servir con salsa de tomate.
- Corta verdura cruda o ligeramente cocida en tiras y luego sírvela para mojar en salsa de tomate, yogurt o queso. Algunos niños prefieren ketchup o una salsa más suave.
- Si tu hijo sólo come patatas fritas, prueba a hacer «patatas fritas» de un boniato o incluso de un nabo o zanahorias. Córtalas en tiras o en rodajas finas, cúbrelas con un poco de aceite de oliva, colócalas en la fuente del horno y tuéstalas a 200 grados centígrados hasta que estén hechas. Esta técnica también funciona bien con las patatas, consiguiendo así una seudo patata frita que tiene menos grasa que la de verdad.

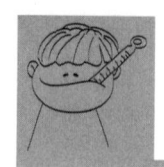

- Diviértete. Algunos niños que rechazan la mayoría de las verduras comerán las más «monas», como el maíz diminuto (que se encuentra en latas en la sección de comida asiática de los supermercados), las mini zanahorias, los platanitos o los tomatitos pequeños (córtalos a la mitad antes de servirlos). A algunos niños les empezarán a atraer las verduras si se presentan formando un cuadro en el plato, como flores en las que los pétalos son rodajas de zanahoria y el tallo las alubias verdes, o guisantes que forman una espiral. A algunos les gusta imaginarse que son gigantes comiendo árboles (flores de brócoli) o que son las máquinas donde se echa el dinero para el aparcamiento que se están tragando las monedas (rodajas de calabacín). La idea es que cuando a tu hijo le empiece a gustar el sabor se olvide de los trucos que has utilizado.

- Intenta añadir verduras a otras comidas. El calabacín o la zanahoria rallada se pueden agregar a las tortitas o a las magdalenas; los garbazos o las alubias negras de lata se pueden triturar y mezclar con la carne de hamburguesas. Aunque de esta manera conseguirás que tu hijo tome algunas verduras o legumbres, no le ayudará a apreciar las verduras por su gusto y textura. Sé cauteloso al «esconder las verduras» en las recetas que preparas, las magdalenas de calabacín que contienen tanta azúcar como calabacín no tienen mucho valor nutritivo.

Frutas

Al igual que las verduras, las frutas están cerca de la base de la pirámide, esto significa que tu hijo debe comer mucha fruta. Siempre es preferible que los niños tomen fruta fresca mejor que zumos.

Por lo general, a los niños les suele gustar el sabor dulce de muchas frutas frescas. Si a tu hijo no le gusta, puedes intentar prepararle un batido de plátano o de fresas y añadir fruta triturada al yogurt natural.

Las porciones diarias recomendadas de fruta son dos para los niños de entre dos y seis años y de dos a cuatro después de los seis años. Una porción equivale a lo siguiente:

- 140 gramos de melón troceado o de fruta fresca, en lata o cocinada.
- 140 gramos de compota de manzana.
- 200 cl. de zumo de naranja.
- Una pera pequeña.
- Una naranja, manzana, plátano, melocotón, nectarina o mandarina mediana.

Capítulo 22. Comida sana

- Un kiwi grande.
- 1/2 mango.
- 1/4 de un melón cantalupo mediano.
- 7 fresas, frambuesas, moras... medianas
- 65 gramos de fruta seca (sólo para niños con cuatro años y mayores, para evitar el riesgo de que se asfixien).
- 12 uvas (córtalas para los niños pequeños, para evitar el riesgo de asfixia).

Leche y otros productos lácteos

«Alimentos ricos en calcio» probablemente sea un nombre mejor para este grupo, porque el calcio es el principal nutriente que aportan estos alimentos. También aportan proteínas, pero otros alimentos también las aportan. Por el contrario, el calcio abunda menos en otros productos. Los niños que no toman productos lácteos necesitan un suplemento para ingerir la cantidad de calcio adecuada, que es imprescindible para tener unos huesos fuertes ahora y más adelante en la vida; consulta con el pediatra. Por otro lado, los productos lácteos suelen tener muchas grasas, algunos niños no las toleran bien y algunos vegetarianos las rechazan. Así que hemos incluido en este grupo algunas fuentes de calcio no lácteas.

Si te parecen las porciones demasiado grandes, sirve raciones parciales, pero asegúrate de que suman cuatro porciones al día para todos los niños desde los dos años.

Las porciones diarias recomendadas de productos lácteos son dos para los niños de entre dos y seis años y de dos a tres después de los seis años. Una porción equivale a lo siguiente:

- 275 gramos de leche entera, semidesnatada o desnatada.
- 275 gramos de leche con sabor.
- 275 gramos de yogurt.
- 60 gr. de queso.

Los productos lácteos son muy importantes para los niños porque son buenas fuentes de calcio. Entre las fuentes de calcio que no son productos lácteos están los cereales para el desayuno enriquecidos con calcio, el tofu, salmón triturado en lata con espinas comestibles y la col rizada cortada y cocinada.

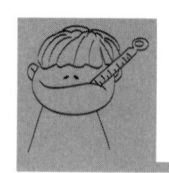

Carne, aves, pescado, alubias, huevos y frutos secos

Al igual que «la leche» puede considerarse como el grupo de calcio, «la carne» puede considerarse como el grupo de las proteínas y del hierro. La mayoría de los niños de los Estados Unidos toman más que suficientes proteínas, pero muchos tienen problemas tomando tanto hierro como se recomienda. La carne de vaca es la que tiene más hierro.

Las porciones diarias recomendadas de proteínas son dos, el equivalente a unos 100 gramos diarios para niños de entre dos y tres años y entre 120 y 180 gramos diarios para niños de cuatro a seis años. 30 gramos de proteínas equivalen a lo siguiente:

- 30 gramos de carne magra, aves o pescado cocinado.
- 2 cucharadas de mantequilla de cacahuete (para niños de tres años y mayores únicamente).
- 140 gramos de lentejas cocinadas, garbanzos o alubias blancas o pintas.
- Un huevo (la clara y la yema).
- 65 gramos de salmón o atún en lata.
- 140 gramos de tofu.
- Una hamburguesa de soja.
- Una salchicha y media de frankfurt (cortadas en trocitos para los niños menores de cuatro años).
- 2 lonchas de fiambre.

Grasas, aceites y dulces

Este grupo, en lo alto de la pirámide, no es realmente un buen grupo. Sólo sirve para recordar que las grasas, los aceites y los dulces se deben consumir «con moderación», en pequeñas cantidades y no muy a menudo, pero no eliminarlos. Algunos de los alimentos que están en esta categoría son la mayonesa, la mayoría de las salsas para ensaladas y salsas para comida rápida, así como las patatas fritas, alimentos fritos, golosinas, galletas y donuts.

Acerca de la grasa

Los niños pequeños necesitan grasa para crecer adecuadamente. De hecho, antes de los dos años, el 50 por ciento de las calorías que toma un niño debería provenir de las grasas.

Capítulo 22. Comida sana

No deberías restringir la grasa hasta que tu hijo tenga al menos dos años. Pasada esta edad, puedes pasar gradualmente a productos bajos en grasa como la leche semidesnatada, el queso desnatado parcialmente y fiambres bajos en grasas. Algunas fuentes de proteínas naturales bajas en grasas son el atún en agua (sin mayonesa), muchos tipos de pescado fresco, las lentejas, las alubias negras y los garbanzos.

¿Cuánta grasa tiene?

Dicen los expertos que un niño de dos años o mayor debe tener en su dieta entre un 20 y un 30 por ciento de las calorías provenientes de las grasas. ¿Qué significa esto en la vida real? Digamos que tu hijo toma 1.500 calorías al día. Cada gramo de grasa aporta 9 calorías. Así que se necesitan entre 33 y 55 gramos de grasa para tomar entre 300 y 500 calorías, groso modo, entre el 20 y el 30 por ciento del total de calorías diarias. ¿Cuánta grasa es unos 33-55 gramos? Un ejemplo: Tu hijo toma casi 40 gramos de grasa con un perrito caliente (13 gramos), un sándwich de mantequilla de cacahuete (17 gramos), un yogurt desnatado (4 gramos), una loncha «light» de queso americano procesado (3 gramos) y un vaso de leche semidesnatada (2,5 gramos). Mirando las etiquetas de los productos puedes aprender mucho sobre su contenido en grasa para mantener la dieta de tu hijo a un nivel sano.

Cuando los niños tienen cinco años, no deben tomar más del 30 por ciento de las calorías provenientes de las grasas. Aunque se cree que reducir el consumo de grasa reduce el riesgo de problemas de corazón a largo plazo, reducir demasiado su consumo puede afectar el desarrollo del niño. Por estas razones, el *AAP's Committee on Nutrition* ha recomendado que no se disminuya el consumo de grasa de los niños por debajo del 20 por ciento de las calorías.

Si lees las etiquetas de los productos para los bebés, que detallan los gramos de grasa, puedes comenzar a tener una idea de la cantidad de grasa que tu hijo está tomando.

No toda la grasa, por supuesto, es igual. Los aceites vegetales no saturados son mejores para el corazón que las grasas animales saturadas, como la mantequilla o la manteca de cerdo. La mejor elección es el aceite de oliva y el de canola (que son no monosaturados), seguidos del aceite de girasol, el de soja, el de maíz y otros aceites no polisaturados. Evita los aceites de plantas, como el de coco o el de palmera, que son ricos en grasas saturadas.

Las grasas saturadas no deberían representar más de un tercio del total de grasas que toma el niño, o el 10 por ciento de las calorías totales que toma tu hijo. Eso significa restringir la grasa, en particular de la carne roja y de los productos lácteos.

La grasa en estos productos está mucho más saturada que en el pollo, pescado y mantequilla de cacahuetes. La cantidad de grasas saturadas también se puede ver en la etiqueta de los productos.

> **Más sano que tú**
>
> Los niños pequeños tienden a decir siempre que *no*, pero en muchos casos tu hijo en edad preescolar te creerá incondicionalmente si le dices la verdad: Algunos alimentos son mejores que otros para los niños y le ofreces una variedad sana de alimentos porque le quieres mucho. Por supuesto, los niños en edad preescolar encuentran esto más fácil de aceptar si no se han acostumbrado todavía a la comida basura y no ven a otros en la familia comiéndola. Mejor que separar los alimentos entre «buenos» y «malos» es más conveniente, y más exacto, explicarle que es bueno comer mucha cantidad de algunos alimentos pero sólo un poco de otros. Incluso así, algunos niños en esta edad se vuelven «más sanos que tú» cuando se trata de comida. Una madre, que le ha dicho a su hijo con anterioridad que las golosinas no son tan buenas para los niños, oirá repetidas sus palabras en boca de su hijo después de que le diga que puede tomar algunas en una fiesta de cumpleaños. ¿Cuál es el problema?, reclama el niño de cinco años. «¿Quieres que me muera?».

Los niños nunca deben llevar una dieta sin grasa del tipo que algunos adultos con exceso de peso intentan hacer. No se les debe dar patatas fritas de bolsa u otras comidas hechas con olestra, la llamada grasa sin grasa. Esta sustancia puede causar malestar de estómago y diarrea.

Cinco en fibra

Los alimentos ricos en fibra, como la mayoría de las frutas, las verduras y los productos integrales, tienen un papel importante para reducir las posibilidades de sufrir problemas de corazón y algunos tipos de cáncer más adelante en la vida; además, la fibra ayuda a regular las evacuaciones. ¿Cuántos gramos de fibra diarios debe tomar tu hijo? Suma cinco a la edad de tu hijo y tendrás una estimación aproximada, en otras palabras, un niño de tres años, debe tomar ocho gramos. Si sigues la sugerencia de cinco porciones de fruta y verdura al día y si estimulas a tu hijo a que tome pan integral, casi seguro que toma suficiente fibra. Demasiada fibra puede causar hinchazón y gases.

Dietas vegetarianas

Muchos niños parecen ser vegetarianos por naturaleza, rechazando la carne al menos durante los primeros años. Todas las dietas vegetarianas, por supuesto, no son iguales. Los tipos de dietas vegetarianas más importantes son:

- Lacto-ovo vegetarianos: Toman productos lácteos y huevos, pero no carne.
- Lacto vegetarianos: Toman productos lácteos, pero no toman carne ni huevos.

Capítulo 22. Comida sana

- Ovo vegetarianos: Toman huevos, pero no toman carne o productos lácteos.

- Estrictamente vegetarianos: Toman únicamente alimentos procedentes de plantas, no toman carne, huevos ni productos lácteos.

Aunque todos estos tipos de dietas vegetarianas pueden ser saludables para los bebés y los niños, cuanto más restrictiva sea una dieta, requerirá mejor programación y cuidado para asegurarte de que tu hijo toma la nutrición adecuada.

Si tu hijo no toma productos lácteos, por ejemplo, le será difícil conseguir el calcio que necesita del resto de los productos. Las dietas estrictamente vegetarianas no ofrecen a los niños pequeños suficiente cantidad de muchos de los nutrientes esenciales, como vitamina D, vitamina B12, hierro y zinc. Para obtener estos nutrientes a través de las plantas, tu hijo deberá tomar demasiada cantidad para su pequeño estómago. Serán necesarios suplementos vitamínicos y minerales.

Las campeonas en las frutas

¿Qué frutas tienen el mayor contenido nutricional? El *Nutrition Action Healthletter* clasificó 47 tipos de frutas según algunos nutrientes importantes: Vitamina C, carotinoides, folato (una vitamina B), potasio y fibra. Las 10 campeonas nutricionales fueron la guayaba, la sandía, el pomelo rosa o rojo, el kiwi, la papaya, el melón cantalupo, los albaricoques secos (orejones), las naranjas, las fresas y los albaricoques frescos. Los plátanos, las manzanas y las peras estaban en el medio de la clasificación. Al final de la clasificación estaba ese alimento de primera necesidad en la infancia, la compota de manzana. Pero, como señalaba el comunicado, «incluso la fruta que está peor clasificada, gana a las grasas». Para ver la lista completa visita www.cspinet.org/nah/fantfruit.htm.

Además, según van creciendo, los niños pequeños se vuelven a menudo más quisquillosos sobre lo que comen. Con una dieta estrictamente vegetariana, que es normalmente más baja en calorías, asegúrate de que tu hijo está tomando las grasas suficientes y las calorías para desarrollarse. Discútelo con el pediatra. Al igual que para el resto de los niños, la guía más importante es ver si tu hijo tiene un crecimiento adecuado.

A continuación mostramos algunos consejos para los padres vegetarianos:

- Si utilizas leche maternizada, aquella cuya base es la leche se considera superior a la que tiene como base la soja. Pero si no quieres que tu hijo tome productos lácteos, dale su leche maternizada de soja, no leche de soja regular. Según la *American Dietetic Association*, la leche de soja no contiene la combinación adecuada de nutrientes para ser utilizada como la única fuente de nutrición de un bebé. Cuando tu hijo tenga un año y tome comida sólida, puedes cambiar a leche normal o a leche de soja.

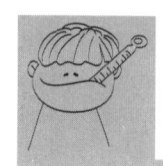

- Dale a tu bebé cereales enriquecidos con hierro, frutas y verduras. Ofrécele otros granos como pasta y pan blanditos. Pero no te pases dándole cereales ricos en fibra o muchas verduras, ya que pueden llenar su estómago sin aportar las suficientes calorías.

- Cuando tu hijo tenga entre siete y ocho meses, dale productos ricos en proteínas como yogurt, requesón, tofu y puré de alubias, lentejas o guisantes. A partir de que el bebé tenga tres años, dale mantequilla de cacahuete suave (a menos que sospeches que pueda ser alérgico) u otras mantequillas de frutos secos y extiéndela bien en pan.

- Si quieres que tu hijo tome una dieta vegetariana, el resto de la familia también debe hacerlo. Si no tienes conocimientos sobre nutrición y estilos de vida vegetarianos saludables o eres novato en no comer carne, tómate tiempo para leer sobre el tema. Necesitarás aprender nuevas maneras de preparar los granos y planificar las comidas. No es una buena idea dejar de comer carne para llevar una dieta vegetariana de patatas fritas, pasteles y cereales azucarados para desayunar.

Cosas que merece la pena limitar en la dieta de tu hijo

A la hora de programar una dieta sana para tu hijo, pon atención al azúcar, a la cafeína, a la sal, a los pesticidas y a los aditivos (y a la televisión). Todos estos son componentes de nuestras dietas diarias que se deben minimizar.

El azúcar

Primero las buenas noticias. Al contrario de lo que muchos padres pueden creer, el azúcar no hace que los niños sean salvajes, nerviosos, incontrolables o hiperactivos. Repetidos estudios han demostrado que no tiene nada que ver.

Esto es todo lo bueno que se puede decir del azúcar. El azúcar en la comida y en la bebida provoca caries y hace que los niños se llenen y se les quiten las ganas de tomar alimentos más nutritivos. Acostumbra a los niños a tener gustos muy dulces haciendo que les disgusten alimentos más sanos como las verduras o los productos ricos en fibras. El azúcar normalmente viene empaquetado con grasas (piensa en un pastel, galletas, donuts y helado). Estos dulces normalmente tienen una proporción elevada de grasas saturadas del tipo que obstruye las arterias y que aumenta el riesgo de sufrir enfermedades del corazón.

Capítulo 22. Comida sana

La estrategia para disminuir el consumo de azúcar es simple (pero si tú eres goloso no es fácil): No tengas alimentos dulces en casa y no se los des a tu hijo siempre que sea posible.

Algunos consejos: No hagas que el postre sea un ritual diario, o si tienes que tomarlo intenta tomar fruta o yogurt natural. Mantén los refrescos y los ponches de frutas alejados de tu hijo lo más que puedas. No utilices las cosas dulces como soborno, premio, obsequio especial, muestra de cariño o amenaza («no quieres las verduras, no hay helados»). Después de cenar, juega a perseguiros mejor que ir de paseo en la sillita a la heladería. Como obsequio especial con la comida, ponle una pegatina, un pequeño juguete, un dibujo o una nota divertida mejor que un pastelito. Para demostrarle tu amor, dale un beso de verdad no un beso de golosinas.

El menú de un preescolar

A continuación tienes el menú de un día que sigue la pirámide de *Food Guide*. Las porciones son abundantes para niños de cuatro y cinco años. Para los niños de dos y tres años, disminuye un tercio las raciones excepto para los productos lácteos.

- Desayuno: 1/2 plátano, una tostada de trigo integral con una cucharada de mantequilla de cacahuete, 30 gramos de cereal enriquecido con hierro, entre 137 cc. y 275 cc. de leche.
- A media mañana: 2 galletas graham, un yogurt desnatado y agua.
- Comida: Un sándwich de mantequilla de cacahuete (2 cucharadas de mantequilla de cacahuete y dos rebanadas de pan de trigo integral), 275 cc. de zanahorias cocidas, una rodaja de melón cantalupo cortado en trocitos y agua.
- A media tarde: 6 galletitas saladas, un trozo de queso y agua.
- Cena: 275 centilitros de sopa de verduras, 100 gramos de pollo sin piel, 137 gramos de arroz integral, 137 gramos de brócoli y entre 137 y 275 gramos de leche.

La cafeína

Los expertos dicen que algunos niños toman tanta cafeína por los refrescos, el chocolate y el té helado que les hace inquietarse y tener problemas para concentrarse. Se ha sugerido que algunos niños que parecen tener problemas de atención/hiperactividad (SHDA) es posible que lo que en realidad les pase es que tengan demasiada cafeína en su cuerpo. Muchos refrescos, además de la cola, tienen cafeína; algunos de ellos tienen anuncios publicitarios que parecen estar dirigidos especialmente a los niños. Debido a que tienen un cuerpo muy pequeño, los niños que se toman una lata de un refresco con cafeína proporcionalmente está tomando la misma cantidad de cafeína que un adulto que se tome dos tazas de café.

Si le das a tu hijo té helado, asegúrate de que sea sin cafeína. Si a tu hijo le gusta la efervescencia de los refrescos, mezcla zumo y agua de seltz para conseguir una bebida ligera y refrescante.

La sal

El exceso de sal parece que no hace daño a la mayoría de las personas. Pero en algunos adultos sensibles a la sal puede empeorar la presión alta, lo cual es peligroso. Como no sabes si tu hijo va a ser uno de esos adultos sensibles a la sal, es mejor no promocionar el gusto por la sal. No pongas siempre sal en su comida. Evita los aperitivos procesados con mucha sal y los fiambres de carne procesada (que además suelen tener mucha grasa). Revisa las etiquetas de los alimentos, muchas comidas procesadas tienen mucha sal incluso cuando no saben salados.

Da buen ejemplo no poniendo un salero en la mesa. Pero no hagas todo completamente sin sal. Un poco de sal, añadida al cocinar o después, puede hacer revivir a algunos alimentos insípidos sin causar ningún daño. Pero recuerda antes de usar el salero: Una dieta normal proporciona más sal de la que el cuerpo necesita.

Los pesticidas

Muchos de los alimentos que toman los niños, especialmente varios tipos de frutas, normalmente contienen pequeñas partículas de pesticidas, aunque en cantidades tan pequeñas que no violan los estándares federales. No se sabe con seguridad si tomar diminutas partículas de pesticidas a diario durante años causa problemas de salud. Pero sí sabemos que tomar mucha fruta y verdura tiene muchos beneficios para la salud. Así que no debes dejar de consumir frutas y verduras por temor a los pesticidas.

Al mismo tiempo, tiene sentido reducir los residuos de pesticidas que tu hijo toma. En 1993, un panel de expertos de la *National Academy of Sciences* recomendó cambiar los estándares de pesticidas de los Estados Unidos para proteger mejor a los niños. Señalaron que los niños toman una dosis de pesticidas relativamente mayor porque comen más productos agrícolas por kilogramo de peso que los adultos. Los datos sugieren que un bajo consumo de algunos tipos de pesticidas «puede tener efectos tenues pero apreciables en las funciones neurológicas» de los niños.

En parte como resultado de ese informe, la *Environmental Protection Agency* federal ha estado revisando estándares para pesticidas. Aunque se supone que el informe debe encontrarse terminado para el año 2006, seguro que no terminará con el debate que existe sobre este tema.

Capítulo 22. Comida sana

Mientras tanto, a continuación te mostramos algunas maneras para reducir los residuos de pesticidas:

- Si es posible, pela las frutas y verduras.

- Si puedes, compra alimentos orgánicos y productos agrícolas especiales. Es más probable que no tengan pesticidas que los alimentos comerciales. Las directrices para etiquetar los productos orgánicos varían de un estado a otro, pero recientemente se han establecido unos estándares federales que se están implementando. Visita el sitio Web del *Department of Agriculture* de los Estados Unidos (www.usda.gov) para más detalles.

- Si solamente puedes permitirte el lujo de comprar unos cuantos alimentos orgánicos, elige aquellos que no se puedan pelar (como por ejemplo, fresas y verduras de hoja verde) o que tienen más posibilidades de contener residuos de pesticidas cuando crecen de manera convencional (como por ejemplo los melocotones frescos y las manzanas).

- Lava bien las frutas y verduras debajo del grifo. Los productos que puedas, ráspalos con un cepillo. En experimentos, los investigadores han conseguido buenos resultados lavando los productos con lavavajillas líquido muy diluido y después aclarándolos (no utilices lavavajillas para máquina, son tóxicos).

- Tira las hojas de fuera de las verduras, como la lechuga.

- Tira toda la piel y grasa visible de las aves, pescado o carne. Si hay residuos de pesticidas, es más probable que se encuentren concentrados en la grasa.

Los aditivos

Cientos de aditivos se usan en los alimentos americanos, incluidos algunos que añaden valor nutricional o hacen que sea seguro tomar un alimento. Pero han surgido preocupaciones acerca de algunos de ellos:

- Los sulfitos, productos químicos que se añaden a muchos alimentos para retrasar su caducidad, pueden causar reacciones alérgicas graves en un porcentaje pequeño de gente, especialmente en algunos con asma. Su uso ha sido prohibido en la mayoría de las frutas y verduras que se toman crudas, pero se pueden encontrar en frutas secas y en patatas cortadas, así como en algunos productos cocinados como mermeladas, zumos y preparados para sopas. Se deben mencionar en la etiqueta si existe más de una cierta concentración.

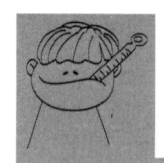

- El glutamato monosódico (GMS –un enriquecedor del sabor–) y algunos colorantes pueden causar dolores de cabeza y otras reacciones físicas en algunos individuos. Algunos padres creen que los colorantes y otros aditivos causan problemas en el comportamiento o hiperactividad en sus hijos, pero los estudios científicos no han encontrado que exista tal conexión.

- Los nitritos y nitratos, utilizados para matar la bacteria del botulismo en las carnes curadas como el bacón, jamón y perritos calientes, se pueden convertir en el cuerpo en nitrosaminas que provocan cáncer. Pero las carnes curadas también tienen vitaminas añadidas que bloquean la formación de nitrosaminas. Aún así, tiene sentido limitar el consumo de carnes curadas, que tienden a ser ricas en sal y grasas o buscar las que no tengan nitritos. La nitrosamina también se forma en cualquier carne que se ase, se haga a la parrilla o en barbacoa a altas temperaturas. Aunque hacer una barbacoa de vez en cuando no hace daño, no es aconsejable una dieta continua de carne a la parrilla.

- Los edulcorantes artificiales no deben estar en la dieta de tu hijo a menos que haya una razón médica para ello. Nadie que tenga fenilcetonuria (phenistix) debe tomar aspartamo. Este problema previene al cuerpo de metabolizar la fenilalanina, uno de los aminoácidos que hay en el aspartamo.

- La olestra (u olean) la «grasa sin grasa» que se encuentra en las patatas fritas de bolsa light y en otros aperitivos, puede causar diarrea y otros malestares en el estómago cuando se toma en grandes cantidades.

La televisión

De acuerdo, esto no es un alimento. Pero los estudios han demostrado que los niños que están sometidos a una dieta continua de televisión tienen más posibilidades de ser obesos. ¿Por qué? Se han propuesto muchas teorías: Si no están viendo la televisión, los niños normalmente hacen más ejercicio, incluso sin querer. Mientras ven la televisión, muchos niños toman aperitivos con muchas calorías, comida basura. Y parece que los niños están cargados de anuncios de comidas dulces y comidas rápidas con grasas. Por estas razones, una dieta de no televisión o de poca televisión puede ser considerada como parte de una buena nutrición. A continuación tienes unos cuantos consejos para hacer que la televisión sea saludable:

- Graba los programas favoritos y salta los anuncios cuando los estéis viendo.

- Explica en términos sencillos qué son los anuncios.

- No dejes que tu hijo coma mientras ve la televisión (y no lo hagas tú).

Capítulo 22. Comida sana

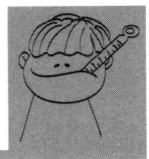

> **La voz de la experiencia**
>
> «Las comidas son cosa aparte y toda la familia come junta. Estimula la conversación durante esos momentos y establece una regla para no ver televisión».
>
> De la *Encuesta a los padres de KidsHealth*

¿Necesitas más información?

Consulta el índice y el apéndice C, *Guía de recursos*. Y por supuesto, habla con el médico de tu hijo.

23

El cuidado dental

¡Abre más la boca!

Puede que estés pensando que no es necesario gastar mucho tiempo en el cuidado de los dientes de un bebé debido a que, después de todo, se van a caer pronto de todas maneras.

Pero mantener sanos los dientes de los bebés es importante por varias razones, que vemos seguidamente:

- La nutrición. Si tu hijo no puede masticar o tragar bien, no tomará los nutrientes que necesita.

- El habla. Los problemas con el alineamiento de los dientes puede que afecten la pronunciación, haciendo más lento el desarrollo del lenguaje y provocando que tu hijo sea tímido.

- Los dientes definitivos. Los dientes primarios (los de leche) ocupan la posición que van a tener los dientes definitivos y ayudan a que éstos se coloquen en el lugar adecuado. Si los dientes de leche se caen, a veces el dentista tiene que colocar un separador para mantener el espacio para el nuevo diente. Además, si los de leche tienen caries que no se han cuidado, los dientes definitivos tienen más posibilidades de sufrirlas también.

- La imagen. Tener una bonita sonrisa y ser como los demás niños hacen la vida más fácil.

- La comodidad. Nadie quiere que un niño sufra dolores o tenga tratamientos dentales que se podían haber evitado.

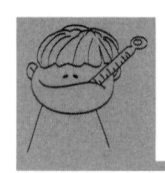

Echar los dientes

Cuando los bebés nacen ya tienen todos los dientes primarios (llamados comúnmente dientes de leche) ocultos bajo las encías, así como el principio de los dientes definitivos que echarán después.

El primer diente de leche aparece (brote dental es el término médico) entre los cuatro y los siete meses, aunque el gran acontecimiento puede ocurrir tan pronto como a los tres meses o tan tarde como a los doce.

Los dos dientes inferiores de en medio (incisivos centrales inferiores) normalmente son los primeros en aparecer, seguidos con una diferencia de unos dos meses por los cuatro dientes superiores de en medio (incisivos centrales y laterales superiores) y los incisivos laterales inferiores (los dos dientes que están a los lados de los incisivos centrales inferiores).

Después, normalmente, hay una pausa hasta la siguiente oleada: Los primeros molares (las muelas más cercanas al centro de la boca), luego los colmillos o caninos (los dientes afilados que están al lado de los incisivos laterales), a continuación los segundos molares, detrás de los primeros molares.

Todos los primeros 20 dientes, 10 arriba y 10 abajo, están en su sitio cuando los niños tienen 3 años (observa las figuras 23.1 a-d).

Son raros los casos en los que un retraso en echar los dientes refleja un problema médico; normalmente se trata de una tendencia heredada de los padres. También es raro que tu hijo nazca con uno o dos dientes o que los eche durante sus primeras semanas. Si esto causa problemas al darle el pecho o están lo bastante sueltos como para que exista riesgo de que se atragante, el pediatra quizás recomiende quitárselos.

Síntomas de que están echando los dientes

Babear y querer morder todo son señales claras de que están echando los dientes. Para la mayoría de los bebés, es un proceso que no duele. Otros tienen períodos cortos en los que están irritados y unos pocos puede que estén pesados durante semanas, llorando frecuentemente, despertándose más a menudo y comiendo de manera fastidiosa. Si se le hinchan y enrojecen las encías, probablemente esto le provoque un poco de fiebre, pero echar los dientes no causa fiebre alta, diarrea, dolor de oídos, mucosidad o tos.

Una regla general: Si tu hijo parece enfermo no eches la culpa a que le están saliendo los dientes. Haz lo que harías si no estuviera echando los dientes (para información sobre qué hacer cuando aparecen esos síntomas, lee el capítulo 29, *Signos y síntomas*).

Capítulo 23. El cuidado dental

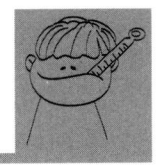

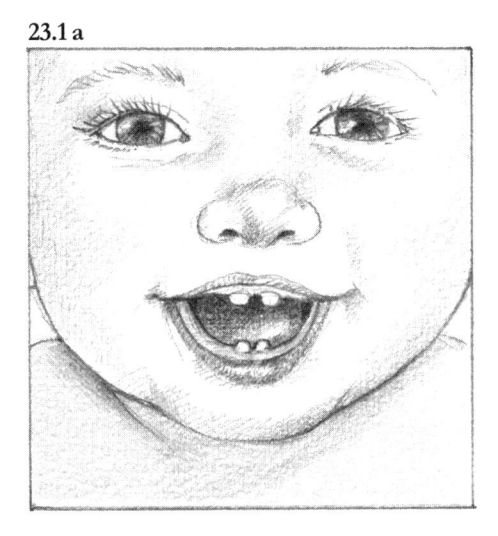

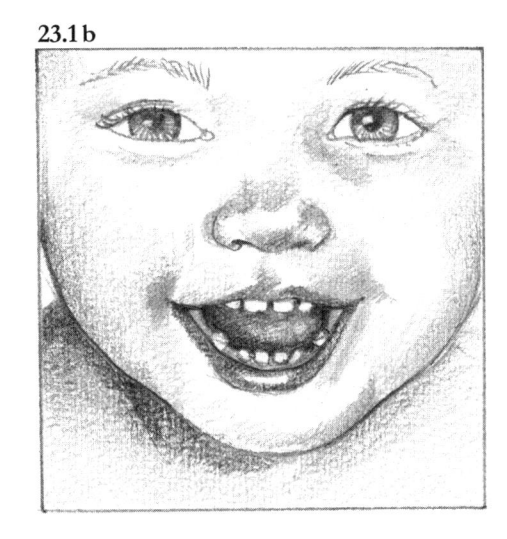

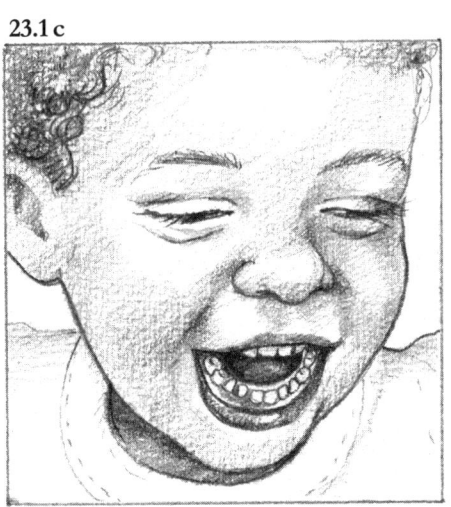

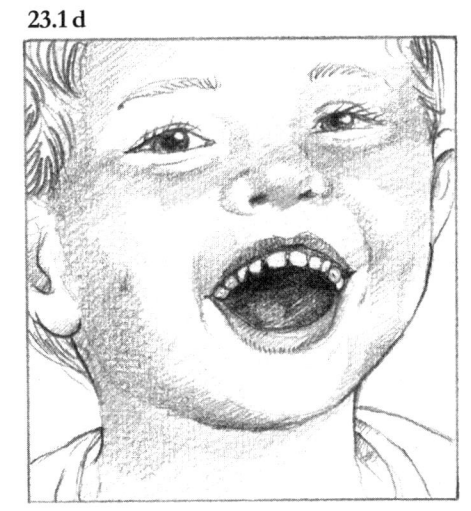

Figura 23.1 a-d. El brote dental de los primeros dientes («de leche») normalmente ocurre entre los seis meses y los dos años y medio. (a) 6 a 12 meses, (b) 12 a 18 meses, (c) dentadura inferior, de dos años a dos años y medio, y (d) dentadura superior, de dos años a dos años y medio.

Cómo calmar las molestias que tienen cuando están echando los dientes

Para que echar los dientes sea menos incómodo, haz lo siguiente:

- Pasa a menudo una gasa humedecida por la cara de tu bebé para limpiarle la baba y prevenir que aparezcan erupciones o irritaciones.

409

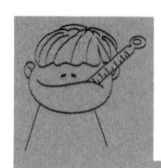

- Cuando lo pongas a dormir, coloca un trapito limpio estirado debajo de su cabeza. De esta manera, si babea puedes cambiarlo por otro seco sin tener que mudar todas las sábanas.
- Da masajes sobre sus encías con un dedo limpio.
- Dale algo firme para que muerda, pero cerciórate de que no sea demasiado pequeño para que se lo trague o que se pueda romper en trozos con los que se pueda atragantar. Los mordedores funcionan muy bien; busca los que son sólo una pieza.
- Dale cosas frías. A muchos bebés parece que les gusta morder cosas que estén frías, pero que no estén duras como una piedra. Prueba a meter un trapo limpio húmedo en el congelador durante 30 minutos, después deja que tu hijo lo muerda. O prueba enfriando una cuchara.
- Si parece que tu hijo tiene muchos dolores, puede merecer la pena darle unas gotas de paracetamol, pero consulta con el pediatra antes. Los analgésicos que se aplican en las encías probablemente no son más eficaces que dar masajes sobre las encías sin nada. Nunca pongas una aspirina en sus dientes y no le frotes las encías con güisqui.

Nuestro consejo

Cuidado

Nunca ates un mordedor, ni ninguna otra cosa, alrededor del cuello de tu hijo. Se puede enganchar con algo y ahogarle.

Caries

Durante los últimos 25 años, la caries dental ha disminuido en los niños americanos, pero todavía es común; a los tres años un 25 por ciento de los niños tienen caries. Esto es una gran disminución desde que tú eras un niño, pero aún así es uno de cada cuatro niños.

Por qué aparecen las caries

Las caries aparecen cuando las bacterias que hay en la boca descomponen los azúcares de los alimentos que hemos tomado y producen un ácido. El ácido come el esmalte que cubre los dientes haciendo que aparezcan cavidades (o caries, como las llaman los dentistas). El germen que provoca la mayoría de las caries se conoce con el nombre de *Streptococcus mutans*. Aunque cualquier hidrato de carbono puede servir para hacer actuar a la bacteria, la mayoría de los daños son causados por azúcares simples como la sucrosa (azúcar de mesa), la lactosa (que se encuentra en la leche) y la fructosa (que se encuentra en las frutas).

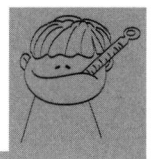

Capítulo 23. El cuidado dental

Lo que tiene mayor importancia es cuánto tiempo está el azúcar en los dientes. Beber una botella de leche gradualmente durante una hora hace que se produzca mucho más ácido que beber una botella de leche en 10 minutos. Tomar alimentos con poco azúcar durante todo el día crea más perjuicio que tomarse una chocolatina, que se come rápidamente, y lavarse inmediatamente después la boca. Así que un niño que se pasa el día comiendo y bebiendo tiene más probabilidades de que le aparezcan caries que un niño que sólo lo hace a las horas de comida. Como se describe más adelante, el niño que tiene más posibilidades de que le aparezcan caries es el que se acuesta con un biberón de leche maternizada, de zumo o de leche de vaca.

A continuación señalamos algunos factores importantes en la aparición de las caries:

- La virulencia de la bacteria. Si hay muchas caries en tu familia, esto es una señal de que los miembros de tu familia tienen un tipo de bacteria particularmente dañina. Ya que tu hijo cuenta con muchas posibilidades de tener esta bacteria, también puede correr el riesgo de caries. Así que si las caries son un problema en tu familia, ten más cuidado del normal al limpiar los dientes y visitar al dentista.

- La salud de los dientes. Tomar el flúor adecuado fortalece los dientes y los hace más fuertes para resistir el ácido. En algunos casos, los bebés nacen con un esmalte en sus dientes que no es el adecuado, lo que hace que cuenten con más posibilidades de tener caries. Esto ocurre, a veces, si el bebé fue prematuro o si la madre tuvo problemas de salud o de alimentación durante el embarazo.

Cómo prevenir las caries

Tan pronto como aparezca la primera puntita blanca en las encías de tu hijo, puedes empezar a mantener sus dientes fuertes y sanos.

Nuestro consejo

Los besos de una madre y las caries

¿Puedes prevenir que tu hijo coja la bacteria *Strep mutans* que provoca las caries? En teoría, esto debería ser posible. Los niños normalmente se contagian a través de miembros de su familia, más frecuentemente a través de su madre o de la persona que los cuida. Para prevenir la transmisión, algunos dentistas aconsejan que no se compartan las cucharas, los cepillos de dientes y otros utensilios con un niño y que no se bese a los niños en la boca. Pero otros piensan que es muy improbable prevenir la transmisión con estas precauciones, ya que parece ser que a los siete años prácticamente todos los americanos han sido infectados con el *Strep Mutans*. Se necesitaría una vacuna para parar a la bacteria y los investigadores están trabajando en ello.

Cuidado con el biberón

Para proteger los dientes de tu hijo de caries tempranas, haz lo siguiente:

- Nunca pongas a dormir a tu hijo con un biberón de leche maternizada, de zumo o de cualquier otra cosa excepto agua. Estos líquidos se almacenan en su boca, bañan los dientes frontales (especialmente los de arriba) durante horas y hacen que se descompongan los azúcares. Los resultados pueden ser dramáticos: Posiblemente aparezcan tantas caries en los dientes frontales que tengan que extraérselos, lo cual quizás requiera anestesia general. Este tipo de caries se llama a veces «das caries del biberón».

- Por el mismo motivo, no utilices el biberón como chupete, dejando que tu hijo lo tenga agarrado todo el día y dé chupaditas. Reserva el biberón para la hora de las comidas y quítaselo cuando haya terminado de comer.

- Una vez que tu hijo pueda manejar un vaso, intenta que utilice el menos tiempo posible un biberón; utilízalo únicamente para el agua o deja de utilizarlo por completo.

¿Y qué ocurre al mamar?

Algunos dicen que mamar juega también un papel importante en la aparición de las caries, pero esto no está claro. Hay informes que indican que mamar de manera prolongada, especialmente por la noche, hace que los bebés tengan más probabilidades de tener caries. Como resultado, la *American Academy of Pediactric Dentistry* aconseja a las madres que no dejen que los bebés se queden dormidos con el pecho en su boca, que no den de mamar mucho rato por la noche y que no lo hagan después del año. Pero otros expertos dicen que estudios que se han realizado a grandes grupos de niños que son alimentados con leche materna no han tenido como resultado la existencia de una evidencia fuerte que una el mamar con las caries. Un estudio sueco sobre los niños de más de 18 meses que siguen mamando demostró que tenían más posibilidades de tener caries, pero también demostró que estos niños toman más alimentos que provocan caries que los niños que ya no maman.

¿Qué debes hacer? Dar de mamar tiene muchos beneficios confirmados y cualquier riesgo que pueda tener para la aparición de caries no está demostrado. Así que no debes dudar en dar de mamar por temor a las caries. Pero si das de mamar a tu hijo hasta que se quede dormido o si decides seguir dándole de mamar después del año, ten un cuidado especial con sus dientes; evita las comidas entre horas que tengan mucho azúcar, cepilla a fondo sus dientes y llévalo a revisiones desde que le aparezca el primer diente o en su primer cumpleaños.

Capítulo 23. El cuidado dental

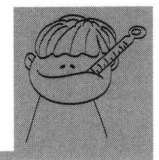

Come bien, bebe bien y evitarás las caries

Cuando tu hijo comience a tomar sólidos, intenta darle una variedad equilibrada, como se describe en el capítulo 22, *Comida sana*. Elige alimentos sanos desde el principio para establecer un modelo para los gustos de tu hijo: Si no desarrolla el gusto por lo dulce cuando es pequeño, tiene menos posibilidades de tener problemas para controlarse al crecer. Algunas estrategias para alimentar a los niños son especialmente importantes para el cuidado de los dientes:

- Desanima a tu hijo de que se pase todo el día picando. En su lugar, intenta establecer unos modelos de comidas que duren poco tiempo.

- Las golosinas, las galletas, los pasteles, las patatas fritas y las galletitas saladas tienen mucha azúcar e hidratos de carbono simples que tienden a provocar caries. Dáselas con poca frecuencia y no las tengas en casa. Para comer entre horas ofrécele queso, fruta o yogurt natural; o, cuando tu hijo ya sea suficientemente mayor, ofrécele trocitos de pepino, apio, zanahorias u otras verduras crudas. Lee las etiquetas: Muchos alimentos preparados, desde los cereales para el desayuno hasta la mantequilla de cacahuete, probablemente tengan más azúcar de la que crees.

Ojalá alguien me hubiera dicho...

«...lo importante que es el cuidado dental de los bebés antes de que tuvieran que extraer los dos dientes centrales de mi hijo porque no tenían esmalte».

- Las comidas azucaradas (incluidas las uvas pasas y otras frutas secas) son menos dañinas si se toman como parte de una comida que si se toman solas.

- No te sientas atraída por los zumos de frutas. Incluso los que son 100 por cien zumo hacen que los dientes de tu hijo estén bañados en azúcar. También pueden hacer que los niños esperen siempre que las bebidas sean dulces, un gusto que hará que les apetezcan los refrescos cuando sean mayores. Además, los zumos pueden desplazar a la leche, que es necesaria para que los niños tengan suficiente calcio para tener unos huesos y unos dientes lo más fuertes posible. Por estos motivos, limita el consumo de los zumos, quizás un vaso o menos al día.

Cómo luchar contra las caries con el flúor

El flúor es un mineral que, usado en dosis adecuadas, ayuda a prevenir las caries. En la mayoría de las grandes ciudades se añade flúor al agua del grifo (agua corriente); en otras comunidades está presente de manera natural en el agua. En estos casos, tu hijo tomará suficiente con la leche materna o con la maternizada preparada con agua del grifo (la leche maternizada que ya viene mezclada normalmente contiene la cantidad adecuada de flúor). El pediatra, el médico de familia o el dentista local deberían poder decirte si el agua corriente contiene suficiente flúor (al menos 0,3 partes por millón); si no, puede que receten para tu bebé flúor en gotas o vitaminas que contengan flúor en gotas. La *American Academy of Pediatrics* (AAP) recomienda que tales suplementos con flúor no se den a bebés menores de seis meses.

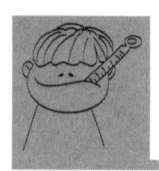

Ojalá alguien me hubiera dicho...

«...que no toda el agua es igual. Nosotros tenemos agua de un pozo y una vez, cuando estaba alimentando a mi primer hijo con leche maternizada, le pregunté a una enfermera si esto tenía importancia y me contestó: «Agua es agua». Ahora mi hijo no tiene buenos dientes debido a la falta de flúor en el agua».

De la *Encuesta a los padres de KidsHealth*

Si el pediatra de tu hijo, o el dentista, no sabe el nivel de flúor local, el departamento de la salud pública o la autoridad responsable del agua deberían saberlo. Si utilizas agua de pozo u otra fuente privada de agua deberías hacer que un laboratorio te dijera el nivel de flúor. La mayoría del agua embotellada no tiene flúor. Pero puedes encontrar en los supermercados agua embotellada que sí lo tiene; normalmente se vende como «agua para bebés» o «agua para biberones», al lado de la comida para bebés.

Saber el nivel de flúor del agua es importante porque es bueno excederse en la cantidad. Si el agua que bebéis contiene una cantidad adecuada de flúor y tu hijo toma además un suplemento, esta combinación puede causar una decoloración o manchas en los dientes definitivos llamada fluorosis. Este problema, inofensivo pero feo, es más común en los últimos años.

El flúor que se aplica a los dientes pero no se traga, como la pasta de dientes o los líquidos para enjuagarse la boca, no contribuye a que aparezca fluorosis y parece que es muy importante para prevenir las caries.

Cómo limpiar los dientes de tu hijo

Debes limpiar las encías de tu hijo a diario con un trapo húmedo o cepillarlas suavemente con un cepillo de dientes infantil de cerdas blandas y agua, incluso antes de que aparezca su primer diente. Tan pronto como salgan los dientes, cepíllalos con agua. Esta rutina tan temprana no sólo ayuda a prevenir las caries, sino que también tu hijo se acostumbrará a la idea de que lavarse la boca es una de las rutinas de la vida diaria.

Capítulo 23. El cuidado dental

Empieza a utilizar pasta de dientes cuando tu hijo sea lo suficientemente mayor para escupirla, normalmente alrededor de los tres años. Utiliza una pasta de dientes que contenga flúor, que es absorbido por el esmalte de los dientes. Usa sólo un poquito de pasta de dientes, aproximadamente como un guisante y enséñale a escupirla. Algunos niños se creen que la pasta es un pudín en tubo; si tu hijo es uno de ellos, mantenla fuera de su alcance para evitar sobredosis.

Cuando tu bebé tenga ya todos los dientes, debes lavárselos al menos dos veces al día, después del desayuno y antes de ir a la cama. Mientras lo haces, busca manchas marrones o blancas en sus dientes, ya que esto puede ser una señal de caries.

Empezar a utilizar el hilo dental pronto es también una buena idea. Si tienes problemas para usarlo en una boquita tan pequeña, pídele consejo a tu dentista. Más adelante, puedes darle a tu hijo un trocito de hilo dental con sabor y animarlo a que te imite cuando tú te lo estés pasando. Incluso si no se lo pasa por todos los dientes, se acostumbrará a hacerlo. Cerciórate de tirar después el hilo dental.

Según los estudios, la mayoría de los niños menores de ocho años no tienen coordinación para cepillarse los dientes tan bien como es necesario, llegando a todas las superficies (las exteriores, interiores y los bordes) de todos los dientes. Así que es mejor si alguien mayor se los cepilla o al menos lo ayuda con el cepillado de por la noche. Si tu hijo insiste en hacerlo él solo o no quiere cepillarse todos los dientes, intenta hacerlo de una manera más divertida:

- Cepíllate los dientes cuando lo hace tu hijo.
- Deja que elija el cepillo de dientes con su muñeco o color preferido.
- Cántale mientras se cepilla los dientes. Puedes adaptar una canción para la situación.
- Pídele al dentista de tu hijo o al médico que le hable de cepillarse los dientes. Los niños que se resisten a lo que dicen los padres, a menudo aceptan lo que dice alguien de fuera con autoridad.
- Usa un reloj o un cronómetro para estimular a tu hijo a que se cepille bien (durante dos minutos, por ejemplo).
- Si a tu hijo le gustan las máquinas o aparatos, cómprale un cepillo eléctrico infantil. Hay evidencia de que éstos quitan mejor la placa dental que los manuales, aunque los estudios han sido realizados en niños mayores que se cepillan ellos mismos los dientes.

La voz de la experiencia

«Insiste en cosas como ponerse el casco para montar en bici, los cinturones de seguridad o el uso del hilo dental desde el principio. Formará parte de su naturaleza y nunca lo cuestionará. Intentar que un niño de 10 años comience a usar hilo dental es como volver a sufrir la salida de los dientes».

De la *Encuesta a los padres de KidsHealth*

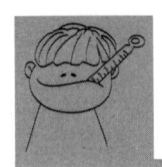

- Haz que tu hijo encienda una linterna en su boca cuando tú se la estás cepillando. Quizás se quede tranquilo, ocupado en su importante trabajo. Además, la luz te permitirá ver el interior de su boca más claramente.

- Compromiso. Él se cepilla sus dientes por la mañana, tú se los cepillas por la noche, que es la sesión más importante. O él se los cepilla pero tú supervisas.

Visita al dentista

Hasta ahora, era normal llevar un niño al dentista por primera vez a los tres años o cuando ya tuviera todos los 20 dientes primarios.

La AAP recomienda que el pediatra revise la boca del niño en las visitas rutinarias y lo envíe a un dentista en caso de que sea necesario.

Pero la *American Dental Association* y la *American Academy of Pediatric Dentists* recomiendan que se lleve al dentista a los niños alrededor del año, cuando tienen entre seis y ocho dientes. Los dentistas dicen que es difícil descubrir problemas dentales en los niños pequeños. Además, un dentista con experiencia en tratar a niños pequeños puede dar más consejos a los padres acerca de cómo prevenir problemas.

No existe ninguna prueba de que un consejo sea mejor que el otro. Debes tomar una decisión basándote en lo que tú creas y en la salud dental de tu hijo.

Los dentistas pediátricos están especializados en tratar con niños y algunos dentistas generales tienen mucha experiencia con ellos. Una consulta que atiende a niños normalmente tendrá juguetes interesantes y libros en la sala de espera, higienistas que saben cómo hablar a los niños pequeños y accesorios divertidos como gafas de sol con formas y colores llamativos (para proteger los ojos de los niños de la luz brillante) y cepillos de dientes para que se lleven a casa.

La primera visita debe ser únicamente para una revisión rutinaria. Ésta puede ser una visita agradable sin molestias ni miedos que ayudará a que tu hijo no tenga fobia a los dentistas.

También, tú puedes hacer que no tengan miedo a ir al dentista contándole por adelantado lo que va a pasar. Explícale cómo el dentista enciende una luz en su boca, mira en ella con un espejo especial, cuenta sus dientes y utiliza una máquina que es como un cepillo dental eléctrico para hacer que sus dientes brillen. Cuéntaselo antes de cada visita; saber lo que le espera ayudará a tu hijo a tener una sensación de control y hacer que el examen dental sea más fácil. Si no estás segura de lo que el dentista va a hacer, entérate antes para que tu explicación sea lo más exacta posible.

Capítulo 23. El cuidado dental

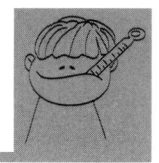

Los chupetes y chuparse el dedo gordo

Puedes encontrar información sobre chuparse el dedo gordo en el capítulo 19, *Carácter, comportamiento y disciplina*.

El cambio de dientes

Los dientes definitivos normalmente comienzan a aparecer alrededor de los seis años, pero puede que aparezcan tan pronto como a los cuatro años y medio o tan tarde como a los ocho. Los dientes inferiores centrales (incisivos) normalmente son los primeros que se caen, aunque no es usual que los incisivos inferiores definitivos empiecen a empujar antes de que se caigan los dientes primarios. Desde que un diente comienza a moverse, pueden pasar meses hasta que la raíz se disuelva y se caiga el diente. En un niño que está sano, por lo general, no hay necesidad de acelerar el proceso. Si tienes alguna duda acerca de si un diente primario se está moviendo por causas normales o es debido a una posible lesión, consulta al dentista.

Rechinar de dientes

¿Qué son esos sonidos chirriantes que hay en el dormitorio de tu hijo cuando está dormido? Puede que sea el sonido de sus dientes rechinando cuando está dormido. El bruxismo, como se conoce este problema, es común especialmente durante períodos de sueño profundo o cuando un niño pequeño tiene estrés. Unos 3 niños de cada 10 rechinan o aprietan sus dientes; esto se da sobre todo en niños de menos de cinco años.

El bruxismo puede ser debido a muchas causas, incluida la de que los dientes superiores e inferiores no estén bien alineados, dolores que pueden ser provocados por los oídos o porque le están saliendo los dientes, por tensión nerviosa o por ansiedad. Normalmente la causa no está clara. Por lo general, rechinar los dientes no hace ningún mal y suele pararse cuando le salen los dientes definitivos. En algunos casos, el rechinar puede ser tan extremo que dañe los dientes y cause problemas de mandíbula. En tales casos, el dentista probablemente recete un protector bucal especial para que el niño se lo ponga durante la noche.

Si piensas que tu hijo está rechinando sus dientes, llévalo al dentista. Mirará si existe algún daño e intentará determinar si es debido a causas físicas, como mal alineamiento de los dientes, o a causas emocionales, como estrés. En cualquier caso, a veces ayuda si tu hijo puede relajarse antes de irse a la cama, quizás con un baño caliente, escuchando música tranquila o leyendo su libro favorito. Encuentra una actividad relajante que le guste y haz que forme parte de su rutina nocturna.

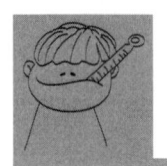

¿Necesitas más información?

Consulta el índice y el apéndice C, *Guía de recursos*. Y por supuesto, habla con el pediatra de tu hijo.

24

La seguridad del niño

El trabajo que nunca termina

«¿Qué te hubiera gustado saber que nadie te dijo acerca de la seguridad y salud del niño?». Cuando les hacemos a los padres esa pregunta, recibimos gran cantidad de historias acerca de las proezas atléticas de sus hijos (sobre lo rápido que se mueven, lo alto que trepan y lo buenos que son para encontrar aquello que pensabas que nunca hallarían):

- El niño de año y medio que apilaba cosas encima de una silla, se subía a lo alto del frigorífico, encontraba una botella de jarabe para la tos allí arriba, era capaz de abrir un tapón preparado para que los niños no lo abrieran y se bebía la mitad del jarabe.
- El bebé que se tiraba con la sillita desde lo alto del mueble de la cocina.
- El niño que se metía la cuerda de las cortinas en la boca y se tiraba desde la mesa, perdiendo unos cuantos dientes en el proceso.
- El bebé que ha empezado a caminar agarrado a los muebles y que, mientras su madre estaba en la ducha, abría la puerta corredera de un armario y se comía unas cuantas bolas de naftalina.

Después de describir estos actos de atrevimiento, los padres suelen decir con muchos signos de admiración: «¡¡¡¡Nunca pensé que fuera capaz de hacer eso!!!!». Los padres estaban sorprendidos, admirados y alucinados por el comportamiento de sus hijos.

Estos signos de admiración parecen reflejar horror y placer a la vez. Después de todo, los niños pueden hacer cosas peligrosas por razones divertidas; son fuertes, curiosos, rápidos, no tienen miedo y cada día que pasa son más independientes. Pero tú puedes cerciorarte de que los riesgos de tu hijo son seguros sin quitarle a la vida la diversión y la aventura.

Guía de la salud infantil para padres

Aunque este proceso es un difícil acto de equilibrio, se puede hacer si conoces las formas predecibles en las que los niños se lesionan y los medios que puedes usar para prevenir muchas lesiones. La prevención funciona y las muertes accidentales de niños se han vuelto más raras en la última década, gracias a los asientos de los coches, los empaquetados resistentes a los niños, los equipos de juego seguros, las campañas de educación pública y otros avances en seguridad.

La seguridad en perspectiva

Una vez que los niños pasan los peligros del nacimiento y de las enfermedades innatas, las lesiones son la mayor amenaza que afrontarán. De estas lesiones, los accidentes de coche y los abusos infantiles son con mucha diferencia los mayores asesinos, con los padres –temerarios o violentos– causando la mayoría de esas muertes. El alcohol y las drogas juegan un papel muy importante en estas tristes causas. Una de las cosas más importantes que has de hacer para mantener a tu hijo seguro es pedir ayuda si alguien en la casa tiene problemas con el alcohol, consume drogas o no es capaz de asumir la frustración de tener que cuidar a un niño.

Los otros tipos principales de lesiones mortales en los niños están en el cuadro que aparece más adelante. Aunque pueda dar miedo, cuando consideras que hay casi 19 millones de niños menores de cinco años en los Estados Unidos, los números prueban que la mayor parte de los tipos de accidentes mortales son extremadamente raros.

Otras lesiones menos serias, como caerse de un columpio, son más comunes. Se estima que cada año uno de cada cuatro o cinco niños se lesiona y acaba en la sala de urgencias de un hospital. Las caídas son el enemigo número uno. En todos excepto el 3 por ciento de los casos, el niño es enviado a casa sin necesidad de ser hospitalizado. Sin embargo, esas lesiones pueden ser dolorosas y aterrorizarte, incluso cuando los daños no duran.

La voz de la experiencia

«Nunca estarás preparado para lo que tu hijo se puede meter en la nariz».

De la *Encuesta a los padres de KidsHealth*

Una política general para mantener a tu hijo seguro

Para impedir las lesiones infantiles, todos los niños pequeños deben estar muy supervisados por un adulto, según los expertos. En nuestra encuesta, los padres lo dijeron de esta

Capítulo 24. La seguridad del niño

forma: Tienes que vigilarlos en todo momento, cada minuto. Aquí tienes dos puntos de oro para recordar:

- No infravalores las habilidades físicas de tu hijo. Incluso los padres más atentos pueden llevarse una sorpresa cuando los hijos desarrollen una nueva habilidad, como rodar (por ejemplo de la mesita cambiadora), escalar (hasta el mueble de la cocina). Para que la seguridad funcione, tienes que ir unos pasos por delante en la preparación de todo en la casa para que sea a prueba de niños.

- No sobreestimes las habilidades mentales de tu hijo. Enseñarle a que se comporte de manera segura es importante, pero no es suficiente que estén seguros porque puede que no entiendan, recuerden o se controlen tanto como te gustaría. «No te alejes de mamá» no funcionará si no saben lo que «alejarse» significa.

Este capítulo se divide en tres secciones: «En la carretera», que discute la seguridad en el coche y el uso de asientos para el coche; «Seguridad en casa», que te ayudará a proteger a tu hijo de caídas, quemaduras, ahogos y envenenamientos; «Diversión peligrosa», que trata sobre la protección en el agua, del sol, los animales, los triciclos, las bicis y otros juegos.

Causas principales de lesiones mortales en niños de hasta cuatro años en los Estados Unidos, 1988

- Vehículos de motor: 785 (incluyendo 8 en los que había conductores de triciclos o bicis).
- Homicidio (abuso de niños): 721.
- Ahogo: 559.
- Asfixia: 528.
- Incendios y quemaduras: 307.
- Otros accidentes de peatones: 108.
- Caídas: 65.
- Causas naturales y medioambientales: 47.
- Envenenamientos: 36.
- Otros accidentes de transporte: 34.
- Golpeado por o contra algo: 31.
- Accidentes con armas (no intencionados): 19.

(Fuente: *National Center for Health Statistics, National Vital Statistical Reports*, vol. 48, N° 11, 24 de Julio de 2000).

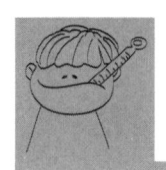

En la carretera

Como pasajeros y como peatones, los niños corren un riesgo mayor por lesiones de coches que por ninguna otra causa de lesión no intencionada. Ésta es un área en la que necesitas mantenerte especialmente vigilante y consciente de la seguridad.

La seguridad del coche empieza con los fundamentos del cuidado, conducir de manera segura. También significa no conducir cuando estás muy cansado o con falta de sueño grave, como suelen estar los nuevos padres. Mirar hacia atrás para limpiar algo que el niño ha tirado puede distraerte peligrosamente de la carretera, por lo que debes evitar tales distracciones. Llamar por teléfono y tener animales domésticos sueltos pueden distraerte también. Asegúrate además de que otros con los que se monte tu hijo, como una cuidadora o los abuelos, son conductores cuidadosos.

Cómo asegurar a los pequeños pasajeros

Debes tener un asiento de coche para el niño que sea apropiado para su edad y peso, instalarlo adecuadamente en el asiento de atrás y usarlo siempre. Para más detalles acerca de la elección del asiento del coche, consulta el capítulo 2, *Prepara tu casa y a tu familia*. Muchos padres creen que es de gran ayuda que alguien experto revise la instalación del asiento. Algunos hospitales y organizaciones como *National SAFE KIDS Campaign* (www.safekids.org) y *Child Passenger Safety Web* (www.childsafety.org) ofrecen chequeos de los asientos.

Comprueba que el asiento está atado de manera firme cada vez que lo uses. Puede ir soltándose gradualmente. A veces un pasajero del asiento de atrás puede haberlo soltado sin darse cuenta mientras enredaba con su propio cinturón de seguridad.

Nuestro consejo

Aviso sobre el airbag

Tu hijo nunca debería montarse en el asiento delantero si tu coche tiene airbag en el lado del pasajero porque, si éste se abre, la fuerza puede matar al niño. Esto es cierto incluso si el asiento del niño mira hacia atrás, hacia delante, si está en una silla «Booster» o si sólo utiliza el cinturón de seguridad. No es seguro para ningún niño sentarse en el asiento delantero hasta que tengan 12 años.

Permanecer atado

Usar el asiento del niño cada vez que tengas que ir en coche puede que no sea tan sencillo como parece.

Capítulo 24. La seguridad del niño

Algunos gritan cada vez que los pones en el asiento y cuando son un poco mayores muchos niños son capaces de soltarse y salirse del asiento. ¿Qué puedes hacer? Primero, decide que siempre usarás el asiento pase lo que pase. Y asegúrate de que tú sirves de ejemplo y utilizas siempre el cinturón de seguridad. Entonces prueba las siguientes ideas para la mayor comodidad de tu hijo.

Para bebés:

- Conduce lo menos posible.

- Pon a un adulto en el asiento de atrás para que distraiga y reasegure a tu bebé.

- Asegúrate de que el niño está protegido de la luz del sol.

- Experimenta con el ángulo del asiento que mira hacia atrás (dentro de los límites recomendados).

- Intenta conducir cuando tu hijo se vaya a dormir.

Para niños algo mayores:

- Entretén al niño cantándole, contándole cuentos, con cintas, juguetes o con libros blandos (los objetos duros pueden dañarlo si hay algún accidente o una parada repentina).

- Hazle creer que el asiento es una cápsula espacial, una cabina de avión, la silla de un caballo, una canoa o algo que lo distraiga.

- Lleva el asiento dentro de la casa y deja que tu hijo juegue a poner dentro un muñeco o un animalito de peluche. Dile que le explique a su «bebé» por qué es necesario usarlo.

- Si tu hijo está en un centro de educación infantil, sugiere que hagan algo relacionado con la seguridad en el coche. El *Bucklebear Program* (www.cipsafe.org), por ejemplo, vende libros para colorear, muñecos y calcomanías a granel.

- Si se suelta del asiento mientras conduces, para en el arcén y vuelve a sujetarlo antes de reanudar la marcha, incluso si lo tienes que hacer varias veces o si te hace retrasarte. Si llegas tarde a una diversión, como una fiesta de cumpleaños, puede que se le quede grabado al niño.

- Cubrir el enganche del asiento con un tubo blando, como la manga de un suéter viejo, puede hacer que sea más difícil abrirlo. También puede impedir que otros pasajeros lo desaten sin darse cuenta.

El (casi mágico) autobús de la escuela

Si buscas un medio de transporte seguro, piensa en el bus escolar. Cada día, los buses escolares mueven a 23 millones de pasajeros; cada año, alrededor de 9 de esos pasajeros resultan muertos en accidentes y un número similar de niños resultan muertos por golpes de autobuses. Comparado con el número total de 41.000 muertos en las carreteras americanas, esta estadística es tranquilizadora.

Pero los defensores de la seguridad están intentando mejorar el récord. La *National Highway Transportation Safety Administration* (NHTSA) recomienda que los niños en edad preescolar que van en autobuses escolares utilicen asientos como los del coche. El *National Transportation Safety Board* (NTSB) ha pedido una renovación del diseño de los buses escolares, que es el mismo desde 1977. Por ahora, los activistas no se ponen de acuerdo respecto a si el uso de cinturones de seguridad en los buses escolares (si los hubiera) reduciría el riesgo de lesión. El NTSB dice que no se conoce la respuesta. Algunos defensores de la seguridad en los automóviles defienden que los niños deberían usar los cinturones en los autobuses para acostumbrarlos al hábito, ya que llevarlos puestos es muy importante en los otros vehículos.

Mano sobre mano

Los niños pequeños deberían agarrar siempre la mano de un adulto cuando están en aparcamientos o cruzando la calle. Se les debería enseñar a no salir del coche hasta que un adulto esté fuera; si esto es un problema, la mayoría de los coches tienen cierres centralizados para que los niños no puedan abrir la puerta desde dentro.

Enseña a tu hijo la rutina de «da mano en el coche». Debe tener la mano sobre el coche hasta que tú estés preparado para irte. Esta instrucción en concreto es entendida más fácilmente que la de «no alejarse»».

Seguridad en el garaje

Los garajes suelen tener objetos peligrosos dentro, incluso los más peligrosos, coches y camionetas. Incluso aunque estuvieran preparados para la seguridad del niño colocando los productos químicos y las herramientas fuera de su alcance, normalmente es imposible hacerlos totalmente seguros para que los niños jueguen dentro.

Para impedir accidentes. Las puertas eléctricas deberían ser de las que se suben automáticamente cuando tocan algo o se detienen cuando van a tocarlo. Al menos un test ha encontrado que muchas de las puertas de los garajes no hacen bien esta tarea de seguridad. Los expertos recomiendan que compruebes el estado de tus puertas intentando cerrarlas con un rollo de papel debajo. Si tocan el rollo y no suben haz que las arreglen o cámbialas.

Capítulo 24. La seguridad del niño

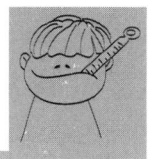

Si las puertas son muy viejas para tener elementos de seguridad, reemplazarlas es una inversión muy sabia. Cuando tu hijo y sus amigos sean suficientemente mayores para entrar y salir del garaje sin supervisión, todavía serán suficientemente jóvenes para que les caiga encima una puerta sin control.

Montar en el carro de la compra

Las lesiones en carros de la compra envían a las urgencias de los hospitales a 21.000 niños al año, muchos con heridas en la cabeza por las caídas. Ya sea que uses el asiento que los carritos llevan incorporado o el asiento del coche, sujeta siempre a tu hijo. Si no puedes encontrar un carrito con cinturón, no compres en esa tienda con el niño y quéjate a la dirección. Debido a que los cinturones rotos son muy comunes, algunos padres llevan consigo sus propios arneses de seguridad para ponerlos en el carrito.

Los niños no deberían ir en la parte principal del carro ni estar de pie ni empujar el carrito ellos solos. Pero incluso cuando esté atado en el carrito, nunca deberías dejarlo solo en un carrito de la compra, ni siquiera por un momento mientras corres a por una cosa que se te olvidó. En lugar de eso, lleva el carro o el niño contigo. Otras técnicas: Lleva al niño colgado de ti en unos tirantes cuando haces la compra. Negocia con otro padre para hacer de canguro mientras el otro compra y viceversa, así podrás ir a la compra con tranquilidad. Ve de compras con tu compañero de manera que uno pueda llevar al niño en su propio carro mientras que el otro empuja el de la compra. O si estás solo, utiliza el carro del bebé y emplea una cesta de la compra, incluso si esto supone comprar sólo unas cuantas cosas cada vez.

Nuestro consejo

¿Dónde está tu hijo?

Si llevas el coche pero no al niño, asegúrate de que sabes dónde está antes de entrar en el coche y salir del garaje. Una vez que estás en el coche, puede que no seas capaz de verlo si está cerca del coche.

Seguridad en casa

Muchos accidentes de la infancia ocurren en la propia casa del niño, delante de los más conscientes de los padres. La seguridad general del niño y la supervisión cercana de un adulto son clave para prevenir estas lesiones.

Seguridad general para los niños

En el capítulo 2, *Prepara tu casa y a tu familia*, destacamos los principios básicos de la seguridad general, como el quitar de en medio o cerrar bajo llave cosas sobre las que se pueda caer, atragantar, envenenar, cortar o quemar, además de bloquear las escaleras y las ventanas para que no pueda pasar. Pero incluso después de haber hecho todo esto cuando tu hijo es un bebé, necesitas comprobar de manera rutinaria tu casa para descubrir los peligros que puedan haber surgido cuando se haga más grande y fuerte. Antes de que tu hijo pueda abrir las puertas, por ejemplo, puede que necesites cubiertas para proteger los mangos o instalar un pestillo.

Cómo prevenir las caídas en casa

Las caídas son la razón principal de las visitas al hospital, incluso aunque la mayoría no sean serias. Los niños están especialmente predispuestos a caerse por las escaleras, de las mesas cambiadoras y de las cunas. Unas cuantas precauciones pueden ayudar:

- Nunca dejes a tu bebé ni por un momento en un lugar del que se pueda caer. Si está en la mesita cambiadora cuando suena el timbre, llévalo contigo para abrir la puerta. Si tienes que dejarlo, ponlo en la cuna o en el parque. Durante los primeros meses, el suelo puede ser seguro también.

- Antes de que pongas al bebé en la mesita cambiadora, asegúrate de que tienes a mano todo lo que necesitas. Si has olvidado algo, lleva al niño contigo cuando vayas a buscarlo. Sigue la regla de la mano: Si tienes que estirarte a alcanzar algo, asegúrate de que siempre tienes una mano sobre el bebé.

- Pon las barandillas de la cuna al máximo de su altura y el colchón a la mínima. Una vez que tu hijo empiece a interesarse en escalar, puede ser más seguro trasladarlo a una cama. Una puerta para niños puede ayudar a mantenerlo en su habitación por la noche.

- Ata al niño. Esto vale para las mesitas cambiadoras, tronas, carritos, sillas del coche y columpios. Los cinturones más seguros incluyen una cinta que va entre las piernas. No creas que tu hijo está completamente seguro en una trona porque muchas veces los niños se resbalan por debajo de la barra protectora y se caen desde esa altura.

- Saca al niño. Si tu hijo se pelea constantemente para salir de la mesita cambiadora o de la trona, haz las cosas de una manera diferente. Déjale que se tumbe sobre una toalla en el suelo y que coma en una sillita baja. Cámbialo en el suelo en lugar de en la mesita.

Capítulo 24. La seguridad del niño

- Ten al niño en lugares bajos. No pongas al bebé solo en asientos, encima de mesas, barandillas o coches. Puede parecer inmóvil, pero al mover su peso dentro del asiento puede resbalarse. No lo pongas tampoco encima de lavadoras, secadoras u otras máquinas que vibren.

- No cuelgues bolsas ni mochilas de los mangos del carrito. Si lo sueltas, puede que el carrito se caiga hacia atrás por el peso o que el bebé se enrede en las tiras de las bolsas.

- Bloquea las escaleras arriba y abajo mediante puertas para niños. Las puertas que se sujetan a las paredes por la tensión pueden vencerse con mucha facilidad. Un adulto tiene que vigilar de todas formas al niño por si acaso intenta escalar la puerta, pero al menos esto les hará ir más lento y que los detengas a tiempo.

- No dejes que tu hijo use un andador. Estos asientos sobre ruedas son muy propicios a las caídas cuando los bebés muy pequeños se mueven hasta caerse por las escaleras. Los sustitutos más seguros (gimnasios y ejercicios para bebés) se mueven o dan vueltas sobre el mismo lugar.

- Coloca protectores para las ventanas (en algunos sitios como Nueva York, los caseros están obligados a instalar protectores de este tipo en los apartamentos cuyos inquilinos tengan niños pequeños). Si no, abre las ventanas sólo por la parte de arriba y ponles el pestillo cuando estén cerradas. No pienses que los protectores de mosquitos son barreras de seguridad en las ventanas. No pongas una cuna cerca de la ventana. Desanima al niño para que no se suba cerca de las ventanas alejando los muebles, cajas de juguetes y otros objetos que puedan servir de escaleras.

Alerta en el despacho de la casa

Si tienes tu despacho en la casa, no olvides que tienes que prepararlo también para que sea seguro para el niño; probablemente está lleno de mesas con picos, cables de la luz y pequeños objetos muy atractivos que deberían ser puestos fuera de su alcance:

- Asegúrate de que los cables de la luz no están sueltos por donde el niño pueda tirar de ellos.

- Tapa los cables con cubiertas especiales y utiliza enchufes de seguridad para lo que estés usando.

- Mantén las cosas de la oficina (tijeras, marcadores, clips, grapadoras, etc.) cerrados en algún lugar fuera del alcance de tu hijo.

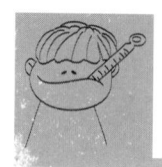

- Pon las llaves pequeñas de los archivadores en un llavero y cuélgalas bien altas para que no las alcance y se las trague.
- Cierra los archivadores con llave. Podrían salirse y caer encima del niño si tira de algún cajón.
- Cierra tu oficina con llave cuado no la estés usando.

Cortar las cuerdas

Cualquier cosa con una cuerda tiene el potencial para ahogar a tu hijo:

- Por su seguridad, la mayoría de la ropa de los niños ya no viene con cuerdas ni lazos alrededor de las capuchas y del cuello. Pero si la ropa de tu hijo las tiene, quítalas.
- Corta las cuerdas de las manoplas.
- Cuando esté jugando o durmiendo, no debería tener puestos collares, bufandas, cintas del pelo, sombreros con cuerda, silbatos, cronómetros o llaves con cuerdas alrededor del cuello, ni nada con lazos.
- Nunca pongas el chupete con una cuerda alrededor de su cuello, su muñeca o en la ropa.
- Ata siempre las cuerdas de las cortinas de manera que estén lejos de su alcance. Córtalas para que no haya lazo en la parte de abajo; después, átalas o clávalas con un clip a una zona alta de la pared.
- Las cuerdas para sujetar los protectores de la cuna no deberían medir más de 15 centímetros.
- Si atas un juguete al carro o al asiento del coche, asegúrate de que la cuerda no mide más de 15 centímetros.

No cuentes con las literas

Las literas causan la muerte de alrededor de 10 niños al año en Estados Unidos, debido a que la cabeza o el pecho se quedan atrapados en las barandillas u otras partes de la estructura. A finales de los 90, la *Consumer Product Safety Commission* (CPSC) retiró del mercado más de 630.000 literas por no cumplir las normas establecidas para impedir esas muertes. Normas más estrictas establecen ahora que cualquier apertura en la parte superior de la litera tiene que ser de menos de 9 cm. de ancha, y las aperturas en la estructura inferior

Capítulo 24. La seguridad del niño

deben ser o tan pequeñas que el pecho de un niño no quepa o tan grandes que el pecho y la cabeza quepan sin dificultad. Incluso con estas precauciones, los niños de menos de seis años no deberían usar la litera de arriba.

Prevención de envenenamientos

Las buenas noticias son que la mayoría de las cosas que el niño se coma no le harán daño. Lo otro bueno es que los envenenamientos mortales en niños menores de cinco años han bajado en los Estados unidos, de 226 en 1970 a 36 en 1998. Los expertos lo atribuyen a los empaquetados que ahora son a prueba de niños, la restricción en las dosis de medicamentos y la mayor conciencia de los padres acerca de las medidas de seguridad como las descritas aquí.

10 cosas corrientes que no son venenosas

Estas sustancias no son lo mejor para una dieta saludable, pero si tu hijo da un mordisco a una de ellas, no te vuelvas loco. No deberían causar ningún daño a menos que se tomen en grandes cantidades:

1. Antibióticos, antiácidos y píldoras anticonceptivas.
2. Burbujas de baño y aceite de baño.
3. Loción de calamina.
4. Tiza, lápices, marcadores y bolígrafos con tinta.
5. Pegamento y engrudo.
6. Pintalabios, maquillaje, crema para las manos y la mayoría de los cosméticos (excepto el tinte del pelo y el líquido para despintar las uñas).
7. Lápiz de plomo (en realidad es de grafito, no de plomo).
8. Vaselina.
9. Jabón y champú.
10. Protectores para el sol.

Ojalá alguien me hubiera dicho...

«...que instalara una cadena en la puerta, muy alta, porque el niño pequeño abriría la puerta y se intentaría ir en su triciclo a visitar a la abuela en medio de la noche».

10 cosas corrientes que *sí* son venenosas

Si crees que tu hijo ha comido una de estas cosas, ponte en contacto inmediatamente con tu médico o con el centro de control de envenenamientos de tu zona (deberías tener sus números pegados cerca del teléfono):

1. Alcohol, de beber y de desinfectar (unos pocos gramos de un licor fuerte pueden ser suficientes para matar a un niño de dos años).
2. Aspirina, paracetamol, ibuprofeno, antidepresivos, parches de nicotina y la mayoría de los medicamentos, ya sean con o sin receta.
3. Detergente del lavaplatos o de la lavadora.
4. Líquido limpiador del parabrisas, aditivos de la gasolina, líquido del radiador y cualquier cosa que contenga metanol o etileno glicol.
5. Desatascador, limpiador del váter y otras sustancias cáusticas.
6. Gasolina, queroseno, benceno, nafta e hidrocarbonos (incluyendo algunos limpiadores de muebles).
7. Producto para teñir el pelo y para despintar las uñas.
8. Suplementos de hierro o vitaminas que contengan hierro.
9. Plomo (principalmente de la pintura de la casa cuando se está pelando).
10. Pesticidas, insecticidas y naftalina.

Medicamentos

Guarda todas las medicinas en un armario cerrado con llave fuera del alcance de tu hijo. Las cajas resistentes a los niños no son seguras del todo; no pienses que porque los empaquetados de las medicinas sean buenos van a proteger al niño. Aquí tienes algunos consejos:

- Ten un cuidado especial con el hierro y las vitaminas de hierro; incluso una dosis de hierro que no sea mortal puede dejar un daño permanente en su sistema digestivo. Los suplementos de hierro, de manera sorprendente, son la causa principal de muerte infantil por envenenamiento en los Estados Unidos.

- Nunca dejes botes de medicamentos, aspirina u otros medicamentos en un bolsillo o donde tu hijo los pueda encontrar mientras busca algún juguete.

Capítulo 24. La seguridad del niño

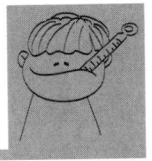

- Si tienes huéspedes, asegúrate de que las medicinas están fuera de su alcance, preferiblemente guardadas con sus maletas. Pon las mochilas y bolsos de los visitantes fuera del alcance de los niños.

- Ten siempre las medicinas, limpiadores y productos químicos en sus contenedores originales, con las etiquetas intactas, de manera que si tu hijo traga algo, sepas lo que es.

- Nunca digas a tu hijo que las medicinas y las vitaminas son golosinas.

> **Nuestro consejo**
>
> **Evitar accidentes con las medicinas**
>
> Si tienes que darle una medicina a tu hijo en mitad de la noche, no lo hagas a oscuras porque es demasiado fácil cometer un error con la dosis. Enciende la luz para medir la medicina y no olvides ponerte las gafas si las necesitas. De día o de noche, lee siempre la etiqueta antes de dar una dosis, aunque sólo sea para asegurarte de que tienes el bote correcto.

Limpiadores y productos químicos

Si tienes que llevar una casa y ocuparte de un bebé, en la casa habrá muchos productos químicos y de limpieza. Cuando estés preparando tu casa para que sea segura para el niño, cerciórate de que todo eso está fuera de su alcance.

Almacena todos los productos de limpieza y aerosoles en armarios altos. No tengas productos de limpieza, ni siquiera el detergente del lavaplatos, debajo del fregadero ni los dejes sin atención cuando estés limpiando. Nunca pongas polvo anticucarachas ni matarratas en el suelo de tu casa. Evita los insecticidas químicos, herbicidas y otros productos tóxicos para el jardín. Utiliza mejor soluciones no tóxicas.

Plantas de interior

En contra de lo que piensa la gente, las posentias, las plantas rojas que anuncian la Navidad, no son venenosas. Pero otras plantas relacionadas con las vacaciones sí lo son. Éstas incluyen la amarilis, el tejo y los frutos del muérdago. Si se comen, estas plantas pueden causar síntomas como vómitos, dolor de estómago y diarrea.

Algunas otras plantas de interior y de jardín se consideran tóxicas si se comen, pero los niños raramente se ponen enfermos por ellas. Entre éstas se incluyen el filodendro, el poto, la col olorosa, el narciso y las hojas de la planta del tomate. Deberías saber el nombre de tus plantas de manera que, si el niño se come una, puedas decírselo a tu médico o al centro de control de envenenamientos de tu localidad.

Peligros de atragantamiento

¿Qué tienen en común los perritos calientes, las palomitas de maíz y los globos? Son algunas de las cosas favoritas de muchos niños cuando hay fiestas y también son algunos de los mayores peligros de atragantamiento para tu hijo. Cualquier cosa suficientemente pequeña como para pasar por el tubo de un rollo de papel higiénico (más pequeño de tres centímetros) puede ser peligrosa para un niño de menos de tres o cuatro años. La lista de cosas de la casa que pueden causar atragantamiento incluye monedas, partes pequeñas de los juguetes, mármoles, utensilios de coser, lentejuelas, uñas, etc. Para permitir que tu hijo siempre respire con libertad, aquí tienes algunas indicaciones:

- No le des trozos de comida pequeños, redondos y duros que le puedan bloquear la laringe a un niño menor de cuatro años. Avisa a los hermanos mayores de que no compartan esas comidas con sus hermanitos. Entre ellas se incluyen: Palomitas, uvas, uvas pasas, caramelos, cerezas, melón y otras frutas con pipas, tomates pequeños, aceitunas, nueces, caramelos duros, verduras duras como zanahorias o apio, etc. Cuando los perritos calientes, las salchichas o las zanahorias cocidas se cortan en rodajas pequeñas, esos pedazos son del tamaño exacto para bloquear la laringe. Córtalas en tiras muy pequeñas o cada rodaja en cuartos. Las uvas también se pueden cortar en trozos pequeños para que las coma de manera segura. Para algunos niños, una bolita de mantequilla de cacahuete también puede constituir un peligro de atragantamiento.

- Haz que tu hijo coma con la espalda recta, nunca tumbado, corriendo o jugando, especialmente si está comiendo algo con un palito. Si se duerme mientras come, despiértalo para asegurarte de que se ha tragado lo que tiene en la boca.

- Si tienes alguna afición que tenga que ver con objetos pequeños, como coser o la carpintería, mantén las cosas fuera del alcance del niño. Cuando hayas terminado, pasa la aspiradora por si se ha caído algo al suelo.

- Deshazte de las pilas usadas de una manera segura y almacena las que no hayas utilizado lejos del alcance de tu hijo. No sólo constituyen un riesgo de atragantamiento, sino que son venenosas también.

- Si un juguete es para niños mayores de tres años, no se lo des a tu hijo si no tiene la edad, incluso aunque el niño parezca avanzado para su edad. La etiqueta quiere decir que el juguete tiene partes pequeñas que pueden constituir un riesgo de atragantamiento. De hecho, muchos niños de más de tres años tienden a masticar cosas pequeñas y no deberían jugar con juguetes que las tengan. Deberías ver el juguete de acuerdo con cómo es tu hijo.

Capítulo 24. La seguridad del niño

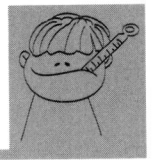

A pesar de los interminables avisos acerca de las partes de los juguetes con las que un niño se puede atragantar, es reconfortante saber que las muertes relacionadas con juguetes son muy poco probables.

En 1998, por ejemplo, se informó de 14 de ellas a la *Consumer Product Safety Commission*, por lo que el riesgo es de uno entre un millón.

La causa mayor de estas muertes fueron los globos de látex, que causaron cuatro muertes ese año. Por esta razón, muchos hospitales infantiles han prohibido esos globos en sus instalaciones.

Para impedir esas tragedias, aunque sean raras, mantén los globos sin inflar fuera del alcance de tu hijo, pincha y deshazte de los globos antes de que se desinflen y no los dejes por la noche en su dormitorio.

Nuestro consejo

Se acabó la fiesta

Las fiestas de los mayores requieren precauciones especiales. Si tu hijo está presente, asegúrate de que no toma bebidas alcohólicas (puede que los invitados no se den cuenta de dónde ponen los vasos). Ten cuidado de que los bolsos de los invitados estén donde tu hijo no pueda alcanzarlos (pueden contener objetos peligrosos, incluyendo medicinas). Como tú estarás distraído haciendo de anfitrión, quizás sea bueno que le asignes otro adulto para que lo cuide. Aunque estés muy cansado al terminar la fiesta, tienes que limpiar inmediatamente. Los restos, incluyendo los vasos medio llenos, las colillas de cigarros y los aperitivos pueden ser peligrosos y es mejor que no los tenga a su alcance un niño que se acaba de levantar y sale de exploración.

Ojalá alguien me hubiera dicho que...

«...tuviera cuidado con esas cositas que impiden que las puertas golpeen la pared. A veces tienen una puntita de goma que puede escaparse de las manitas de un niño y acabar en su boca».

Cuidado con la comida de los animales

Asegúrate de que tu bebé o niño pequeño no tiene acceso a la comida de los animales que pones en un bol en el suelo (o quítala tan pronto como el perro o el gato hayan comido). La comida humedecida que se deja ahí es tierra fértil para las bacterias; la comida seca, con sus bolitas duras, puede suponer un riesgo de atragantamiento. Además, no quieres que el bebé y el perro se peleen por la comida.

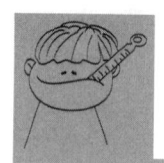

Nuestro consejo

Sólo para bebés

No des las gotas de paracetamol del bebé a los niños mayores. Las gotas para bebés están concentradas para permitir dosis pequeñas en su boca. En algunos casos, la versión infantil es mucho más potente que la fórmula de los niños mayores. En lugar de intentar averiguar la dosis correcta para el hermano mayor, consigue la versión de la medicina que está diseñada para los mayores.

La amenaza del hermano

«El mayor peligro para mi hija de un año son sus hermanos (tienen seis, siete y ocho años respectivamente)», nos dijo una madre. «Dejan las piezas pequeñas del Lego, las monedas y los lápices por todos sitios para que ella las agarre y se las meta en la boca». Éste es un problema común sin una respuesta fácil. Puedes intentar reclutar a los hermanos para que ayuden con la seguridad del bebé; intenta que haya una habitación limpia en la casa, donde las piezas pequeñas no se permiten, o una zona más pequeña, como el parque; puedes prestar una atención especial a la tarea de limpiar después de los juegos. Pero al final, probablemente necesitarás estar extra-vigilante.

La prevención de quemaduras

Los incendios son un peligro para la gente de todas las edades. Para los niños menores de cinco años son la causa más común de muerte en casa. En el capítulo 2, *Prepara tu casa y a tu familia*, discutimos los principios básicos de protección antiincendios y recomendamos la instalación de detectores de humo, extintores y una escalera de emergencia como parte de la preparación para hacer una casa segura. Además, deberías tomar estas precauciones adicionales:

- Nunca dejes cerillas o mecheros al alcance de tu hijo (si los tienes en un bolso, asegúrate de que está lejos de su alcance).

- Asegúrate de que las velas encendidas están lejos de su alcance.

- Elige pijamas de los que retardan las llamas (poliéster o algodón tratado). Las camisetas y pantalones que no se consideran prendas para dormir generalmente no están hechos de esos materiales.

- Enseña a tu hijo sobre lo «caliente». Actúa como si te quemara y retiraras la mano a la vez que dices ¡caliente! Puede ayudar si le dejas que siente algo que esté caliente, pero no mucho, como el exterior de una taza de café.

Capítulo 24. La seguridad del niño

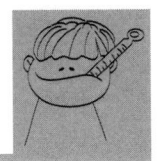

- Haciendo lo anterior, enséñale a estar lejos de la cocina, chimenea, cafetera y otros aparatos pequeños y calientes. Vigílalo especialmente cuando esté cerca de estas cosas.

- Gira los mangos de cazuelas y sartenes hacia el centro de la cocina para impedir que los agarre y se los tire por encima.

- Pon el termo del agua caliente a una temperatura que no sea superior a los 45º C.

- Comprueba la temperatura del baño caliente y de la leche maternizada poniendo un poco sobre tu muñeca.

- Cuando estés llenando la bañera o el lavabo, enciende siempre primero el grifo del agua fría y apágalo al final.

- Nunca calientes los biberones en el microondas. Puede estar frío en el exterior pero tener dentro «bolsitas» de líquido caliente.

- No lleves el café, el té u otros líquidos calientes alrededor de tu hijo.

Ejercicios antiincendios

Hasta los niños en edad preescolar pueden aprender reglas simples sobre cómo comportarse en caso de incendio. Ayudará si repites las reglas periódicamente y tu hijo las practica.

Empieza creando un plan de escape. Camina con tu hijo por la casa y enséñale las posibles salidas, incluyendo ventanas, puertas, balcones y porches. En un edificio de apartamentos, muéstrale la salida de incendios más cercana.

Insiste en que, durante un fuego, la gente debe usar sólo salidas de incendios y nunca el ascensor. Elige un lugar seguro lejos de la casa donde los miembros de la familia puedan reunirse después de abandonarla. Enfatiza estas reglas:

- Agáchate. Explica que el humo puede ser más peligroso que el fuego. Para evitar el humo, tu hijo debe ir a cuatro patas por el suelo hasta que llegue a la salida más cercana.

- Comprueba las puertas antes de abrirlas. Si tu hijo está en una habitación con la puerta cerrada, primero debe mirar al borde de la puerta. Si ve humo, debe dejar la puerta cerrada e ir a la ventana a esperar ayuda. Si no ve el humo, debería tocar el mango de la puerta. Si está caliente, debe dejar la puerta cerrada y esperar ayuda en la ventana. Si está frío, puede abrir la puerta despacio.

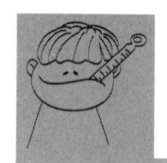

- Que nunca se esconda. Por mucho miedo que le dé el fuego, no debe esconderse bajo las camas o en los armarios donde alguien que llegue a rescatarlo no lo encuentre.

- Que no regrese. Explícale que nunca debe volver a entrar en un edificio en llamas para buscar nada ni a nadie.

- Para, déjate caer y da vueltas en el suelo. Explica que si la ropa se quema, no debe correr, porque alimentaría el fuego. En lugar de eso, debe tirarse al suelo y dar vueltas, lo que apaciguará las llamas.

Para un niño de cuatro o cinco años, se puede hacer un ejercicio antiincendios un par de veces al año. Activa la alarma. Haz que todo el mundo se quede donde esté. Entonces los miembros de la familia deberían explicar cómo escaparían de donde estén. Puedes pedir a tu hijo que te muestre cómo evitaría varios obstáculos, por ejemplo una puerta llena de humo. Entonces toda la familia puede ir al lugar de encuentro planeado.

Control de armas

Recientemente, una revista de noticias televisivas mostró un experimento aterrador. Niños pequeños que jugaban en una habitación fueron avisados de que nunca tocaran un arma y prometieron no hacerlo. Un poco después, las cámaras ocultas mostraron que los niños descubrían un arma descargada dejada en ese lugar a propósito. Muchos de los niños ni siquiera dudaron antes de agarrarla y jugar con ella, algunos apuntando a los amigos y apretando el gatillo. Sus padres se quedaron impresionados. Algunos se sorprendieron todavía más cuando algunos niños mayores dijeron que sabían los sitios secretos en donde sus padres escondían las armas en casa.

Las armas de fuego matan casi 100 niños menores de cinco años cada año. Muchas de estas muertes son homicidios, pero alrededor de 20 al año son heridas no intencionadas y a veces ocurren cuando un niño dispara a otro jugando.

Un niño de tres años puede tener fuerza suficiente para disparar un arma. Por esta razón, los expertos en seguridad infantil recomiendan que los padres se libren de las armas en sus casas y vehículos. Si tú tienes un arma, necesita estar bajo llave, descargada, con la munición bajo llave en un lugar distinto. Dejar un arma en el cajón del armario, de la mesilla o incluso en la parte de arriba de un armario es un riesgo si un niño pequeño pasa tiempo en la casa.

Incluso si no dejas ningún arma en casa, tu hijo puede verse expuesto en la casa de algún vecino. Habla con los padres del amiguito para cerciorarte de que la casa es segura cuando tu hijo esté allí.

Capítulo 24. La seguridad del niño

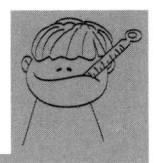

Diversión peligrosa

La posibilidad de peligro está con nosotros cada vez que cruzamos la calle, pero eso no significa que debamos tener a los niños encerrados en una habitación sin nada. Deja que tu hijo explore el mundo y disfrute de la infancia... después de que tú hayas tomado una serie de precauciones

Seguridad del agua

Si vives en una zona en la que los jardines con piscinas son comunes, sabes que cada verano trae nuevas historias aterradoras acerca de niños que se caen al agua. Pero los bebés y niños pequeños se pueden ahogar en tres centímetros de agua en la bañera o en un cubo. Debido a que uno se puede ahogar en unos cuatro minutos (y que el daño al cerebro puede tardar menos) ésta es un área en la que debes ser especialmente cuidadoso. Aquí tienes los principios básicos:

- Nunca dejes al niño solo o al cuidado de un niño mayor, ni siquiera un minuto, dentro o cerca de una bañera, cubo de agua, piscina de juguete o charco profundo. Un adulto debe estar vigilando siempre.

- Si estás supervisando a tu hijo dentro o cerca del agua, no puedes hacer nada más, como leer o echar la siesta. Tienes que prestar total atención a tu hijo.

- No bebas alcohol cuando estés supervisando a tu hijo cerca del agua o usando una barca. Muchos accidentes en el agua y con barca están relacionados con el alcohol.

- Ningún niño que se ponga un flotador o manguitos debe estar solo cerca o dentro del agua, ni siquiera durante un minuto. No se puede estar seguro de que estas cosas mantengan la cabeza del niño fuera del agua, especialmente si se cae desde el borde.

- Por una cuestión de seguridad, y también por diversión, es bueno que tu hijo aprenda a nadar, normalmente cuando tiene entre cuatro y seis años. Pero tampoco se puede dejar solo a un niño en el agua aunque sepa nadar. A pesar de lo que puedan decir algunos programas de natación, no existe el niño que no se pueda ahogar por mucho que sepa.

- En piscinas públicas, lagos y playas, supervisa siempre a tu hijo. No te fíes de que hagan ese trabajo los salvavidas. Sobre todo en el mar, no lleves a tu hijo a nadar a menos que haya un salvavidas vigilando y nada sólo en las zonas permitidas.

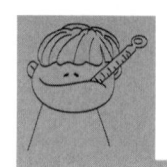

- No hundas a otros en el agua, no corras alrededor de la piscina y no empujes ni tires a nadie en una piscina o en el lago, y no comas en el agua.

La piscina bien equipada

Si tienes una piscina excavada en la tierra, debería estar rodeada de una valla de un metro cuya puerta se bloquee al cerrar y que debes mantener cerrada incluso cuando la piscina está cubierta.

Con las piscinas que están por encima del nivel del suelo, las escaleras deberían retirarse cuando la piscina no se usa. En ambos casos, quita de en medio las piedras y troncos que tu hijo pueda utilizar para saltar.

Ten siempre a mano salvavidas oficiales (esos que son blancos y sólidos, no de los que se inflan). La piscina debería estar completamente descubierta cuando vayas a usarla. No deberías permitir a tu hijo que camine sobre la cubierta, ni siquiera aunque sea rígida.

Después de nadar, saca de la piscina y de la zona vallada todos los juguetes, de manera que el niño no esté tentado a saltar para alcanzarlos.

A flote

En barcos y en embarcaderos tu hijo debería llevar puesto un chaleco salvavidas aprobado por el Servicio de Guardacostas (se llaman herramientas de flotación personal o *PFD*) y del tamaño apropiado. Están diseñados para mantener la cabeza del niño sobre el agua. En los de otro tipo no puedes confiar en que mantengan la cabeza fuera del agua, especialmente si el niño se cae o pierde la conciencia.

Cuentas de velocidad

Si tu hijo se cae al agua, cada segundo cuenta para impedir la muerte o el daño cerebral. Aquí tienes tres consejos que pueden ayudar a salvarle la vida:

1. Haz un curso en resucitación cardiopulmonar (RCP). Asegúrate de que cualquiera que vigile al niño con frecuencia lo ha hecho también. Repite el entrenamiento cada primavera antes de que empiece la temporada de baños; a menos que practiques, lo olvidarás.

2. Si no encuentras a tu hijo, mira en la piscina en primer lugar. Haz esto incluso si es una piscina inflable o una que está cubierta en invierno.

3. Ten siempre un teléfono cerca de ti en la piscina para poder llamar al número de emergencias.

Capítulo 24. La seguridad del niño

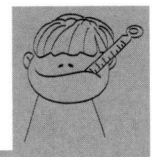

Baños sanitarios

Los padres hacen muchos chistes acerca de lo sospechoso del agua caliente en las piscinas públicas para niños. Pero la orina es generalmente estéril y no esparce las enfermedades. Son las deposiciones de lo que te debes preocupar. Incluso en las piscinas con cloro, los niños con pañales pueden esparcir una infección, especialmente si tienen diarrea. Por eso, piénsalo dos veces antes de permitir que tu hijo entre en una piscina para niños con pañales. Desde luego no debería estar en la piscina si tiene diarrea, si la ha tenido hace poco o si va a tener una deposición en poco tiempo. Y no se te ocurra creer los anuncios de los trajes de baño capaces de impedir «accidentes».

Seguridad del sol

Todos necesitamos protección contra los rayos ultravioletas, independientemente de la edad que tengamos. Pero los niños necesitan más, en parte porque su piel y sus ojos son más vulnerables al daño del sol. También reciben más sol (del 50 al 80 por ciento del sol al que está expuesto una persona en su vida lo recibe antes de los 18 años). Las quemaduras del sol graves durante la infancia pueden aumentar el riesgo de que una persona tenga melanoma, una forma de cáncer frecuentemente mortal, más adelante en su vida. Pero la simple exposición al sol durante varios años puede arrugar la piel, hacerla más dura e incrementar las posibilidades de que una persona tenga otras formas menos mortales de cáncer de piel. También puede dañar la vista y provocar cataratas, y están surgiendo pruebas de que daña el sistema inmunológico. No hay nada que se pueda considerar un «bronceado saludable»; un bronceado es la señal de un daño en la piel. El cáncer de piel ha aumentado en los últimos años. Los niños que tienen la piel y el pelo claros, lunares en la piel y una historia familiar de cáncer de piel tienen un riesgo mayor y necesitan ser extra-cuidadosos en su protección solar. Pero el cáncer de piel es también un riesgo para la gente con piel morena. Y todos los niños deberían estar protegidos. El daño en la capa de ozono, con bloques de rayos ultravioleta alcanzando la Tierra, puede aumentar el riesgo para cuando tu hijo sea un adulto. Los hábitos que aprenda ahora le pueden ayudar a disfrutar del sol de una manera segura durante toda su vida.

Los cuatro grandes principios de la protección solar

1. El método más seguro contra el sol es no ponerse al sol. Tu hijo no debería pasar períodos largos al sol cuando éste es más fuerte (de las 10 de la mañana a las 4 de la tarde en el hemisferio norte). Incluso en días nublados, los rayos ultravioletas pueden dañarlo, especialmente si se reflejan en la arena, el agua, la nieve o el cemento. Los rayos son más fuertes cerca del ecuador y en altitudes elevadas. No tienes que estar dentro, pero debes buscar un sitio a la sombra (o llevarlo contigo) cuando salgas.

439

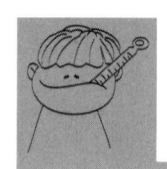

2. Cubre al niño. Camisetas y pantalones largos de algodón ligero pueden proteger la piel. La ropa debe ser de un tejido suficientemente apretado que no te permita ver la mano a través de ella. La ropa que se humedece no bloquea los rayos UV tampoco. Camisetas, chaquetas y pantalones de verano que protegen del sol están disponibles en muchas marcas. Algunas de ellas dicen tener un factor de protección solar (FPS) 30 o más, tan alta como muchas de las lociones protectoras.

3. Protege los ojos de tu hijo. Los sombreros y las gorras ayudan a protegerlos. A pesar de ello, la *American Academy of Pediatrics* recomienda el uso de gafas de sol que bloqueen los rayos UV para todos los niños, incluso los bebés. La etiqueta debería decir que las gafas absorben «el 99 por ciento de UV», tener «una absorción UV de hasta 400 nm» o cumplir los requisitos del *American National Standard Institute* (ANSI). La protección contra UV la da un producto químico invisible que llevan las lentes, no la oscuridad del cristal.

4. Utiliza crema protectora si tu hijo está al sol durante más de 30 minutos: Éste es el consejo de la AAP. La mayoría de la gente de piel clara debería utilizar una crema con factor de protección (FPS) 15. Aunque la gente de piel morena se quema con bastante menos facilidad y menos visiblemente, también necesita protección. Los niños con piel muy oscura deberían utilizar de todas formas una protección de por lo menos 8.

El sol cuando el bebé tiene menos de seis meses

Los bebés de menos de seis meses no deberían tener contacto directo con el sol. Ten a tu hijo a la sombra de un árbol, de una sombrilla o bajo la cubierta del carrito. Los bebés están predispuestos a las quemaduras solares y a las insolaciones y ambos son muy peligrosos en esta edad. Durante años, la *American Academy of Pediatrics* (AAP) ha recomendado no usar cremas protectoras en bebés menores de seis meses, por la incertidumbre sobre cómo absorbería la piel los productos químicos. Pero en 1999, la APP cambió su postura, diciendo que si la ropa y la sombra para proteger del sol no estaban disponibles, «puede ser razonable poner crema protectora en áreas pequeñas, como la cara y las manos». De todas formas, es mejor proteger al bebé manteniéndolo fuera del sol.

Usar la crema protectora correctamente

El número de protección de una crema te dice cuánto tiempo puede estar una persona al sol sin quemarse. Por ejemplo, si tu hijo se quemase después de 20 minutos al sol, usar una crema con protección (FPS) 15 le impediría quemarse 15 veces x 20 minutos, es decir, 5 horas.

Capítulo 24. La seguridad del niño

Para que la mayoría de las cremas funcionen de acuerdo con las protecciones que anuncian, deberían ser aplicadas en cantidades generosas 30 minutos antes de que el niño se ponga al sol (30 gramos es la cantidad que se considera adecuada para un adulto). Cubre cualquier área expuesta al sol, incluyendo la cara, la nariz, los pies y las manos. Usa una crema resistente al agua y ponla de nuevo cada tres o cuatro horas si tu hijo está sudando y cada dos horas si entra en el agua.

El factor de protección (FPS) no es el único lugar al que mirar cuando elijas una crema. El factor (FPS) mide la extensión de tiempo durante el cual la crema bloqueará una forma de los rayos ultravioletas, la luz UVB. Un factor 15 bloquea alrededor del 92 por ciento de la luz UVB. Se sabe hace tiempo que la UVB daña la piel y provoca cáncer de piel. Pero ahora se cree que otra forma de luz UV, la UVA, es dañina también. Las cremas protectoras no hacen referencia a la protección UVA, pero debes buscar una que prometa protección de «amplio espectro» o que contenga ingredientes que bloqueen la luz UVA también.

El dióxido de titanio y el óxido de zinc bloquean la UVB y la UVA. Solían venir en una crema blanca que se veía en la nariz de los socorristas. Pero ahora las versiones micronizadas vienen también en cremas transparentes. Además, una variedad de sustancias pueden absorber químicamente la UVA. Algunas de las más corrientes son el benzoprofeno y el avobenzone. La mayoría de las cremas funcionan químicamente. Si alguna irrita la piel de tu hijo, intenta cambiar a una con ingredientes diferentes o con protector físico como el óxido de zinc.

La voz de la experiencia

«Deja que tu hijo te ponga la crema solar y te la extienda mientras tú haces lo mismo con él. Le divertirá y no tendrás que luchar tanto para ponérsela».

De la *Encuesta a los padres de KidsHealth*

Nuestro consejo

Cinco instrumentos de seguridad que divierten a los niños

1. Crema protectora que cambia de color (viene en morado o verde y se vuelve claro).
2. Cascos de bici (los lisos que vienen decorados con pegatinas).
3. Cualquier cosa que brille en la oscuridad (los cordones de las zapatillas, chaquetas, etc.).
4. Linternas (especialmente las que vienen con brújulas y sirenas).
5. Luces de pared (luces que van con pilas, se pegan a la pared y se encienden cuando las presionas; una forma fácil de proporcionar una luz a tu hijo cuando es demasiado pequeño para alcanzar el interruptor de la luz).

Diversión en el parque

Aquí tienes algunos consejos para medir las caídas y otras heridas:

- Los niños, especialmente los que ya saben andar, deberían usar parques diseñados para su edad. Los padres, deseosos de mostrar lo avanzados que están sus hijos, los animan muchas veces a que utilicen el equipo de juego de los «niños grandes» antes de que estén preparados para usarlos. Un peligro son los mismos niños grandes; es fácil para ellos dar un golpe a tu hijo pequeño sin que ni siquiera se den cuenta.

- Cuando estés en el jardín o en el parque, la zona de juegos debería tener una superficie protectora, como colchonetas finas, arena o maderitas blandas, antes que asfalto, cemento, hierba o tierra suelta.

- Enseña a tu hijo algunas reglas simples como «los pies primero» (cuando bajen del tobogán o de una escalera) y «agárrate» (en el tobogán o en el columpio). Deberías avisarlo de que se aleje de los columpios en movimiento.

- Los días de mucho calor, los toboganes pueden quemar, por lo que deberías comprobarlos tú primero.

- Mantén las comidas y bebidas lejos del parque de juego. Cuando se deshacen, pueden ayudar a que el niño se resbale si las ha pisado. Y un niño que corre o juega con el palo de un helado en su boca puede herirse si se cae o se choca con algo o alguien.

Triciclos y bicis

La mayoría de los niños empiezan a montarse en un triciclo cuando tienen dos años y medio o tres y pasan a la bicicleta (normalmente con ruedecitas de apoyo) alrededor de los cinco. Los niños no deberían montar solos por la acera ni en otros sitios sin coches hasta que tengan seis o siete años. Debido a que una bicicleta es el juguete más peligroso que tu hijo va a tener, no precipites la transición del triciclo a la bici. Has de esperar no sólo a que tu hijo tenga las habilidades físicas para mantener el equilibrio y pedalear, sino también a que tenga la madurez emocional para cumplir las normas de seguridad y usar su sentido común.

Nuestro consejo

Trampolines no, por favor

Debido a que los trampolines provocan lesiones, incluyendo muchas fracturas de brazos y piernas, la APP recomienda que no se usen nunca ni en casas ni en parques. Incluso en las escuelas, deberían usarse sólo en los gimnasios y en entrenamientos supervisados.

Capítulo 24. La seguridad del niño

La elección del triciclo

- Busca un triciclo que sea bajo y que tenga las ruedas traseras muy espaciadas, de manera que sea difícil que se vuelque.

- Asegúrate de que tu hijo llega a los pedales incluso cuando están en la posición más alejada de él. Si no llega, puedes comprar bloques para unirlos a los pedales y hacerlos más grandes. Pero éstos no funcionan siempre y pueden ser frustrantes.

- Asegúrate de que el triciclo tiene bocina o claxon y una cesta en la que el niño pueda llevar sus cosas y tener las manos libres para ponerlas en el manillar.

La elección de la bici

- Elige una bici que sea adecuada ahora, no una que sea buena cuando el niño crezca. Tu hijo debería ser capaz de sentarse en el asiento con las plantas de los pies en el suelo y el manillar nunca más alto de sus hombros. La mayoría de los niños empiezan con una bici de entre 40 y 50 centímetros.

- La bicicleta debería tener frenos de pies mejor que de manos.

- La bici debería tener buen mantenimiento, con los tornillos y tuercas apretados. Los frenos no deberían estar gastados, la cadena limpia y engrasada y las ruedas con la presión recomendada.

La elección y el uso del casco

Recuerda la regla número uno de seguridad en las bicis: Tu hijo debe usar el casco siempre (observa la figura 24.1). Esto es lo que dice la ley en 17 estados y en algunas ciudades, pero es además un buen consejo para seguir en todos sitios. Las lesiones en la cabeza son el riesgo principal al montar en bici y se estima que el uso del casco reduce el riesgo en un 85 por ciento.

Es importante que ésta sea una regla estricta. Un estudio ha mostrado que cuando los padres tienen esa norma, el 88 por ciento de los niños la cumplen. Cuando los padres no la aplicaban, sólo el 19 por ciento de los niños usaban el casco consistentemente. Por supuesto, los padres que usen la bici deberían usar cascos también, por su propia seguridad y para constituirse en modelos para sus hijos.

Incluso aunque los triciclos sean más seguros que las bicis, tu hijo debería usar un casco con el triciclo. Además de que posiblemente pueda prevenir algunas lesiones, le servirá para acostumbrarse a usarlo siempre que pedalee y esto le mantendrá seguro cuando empiece a montar en una bicicleta.

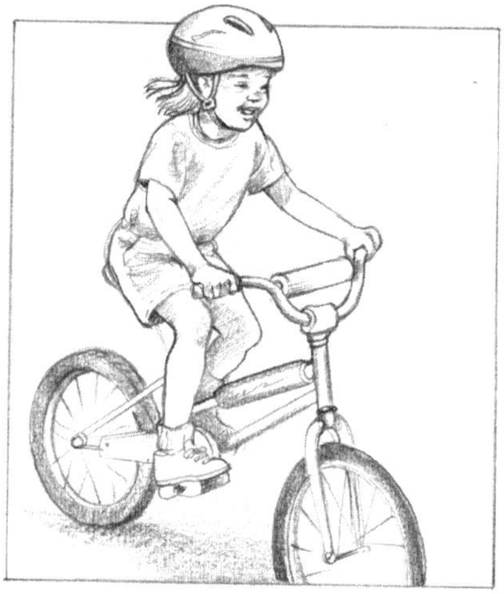

Guía de la salud infantil para padres

Figura 24.1. Seguridad del casco. Un casco de bici que se ajuste correctamente es una necesidad para prevenir lesiones en la cabeza. Es buena idea hacer que tu hijo adquiera el hábito de utilizarlo pronto, cuando tenga su primer triciclo.

Cuando elijas un casco para la bici, sigue estas directrices:

- El casco debería tener una etiqueta que diga que cumple los requisitos de la *Consumer Product Safety Commission* (CPSC), que se aplican a los cascos fabricados después del 10 de marzo de 1999. Los nuevos requisitos, entre otras cosas, exigen que los cascos cubran más de la cabeza de los niños de 1 a 5 años. La etiqueta también debe decir que cumple los requisitos de Snell, ANSI o ATSM.

- El casco debería caber bien en la cabeza, en una posición equilibrada, sin tener que meterlo moviéndolo de atrás a delante. Tiene que cubrir la frente, que es el área más fácil de ser afectada en una caída.

- La cinta de atar debe ajustar bien alrededor de las orejas y debe caber sólo la anchura de un dedo entre la barbilla y la cinta.

- Debido a que un casco que ha sufrido un accidente puede perder capacidad de absorción de los golpes, compra siempre un casco nuevo o asegúrate de que nunca ha recibido un golpe serio. Si el casco de tu hijo recibe algún impacto fuerte, lo mejor es conseguir uno nuevo.

- Para mayor comodidad (lo que hará más fácil que tu hijo se lo ponga), debería ser ligero y tener buena ventilación.

El niño como pasajero

Si la seguridad es tu mayor preocupación, lo mejor es no montar con tu hijo de pasajero. Esto es especialmente cierto si conduces entre el tráfico, en carreteras en mal

Capítulo 24. La seguridad del niño

estado o si no eres un ciclista muy experimentado. El peso añadido puede desequilibrarte y hacerte perder la dirección. Si no has montado en una temporada, practica primero.

Si decides montar con tu hijo detrás, aquí tienes algunos consejos para su seguridad:

- Tu hijo debería tener al menos un año. El traqueteo de la cabeza puede ser demasiado fuerte para algunos bebés.
- El niño debe llevar siempre un casco.
- El niño debe tener su propio asiento, ya sea uno con el armazón montado sobre la rueda de atrás o un pequeño remolque que va con dos ruedas detrás de tu bici. En cualquiera de los dos casos, el asiento debería tener arneses y usarlos siempre.
- El asiento trasero debería tener un respaldo alto para que aguante el cuello del niño y protecciones para impedir que toque la rueda de atrás con los pies.
- El remolque debería tener un armazón robusto que proteja en los accidentes, una bandera alta y roja para dar visibilidad y una conexión flexible con la bici de forma que se quede de pie si la bici se cae. Un remolque puede ser más seguro en un accidente, pero es más ancho que tu bici, por lo que las ruedas pueden salirse de la acera o chocar con el bordillo si no tienes mucho cuidado.
- Antes de que salgas con tu hijo, haz la misma ruta a la misma hora que lo vayas a sacar, de forma que puedas ver de cerca las condiciones de la carretera.

Scooters

A lo mejor piensas que los de nuevo muy populares scooters sólo los usan los niños mayores (y de vez en cuando algún adulto). Pero deberías saber que los scooters vienen en todas las formas y tamaños (e incluso los niños de cuatro y cinco años los están usando) y alcanzan una velocidad considerable. Las normas de seguridad relativas al casco y a la carretera se aplican aquí también. Se ha visto un aumento considerable de lesiones producidas por scooters últimamente, incluyendo fracturas de brazos y muñecas, además de lesiones traumáticas de la cabeza.

La seguridad de los animales

Si tu familia tiene ya un perro o un gato cuando tu hijo llegue, intenta preparar al animal tal y como se dice en el capítulo 2, *Prepara a tu casa y tu familia*, y ten mucho cuidado especialmente en las primeras semanas. Incluso después de que el animal y el niño estén mutuamente acostumbrados, no deberías dejar solos a los bebés ni a los niños pequeños. Por la noche, ni siquiera un cachorrito muy cariñoso debería tener acceso a la cuna de tu bebé. Los niños en edad preescolar también deberían estar supervisados si están con animales.

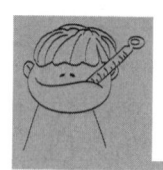

Si tienes un animal que ha mordido a alguien en el pasado o que es agresivo o extremadamente defensivo, lo más sabio puede ser encontrar a alguien sin niños que quiera al animal. Aunque pueda ser difícil emocionalmente para ti, esto no es nada comparado con la posibilidad de ver a tu hijo herido.

Perros y gatos

Las heridas más serias producidas por animales domésticos son los mordiscos de perros, que desafortunadamente matan a varios niños al año. Es más probable que los niños reciban mordiscos en la cara o en la cabeza porque están al nivel de la boca del perro. Los gatos generalmente ignoran, o incluso huyen, de los niños, pero pueden morder o arañar accidentalmente a un niño mientras juegan.

La elección de un animal seguro

Si no tienes perro ni gato, lo mejor es esperar hasta que los niños sean mayores, al menos cinco o seis años, antes de llevar un animal a casa, de manera que los niños puedan entender las responsabilidades relacionadas con tener un animal. Hasta entonces, prueba con animales como peces o pájaros y sigue estos consejos:

- Evita los reptiles, como las serpientes, lagartos, iguanas o tortugas, que pueden transmitir la salmonela, un tipo de bacteria que puede ser peligroso (para más información, consulta el capítulo 2, *Prepara a tu casa y tu familia*).

- Evita los animales salvajes, incluyendo los hurones, monos, puerco espines y perros de las praderas, aunque hayan nacido en cautividad.

- Los conejos domesticados, conejillos de indias, hámsters, ratones, pájaros y peces son relativamente seguros en un entorno apropiado.

- Si quieres un perro o un gato, piensa en conseguir un animal maduro que ya haya vivido con niños. Los cachorros son más propensos a jugar a lo bruto.

- Lleva al perro a un entrenamiento de obediencia de forma que sea más seguro para tu hijo pequeño.

- Evita perros que lleguen a crecer por encima de los 25 kilos, como los pastores alemanes, dálmatas y los labradores. El muerdo de un perro grande puede dañar más que el de los pequeños.

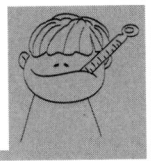

Capítulo 24. La seguridad del niño

- Evita perros que hayan sido entrenados para ser agresivos o que los expertos en perros dicen que no son recomendables para los que tienen un perro por primera vez. Entre éstos se incluyen los rottweilers, dobermans y pitbulls.

- No hagas depender la seguridad del entrenamiento del perro. Porque tu familia haya tenido y querido perros adorables eso no significa que un animal en concreto sea seguro con tu hijo. El entrenamiento y la supervisión del perro y del niño son necesarias para la seguridad.

Cómo enseñar a tu hijo la seguridad con los animales domésticos

Es necesario enseñar a los niños a moverse despacio, a hablar tranquilamente y a tocar con suavidad a los animales. No deberían molestar a los animales cuando están comiendo, durmiendo o atendiendo a sus crías. No deberían agarrar a los animales de repente, ni tirarles de las orejas o de la cola, dejarse caer encima de ellos, golpearlos ni gritarles. Deberían acariciarlos de la cabeza hacia la cola, antes que enredar en el sentido contrario de su pelaje. Y deberían lavarse las manos con agua y jabón después de jugar con los animales. Aunque es bueno repetir este consejo una y otra vez, la mayor parte de las veces no puedes confiar solamente en que el niño lo haga, por lo que se necesita la constante supervisión de un adulto.

Enséñale también cómo comportarse con perros extraños:

- Tu hijo no debería acercarse nunca a un perro a menos que el dueño diga que es pacífico. Entonces, el niño debería quedarse de pie al lado del perro para que éste pueda olerlo y después mostrarle la mano para que la huela. Después de hacer esto puede acariciarlo con suavidad.

- Tu hijo no debería salir a correr cuando vea a un perro extraño, ni siquiera si le ladra. Debería quedarse quieto de pie, encarar al perro sin mirarle a los ojos y retroceder lentamente. Nunca debería estar solo en un lugar en el que un perro pueda atacarlo.

- Tu hijo nunca debería acercarse a ningún animal salvaje, incluyendo ardillas, mapaches y ocas.

¿Necesitas más información?

Consulta el índice y el apéndice C, *Guía de recursos*. Y por supuesto, habla con el pediatra de tu hijo.

25

Cómo elegir el centro de educación infantil

¡Referencias, por favor!

Para los padres que trabajan, el cuidado del niño, ya sea en el centro de educación infantil o en casa, es un vínculo esencial para mantener un equilibrio entre sus responsabilidades familiares y las exigencias del mundo laboral. Pero esto no impide que los padres estén constantemente preocupados por sus hijos cuando los dejan con alguien.

Cómo elegir un cuidador para tu hijo

La idea de dejar a tu hijo con alguien, que probablemente sea un extraño al principio, va contra todo lo que sientes como padre. Pero si te tomas el tiempo para elegir el lugar y la persona adecuada, la experiencia puede ser muy positiva para ti y para tu hijo.

Tipos de cuidado infantil

Hay muchos tipos de cuidado infantil hoy día, incluyendo miembros de la familia que pueden hacer de canguro, centros de educación infantil (privados o en las empresas), cuidado en la casa, canguros, «au pairs» y cooperativas de padres. Algunos padres usan una combinación de ellos; pueden dejar al niño con la abuela durante unos días a la semana y llevarlo al centro de educación infantil de la empresa el resto de los días.

El «centro de educación infantil» en casa

El cuidado en la propia casa significa que un miembro de la familia, una cuidadora o una *au pair* estarán con el niño en tu casa. Muchos padres optan por esta posibilidad. Tu hijo está en un entorno cómodo y familiar, con sus propios juguetes, su propia cuna y su propia comida. Te puede dar más flexibilidad; puedes aceptar trabajo extra o asistir a reuniones de última hora en el trabajo porque la cuidadora está en casa hasta que tú llegues, trabajando normalmente entre 40 y 60 horas a la semana. Si el niño está enfermo, puede quedarse en casa sin afectar a tu horario de trabajo (los niños enfermos generalmente no pueden ir al centro de educación infantil, por lo que los padres tienen que quedarse en casa para cuidarlos). Y probablemente tu hijo no esté enfermo tantas veces si no está expuesto a los gérmenes de otros niños.

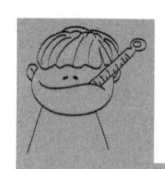

¿Cuál es el problema de esta opción? Normalmente es la forma más cara, a no ser que tengas la suerte de que alguien de la familia haga el trabajo. El cuidado en casa puede ser también un problema si el cuidador se pone enfermo y no puede estar con tu hijo. Además, algunos niños pequeños disfrutan en la compañía de otros niños y aprenden a socializarse, cosa que no harán si están en casa. Por último, si optas por una cuidadora que viva en casa, deberás afrontar dos cuestiones muy serias sobre las que tendrás que pensar. Tú y tu familia perderéis privacidad con alguien en la casa las 24 horas del día. Además, tienes que poder confiar tanto las cosas de valor de la casa como tu propio hijo a la persona elegida (no hay quien supervise el trabajo que hace; esta es la razón por la cual la industria de las cámaras ocultas ha tenido tanto éxito en los últimos años).

Centro de educación infantil familiar o casero

Este opción proporciona cuidado para el niño en la casa del cuidador, normalmente con un adulto que supervisa a varios niños. Las ventajas de esta opción incluyen que estará en un grupo pequeño y que el entorno será familiar. Además, frecuentemente, es más barato que las otras opciones y algunos padres pueden ser capaces de crear una cooperativa de padres, en la que cada uno de ellos se hace cargo del grupo por turnos rotatorios.

¿Los contras? Este tipo de cuidado no está regulado de manera tan estricta como los centros «oficiales» y las leyes son diferentes en cada estado. En muchos lugares, los cuidadores no están formados ni entrenados, aunque en muchos casos tienen a sus propios hijos. Si el cuidador se pone enfermo, los padres se quedan sin nadie que lo sustituya.

Centro de educación infantil

Los centros de educación infantil, escolares o ubicados en el trabajo ofrecen ciertas ventajas: Probablemente funcionan de acuerdo con las normas del estado, que establecen niveles mínimos en el número de niños por cuidador, tamaño de los grupos, formación del personal y seguridad del edificio. Los cuidadores normalmente tienen una formación y entrenamiento en el desarrollo infantil y las enfermedades del personal no afectan a los padres porque hay sustitutos.

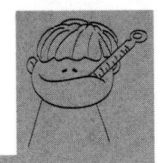

Capítulo 25. Cómo elegir el centro de educación infantil

Las desventajas son las listas de espera, ya que hay un número muy limitado de ellos que estén oficialmente reconocidos, un entorno más estructurado porque están centrados en las normas, cambios frecuentes de personal y un horario para dejar al niño e ir a buscarlo bastante estricto.

Consideraciones sobre la edad

La opción que más convenga a tu hijo dependerá de su edad. Una prioridad para los niños es asegurarse de que se les da cariño, se les sostiene en brazos y todas sus necesidades son atendidas. Encontrar a un cuidador en el que puedas confiar totalmente es imprescindible porque el niño no tiene forma de decirte si no le atienden o abusan de él.

Para los niños desde los 12 meses hasta los tres años, la clave es encontrar una situación en la que estén seguros y supervisados constantemente. Estos niños necesitan explorar, pero debe haber siempre alguien vigilando, ya que son muy vulnerables a lesiones y accidentes. Tener muchos juguetes con los que aprender es importante, como también lo es que el cuidador pase mucho tiempo hablándole al niño y enseñándole a hablar. Los niños en edad preescolar entre los tres y cinco años empiezan a hacer amigos, por lo que debes buscar un centro en el que haya niños de su edad. Además, debería haber oportunidades divertidas para que puedan aprender sobre los colores, las formas, los números y para que lean.

Nuestro consejo

La calma después del centro de educación infantil

Para evitar rabietas y hacer una transición tranquila desde el centro de educación infantil hasta el mundo exterior, no le metas prisas al niño cuando salgáis del mismo. Obligarle a cambiar el chip de manera brusca cuando está cansado puede causarle ansiedad, por lo que es mejor emplear una serie de pasos de transición. Siéntate con él y participa en lo que está haciendo; después de unos minutos, sugiérele que os vayáis y que se despida de sus amigos.

Seguridad

Con cualquier tipo de cuidado infantil, la primera consideración tiene que ser siempre la seguridad. Cuando estés buscando un centro de educación infantil o un cuidador, considera la respuesta a las siguientes preguntas:

- ¿Cómo supervisa el cuidador a los niños en el parque de juegos? ¿Cómo es el equipo que tiene? ¿Lo han revisado recientemente? ¿Hay arena blanda u otro producto blando debajo del equipo de juegos?

Guía de la salud infantil para padres

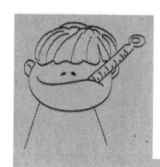

- ¿Están los niños agrupados por edades? Si no es así, los niños más pequeños podrían ser lastimados por los mayores.
- ¿Están las instalaciones preparadas para tener niños?
- ¿El número de cuidadores por niño, es mayor o menor del que dicen las normas?
- ¿Duermen siempre los niños boca arriba, sobre la espalda?
- ¿Dan de comer a los niños en posición vertical, sin dejar los biberones apoyados en la cuna al alcance del bebé?
- ¿Está registrado oficialmente en el departamento correspondiente del gobierno? Pide que te enseñen los papeles de las inspecciones más recientes. ¿Está el centro acreditado según los criterios de la *National Association for the Education of Young Children* o por la *National Child Care Associattion*?
- ¿Está formado el personal para dar primeros auxilios y RCP (reanimación cardiopulmonar) y saben qué hacer si un niño se está ahogando? ¿Saben cumplir las normas básicas de sanidad, incluyendo el lavado frecuente de las manos y el cambio de pañales con guantes de látex, para impedir que las infecciones se extiendan?
- ¿Llevan a cabo ejercicios antiincendios una vez al mes?

Las instalaciones de un centro de educación infantil deberían ser seguras. Si crees que hay peligro, incluyendo escaleras abiertas, puertas que se pueden cerrar de golpe, enchufes que no están sellados o radiadores calientes, busca otro lugar más adecuado. Si todo parece correcto, pero quieres reasegurarte, llama al departamento de salud para cerciorarte de que no hay quejas contra el centro.

Haz una entrevista

Cuando visites el lugar, pasa algún tiempo observando a los niños y al personal. Puedes preguntar las siguientes cosas:

- ¿Seguís una política de puertas abiertas para los padres?
- ¿Cuál es la política sobre niños enfermos?
- ¿Y sobre disciplina?
- ¿Cuál es la formación de los profesores y cuidadores? ¿Tienen formación básica y experiencia en el desarrollo durante la primera infancia?
- ¿Comprueba el centro las referencias y el currículo del personal?
- Si tu hijo tiene necesidades especiales, ¿es accesible y está preparado para las necesidades particulares de tu hijo?

Capítulo 25. Cómo elegir el centro de educación infantil

Si optas por contratar a una cuidadora para la casa, deberías entrevistar a los candidatos al menos un par de veces. Pregúntales sobre su filosofía del cuidado infantil, métodos de disciplina y experiencia previa. Preséntales situaciones específicas y pregúntales cómo las resolverían. Si estás utilizando una agencia para encontrar el candidato, pregunta si han comprobado sus antecedentes penales. Pídele también varias referencias y compruébalas. Si el cuidador va a conducir el coche con tu hijo, comprueba sus antecedentes en este aspecto.

Además de informarte sobre su formación en el desarrollo durante la primera infancia, puedes preguntarle lo siguiente:

- ¿Por qué te interesa trabajar con niños pequeños?
- ¿Por qué dejaste el último trabajo? Comprueba las referencias, pregunta a la familia por qué la relación terminó y si recomendarían al cuidador.
- ¿Cuál es tu política respecto a la disciplina? Preséntale situaciones del tipo «¿qué harías si…?» para que sepas cómo afronta los problemas. Por ejemplo, si un niño se enrabieta por un juguete que tiene otro niño, ¿cuáles serían las consecuencias?
- ¿Cómo aportarías nuevas experiencias para desarrollar la capacidad mental y emocional del niño? ¿Qué experiencias puedes ofrecer al niño respecto al arte, la música, el juego individual y en grupos, dentro y fuera del local?
- ¿Cómo le enseñarías a usar el baño?
- ¿Cómo manejarías las situaciones de ansiedad al separarse de los padres?

Durante la entrevista, pon todos los detalles sobre la mesa. Señala claramente los deberes, expectativas, horas, salario, vacaciones pagadas y arreglos durante las enfermedades. Háblale de tus obligaciones también. Si va a vivir contigo, discute los arreglos, el tiempo libre, los visitantes y las vacaciones.

Conocer al cuidador

Una vez que has elegido un cuidador o un centro de educación infantil, facilita la experiencia de transición de tu hijo. Visita el sitio elegido el día antes de empezar. Invita a comer a la canguro o «au pair». Deja que trabaje en casa unos días mientras tú estás allí. Asegúrate de que tu hijo sabe que te gusta el cuidador y que te fías de él.

Una vez que tu hijo ha empezado, dale a él y al cuidador algún tiempo para que se ajusten antes de hacer juicios. Algunos días el niño puede decir que no le gusta su profesor o que no quiere ir al centro. Si te preocupan los sentimientos de tu hijo, habla con el cuidador y piensa en estar en el centro un tiempo para entender las dificultades del niño. Si te parece que todo está bien, puede ser que el niño se sienta ansioso al separarse de ti.

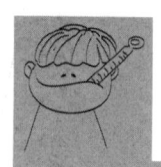

Para los bebés hasta los siete meses, no suele haber ningún problema con la separación. Sin embargo, los niños algo mayores pueden enfadarse cuando sus padres los dejan. Los niños de doce meses a tres años puede que lloren o se enfaden y los de edad preescolar quizás se comporten de manera regresiva como si volvieran a tener sólo unos meses. Si tu hijo es feliz, estos momentos se deben a la ansiedad por la separación. Para más información, consulta el capítulo 19, *Carácter, comportamiento y disciplina*.

Si después de varias semanas el niño todavía se enfada cuando lo dejas, puede tratarse de un problema más grave. Habla con él, con el pediatra y con el personal del centro de educación para llegar a la raíz del problema.

> **Nuestro consejo**
>
> **Planes de emergencia para cuidadores**
>
> Todo en la seguridad se basa en planear con antelación. ¿Qué deberías hacer? Dale al cuidador tus números de teléfono del trabajo, del buscador, del móvil y tu dirección de correo electrónico. Cerciórate de que sabe qué hacer en caso de emergencia, dónde está el botiquín de primeros auxilios, de que tiene el teléfono de amigos y familiares y del médico. Si llevas al niño a un centro de educación infantil fuera de casa, asegúrate de que tienen también el teléfono y la dirección exacta de casa. Ten a mano el teléfono del centro de envenenamientos. Finalmente, el cuidador debería tener un juego extra de llaves de la casa por si tiene que llevar el niño al médico o al hospital y debe cerrar la casa.

Cómo mantener a tu hijo sano en el centro de educación infantil

Va a pasar. Tu hijo se va a poner enfermo y es más probable que ocurra si va a un centro. En estos ambientes tendrá contacto con más niños, lo que implica más gérmenes.

Enfermedades corrientes en los centros de educación infantil

Los niños en centros de educación infantil son más propensos a las infecciones de oído. Si tu hijo presenta síntomas como agarrarse la oreja, agitación o fiebre, llama al médico.

La conjuntivitis es una infección de la cubierta del ojo y se extiende entre los niños pequeños con mucha facilidad porque se tocan los ojos mucho y comparten los juguetes. De nuevo, llama a tu médico si el niño tiene los ojos rojos o secreciones.

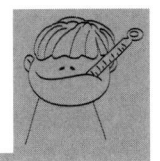

Capítulo 25. Cómo elegir el centro de educación infantil

Enfermedades con erupciones, normalmente causadas por la varicela, se extienden también con facilidad en los centros de educación infantil. Debido a que un número cada vez mayor de niños se pone las vacunas, esta enfermedad está dejando de ser una preocupación para padres y cuidadores. Pero si tu hijo no ha sido inmunizado y tiene varicela, espera que esté fuera del centro unos diez días, hasta que los granitos se sequen.

Para más información acerca de ésta y otras infecciones comunes en niños y en estos centros educativos, como los piojos, lombrices, sarna y tiña, lee el capítulo 30, *Infecciones infantiles*.

Preocupaciones más serias

Algunas enfermedades más serias se pueden contagiar también en un entorno con niños, especialmente si las normas de salud e higiene no son seguidas estrictamente. Lavarse las manos es una obligación constante y las zonas de alimentación y de cambio de pañales tienen que estar completamente preparadas. Ambas zonas tienen que limpiarse inmediatamente después de cada uso. El manejo adecuado de los pañales y de la basura debe ser estricto para evitar el contagio de infecciones como la hepatitis y la infección diarreica llamada giardiasis, producida por parásitos.

Los cuidadores deben tener una política escrita sobre cómo manejar una nariz con sangre, pañales sucios y otras situaciones en las que una enfermedad se pueda propagar. La hepatitis A, una infección vírica, y otras infecciones bacterianas pueden extenderse a través de las heces humanas. El VIH se puede contagiar por medio de la sangre contaminada, aunque el virus es muy raro entre los niños americanos. La hepatitis B también se puede propagar por la sangre, pero las vacunas que los niños reciben rutinariamente durante el primer año los protegen de esta enfermedad.

El abuso infantil en los centros de educación infantil es una pesadilla para los padres. Mientras que los informes de abusos por parte de canguros reciben poca atención, el *Department of Health and Human Services* americano afirma que el 75 por ciento de los abusos infantiles es cometido por padres, mientras que otro 10 por ciento es cometido por otros familiares. Menos del 1 por ciento de los niños que sufren abusos los reciben de sus cuidadores.

Sin embargo, es importante observar cómo cuidan de tu hijo. Mira si tiene marcas de mordeduras, heridas inusuales, cortes o quemaduras, o una incidencia muy alta de lesiones o accidentes, especialmente en la cara. Para más información acerca de los signos de abuso y qué hacer si sospechas que se han cometido sobre tu hijo, puedes consultar el capítulo 32, *Problemas de salud en la primera infancia*.

Si el cuidador te cuenta historias inconsistentes acerca de cómo se producen las heridas o tu hijo parece que tiene miedo del cuidador, habla con tu médico acerca de esas heridas.

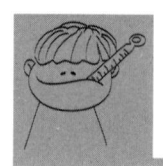

Si crees que han abusado de tu hijo, asegúrate de decirle que ha hecho lo correcto contándotelo. Cerciórate de que informas a la policía del abuso.

¿Necesitas más información?

Consulta el índice y el apéndice C, *Guía de recursos*. Y por supuesto, habla con el médico de tu hijo.

26

La adopción: Problemas médicos

Cuanto más sepas, mejor padre serás

Los padres adoptivos tienen algunas preocupaciones muy concretas debido a su especial situación. Este capítulo no pretende asustar a los padres adoptivos, más bien todo lo contrario. Cuanto más sepas, más preparado y seguro te sentirás.

Reunir información antes de adoptar

Si tienes una adopción abierta o semiabierta (una adopción en la que conoces a la madre natural y a veces también al padre) deberías poder reunir mucha información sobre la salud del adoptado. En una adopción abierta e independiente, quizás puedas ayudar para proveer el cuidado prenatal de la madre natural, ir con ella al médico y estar presente en el nacimiento. También podrás pedir el historial médico a través de la agencia o el abogado que esté ayudando a arreglar la adopción.

Con un niño mayor que viva en tu país, quizás puedas evaluar los problemas de salud pasando algo de tiempo con él o quizás incluso sirviendo como padre de acogida antes de la adopción. En las adopciones internacionales, probablemente conseguirás una fotografía y quizás un pequeño vídeo del niño, pero la información acerca de su salud y la de su familia puede que sea escasa o poco fiable. Si te lo puedes permitir, probablemente valga la pena hacer un viaje para conocer al niño antes de adoptarlo, especialmente si es mayor. Alguna información sobre su salud puede estar disponible como parte de su historial y esa será el tipo de información que cualquier doctor quiera conocer de cualquier niño que esté tratando, ya sea adoptado o no:

- Edad, antecedentes étnicos, educación, ocupación, altura, peso y problemas médicos de los padres naturales (aunque normalmente se sabe poco sobre el padre).

Guía de la salud infantil para padres

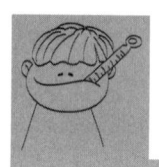

- Enfermedades o problemas médicos de la familia biológica, desde alergias y cegueras hasta cáncer y enfermedades mentales.

- Si la madre biológica tiene otros hijos y cómo es su salud.

- Si la madre bebió alcohol, fumó o consumió drogas ilegales durante el embarazo; si la respuesta es afirmativa, qué y cuánto (el impacto potencial del abuso del alcohol se discute más adelante en este mismo capítulo).

- Si la madre natural tomó medicinas, ya fueran con receta o sin ella durante el embarazo; si la respuesta es afirmativa, qué y cuánto.

- Si la madre natural tuvo relaciones sexuales con riesgo de contagio de enfermedades de transmisión sexual.

- Si la madre natural recibió atención prenatal.

- Los resultados de cualquier prueba hecha durante el embarazo.

- Cualquier problema durante el embarazo o el parto.

- El peso, la longitud y el perímetro cefálico desde el nacimiento (sus datos de crecimiento).

- Cualquier problema médico que el niño haya tenido desde que nació.

- Los resultados de cualquier test que le hubieran hecho al niño, como los tests de la hepatitis B, VIH, sífilis o tuberculosis.

- Cómo está creciendo el niño en relación con los parámetros normales para su edad, como el sentarse sosteniendo la espalda, caminar, hablar y otras habilidades motrices.

- Una descripción de la personalidad del niño (extrovertido, reservado, miedoso, confiado) y de sus relaciones con otros.

- Tanto como sea posible acerca de sus condiciones de vida.

- Si el niño ha sufrido abusos físicos, sexuales o emocionales.

Fuentes de exploración para la adopción

Si estás empezando a considerar la adopción, necesitarás más información de la que este capítulo te puede dar. Un buen comienzo es *The Complete Adoption Book* (2ª edición. Adams Media Corporation, 2000) de Laura Beauvais-Godwin y Raymond Godwin, Esq. La Red también está llena de información sobre este tema.

Capítulo 26. La adopción: Problemas médicos

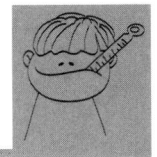

Cómo interpretar la información

Una vez que tengas reunida toda la información, necesitas entenderla de la manera más profunda posible. Lo ideal es que tu agencia de adopción te ayude a evaluar la información sin ignorar ningún posible problema. También es una decisión inteligente consultar con tu médico para que te ayude a interpretar el historial médico. En muchos casos, por ejemplo, el historial de una enfermedad familiar no significa que el niño esté enfermo o que vaya a estarlo.

En algunos casos, puede ser buena idea consultar a un pediatra que tenga experiencia en la adopción de niños con unos antecedente similares a los del tuyo. Esto es especialmente válido para las adopciones internacionales. Los historiales médicos rusos, por ejemplo, contienen con mucha frecuencia términos con los que la mayoría de los médicos americanos no están familiarizados, pero que son conocidos por aquellos médicos que tratan pacientes de esa parte del mundo. Y los niños con buena salud procedentes de Latinoamérica son normalmente más pequeños y pesan menos que los niños de su misma edad procedentes de otras áreas.

Un buen número de centros médicos que hay por todo el país te pueden ayudar a evaluar historiales médicos y vídeos para los que van a ser padres adoptivos. Esto se puede hacer por correo o por teléfono. Muchos de estos especialistas aparecen en las listas de los grupos de adopción que tienen sitio Web, como por ejemplo el sitio de la *Eastern European Adoption Coalition*, www.eeadopt.org. Los trabajadores sociales de las agencias de adopción y los grupos de apoyo te pueden dar la información sobre estos centros. Entre ellos se incluyen la *International Adoption Clinic del University of Minessota Hospital* en Minneapolis [Dra. Dana Johnson, (800) 688-5252], la *New England Medical Center International Adoption Clinic* en el *Floating Hospital for Children* en Boston [Dra. Laurie C. Miller, (617) 636-8121] y el *Consultation Service del duPont Hospital for Children* en Wilmington, Delaware [Dra. Kate Cronan y Dr. Steven Bachrach, (302) 651-5956].

Sin garantías

Ya sea que adoptes, des a luz a tu propio bebé o acojas a un niño, no hay cantidad de información o de planificación que garantice que tu hijo estará sano o que se desarrollará como tú deseas. Los padres adoptivos pueden no saber el historial genético completo del niño, ni todos los problemas médicos de la familia, pero tampoco lo saben la mayor parte de los padres biológicos. Esto se debe a que las diferentes ramas de la familia pierden contacto entre sí y a que las enfermedades pueden no haber sido diagnosticadas o mantenidas en secreto (especialmente en las generaciones pasadas).

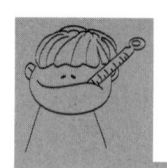

Una vez que hayas decidido, consigue más información

Una vez que hayas decidido adoptar o acoger a un niño específico, intenta reunir más información, especialmente acerca de su horario habitual, sus cualidades y sus gustos.

Piensa en preguntar estas cuestiones acerca del niño:

- ¿Qué comidas le gustan y cuáles le desagradan? ¿Cómo se preparan? ¿Es alérgico a algo? ¿Cómo es alimentado o come él solo?
- ¿Cuándo duerme (en la siesta y por la noche) y durante cuánto tiempo? ¿Tiene alguna rutina para ir a la cama? ¿Cómo es su cama?
- ¿Qué tipo de pañales usa?
- ¿Cuáles son sus músicas favoritas? (Intenta conseguir una cinta).
- ¿Qué tipo de ropa viste normalmente? ¿Con qué suele jugar? ¿Tiene algún juguete o manta favorita?
- ¿Qué es más fácil hacer para que se sienta cómodo y tranquilo?
- ¿Cómo se lleva con otros niños? ¿Y con adultos? (Algunos niños criados en orfanatos en los que sólo trabajan mujeres pueden sentir miedo hacia los hombres, incluido su padre adoptivo, hasta que se acostumbren a él).
- ¿Puedes tomar algunas fotos del entorno del niño y de sus amigos y cuidadores? ¿Puedes arreglar las cosas para permanecer en contacto?
- ¿Puedes conseguir los nombres, direcciones y números de teléfono de todos los que hayas conocido que traten al niño (como un vecino, cuidador del centro educativo o un médico) en caso de que necesites más información más adelante?
- ¿Qué vacunas le han puesto y cuándo se las han puesto?
- ¿Puedes conseguir una copia del historial médico del niño o fotografiarlo?
- Si no estás en contacto con la madre natural, ¿puedes arreglar las cosas para de alguna forma contactar con ella si le ocurre algún problema médico de importancia al niño?

El cuidado médico cuando tu hijo llega a casa

Poco después de que tu hijo llegue a casa, un médico debería hacerle una evaluación profunda. Si has consultado a un médico especialista en adopciones con anterioridad, quizás

Capítulo 26. La adopción: Problemas médicos

quieras que la misma persona haga la evaluación inicial. O quizás prefieras usar el mismo médico que será el de tu hijo normalmente. Con un hijo que has acogido, la agencia puede decirte el lugar en el que el niño ha estado recibiendo atención médica, de forma que puedas utilizar los mismos profesionales o al menos que le envíen el historial al médico que tú elijas.

Si tu hijo es un bebé, es posible que la evaluación sólo consista en que tú detalles el historial y un primer chequeo preliminar.

Si tu hijo nació en otro país y existen dudas acerca de sus vacunas, probablemente debería ser revacunado. Si tu hijo ya ha pasado la infancia, puede que el médico lo envíe a los especialistas para hacer exámenes más detallados, posiblemente a los médicos del ojo y el oído, neurólogo, psicólogo o logopeda y dentista. Estas visitas se pueden repartir en varias semanas o meses para evitar bombardear al niño con muchas (y posiblemente desagradables) experiencias médicas nada más llegar. Es importante, sin embargo, completar estas evaluaciones, según dicen los expertos, porque son un preludio para conseguir ayuda si llegan a surgir problemas psicológicos o retrasos en el desarrollo.

> **Cuéntaselo**
>
> Aunque la mayoría de los niños son demasiado pequeños para entender lo que es una adopción hasta que tienen unos siete años, los padres deberían intentar hablar de ello con sus hijos en edad preescolar. Hay pruebas de que los niños adoptados que saben más acerca de sus padres naturales pasan mejor los problemas de identidad cuando se hacen adolescentes.

Pruebas médicas

Se recomienda que los niños adoptados de otros países pasen exámenes sobre los problemas médicos que se enumeran a continuación, según sea apropiado para su edad. Con los niños nacidos en los Estados unidos, los médicos posiblemente realicen tests para algunos de éstos también, según los factores de riesgo y lo completo de su historial médico:

- Anemia.
- Lenguaje y otros retrasos en el desarrollo.
- Hepatitis B y C (si el test de la hepatitis B es negativo inicialmente, se debería repetir seis meses más tarde).
- VIH.
- Problemas de la vista.
- Problemas de audición.

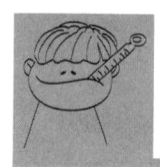

- Parásitos intestinales.
- Envenenamiento con plomo.
- Desórdenes metabólicos (como fenilcetonuria).
- Problemas psicológicos.
- Raquitismo.
- Sífilis.
- Problemas del tiroides.
- Tuberculosis.

Problemas especialmente preocupantes

Algunos niños adoptados necesitan cuidados médicos de larga duración debido a una variedad de problemas. El médico debería hacer pruebas para la hepatitis B, el síndrome de alcohol en el feto (SAF) y para la dificultad de mostrar afecto en la relación con los padres (para más información, consulta el capítulo 32, *Problemas de salud en la primera infancia*).

El síndrome de alcohol en el feto (SAF) y los problemas derivados

El consumo de alcohol durante el embarazo es la primera causa conocida del retraso mental en todo el mundo. Cuando más se beba, mayor es el riesgo. Pero incluso el consumo moderado de alcohol puede causar daños, especialmente al principio del embarazo, cuando la mujer puede que ni sepa que está embarazada. Por esta razón, los padres adoptivos se preocupan y se preguntan con mucha frecuencia: «¿Consumió la madre natural tanto alcohol durante el embarazo como para haber causado al bebé serios problemas físicos y mentales?». Esta posibilidad es uno de los riesgos principales de la adopción.

Cerca de 1 de cada 750 niños nacidos en los Estados Unidos tienen el síndrome de alcohol en el feto (SAF), la forma más severa de daño. Estos niños generalmente son pequeños y pueden tener cabezas pequeñas, retrasos en el desarrollo, defectos específicos de nacimiento, habilidades motrices pobres, poca memoria y capacidad de comprensión lingüística, incapacidad para entender conceptos como «tiempo» y «dinero» y problemas de comportamiento como impulsividad y ansiedad.

Los niños con SAF frecuentemente tienen anormalidades faciales: Pequeñas aperturas oculares, huesos de las mejillas planos, labio superior fino y filtro plano (la ranura que hay entre la nariz y los labios). En algunos casos, un médico puede diagnosticar SAF con certeza en la infancia. Pero frecuentemente es difícil: Los rasgos faciales puede que no sean obvios

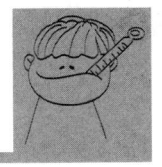

Capítulo 26. La adopción: Problemas médicos

hasta más tarde y otros síntomas tempranos pueden ser causados también por malnutrición o descuido, lo que es reversible. Para ayudar con el diagnóstico es importante conseguir tanta información fiable como sea posible acerca de los hábitos de bebida de la madre natural.

Si hay alguna duda sobre si un niño tiene SAF, vale la pena consultar a un experto. Si adoptas o acoges a un bebé con SAF, deberías afrontar este desafío con los ojos bien abiertos y las cosas muy claras.

Muchos más niños tienen otros problemas más limitados, pero serios también, y causados por el consumo de alcohol durante el embarazo. Los niños con efectos de alcohol en el feto (EAF) tienen síntomas parecidos a los del SAF, pero de un grado menor y sin anormalidades físicas obvias. También, la discapacidad en el desarrollo neurológico asociada con el alcohol (DDNA) conlleva síntomas emocionales y de comportamiento, pero sin retrasos en el desarrollo ni problemas de crecimiento.

Los niños con EAF y DDNA frecuentemente crecen con estos problemas sin que sean diagnosticados. Estos problemas de aprendizaje y comportamiento pueden ser erróneamente atribuidos a su obstinación, beligerancia o, si fueron adoptados, a la adopción misma, y con frecuencia llegan a tener problemas con la justicia. Estos niños tienen también una variedad de problemas físicos, incluyendo defectos del corazón y problemas de la vista y el oído.

Aunque los defectos provocados por el alcohol no se pueden revertir, una intervención temprana puede ayudar a los niños a alcanzar todo su potencial y llevar unas vidas más satisfactorias. Los padres con frecuencia ven mucho más fácil enfrentarse a estas situaciones cuando saben que los problemas de comportamiento del niño se deben a un problema médico, no a uno de actitud.

Se puede encontrar información sobre los problemas que el alcohol causa al feto en la Red. Para empezar, prueba el FAS *Community Resarch Center* (www.azstarnet.com/~tjk/fashome.htm) o el FASlink (www.acbr.com/fas/faslink.htm).

Nuestro consejo

Solicitar ayuda financiera

La *American Academy of Pediatrics* anima a las familias a que soliciten ayudas financieras de todos los programas federales y estatales incluso si creen que no van a necesitarla. Esto se debe a que las solicitudes sólo se aceptan en el momento de la adopción, pero pueden surgir problemas que requieran terapia a largo plazo y que no se descubran hasta más adelante. Estos programas generalmente se aplican sólo a las adopciones domésticas, no a las internacionales.

Problemas de afecto

Cuando han abusado de un niño o no se le ha cuidado en la infancia, o incluso si ha tenido una serie de cuidadores y hogares temporales, puede tener problemas para sentirse unido con sus padres adoptivos (o con cualquier adulto). Estos problemas varían en su gravedad. No todos los niños que han sufrido abusos o que han sido descuidados tienen problemas serios de afecto, especialmente si han sido bien cuidados y se les ha dado cariño después de dejar el entorno abusivo.

Los niños con desórdenes serios de este tipo pueden parecer encantadores en la superficie y muy amables con los extraños. Con sus padres, pueden ser apegados y mimosos, pero resistirse a que los abracen o sostengan y rechazar el contacto visual. Pueden rechazar los intentos de ayuda en tareas como vestirse y estar peleando constantemente con sus cuidadores acerca del control de las actividades de la vida diaria. Pueden también actuar de forma que lleguen a herir a otros y pueden contar mentiras obvias.

Los problemas de afecto pueden ser difíciles de diagnosticar. Una vez que los niños están en casa, sus problemas pueden ser etiquetados de manera errónea como déficit de atención o depresión. Una vez que el problema haya sido diagnosticado correctamente, quizás la familia requiera terapia especial para empezar a construir los lazos de confianza con el niño. Estos niños pueden constituir un gran desafío, pero los problemas de afecto pueden llegar a superarse con ayuda, esfuerzo y paciencia.

¿Necesitas más información?

Consulta el índice y el apéndice C, *Guía de recursos*. Y por supuesto, habla con el médico de tu hijo.

Parte 4ª

El sistema de salud

27

El sistema de salud y los niños

Gente, lugares y tarifas

Si excepcionalmente tienes suerte, tu hijo nunca necesitará que lo envíen a un especialista, ser sometido a un proceso quirúrgico, ir a urgencias o ser ingresado en el hospital; y tu compañía de seguros cubrirá casi todos los gastos de la salud de tu hijo sin casi rellenar papeles ni demás trámites. Sin embargo, hay muchas posibilidades de que en algún momento tu hijo tenga que enfrentarse al sistema de salud fuera de las paredes de la consulta de su pediatra. En este capítulo, vamos a hablar de temas relacionados con los seguros y problemas financieros con los que te puedes encontrar a la hora de conseguir atención médica para tu hijo, alguna información básica sobre los especialistas que tratan a tu hijo y un recorrido por urgencias y por el hospital desde la perspectiva de un paciente de pediatría.

Seguro médico y atención administrada: ¿Está tu hijo cubierto?

Hoy en día, cerca del 14 por ciento de la producción económica de los Estados Unidos se gasta en la salud. Esto hace que el sistema de los Estados Unidos sea el más caro del mundo y que sea imperativo tener un seguro médico que cubra a tus hijos. Uno de cada seis niños nacerá o desarrollará uno o más problemas crónicos de salud (que son potencialmente muy costosos). Y aunque la mayoría de los niños pasan su infancia únicamente con los problemas usuales leves y algunas lesiones, incluso el coste de los reconocimientos rutinarios recomendados durante el primer año de vida de los niños (revisiones frecuentes, vacunas, pruebas médicas) pueden ser un gran peso para muchas familias si lo tienen que pagar de su bolsillo.

Guía de la salud infantil para padres

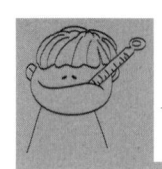

A continuación, vamos a discutir las diferentes formas de seguro médico que pueden dar cobertura a tu hijo y a tu familia y las ventajas y desventajas de estos planes. También te daremos consejos para ayudarte a desenvolverte en el sistema de salud y obtener el cuidado que tu hijo necesita, sin importar la cobertura de tu seguro. Lee el capítulo 33, *Cómo cuidar a un hijo con necesidades médicas especiales*, para más información sobre los aspectos financieros que supone cuidar a un hijo con problemas de salud especiales o complejos.

Tipos de seguros médicos

En los Estados Unidos, hoy en día hay disponibles dos grandes grupos de seguros médicos: el seguro tarifa por servicio (o indemnización) y la atención administrada.

El seguro tarifa por servicio (indemnización)

El seguro tarifa por servicio (indemnización) es el tipo tradicional de cobertura médica que la mayoría de los americanos tenía hasta hace unos años. En este tipo de seguro médico, los pacientes normalmente pueden elegir cualquier médico de atención primaria o especialista que deseen ver y la compañía de seguros pagará el precio de las consultas médicas, las pruebas, el cuidado en el hospital, operaciones y cualquier aparato o utensilio sin preguntar por qué se necesita ese servicio ni intentar limitar el número de los diferentes servicios que los pacientes pueden recibir. Debido a que esta forma de seguro hizo muy poco o nada para contener los costes y presentaba a los empresarios y a los pacientes primas cada vez más altas, está siendo rápidamente reemplazado por la cobertura de la atención administrada que se describe más adelante.

> **Nuestro consejo**
>
> **Recopilar preguntas sobre seguros**
>
> Cuando dejas toda la información pertinente a la persona que cuida de tu hijo, como los números de teléfono del centro de intoxicación y del pediatra, considera escribir también la información sobre el seguro médico familiar. Si necesita llevar a tu hijo al hospital, esta información ayudará a que las cosas vayan más rápida y tranquilamente. Incluye el nombre de la compañía de seguros, el número de grupo, el número de identificación y quién es el empresario que provee el seguro y a través de qué padre se tiene ese seguro.

Aunque a los médicos, hospitales y pacientes les suelen gustar los aspectos que no están regulados en la cobertura del seguro tarifa por servicio, muchos de estos planes tienen otras limitaciones y desventajas. Típicamente, estas pólizas se centran en dar cobertura a la gente

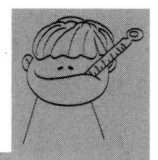

Capítulo 27. El sistema de salud y los niños

cuando está enferma, atención hospitalaria, operaciones y procedimientos realizados relacionados con enfermedades graves o crónicas. Las visitas preventivas, como las visitas rutinarias y las vacunas para los niños, normalmente no estaban cubiertas o sólo en una pequeña parte. Además, se tenían que acumular muchos gastos deducibles de tests de laboratorio, medicamentos y otros servicios antes de que te los reembolsaran.

El seguro de servicios médicos administrados

Servicios médicos administrados es un término general que se refiere al intento de un plan de seguros de controlar los costes y la calidad de los servicios «administrando» la cantidad, el tipo y la manera en la que se dan los servicios a los pacientes o a los «miembros» del plan. Cuando se estaba escribiendo este libro, más de las tres cuartas partes de los individuos asegurados individualmente en los Estados Unidos tenían un plan de seguro de servicios médicos administrados. Esta manera de administrar los servicios médicos está también arrasando en los programas de salud patrocinados por el gobierno, *Medicaid* (para los pobres y los que tienen discapacidades) y *Medicare* (para las personas mayores).

La característica principal de la mayoría de los seguros administrados es el papel de «portero» que desempeña el médico de atención primaria. Esto significa que el médico de atención primaria es responsable de autorizar o controlar los servicios que el paciente recibe como cuando es enviado a un especialista, tests de laboratorios, rayos X, visitas a urgencias que no sean necesarias y equipo y material médico. Las compañías de seguros pueden premiar o penalizar financieramente a los médicos de atención primaria basándose en lo bien que limite los costes innecesarios y los gastos gravosos en el cuidado de sus pacientes.

El aumento de las tarifas de la atención médica fue lento al principio debido a la rápida extensión de la atención administrada, pero las tarifas médicas continúan subiendo. Algunos creen que la presión continua del aumento de precios va a llevar, antes o después, a un modelo de «un solo pagador», planes financiados por el gobierno similares a los sistemas que existen actualmente en Canadá y la mayoría de los países industrializados del mundo.

Pero, ¿cómo influye la atención administrada en los cuidados que tu hijo recibe? Disminuyendo los costes de los cuidados médicos, la atención administrada ha ayudado a aumentar el número de niños de Estados Unidos que tienen seguro médico privado. Además, estos planes tienden a cubrir más costes de cuidados preventivos, como los reconocimientos rutinarios para niños sanos y vacunas, que los que cubrían los planes de seguros tradicionales. Las personas que están a favor de la atención médica administrada pueden también señalar el hecho de que en el intento de controlar los costes reduciendo las variaciones en las que los médicos diagnostican y tratan a los pacientes, muchas de estas pólizas han establecido pautas y estándares que deben seguir los médicos al «administrar» los problemas comunes de salud. En algunos casos, hay evidencia de que esto ha mejorado la calidad de los servicios que reciben los pacientes que tienen ese plan de seguro médico.

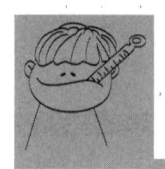

En general, las familias con hijos sanos que tienen seguros médicos administrados también parece que están satisfechas con la atención que reciben. Pero muchas familias, particularmente aquellas que tienen niños con necesidades medicas especiales, pueden encontrarse con una variedad de dificultades, restricciones y frustraciones al intentar desenvolverse dentro del sistema de atención administrada.

Preguntas que hacer sobre los seguros

Las siguientes son algunas de las cuestiones que puedes plantearte a la hora de elegir y usar un seguro médico para tu hijo y algunas sugerencias sobre cómo tratar este tema:

- ¿Puedes elegir tu plan de seguro médico? La mayoría de las empresas que ofrecen seguro médico tienen al menos dos opciones para los trabajadores. Sin embargo, como los planes administrados normalmente cobran al empresario una prima menor por miembro si hay muchos trabajadores que están inscritos en el plan, los empresarios tienden a ofrecer únicamente unas pocas opciones.

- ¿Están excluidos los problemas preexistentes? Si estás considerando cambiar de trabajo y esto conlleva un cambio en el seguro médico, entérate antes si el nuevo seguro cubre el cuidado de un problema de salud crónico que tu hijo pueda tener.

- ¿Hay un cuadro médico limitado de médicos de atención primaria y de especialistas? La mayoría de los planes administrados te permitirán elegir un médico de atención primaria para tu hijo sólo de los que hay en su cuadro médico. Si tu hijo ya tiene un médico de atención primaria que te gusta, averigua si ese médico está en el cuadro de la nueva compañía de seguros o si estaría dispuesto a formar parte del cuadro de esa compañía.

  Si tienes que elegir un nuevo médico para tu hijo, asegúrate de que el cuadro médico tiene bastantes doctores de atención primaria en tu área. También es importante que averigües si esos médicos aceptan nuevos pacientes. Y recuerda comprobar si los que están en la lista que estás interesada en usar siguen en ese cuadro médico; las listas de que dan las compañías cambian constantemente y puede que no estén actualizadas.

  Los mismos temas se aplican a los servicios y otras especialidades y subespecialidades que tu hijo puede necesitar, especialmente si tiene problemas complejos de salud. De nuevo comprueba si los especialistas a los que va tu hijo están en la lista. Muchos

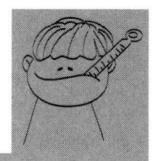

Capítulo 27. El sistema de salud y los niños

planes te permitirán que veas a un especialista que no está en el cuadro médico, pero pagará un porcentaje menor de la tarifa médica (como el 70 por ciento en lugar del 90 por ciento que pagaría si el especialista estuviera en el cuadro médico). Además, algunos planes administrados quizás tengan muy pocos o no tengan subespecialistas pediátricos en su cuadro médico. Esta puede que sea una situación inaceptable para poder atender las necesidades de tu hijo. En algunos casos, especialmente si el médico de atención primaria de tu hijo apoya la petición, el plan cubrirá el coste de un especialista pediátrico que no está en el cuadro médico. Si tu hijo tiene problemas médicos complejos y lo ve un subespecialista para la mayoría de sus problemas, tendrás que averiguar si el nuevo seguro médico administrado permite que un subespecialista actúe como si fuera el médico de atención primaria; algunos planes, pero no todos, permitirán esto.

- ¿Cómo gestionan el envío a un especialista, los tests de laboratorio y las visitas a urgencias? ¿El plan de atención administrada requiere autorización del médico de atención primaria para ir a un especialista? Si es así, ¿el médico de atención primaria es penalizado por enviarte a un especialista? Aunque la mayoría de los médicos harán que sus pacientes reciban los tratamientos médicos apropiados, factores desmotivadores financieramente harán que algunos médicos pongan barreras en tu camino cuando intentes buscar los servicios que creas que benefician a tu hijo.

- ¿Qué hay de los test de laboratorio y de los rayos X? ¿Requieren autorización del médico de atención primaria? Y si tu hijo necesita atención de un médico que trabaja en un hospital o de un servicio especial, se le pueden hacer los análisis de sangre y los rayos X en el hospital durante la visita o se los tienen que hacer en otro sitio que no es tan cómodo o que tiene menos experiencia pediátrica?

- ¿Cuáles son las normas del seguro en cuanto a los reembolsos por los gastos de las visitas a urgencias? ¿Debes tú pagar la visita de tu hijo a urgencias si se determina que la visita no fue debida a un problema urgente?

- ¿Hay algunas limitaciones en los servicios que puedes recibir? Algunas de las necesidades de tu hijo puede que no estén cubiertas por el plan médico. Por ejemplo, muchos seguros de atención administrada quizás no paguen por las vacunas y puede que excluyan o limiten severamente los reembolsos por los servicios mentales o terapias alternativas (como acupuntura). Algunos seguros puede que limiten también el número de visitas rutinarias que reembolsan.

Si tu hijo tiene problemas médicos complejos, los representantes del seguro puede que no reconozcan o admitan las diferentes necesidades de desarrollo y necesidades especiales de tu hijo y es posible que pregunten o nieguen ciertos servicios y tratamientos. Quizás necesites documentación médica y respaldo de los médicos de tu hijo, el de atención primaria y los especialistas, para resolver peleas con el seguro médico referentes a lo que es apropiado y necesario para la salud de tu hijo.

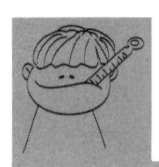

- ¿Qué medicamentos cubre? Aunque la mayoría de los planes de atención administrada reembolsan los gastos (que son superiores a la parte que tú debes pagar) de las recetas rutinarias, los planes de seguro varían considerablemente en cuanto a lo que cubren cuando se trata de medicamentos más caros, especializados o aprobados recientemente. Si tu hijo requiere tratamiento con este tipo de medicamentos para una enfermedad crónica, comprueba con su médico si esto va a suponer un problema con tu seguro (el que tienes actualmente o el que piensas tener).

- ¿Existen límites en los gastos? Muchas compañías de seguros limitan la cantidad de gastos que pueden ser reembolsados en un cierto período. En la mayoría de los planes, estos límites están fijados en unos niveles altos; sin embargo, para la familia que tenga un hijo con muchas necesidades médicas, los límites en los gastos pueden suponer una carga financiera enorme.

Nuestro consejo

Planear el viaje

Si tú y tu hijo vais a ir de vacaciones, quizás os alojéis en hoteles o casas que no os son familiares y que no están preparadas para que los niños estén seguros. Dondequiera que estés, pregunta cuál es el número de teléfono de urgencias y del centro de toxicología. Lleva siempre contigo las tarjetas del seguro médico cuando viajes y antes de irte pregunta a tu compañía de seguros los gastos que cubre en caso de emergencia, especialmente si viajas fuera de tu estado.

Más consejos para elegir y usar los planes de seguros

A continuación tienes más consejos para elegir y usar los planes de seguros:

- Busca la opinión de otros. Pregunta a tus compañeros de trabajo, a otras personas que tengan ese plan y a los doctores que están en el cuadro médico lo satisfechos que están con los servicios y la forma de trabajar.

- Consulta en las fuentes de información de los consumidores sobre el plan. Hay muchas organizaciones, agencias y servicios de noticias que proporcionan clasificaciones o «informes» para comparar los planes de seguros. El *National Committee for Quality Assurance* (NCQA) (www.ncqa.org) es un grupo de reconocimiento sin ánimo de lucro que ofrece *Quality Compass,* una base de datos de indicadores del

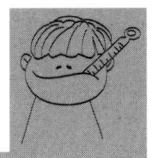

Capítulo 27. El sistema de salud y los niños

comportamiento de los planes de seguro (como el porcentaje de niños que tienen ese seguro que han recibido la vacunación recomendada) que los consumidores pueden utilizar para evaluar los diferentes seguros médicos. Ten en cuenta que son las compañías de seguros médicos las que dan esa información a la NCQA de manera voluntaria y que la información puede que no sea totalmente exacta. Los consumidores también pueden conseguir información sobre seguros médicos a través del organismo del gobierno llamado *Health Care Financing Administration* (HCFA) en www.hcfa.gov. La *Consumer's Unión* publica clasificaciones de los planes de salud periódicamente en su revista *Cosumer Reports*. *Newsweek* elabora una clasificación anual de seguros médicos que aparece en www.healthgrades.com.

La voz de la experiencia

«Cuando mi hijo estaba verdaderamente enfermo, dije enseguida a los médicos que le atendían que no teníamos seguro médico. Me sorprendió lo eficaces que fueron, se preocuparon de darnos el cuidado más efectivo posible al menor coste y me dijeron que tenían tarifas con descuento para familias que no tuvieran seguro médico».

De la *Encuesta a los padres de KidsHealth*

- Sé persistente. Si estás teniendo dificultades para que tu seguro médico te asegure u ofrezca servicios que tanto tú como el pediatra creéis que son importantes para el cuidado de tu hijo, no te rindas. En la mayoría de los casos, si presionas de manera continua a los representantes de los seguros con toda la documentación posible que apoye tu solicitud y todas las opiniones médicas que puedas conseguir, antes o después cederán.

- Está al corriente de los sistemas de trámites de quejas y de las normas de apelación del seguro. Si continúan denegando servicios necesarios para tu hijo, utiliza los procedimientos de quejas y apelaciones que existan.

¿Qué ocurre si tu hijo no tiene un seguro médico?

En los Estados Unidos, cuando estábamos escribiendo este libro, más de 11 millones de niños menores de 18 años, más o menos 1 de cada 7, no tenían seguro médico. Esto les hace más vulnerables a ciertos problemas médicos y sus complicaciones. Por ejemplo, tienen más posibilidades de necesitar hospitalización debido al asma y a otras enfermedades no tratadas adecuadamente. Ya que a menudo no tienen un médico de atención primaria al que visitar para los reconocimientos rutinarios, también es menos probable que se les administren todas las vacunas a tiempo y que se les hagan pruebas para ver si tienen problemas de desarrollo o de visión.

Aunque la mayoría de los niños que no tienen seguro viven en casas cuyos ingresos son bajos, el 90 por ciento más o menos tienen padres que trabajan (al menos uno de ellos). Muchos padres cuyos ingresos son bajos no saben que la mayoría de los niños que no tienen seguro tienen ahora derecho a seguro médico gratis o a un precio muy bajo a través de uno o dos programas patrocinados por el gobierno: el *Medicaid* tradicional (www.hcfa.gov/medicaid/medicaid.htm) o el nuevo programa *Children's Health Insurance Program* (CHIP) (www.hcfa.gov/init/children.htm).

Medicaid

Medicaid, fundado por el Congreso en 1965, es un programa que provee seguro médico a adultos y a niños que pertenecen a familias con unos ingresos bajos. En 1996, alrededor del 30 por ciento de los niños de los Estados Unidos (menores de 21 años) estaban asegurados a través de *Medicaid*. El programa está financiado con dinero de los impuestos federales y estatales. Aunque el gobierno federal establece unos determinados estándares generales para el programa, cada estado se encarga de su propio programa de *Medicaid*; debido a esto, existen algunas variaciones de un estado a otro en cuanto a los requisitos necesarios para poder recibir este seguro y a los servicios médicos que se ofrecen.

Desafortunadamente, muchos padres trabajadores que tienen ingresos bajos creen que solo la gente que vive de la asistencia social tiene derecho a recibir *Medicaid*. Incluso si uno o los dos padres trabajan, sus hijos probablemente tengan derecho a recibir el programa si los ingresos familiares están por debajo de ciertos límites basados en las pautas de pobreza federales. También los padres que no reciben asistencia social debido a la reforma del sistema social de su estado deben saber que, generalmente, sus hijos siguen teniendo derecho a recibir *Medicaid*.

Los beneficios en cuanto a salud que se ofrecen a los niños que tiene *Medicaid* normalmente incluyen los mismos servicios que cubren las compañías de seguros comerciales. En la mayoría de los estados, esto incluye revisiones médicas regulares, vacunación, visitas cuando están enfermos, que se les envíe a un especialista, pruebas de laboratorio, rayos X, recetas, medicinas, gafas, visitas a urgencias y atención hospitalaria. Para controlar los costes, la mayoría de los estados están actualmente incluyendo a los niños que tienen derecho a *Medicaid* en planes de salud administrados que contratan con el programa de *Medicaid* estatal.

El programa *Children's Health Insurance*

En 1997, el Congreso decretó la legislación para crear el programa *Children's Health Insurance* (CHIP). Esto representa el mayor aumento que ha existido para cubrir la salud de

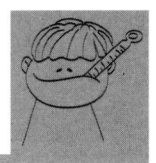

Capítulo 27. El sistema de salud y los niños

los niños desde que se creó *Medicaid*. El CHIP ofrece seguro gratuito o a un precio muy bajo para niños hasta los 18 años de familias con ingresos bajos y medios que no tienen un seguro comercial que les cubra y que no tienen derecho a *Medicaid*.

En algunos estados, el CHIP es simplemente una expansión del programa de *Medicaid*, que cubre a los niños de familias cuyos ingresos eran muy altos para poder tener *Medicaid*. En otros estados, el CHIP es un programa independiente de *Medicaid* pero generalmente provee beneficios similares. En la mayoría de los estados, una familia de cuatro miembros puede recibir los servicios del CHIP gratuitamente si sus ingresos son inferiores a 25.000 dólares americanos. Las familias que ganan más de esta cantidad posiblemente tengan que pagar pequeñas primas mensuales y costear parte de las visitas médicas.

Si crees que tu hijo tiene derecho a recibir ayuda de los programas *Medicaid* o CHIP, puedes encontrar una lista con los números de teléfono de las oficinas en cada estado, que te pueden dar más información y te pueden ayudar a inscribir a tu hijo en el programa para el que tenga derecho, en www.hcfa.gov/medicaid/obs5.htm. También puedes ponerte en contacto con la oficina local o estatal de MEDICAID o el departamento de salud. La mayoría de los hospitales, clínicas y consultas médicas y muchas agencias estatales y centros comunitarios te pueden también ayudar a ponerte en contacto con la oficina apropiada en tu estado.

Especialistas médicos

A medida que tu hijo va creciendo, es su médico de atención primaria (el pediatra) quién se ocupa de él cuando está enfermo y monitoriza su salud y su desarrollo. Pero, ¿qué ocurre si tu hijo tiene un problema médico que no puede ser únicamente tratado por el pediatra? En este caso, el pediatra te enviará a un especialista para que realice una valoración y tratamiento adicionales. Un especialista es un médico que se centra en un sistema determinado del cuerpo, pacientes de un determinado grupo de edad, en el uso de tecnologías médicas específicas o en técnicas para diagnósticos o tratamientos. Un especialista tiene una formación más amplia y más experiencia para diagnosticar y tratar tipos específicos de enfermedades y por eso está más capacitado para trabajar con problemas médicos complicados que pueden sobrepasar la experiencia de un médico de atención primaria (para información más detallada sobre los problemas de salud que afectan a los niños, lee el capítulo 32, *Problemas de salud en la primera infancia*).

Hay mucha confusión en cuanto al término *especialista*. Casi todos los médicos que ejercen hoy en día en los Estados Unidos son especialistas, porque después de licenciarse en medicina, cada uno de ellos ha hecho tres años o más de formación hospitalaria en una especialidad médica. Incluso los médicos de atención primaria, como los pediatras generales, internistas y médicos de familia, han realizado esta formación médica de postgrado y son considerados especialistas en esa área. Esta discusión se centra principalmente en médicos que han completado una formación adicional además de la residencia en una de las áreas de especialidad «general». Es más apropiado llamar a estos médicos *subespecialistas,* no obstante el término *especialista* se usa comúnmente cuando los médicos o los legos se refieren a ellos en las conversaciones. Este uso más genérico del término *especialista* es el que empleamos en este libro.

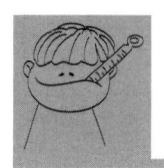

Especialistas pediátricos y especialistas de adultos

Desde un punto de vista médico, los niños no son pequeños adultos. Tienen problemas específicos y complejos. Como consecuencia, es necesario hacer una importante distinción entre los especialistas para adultos y los especialistas pediátricos. Algunos especialistas tratan tanto a los adultos como a los niños, aunque el porcentaje del tiempo que emplean para tratar a niños puede variar notablemente. Los especialistas pediátricos tratan exclusivamente a niños y a adolescentes (y algunas veces a adultos jóvenes).

Lo que diferencia a los especialistas pediátricos de los especialistas de adultos es que los primeros han cursado unos años adicionales de formación (como *fellows**) durante los que han estado casi completamente centrados en el cuidado de los niños. En general, si tu hijo necesita tratamiento médico especializado, es mejor elegir a especialistas pediátricos debido a su mayor conocimiento de las enfermedades y problemas pediátricos y por su familiaridad y experiencia con niños.

Entender las credenciales de un especialista

Cuando llevas a tu hijo a que lo vea un especialista, sirve de mucha ayuda saber qué formación y experiencia ha tenido ese médico. Pregunta al médico de atención primaria de tu hijo sobre las credenciales del doctor al que te ha enviado. Aunque en algunas áreas específicas no se han establecido todavía exámenes o certificados acreditativos, éstos en una especialidad o subespecialidad indican que el médico ha superado los estándares requeridos en esa área. Generalmente, estos estándares incluyen completar un programa de residencia acreditado (y algunas veces una formación adicional como *fellow*), pasar un examen para conseguir un certificado en esa área de medicina y, en algunos casos, completar un período de experiencia practicando en esa especialidad o subespecialidad que les cualifique para hacer el examen acreditativo.

---

* Ver el apartado «Hospitales infantiles, hospitales con grandes departamentos pediátricos y hospitales generales» más adelante en este capítulo donde se explica el término *fellow* (N. de la T.).

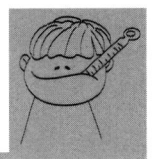

Capítulo 27. El sistema de salud y los niños

Para saber si un médico es un especialista certificado, puedes llamar a la *American Board of Medical Specialties* (ABMS). Indica que quieres obtener datos ilimitados de especialistas certificados. También puedes encontrar la *Oficial ABMS Directory of Board Certified Medical Specialists* en la biblioteca local o en la biblioteca del hospital.

Conseguir cuidado especial para tu hijo: el seguro y cuestiones sobre la atención administrada

En el actual entorno dominante de la atención administrada no es siempre fácil que te envíen al especialista que tú elijas. Las compañías de seguros ejercen mucha influencia y pueden hacer que solamente puedas ir a aquellos especialistas que trabajan con ellos. En muchos casos, las opciones de especialistas que ofrecen es más limitada que la de los médicos de atención primaria. Por ejemplo, si tu hijo tiene un problema grave de asma y el pediatra decide que lo debe ver un especialista, probablemente te envíen a uno de los cinco especialistas de pulmón que hay en esa compañía y te puedes encontrar con que ninguno de ellos es un especialista pediátrico de pulmón. Este puede que no sea un gran problema si dedicas tiempo a buscar información sobre la experiencia de estos médicos. Puede que encuentres que al menos uno de ellos trabaja principalmente con niños y se puede ocupar completamente de tu hijo. Pero si encuentras que ninguno de los que ofrece la compañía tiene la experiencia que se requiere para tratar a tu hijo, quizás necesites buscar a un especialista que esté fuera del cuadro médico de la misma. Algunos planes médicos te permiten que hagas esto, pero cubrirán una parte menor de la tarifa de la que cubren si el especialista está en su cuadro médico. Otros planes pedirán que justifiques (normalmente por escrito) por qué has ido a un especialista que no está en su cuadro médico para que te cubran la visita o el tratamiento. En algunos casos, el pediatra de tu hijo deberá escribir una nota en tu nombre recomendando ir a un especialista específico. Por ejemplo, si en el cuadro médico de tu seguro solo hay especialistas para adultos, el médico de tu hijo puede decir que es necesario un especialista pediátrico para su problema. Tú también puedes darle a la compañía de seguros una lista con las credenciales y requisitos necesarios para que financien tu caso más adelante.

Conseguir la información que necesitas de un especialista

Cuando llevas a tu hijo a que lo vea un especialista, estás buscando más o mejor información sobre cómo ayudarlo. Te puedes preparar para esta visita sabiendo con antelación qué necesitas llevar, o haz que la oficina de tu pediatra envíe antes de que tú vayas los informes médicos específicos y los resultados de pruebas. Cuanta más información puedas darle al especialista, de más ayuda será la consulta. También prepara una lista de preguntas que quieres que te conteste. Es muy fácil aturdirse cuando vas a una consulta médica y olvidarse de hacer todas las preguntas que tenías si no las llevas escritas. Como muchos médicos, los especialistas probablemente usen a veces un lenguaje médico o términos que pueden ser confusos. No dudes en pedirle que te aclare las cosas si te dice algo que no entiendes. Tú eres el primer defensor de tu hijo y la persona que se encarga en primera instancia de su salud y puede que necesites comunicar esa información a otros médicos en el futuro, así que asegúrate de que tienes una idea clara de lo que ocurre.

Cuanto más complejo sea el problema médico de tu hijo, más importante es coordinar el cuidado que recibe. Haz que todos los especialistas que ven a tu hijo envíen copias de los resultados de las pruebas que le hagan e informen al pediatra de tu hijo; de esta manera, habrá un informe médico que reúna todos los cuidados que ha recibido tu hijo. Cuando varios médicos están involucrados en su tratamiento, es vital que alguno de ellos, normalmente el pediatra, tenga toda la información necesaria para coordinar la comunicación y los planes de tratamiento que se lleven a cabo.

Clínicas pediátricas multiespecializadas

Muchos hospitales infantiles y algunos departamentos pediátricos de hospitales generales tienen clínicas pediátricas multiespecializadas que tratan a niños con problemas que necesitan ser monitorizados por varios especialistas. En la mayoría de los casos, esos niños visitarán una clínica multiespecializada cada pocos meses o una vez al año para llevar un seguimiento. Estas clínicas ahorran tiempo y esfuerzo al permitir al niño y a la familia ver a médicos diferentes y a otro personal médico especializado en un mismo lugar a la vez. Entre los ejemplos de problemas por los cuales los niños son tratados generalmente en clínicas multiespecializadas están la parálisis cerebral, la fibrosis quística, la hemofilia, la fisura del paladar y la artritis. Los bebés que están teniendo un seguimiento debido a problemas asociados con el hecho de ser prematuros también son atendidos en una de estas clínicas.

Estas clínicas están formadas por equipos de especialistas que ofrecen una evaluación médica conjunta y ponen al día los planes de tratamiento. Por ejemplo, un equipo médico de una clínica de parálisis cerebral probablemente tenga especialistas ortopédicos, pediatras, neurólogos, especialistas en nutrición, terapeutas físicos y ocupacionales y otros. Los miembros de un equipo trabajan generalmente juntos, lo que simplifica la comunicación y la coordinación de la atención médica.

El hospital

A pesar de los esfuerzos por parte de los padres y de los médicos, muchos niños requerirán hospitalización en algún momento. Ayuda estar preparado para esta posibilidad, ya sea porque tu hijo necesita cuidado de urgencias o porque va a ser sometido a una

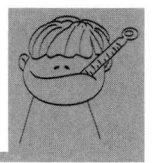

Capítulo 27. El sistema de salud y los niños

operación programada. A continuación vamos a explorar algunas de las características de los hospitales que ofrecen servicios para niños. También veremos como son, de hecho, los hospitales y te proporcionaremos las herramientas necesarias para que puedas manejarte en esa gran masa de especialistas, tecnología médica y procedimientos que os esperan a tu hijo y a ti.

Elegir hospital para tu hijo

Elegir el hospital adecuado para tu hijo depende del tipo de problema y de la complejidad de sus necesidades médicas. También depende de los tipos de hospitales que estén disponibles en tu zona geográfica y, por supuesto, de tu seguro médico.

Hospitales infantiles, hospitales con grandes departamentos pediátricos y hospitales generales

Cuando se trata de pediatría, no todos los hospitales han sido creados de la misma manera. Hay algunas diferencias importantes entre los hospitales especializados en cuidados infantiles y los que tienen departamentos pediátricos pequeños o ninguna sección dedicada al cuidado infantil. En los hospitales infantiles o en los hospitales con grandes departamentos pediátricos, todo o la mayoría del personal médico que trata a los niños son especialistas pediátricos. Los médicos generalmente tienen una formación separada y específica en el diagnóstico y tratamiento de problemas médicos infantiles. Muchas enfermeras y otros profesionales también tienen una formación y experiencia adicional que les ayuda a conseguir las cualidades necesarias para tratar a los niños. Los hospitales infantiles y aquellos con grandes secciones pediátricas también tienen los equipos y materiales médicos que se necesitan para niños de distintas edades.

> **Nuestro consejo**
>
> **Qué hacer en caso de emergencia**
>
> En caso de emergencia, conseguir asistencia médica rápidamente es a menudo lo más importante. En ese caso, tu primera opción es el hospital más cercano. Después de llegar, si parece que el problema de tu hijo requiere atención especializada, la mayoría de los hospitales locales enviarán al niño a un hospital especializado en el cuidado infantil.

Muchos hospitales infantiles y aquellos que tienen grandes departamentos de pediatría son también hospitales de docencia que están dedicados a formar futuros pediatras y especialistas pediátricos. En un hospital de docencia, los médicos que están todavía en período de formación, como los residentes y los *fellows,* son los que se ocupan de la atención día a día. Un residente es un médico que ha terminado la carrera de medicina y está haciendo su formación postgradual bajo la supervisión de médicos de la plantilla del hospital. Un *fellow* es un médico que ha terminado su formación como residente y está recibiendo una formación adicional en una subespecialidad (como cardiología pediátrica). Tanto los residentes como los *fellows* son muy accesibles para los padres, para que puedan hacerles preguntas y conseguir información sobre el estado de su hijo. Si deseas hablar con el médico que le ha atendido (el que está encargado del cuidado de tu hijo, está en su «servicio»), no dudes en preguntar. Normalmente, por la mañana los médicos hacen «las visitas», durante las cuales los residentes y los *fellows* ven a cada paciente y discuten su tratamiento. Así que incluso si no ves al médico que se ocupa de tu hijo cuando hace la visita, puedes estar segura de que el equipo está atento a su evolución y está informando rápidamente al médico encargado de cualquier cosa importante.

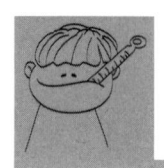

Los hospitales generales que no tienen servicios de pediatría normalmente no tienen en plantilla muchos médicos especialistas pediátricos, puede que no tengan residentes y *fellows*, y no siempre tienen el equipamiento necesario para niños pequeños. Sin embargo, debes saber que un buen hospital local normalmente puede atender bien muchas de las necesidades médicas y quirúrgicas de los niños, particularmente las que no son complejas.

Prepara a tu hijo para ir al hospital

La mejor manera de preparar a tu hijo para ir al hospital es reducir el miedo a lo desconocido. Ahora, muchos hospitales ofrecen antes de la admisión visitas al hospital y al quirófano para niños que van a tener una operación programada. Durante la visita, los niños tienen la oportunidad de ver el equipamiento del quirófano, así como la manera en la que el personal del quirófano está vestido. Cerciórate de que tu hijo (dependiendo de su edad y su habilidad para comprender) entiende perfectamente las razones médicas por las que va al hospital y asegúrale que todo lo que se va a hacer es para que se sienta mejor.

Nuestro consejo

Un nuevo juguete

Para que al ir al hospital a recibir tratamiento o a pasar una noche tu hijo tenga menos ansiedad, compra un pequeño juguete y envuélvelo antes de ir. Dáselo a tu hijo cuando lleguéis, la excitación de abrir un regalo puede ser divertida y el nuevo juguete mantendrá su atención mientras estás haciendo la inscripción o esperando al médico o a la enfermera.

Los niños también tienen miedo de quedarse solos en el desconocido ambiente de un hospital. Entérate de las normas del hospital acerca de esperar con tu hijo antes de la

Capítulo 27. El sistema de salud y los niños

operación para que puedas prepararle con tiempo suficiente. Hazle saber que vas a estar allí cuando se despierte y muéstrale dónde será.

En los últimos años, ha habido una tendencia a hacer operaciones quirúrgicas simples en un paciente que no está ingresado o «operaciones en hospital de día» (en España esto se conoce como Cirugía Mayor Ambulatoria, CMA) que no requieren quedarse por la noche. Habla con el pediatra a cerca de esta posibilidad, es una manera de que tu hijo vuelva a casa antes para recuperarse en un ambiente más familiar y cómodo.

Cuando estés preparando la bolsa para ir al hospital, lleva algunas cosas que hagan que tu hijo se sienta más cómodo. Está bien llevar su pijama. Asegúrate de que es de manga corta para que no tengan que enrollarlo hacia arriba para tomarle la tensión, para poner las vías intravenosas o para hacerle análisis médicos. Algunas veces, después de la operación tu hijo necesitará ponerse la ropa del hospital para que los médicos tengan mejor acceso a lo que necesitan ver y examinar, pero su propia bata le vendrá muy bien como algo familiar y caliente que ponerse. Para los niños pequeños, ayuda llevar una muñeca o un animal de peluche, especialmente uno que tenga brazos y piernas como un osito. Cuando alguien llega para comprobar las constantes vitales, como el pulso y la presión sanguínea, pueden hacérselo primero al animalito, así tu hijo sabe qué esperarse. Los psicólogos recomiendan que el «paciente» no sea la muñeca favorita del niño, ya que puede crearle ansiedad si el niño se identifica mucho con ella y se preocupa cuando le están «haciendo las pruebas» o se le debe dejar a un lado mientras se hacen los distintos procedimientos. También puedes llevar su cepillo de dientes, pasta de dientes, peine y otras cosas de aseo. Muchos hospitales tienen vídeos que están disponibles, así que entérate antes y lleva una o dos películas de casa.

Normas y regulación de los hospitales

Cada hospital tiene sus propias normas en cuanto a visitas, acomodación para los padres que se quedan por la noche y reglas generales del hospital. Normalmente estas normas están disponibles por escrito con tiempo suficiente para que tú puedas hacer tus planes. Muchos hospitales tienen instalaciones que permiten que los padres y algunas veces los hermanos se queden por la noche. En las situaciones en las que tu hijo va a ser admitido para quedarse un período largo de tiempo, pregunta por centros como el *Ronald McDonald House* que ofrece estancias gratuitas o a precios bajos a las familias.

Comunicación con el equipo médico: cómo conseguir respuestas

¿Cómo saber a quién tienes que preguntar sobre cada cosa? Generalmente, hay un médico «responsable». Cuando tu hijo es admitido en el hospital, es asignado a un médico que coordina el trabajo de todo el equipo que va a cuidarle.

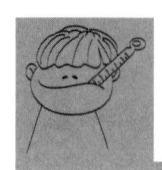

Asegúrate de que sabes quién es el médico encargado, quién es el médico que le va a atender, cómo ponerte en contacto con él y qué otros médicos van a ser consultados durante la admisión de tu hijo. Anota toda esta información, es increíble lo rápido que vas a olvidar quién es quién si no lo anotas. Si llega un nuevo médico para examinar a tu hijo o consultar acerca del caso, anota su nombre y su especialidad y cerciórate de entender cuál es su papel en el equipo médico. Esta información te ayudará a saber qué médico es el apropiado para contestarte una pregunta específica.

Nuestro consejo

Un pequeño sorbo antes de la operación

Hasta hace poco, un niño al que estaba programado operar no podía comer o beber nada ocho horas antes, un período grande para un niño ansioso y hambriento. Ahora la *American Academy of Pediatrics* dice que los niños pueden tomar líquidos hasta dos horas antes de ser anestesiados; la comida sólida debe evitarse por completo, pero zumos sin pulpa, líquidos claros e incluso helados de hielo son seguros. Pregunta al médico o al anestesista antes del día de la operación sobre lo que debes hacer.

La enfermera de tu hijo también puede darte mucha información. Las enfermeras tienen acceso a los informes médicos y, normalmente, están presentes cuando el médico pasa visita. Pueden darte una visión del estado médico de tu hijo y pasar información entre tú y el equipo médico. Cuando necesites hablar con el doctor directamente, la enfermera es la persona adecuada para ponerse en contacto con él. La mayoría de los médicos llevan buscas para ser localizados rápidamente; no obstante, cuando se trata de localizar a un cirujano puede tardarse más si está en quirófano. Si el equipo médico usa términos o dice cosas sobre la salud de tu hijo que no entiendes, no tengas vergüenza de pedir que te lo expliquen. Para ser el mejor defensor de tu hijo es necesario que comprendas perfectamente el problema y las necesidades médicas de tu hijo.

La voz de la experiencia

«Cuando mi hijo estaba en el hospital, había tanta gente involucrada en atenderlo que no pude saber quién era quién, lo que hacía mucho más difícil saber a quién preguntar cada cosa. Finalmente, usé una libretita que guardaba en mi bolso, en la que escribía los nombres, cargos, unas pequeñas notas sobre cuáles eran sus responsabilidades (una de mis primeras preguntas cuando los veía por primera vez) y algo más de información sobre el tratamiento de mi hijo».

De la *Encuesta a los padres de KidsHealth*

Capítulo 27. El sistema de salud y los niños

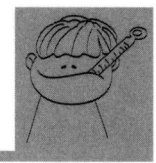

¿Qué hacer cuando tu hijo tiene dolores o molestias?

Tener a tu hijo en el hospital puede ya ser bastante estresante por sí solo, pero verlo sufrir puede ser difícil para los dos. Incluso los procedimientos más simples, como sacar sangre o empezar un tratamiento con fluidos intravenosos (IV), pueden asustar a tu hijo. Si algo le va a doler, díselo; si le mientes vas a minar su confianza. En su lugar, dile cuánto tiempo le va a doler (3 segundos, 10 segundos) y cuenta con él. Por lo general, saber que se va a terminar pronto es la mejor manera que tienen los niños de hacerle frente. Pregunta a la persona que está administrando el procedimiento cuánto va a durar, para que no subestimes el tiempo.

A menudo, el dolor postoperatorio es un motivo de preocupación. Si sospechas que tu hijo tiene dolores, házselo saber a la enfermera. Hay mucho tipos de medicinas y dosificaciones que pueden aliviar el dolor y algunas funcionarán mejor en tu hijo que otras. Además, puedes ayudarlo a superar el dolor haciendo todo lo posible para que esté tranquilo y distrayéndolo con su juguete favorito, un juego, un libro, una actividad o un programa de televisión si es posible. Cuando tu hijo te diga que tiene dolores, hazle caso y hazle saber que tanto tú como todo el personal en el equipo médico vais a hacer todo lo posible para que se encuentre mejor.

Otras ayudas para tu hijo y para ti

Es normal que te sientas abrumada cuando tu hijo está hospitalizado. No es fácil traspasar el cuidado de la persona a la que más quieres en este mundo a extraños. No es raro que los padres lo encuentren increíblemente estresante. El personal del hospital es consciente de que los pacientes y sus familias a veces necesitan ayuda adicional de personas que no sean familiares o amigos y, por eso, en el hospital hay muchos profesionales para apoyarte. Entre ellos se encuentran el sacerdote del hospital, los trabajadores sociales, los abogados de los pacientes, las personas encargadas de cada caso y los consejeros. Si los gastos médicos que vas a tener son un problema, el trabajador social del hospital y la administración pueden ayudarte a encontrar fuentes alternativas de financiación o a negociar los pagos. Muchos hospitales ofrecen grupos de apoyo de varios tipos donde puedes compartir tus sentimientos y experiencias con otras familias que están pasando por situaciones similares. En los hospitales infantiles y en los hospitales con departamentos grandes de pediatría, un terapeuta de niños puede serle de mucha ayuda a tu hijo haciendo actividades con él y dándole la oportunidad de estar con otros niños. La terapia de juego puede ser una buena forma de que tu hijo exprese cómo se siente y cuáles son sus temores. Esto puede ayudarte a ver cómo se encuentra y cómo está superando la situación.

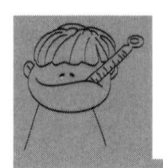

Cuando te sientas agotada o ahogada por la experiencia en el hospital, recuerda que está bien irse por un rato y descansar. Los padres a veces se sienten culpables por salir y hacer algo tan simple como ver una película o ir de compras cuando su hijo está enfermo. Pero necesitas buscar maneras saludables de mantener tu espíritu y tu fuerza para que puedas ser un gran apoyo para tu hijo. Preocuparte un poco de ti mismo no es ser egoísta, es necesario.

La voz de la experiencia

«Cuando tu hijo está en el hospital, haz muchas preguntas, entérate de lo que ocurre y por qué, y haz que se sepan las necesidades de tu hijo. Necesitas ser un defensor fuerte de tu hijo para asegurarte de que le dan el mejor cuidado posible».

De la *Encuesta a los padres de KidsHealth*

Cuidar a un hijo cuando está en el hospital es sin duda una de los mayores retos de los padres. Pero estar totalmente informado del estado médico de tu hijo, ser cariñoso y apoyarlo, es lo más importante para ayudar a que se recupere. El hospital puede ser un lugar que da miedo, pero también puede colaborar para fortalecer la relación entre los niños y sus familias al trabajar juntos durante la recuperación.

Urgencias

¿Cómo sabes cuándo la enfermedad de tu hijo es una urgencia verdadera? Una definición simple: una urgencia es cualquier cosa que pueda poner en peligro la vida o que si no es tratada de forma inmediata puede tener consecuencias graves como el empeoramiento de la enfermedad o un alto grado de incomodidad. Por supuesto, esto se puede aplicar a una gran variedad de problemas, aunque a menudo es una decisión que deben tomar los padres. El siguiente análisis te dará el conocimiento básico para que sepas cómo funcionan las urgencias y te ayudará a decidir si tu hijo enfermo necesitar ir.

¿Qué es el servicio de urgencias?

El servicio de urgencias es una zona especializada del hospital dedicada a valorar y tratar problemas inminentes y que ponen en peligro la vida. A veces recibe el nombre de departamento de urgencias para que se sepa que es más grande y complejo que un simple «servicio» de urgencias, a menudo con muchas habitaciones, docenas de personal y una cantidad sin fin de equipamiento.

Capítulo 27. El sistema de salud y los niños

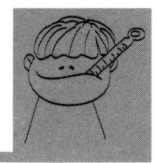

¿Cuándo debe ir tu hijo a urgencias?

A continuación tienes una lista de problemas en los que es aconsejable ir a urgencias (para una información más detallada sobre estos problemas, lee el capítulo 28, *Urgencias y primeros auxilios*):

- Problemas respiratorios. Una respiración dificultosa, ponerse azul, incapacidad para tomar aire o una respiración extremadamente dolorosa pueden ser los resultados de una gran variedad de problemas entre los que se encuentra el asma, la neumonía, los pulmones colapsados, la diabetes incontrolada, las costillas rotas y otras enfermedades que deben ser diagnosticadas y tratadas.

- Quemaduras con ampollas o con escara (quemaduras de segundo o tercer grado). Éstas pueden deberse a líquidos que están hirviendo, al contacto directo con las llamas o al contacto con productos químicos o superficies calientes.

- Variación del estado de conciencia o de alerta; estado letárgico. Además de las lesiones en la cabeza, muchas cosas pueden afectar el nivel de conciencia: infección, deshidratación, insolación, envenenamiento, latidos del corazón irregulares, ingestión de medicamentos o alcohol, migrañas, hemorragia cerebral y otros problemas. Cualquiera que sea la causa, un cambio en el nivel de conciencia de tu hijo requiere una valoración inmediata y tratamiento.

- Deshidratación (pérdida importante de fluidos del cuerpo). Los bebés con diarrea o con vómitos, atletas infantiles que han estado expuestos al calor demasiado tiempo o niños con fiebre que toman poco líquido pueden deshidratarse y entrar en un estado letárgico. Otros síntomas de deshidratación incluyen la boca seca, ojos hundidos, falta de lágrimas y cantidad de orina reducida.

- Las mordeduras de perros (u otros animales) o las mordeduras humanas. La herida necesitará limpiarse y quizás necesite puntos y el niño, probablemente, precise una inyección del tétano y posiblemente antibióticos o la vacuna de la rabia.

- Fiebre e irritabilidad. La fiebre (temperatura rectal de más de 38 grados centígrados) en un niño menor de tres meses siempre necesita atención rápida. Pero en bebés mayores y en los niños, tener sólo fiebre no requiere necesariamente una visita a urgencias, particularmente si el niño parece razonablemente en buen estado y está alerta. Pero un niño que tiene fiebre alta y parece muy enfermo puede que tenga una infección seria, como meningitis, que requiere una valoración inmediata y tratamiento.

- Lesiones en la cabeza que tengan como resultado una pérdida (o cambio) del estado de conciencia o cualquier lesión en la cabeza que esté seguida de varios episodios de vómitos. Los niños se golpean la cabeza continuamente y hasta cierto punto tendrás que utilizar tu juicio para decidir si tu hijo necesita ir a urgencias. Si hay vómitos repetidos puede indicar que existe una lesión importante en el cerebro o una presión que va en aumento dentro del cráneo. Si vomita de manera repetida después de darse un golpe en la cabeza, se está quejando de un dolor de cabeza exagerado o no camina o habla con normalidad, necesita atención médica inmediata.

- Laceración (corte). La mayoría de los niños se cortan de vez en cuando y la mayoría de los cortes se cerrarán por sí mismos bastante bien. Pero un corte grande, o uno que parezca que no se va a cerrar por sí solo o que no pare de sangrar, posiblemente requiera unos cuantos puntos.

- Envenenamiento (ingestión accidental). Lleva el bote contigo para que los médicos sepan de qué sustancia química o medicina se trata.

- Ataques (también llamados convulsiones o arrebatos). Es importante ir a urgencias la primera vez que tu hijo tiene un ataque, cuando se produce sin ninguna explicación y sin fiebre y cuando los ataques son largos.

- Reacciones alérgicas graves (urticaria extendiéndose por el cuerpo, inflamación de la cara), particularmente si afectan a la respiración.

- Cuello agarrotado e irritabilidad. Un niño que tiene el cuello agarrotado y está muy irritable puede tener una infección seria, como meningitis, que requiere una valoración inmediata y tratamiento.

- Se sospecha que hay fracturas. Puede ser difícil ver la diferencia entre una fractura y una lesión menor, como un esguince, incluso para el médico. Así que si sospechas que puede existir un problema serio dirígete a urgencias.

¿Debes llamar primero al médico o ir directamente a urgencias?

La decisión sobre si llamar al pediatra primero o ir directamente a urgencias depende de lo grave que tú creas que es el problema. Si no estás segura y crees que tienes tiempo, ponte en contacto con el pediatra para que te aconseje. Éste puede ayudarte a decidir si es necesario ir a urgencias y también te puede sugerir a qué hospital debes ir teniendo en cuenta la proximidad, la naturaleza del problema y, en algunos casos, si están en un hospital en el que el pediatra de tu hijo pueda ser el que lo trate. Por otra parte, si el problema puede poner en riesgo su vida debes llamar primero a emergencias para pedir ayuda. Después, cuando la ambulancia esté de camino, tú u otra persona puede llamar al pediatra.

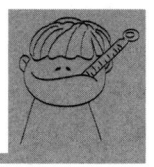

Capítulo 27. El sistema de salud y los niños

Si hablas con el pediatra antes de ir a urgencias, puede avisar al hospital que estás de camino y darles cualquier información sobre tu hijo que les pueda servir de ayuda. Siempre es una buena idea llevar una copia del historial médico de tu hijo, en el que se incluyan qué medicamentos ha tomado, historial alérgico y de vacunación.

¿Debes ir a las urgencias más cercanas o a las urgencias pediátricas de la zona?

Hay dos tipos de urgencias a tener en cuenta, unas son las urgencias generales que existen en la mayoría de los hospitales, las otras son las urgencias que hay en los hospitales infantiles y en algunos grandes hospitales generales que tienen todo el equipo especial para tratar a los niños. Estas urgencias tienen médicos, enfermeras y otro personal que está especializado en el cuidado de urgencias de los bebés, niños y adolescentes. A menudo los médicos son pediatras con una preparación especial en el cuidado de los niños heridos y que están en estado crítico.

¿Cuál deberías elegir? Si tienes la posibilidad de elegir en tu zona y el hospital infantil está más lejos, la pregunta es si las urgencias del hospital general pueden dar un servicio adecuado a los niños. ¿Cuentan con personal especializado en pediatría y tienen disponibles de forma inmediata equipos de emergencia médica para niños? (Algunos sí, pero muchos no). Incluso si no lo tienen, la mayoría de las veces un médico de urgencias bien preparado puede valorar y estabilizar a un niño para que sea trasladado a un centro más especializado en niños si es necesario.

De hecho, si el problema pone en riesgo la vida del niño (como una asfixia) tu hijo debe ser llevado inmediatamente a las urgencias más cercanas sean o no urgencias infantiles. Los minutos extra que necesitas para ir a las urgencias pediátricas pueden ser un riesgo excesivo. Basándose en cómo esté tu hijo, los médicos tomarán la decisión de si puede correr el riesgo de esos minutos extra necesarios. A veces se necesitan ambulancias para ir a las urgencias más cercanas, así que tú eliges.

¿Debes esperar a que llegue una ambulancia o usar tu coche?

¿Es la urgencia lo suficientemente grave como para necesitar una ambulancia? Parece ser que la mejor manera de ir al hospital es montarte en tu propio coche y conducir hasta allí. Quizás llegues más rápido, o tal vez no, si eres capaz de atender a la carretera y no a tu hijo enfermo. Sin embargo, hay unas cuantas buenas razones por las que puede que no quieras conducir, especialmente con un niño gravemente herido. El niño puede empeorar mientras va en el coche, especialmente si tiene un problema respiratorio. Quizás esté llorando, tenga ansiedad o no puedas ponerle el cinturón de seguridad.

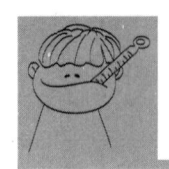

Normalmente, la mejor elección es la ambulancia porque tiene personal especializado y equipado para estabilizar a tu hijo durante el transporte. Esto significa darle oxígeno o mantener la vía respiratoria abierta para asegurarse de que continúa respirando adecuadamente cuando sea necesario; también darle fluidos intravenosos (IV) o medicamentos o cualquier otro tipo de tratamiento para mantenerle vivo. Las ambulancias tienen conductores especializados que están concentrados en llegar al hospital rápido, pero sanos y a salvo, mientras el resto del equipo está completamente concentrado en la atención al niño.

¿Qué ocurre en urgencias?

Al llegar a urgencias tu hijo enfermo o herido pasará por el proceso de *triage* (selección). *Triage* consiste en que el personal de urgencias valorará y catalogará la gravedad de la enfermedad o lesión de tu hijo. ¿Por qué el *triage*? Para que los niños más enfermos puedan ser atendidos los primeros. Esto quiere decir, por supuesto, que los niños que no están tan enfermos tendrán que esperar más tiempo.

Se hace un informe y se anotan los datos de registro y la información sobre el seguro médico. Te pedirán que firmes una autorización para dar al personal de urgencias permiso para tratar a tu hijo. Después, el niño tendrá que esperar hasta que le llamen para que pase a la sala de reconocimiento.

Si la situación de tu hijo es crítica, le llevarán directamente a la zona de reconocimiento para que un médico lo vea lo antes posible. Una vez que está ya en la mesa de exploración, el médico llega para valorar la situación, hacer la historia y examinarlo. Recuerda decirle al médico y al resto del personal cualquier tipo de alergia o de problema que tenga tu hijo y qué medicación toma. El primer médico que lo examina probablemente sea un residente si el hospital es de docencia (un residente es un médico que está todavía en período de formación). El residente presenta el caso al jefe de guardia (médico encargado) y normalmente el niño es examinado de nuevo por éste. En algunos casos, el pediatra de tu hijo (o alguien que esté cubriéndole) puede que vea a tu hijo en urgencias. También es posible que los médicos de urgencias se pongan en contacto con el pediatra de tu hijo para obtener información médica adicional sobre él y hacerle saber cuál ha sido su valoración y el tratamiento recomendado.

Si tu hijo tiene una enfermedad grave o su vida corre peligro, todo irá muy rápido y posiblemente al principio las explicaciones sean muy breves. Le harán análisis de sangre, rayos X y otras pruebas y le darán medicamentos. Dependiendo de la situación, tu hijo será admitido en el hospital para hacerle más pruebas o ponerle un tratamiento o será enviado a casa. Si lo envían a casa, te darán instrucciones sobre lo que debes hacer. Realiza un seguimiento con el pediatra de tu hijo a los pocos días. Si es ingresado, se lo comunicarán al pediatra.

Capítulo 27. El sistema de salud y los niños

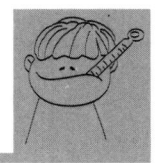

¿Puedes estar con tu hijo en urgencias?

Casi siempre puedes estar con tu hijo en urgencias, excepto si tu hijo está en una situación crítica o está siendo sometido a un procedimiento médico complejo. Puedes estar con él durante la visita y, si es ingresado en el hospital, normalmente te puedes quedar con él (incluso por la noche).

> **Nuestro consejo**
>
> **Hola, operadora...**
>
> No sólo es importante enseñarle a un niño los números de emergencia más importantes, sino que también es vital que sepa cómo usar el teléfono en caso de que necesite hacer una llamada de emergencia.

En muchas situaciones, los procedimientos se llevan a cabo con más facilidad y tranquilidad si los padres se van de la habitación. Pero si quieres quedarte con tu hijo, normalmente se puede arreglar para que lo hagas. Las normas de los servicios de urgencias varían de un lugar a otro en lo que se refiere a permitir que los padres estén presentes cuando se llevan a cabo procedimientos invasivos y reanimaciones. Quizás quieras irte de la habitación si te sientes abrumada emocionalmente porque tu hijo puede darse cuenta y sentirse más alterado y asustado. Si eliges quedarte con él, debes centrarte en apoyarlo y evitar asustarlo innecesariamente.

¿Quiénes son todas esas personas que hay en urgencias?

Es muy probable que veas a mucha gente en urgencias. Puede que sean médicos, enfermeras, administrativos, voluntarios, terapeutas respiratorios, *paramédicos*, policías, miembros del clero y, por supuesto, familias y pacientes. En un hospital de docencia, posiblemente también haya estudiantes de medicina y residentes. Puede que haya mucha gente, según la hora del día y lo concurrido que esté el servicio de urgencias. Quizás sea estresante ver a toda esta gente en urgencias, pero recuerda que todos ellos están ahí para ayudar a tu hijo si es necesario.

¿Qué son todas esas cosas que hay en urgencias?

Una sala de urgencias está llena de material y aparatos que no te son familiares que se necesitan tener disponibles para tratar a los pacientes, y esto puede ser intimidatorio si tu hijo está muy enfermo. Entre estos aparatos, se encuentran ruidosos monitores con pididitos, fluidos intravenosos (IV), tubos, aparatos de rayos X, materiales para hacer férulas, sillas de ruedas, camillas, vendas, catéteres, instrumental, mesas de metal y muchos otros tipos de equipamiento especializado.

¿Qué pruebas se pedirán en urgencias?

Las pruebas que se pedirán en urgencias dependerán del problema que tenga tu hijo y de lo que se haya encontrado en su historial médico y en el examen físico. En los hospitales se emplean una gran serie de pruebas y de procedimientos, entre los que se encuentran los análisis de sangre para detectar infecciones y desequilibrios químicos, análisis de orina, punción lumbar, cultivos, rayos X, tomografías computerizadas (TAC), resonancias magnéticas y otros. Frecuentemente, se piden rayos X de los huesos para heridas provocadas por una caída o un escáner (TAC) para las lesiones en la cabeza. Sin embargo, la mayoría de las veces la manera más efectiva de diagnosticar los problemas es con una buena historia médica y un examen físico. Los test de laboratorio normalmente se usan para confirmar o excluir el diagnóstico que se sospecha.

¿Qué ocurre si ingresan a tu hijo en el hospital?

El médico de urgencias ingresará a tu hijo en el hospital si piensa que es necesario. Notificará al médico que atiende normalmente a tu hijo (el pediatra) de la decisión que haya tomado. Juntos decidirán quién se va a encargar de él mientras esté ingresado en el hospital, su pediatra o un médico infantil de la plantilla del hospital.

¿Quién paga por la visita a urgencias?

Los cuidados de urgencias pueden ser caros, así que, como es natural, las compañías de seguros quieren evitar pagar visitas que no sean necesarias. Como resultado, algunas organizaciones para el mantenimiento de la salud (HMO) y planes de seguro administrado cubren la factura de urgencias sólo si se considera que la visita era de verdadera necesidad, aunque las normas sobre esto varían de una compañía a otra. Algunas están bajando la guardia en cuanto a sus normas para cubrir esas visitas, que ocurren porque «una persona razonable» considera que el problema es urgente, incluso si resulta que no es una verdadera urgencia. Algunos planes de salud requieren que se pague parte de la tarifa al hacer la visita y otros se niegan a pagar si la visita no está autorizada por el pediatra de tu hijo antes o en las 24 horas siguientes a la visita (no te olvides de llevar tu tarjeta del seguro médico a urgencias). Si tu hijo no tiene seguro o el plan médico no cubre las visitas a urgencias, necesitas hablar con el personal de urgencias o la oficina de administración del hospital para arreglar el pago.

Capítulo 27. El sistema de salud y los niños

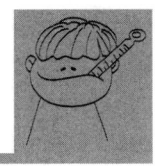

¿Qué hay del seguimiento una vez que lo envían a casa?

El seguimiento depende de las circunstancias. Los médicos y enfermeras que han atendido a tu hijo mientras ha estado en urgencias deben darte las instrucciones que debes seguir cuando le dan el alta. En general, es recomendable una llamada o visita de seguimiento al pediatra un día o dos después de la visita a urgencias.

Por supuesto, es mejor hacer todo lo que puedas para que tu hijo esté sano y evitar las visitas a urgencias por problemas que se pueden prevenir, como caídas y accidentes. Mantén tus ojos abiertos y piensa siempre en la «seguridad y prevención». Para más información sobre cómo mantener a tu hijo seguro, consulta el capítulo 2, *Prepara tu casa y a tu familia*, y el capítulo 24, *La seguridad del niño*.

¿Necesitas más información?

Consulta el índice y el apéndice C, *Guía de recursos*. Y por supuesto, habla con el pediatra de tu hijo.

Parte 5ª

Qué hacer si tu hijo está herido o enfermo

28

Urgencias y primeros auxilios

Estar preparado

Índice del capítulo

Cómo prepararse para una emergencia antes de que ocurra, página 496

Técnicas de reanimación, página 499
    Obstrucción de la vía aérea, página 499
    Reanimación cardiopulmonar (RCP), página 503

Lesiones y emergencias comunes, página 507
    Ahogo, página 507
    Astillas y fragmentos, página 508
    Ataques y convulsiones, página 508
    Congelación, página 509
    Desvanecimientos, página 510
    Dolor abdominal, página 511
    Enfermedades debidas al calor (calambres por el calor, agotamiento por el calor e insolación), página 511
    Fracturas, luxaciones y esguinces, página 512

Hemorragias externas (laceraciones y abrasiones), página 514
Hemorragias internas, página 515
Inconsciencia, página 515
Intoxicación, página 516
Lesiones de oído, página 517
Lesiones eléctricas, página 518
Lesiones en la boca y en los dientes, página 518
Lesiones en la cabeza y en el cuello, página 520
Lesiones en la nariz, página 521
Lesiones en los dedos, página 522
Lesiones oculares, página 522
Mordeduras y picaduras, página 524
Problemas respiratorios, página 527
Quemaduras, página 528
Reacciones alérgicas y anafilaxia, página 530
Tragar cuerpos extraños, página 531

Vas de visita a casa de tus familiares, que es siempre una casa de locos. Sales de la habitación un momento a buscar un pañal y regresas justo a tiempo de ver que tu hijo de 15 meses, que es un curioso, sale del baño con una botella abierta en la mano. Empieza a asfixiarse y a ponerse azul.

A tu hijo le encanta escalar. Ves aterrorizada cómo desde lo alto del gimnasio donde está encaramado decide saltar y se cae, aterrizando con la cara y partiéndose la nariz y el labio. Hay sangre por todas partes.

Te vas de la cocina a contestar el timbre de la puerta y de repente oyes un grito que te estalla en los oídos. Cuando vuelves corriendo a la cocina, ves a tu hijo de cuatro años al lado de los fuegos encendidos y en pocos segundos te das cuenta de que empieza a formarse una ampolla en su mano.

Los accidentes ocurren, no importa lo cuidadoso que seas. Más de cinco millones de lesiones y envenenamientos se dan cada año en niños de doce años y menores. De hecho, las lesiones accidentales son la mayor causa de defunción en los niños. Más de un cuarto de todos los envenenamientos de los que se da parte ocurren en niños de seis años o menores.

Claramente, prevenir los accidentes antes de que ocurran es la mejor manera de mantener la seguridad de tu hijo. Hay muchas cosas que puedes hacer para minimizar los peligros potenciales, desde asegurarte de que tu hijo utilice un asiento adecuado en el coche hasta preparar tu casa a prueba de niños para ayudarlo a entender lo que es seguro y lo que no lo es. (Para más información sobre la seguridad, consulta el capítulo 24, *La seguridad del niño*. También, para más información sobre asientos para el coche, lee el capítulo 2, *Prepara tu casa y a tu familia*).

El propósito de este capítulo es ayudarte a estar preparado para una emergencia antes de que ocurra y darte una guía paso a paso de primeros auxilios para emergencias y lesiones comunes que pueden ocurrirle a tu hijo.

Cómo prepararse para una emergencia antes de que ocurra

¿Recuerdas el lema de los boyscouts, «Estar preparados»? Nunca tendrá tanta importancia como después de que hayas tenido un hijo. A continuación te presentamos una lista de lo que debes tener a mano:

1. **Un botiquín de primeros auxilios**. Ten uno en casa, otro en el coche y lleva uno contigo cuando viajes. Revisa el contenido con regularidad y reemplaza los medicamentos que hayan caducado.

Capítulo 28. Urgencias y primeros auxilios

De acuerdo con la *American Medical Association* (AMA), un botiquín debe contener lo siguiente:

- Un manual de primeros auxilios (lo puedes encontrar en la librería local o pedirlo a la AMA o a la *American Academy of Pediatrics*).
- Una venda de gasa esterilizada y paquetes de gasa.
- Guantes esterilizados.
- Esparadrapo.
- Tiritas de plástico.
- Una venda elástica.
- Un cabestrillo.
- Un rollo de algodón.
- Tijeras.
- Pinzas.
- Un termómetro.
- Bolsas de frío de un solo uso.
- Toallitas antisépticas.
- Crema antibiótica.
- Jabón.
- Loción de calamina.
- Paracetamol infantil para la fiebre y el dolor (no uses las pastillas para adultos).
- Clorhidrato de difenhidramina en pastillas y líquido para niños pequeños (para tratar reacciones alérgicas).
- Una manta.
- Ipecacuana u otro emético (para inducir el vómito).

2. **Números de teléfono de urgencias.** Una lista con todos los números que se indican a continuación debería estar cerca de cada teléfono de la casa. El teléfono móvil (si tienes) y el principal de la casa deberían estar programados con los números más importantes:

- El servicio de urgencias de tu comunidad.
- Los bomberos.

Guía de la salud infantil para padres

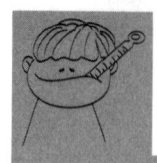

- La policía.
- La ambulancia.
- Los médicos.
- El centro nacional de toxicología.
- Urgencias del hospital.
- El número de teléfono de los padres en el trabajo, incluidos teléfonos móviles o buscapersonas si los hubiera.
- La persona que cuida de tu hijo.
- La farmacia de guardia.
- Los vecinos.
- El departamento de salud local.

Tan pronto como tu hijo sea lo suficientemente mayor enséñale lo siguiente:

- Cómo llamar al servicio de urgencias de tu comunidad y lo que significa.
- Memorizar su nombre completo y número de teléfono (cuando sea lo suficientemente mayor debería memorizar la dirección también).
- Aprender el nombre completo de sus padres o tutores.
- Memorizar el número de teléfono de un familiar o un vecino en caso de que no haya nadie en casa.

3. **Una carpeta con la información médica.** Prepara un historial médico para cada uno de los miembros de la familia, incluyendo las enfermedades crónicas como el asma, medicación y dosis que el niño toma regularmente, alergias a medicamentos o a alimentos, vacunas, el nombre del pediatra de tu hijo y de los especialistas, hospitalizaciones previas, operaciones y lesiones importantes. Recuerda mantener al día esta carpeta (en el apéndice A puedes ver un ejemplo de historial médico que puedes usar).

4. **La tarjeta de la seguridad social y del seguro.** Si la compañía de seguros te da una tarjeta para tu hijo, llévala contigo o guárdala en un lugar accesible. Cada seguro médico tiene sus propias normas acerca de cuándo y cómo debes informar a la compañía de una visita a urgencias. Entérate bien de los requisitos de tu plan médico (para saber más, consulta el capítulo 27, *El sistema de salud y los niños*).

Capítulo 28. Urgencias y primeros auxilios

5. **Información para la persona que cuida de tu hijo**. Ya sea porque estés trabajando o porque salgas por la noche, la persona que se encarga de tu hijo debe saber cómo puede ponerse en contacto contigo inmediatamente. También debe saber dónde está el botiquín de primeros auxilios y la carpeta con la información médica y tener acceso inmediato a los números de urgencias.

Técnicas de reanimación

Obstrucción de la vía aérea

La obstrucción de la vía aérea es una emergencia que pone en peligro la vida y ocurre cuando un objeto, a menudo comida, bloquea la vía respiratoria, impidiendo que el aire pase o salga de los pulmones. Cuando la vía aérea está bloqueada, el niño no podrá respirar, hablar o hacer sonidos normales y su cara pasará de rojo brillante a azul.

Cuando hay una obstrucción de la vía aérea hay que intervenir de manera inmediata. Si la situación parece crítica, haz que alguien llame al servicio de urgencias mientras tú o alguien con el curso de primeros auxilios hace las maniobras que se describen más adelante.

Tu hijo está asfixiándose y tosiendo pero puede respirar y hablar. En este caso la vía respiratoria no está totalmente bloqueada y probablemente podrá limpiarla por sí mismo. Toser es el mecanismo natural del cuerpo para expulsar un objeto que está bloqueando la vía respiratoria. En lugar de intentar hacer la maniobra para limpiar la vía aérea que se describe más adelante, que podría empeorar la situación, deja que tu hijo tosa y expulse el objeto por sí mismo. No intentes sacar un objeto metiendo la mano y agarrándolo con los dedos, esto podría empujarlo hacia la garganta y bloquear totalmente la vía respiratoria.

Tu hijo está consciente pero no puede respirar y se está poniendo azul (niños menores de un año). Esta situación requiere la maniobra modificada de Heimlich diseñada para que los bebés menores de un año expulsen el objeto que está obstruyendo la vía aérea (figura 28.3). Debido a que los órganos del bebé son frágiles, debes ser delicado. No utilices la maniobra de Heimlich para niños mayores o adultos (se describe después). En su lugar, sigue las pautas que da la *American Heart Association* para los golpes en la espalda y las compresiones pectorales que se resumen aquí:

Paso 1: Colocación. Sitúa a tu hijo mirando hacia abajo sobre tu antebrazo con la cabeza hacia abajo y tanto la cabeza como el cuello estabilizados. Apoya tu antebrazo firmemente sobre tu cuerpo. Si el niño es grande, puedes ponerlo boca abajo en tu regazo con su cabeza más abajo que su cuerpo y sujeto firmemente.

Guía de la salud infantil para padres

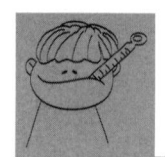

Paso 2: Golpes en la espalda. Da cuatro golpes sucesivos en la espalda con el carpo de tu mano entre los omoplatos (observa la figura 28.3). Ajusta la fuerza de tus golpes al tamaño de tu hijo.

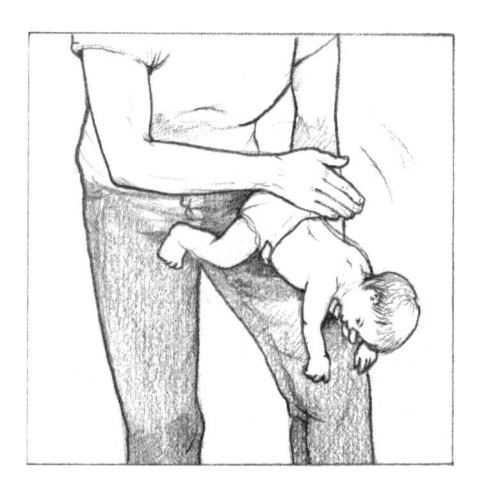

Figura 28.3. Maniobra de Heimlich para bebés. Coloca al bebé boca abajo sobre tu brazo, con tu mano sujetando su cabeza. Dale cuatro golpes en la espalda con el carpo de tu mano entre los omoplatos.

Paso 3: Compresiones pectorales. Si todavía sigue sin respirar, dale la vuelta y colócalo apoyando su espalda en una superficie firme, hazle cuatro compresiones pectorales rápidas, sobre el esternón, utilizando únicamente dos dedos. Ajusta la fuerza de las compresiones al tamaño de tu bebé.

Paso 4: Extracción del cuerpo extraño. Si todavía no respira, limpia la vía aérea colocando la cabeza inclinada y el mentón elevado: pon tu mano, la que está más cercana a su cabeza, sobre su frente. Coloca uno o dos dedos, pero no el dedo gordo, de tu otra mano en la parte del hueso de su mentón. Suavemente echa hacia atrás su cabeza hasta una posición neutral presionando suavemente la frente y elevando el mentón. En esta posición, ábrele la boca tanto como sea posible y busca dentro de la boca y de la garganta el posible cuerpo extraño. **No** intentes extraer el objeto a menos que puedas verlo. Si lo ves, arrástralo con tu dedo mejor que intentar agarrarlo.

Paso 5: Reanimación boca a boca (respiración de rescate). Si tu hijo no empieza a respirar por sí mismo, puede ser que su vía respiratoria esté todavía obstruida o que necesite la respiración de rescate. Con tu hijo todavía colocado como se indica en el paso 4, haz lo siguiente:

A. Toma aire.

B. Coloca tu boca sobre su nariz y su boca sellándola lo mejor que puedas.

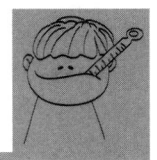

Capítulo 28. Urgencias y primeros auxilios

C. Intenta insuflar aire lenta y suavemente y observa atentamente si su pecho se eleva.

D. Si el pecho no se eleva (el aire no está entrando), colócale de nuevo la cabeza como se indica en el paso 4 e intenta insuflar aire de nuevo.

E. Si el pecho todavía no se eleva, repite inmediatamente desde el paso número 1 hasta el 4.

F. Si el aire entra y ves que el pecho se eleva, separa tu boca entre las insuflaciones y mira y escucha si hay aire que salga de los pulmones. Continúa haciendo la respiración de rescate hasta que llegue ayuda.

Tu hijo se está asfixiando, no puede respirar o hablar y se está poniendo azul (niños de un año o mayores). Esta situación requiere la maniobra de Heimlich diseñada para los adultos y los niños mayores (figuras 28.4 a-b).

Paso 1: Colocación. Si tu hijo es pequeño, colócalo sobre su espalda para hacer la maniobra de Heimlich. Ponte de rodillas al lado de sus pies, si está tumbado en el suelo, o ponte de pie al lado de sus pies, si está sentado en una mesa. A un niño mayor o más grande se le puede hacer la maniobra estando de pie, sentado o tumbado.

Paso 2: Localización de los puntos de referencia. Coloca el carpo de una mano en el centro del cuerpo de tu hijo entre el ombligo y el tórax; pon tu otra mano encima de la primera.

Paso 3: Presiones abdominales. Presiona en el abdomen cuatro veces de forma rápida hacia adentro y hacia fuera. En un niño pequeño, haz las presiones más suavemente (con menos fuerza).

Paso 4: Extracción del cuerpo extraño. Si el objeto no sale con las presiones abdominales, mientras está tumbado sobre su espalda, abre la boca de tu hijo colocando la cabeza inclinada y el mentón elevado; pon tu mano, la que está más cercana a su cabeza, sobre su frente. Coloca uno o dos dedos, pero no el dedo gordo, de tu otra mano en la parte del hueso de su mentón. Suavemente echa hacia atrás su cabeza hasta una posición neutral presionando suavemente la frente y elevando el mentón. En esta posición, ábrele la boca tanto como sea posible e intenta localizar dentro de la boca el posible cuerpo extraño. Si no puedes verlo, pasar el dedo por la boca puede que lo empuje más hacia adentro. **No** intentes agarrarlo y sacarlo.

Guía de la salud infantil para padres

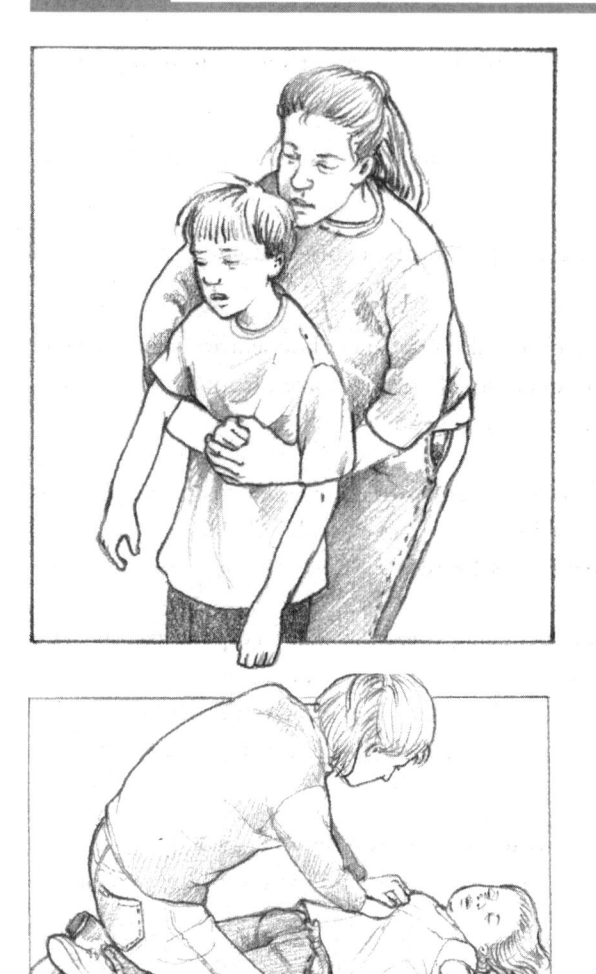

28.4 a. La maniobra de Heimlich cuando el niño está de pie. Ponte de pie o de rodillas detrás de tu hijo y rodea su abdomen con tus brazos. Coloca la parte del pulgar de tu puño contra el abdomen de tu hijo, hacia el medio justo por encima del ombligo. Agarra el puño con la otra mano. Dale cuatro compresiones rápidas y firmes hacia adentro de su abdomen.

28.4 b. Maniobra de Heimlich cuando el niño está tumbado sobre su espalda. Arrodíllate encima de él y coloca el carpo de una de tus manos en la mitad de su abdomen (por encima del ombligo y por debajo del tórax). Coloca tu otra mano encima de la primera. Presiona en el abdomen dándole cuatro compresiones abdominales hacia dentro firmes y rápidas.

Figuras 28.4 a-b. Maniobra de Heimlich para niños que están conscientes

Paso 5: Reanimación boca a boca (respiración de rescate). Si tu hijo no empieza a respirar por sí mismo, puede ser que su vía respiratoria esté todavía obstruida o que necesite la respiración de rescate. Con tu hijo todavía colocado como se indica en el paso 4, haz lo siguiente:

A. Toma aire.

B. Coloca tu boca sobre su nariz y su boca sellándola lo mejor que puedas.

Capítulo 28. Urgencias y primeros auxilios

C. Intenta insuflar aire lenta y suavemente y observa si su pecho se eleva.

D. Si el pecho no se eleva (el aire no está entrando), colócale de nuevo la cabeza como se indica en el paso 4 e intenta insuflar aire de nuevo.

E. Si el pecho todavía no se eleva, repite inmediatamente desde el paso 1 hasta el paso 4.

F. Si el aire entra y ves que el pecho se eleva, separa tu boca entre las insuflaciones y mira y escucha si hay aire que salga de los pulmones. Continua haciendo la respiración de rescate hasta que llegue ayuda.

Tu hijo se está asfixiando pero está inconsciente y ya no respira. Si tu hijo se estaba asfixiando y está ahora inconsciente y ya no respira, haz la reanimación cardiopulmonar inmediatamente (RCP) (consulta «Reanimación cardiopulmonar» en este capítulo), primero sin intentar (luego inténtalo) hacer la maniobra de Heimlich para el caso de asfixia que ya hemos descrito.

Según los cambios recientes en las recomendaciones sobre primeros auxilios básicos de la *American Heart Associattion*, las compresiones pectorales que se dan en la RCP deberían ser adecuadas para expulsar un objeto que está bloqueando la vía respiratoria. Durante la RCP, la boca de tu hijo debe estar bien abierta antes de que intentes insuflar el aire, buscar un cuerpo extraño o utilizar tu dedo para arrastrarlo y sacarlo (lo cual harás sólo si puedes ver el objeto).

Después de un episodio de asfixia, si tu hijo tiene una tos persistente, salivación excesiva, arcadas, respiración sibilante o dificultad para tragar o para respirar, puede significar que hay algo que todavía esta bloqueando parcialmente la vía respiratoria.

Después de cualquier episodio de asfixia importante, conviene buscar atención médica en urgencias o llamando al servicio de urgencias de tu comunidad.

Reanimación cardiopulmonar (RCP)

La reanimación cardiopulmonar (RCP), a veces llamada «reanimación boca a boca», es un procedimiento de emergencia que se usa cuando alguien no respira y/o cuando su corazón no late. Puede salvar la vida de una persona. Esta técnica puede usarse en situaciones críticas como en caso de ahogo, intoxicación, asfixia, lesión en la cabeza, inconsciencia u otras muchas situaciones en las que el corazón y los pulmones del niño corren el riesgo de dejar de funcionar.

A continuación puedes encontrar un resumen de la *American Heart Association* de las pautas para realizar una RCP que se enseñan en el curso básico de primeros auxilios. Este curso incluye tanto entrenamiento en RCP como en tratamiento de emergencia en caso de obstrucción de la vía aérea (consulta el apartado «Obstrucción de la vía aérea» en este capítulo). No obstante, leer sobre estos procedimientos en este u otro libro no sustituye realizar un curso certificado. Hablamos de ello para dar una idea a las personas que no han hecho el curso, del alcance de todo lo que ello conlleva y para dar a la persona que sí lo ha hecho una referencia para refrescar su memoria.

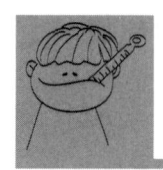

La *American Academy of Pediatrics* y la *American Heart Association* recomiendan a los padres y a todas aquellas personas que cuidan niños que hagan el curso básico de primeros auxilios. Es especialmente importante si tienes una piscina o vives cerca del agua. Ponte en contacto con la Cruz Roja local, la *American Heart Association* o el hospital local para saber dónde se ofrecen los cursos.

Si tu hijo no respira y estás con alguien más, haz que esa persona llame al servicio urgencias de tu comunidad para pedir ayuda mientras tú valoras la necesidad de una RCP. Si estás solo, primero llama pidiendo ayuda y después valora si conviene realizar una RCP.

A continuación te damos unos pasos para hacer una RCP:

Paso 1: Valoración. Rápidamente evalúa cómo se encuentra tu hijo. Primero, determina si está inconsciente llamándolo fuerte, dándole golpecitos en el hombro o moviéndolo suavemente. Si tu hijo no responde a tres intentos para despertarlo, considera que está inconsciente. Después, comprueba si respira con el método «ver, oír y sentir»: busca movimiento del pecho, luego escucha y siente su respiración poniendo tu oído directamente en su boca. Si está respirando, asegúrate de que la ambulancia viene de camino. Si está inconsciente y ha dejado de respirar, empieza a hacer una RCP comenzando en el paso 2. Si estás solo y nadie responde a tus gritos pidiendo ayuda, haz una RCP durante un minuto, después llama tú mismo a urgencias. Vuelve inmediatamente y continúa haciendo la RCP.

Paso 2: Colocación. Si tu hijo no está respirando, colócalo sobre su espalda en una superficie firme y plana. Si sospechas que puede tener una lesión en la cabeza o en el cuello, ten cuidado al colocarlo y no le dobles el cuello (consulta el apartado «Lesiones en la cabeza y en el cuello» en este capítulo). Colócalo sobre su espalda cuidadosamente, sujetando la cabeza y el cuello como si fuera una sola unidad inmóvil. Arrodíllate a su lado, mirándolo, a la altura de su pecho.

Paso 3: Mantén la vía aérea abierta. Si no hay sospechas de que haya una lesión en la cabeza o en el cuello, mantén la vía aérea libre echándole ligeramente la cabeza hacia atrás para que la nariz esté ligeramente hacia atrás (en la posición frente-mentón).

Capítulo 28. Urgencias y primeros auxilios

Si se sospecha que hay una lesión en el cuello, mantén la vía aérea libre moviendo suavemente la mandíbula, teniendo cuidado de no inclinar o mover la cabeza. En algunos casos, mantener la vía aérea limpia ayudará a que tu hijo respire por sí mismo. Ve, oye y siente su respiración de nuevo. Si todavía no respira, mira en la garganta para ver si un objeto, como un trozo de comida, está obstruyendo la vía respiratoria. Si está bloqueada, sigue las instrucciones que encontrarás en «Obstrucción de la vía aérea» en este capítulo.

Paso 4: Respiración. Si tu hijo sigue sin respirar y su vía respiratoria parece que está limpia, haz la reanimación boca a boca. Primero toma aire, si tu hijo es un

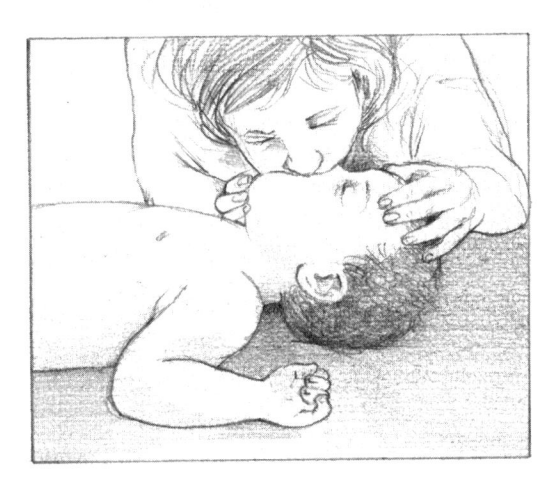

28.1 a. Respiración de rescate. Inclina la cabeza del bebé suavemente hacia atrás y sella tus labios firmemente alrededor de su boca y nariz. Insufla aire dos veces lenta y suavemente, haciendo que el pecho se hinche. Ten cuidado de no soplar con demasiada fuerza.

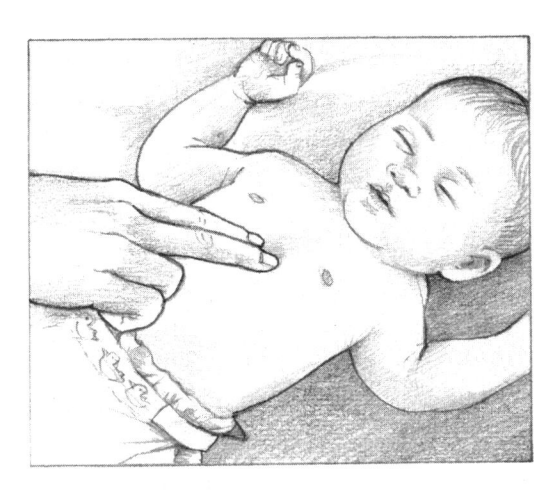

28.1 b. Compresiones pectorales. Coloca tu dedo índice, corazón y anular en el esternón, justo debajo de una línea imaginaria que una los pezones. Presiona hacia abajo aproximadamente entre 1,5 cm. y 2,5 cm. a un ritmo de 80 a 100 veces por minuto, teniendo cuidado de no presionar demasiado fuerte.

Figuras 28.1 a-b. RCP infantil

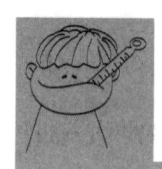

bebé, coloca tu boca sobre su nariz y boca, sellándolas tan firmemente como te sea posible (figura 28.1 a). Para un niño de **un año o mayor,** pinza su nariz con el índice y pulgar de la mano que está apoyada en su frente (figura 28.2 a). Coloca tu boca abierta sobre la boca abierta de tu hijo para sellarla herméticamente. Insufla aire dos veces suave y lentamente, haciendo que se eleve el pecho. Permite que los pulmones se desinflen totalmente entre las insuflaciones. Con un bebé ten cuidado de no insuflarle con mucha fuerza, ya que puede ser peligroso. Si parece que no llega aire a los pulmones, la vía aérea está todavía bloqueada y debes repetir el paso 3.

Paso 5: Circulación. Busca señales de circulación de la sangre después de haber insuflado aire dos veces. Son signos de que hay circulación de la sangre si existe respiración, tos o movimiento como respuesta a un estímulo. Si ninguno de estos signos está presente, haz las compresiones pectorales (paso 6).

Nuestro consejo
Conoce el ABC

Una manera que ayuda a recordar los pasos a seguir en la valoración de si es necesario una RCP en un niño es recordar el ABC. A lo largo de este capítulo verás recordatorios para valorar la necesidad de una RCP siguiendo el ABC: mantener libre la vía aérea, comprobar la existencia de respiración y de pulso (circulación). Comienza a hacer una RCP si el niño deja de respirar.

Paso 6: Compresiones pectorales. Asume que el corazón se ha parado y comienza a hacer las compresiones pectorales (RCP) para mantener la sangre circulando a los órganos vitales. Para hacer las compresiones pectorales en un **bebé**, coloca dos dedos en su esternón justo por debajo de la línea que une los pezones (figura 28.1 b). Presiona hacia abajo entre 1,5 cm. y 2,5 cm. a un ritmo aproximado de 100 veces por minuto. Ten cuidado y no apliques demasiada presión. Para la compresiones pectorales en un **niño mayor**, coloca el carpo de una de tus manos sobre el tercio inferior del esternón (figura 28.2 b). Presiona hacia abajo entre 2,5 cm. y 4 cm. a un ritmo entre 80 y 100 veces por minuto. Después de cinco compresiones, insufla aire una vez, como se describe en el paso 4. Continúa con este modelo de cinco compresiones seguidas de insuflar aire hasta que veas que existen señales de que se ha restablecido la circulación sanguínea, como se describe en el paso 5, o hasta que llegue la ayuda de emergencia.

Capítulo 28. Urgencias y primeros auxilios

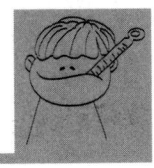

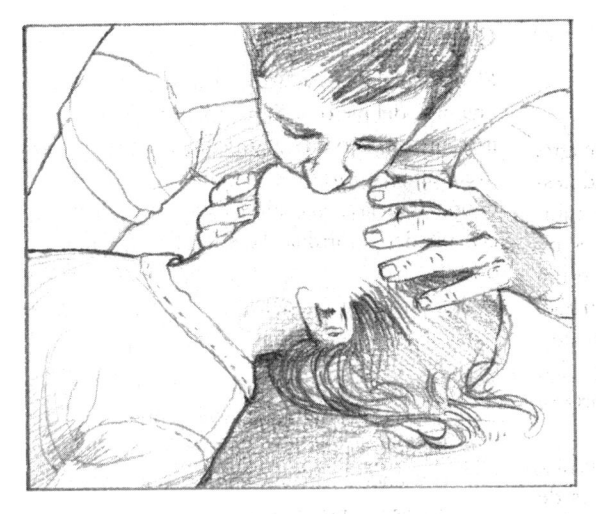

Figura 28.2 a. Respiración de rescate. Inclina la cabeza del niño hacia atrás y sella tus labios firmemente alrededor de su boca. Pinza su nariz. Insufla aire dos veces lenta y suavemente, haciendo que se levante el pecho.

Figura 28.2 b. Compresiones pectorales. Coloca el carpo de la mano en el tercio inferior del esternón. Comprime el pecho del niño entre 2,5 cm. y 4 cm. con cada empujón, a un ritmo de 80 a 100 veces por minuto.

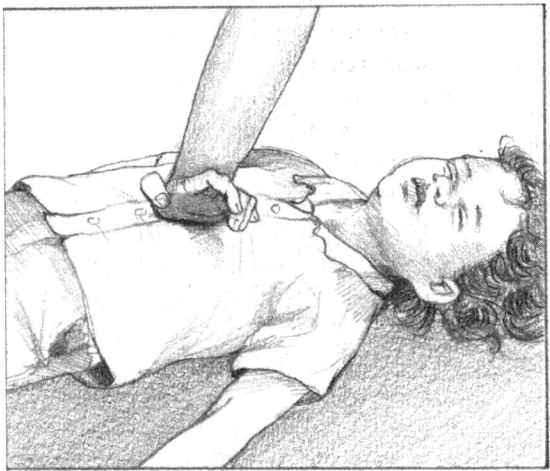

Figuras 28.2 a-b. RCP para niños pequeños

Lesiones y emergencias comunes

En la infancia, las lesiones y emergencias siempre van a ocurrir. Las siguientes secciones te darán una visión general de cómo reaccionar ante los problemas más comunes o importantes que suceden en la infancia y requieren cuidado de urgencia. En cada caso, recuerda que esto son sólo pautas y que siempre debes buscar ayuda médica.

Ahogo

Los padres no sólo deberían tomar precauciones para evitar que un niño se ahogue, sino que también deberían estar familiarizados con qué deben hacer en el caso de que un niño deba ser rescatado del agua (para información sobre la seguridad en el agua y en la piscina, consulta el capítulo 24, *La seguridad del niño*).

Qué hacer

- Rescata a tu hijo sin poner tu vida en peligro. Para evitar que un niño mayor o un adolescente con pánico te hundan en el agua, túmbate boca abajo en la orilla del agua o en un muelle y estira un brazo, una pierna, o tira una tabla, un palo o una cuerda hacia tu hijo. Tira de él hacia lo seguro. Si tienes que meterte en el agua para rescatarlo, lleva contigo algo que flote o una cuerda a la que pueda agarrarse para que no tire de ti y te hunda.
- Si tu hijo no está respirando por sí mismo, en primer lugar, dale dos insuflaciones de aire (consulta el apartado «Reanimación cardiopulmonar» en este capítulo).
- Haz que alguien llame a emergencias.
- Valora el ABC, teniendo cuidado en el caso de que haya una lesión en el cuello (consulta el apartado «Lesiones en la cabeza y en el cuello» en este capítulo): mantén una vía respiratoria abierta, comprueba la existencia de respiración y de pulso. Continúa haciendo la RCP si tu hijo no respira mientras esperas a que llegue la ayuda de urgencias.
- Si tu hijo está respirando pero se encuentra en estado letárgico o en algún momento ha estado inconsciente o ha dejado de respirar, ve a urgencias.

Astillas y fragmentos

La mayoría de las astillas y de los fragmentos pueden extraerse en casa si estás bien preparado. Extraer estas piezas pequeñas de madera, cristal u otro material que están alojadas en la piel puede darle miedo incluso a un niño pequeño, así que es importante prepararse bien.

Ya que vas a utilizar utensilios afilados (y debido a que los niños pueden tener los dientes y las uñas afiladas), asegúrate de que alguien te ayuda a sujetar a tu hijo y considera envolverlo en una manta o una toalla.

Qué hacer

Llama al pediatra o ve a urgencias si la astilla está en una uña, del pie o de la mano, si parece que está muy profunda o que es difícil de sacar, o si estás preocupado porque crees que tu hijo no va a cooperar en la extracción. Los médicos de urgencias pueden adormilar la zona antes de intentar otra cosa.

Si vas a intentar extraer la astilla en casa, haz lo siguiente:

- Lávate las manos y la zona alrededor de donde está la astilla suavemente.
- Esteriliza unas pinzas y una aguja de coser hirviéndolas durante cinco minutos o poniendo las puntas directamente sobre una llama. Asegúrate de que se han enfriado antes de usarlas en la piel.
- Si la astilla está sobresaliendo de la piel, usa las pinzas para sacar suavemente la astilla según el ángulo en el que entró.
- Si está incrustada justo debajo de la piel, pincha suavemente la piel alrededor de la astilla con la aguja hasta que la punta de la astilla quede al aire. Utiliza las pinzas para sacarla suavemente según el ángulo con que entró.
- Después de quitar la astilla, lava la zona con agua y jabón y cúbrela con una venda.
- Llama al pediatra o ve a urgencias si no eres capaz de extraer toda o parte de la astilla o del fragmento, o si se rompe fácilmente al intentar extraerla.
- Comprueba con el pediatra que la vacuna del tétanos está al día.
- Durante los días siguientes, observa por si hubiera signos de infección, incluidos fiebre y enrojecimiento, inflamación, dolor o pus en la herida. Llama al pediatra o ve a urgencias si aparecen estos síntomas.

Ataques y convulsiones

Un ataque sucede al interrumpirse la actividad normal del cerebro temporalmente. Una convulsión es

Capítulo 28. Urgencias y primeros auxilios

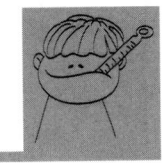

un tipo común de ataque en el que se agitan los brazos y las piernas y se pierde la conciencia. Los ataques son comunes (entre el 4 y 6 por ciento de los niños tienen al menos uno) y normalmente asustan más que el peligro que tienen. No es extraño que los niños menores de cinco años tengan ataques debido a fiebre alta (ataques febriles). Normalmente no son peligrosos por sí solos, excepto si un niño se golpea la cabeza en una caída o pasa un rato largo con una cantidad de oxígeno limitada. Los ataques son provocados por muchos problemas, incluidos algunos que requieren tratamiento de urgencia, así que deberías buscar atención médica si tu hijo sufre un ataque. Consulta el capítulo 29, *Signos y síntomas*, y la sección de epilepsia y convulsiones en el capítulo 32, *Problemas de salud en la primera infancia*, para más información sobre los ataques.

Qué hacer

- Intenta prevenir que tu hijo se caiga mientras tiene un ataque; túmbalo suavemente de lado.
- Quita de la zona todos los objetos duros y puntiagudos que puedan causar lesiones. Afloja la ropa que esté apretada alrededor del cuello.
- Valora el ABC: mantén la vía aérea libre y comprueba la existencia de respiración y de pulso. Comienza la reanimación cardiopulmonar (RCP) si tu hijo deja de respirar.
- Si tu hijo vomita, gírale la cabeza hacia un lado para prevenir que se ahogue.
- **No le** des nada de beber durante el ataque.
- **No** pongas nada entre sus dientes (un niño no se traga la lengua durante un ataque).
- **No** sujetes a tu hijo, sino que deja que la convulsión tenga lugar.
- Si tiene fiebre o está caliente puedes ponerle compresas frescas.
- Si el ataque no termina en 5 minutos o si tu hijo tiene muchos ataques, haz que alguien llame al servicio de urgencias.
- Cuando el ataque remita asegúrate de que tu hijo está de lado para prevenir que se ahogue por aspiración del vomito.

- Si no tiene un problema de ataques conocido, busca atención médica inmediatamente.

Congelación

La congelación es una lesión producida por el frío de los tejidos del cuerpo (normalmente afecta a los dedos de las manos y de los pies y a la nariz) y en algunos casos se requiere atención médica inmediata para prevenir que la herida sea permanente. Los niños tienen más riesgo de congelación que los adultos porque pierden calor por la piel más rápidamente.

Los tipos de lesiones por congelación se clasifican según cuatro categorías, de una manera similar a las quemaduras (consulta «Quemaduras» en este capítulo):

- Primer grado. La zona congelada está dolorida con una sensación de quemazón y de picor. El área puede que se pone blanca al principio, pasa a roja y se hincha según va entrando en calor.
- Segundo grado. La quemadura progresa a una sensación de hormigueo y después a un entumecimiento porque los nervios de la piel están más dañados por el frío. El área afectada tiene manchas (decoloración o palidez) o se pueden formar ampollas.
- Tercer grado. La zona congelada entumecida estará «como cera» o blanca, azul o gris con ampollas.
- Cuarto grado. La zona congelada estará dura y entumecida con ampollas y con úlceras.

Qué hacer cuando hay una lesión por congelación, de cualquier grado

- Sumergir rápidamente en agua templada (no caliente, de 37.8 a 40 grados centígrados) las zonas congeladas. Comprueba continuamente la temperatura del agua, ya que el entumecimiento de la zona congelada hará que tu hijo no reaccione si el agua está demasiado caliente. O aplica compresas templadas durante 30 minutos. Si no tienes a mano agua templada,

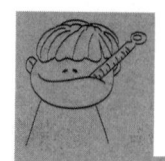

envuelve la zona congelada en una manta o pon la zona cerca de piel templada (debajo de la axila por ejemplo).
- No utilices una fuente de calor directa como un fuego, una bolsa caliente, la cocina o un radiador.
- No frotes la piel congelada ni apliques nieve sobre la zona congelada.
- No estalles las ampollas.
- Al entrar en calor puede sentir una sensación de quemazón. Pueden aparecer ampollas en la piel, hincharse y se puede poner roja, azul o morada. Cuando la piel está rosa y ya no está entumecida, el área está descongelada y puedes dejar de aplicar las técnicas para hacerla entrar en calor.
- Pon una gasa esterilizada en la zona, colocándola entre los dedos de los pies y de las manos si están afectados. Intenta no estallar ninguna ampolla.
- Envuelve las zonas que han entrado en calor para evitar que se vuelvan a congelar y haz que tu hijo mantenga las zonas descongeladas lo más inmóviles que pueda.

Qué hacer para congelaciones de tercer y cuarto grado

- Llama a emergencias inmediatamente, las congelaciones de tercer y cuarto grado son una urgencia médica grave.
- Pon a tu hijo ropa seca y abrigada o envuélvelo en una manta y llévalo a urgencias. Si sus pies han sido afectados, sostenlo en brazos.
- Si no puedes llevar a tu hijo inmediatamente o debes esperar a que llegue la ambulancia, dale una bebida caliente, mantenlo caliente y comienza con el tratamiento que ya hemos descrito.

Desvanecimientos

Los desvanecimientos son una pérdida corta y temporal de la conciencia debido a que no llega adecuadamente oxígeno y glucosa (azúcar de la sangre) al cerebro. Los desvanecimientos se pueden deber a muchas causas, incluidas un cambio rápido de posición, de estar tumbado o sentado a ponerse de pie (o estar de pie sin sentarse durante mucho tiempo), hiperventilación, ansiedad, dolor, deshidratación o una enfermedad subyacente.

Qué hacer

- A la primera indicación de que tu hijo está teniendo un desvanecimiento (mareo, ligero dolor de cabeza, palidez o que no mantenga bien el equilibrio) intenta que no se caiga.
- Ayúdalo a sentarse con la cabeza entre las rodillas para mantener la cabeza por debajo de la altura del corazón.
- Suéltale la ropa que le apriete y asegúrate de que la habitación está bien ventilada.
- Pásale un trapo húmedo y fresco por la cara.
- No le dejes ponerse de pie o andar hasta que esté que esté recuperado del todo.

Si tu hijo ya se ha desvanecido

- Valora el ABC: mantén una vía respiratoria abierta y comprueba la existencia de respiración y de pulso. Si tu hijo deja de respirar empieza la reanimación cardiopulmonar (RCP).
- Tumba a tu hijo y eleva sus piernas entre 20 y 30 cm.
- Si vomita, muévele la cabeza a un lado o gíralo para ponerlo de lado, mantener la vía respiratoria abierta y prevenir la asfixia.
- Si tu hijo está inconsciente pero respira, **no** le des nada de beber.
- No intentes despertarlo dándole golpecitos en la cara, agitándolo o echándole agua a la cara.
- Suéltale la ropa que le quede apretada alrededor del cuello y proporciónale una buena ventilación.
- Pasa un trapo fresquito por la cara de tu hijo.
- Si se ha caído, comprueba si tiene otras heridas por la caída (consulta «Lesiones en la cabeza y en el cuello» en este capítulo).
- **No** le dejes ponerse de pie hasta que esté completamente recuperado.

Capítulo 28. Urgencias y primeros auxilios

- Si tu hijo no se recupera completamente en cinco minutos o se siente enfermo, busca atención médica inmediatamente.

Dolor abdominal

El dolor abdominal es una de las quejas más frecuentes en la infancia y normalmente no indica que exista una enfermedad grave. Generalmente se debe a problemas como una gastroenteritis vírica. Pero hay bastantes problemas que provocan dolor abdominal que requieren atención urgente. Distinguir entre los problemas graves y los comunes puede ser difícil (para más información, consulta el apartado «Dolor abdominal» en el capítulo 29, *Signos y síntomas*). Como regla general, si el dolor dura menos de una hora o no es fuerte, normalmente no es grave.

Pero si existe dolor abdominal a la vez que alguna de las situaciones o síntomas siguientes, debes llamar al pediatra o ir a urgencias:

- Tu hijo tiene episodios repetidos de dolor abdominal fuerte marcados por irritabilidad, sube las rodillas hasta el pecho, con estados letárgicos entre los ataques de dolor y tiene deposiciones rojas gelatinosas o pocas o ninguna. Estos son síntomas de un prolapso intestinal, que requiere intervención quirúrgica de urgencia en la que estará implicado el intestino; es más común entre los 8 y 18 meses.
- La localización del dolor se mueve de la zona del ombligo a la parte derecha inferior del abdomen y está acompañada por la pérdida de apetito, vómitos o unas décimas de fiebre posiblemente. Estos son síntomas de una posible apendicitis, más común entre los 6 y 14 años, aunque puede ocurrir a cualquier edad, incluida la infancia.
- Hay vómitos marrones verdosos (contienen bilis), sangre o apariencia de granos de café.
- Tu hijo ha tenido recientemente una operación abdominal o ha sido sometido a una endoscopia.
- El abdomen está hinchado y está duro o muy blando.
- Hay un bulto duro en la ingle o en el bajo abdomen.
- Se da cualquiera de las siguientes situaciones junto con dolor abdominal: dificultad para respirar, dolor o escozor al orinar o se sospecha que haya una lesión en el abdomen debido a una caída, por el manillar de la bicicleta o debido un accidente automovilístico (especialmente si es doloroso).

Enfermedades debidas al calor (calambres por el calor, agotamiento por el calor e insolación)

Bajo condiciones inusuales de alta temperatura o humedad o cuando se hace mucho ejercicio un día de mucho calor, el sistema natural de enfriamiento del cuerpo puede fallar permitiendo que el calor interno alcance límites peligrosos. Una exposición excesiva al calor puede causar síntomas que van desde relativamente moderados hasta poner en peligro la vida. Los tipos más graves de enfermedades debidas al calor pueden evitarse con algunas prevenciones de sentido común, como poner a los bebés ropa ligera los días de mucho calor, no dejar nunca a los niños solos en el coche, asegurarte de que los niños están bebiendo suficientes líquidos y reconocer y tratar las enfermedades debidas al calor.

Calambres por el calor

Los calambres debidos al calor son una forma moderada de enfermedad provocada por el calor. Son calambres cortos pero fuertes en los músculos, generalmente en las piernas, brazos o abdomen que pueden ocurrir durante o después de haber hecho ejercicio enérgicamente cuando hacía mucho calor. Son dolorosos pero no graves. Los niños son muy susceptibles de que les ocurran cuando no han bebido suficiente líquido.

Qué hacer

- La mayoría de los calambres por el calor no necesitan tratamiento especial de urgencias.

Haz que tu hijo descanse en un lugar fresco, preferiblemente con aire acondicionado y que beba líquidos. Evita las bebidas muy frías, ya que pueden empeorar los calambres en el estómago, y bebidas con cafeína como té helado y los refrescos.

- Aflójale o quítale la ropa.
- Da un masaje en los músculos donde esta sufriendo los calambres.

Agotamiento por el calor

El agotamiento por el calor es una forma más grave de enfermedad debida al calor que puede ocurrir cuando un niño que está en un clima o medio ambiente cálido no ha bebido suficientes líquidos. Si se deja sin tratar puede pasar a ser una insolación que puede ser fatal.

Los síntomas del agotamiento por calor incluyen signos de deshidratación como una sed intensa, fatiga, piel fría y húmeda, ligero mareo, especialmente cuando está de pie, labios secos, ojos hundidos y ritmo cardíaco rápido. También puede tener dolor de cabeza, náuseas y/o vómitos, respiración rápida o irritabilidad.

Qué hacer

- Si tu hijo es un bebé llama a emergencias o ve al hospital.
- Lleva a tu hijo al interior o a la sombra.
- Afloja o quítale la ropa.
- Anímalo a beber líquidos frescos. Evita las bebidas con cafeína como el té helado y los refrescos.
- Pásale una esponja o échale agua fresca en spray por todo el cuerpo.
- Llama al pediatra para pedirle consejo, especialmente si los síntomas continúan durante una hora. Si tu hijo está demasiado exhausto o enfermo para comer o beber o vomita cuando intenta beber, va a necesitar fluido intravenoso.

Insolación

La insolación es una emergencia que pone en peligro la vida, en la cual el sistema que regula la temperatura del cuerpo funciona mal debido a una sobre exposición al calor. Los factores que aumentan los riesgos de una insolación incluyen vestirse con demasiada ropa y hacer un esfuerzo físico excesivo, no tomando la cantidad de líquido necesaria cuando hace calor.

Los síntomas incluyen calor, piel seca, temperatura del cuerpo de 40.5 grados centígrados o más, dolor de cabeza, mareo o debilidad, lentitud o fatiga, agitación o confusión y pérdida de conciencia.

Qué hacer

- Valora el ABC: mantén la vía aérea libre, comprueba la existencia de respiración y de pulso. Comenzar la reanimación cardiopulmonar (RCP) si tu hijo deja de respirar.
- Llama a urgencias inmediatamente.
- Mientras esperas sigue las instrucciones del agotamiento por calor, o refresca a tu hijo envolviéndolo en algo fresco, toallas o sábanas frescas; échale agua fresca en spray por el cuerpo; ponlo enfrente del aire acondicionado o de un ventilador; o ponle compresas frías en el cuello, axilas e ingles hasta que la temperatura baje a 38.3 grados centígrados.
- Cuando su temperatura (es mejor tomarla en el ano) haya bajado a 38.3 grados, sécalo.
- Repite las medidas para enfriarlo si su temperatura aumenta.

Fracturas, luxaciones y esguinces

Una fractura (también llamada hueso roto) requiere cuidado médico. Sospecha que hay un hueso roto si tú o tu hijo oís o sentís que un hueso ha chasqueado cuando se ha producido la lesión, si tu hijo tiene problemas para poner peso sobre esa extremidad o para mover la zona lesionada sin sufrir mucho dolor, si la zona lesionada parece doblada o torcida o si la zona está muy hinchada y le duele al tocar. Puede que exista una rotura más aguda si tu hijo se queja de un dolor continuo en la zona durante varios días después de un accidente o lesión.

Las luxaciones no son huesos rotos. En su lugar, un hueso que está intacto se mueve (se disloca) de

Capítulo 28. Urgencias y primeros auxilios

su posición habitual en una articulación, normalmente porque se tira de él o se tuerce la glena de la articulación. Una lesión muy parecida, llamada subluxación, es muy común en los niños menores de 6 años. Esta lesión ocurre en el codo cuando se tira con fuerza del brazo de un niño. Los niños con este *codo de niñera*, como es conocido, no tienen dolor si no mueven el brazo, pero puede que se nieguen a mover el brazo y lo dejen a un lado. Las luxaciones de este tipo no necesitan escayola y se pueden tratar en urgencias o en la consulta del pediatra.

Una torcedura ocurre cuando los ligamentos, que hacen que los huesos estén juntos, se estiran demasiado o se rompen parcialmente. Los esguinces normalmente causan molestias e inflamación y pueden ser dolorosos.

Qué hacer

Si sospechas que hay un hueso roto haz lo siguiente:

- Si la lesión es en el cuello o en la espalda de tu hijo, **no** le muevas a menos que esté en inminente peligro. Moverlo puede causarle graves daños en los nervios. Llama a emergencias inmediatamente. Si tienes que hacerlo, debes inmovilizar primero completamente su espalda y su cuello. Mueve la cabeza y el cuello como si fuera una sola unidad, manteniendo su cabeza alineada con la columna vertebral.
- Si tu hijo tiene una fractura en la cual el hueso sale por fuera de la piel y hay una hemorragia seria, aplica presión en la zona que sangra con una gasa o con algo que esté limpio. Llama a emergencias inmediatamente. **No** laves la herida o trates de empujar el hueso que esté sobresaliendo. Si tienes que mover a tu hijo debido a un peligro inminente, entablilla la extremidad para prevenir lesiones posteriores. Deja la extremidad en la posición que la encontraste. Se debe entablillar en esa posición.
- No permitas que tu hijo coma o beba, ya que estas lesiones suelen requerir tratamiento en urgencias o en el quirófano con sedantes, fluidos intravenosos o anestesia, para lo que es necesario que el niño tenga el estómago vacío durante unas pocas horas al menos.

Se puede entablillar utilizando pequeñas tablitas de madera, un trozo del palo de la escoba, un montón de periódicos o revistas enrollados en forma de U, cartón o cualquier cosa que sea firme y que pueda acolcharse con algo blando (como almohadas o camisetas). Los entablillados deben ser lo suficientemente largos para que vayan más allá de las articulaciones de cada lado de la fractura. Coloca paquetes fríos o una bolsa de hielo envuelta en un trapo en la zona lesionada. Una bolsa de verdura congelada, como guisantes, es una buena alternativa a la bolsa de hielo. Mantén a tu hijo tumbado hasta que llegue ayuda médica.

Si sospechas que hay un esguince, haz lo siguiente:

- Si la lesión es en el cuello o en la espalda de tu hijo, **no** lo muevas a menos que esté en inminente peligro. Moverlo puede causarle graves daños en los nervios. Llama al servicio de urgencias de tu comunidad inmediatamente. Si tienes que hacerlo, debes inmovilizar primero completamente su espalda y su cuello. Mueve la cabeza y el cuello como si fuera una sola unidad, manteniendo su cabeza alineada con la columna vertebral.
- Puede ser difícil ver la diferencia entre un esguince y una rotura. Si tienes alguna duda llama a tu pediatra o al servicio de urgencias más cercano. Una radiografía puede determinar si un hueso está roto.
- Los primeros auxilios para los esguinces incluyen el descanso, el hielo, la compresión y la elevación:

  - Descanso. **No** utilices la parte lesionada.
  - Hielo. Aplica bolsas de hielo o compresa frías durante 10 ó 15 minutos cada pocas horas durante los dos primeros días para prevenir la inflamación.
  - Compresión. Pon una venda elástica compresiva para reducir la inflamación por lo menos dos días.

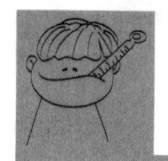

- Elevación. Mantén la parte lesionada por encima del nivel del corazón para reducir la hinchazón.
- **No** apliques calor de ningún tipo al menos durante 24 horas. El calor aumenta la inflamación y el dolor. El médico probablemente recomiende una medicina para el dolor que no necesita receta médica como puede ser el paracetamol o el ibuprofeno.
- Házselo saber al pediatra o busca ayuda médica si la zona del brazo o la pierna lesionada se entumece, se pone pálida o azul o si el dolor no desaparece con el paracetamol o el ibuprofeno.

Hemorragias externas (laceraciones y abrasiones)

Muchos accidentes causan hemorragias externas por laceraciones (cortes) o abrasiones (rasguños). Las hemorragias pequeñas se controlan con facilidad con la técnica de aplicar presión directa que se describe aquí. Pero las hemorragias pueden ser más rápidas y mas serias si se ha alcanzado una arteria o si hay una laceración profunda.

Si sospechas que es una hemorragia de sangre arterial (con borbotones y sangre roja brillante) o si la herida es grave, haz que alguien llame a urgencias mientras intentas controlar la hemorragia usando presión directa o presión en puntos arteriales (se describe más adelante).

Qué hacer primero

- Valora el ABC: mantén la vía respiratoria libre y comprueba la existencia de respiración y de pulso. Empieza la reanimación cardiopulmonar (RCP) inmediatamente si tu hijo deja de respirar.
- Aplica presión directa o presiona en puntos arteriales (para hemorragias graves) como se describe más adelante.
- Está atento a síntomas de shock (pulso rápido y débil, piel húmeda, dificultad para respirar, decrecimiento del estado de alerta o de respuesta). Si estos síntomas están presentes, eleva las piernas de tu hijo 20 ó 30 centímetros. Y mantenlo caliente y tranquilo.

Cómo aplicar presión directa en las hemorragias

1. Lávate las manos con jabón y agua y si te resulta posible, ponte unos guantes que estén esterilizados.
2. Coloca una compresa limpia y gruesa de gasa esterilizada o un trapo limpio sobre la herida, presionando firmemente con la palma de tu mano. Si puedes, eleva la parte que está sangrando por encima del nivel de la cabeza. No hagas un torniquete.
3. Aplica presión directa y constante utilizando la palma de tu mano durante cinco minutos. Durante ese tiempo, no quites la presión para ver cómo está la herida. Si la sangre empapa la compresa, no quites la gasa para reemplazarla por otra. Pon más gasa encima mientras sigues aplicando presión.
4. Si la hemorragia está controlada después de cinco minutos, asegura la compresa sujetándola con esparadrapo. Rodéala bien con una venda elástica u otro material elástico (o átala con una corbata, unas medias o una gasa). Asegúrate de comprobar el pulso en la zona por debajo del vendaje para cerciorarte de que circula bien la sangre.
5. Llama o ve a urgencias si ocurre algo de lo siguiente:

    - Tu hijo muestra síntomas de shock (palidez, debilidad, pulso rápido, piel fría y húmeda, dificultad para respirar y para estar espabilado).
    - Si sospechas que hay una hemorragia arterial (la sangre sale a borbotones de la herida).
    - No eres capaz de controlar la hemorragia después de aplicar presión directa durante cinco minutos.

Deberías también buscar ayuda médica si sucede algo de lo siguiente:

- La herida tiene suciedad o esfacelos.

Capítulo 28. Urgencias y primeros auxilios

- Sospechas que tu hijo necesita una dosis de recuerdo del tétanos.
- Si un objeto está clavado en la piel.
- Si hay una laceración en la cara, la cabeza o el cuello.
- La herida es profunda o está muy abierta y necesita puntos.

Al igual que cualquier herida en la piel, obsérvala durante varios días para ver si aparecen síntomas de infección: enrojecimiento, inflamación, pus, dolor o fiebre. Ponte en contacto con el pediatra si algo de esto ocurre.

Cómo aplicar presión sobre una arteria

Si la hemorragia es fuerte (y no se ha podido controlar con presión directa y elevando la herida por encima del nivel del corazón), primero deberías llamar a urgencias. Después, mientras esperas que llegue la ayuda de urgencias, trata de controlar la hemorragia localizando y apretando en la arteria (mientras sigues manteniendo la herida elevada y aplicando presión directa). Esta técnica hará que el flujo sanguíneo que va a la herida sea más lento al comprimir la arteria contra el hueso subyacente.

- Si la herida es en el brazo, el punto de presión está en medio de la axila y el codo, en la parte interna del brazo (localízala ahora en tu propio brazo, debes sentir el pulso de la arteria).
- Si la herida es en la pierna, puedes localizar el punto de presión en la zona inguinal (localiza el pulso a ambos lados de la ingle).
- Si la herida es en la cara, la cabeza o el tronco aplica presión directa sobre la misma.

Está atento a signos de shock (pulso rápido y débil, piel húmeda y fría y dificultad para respirar). Si existen estos síntomas, eleva las piernas de tu hijo entre 20 y 30 cm. y mantenlo caliente y tranquilo. Llama a urgencias para pedir ayuda.

Hemorragias internas

Las hemorragias internas normalmente no son obvias al mirar desde el exterior, pero es una urgencia grave. Los niños pueden perder mucha cantidad de sangre por una herida en una de las siguientes tres zonas: el pecho, el abdomen y el muslo. Es importante buscar señales de una lesión o hemorragia interna si tu hijo ha sufrido un golpe en el cuerpo, como un puñetazo en el abdomen, una lesión en un accidente de coche o de bicicleta o una lesión por aplastamiento.

Debes sospechar que existe una hemorragia interna si notas síntomas de que existe una pérdida rápida de sangre (palidez, pulso rápido y débil, piel fría y húmeda, vahídos y cansancio), pérdida de sangre en el abdomen (barriga hinchada o dolorida, vomitar sangre o sustancias con apariencia de posos de café, defecaciones con sangre o negras y orina con sangre), pérdida de sangre en los pulmones (dificultad al respirar, escupir sangre) o pérdida de sangre en el muslo (dolor o hinchazón, especialmente en el área más cercana al suelo).

Qué hacer

- Haz que alguien llame a emergencias o ve a urgencias si tu hijo ha sufrido una lesión grave en su cuerpo y tiene cualquiera de los síntomas de pérdida de sangre que hemos mencionado anteriormente.
- Valora el ABC: mantén la vía aérea libre, comprueba la existencia de respiración y de pulso. Empieza la reanimación cardiopulmonar (RCP) si tu hijo deja de respirar (consulta «Reanimación cardiopulmonar» en este mismo capítulo).
- Si hay cualquier señal de una pérdida rápida de sangre, tumba a tu hijo con las piernas elevadas entre 20 y 30 cm., mantenlo caliente y tranquilízalo mientras esperas ayuda.
- **No** des a tu hijo ni comida ni líquidos.

Inconsciencia

La inconsciencia es un estado profundo de insensibilidad. Un niño en estado inconsciente no se despertará cuando se le mueva suavemente y no contestará cuando se le llame por su nombre. Es importante saber que un niño que está inconsciente no tiene que dejar de respirar necesariamente.

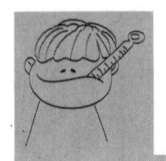

Debes valorar cuidadosamente, cuando un niño está inconsciente, si respira y comenzar la reanimación cardiopulmonar (RCP) si no respira.

Hay muchas causas que provocan la inconsciencia, muchas de las cuales se describen en otras partes de este capítulo (lesiones en la cabeza, una gran cantidad de pérdida de sangre, ataques o convulsiones, anafilaxia, envenenamiento, insolación y otros).

Otras causas de inconsciencia incluyen complicaciones diabéticas (para saber más, lee el capítulo 32 *Problemas de salud en la primera infancia*), azúcar bajo en sangre (hipoglucemia) o cualquier enfermedad que ha empeorado hasta el punto de poner en riesgo la vida. Cualquier niño que está inconsciente requiere atención médica inmediata sin importar cuál sea la causa.

Qué hacer

- Si sospechas que tu hijo está inconsciente, intenta despertarlo diciendo su nombre alto, dándole golpecitos en el hombro o moviéndolo suavemente. Si no responde y hay otras personas contigo, haz que alguien llame al servicio de urgencias.
- Si tu hijo está inconsciente, sigue la técnica de «ver, oír y sentir» buscando la respiración de tu hijo como se describe en los pasos de la reanimación cardiopulmonar (consulta el apartado «Reanimación cardiopulmonar» en este capítulo). Si tu hijo no respira, comienza la RCP. Si estás solo, grita pidiendo ayuda, haz una CPR durante un minuto y después ve a llamar tú mismo a emergencias. Vuelve para continuar haciendo la RCP.

Qué hacer si tu hijo está inconsciente pero respira por sí mismo

- Afloja cuidadosamente la ropa que esté apretada alrededor del cuello y asegúrate de que le llega suficiente aire.
- **No** intentes darle nada de comer ni de beber.
- Si no se conoce la causa de la inconsciencia, sospecha siempre que existe una lesión en la cabeza o en el cuello y no muevas a tu hijo excepto para mantener la vía aérea libre, teniendo cuidado de no mover el cuello.
- Si se sabe que tu hijo *no ha sufrido* una lesión en la cabeza o en el cuello, gíralo hacia un lado para prevenir que se ahogue por aspiración del vómito.
- Busca síntomas de hemorragia (consulta «Hemorragias internas» y «Hemorragias externas» en este capítulo), de posible envenenamiento o insolación. Si el niño no es tu hijo, busca si tiene una placa colgada del cuello o un brazalete que indique que el niño tiene alguna enfermedad que pueda afectar al tratamiento.
- Continúa observando el ABC: mantén una vía aérea libre y comprueba la existencia de respiración y de pulso. Comienza la reanimación cardiopulmonar (RCP) si tu hijo deja de respirar.

Intoxicación

Si sospechas que tu hijo ha tragado veneno (o medicamentos, o incluso productos de la casa pero no estás muy segura), es muy importante que *antes* de que intentes tratar el envenenamiento del niño (como hacer que tu hijo vomite o darle agua para beber) llames primero al centro de toxicología, a urgencias o a emergencias. Puedes hacer más daño que bien si intentas tratarlo sin consejos médicos.

Incluso antes de que los síntomas aparezcan, quizás sospeches que hay envenenamiento si, por ejemplo, tu hijo viene y te dice que se ha tragado algo o te enseña un bote vacío. **No** esperes a que aparezcan los síntomas, en su lugar, recopila toda la información que necesitas y llama al centro de toxicología. Los siguientes son algunas señales que indican que tu hijo ha tragado un veneno:

- Cambio repentino en su nivel de conciencia o cambio en su comportamiento, como un sueño inusual, irritabilidad, confusión o dar saltos.
- Cambio repentino en la respiración o en las pulsaciones.

Capítulo 28. Urgencias y primeros auxilios

- Un inexplicable olor en la ropa.
- Quemaduras en los labios o en la boca.
- Olor inusual del aliento.
- Repentina aparición de náuseas, vómitos o calambres abdominales.
- De repente su modo de andar es inestable o muestra torpeza.
- Ataques.
- Inconsciencia.

Qué hacer

- Llama al centro de toxicología inmediatamente. Si no tienes el número a mano, llama a emergencias o al hospital. De nuevo, si sospechas que sufre envenenamiento, no intentes tratar a tu hijo sin consejo médico.
- Está preparado para dar la mayor información posible de la que a continuación se indica cuando llames pidiendo ayuda médica:

  - Quién: da la edad y peso de tu hijo.
  - Qué: da el nombre de la sustancia que se ha tomado si la sabes (encuentra el bote si es posible).
  - Cuándo: haz una estimación aproximada de la hora a la que tu hijo se ha debido de envenenar.
  - Cuánto: haz una estimación de la cantidad de sustancia venenosa que tu hijo se ha tomado.
  - Cómo: describe cómo está tu hijo ahora.

- El centro de toxicología o urgencias puede darte instrucciones para que le hagas vomitar, que diluyas el veneno dándole agua o leche para beber, que lo lleves a urgencias o que esperes la llegada de una ambulancia.
- Si te dicen que vayas a urgencias, lleva lo siguiente contigo:

  - Los botes vacíos de lo que sospechas que se ha tomado o de las medicinas.
  - Lo que haya vomitado tu hijo (en una botella o en un envase de plástico).

- Mientras esperas a que llegue la ayuda del servicio de urgencias, valora el ABC: mantén la vía respiratoria libre y comprueba la existencia de respiración y de pulso. Comienza la reanimación cardiopulmonar (RCP) si tu hijo deja de respirar.
- Mientras esperas a que llegue ayuda de urgencia, coloca a tu hijo tumbado de lado (excepto si tiene una lesión en la cabeza o en el cuello) para prevenir que se ahogue si vomita.

Lesiones de oído

Debido al riesgo de que exista una pérdida auditiva, cualquier lesión en el oído se considera grave y requiere atención médica inmediata. El oído puede ser dañado por un traumatismo directo, un ruido fuerte, una caída o un cuerpo extraño en el conducto auditivo.

Traumatismo en el oído
Qué hacer

- Primero examina a tu hijo para ver si tiene algún síntoma de lesión de cabeza o de cuello.
- Si sale sangre sólo de un corte exterior en el oído, trátala como cualquier otra laceración aplicando presión directa con una gasa o con una toalla limpia y busca ayuda médica (consulta «Hemorragias externas» en este capítulo).
- Si la sangre sale del conducto auditivo, cubre el oído ligeramente con una gasa, pero permite que la sangre drene y coloca a tu hijo con el oído lesionado hacia abajo. No tapones el canal auditivo. Llama a emergencias o ve al hospital.

Un cuerpo extraño en el canal auditivo
Qué hacer

- No intentes sacar el cuerpo atrapado con un algodón o con unas pinzas, esto normalmente hace que el cuerpo se vaya más hacia atrás.
- No intentes sacar el objeto con un líquido, esto probablemente haga que algunos cuerpos se hinchen, haciendo que sea más difícil sacarlos. En el único caso que debes poner líquido en el conducto auditivo es cuando hay un insecto vivo.

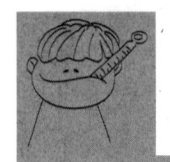

- Si el cuerpo atrapado en el conducto auditivo es un insecto vivo, su zumbido y su movimiento puede ser doloroso y traumático para un niño. Mata (asfixia) al insecto poniendo varias gotas de aceite mineral o de cocinar a temperatura ambiente en el canal auditivo de tu hijo.
- Llama al pediatra o ve a urgencias. Cualquier cuerpo atrapado en el canal auditivo debe ser extraído por un profesional médico.

Lesiones eléctricas

Dependiendo del voltaje de la corriente y de la duración del contacto, una descarga eléctrica puede causar desde una pequeña molestia a un paro cardíaco. Las pequeña descargas eléctricas producidas por los enchufes de la pared son normalmente leves y raras veces provocan lesiones serias. Pero los niños pueden sufrir lesiones eléctricas como quemaduras por morder los cables eléctricos o por estar en contacto con cables de alto voltaje; ambas pueden poner en peligro la vida. Debido a que los tejidos y órganos que hay debajo de la piel están normalmente más dañados que la piel (así que no puedes ver el daño), debes buscar atención médica para cualquier tipo de quemadura eléctrica.

Si tu hijo está todavía en contacto con la corriente eléctrica

Qué hacer

- La primera prioridad es separar a tu hijo de la corriente eléctrica sin electrocutarte tú. Nunca toques un cable que esté al aire y no toques a tu hijo hasta que la corriente eléctrica esté apagada.
- Si es posible, apaga rápidamente la corriente si sabes dónde está el interruptor central, el cortocircuito o los fusibles. Si tu hijo está en el exterior, haz que alguien llame a la compañía eléctrica para que corten la electricidad.
- Si no es posible cortar la corriente, ten mucho cuidado cuando trates de separar a tu hijo de la corriente eléctrica. De pie en una superficie seca, apártalo del cable con un objeto de madera seco, como una tabla, una escoba o un palo. Nunca utilices un objeto de metal para empujar a tu hijo, ya que el metal conduciría la corriente eléctrica hacia ti. Otra manera de separar a tu hijo es con una cuerda seca enrollada en un brazo o una pierna. Ponte guantes aislantes del calor si es posible.
- Continúa los cuidados como se describe más adelante si tu hijo ya no está en contacto con la corriente eléctrica. Cuando tu hijo ya no está en contacto, es seguro tocarle.

Si tu hijo ya no está en contacto directo con la corriente eléctrica

Qué hacer

- Valora el ABC: mantén una vía respiratoria abierta y comprueba la existencia de respiración y de pulso. Si tu hijo no está respirando, haz que alguien llame al servicio de urgencias y haz la reanimación cardiopulmonar.
- Si la lesión es grave (si, por ejemplo, hay una quemadura en la piel), es importante que lleves a tu hijo a urgencias para que sea examinado con detenimiento. Consulta el apartado «Quemaduras» en este capítulo para saber más sobre el tratamiento y sigue las pautas para tratar las quemaduras térmicas.
- Si la lesión es leve, sin quemaduras visibles, llama al pediatra para pedir consejo.

Lesiones en la boca y en los dientes

Las lesiones traumáticas en la boca y en los dientes necesitan atención médica o dental rápida en situaciones específicas. Por ejemplo, un diente permanente que ha sido arrancado puede reimplantarse si se cuida correctamente y pronto, y un corte en el labio normalmente necesita puntos. Y al igual que con cualquier trauma facial, siempre existe la posibilidad de una lesión más grave en la cabeza o en el cuello.

Capítulo 28. Urgencias y primeros auxilios

Lesiones orales y dentales

Qué hacer

- Primero comprueba si hay una lesión en la cabeza o en el cuello (consulta «Lesiones en la cabeza y en el cuello» en este capítulo).
- Lávate las manos con agua y con jabón y, si es posible, ponte guantes esterilizados.
- Inclina a tu hijo ligeramente hacia delante para evitar que trague mucha cantidad de sangre.
- Si hay un corte en el labio o en el interior de la boca, utiliza las instrucciones que se dan en el siguiente apartado.
- Quita cualquier cuerpo extraño, incluidos trozos de dientes. Si ves que hay algún diente roto (arrancado) sigue las instrucciones del apartado «Dientes desgarrados» en esta sección.

Cortes en el labio y en el interior de la boca

Qué hacer

- Lava tus manos meticulosamente y si es posible ponte guantes esterilizados.
- Comprueba si hay lesiones graves en la cabeza y en el cuello.
- Limpia la boca de cualquier diente roto. Si los dientes permanentes han sido desgarrados de sus cuencas, envuélvelos en un trapo fresco y húmedo y llévalos inmediatamente al dentista para ver si es posible un reimplante.
- Inclina a tu hijo ligeramente hacia delante para que no trague la sangre.
- Controla la hemorragia presionando ambas parte de la herida con una gasa esterilizada o con un trapo limpio, si esto no hace que tu hijo tenga arcadas o se asfixie.
- Si el corte en el labio o en la boca es profundo y largo, y va completamente desde el exterior hasta el interior de la boca, pasa el borde que hay entre la piel y la parte rosa del labio o no deja de sangrar, ve inmediatamente al pediatra o a urgencias.

- Si el corte es relativamente moderado, deja de sangrar cuando se aplica presión directa y no hay síntomas de trauma en la cabeza, en el cuello o dental, la herida puede ser tratada en casa. Considera darle ibuprofeno o paracetamol para el dolor y aplica una compresa fría si la zona está hinchada.
- Está atento a los síntomas de infección que pueden aparecer en el transcurso de la semana siguiente, incluida fiebre, inflamación, pus y dolor en la zona de la herida. Llama al pediatra o al dentista si aparece cualquiera de estos síntomas.

Dientes desgarrados

El diente de un bebé que se ha separado no se puede reimplantar. La estructura de la raíz de los dientes de los bebés es inmadura y será reemplazada suficientemente pronto con un diente permanente. Pero si se desgarra un diente permanente, debes buscar cuidado médico o dental rápidamente porque se puede reimplantar si se hacen las cosas correctamente y se recibe atención médica inmediata. Cuanto más tiempo está fuera el diente, menos son las posibilidades de que el reimplante salga bien.

Qué hacer

- Limpia la boca de cualquier diente roto o desgarrado que pueda haber.
- Enjuaga ligeramente bajo el grifo el diente. No lo cepilles con un cepillo de dientes. Si tu hijo es lo bastante mayor para cooperar, coloca el diente de nuevo en el alveolo dental y haz que lo sujete en su lugar con una gasa hasta que lleguéis a la consulta del pediatra o del dentista. Asegúrate de que está colocado en la dirección correcta y en el alveolo adecuado.
- Si no puedes poner el diente en el alveolo, ponlo en leche fresca entera o semidesnatada (no desnatada) o en líquido para las lentillas hasta que pueda ser reimplantado. Si no tienes a mano leche o líquido para lentillas, un niño mayor puede sujetar el diente entre las

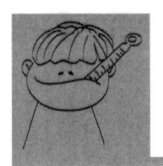

encías y la parte interior de las mejillas. Para un niño pequeño, un adulto puede sujetar el diente desgarrado en su propia boca entre las encías y el interior de la mejilla.
- Si el alveolo dental sangra, moja con agua fresca una gasa y aplica presión en el lugar.
- Llama al dentista o ve a urgencias lo antes posible.

Lesiones en la cabeza y en el cuello

Las caídas, accidentes de tráfico y golpes en la cabeza causan la mayoría de las lesiones de la cabeza en los niños. Aunque estas lesiones son comunes, deben tomarse siempre en serio debido a su potencial para afectar al cerebro y a la médula espinal.

Lesiones en la cabeza

Las lesiones en la cabeza son la causa principal de las lesiones mortales o que producen discapacidades en los niños. Cualquier lesión en la cabeza que produzca inconsciencia, u otros signos de una lesión importante descritos aquí, es grave y requiere atención médica inmediata. Con ciertas lesiones de cabeza, que parecen leves en un principio, el niño quizás no muestre síntomas de daño cerebral hasta unas horas después. Por esta razón, es importante que observes atentamente la evolución del niño, al menos durante las siguientes 24 horas, en el caso de que aparezcan con retraso los síntomas de lesión cerebral.

Muchos niños parecerán adormilados después de una lesión leve en la cabeza y ocasionalmente vomitarán una o dos veces. Estos síntomas por sí solos no son preocupantes. Conoce los síntomas de una lesión de cabeza potencialmente grave.

Síntomas de una lesión de cabeza potencialmente grave

- Inconsciencia e insensibilidad.
- Pupilas de tamaño diferente.
- Fluido claro o con sangre que drena de los oídos o de la nariz.
- Ataques o convulsiones.
- Dolor alrededor de los ojos o detrás de los oídos.
- Depresión o «hundimiento» de una parte del cráneo.
- Cambio en el ritmo de la respiración o del corazón.
- Estado letárgico, confusión o demasiada somnolencia.
- Vómito persistente o retrasado (unas horas después de sufrir la lesión).
- Dolor de cabeza severo.

Qué hacer

- Si notas cualquiera de los signos de lesión de la cabeza mencionados aquí, haz que alguien llame al servicio de urgencias mientras tú valoras cómo está tu hijo.
- Valorar el ABC, teniendo cuidado en caso de que exista lesión en el cuello (lee «Lesiones en el cuello» a continuación): mantén una vía respiratoria abierta, comprueba la existencia de respiración y de pulso. Comienza la reanimación cardiopulmonar (RCP) si tu hijo deja de respirar (consulta el apartado «Reanimación cardiopulmonar» en este capítulo).
- Controla la hemorragia con presión directa usando una toalla limpia o una gasa (consulta «Hemorragias externas» en este capítulo).

Es importante observar a tu hijo detalladamente durante los días siguientes a la lesión de cabeza para ver si aparecen síntomas de una lesión grave. Sigue las instrucciones que te dé el personal de urgencias o el pediatra.

Lesiones en el cuello

Las lesiones de cuello pueden ser tan graves como las de cabeza y normalmente van unidas a éstas y se debe tener una precaución extrema por parte de todas las personas que cuidan del niño. Si el niño está inconsciente, asume que puede existir una lesión en el cuello. Mover la cabeza o el cuello de un niño que tiene un hueso roto en el cuello puede dañar la médula espinal causando parálisis o incluso la muerte. Por estas razones no debes mover a un niño si sospechas que pueda tener una lesión en el cuello sin la ayuda de personal médico, a menos que la vida del niño esté en peligro inminente.

Capítulo 28. Urgencias y primeros auxilios

Síntomas de lesiones graves de cuello

- Cuello agarrotado y dolorido.
- Incapacidad para mover cualquier parte del cuerpo.
- Sensación de hormigueo o de entumecimiento en los pies y/o en las manos.

Qué hacer

- Llamar a urgencias y esperar la llegada del personal especializado antes de mover a tu hijo.
- **No** muevas la cabeza o el cuello de tu hijo a menos que su vida esté en peligro inminente. Si tienes que moverlo, debes inmovilizar el cuello; esto se hace mejor con ayuda de otras personas. Una persona se debe concentrar en mantener la cabeza y el cuello inmovilizados. Enrolla una toalla o periódico y ponlo detrás del cuello cuidadosamente, átalo o pégalo sin apretar por delante para que pueda respirar con facilidad. Coloca una tabla detrás de la cabeza, el cuello y la espalda que llegue hasta las nalgas y, si es posible, inmoviliza a tu hijo más aún atándolo a la tabla o poniéndole cinta adhesiva en la frente y a la altura del pecho. Muévelo con mucho cuidado, como si fuera un bloque, sin dejar que se gire o doble. Pon unas toallas, ropa u otros objetos blandos a ambos lados de la cabeza y el cuello para prevenir que el niño pueda mover el cuello.
- Valora el ABC: mantén la vía aérea libre y comprueba que hay respiración y pulso. Si está teniendo dificultades para respirar, primero intenta despejar la vía aérea levantando la mandíbula. Si esto no funciona, puedes inclinarle un poco la cabeza hacia atrás (sin doblarla o girarla) para mantener la vía aérea libre. Comienza a hacer la reanimación cardiopulmonar (RCP) si tu hijo deja de respirar.

Lesiones en la nariz

Aunque algunas veces tienen una apariencia dramática, la mayoría de las hemorragias nasales no son graves y se deben a tocarse la nariz. Pero una hemorragia nasal que ocurra después de un golpe en la nariz o como resultado de un cuerpo extraño debe recibir atención médica inmediata.

Hemorragias nasales

Qué hacer

- Lávate las manos con jabón y agua y si es posible ponte guantes esterilizados.
- Sienta a tu hijo recto en una silla o en tu regazo y haz que incline ligeramente la cabeza hacia atrás. Tapa su nariz apretando con tus dedos justo por debajo del hueso, utilizando un pañuelo o un trapo. Mantén la nariz tapada entre 5 y 10 minutos. Aplica compresas frías en la nariz mientras la tapas.
- Repite lo descrito en el paso anterior si la hemorragia continúa.
- Mantén a tu hijo tranquilo durante varias horas después de la hemorragia e intenta que no se sople, se toque o frote la nariz.
- Llama al pediatra o ve a urgencias si tu hijo tiene una hemorragia nasal debido a un golpe en la cabeza o a una caída o si eres incapaz de parar la hemorragia. Llama al pediatra si tu hijo tiene hemorragias nasales frecuentemente.

Un cuerpo extraño en la nariz

Generalmente no es obvio cuando un niño tiene un cuerpo extraño en la nariz. Los síntomas de este problema bastante común incluyen un olor pestilente o drenaje en uno de los orificios nasales y dificultad para respirar a través de uno de los orificios.

Qué hacer

- Intenta que tu hijo se saque el cuerpo extraño del orificio nasal soplando la nariz. Mantén el orificio nasal no obstruido cerrado, haz que tome aire por la boca y lo eche por la nariz. Que lo repita varias veces.
- Intenta sacar el cuerpo extraño únicamente si lo puedes agarrar con los dedos.

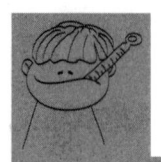

- **No** intentes sacarlo con ninguna otra cosa, haciéndolo puede que lo empujes más hacia dentro del orificio nasal.
- Si el cuerpo no sale fácilmente, ve al pediatra o a urgencias.

Golpes en la nariz

Una nariz rota puede ser el resultado de un golpe en la nariz y, a veces, la sangre se puede quedar en el cartílago nasal. Ambas situaciones necesitan atención médica y puede que sean difíciles de detectar debido a la hemorragia y la inflamación.

Qué hacer

- Al igual que para cualquier trauma en la cara, primero comprueba que no existan lesiones graves de cabeza o de cuello o lesiones en la boca o los dientes.
- Controla la hemorragia.
- Coloca suavemente compresas frías en la nariz.
- **No** intentes enderezar la nariz.
- Lleva a tu hijo al pediatra o a urgencias.
- Debido a que una nariz rota puede que no sea evidente durante unos días por la hinchazón, cuando la inflamación haya desaparecido llama al pediatra si la nariz parece torcida o deformada.

Lesiones en los dedos

Las lesiones en los dedos de las manos y de los pies debidas a portazos, a la caída de objetos pesados o a golpes bastante comunes y muy dolorosas. Normalmente la zona dañada se pondrá azul y se hinchará y quizás haya un corte o una hemorragia alrededor de la cutícula. La piel, el tejido de debajo de la piel, el lecho ungueal, así como el hueso que hay debajo pueden verse afectados. Si ocurre la hemorragia debajo de la uña, probablemente se ponga negra y azul y la presión resultante causará bastante dolor.

Qué hacer

- Si la punta de un dedo de la mano o de un dedo del pie está sangrando, lávala con agua y jabón y cúbrela con una gasa esterilizada. Aplica presión directamente para controlar la hemorragia (consulta «Hemorragias externas» en este capítulo).
- Si la punta del dedo de la mano o el dedo del pie está solo magullada, pon una bolsa de hielo o remójala en agua fría.
- Si hay un corte profundo, demasiada inflamación, sangre debajo de la uña, si la uña se ha separado o si parece que el dedo estuviera roto, llama al pediatra o ve a urgencias inmediatamente. **No** intentes enderezar un dedo deformado.
- Está atento a cualquier aumento de dolor, inflamación, calor, enrojecimiento o drenaje de la zona herida o a la fiebre que comience entre 24 y 72 horas después de la lesión. Éstas pueden ser señales de infección.
- Si la sangre se acumula debajo de la uña puede ser muy doloroso. Llama al pediatra o ve a urgencias. La presión de debajo de la uña quizás tenga que ser liberada mediante un simple procedimiento que consiste en hacer un agujero en la uña, permitiendo que la sangre se escape, lo cual hace que disminuya el dolor y previene el daño adicional en tejidos de la yema del dedo.
- Si la punta de un dedo de la mano o del pie es cortada (amputación), llévala siempre al hospital (algunas veces se puede unir). La punta amputada debe envolverse en un papel de cocina mojado en agua fresca y colocarlo en una bolsa de plástico que debe ponerse a su vez en otra mayor que tenga una mezcla de hielo y agua.

Lesiones oculares

Las irritaciones leves en los ojos y algunas pequeñas partículas en la superficie del ojo se pueden tratar en casa lavándolas con agua. Pero algunas lesiones oculares pueden ser graves y, en algunos casos, pueden provocar que se produzca un daño en el ojo, pérdida de visión o ceguera, si no son tratadas rápidamente por profesionales médicos.

Capítulo 28. Urgencias y primeros auxilios

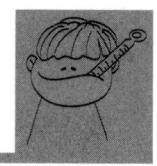

Arena, suciedad y otros cuerpos extraños en la superficie del ojo

Qué hacer

- Lávate las manos con agua y jabón antes de examinar el ojo o limpiarlo con agua.
- No toques, presiones o frotes el ojo y haz todo lo que sea posible para evitar que tu hijo se lo toque. A un niño pequeño se le puede envolver abrigadito en una toalla o en una manta como medida preventiva.
- No intentes extraer ningún objeto (excepto lavando el ojo con agua).

Lavar el ojo

- Inclina la cabeza de tu hijo hacia el lavabo con el ojo afectado hacia abajo y suavemente levanta el párpado superior, motivando a tu hijo a que abra su ojo todo lo que pueda. Si es un bebé, sirve de ayuda tener a una segunda persona para que mantenga su ojo abierto mientras tú lo limpias.
- Vierte suavemente una jarra o una botella de agua corriente a temperatura ambiente en el ojo. Una solución salina estéril o el líquido para limpiar las lentillas también se pueden usar.
- Limpia el ojo durante unos 15 minutos, comprobando cada 5 minutos si el cuerpo extraño ha salido. Si tu hijo todavía se queja de dolor o aún puedes ver el cuerpo extraño en su ojo, busca atención médica.

Debido a que una partícula puede causar una abrasión de la córnea o una infección (que puede ser muy grave si no se trata), es recomendable vigilar de cerca para observar si se enrojece más, se hincha, tiene molestias visuales o dolor. Un médico debe examinar el ojo si algo de esto ocurre.

Cuerpo incrustado (un cuerpo penetra en el globo ocular)

Qué hacer

- Intenta impedir que tu hijo se frote los ojos. A los bebés y los niños pequeños, envuélveselos si es necesario.
- No intentes extraer el cuerpo, esto puede causar mayores daños al globo ocular afectado.
- Cubre suavemente ambos ojos para evitar que mueva y se frote los ojos. El ojo que no está afectado también se debe cubrir para evitar que se mueva el ojo afectado (porque los ojos se mueven juntos). Si el objeto incrustado es pequeño, utiliza parches para los ojos o gasas esterilizadas para cubrir ambos ojos. Si el objeto es grande, cubre el ojo lesionado con una taza pequeña, sujeta bien y cubre el otro ojo con un parche o una gasa esterilizada. No dejes que haya presión sobre el ojo herido.
- Busca atención médica inmediatamente, preferiblemente de un especialista de ojos (un oftalmólogo) o en las urgencias más cercanas. Llama a emergencias para pedir una ambulancia si no hay urgencias cercanas. Las lesiones del globo ocular deben tratarse lo antes posible.

Un corte en el globo ocular o en el párpado

Qué hacer

- **No** laves o limpies el ojo. Si tu hijo lleva lentillas, **no** intentes quitárselas tú.
- **No** hagas presión sobre el ojo o dejes que tu hijo se lo frote.
- Cubre el ojo con un vaso de papel o algo parecido para protegerlo, teniendo cuidado de no poner presión sobre el ojo. Asegura la protección con esparadrapo.
- **No** permitas que tu hijo coma o beba (los niños con lesiones oculares normalmente vomitan y quizás necesiten anestesia para una operación en el ojo que requiere que el niño esté con el estómago vacío).
- Busca atención médica inmediatamente, preferiblemente de un especialista (un oftalmólogo) o de las urgencias más cercanas. Llama al servicio de urgencias si es necesario.

Exposiciones de los ojos a productos químicos

Las exposiciones de los ojos a agentes químicos pueden ser muy graves. Es importante quitar el producto químico rápidamente para prevenir una posible ceguera u otros problemas graves en el ojo.

Qué hacer

- Antes de llamar al pediatra lava el ojo (consulta «Arena, suciedad y otros cuerpos extraños en la superficie del ojo» en esta sección) con agua a temperatura ambiente durante 15 ó 30 minutos. Si los dos ojos están afectados, considera lavarlos en la ducha.
- Cubre los ojos con una gasa estéril o un trapo limpio.
- Llama al centro nacional de toxicología para que te aconsejen. Está preparado para darles toda la información que puedas sobre el producto químico.
- Lleva a tu hijo a urgencias tan rápido como puedas. Si es necesario, llama al servicio de urgencias. Lleva el envase del producto químico contigo si puedes.
- No presiones en el ojo herido o dejes que tu hijo se lo toque.

Ojo morado (debido a un golpe directo en el ojo)

Incluso aunque un golpe en el ojo o un ojo morado puede que no parecer grave, cada vez que el ojo recibe un golpe fuerte debes buscar atención médica. Una hemorragia interna u otro daño probablemente no sea aparente. Será necesaria una visita al pediatra para comprobar si existen lesiones graves, particularmente si la causa no está clara.

Qué hacer

- Pon compresas frías en el ojo de manera intermitente: 5 ó 10 minutos puestas, 10 ó 15 minutos quitadas. Si utilizas hielo, asegúrate de que está envuelto para proteger la delicada piel del párpado.
- Busca atención médica rápidamente, preferiblemente de un médico especialista en los ojos (un oftalmólogo) o en las urgencias más cercanas.

- Utiliza las compresas frías tres o cuatro veces al día durante 24 ó 48 horas, después cambia y pon compresas templadas intermitentemente.
- Si tu hijo tiene dolor, dale paracetamol, no aspirina o ibopruféno, que pueden aumentar la hemorragia.
- Apoya la cabeza de tu hijo sobre una almohada más por la noche y anímalo a que duerma sobre el lado no herido.
- Llama al pediatra inmediatamente si cualquiera de estos síntomas aparecen: aumento de enrojecimiento, drenaje del ojo, dolor persistente, visión distorsionada o cualquier anormalidad visible.

Mordeduras y picaduras

Mordeduras de animales y de humanos

Las mordeduras de animales, las más comunes las de perros y gatos, pueden causar laceraciones (cortes) y hemorragias (consulta «Hemorragias externas» en este capítulo) que necesitan atención médica. Estas mordeduras también tienen el riesgo de causar infecciones serias como celulitis (infección del tejido de alrededor de la mordedura), la rabia (la mayoría de los casos en los Estados Unidos se debe a los murciélagos, mapaches, mofetas y lobos) y el tétanos.

Las mordeduras humanas tienen todavía más posibilidades de provocar infecciones que las de los animales, así que cualquier mordedura humana que atraviese la piel debe recibir atención médica inmediata.

Qué hacer

- Si no hay mucha hemorragia, lo primero es limpiar la zona afectada. Lávala con jabón y agua del grifo durante cinco o diez minutos. No pongas ningún antiséptico u otras cremas o ungüentos.
- Controla la hemorragia presionando directamente durante cinco minutos con un trapo limpio o una compresa de gasa esterilizada y levantando la zona herida por encima de la

Capítulo 28. Urgencias y primeros auxilios

cabeza (consulta «Hemorragias externas» en este capítulo).

- Llama al pediatra o ve a urgencias. Puede que tu hijo necesite una limpieza más a fondo de la zona herida; quizás precise que le den puntos (especialmente si la herida es en la cara), una dosis de refuerzo del tétanos, antibióticos o posiblemente un tratamiento para prevenir la rabia. Si la mordedura es en la mano, en el cuello o es de un humano, el riesgo de infección es particularmente alto.
- Si sospechas que el animal puede tener la rabia, llama al departamento de salud o a la policía inmediatamente. Quizás necesiten encerrar al animal para evaluarlo. Trata de localizar al perro y a su dueño, incluso si no sospechas que tenga la rabia.
- Recuerda cuándo le pusieron la última vacuna del tétanos a tu hijo o lleva su historia actualizada a urgencias.

Picaduras de insectos

Las picaduras de insectos (las más frecuentes son las de abejas, avispas, avispones y hormigas) son normalmente dolorosas y angustiosas pero no peligrosas. Pero pueden causar situaciones de emergencia y poner en riesgo la vida en el caso de que haya una reacción alérgica grave o si hay una reacción alérgica de todo el cuerpo llamada anafilaxia (consulta «Reacciones alérgicas y anafilaxia» en este capítulo).

Unos cuantos insectos (como los mosquitos) pueden transmitir infecciones. Las picaduras de mosquito causan una pequeña área roja e hinchazón que normalmente tiene un centro más claro o blanquecino. Aunque no son graves, estas picaduras pueden escocer mucho. Poner una compresa fría o un trapo húmedo en la zona afectada ayuda a reducir el picor. Mantén las uñas de tu hijo arregladas y limpias, y desanímalo a rascarse la picadura, ya que puede conducir a una infección.

Qué hacer

Si la reacción a la picadura del insecto parece grave llama inmediatamente al servicio de urgencias. Está atento a la aparición repentina de los siguientes síntomas de anafilaxia o reacción alérgica grave:

- Dificultad al tragar (normalmente comienza con un «cosquilleo» en la garganta).
- Dificultad para respirar con estridor o sibilancias (un ruido alto y agudo con cada respiración).
- Un cambio o pérdida de la voz.
- Mareo, desfallecimiento o inconsciencia.
- Picor intenso, urticaria o hinchazón.
- Retortijones, náuseas o vómitos.
- Ansiedad o una sensación inminente de desastre.

Mientras esperas que llegue ayuda de emergencia, haz lo siguiente:

- Valora el ABC: mantén una vía aérea abierta, comprueba la existencia de respiración y de pulso. Empieza la reanimación cardiopulmonar (RCP) si tu hijo deja de respirar.
- Si tu hijo tiene una medicación de emergencia para la alergia (como adrenalina inyectable) asegúrate de que se le da.
- Mantén a tu hijo descansando en una posición cómoda. Puede que prefiera sentarse echado hacia atrás con la barbilla ligeramente levantada (posición frente–mentón) si su vía aérea superior está hinchada. No lo fuerces a estar en una posición incómoda y tranquilízalo mientras lo mantienes calmado.

Si la reacción a la picadura del insecto no parece grave, haz lo siguiente:

- Llama al pediatra o ve a urgencias si tu hijo tiene una historia de reacciones alérgicas a las picaduras de insectos.
- Examina la picadura. Si el aguijón todavía está en la piel, quítalo teniendo cuidado de no apretarlo (esto haría que inyectara más veneno). Intenta sacar el aguijón con la uña, con la hoja blanda de un cuchillo o con una tarjeta de plástico. Pero no te retrases en sacarlo, ya que la cantidad de veneno inyectado depende del tiempo que el aguijón permanezca en la piel.

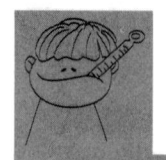

- Lava el lugar con agua y jabón.
- Pon hielo enrollado en un trapo sobre la zona.
- Si hay hinchazón, dale un antihistamínico oral (como el clorhidrato de difenhidramina de tu botiquín de primeros auxilios). Habla con el pediatra si tu hijo tiene menos de un año.
- No apliques un remedio casero como carne ablandada o barro, puede hacer más mal que bien.

Mordeduras de arañas

Dos tipos de arañas pueden causar reacciones que ponen en peligro la vida humana, la araña viuda negra y la araña marrón solitaria. La viuda negra femenina produce un veneno que puede ser letal, particularmente en niños pequeños.

El veneno de la viuda negra causa la aparición repentina de los siguientes síntomas rápidamente después de la picadura: dolor agudo, náuseas, vómitos, escalofríos, calambres por todo el cuerpo, dolor de cabeza, atontamiento, hormigueo y dificultad para respirar.

Hay un antídoto para el veneno, de forma que es muy importante buscar ayuda médica si se sospecha que ha habido una mordedura de una viuda negra.

La mordedura de una araña marrón solitaria puede provocar un grave daño en el tejido, normalmente durante un período de horas (con enrojecimiento de la zona, seguido de hinchazón, ampollas y llagas en la piel), y puede causar una enfermedad grave incluso daño en los riñones (con sangre al orinar) en un período de unos días.

Qué hacer

Busca ayuda médica rápidamente cuando creas que puede ser una mordedura de una araña viuda negra o de una solitaria marrón: llama a urgencias o lleva a tu hijo al hospital inmediatamente.

Mientras esperas que llegue la ambulancia, haz lo siguiente:

- Valora el ABC: mantén la vía respiratoria abierta y comprueba la existencia de respiración y de pulso. Comienza inmediatamente la reanimación cardiopulmonar (RCP) si tu hijo deja de respirar.
- Mantén la parte del cuerpo que ha sido mordida a un nivel inferior a la cabeza.
- Sólo si te lo pide el personal de urgencias, coloca una venda apretada unos centímetros por debajo de la mordedura para detener la circulación de la vena al flujo sanguíneo. Esta venda no debe ser un torniquete, átala de manera que quede espacio suficiente para poner dos dedos.
- Aplica hielo envuelto en un trapo en la zona de la mordedura.
- No cortes la zona de la mordedura para intentar sacar el veneno.
- Si la araña está muerta o ha sido capturada, llévala contigo a urgencias.

Mordeduras de garrapatas

Algunas especies de garrapatas pueden transmitir enfermedades como la enfermedad de Lyme y la fiebre variable de las montañas rocosas.

Si encuentras una garrapata en la piel de tu hijo, debes quitársela enseguida con cuidado, porque las posibilidades de que la garrapata le contagie una enfermedad aumentan con el tiempo que está pegada al cuerpo.

Qué hacer

- Separa la garrapata rápida y suavemente. No intentes quemarla. En su lugar, usa unas pinzas para agarrar la cabeza y la boca de la garrapata tan cerca de la piel como puedas y tira hacia fuera de forma lenta y segura. Hazlo con cuidado e intenta separar la garrapata en una pieza. Si parte de ella se queda, será difícil quitarla.
- Pon la garrapata en un tarro con alcohol para su identificación.
- Limpia la mordedura con una toallita antiséptica, alcohol o agua y jabón.
- Llama al pediatra para ver si es necesario un examen médico, test o tratamiento. Lleva la garrapata contigo si puedes. Puede que el médico recomiende un análisis de sangre para

Capítulo 28. Urgencias y primeros auxilios

comprobar si tiene la enfermedad de Lyme u otra enfermedad trasmitida por la garrapata (normalmente se hace unos días después de que ha ocurrido la mordedura, ya que estos test son normalmente negativos si se hacen justo después de que ocurra la mordedura). Entre tanto, cerciórate de hablar con el médico sobre los síntomas a los que debes prestar atención (consulta la enfermedad de Lyme en el capítulo 30, *Infecciones infantiles*).

- Busca atención médica inmediata si en los días o semanas siguientes tu hijo desarrolla síntomas de fiebre variable de las montañas rocosas (que puede poner en peligro su vida): fiebre alta con dolor de cabeza, náuseas y vómitos; una erupción que comience con granitos rojos en los tobillos y muñecas y se extienda a las palmas de las manos, las plantas de los pies y después al resto del cuerpo; e hinchazón alrededor de los ojos, manos y pies.

Problemas respiratorios

Los problemas respiratorios son bastante frecuentes en los niños y, generalmente, no son graves. Pero hay bastantes causas de dolores respiratorios graves que requieren atención médica inmediata. Algunos de ellos se describen a continuación y en otros sitios de este libro. Están incluidos el asma y alergias, asfixia, crup, apnea, bronquiolitis, neumonía y dolores respiratorios debidos a lesiones con riesgo para la vida como hemorragias (consulta «Hemorragias internas» y «Hemorragias externas» en este capítulo) o envenenamiento (consulta «Intoxicación» en este capítulo).

Cómo reconocer un peligro respiratorio grave

Sin importar si la causa es conocida, debes llamar inmediatamente a emergencias o ir a urgencias si notas síntomas de que existe un peligro respiratorio grave como los siguientes:

- Ronquidos o ensanchamientos (abrirse) de los orificios nasales con cada respiración.
- Labios o yemas de los dedos azulados.
- Ritmo respiratorio rápido.
- Retracciones con cada respiración (usar cada músculo para ayudar a respirar es difícil, busca un hundimiento justo encima del esternón y entre las costillas y la respiración con la barriga justo debajo del tórax, especialmente en los bebés).
- Aletargamiento (grado de reacción lento).
- Confusión o agitación.

Apnea

Se define la apnea como el paro respiratorio durante 15 segundos o más. Los bebés pequeños tienen más riesgo de sufrirla, especialmente los prematuros. Los episodios apnéicos son más frecuentes cuando el bebé tiene una infección respiratoria (como bronquiolitis), el síndrome del reflujo gastroesofágico (RGE), envenenamiento o una lesión subyacente del sistema nervioso u otra enfermedad; a veces la apnea puede que no tenga una causa clara.

Qué hacer

- Si tu hijo ha tenido un episodio apnéico pero ya está respirando normalmente, llama a emergencias o ve a urgencias inmediatamente. **No** esperes a que tenga otro episodio.
- Valora el ABC: mantén la vía aérea libre, comprueba la existencia de respiración y de pulso. Empieza la reanimación cardiopulmonar (RCP) inmediatamente si tu hijo ha dejado claramente de respirar y no reacciona a los intentos de despertarlo.

Crup

El crup se caracteriza por una tos peculiar que suena como el ladrido de un perro o el aullido de una foca. Normalmente es provocado por una infección vírica de las vías aéreas superiores, aunque también puede ser debido a una alergia o a una infección bacteriana. El crup ocurre con más frecuencia en los niños de menos de tres años durante los meses de otoño y de invierno y, normalmente, empeora cuando el niño se acuesta por la noche.

Qué hacer

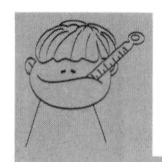

- Llama al servicio de emergencias o ve al hospital si detectas síntomas de una dificultad respiratoria grave o síntomas de obstrucción de las vías aéreas superiores como babear y estridor (un sonido muy fuerte cada vez que el niño inspira).
- Lleva a tu hijo a un lugar con aire húmedo por un vaporizador o al cuarto de baño mientras dejas que salga agua caliente de la ducha para que se produzca vapor. O puedes llevar a tu hijo afuera, al aire fresco, bien arropado para mantenerlo caliente.
- Mantén a tu hijo tranquilo y calmado.
- Si la dificultad para respirar dura más de 15 minutos o empeora, llama al pediatra o ve a urgencias.

Enfermedades del tracto respiratorio inferior: asma, bronquiolitis y neumonía

El asma, la bronquilolitis y la neumonía son tres ejemplos de enfermedades que afectan el tracto respiratorio inferior, las vías respiratorias que están debajo de la traquea y dentro de los pulmones. La bronquiolitis y la neumonía normalmente se deben a una infección.

El asma es una enfermedad crónica común que afecta a niños de todas las edades. Cuando un niño que tiene asma entra en contacto con un «agente desencadenante» del asma, como el humo de un cigarrillo, un alérgeno, aire frío o un resfriado u otra infección respiratoria, puede sufrir un ataque de asma en el cual las vías respiratorias se inflaman y se estrechan debido a un espasmo. El resultado son sibilancias y dificultad respiratoria que puede poner en peligro la vida. Lee el capítulo 32, *Problemas de salud en la primera infancia* para más información sobre el asma.

La bronquiolitis es más común en los bebés y los niños pequeños durante los meses de invierno y normalmente es causada por virus como el respiratorio sincitial (VRS). Normalmente el niño tiene los síntomas de un resfriado (como algo de fiebre, congestión y mucosidad) y la infección continúa hasta involucrar a los bronquiolos, los pequeños conductos aéreos dentro de los pulmones. El resultado es el estridor al respirar (un pitido grave o un silbido que se puede oír cuando el niño exhala) y la dificultad respiratoria.

La neumonía es una enfermedad de los pulmones, normalmente causada por un virus o una bacteria. Los niños con neumonía también tienen dificultad para respirar junto con fiebre, tos y a veces dolor abdominal. Si sospechas que tiene neumonía, haz que un médico vea a tu hijo.

Qué hacer

- Si ves síntomas de dificultad respiratoria grave lleva a tu hijo al hospital o llama al servicio de urgencias.
- Si tu hijo está teniendo dificultad para respirar pero no es grave o tú sospechas que tiene una infección como neumonía o bronquiolitis, llama al pediatra o ve a urgencias.
- Si tu hijo tiene asma y sospechas que puede tener un ataque, dale inmediatamente la medicina que normalmente toma como parte del plan de acción establecido con anterioridad para los ataques de asma. Si no hay mejoría, llama al pediatra para que te diga qué debes hacer o ve a urgencias.

Quemaduras

La quemadura más común en los bebés y en los niños pequeños es escaldarse con un líquido muy caliente, que normalmente se produce al derramar comida caliente o poner al niño en una bañera con agua demasiado caliente. Los niños pequeños se queman fácilmente porque su piel es muy fina. Otras quemaduras comunes en los niños son las provocadas por el sol, las quemaduras químicas, las térmicas (debidas al calor) por ropa que está con fuego o contacto directo con un objeto caliente. Debido a que las quemaduras son muy comunes y unos primeros auxilios adecuados pueden minimizar lesiones mayores, es importante saber cómo proporcionar primeros auxilios para los distintos tipos de quemaduras. Cualquier niño con una

Capítulo 28. Urgencias y primeros auxilios

quemadura extensiva (significativa) de primer grado o cualquier quemadura de segundo o tercer grado necesita ser examinado en urgencias lo antes posible.

Las quemaduras se clasifican según la profundidad de la lesión:

- Primer grado. La quemadura afecta sólo a la primera capa de la piel, causando enrojecimiento y dolor pero no ampollas. Las quemaduras de primer grado normalmente se deben al sol, pequeños escaldamientos o a contacto leve con objetos calientes.
- Segundo grado. Una quemadura más grave, afecta a las capas de la piel que están por debajo de la capa superior, causando ampollas, mucho dolor y enrojecimiento. Éstas se deben normalmente a quemaduras importantes por el sol, escaldamiento o contacto con un objeto caliente o con fuego.
- Tercer grado. Estas quemaduras graves afectan a todas las capas de la piel y al tejido que hay por debajo. La superficie que queda tiene aspecto de cera, cuero o está ennegrecida y no son dolorosas porque los nervios que hay por debajo han sido destruidos. Las de tercer grado se deben a quemaduras eléctricas o a un prolongado contacto con las llamas o con sustancias calientes.

Los primeros auxilios para cualquier tipo y grado de quemadura principalmente son: apartar rápidamente el foco de la quemadura (como la corriente eléctrica, química o ropa caliente o que arde) y reducir inmediatamente la temperatura de la piel para minimizar heridas posteriores.

Quemaduras térmicas (relacionadas con el calor) de primer grado

Qué hacer

- Quita la ropa de la zona quemada.
- Pon inmediatamente la zona bajo el grifo de agua fresca (no fría), métela en agua fresca o aplica una compresa fresca hasta que disminuya el dolor. **No** utilices hielo.
- Lava suavemente la zona con agua y jabón y cúbrela con una venda.
- **No** pongas mantequilla o grasa en la quemadura, ya que aumentan el riesgo de infección.
- **No** apliques ningún medicamento o remedio casero sin hablar primero con el pediatra.
- Llama al pediatra para que te ayude a decidir si tu hijo debe ir a urgencias.
- Busca atención médica si se desarrolla cualquier señal de infección, fiebre, pus o aumento del dolor, enrojecimiento o inflamación.

Quemaduras térmicas (relacionadas con el calor) de segundo grado

Qué hacer

- Quita la ropa que hay encima de la quemadura excepto, si está pegada a la piel.
- Refresca inmediatamente la piel quemada metiendo la zona afectada en agua fresca (no fría). **No** apliques hielo.
- Lava suavemente la zona con jabón y agua y sécala con un trapo limpio.
- **No** apliques grasa, mantequilla, ungüentos, sprays o antisépticos.
- No toques las ampollas.
- Eleva los brazos y las piernas si éstos están quemados.
- Ve al hospital o llama a emergencias.

Quemaduras térmicas (relacionadas con el calor) de tercer grado

Qué hacer

- Apaga inmediatamente cualquier llama envolviendo a tu hijo en una manta o chaqueta y haciendo la maniobra «parar, bajar y rodar».
- Haz que alguien llame a urgencias mientras tú valoras el ABC del niño: mantener una vía aérea libre, comprobar la existencia de respiración y de pulso. Si tu hijo no respira haz la reanimación cardiopulmonar (RCP).
- Aplica agua fresca o una compresa fresca. Cúbrela con una gasa esterilizada o con un trapo limpio. **No** pongas hielo.
- Eleva las extremidades que están quemadas.

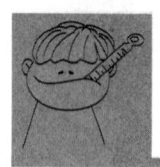

- Mientras esperas que llegue ayuda, examina bien a tu hijo buscando síntomas de dificultad respiratoria e inflamación de las vías aéreas superiores (consulta el apartado «Problemas respiratorios» en este capítulo), especialmente si se ha quemado la cara. Busca síntomas de shock (pulso rápido y débil; dificultad para respirar). Si tu hijo está en estado de shock, túmbalo elevando sus pies entre 20 y 30 cm. Mantenlo caliente con una manta y tranquilízalo calmadamente mientras esperas que llegue ayuda.

Quemaduras químicas

Qué hacer

- Limpia rápidamente la zona con agua corriente fresca (no fría) durante 5 minutos o mas. Utiliza una manguera del jardín, la ducha o el grifo de la bañera que tenga un buen chorro.
- Mientras limpias la zona, quita la ropa de la parte quemada.
- Protégete tú y a los demás de la exposición al producto químico.
- Ten cuidado de que no se te meta el producto químico en los ojos.
- Si los ojos estuvieran quemados, límpialos minuciosamente con agua (consulta «Lesiones oculares» en este capítulo) y ve a urgencias.
- Cubre la quemadura con un trapo limpio o con una gasa esterilizada.
- Llama a emergencias o ve a urgencias.

Quemaduras eléctricas

Lee el apartado «Lesiones eléctricas» en este mismo capítulo.

Reacciones alérgicas y anafilaxia

Las reacciones alérgicas son causadas por la excesiva respuesta que da el sistema inmunológico a los alérgenos, substancias tales como el veneno de ciertos insectos (abejas y avispas), alimentos (como cacahuetes, mariscos o huevos) o sustancias químicas (medicinas como la penicilina o medicamentos que contienen sulfamidas).

La mayoría de las reacciones alérgicas en los niños no ponen en peligro su vida, pero hay excepciones importantes.

Las reacciones alérgicas graves que provocan que se hinche la parte superior de las vías aéreas pueden hacer difícil o imposible respirar, y la reacción alérgica de todo el cuerpo conocida como anafilaxia es una emergencia que progresa rápidamente y pone en peligro la vida.

Qué hacer

Llama inmediatamente al servicio de urgencias si notas una aparición repentina de los siguientes síntomas de anafilaxia o reacción alérgica grave:

- Dificultad para tragar (normalmente comienza con un cosquilleo en la garganta).
- Hinchazón de la lengua.
- Dificultad para respirar con estridor y sibilancias (un ruido alto y agudo con cada respiración).
- Un cambio o pérdida de la voz.
- Mareo, desfallecimiento o inconsciencia.
- Picor intenso, urticaria o hinchazón.
- Retortijones, náuseas o vómitos.
- Ansiedad o una sensación inminente de desastre.

Mientras esperas que llegue ayuda de emergencia, haz lo siguiente:

- Valora el ABC: mantén una vía aérea abierta, comprueba la existencia de respiración y de pulso (circulación). Empieza la reanimación cardiopulmonar (RCP) si tu hijo deja de respirar (consulta «Reanimación cardiopulmonar» en este capítulo).
- Si tu hijo tiene una medicación de emergencia para la alergia (como adrenalina inyectable) asegúrate de que se le da.
- Separa a tu hijo del alérgeno causante. Si es una sustancia química u otro alérgeno que se encuentra en el aire, lleva a tu hijo a una zona bien ventilada.

Capítulo 28. Urgencias y primeros auxilios

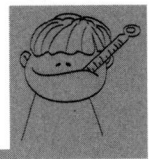

- Mantén a tu hijo descansando en una posición cómoda. Puede que prefiera sentarse echado hacia atrás con la barbilla ligeramente levantada (posición frente–mentón) si su vía aérea superior está hinchada. No lo fuerces a estar en una posición incómoda.

Tragar cuerpos extraños

Si se traga un objeto del tamaño de una moneda pequeña, generalmente pasará por todo el tracto gastrointestinal y lo expulsará con la deposición sin sufrir ningún dolor.

Pero algunos cuerpos extraños que pueden ingerir pueden ser muy peligrosos y necesitan ser extraídos rápidamente; los objetos afilados y largos se pueden atascar fácilmente y pueden perforar el intestino o el esófago; las pilas alcalinas (y las pilas de disco como las que tienen los relojes y los aparatos para sordos) pueden causar quemaduras si se quedan atascadas en el esófago. Los objetos que contienen plomo o mercurio pueden causar envenenamiento.

Qué hacer

- Si sospechas que tu hijo se ha tragado un cuerpo extraño, llama al pediatra o ve a urgencias. Tu hijo quizás te diga que se ha tragado algo o que siente dolor en la parte alta del pecho, babeo que va en aumento o dificultad para tragar.
- Si se decide no sacar el objeto, sino dejarlo que pase al sistema gastrointestinal, debes estar atento a síntomas como dolor abdominal, abdomen duro e hinchado, vómitos, fiebre o sangre en las deposiciones. Éstos pueden apuntar hacia una emergencia abdominal como perforación de la pared intestinal. Ve a urgencias inmediatamente si estos síntomas aparecen.

¿Necesitas más información?

Consulta el índice y el apéndice C, *Guía de recursos*. Y por supuesto, habla con el pediatra de tu hijo.

29

Signos y síntomas. Lo que significan

Cuándo hay que llamar al médico

Índice del capítulo

Ataques/convulsiones, pág. 535

Dolor de oído/supuración, pág. 537

Dolor en las extremidades o en las articulaciones/hinchazón, pág. 539

Fiebre
  En un bebé menor de tres meses, pág. 542
  En un bebé mayor de tres meses, pág. 546

Garganta inflamada, pág. 548

Llanto/cólico, pág. 550

Ojos rojos/secreción, pág. 552

Problemas de la piel
  Irritación por el pañal, pág. 554
  Ictericia, pág. 555
  Erupciones, pág. 556

Problemas estomacales e intestinales
  Dolor abdominal, pág. 559
  Diarrea, pág. 562
  Vómitos, pág. 564

Problemas respiratorios
  Problemas respiratorios, pág. 568
  Congestión/nariz, pág. 569
  Tos, pág. 572

Problemas y dolores en la boca, pág. 574

Problemas y dolores urinarios y genitales, pág. 576

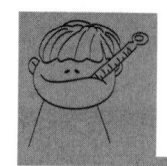

Cómo usar este capítulo

Antes o después, todos los niños se ponen enfermos. Cuando tu hijo está enfermo, los síntomas son las pistas que te guían a ti y al médico para averiguar cuál es el problema.

Técnicamente, la palabra *síntoma* se refiere a lo que una persona dice que siente o experimenta, por ejemplo, dolor. La palabra *signo* se refiere no a la experiencia subjetiva de la persona sino a algo que se puede observar y medir, por ejemplo, fiebre o soplo al corazón. Los bebés y los niños pequeños no saben cómo comunicar sus síntomas. En este libro, como en mucha de la literatura sobre la salud infantil, se usan los dos términos indistintamente.

Este capítulo echa un vistazo a un número de problemas médicos que se agrupan según los síntomas que normalmente se presentan. Por supuesto, muchos síntomas, como la tos, pueden aparecer con docenas de problemas diferentes. Y aunque la mayoría de los problemas médicos muestran un grupo típico de síntomas, no siempre todos aparecen en todos los casos. Por ejemplo, aunque los niños con varicela tienen una fiebre suave al comienzo de la enfermedad, algunos no llegan a tener fiebre nunca.

Los síntomas exactos que un problema médico produce en un niño dependen de muchas cosas: su edad, otros problemas médicos que pueda tener, la respuesta específica de su cuerpo, el tipo de virus o bacteria que cause la infección y otros muchos factores, algunos de los cuales no entendemos todavía por completo. De todas formas, los síntomas, a veces junto al examen médico o a los tests de laboratorio, son la clave para diagnosticar una enfermedad infantil.

Cada sección de este capítulo describe un síntoma común y algunas de sus causas. Para cada síntoma hay una lista de sugerencias acerca de lo que puedes hacer en casa, consejos sobre cuándo llamar al médico y condiciones que pueden indicar la necesidad de atención médica inmediata. Por ejemplo, la sección sobre «Dolor abdominal» discute una serie de condiciones infantiles que pueden tener el dolor de estómago como síntoma principal. A pesar de la gran cantidad de información que encontrarás en este apartado, sólo podemos recorrer superficialmente algunas de las cosas que esos síntomas pueden significar. Esta es la razón de que este capítulo no haya sido hecho para que los padres lo utilicen para diagnosticar las enfermedades de sus hijos por sí mismos. Ningún libro ni página Web puede ofrecer un atajo para el complejo proceso de educación por el que pasan los médicos para determinar la causa y el tratamiento para el problema de un niño.

Aunque en este capítulo discutimos situaciones en las que necesariamente hay que llamar al médico o ir a urgencias con el niño, siempre tendrás que usar el sentido común y tu propio juicio. Si crees que tu hijo está enfermo y que necesitas ayuda para decidir qué hacer, si simplemente estás preocupado, llama al médico, incluso cuando los síntomas específicos no estén en la lista que hay en la sección «Cuándo llamar al médico». Tu médico está para contestar tus preguntas y espera que le llames si tienes algún problema.

¿Qué significa la instrucción acerca de «Ir a urgencias» que hay en este capítulo? Los síntomas o situaciones enumeradas bajo ese apartado requieren la acción inmediata pero, de nuevo, tendrás que usar tu propio juicio.

En general, si crees que hay tiempo para llamar al médico para que te dé consejo adicional, hazlo. Pero no esperes mucho para que te conteste si no eres capaz de hablar con él inmediatamente cuando llames. Marca el número de emergencia si te preocupa que tu hijo pueda sufrir un problema de vida o muerte. Si está en una condición realmente inestable y es probable que necesite tratamiento urgente u observación permanente mientras se desplaza, es mejor hacer el viaje a urgencias en una ambulancia con personal especializado. Pero, en algunos casos, puedes sentir que es suficientemente seguro y más rápido llevar al niño al hospital en tu propio coche, especialmente si la ambulancia va a tardar en llegar.

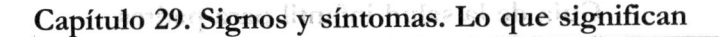

Capítulo 29. Signos y síntomas. Lo que significan

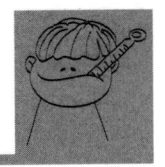

Puedes leer más acerca de cómo afrontar las urgencias médicas en el capítulo 28, *Urgencias y primeros auxilios*.

Ataques/Convulsiones

Aviso/Señales de emergencia

Ve a urgencias si tu hijo presenta alguno de los siguientes síntomas:

- Color azulado en labios, lengua, uñas o piel.
- Convulsiones en un niño que no las ha tenido nunca antes.
- Convulsiones que duran más de cinco minutos.
- Convulsiones después de una caída o una herida en la cabeza.
- Indicación de que el niño haya tragado alcohol, una medicina, productos de limpieza, algún veneno o sustancia desconocida.

Cuándo llamar al médico

Llama al médico si tu hijo presenta alguno de los siguientes síntomas:

- Tu hijo es epiléptico y está teniendo convulsiones que no son normales para él o con una frecuencia mayor de lo habitual.

Nota: incluso si tu hijo tiene epilepsia o está teniendo un ataque febril (lee la información más abajo) y ha tenido algún ataque antes, es conveniente que llames al médico.

Puede que éste no crea necesario ver al niño, pero siempre es bueno comprobar con él para saber lo que ha pasado.

A pesar de que asustan mucho, la mayoría de las convulsiones en los niños no son nada serio. Puede que el niño se caiga al suelo, se ponga rígido o tenga sacudidas rítmicas de brazos y piernas. Quizás se le vuelvan los ojos o se orine o haga caquita mientras tiene el ataque. Lo más importante es mantener la calma. Para más detalles sobre qué hacer en estos casos, puedes ver el capítulo 28, *Urgencias y primeros auxilios*.

Las convulsiones las causa algún tipo de cortocircuito en el cerebro. Éste envía mensajes anormales al cuerpo que provocan los extraños movimientos que se ven durante las convulsiones. El niño no tiene ningún control sobre el ataque y normalmente tampoco es consciente. Normalmente están muy cansados después de un ataque y probablemente no recuerden nada en absoluto. Algunos niños pueden tener un tipo especial de ataque: se quedan con la mirada perdida pero no hacen movimientos extraños. La mayoría de los niños se recuperan totalmente después de un ataque y no sufren ningún tipo de daños cerebrales ni problemas de aprendizaje. Aquí tienes algunas causas de las convulsiones.

Ataques febriles. Los ataques febriles son el tipo más común en los niños. Ocurren en niños de menos de seis años. Alrededor del 5 por ciento de los niños tendrán al menos un ataque febril. Normalmente se produce cuando la temperatura le sube de una manera muy rápida. La temperatura exacta no es tan importante como la velocidad a la que sube. La mayoría de los niños llegan a tener fiebres de hasta 42 ° C sin tener un ataque. El ataque normalmente causa rigidez y sacudidas de brazos y piernas durante algunos segundos o minutos. Los niños que tienen un ataque febril se recuperan sin efectos secundarios a largo plazo. Alrededor de la mitad de los niños que tienen un ataque febril tendrán otro en algún momento, pero eso no significa que tengan un problema serio o epilepsia.

Epilepsia. Un pequeño porcentaje (menos del 1 por ciento) de niños tendrá ataques recurrentes que no se asocian a la fiebre. *Epilepsia* es un término general utilizado para referirse a convulsiones recurrentes. Hay muchos tipos de epilepsia (para más explicaciones, lee el capítulo 32, *Problemas de salud en la primera infancia*).

Infección. Las convulsiones pueden ser provocadas a veces por infecciones en/o alrededor del cerebro. Una infección de la membrana que recubre el cerebro se llama meningitis. Una infección del

535

cerebro se llama encefalitis (para aprender más acerca de las infecciones, lee el capítulo 30, *Infecciones infantiles*). Los niños con este tipo de infecciones tienen un aspecto muy enfermo y normalmente tienen fiebre, dolor de cabeza muy fuerte y cuello rígido. Llama inmediatamente a tu médico si tu hijo presenta alguno de estos síntomas. Los niños pequeños con estas infecciones normalmente no tienen el cuello rígido. El doctor puede hacer una prueba llamada punción espinal (una pequeña aguja se inserta en la espalda para sacar una muestra del fluido que rodea el cerebro y la espina dorsal) para buscar la presencia de infección. Un niño con meningitis o encefalitis necesita ser tratado en un hospital. Otras infecciones que también pueden requerir tratamiento pueden provocar un ataque febril incluso si la infección no es en el cerebro.

Herida en la cabeza. Muchos niños se tropiezan, caen y se golpean la cabeza cuando están aprendiendo a andar y a explorar el mundo. La mayoría de estas heridas implican arañazos sin importancia y bultos que no conllevan daño grave. De vez en cuando una herida en la cabeza puede ser más fuerte y causar convulsiones. Una convulsión ocurrida justo después de una lesión puede ser provocada por el rebote del cerebro dentro del cráneo. Esto no tiene por qué ser indicativo necesariamente de un problema serio, pero el niño debería ser examinado por un doctor inmediatamente. En raras ocasiones, las convulsiones ocurren días después de un accidente. Si esto ocurre, ve a urgencias. Este ataque puede deberse a una hemorragia en el cerebro o en sus alrededores o a una lesión cerebral seria (consulta el capítulo 28, *Urgencias y primeros auxilios*, para información sobre heridas en la cabeza).

Envenenamientos o indigestiones. Los envenenamientos pueden causar muchos problemas en los bebés y niños algo mayores, entre ellos convulsiones. Si tu hijo tiene convulsiones y crees que ha tragado alcohol, medicamentos, una planta o productos de limpieza, ve a urgencias. Para más información, puedes ver el capítulo 28, *Urgencias y primeros auxilios*.

Tumor cerebral. Un tumor es una causa muy poco común de convulsiones en niños pequeños. Se dan tumores cerebrales en menos de 1 de cada 10.000 niños. Es cierto que puede provocar convulsiones, pero suele haber otros signos antes. Un niño con un tumor cerebral puede volverse torpe (los niños no han desarrollado una buena coordinación todavía, por lo que no debes preocuparte si tu hijo se tropieza y cae de vez en cuando), tener dolor de cabeza, vomitar sin otros signos de estar enfermo y otros síntomas. Si tu hijo tiene alguno de estos síntomas, llama a tu médico, que realizará un examen riguroso.

¿Qué puedes hacer en casa?

- Mantener la calma; alterarte no ayudará a tu hijo.
- Quedarte con él y hacer que otra persona llame para pedir ayuda. La mayoría de las convulsiones paran después de unos minutos sin necesidad de tratamiento. No trates de detener las convulsiones o sujetar a tu hijo.
- El mayor riesgo de lesión proviene de una caída o golpe sobre algo duro mientras se tienen las convulsiones. Prevén esto de la siguiente forma:
  - Con suavidad, coloca a tu hijo sobre el suelo en una superficie plana (para evitar que se caiga desde la cama o desde el sofá).
  - Coloca todos los objetos duros o con bordes lejos del niño.
  - No intentes poner nada en la boca del niño; no se va a tragar la lengua.
  - Si tiene problemas para respirar, extiéndele el cuello con suavidad, separando la barbilla del pecho, y trata de levantarle la barbilla, ya que esto normalmente ayuda a abrir las vías respiratorias. No le pongas nada en la boca. No le va a ayudar a respirar y puede hacer que se ahogue o vomite.

Si tu hijo tiene epilepsia:

- Sigue las instrucciones que te ha dado el médico para cuando ocurran las convulsiones.

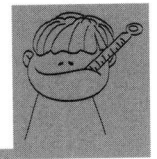

Capítulo 29. Signos y síntomas. Lo que significan

- Asegúrate de que el niño toma todas las medicinas recetadas para controlar las convulsiones. Los niños pueden tener convulsiones si el nivel de medicina en la sangre es demasiado bajo. Algunos niños que crecen muy rápido pueden tener niveles bajos de medicina porque el crecimiento deja desfasada la cantidad de medicina que toman (habla siempre con tu médico antes de cambiar la dosis).
- Planea con antelación lo que tienes que llevar para viajes y vacaciones. Asegúrate de que tienes medicinas suficientes para todo el viaje y algunas extras por si se pierden. Ten presente cuándo se terminarán las medicinas, de manera que no te quedes sin ellas el domingo por la noche cuando no hay ninguna farmacia local abierta.

Dolor de oído/supuración

Aviso/Señales de emergencia

Ve a urgencias si tu hijo muestra el siguiente síntoma:

- Le sale sangre o fluido del oído después de una caída.

Cuándo llamar al médico

Vete a urgencias si tu hijo presenta uno de los siguientes síntomas:

- Indicación de que se le ha metido algo en el oído.
- Fiebre durante más de tres días o fiebre que reaparece después de un día sin ella en un niño que tiene un resfriado.
- Dolor o picor en el oído o que el niño se lo toque insistentemente.
- Supuración de pus, sangre u otro fluido. No tienes que llamar si estás seguro de que lo que sale es sólo cera; ésta saldrá en pequeñas cantidades y es de color marrón, ya sea claro u oscuro, o marrón anaranjado.
- Dolor, enrojecimiento o hinchazón en el hueso de detrás de la oreja.
- Dolor con hinchazón.
- Dificultad para oír.
- Fiebre u otros signos de enfermedad en el niño cuando le están saliendo los dientes. Normalmente se ponen algo insoportables cuando le salen los dientes, pero lo que no es normal es que lloren mucho más de la cuenta o pasen un exceso de tiempo sin dormir.
- Si, después de tres días, no hay mejora en un niño que está siendo tratado con antibióticos para la infección de oído.

Tu hijo de nueve meses ha pasado las últimas cuatro horas intentando meterse los dedos en su oreja izquierda y tocándose el lóbulo.
¿Le duele el oído? ¿Tendrá una infección? ¿Le están saliendo los dientes? ¿O simplemente se acaba de dar cuenta de lo divertido que es jugar con su oreja? Si los bebés pudieran hablarnos, sería muy fácil contestar a estas preguntas.
Desgraciadamente, la paternidad a veces exige que juguemos a adivinar cuáles son las causas de lo que hace el niño. Un niño que se frota la oreja puede tener una infección de oído, quizás le estén saliendo los dientes o simplemente que esté jugando a descubrir su cuerpo. Si está tumbado y sigue frotándose la oreja además de mostrar otros síntomas de incomodidad, puede que en realidad tenga una infección de oído. A continuación tienes algunas causas comunes de la infección y supuración de oído.

Infección del oído medio (otitis media). Cuando la gente dice que sus hijos tienen una infección de oído se refieren a la otitis media (infección del oído medio). Se trata de una infección en la parte del oído que está detrás del tímpano. Normalmente la infección causa dolor en el oído y puede ir asociada con fiebre.
Estas infecciones normalmente ocurren cuando el niño tiene un resfriado y puede ser la razón de que la fiebre reaparezca después de un día o dos de haber desaparecido.

537

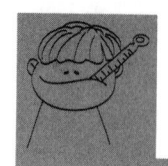

Algunos niños sufrirán una supuración de un fluido bastante espeso y de color amarillento. Esto es pus que sale por un pequeño agujero del tímpano. No te asustes si ocurre esto. Es la primera señal de que el proceso de curación ha empezado y, normalmente, ese agujerito se curará por sí solo. Algunos niños tienen infecciones de oído recurrentes. Los niños que están expuestos al humo del tabaco tienen una mayor propensión a desarrollar infecciones de este tipo. Esta es otra buena razón para dejar de fumar. Mientras lo intentas sal a fumar fuera. Para saber más acerca de las infecciones de oído, puedes consultar el capítulo 30, *Infecciones infantiles*.

Infección del canal auditivo (otitis externa/oído del nadador). Para saber más acerca de las infecciones del oído externo, puedes ver el capítulo 30, *Infecciones infantiles*.

Herida o irritación del conducto auditivo. Cualquier irritación del conducto auditivo causará una sensación extraña en el oído y provocará que tu hijo se retuerza la oreja o diga que le duele. Los bastoncitos de algodón están bien para limpiar el exterior pero no deben usarse dentro del conducto auditivo.

Introducir cualquier cosa en el oído, incluso si es algo tan suave como un bastoncillo de algodón, puede irritar el conducto auditivo. Además puede empujar la cera más hacia dentro del oído. Los niños que se meten lápices u otras cosas en los oídos pueden provocarse heridas o irritaciones en el conducto auditivo.

Echar los dientes/dolor de garganta. Puede parecer extraño, pero el echar los dientes y otros dolores en el fondo de la boca pueden provocar que tu hijo se agarre las orejas y se queje de que le duelen. Las señales de dolor en el fondo de la boca y en la garganta pasan por el conducto auditivo antes de llegar al cerebro y pueden confundir al niño acerca de dónde se localiza el dolor. Para un simple dolor provocado por la salida de los dientes, el paracetamol o el ibuprofeno pueden ayudar. Las medicinas para insensibilizar la parte dolorida y que se ponen en las encías suelen ser menos efectivas. Llama a tu pediatra si el niño tiene fiebre o actúa como si le doliera la garganta al tragar.

Cera (cerumen). Todo el mundo tiene cera en las orejas. La cera, que es de color marrón amarillento, la produce el oído para proteger el conducto auditivo. Normalmente la acumulación de cera no causa ningún problema a menos que el médico no pueda ver a través de ella al examinar el oído. Si la cera se endurece y se seca o se mete hacia dentro (por usar un bastoncillo) puede provocar incomodidad o pérdida de audición. A veces la cera se hará tan fina que se saldrá del oído; entonces, verás una corteza marrón en el borde del oído o en la almohada. Sin embargo, si lo que hay es un líquido amarillo claro probablemente se trate de una infección. Si ves cera fuera del oído, límpiala con un trapito ligeramente húmedo y templado o con un bastoncillo. Nunca introduzcas nada dentro del oído, ni siquiera algo tan inocente como un bastoncillo de algodón. Esto puede empujar la cera hacia el interior del oído e irritar el conducto auditivo.

Cuerpo extraño. Algunos niños pequeños intentarán meterse todo lo que encuentren en la boca, los oídos o la nariz. Puede que no te des cuenta de que una uva ha desaparecido, pero notarás que tu hijo se retuerce la oreja en la que se la ha metido. Los niños pueden llegar a ser muy creativos con lo que se meten en sus oídos, desde la comida del hámster hasta trozos de papel pasando por guarrerías que se encuentran en el suelo. Un niño que tiene algo en el oído no parece enfermo y no tiene los síntomas del resfriado ni fiebre. Incluso si puedes ver el objeto, no intentes sacarlo por ti mismo. Puede que lo metas más y dañes el conducto auditivo. El pediatra tiene herramientas especiales que hacen ese trabajo mucho más fácil.

¿Qué puedes hacer en casa?

En caso de infección del oído:

- Asegúrate de que el niño termina los antibióticos que le han recetado.

Capítulo 29. Signos y síntomas. Lo que significan

- Dale paracetamol o ibuprofeno para aliviar el dolor.
- Ponle un parche caliente en el oído; esto a veces reduce el dolor. Limítalo a 10 ó 15 minutos cada vez y a una temperatura suave que evite quemar la oreja.
- Llama al médico si el niño no se encuentra mejor después de tres días de tomar antibióticos.

Para la cera:

- Habla con tu médico antes de poner nada en el oído del niño y asegúrate de que es cera lo que realmente tiene. No pongas nada en el oído si hay alguna posibilidad de que el tímpano esté perforado, a no ser que lo haya recetado el médico.
- Recuerda que la cera no suele causar problemas y casi nunca hay que sacarla.
- Limpia el exterior del oído con un pañito húmedo y templado. El aire húmedo que crea ayuda a soltar la cera de dentro del oído.
- También puedes limpiar el exterior con un bastoncillo, pero nunca introduzcas nada dentro del oído. Podría meter la cera más adentro.
- Quizás el médico te diga que utilices alguna medicina que no necesita receta para soltar el cerumen. Para usarlas, tumba al niño boca arriba con la cabeza torcida de manera que una oreja quede a la vista. Echa de tres a cinco gotas en el conducto auditivo. Mantén al niño en la misma posición durante unos cinco minutos. Si no se está quieto, ponle un poco de algodón en el oído para que las gotas no se salgan. Después de cinco minutos, lávale el oído con una jeringuilla de agua templada. El agua tiene que estar templada, no fría. Mientras que el agua caliente reblandece la cera, el agua fría puede provocar que el niño se maree o vomite. A lo mejor tienes que repetir este proceso varias veces. Si no funciona o no eres capaz de hacerlo tú solo, llama al médico. Él conocerá otras técnicas para sacar el cerumen.
- **Nunca** introduzcas nada en el oído para sacar la cera.

Cuando esté echando los dientes, puedes hacer lo siguiente:

- Dale paracetamol o ibuprofeno si el dolor es muy fuerte.
- Congela un mordedor y después dáselo al niño. Masticar un objeto suave, duro y frío puede reducir el dolor de encías. Evita los mordedores que tienen gel dentro porque si los rompe puede tragárselos. También puedes utilizar un trapito húmedo que has puesto previamente unos treinta minutos en el congelador.
- Nunca pongas un mordedor con una cuerda alrededor del cuello. Podría asfixiarlo.
- Recuerda que el echar los dientes puede hacer que el niño esté especialmente intenso y molesto, pero no debería provocarle fiebre ni que se comporte como si estuviera enfermo.

Dolor en las extremidades o en las articulaciones/hinchazón

Aviso/señales de emergencia

Ve a urgencias si tu hijo presenta alguno de los siguientes síntomas:

- Una extremidad lesionada que parece doblada o deformada.
- Brazo o pierna que se queda en una posición anormal.
- El niño rechaza sostener el peso sobre una pierna.
- El niño rechaza usar o mover una mano o brazo.
- Llanto mucho más largo del que normalmente esperarías del tipo de lesión sufrido.
- Dolor fuerte.
- Lesiones múltiples después de una caída o accidente.
- Entumecimiento o estremecimiento de los dedos de pies o manos después de una lesión.

Guía de la salud infantil para padres

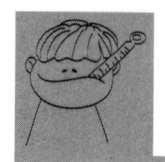

- Si una extremidad lesionada parece exageradamente fría o pálida.

Cuándo llamar al médico

Llama al médico cuando tu hijo presente alguno de los siguientes síntomas:

- Cualquier dolor que dure más de dos semanas después de la lesión.
- Dolor o hinchazón que ni mejora ni empeora después de 24 a 48 después de la lesión.
- Una articulación se mantiene inflamada más de un día.
- Dolor en las articulaciones o en las extremidades que le impide dormir.
- Si la extremidad dañada no mejora en uno o dos días.
- Dolor abdominal o de articulaciones.

Los pequeños accidentes y las caídas son las causas más habituales para los problemas de extremidades y articulaciones en los niños. Las espinillas y rodillas de muchos niños están siempre llenas de heridas y cardenales. El dolor en la pierna y la cojera pueden ser causados por una de estas heridas o por una simple torcedura o estiramiento debido a un movimiento brusco o a una caída. Astillas, rasguños y ampollas en los pies pueden ser también la causa de cojera, pero la mayoría de estas lesiones no son graves. A veces las quejas acerca de una articulación o una extremidad no son causadas por lesiones, sino por infecciones u otras enfermedades. A veces los niños sienten dolor en las articulaciones y en los músculos cuando tienen fiebre, especialmente con la gripe y otras infecciones víricas. Estos dolores normalmente se reducen con una dosis de paracetamol o ibuprofeno. Infecciones como la enfermedad de Lyme y la quinta enfermedad (lee el capítulo 30, *Infecciones infantiles*, para saber más acerca de estas enfermedades) pueden causar dolor de articulaciones además de otros síntomas. Un dolor de garganta que no ha sido tratado adecuadamente también puede provocar a veces fiebre y una hinchazón y dolor en las articulaciones. Las articulaciones enrojecidas, calientes e hinchadas no son normales bajo ninguna circunstancia. Un dolor que dura más de un día o dos puede ser debido a una lesión que se está curando lentamente, pero puede estar provocado también por un problema más serio. Aquí tienes algunas de las más importantes y habituales causas de dolor en las extremidades y en las articulaciones:

Torcedura o estiramiento. Los músculos se unen a los huesos mediante ligamentos. Si tu hijo se estira mucho o se detiene violentamente, los músculos o ligamentos pueden estirarse o desgarrarse parcialmente. Estos estiramientos y desgarros son el resultado de juegos agresivos o poco cuidadosos en la infancia. Estas lesiones producen dolor e hinchazón inmediatamente. Si crees que tu hijo ha sufrido un estiramiento o una torcedura, aplica hielo inmediatamente en la parte dañada y ponla en alto. Las torceduras leves normalmente mejoran con hielo y descanso. El dolor suele ser máximo alrededor de las 48 horas posteriores a la lesión y mejorar progresivamente a partir de ese momento. Si tu hijo tiene un dolor muy fuerte o no empieza a mejorar después de dos días, la lesión puede ser más seria y debes llamar al médico.

Dislocaciones. Las dislocaciones son comunes en el hombro, el dedo gordo y la rodilla. Estas lesiones suelen ocurrir después de algún tipo de problema que provocó un tirón de la articulación. El niño se resistirá a utilizar esa parte del cuerpo. Un tipo de dislocación suave se ve en una enfermedad llamada «bursitis de la criada». Esta lesión es común en los niños de 2 a 7 años debido a la estructura de los huesos a esta edad. Esta bursitis suele ocurrir después de que un cuidador tire violentamente del brazo del niño para evitar que se caiga o que salga corriendo a la carretera. El movimiento de tirar del brazo causa que el radio, que es uno de los huesos del brazo, se salga de la articulación del codo. El niño mantiene el brazo extendido a lo largo del cuerpo con la palma hacia atrás y evita utilizar el brazo o la mano.

Hueso roto (fractura). No es siempre fácil decir cuándo un hueso está roto simplemente mirando

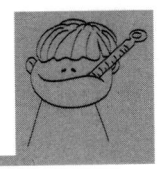

Capítulo 29. Signos y síntomas. Lo que significan

el área dañada. Normalmente se necesitan rayos X para asegurarse. Las lesiones acompañadas por mucha fuerza son más proclives a causar fracturas de huesos que las pequeñas caídas. Debido a que los huesos de los niños son más flexibles que los de los mayores, aquéllos normalmente salen sin problemas de lesiones que provocan daños serios en los adultos. A veces estos flexibles huesos se pueden doblar de la misma forma que lo hace una ramita verde. Una pequeña fractura se produce cuando el hueso se dobla y algunos trozos pequeños saltan sin que el hueso se rompa en dos. Si una articulación del niño parece torcida o en un ángulo anormal, existe la probabilidad de que haya fractura. Arañazos en la zona dañada que aparecen después de la lesión o dolor que impide un movimiento completo son otras señales que sugieren la presencia de una fractura. Una rotura de la clavícula normalmente impedirá al niño levantar el brazo en la zona afectada. Para primeros auxilios en lesiones como éstas, puedes consultar el capítulo 28, *Urgencias y primeros auxilios*.

Artritis. La palabra *artritis* normalmente sugiere la idea de un abuelo que tiene articulaciones rígidas, pero la artritis puede afectar también a los niños. Artritis significa inflamación de una articulación y normalmente se asocia con dolor e hinchazón. Tiene muchas causas y puede ocurrir prácticamente en cualquier articulación. A veces puede aparecer después de una infección vírica. Una infección en la misma articulación puede provocar calentamiento, enrojecimiento, hinchazón y dolor acompañados de fiebre. Algunas infecciones como la enfermedad de Lyme y la quinta enfermedad pueden causar hinchazón de las extremidades además de otros síntomas (lee el capítulo 30, *Infecciones infantiles*, para una descripción de los síntomas). Enfermedades no infecciosas como la artritis reumatoide juvenil pueden causar artritis también (consulta el capítulo 32, *Problemas de salud en la primera infancia*).

Infección. Las infecciones pueden producirse en las articulaciones, en los huesos y a veces en los músculos. Una infección bacteriana en una articulación se llama artritis séptica (la palabra *séptico* significa «infectado»). La artritis séptica puede ocurrir después de una lesión si los gérmenes entran en la articulación. Las articulaciones infectadas se ponen rojas, calientes, duelen y, normalmente, provocarán fiebre en el niño. La osteomielitis (infección del hueso) puede aparecer también después de una lesión o de una infección de la sangre. El niño tiene normalmente fiebre y se puede quejar de dolor en una parte concreta de una articulación. Quizás no sea capaz de señalar con precisión el lugar que le duele, pero puede ser que cojee o que no use el brazo con normalidad.

¿Qué puedes hacer en casa?

Utiliza la siguiente técnica durante 24 a 48 horas:

- Descansa la extremidad dañada. Intenta que el niño no corra ni escale ni haga otras cosas que pongan más estrés en la extremidad herida. Intenta que haga actividades reposadas como leer o ver sus vídeos favoritos.

- Envuelve hielo en una toallita y ponlo en la herida, esto reducirá la hinchazón y el dolor. No pongas el hielo directamente sobre la piel porque la quemará. Mantén el hielo durante 15 minutos y deja que la piel repose otros 15 minutos antes de volver a ponerlo; si lo aplicas continuamente, la piel se enfriará en exceso.

- Comprime la herida con una venda elástica. Esto ayuda a evitar que la hinchazón crezca y proporciona soporte a la articulación herida. Puede servir también como recordatorio al niño para que tenga cuidado.

- Eleva la extremidad dañada. Esto reduce la hinchazón.

Utiliza la dosis apropiada de paracetamol o ibuprofeno para ayudar a controlar el dolor. Si crees que tu hijo tiene un hueso roto, consulta el capítulo 28, *Urgencias y primeros auxilios*, para encontrar instrucciones acerca de cómo inmovilizar o entablillar el área herida antes de ir a urgencias o a la consulta del médico.

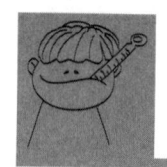

Fiebre

Fiebre en un bebé de menos de tres meses

Aviso/Señales de emergencia

Ve a urgencias si tu hijo presenta alguno de los siguientes síntomas:

- Fiebre (tal y como se define más abajo).
- Estado letárgico y gran dificultad para despertarse.
- Llanto inconsolable durante varias horas.
- Rechazo de la alimentación.
- Temperatura baja (menos de 36 °C) a pesar de estar vestido de manera apropiada.
- Piel fría y húmeda.
- Labios, lengua y uñas azulados.
- Debilidad y flacidez de los músculos comparados con el tono y la actividad habituales.
- La fontanela parece como si estuviera hinchada o abombada hacia fuera y además no se mueve abajo y arriba con el llanto.

El nivel de actividad de los niños un poco mayores puede ser indicativo de si está realmente enfermo o tiene un simple resfriado. Esta distinción es mucho más difícil en los bebés. Tu médico tendrá que realizar una serie de pruebas para asegurarse de que la causa de la fiebre no es una infección grave. Normalmente las pruebas incluirán la sangre, la orina y el fluido de la espina. A veces un bebé es admitido en el hospital para observarlo de cerca durante unos días y ponerle un tratamiento preventivo con antibióticos hasta que los tests digan que no tiene nada serio. Aunque la mayoría de las fiebres en los niños las causan infecciones víricas sin mayores consecuencias, los médicos suelen optar por la política de «más vale prevenir» y deciden tratar al niño de una forma más agresiva de la que lo harían con un chico algo mayor.

Las fiebres en los niños pequeños normalmente las causan las mismas cosas que en los mayores (infecciones víricas o bacterianas). Otras veces la fiebre es causada no por una infección, sino por el medioambiente en el que el niño se desenvuelve. Las causas mayores de fiebre en niños menores de tres meses son las siguientes:

Resfriados y otras infecciones víricas. Los resfriados comunes y las infecciones víricas pueden causar fiebre en los pequeños de la misma forma que la causan en niños un poco mayores. Es difícil distinguir un virus de una causa de fiebre más seria en un niño pequeño, por eso probablemente el pediatra quiera hacer algunos tests antes de atribuir la fiebre a una infección vírica menor.

Medioambiente. Los bebés, especialmente cuando son recién nacidos, no pueden regular la temperatura de su cuerpo tal y como lo hacen los mayores. Un bebé con demasiadas capas de ropa se calentará mucho. De la misma forma, se enfrían con mucha facilidad porque tienen una superficie de piel relativamente amplia. La temperatura del cuerpo de un niño puede descender si no se le viste de manera apropiada en un ambiente frío. Una regla general es que en los primeros meses el bebé necesitará una par de capas de ropa más de las que tú te pongas para estar bien. Después de los primeros meses, necesitará solamente una más que tú. Si crees que el bebé tiene fiebre, asegúrate de que le quitas parte de la ropa que lo envuelve y lo dejas así durante 10 ó 15 minutos antes de tomarle la temperatura.

Inmunizaciones. Los bebés normalmente reciben la primera dosis de la vacuna de la difteria, tétanos y tos ferina acelular cuando tienen dos meses. Esta vacuna puede causar fiebre, normalmente en las 24 horas posteriores a la administración. La fiebre es una reacción a la vacuna y no significa que el niño necesite ser examinado como si tuviera una infección. Si tienes alguna pregunta acerca de si la fiebre después de una vacuna es normal, llama a tu médico.

Infección del tracto urinario. Una infección en la vejiga o en los riñones puede causar fiebre en el niño. Los niños no pueden decir que les duele

Capítulo 29. Signos y síntomas. Lo que significan

cuando orinan, por lo que estas infecciones son difíciles de identificar respecto a otros tipos de fiebre.

Meningitis. La meningitis es una infección de la membrana que recubre el cerebro (consulta el capítulo 30, *Infecciones infantiles*, para más información). La meningitis, especialmente cuando es causada por una bacteria, puede ser una infección seria y ha de ser tratada con antibióticos. Un bebé que tenga meningitis puede estar extremadamente adormecido o irritable. Puede que llore continuamente y que sea difícil calmarlo o consolarlo. Algunos bebés se debilitan y se niegan a mamar y a alimentarse. La fontanela puede combarse hacia fuera y no moverse arriba y abajo cuando llora, que es lo normal. El médico quizás realice una punción lumbar para sacar algo del fluido que rodea la espina dorsal y hacer tests para comprobar si hay infección. Estas pruebas se hacen para saber si hay bacterias o virus en el fluido.

Sepsis. *Sepsis* significa «infección bacteriana en la sangre». Puede iniciarse en la sangre o en otra parte del cuerpo y extenderse a la sangre. Algunos bebés parecen normales excepto porque tienen fiebre o una tendencia a una temperatura corporal baja incluso cuando están bien vestidos. Otros se vuelven irritables, comen poco, tienen problemas para respirar o parecen débiles y muy enfermos.

¿Qué puedes hacer en casa?

Establece normas para los visitantes:

- Intenta que el número de gente que visita al recién nacido sea mínimo. Los dos o tres primeros meses no son los mejores para ir al centro comercial o a otros sitios donde hay mucha gente y muchos gérmenes.
- Si alguien está enfermo, no dejes que sostenga al niño, incluso si es sólo un resfriado suave.
- Si van a tener al bebé en brazos, oblígalos a que se laven las manos antes. Intenta que el niño se encuentre siempre en un lugar con una buena temperatura, lejos del calor y el frío extremos.

La definición de fiebre

- Temperatura rectal de más de 38 °C.
- Temperatura en la boca de más de 37 °C.
- Temperatura en la axila de más de 37 °C.
- Temperatura en el oído (en modo rectal) de más de 38 °C.
- Temperatura en el oído (en modo oral) de más de 37 °C.

Cómo tomar la temperatura del niño

Un beso en la frente o la mano sobre la piel del bebé es a veces suficiente para saber si tiene fiebre. Sin embargo, este método de tomar la temperatura, llamada temperatura táctil, depende de cómo se sienta la persona que lo haga y nunca da una medida exacta de la temperatura.

La elección del termómetro

Hace unos años la elección era muy fácil. O sentías la fiebre al tocarle la frente o usabas un termómetro de cristal. Pero los tiempos han cambiado. A causa de la preocupación por la exposición al mercurio, que es una toxina para el medioambiente, la *American Academy of Pediatrics* aconseja a los padres que no usen termómetros de ese tipo. Las alternativas seguras y precisas incluyen los termómetros digitales, que se pueden usar en la boca, recto y axila, y los termómetros para el oído.

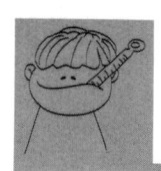

Los termómetros para la frente, que son como pequeñas bandas de plástico, son fáciles y rápidos de usar, pero no muy seguros. Te dicen más o menos lo que averiguas al tocar la frente con la mano. Se pueden usar para una lectura rápida, pero no muy exacta. Los termómetros con chupete tampoco son muy exactos. Aunque es tentador usarlos en un niño pequeño, no deben usarse en bebés de menos de tres meses. Los termómetros para el oído son bastante exactos si se usan adecuadamente, lo cual lleva algo de práctica; sin embargo suelen ser caros. Hay otros tipos de termómetros digitales con diversos tamaños y formas y la mayoría son bastante exactos. Sea cual sea el tipo que uses, asegúrate de que sabes cómo usarlo y leerlo apropiadamente.

No se puede poner el termómetro aquí, ¿verdad?
Cómo tomar la temperatura

Las tres opciones básicas para tomar la temperatura, a menos que tengas uno para el oído, son: rectal (en el culito), oral (en la boca) y en la axila. El método dependerá de la edad del niño y su disponibilidad para cooperar. Lo mejor es usar el método rectal hasta que sea capaz de mantener el termómetro en la boca. Aunque tomar la temperatura rectalmente es seguro y fiable, la idea es incómoda para algunos padres y prefieren hacerlo de otra forma. Si éste es tu caso, puedes usar el método de la axila con tu hijo. Este método es también bueno para los niños algo mayores cuando tienen la nariz entrapada y no respiran bien con la boca cerrada.

Cómo tomar la temperatura del niño con un termómetro digital

Nota: si vas a usar un termómetro para el oído, sigue las instrucciones del fabricante.

Método rectal

- Lee las instrucciones detenidamente para averiguar qué pitido(s) es el que indica el final de la lectura. Asegúrate de que la pantalla está vacía al empezar.

- Si el termómetro precisa de manguitos de plástico, pon uno limpio.

- Cubre la punta del termómetro con un lubricante soluble en agua, como la vaselina.

- Pon al niño en tu regazo con el culito hacia arriba y las piernas relajadas. Sujeta su cabeza. Si el niño es mayor o se mueve mucho, ponlo en una superficie lisa, como el cambiador o en una manta en el suelo.

- Pon una mano en la espalda para mantenerlo quieto.

- Usa la otra mano para insertar el termómetro lubricado en el recto a través de la apertura anal. Suavemente, introdúcelo alrededor de un centímetro o centímetro y medio. Si encuentras resistencia, detente.

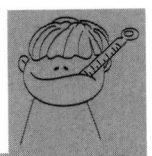

Capítulo 29. Signos y síntomas. Lo que significan

- Sostén el termómetro entre los dedos índice y anular mientras tienes esa misma mano en el culito del niño. Háblale de manera suave para tranquilizarlo mientras sigues el proceso.
- Espera el pitido que te avisa de que la lectura está lista y retira suavemente el termómetro del culito del niño.
- Lee y apunta el número de la pantalla.
- Si has usado un protector desechable, tíralo al terminar.
- Limpia el termómetro y ponlo en su funda.

Método oral

- Si el niño acaba de comer, debes esperar entre 20 y 30 minutos antes de tomarle la temperatura.
- Lee las instrucciones detenidamente para averiguar qué pitido(s) es el que indica el final de la lectura. Asegúrate de que la pantalla está vacía al empezar.
- Si el termómetro precisa de manguitos de plástico, pon uno limpio.
- Asegúrate de que el niño no tiene nada en la boca.
- Pon el termómetro debajo de la lengua y dile que junte los labios. Recuérdale que no lo muerda y que no hable mientras lo tiene en la boca. Dile que respire con normalidad por la nariz.
- Espera al pitido que señale el fin de la lectura y saca el termómetro de la boca.
- Lee y apunta el número de la pantalla.
- Si tienes un protector de desechable, tíralo al terminar.
- Limpia el termómetro y ponlo en su funda.

Método axilar

- Lee las instrucciones detenidamente para averiguar qué pitido(s) es el que indica el final de la lectura. Asegúrate de que la pantalla está vacía al empezar.
- Si el termómetro precisa de manguitos de plástico, pon uno limpio.
- Coloca el termómetro en la axila. Prendas como la camiseta interior deben quitarse para que el aparato toque directamente la piel. Sujeta el brazo de tu hijo cruzado sobre el pecho y ten cuidado de que el termómetro no se mueva.
- Espera el pitido que te avisa de que la lectura está lista y retira el termómetro de la axila.
- Lee y apunta el número de la pantalla.
- Si has usado un protector desechable, tíralo al terminar.
- Limpia el termómetro y ponlo en su funda.

Guía de la salud infantil para padres

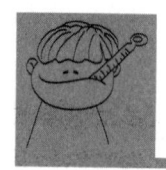

Fiebre en niños mayores de tres meses
Aviso/Señales de emergencia

Ve a urgencias si tu hijo presenta alguno de los siguientes síntomas:

- Estado letárgico y dificultad para despertar.
- Decaimiento y reticencia a moverse.
- Irritabilidad extrema.
- Manchas rojas o moradas en la piel que parecen contusiones y que no estaban antes de ponerse enfermo el niño.
- Llanto inconsolable durante varias horas.
- Cuello rígido.
- Fuerte dolor de cabeza.
- Dificultad para respirar que no se alivia al limpiar la nariz.
- El niño se cae hacia delante y babea.
- Ataques o crisis.
- Labios, lengua y uñas azuladas.
- Fontanela abombada.

Cuándo llamar al médico

Llama al médico cuando tu hijo presente alguno de los siguientes síntomas:

- Irritabilidad incluso después de que la fiebre baje.
- Falta de interés por sus juguetes favoritos.
- El niño rehúsa beber durante varias horas.
- Fiebre que dura más de tres días.
- Fiebre que reaparece después de haber bajado durante un día o dos.
- Fiebres frecuentes que no están asociadas a un resfriado ni a ninguna otra causa conocida.

Tu hijo se despierta por la mañana con las mejillas sonrojadas y los ojos vidriosos. Antes de ponerle la mano en la frente ya sabes que tiene fiebre. Si te fijas en cómo se comporta el niño cuando tiene fiebre, normalmente podrás averiguar si tiene algún problema menor que puedes solucionar en casa o, por el contrario, tienes que llamar al médico. La gama de temperaturas corporales que se consideran normales es sorprendentemente amplia. Además, es normal también que la temperatura del cuerpo varíe a lo largo del día (para la definición de fiebre puedes ver la nota de la página 543). Hay muchas causas de fiebre. Correr y hacer ejercicio causa un aumento de la temperatura. Los niños pequeños no pueden regular su temperatura corporal bien y pueden tener fiebre si llevan demasiada ropa o están en un sitio excesivamente caluroso. Esto puede pasarle también a los niños algo mayores, pero no es habitual. El dejar a un niño en un coche aparcado sin ventilación durante un día caluroso puede causar un aumento de su temperatura e incluso la muerte.

La fiebre normalmente indica que el niño tiene una infección. Casi todas las infecciones que aparecen en el capítulo 30, *Infecciones infantiles*, pueden causar fiebre. Lo elevado de la fiebre no dice mucho acerca de lo enfermo que esté el niño. Un simple resfriado u otra infección vírica menor pueden causar fiebres altas (entre los 39 °C y los 40 °C), pero no indica que haya un problema serio, por otra parte, una infección seria puede que no cause fiebre alguna o incluso que provoque una temperatura corporal inusualmente baja, especialmente entre los niños pequeños.

A veces la fiebre no es causada por una infección. Las enfermedades crónicas como la artritis reumatoide juvenil o el lupus pueden provocar fiebres que aparecen y desaparecen. No es normal que los niños tengan fiebres recurrentes, ni siquiera cuando sólo duran unas horas cada noche.

Para los bebés algo mayores y los niños, aunque no necesariamente para los bebés de menos de tres meses, la forma en la que el niño se comporte es mucho más importante que lo que diga el termómetro. Todo el mundo se pone algo insoportable cuando tiene fiebre. Esto es normal y es lo que hay que esperar. La enfermedad probablemente no es seria si el niño sigue queriendo jugar, come y bebe bien, está alerta y te sonríe, tiene un color de piel normal y parece que está bien cuando baja la temperatura. No te preocupes mucho si un niño con fiebre no quiere comer. Esto es habitual cuando hay infecciones con fiebre.

Llama al pediatra si el niño tiene alguno de los síntomas descritos anteriormente o si alguna otra cosa te preocupa.

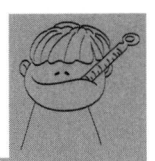

Capítulo 29. Signos y síntomas. Lo que significan

Mitos sobre la fiebre

Mito: Todos los tipos de fiebre son dañinos para los niños.
Realidad: Normalmente, la fiebre no causa ningún daño por sí misma; de hecho, es la que avisa al sistema inmunológico de que hay una infección.

Mito: La fiebre causa daños en el cerebro.
Realidad: La mayoría de los tipos de fiebre no producen daño al cerebro ni ningún problema duradero. La fiebre no provoca síntomas hasta que no alcanza los 37 grados centígrados o más. Los niños pequeños pueden sufrir breves crisis acompañadas de fiebre (consulta el capítulo 32, *Problemas de salud en la primera infancia*) que no provocan ningún daño.

Mito: Cuanto más alta es la fiebre, más seria es la enfermedad.
Realidad: La altura de la fiebre no tiene necesariamente ese significado. El número que marca el termómetro es menos importante que la forma en la que se comporte el niño (consulta «Aviso/Señales de emergencia» y «Cuando llamar al médico» en esta misma sección). Algunos niños que padecen fiebres altas debidas a alguna infección no necesitan tratamiento específico.

Mito: Todos los tipos de fiebre necesitan tratamiento.
Realidad: En la mayoría de los casos, la fiebre se trata sólo si causa incomodidad. La función de los medicamentos específicos para la fiebre es bajar temporalmente la temperatura pero no actúan sobre lo que realmente la provoca. Si el niño parece muy enfermo o si la fiebre dura más de dos o tres días, el médico debería evaluar la causa de la misma y determinar si necesita tratamiento específico.

Mito: Si el niño toma antitérmicos, la temperatura debería volver a la normalidad.
Realidad: Los medicamentos para la fiebre bajan la temperatura uno o dos grados pero no la devuelven necesariamente a la normalidad. Los antitérmicos bajarán la temperatura lo suficiente para que el niño se encuentre un poco mejor. Que la temperatura no vuelva a la normalidad, no tiene por qué significar que el niño padezca una infección grave.

Mito: La aplicación de hielo, los baños fríos o las friegas de alcohol pueden usarse para tratar la fiebre.
Realidad: El alcohol aplicado puede ser absorbido por la piel y provocar una intoxicación. El hielo y los baños fríos pueden provocarle escalofríos al niño; de hecho, estos escalofríos pueden subirle la fiebre y hacer que empeore.

Mito: La dentición provoca fiebre.
Realidad: La dentición es un proceso normal que suele ir acompañado de un leve malestar pero que no causa fiebres significativas. La temperatura de un niño que está echando los dientes puede ser ligeramente más alta, pero no suele subir de 37 grados centígrados. Si un niño al que le están saliendo los dientes padece fiebre alta, es conveniente que el pediatra lo examine y busque otro problema, como puede ser una infección.

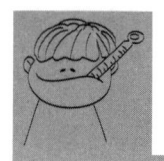

¿Qué puedes hacer en casa?

- Viste al niño con ropa ligera y usa solamente una sábana o manta fina en la cuna. Si le pones varias capas de ropa encima esto impedirá que el calor escape del cuerpo y la temperatura suba.
- No todas las fiebres tienen que ser tratadas, pero si tu hijo tiene alguno de los síntomas descritos arriba (como dolores, ponerse tonto o no querer comer) puedes tratar la fiebre con algún medicamento. El paracetamol se puede administrar a niños pequeños, pero recuerda que si tu hijo tiene menos de tres meses debes llamar al médico siempre que tenga fiebre y no darle ningún medicamento a menos que se lo hayan recetado. El ibuprofeno se puede usar en niños de seis meses o mayores. No le des aspirina a un niño a no ser que lo haya dicho el médico. La aspirina ha sido asociada con el síndrome de Reye, una extraña enfermedad del hígado y el cerebro que puede causar la muerte.
- Dale constantemente de beber al niño. Los niños pueden deshidratarse fácilmente cuando tienen fiebre. Beber líquidos frescos les ayuda a sentirse mejor y previene la deshidratación.
- No obligues a tu hijo a comer. Muchos niños no tienen ganas de comer cuando tienen fiebre. Si quiere comida, dásela. Si no está particularmente interesado en la comida, ofrécele líquidos. La mayoría de los niños sanos tienen reservas suficientes para mantenerse bien un día o dos sin comer, pero sí necesitan cantidades adecuadas de líquidos cada día.
- Haz que descanse todo lo posible.
- Intenta hacer actividades tranquilas como leer, practicar juegos de mesa o ver sus vídeos favoritos.

Si necesitas consejos sobre qué hacer si se presentan algunos síntomas específicos que normalmente acompañan a la fiebre, puedes ver las secciones sobre congestión y nariz con mocos, tos, diarrea y vómitos en este mismo capítulo.

Garganta inflamada

Nota: mira primero la sección sobre «Tos» si el dolor de garganta se da sólo con tos o si ésta es muy severa. Mira también la sección correspondiente a la garganta en el capítulo 30, *Infecciones infantiles*).

Aviso/Señales de emergencia

- Inclinación hacia delante del cuerpo, dificultad para respirar o babeo.
- Incapacidad para beber o tragarse su propia saliva.

Cuándo llamar al médico

Llama al médico si el recién nacido presenta alguno de los siguientes síntomas:

- Garganta dolorida que dura más de un día; llama al médico para saber si le deben hacer a tu hijo un test de garganta.
- Problemas al beber hasta el punto de que te preocupe su deshidratación (ver la nota sobre deshidratación en la página 572).
- La garganta le duele tanto que no puede abrir la boca.
- Voz amortiguada como si tuviera la boca llena de comida.

Los dolores de garganta son normales en niños pequeños. Los que son muy pequeños para describir su dolor tienden a estar más inquietos que de costumbre y ni siquiera toman su comida favorita. Si tiene problemas al tragar, un niño pequeño puede babear más de lo normal.

Los dolores de garganta tienen causas diversas. El aire seco de la casa y la respiración por la boca durante la noche cuando tiene la nariz atascada pueden provocar que por la mañana tenga la garganta rasposa, aunque ésta mejore a lo largo del día. Una nariz con mocos puede llevar también a una irritación de garganta debido al goteo

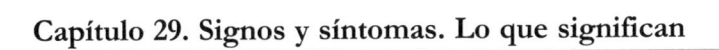

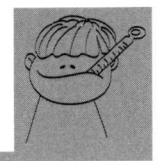

Capítulo 29. Signos y síntomas. Lo que significan

postnasal. El objetivo primario al tratar un dolor de garganta en un niño pequeño es hacer que se sienta más cómodo e impedir la deshidratación, pero algunas causas deben ser tratadas con antibióticos. Estas son las causas más comunes del dolor de garganta:

Faringitis vírica. *Faringitis* significa «inflamación (irritación) de la garganta». Algunos casos de faringitis son provocados por bacterias, pero la mayoría se deben a virus. Estos dolores de garganta frecuentemente van acompañados de fiebre, nariz atascada o con mocos y síntomas del resfriado. El dolor tiende a mejorar por sí mismo a los tres o cuatro días. Los antibióticos no funcionan contra los virus, por lo que el objetivo del tratamiento es que tu hijo se sienta mejor.

Dolor de garganta. Consulta el capítulo 30, *Infecciones infantiles*.

Enfermedad de la mano, el pie y la boca (infección vírica de Coxsackie). Lee la sección sobre «Problemas y dolores en la boca» en este capítulo.

Sinusitis y nariz con moquitos. La mera presencia de mocos en la nariz puede provocar un dolor de garganta. Los mocos que bajan desde la nariz hacia la parte posterior de la garganta pueden llegar a irritar esa zona. El tratamiento depende de la causa de los mocos. Casi siempre es una infección vírica mínima la culpable y el dolor de garganta se resolverá en unos días. Algunas veces, la causa es una infección bacteriana en los senos que recibe el nombre de sinusitis. Un niño con sinusitis normalmente tiene la nariz con mocos durante unas dos semanas, generalmente con mocos espesos de color verde o amarillo. Puede que también tenga fiebre baja. Los mocos de los senos infectados gotean hasta llegar a la garganta y causan la irritación. La sinusitis puede tratarse con antibióticos también. A veces los moquitos se deben a una alergia al polen, al polvo, animales domésticos o al moho (lee el capítulo 32, *Problemas de salud en la primera infancia*, para más información sobre alergias). Los niños con alergia suelen tener un moco transparente, ojos aguosos y picor en la garganta. Si crees que tu hijo tiene alergia o sinusitis y le molesta la nariz con mocos o un dolor en la garganta, llama al médico.

Crup. El crup es provocado normalmente por una infección vírica que afecta a la garganta y a la zona alrededor de las cuerdas vocales y tráquea (consulta la información acerca del crup en la sección de «Tos», en el apartado «Problemas respiratorios» de este capítulo y en el capítulo 30, *Infecciones infantiles*).

Garganta seca. Algunos niños se despiertan por la mañana con una garganta dolorida que mejora en cuanto toman unos sorbos de agua. Este dolor suele deberse a la sequedad de la garganta después de haber respirado por la boca toda la noche (el aire que va por la boca no se humedece como el que pasa por la nariz). Todos los niños respiran por la boca ocasionalmente, especialmente cuando tienen la nariz atascada. La garganta seca de por la mañana puede ser también un problema en invierno, cuando el aire de la casa es más seco. Bajar la temperatura del termostato por la noche y usar un humidificador pueden ayudar. Si tu hijo respira siempre por la boca es posible que tenga vegetaciones, sinusitis o alergias. Si te preocupa que tu hijo respire por la boca, llama al médico.

Epiglotitis

Consulta el capítulo 30, *Infecciones infantiles*.

¿Qué puedes hacer en casa?

- Ofrece al niño bebidas frías y polos que le ayuden a suavizar la boca y la garganta.
- Dale comidas blandas que sean fáciles de tragar y no irriten la garganta.
- Evita las comidas saladas, con especias y ácidas (como los zumos de cítricos). Estas comidas son especialmente dolorosas cuando entran en contacto con úlceras y heridas de la garganta.
- Usa paracetamol e ibuprofeno para aliviar el dolor.

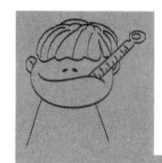

Llanto/cólico

Aviso/Señales de urgencia

Ve a urgencias si tu hijo presenta uno de los siguientes síntomas:

- Llanto continuo durante más de dos horas.
- Fiebre y fontanela abombada (el lugar blando en la cabeza del bebé parece que se sale y no sube y baja con el llanto) en el bebé.
- Llanto prolongado y sin causa en un niño (ya no bebé).
- Irritabilidad y dolor de cabeza o cuello rígido en un niño (ya no bebé).

Busca ayuda también si temes que puedas hacer daño o sacudir violentamente al bebé.

Cuándo llamar al médico

Llama al médico si tu hijo muestra uno de los siguientes síntomas:

- Llora más de lo que crees normal después de una caída o de otra herida.
- Llanto que suena a dolor y no a mimos.
- Posible infección de oído (se queja de dolor de oído; se agarra la oreja en el caso de un niño algo mayor).
- Actúa como si estuviera enfermo (llanto inconsolable, dificultad para despertarse, problemas para respirar, desinterés en los juguetes, no quiere comer ni beber).
- Posible intolerancia o alergia a los alimentos.
- Signos de que el niño se haya caído o herido.

Los niños pequeños lloran por razones muy diversas. Tienen un número limitado de formas para expresar sus necesidades y, ya sea para bien o para mal, llorar es el principal medio de comunicación durante los primeros meses. Un niño llora para indicar una variedad de necesidades o sentimientos básicos.

Los padres acaban convirtiéndose en expertos en distinguir entre los diferentes tipos de llanto y en saber lo que sus hijos quieren o necesitan.

Los niños también lloran para indicar que algo les duele o que no se sienten bien. Cuando van creciendo es probable que también lloren cuando se les separa de sus padres o cuidadores o cuando están solos o tienen miedo. Los niños algo mayores lloran cuando están frustrados y no tienen suficientes palabras para expresar lo que sienten o quieren. Determinar la causa del llanto no es siempre fácil. Aquí tienes algunas causas comunes:

Para comunicar una necesidad básica o una emoción. Desafortunadamente, la capacidad para comunicarse con claridad no es una de las primeras habilidades de un bebé. Durante los primeros meses llorar es la forma que utilizan los bebés para comunicar que necesitan algo. Un bebé puede llorar porque tiene hambre, sed, está mojado, tiene mucho calor o mucho frío. Además de estas necesidades básicas, los bebés también lloran cuando están aburridos, cansados, sobre-estimulados o simplemente frustrados. Aunque algunos bebés lloran cuando tienen hambre, debes resistir la tentación de alimentarlos cada vez que lloren. Un recién nacido normalmente necesita comer cada dos a cuatro horas. El llanto antes de las dos horas posteriores a la comida probablemente se deba a hambre, pero también puede ser debido a aburrimiento o al deseo de que lo sostengan en brazos. Lo bueno es que normalmente los padres aprenden muy rápido el significado de los diferentes llantos del bebé.

Cólico. Nadie sabe exactamente las causas del cólico. El cólico suele empezar cuando el bebé tiene unas dos semanas y dura entre tres y cuatro meses. El niño normalmente llorará y doblará las piernas sobre su estómago como si le doliera mucho. El bebé puede llorar hasta de tres a cinco horas al día, mientras que un niño normal sin cólico puede hacerlo de una a tres horas. Estos niños suelen llorar aproximadamente a la misma hora todos los días, normalmente por la noche. Para más información sobre el cólico, puedes ver el capítulo 11, *Cuidados básicos de los recién nacidos.*

Intolerancia a la comida o a la leche maternizada. Algunos niños con cólico pueden

Capítulo 29. Signos y síntomas. Lo que significan

sufrir intolerancia a la leche maternizada, por lo que tu médico puede sugerirte el cambio de marca si el niño no se siente bien. Asegúrate de hablar con el doctor antes de cambiar de marca. Si le das el pecho, puede que el bebé reaccione a cosas que tú has comido. La cafeína y algunas medicinas pueden llegar a la leche materna y hacer que el niño se irrite, de manera que lo mejor es hablar con el médico si estás tomando alguna medicina y piensas darle el pecho. Si tu niño tiene alguna intolerancia alimenticia, evita ese alimento y habla con el pediatra acerca de cuándo introducirlo de nuevo.

Fiebre o enfermedad. Estar enfermo puede hacer a cualquiera insoportable y los niños pequeños no son una excepción. Es normal que un niño con un resfriado lloriquee más de la cuenta. Desgraciadamente, no se puede hacer mucho para eliminar estas molestias aparte de darle al niño una ración extra de cariño. El paracetamol o el ibuprofeno pueden ser útiles si los problemas están relacionados con fiebre alta o dolores generales debidos a la enfermedad. Las infecciones de oído y del tracto urinario pueden provocar dolor que haga llorar al bebé. Un simple resfriado en un niño no es razón suficiente para ir al médico, pero si estás preocupado porque algo más grave le pueda pasar, entonces llámalo. Para más información sobre si la fiebre puede ser indicio de un problema más serio, puedes ver el apartado sobre «Fiebre» de este capítulo.

Dolor. El dolor puede ser la razón del llanto. Los niños no pueden decirnos cuándo y dónde les duele, por lo que encontrar el origen del dolor puede ser un misterio para los padres. Incluso los niños algo mayores no son muy buenos para describir lo que les pasa.

Después de asegurarte de que tu hijo ha comido y tiene el pañal limpio, ¿qué debes buscar? Comprueba rápidamente que no hay alguna goma que le apriete demasiado los brazos o las piernas (los niños al crecer dejan pequeña la ropa con gran rapidez).

Mientras que compruebas las ropas, asegúrate de que no haya cremalleras, botones u otras cosas que le estén pinchando. Comprueba si tiene juguetes que se le hayan quedado debajo de la espalda. A veces, a los bebés se les enreda un pelo o una cuerda alrededor de un dedo y esto les corta la circulación.

Si encuentras esto pronto puedes quitarlo tú mismo, pero a veces el dedo se ha hinchado y el médico te tiene que ayudar. Considera la posibilidad de una caída o accidente que tú no hayas visto (los bebés que empiezan a intentar a andar se mueven con gran rapidez y nadie puede estar vigilándolos en todo momento).

Invaginación intestinal. La invaginación intestinal es causa poco común de dolor y llanto. Para más información acerca de la invaginación intestinal, puedes ver la sección sobre «Dolor abdominal» de este capítulo.

¿Qué puedes hacer en casa?

- Recuerda que no se puede mimar más de la cuenta a un bebé por el hecho de tenerlo en los brazos «demasiado». Si tu bebé quiere que lo sostengas y tú también quieres hacerlo, no debes preocuparte por mimarlo mucho.
- Asegúrate de que el niño ha comido hace poco y no tiene hambre.
- Mira si tiene el pañal sucio o mojado.
- Mira la temperatura de la habitación. ¿Tiene frío o calor? (una regla básica es que el niño necesita una capa de ropa más de la que tú estés usando).
- Mira la ropa del niño para comprobar que no hay nada muy apretado y que no hay cremalleras o botones que le molesten.
- Dale un juguete nuevo o cámbialo de posición para que pueda mirar otra cosa. Los bebés se aburren como nosotros, así es que lo mejor es hacer que el entorno siga siendo interesante.
- Envuelve al niño en su mantita, con los brazos dentro. A algunos niños les gusta sentirse

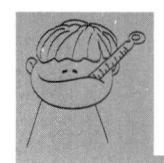

calientes y la sensación de seguridad cuando son arropados así.
- Abraza y acuna a tu bebé.
- Prueba un columpio para bebés.
- Pasea por la casa con el niño en brazos. Cantarle bajito a la vez que le paseas suele funcionar muy bien. Los tirantes para llevar al niño son muy útiles porque te permiten tener al niño cerca de ti y a la vez tener libres las manos.
- Dale un masajito en la espalda.
- Da un paseo en el coche. Hay algo de la vibración y el ruido de los motores que ayuda a los niños a dormir. Recuerda que siempre has de usar un asiento para bebés y que no debes conducir si estás cansado.
- Si nada de esto funciona y se te han acabado las ideas, date permiso a ti mismo para dejar al niño un rato en la cuna. Comprueba que está seguro, ve a una parte tranquila de la casa y relájate hasta que te sientas preparado para volver a dedicarte a él otra vez.

Ojos rojos/secreción

Aviso/Señales de emergencia

Ve a urgencias si tu hijo presenta alguno de los siguientes síntomas:

- Le ha caído en los ojos algún producto de limpieza o algún producto químico; antes échale agua corriente en los ojos.
- Un palito o algo parecido se le mete en el ojo.
- Tiene un objeto extraño en el ojo y éste no se va con las lágrimas ni con el agua.
- Tiene visión borrosa y los ojos rojos y con muestras de irritación.
- El entorno del ojo está colorado e hinchado o no levanta los párpados con facilidad.

Cuándo llamar al médico

Llama al pediatra si tu hijo presenta alguno de los siguientes síntomas:

- Ojos irritados, pegajosos o enrojecidos.
- Ojos que están cerrados por la mañana y tienen agüilla o supuran algo amarillo durante el día.
- Una zona dolorida, roja o hinchada alrededor del ojo o del párpado.
- Un bulto rojo y doloroso en el párpado.
- Dolor en el ojo o un ojo muy sensible a la luz.
- Ojos pegajosos y enrojecidos en un bebé de menos de tres meses.

Los ojos pueden picar, tener agüilla o ponerse rojos por diferentes razones. Las alergias pueden provocar que les piquen los ojos y se les entrape la nariz. La conjuntivitis u ojo rosa da el aspecto a los ojos de estar inyectados en sangre y causa secreciones.

Una mota de polvo o una pestaña pueden irritar el ojo y provocar enrojecimiento y lágrimas. En raras ocasiones la inflamación del ojo puede ser síntoma de enfermedades crónicas como inflamación del intestino o artritis reumatoide juvenil. Otros problemas del ojo no son tan graves pero pueden ser causa de preocupación. Aquí tienes algunos de ellos:

Lagrimal obstruido. Si los ojos del recién nacido producen una secreción acuosa o amarillenta puede deberse a que tiene el lagrimal obstruido. Los ojos producen lágrimas constantemente para mantenerse húmedos y permitir que los párpados se deslicen suavemente sobre ellos. Estas lágrimas suelen caer por un conducto que baja hasta la nariz. Si este conducto, llamado lagrimal, está obstruido las lágrimas vuelven hacia arriba y se produce la secreción acuosa. Normalmente este problema se soluciona solo cuando el niño tiene entre 6 y 12 meses. Puedes limpiar el ojo suavemente con una toallita húmeda y masajear con cuidado la zona que hay entre la parte superior de la nariz y la esquina del ojo. Pídele al pediatra que te muestre cómo hacer esto. Asegúrate de que tus manos estén limpias al hacerlo y así evitarás el riesgo de infecciones.

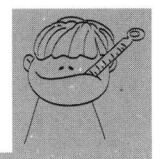

Capítulo 29. Signos y síntomas. Lo que significan

Conjuntivitis (ojo rosado). Cuando el niño tiene los ojos enrojecidos y pegajosos, solemos decir que tiene conjuntivitis.

La conjuntivitis es una infección del ojo causada por un virus o una bacteria. Para más información sobre la conjuntivitis, puedes leer el capítulo 30, *Infecciones infantiles*.

Irritantes y alergias medioambientales y de temporada. Picor, rojez y agüilla en los ojos pueden ser señales de una alergia. Irritantes como el humo del tabaco pueden ser también la causa de irritaciones en los ojos.

Para más información, puedes ver la sección «Irritantes o alergias medioambientales o de temporada» en el epígrafe dedicado a la «Tos» en este mismo capítulo.

Cuerpos extraños. El ojo se irrita con facilidad e incluso cositas como motas de polvo o rastros de suciedad pueden enrojecerlo. Este tipo de cuerpos extraños no suele dañar la córnea ni causar ningún tipo de problemas a largo plazo, pero es muy molesto. Llorar suele ser suficiente para que estos cuerpos extraños salgan del ojo. Si sigue estando colorado después de una hora hay que llamar al médico. A veces algunas pequeñas partículas se quedan atrapadas debajo del párpado. Si algo más grande entra en el ojo, como una ramita, no intentes sacarlo tú solo porque puedes hacerle más daño. Llama al médico si el ojo sigue irritado o si hay algo grande atrapado dentro.

Orzuelo (hordeloum). Un orzuelo es un bulto que sale en el borde del párpado. Se trata de una infección de la glándula meibomina (la que ayuda a mantener el ojo húmedo) situada en ese borde. Puede aparecer con rapidez o crecer en unos pocos días. Siempre son dolorosos pero no provocan problemas de visión ni el niño se pone enfermo. Las compresas de agua templada suelen ayudar a que la infección se seque y desaparezca, pero a veces es necesario utilizar antibióticos.

Rozadura de la córnea. La córnea es parte de la cubierta del ojo. Si se produce un trauma o algún cuerpo extraño entra en el ojo, incluso partículas de polvo o suciedad, pueden causar un arañazo. Normalmente es doloroso.

El ojo enrojecerá, producirá lágrimas y será más sensible a la luz. Si se trata adecuadamente, la mayoría de estos rasguños se curan bien y no dejan secuelas a largo plazo.

Herida causada por productos químicos. Los accidentes ocurren. Un producto de limpieza puede saltar cuando lo estás usando o el niño puede verterlo cuando juega a pesar de todos tus esfuerzos por mantenerlo fuera de su alcance. Si un producto químico salta al ojo del niño debes lavarlo inmediatamente con agua templada. Sigue echándole agua durante 10 ó 15 minutos (puedes ver el capítulo 28, *Urgencias y primeros auxilios*, para instrucciones más detalladas en caso de emergencia). Algunos productos químicos pueden dañar la córnea.

El médico necesitará saber qué producto cayó en el ojo. A veces el agua será suficiente, pero en otros casos será necesario hacer algo más para proteger la vista del niño.

¿Qué puedes hacer en casa?

Para la conjuntivitis:

- Limpia cualquier tipo de secreción pegada o incrustada en el ojo; esto hará que el niño se sienta mucho mejor. Limpia el exterior del ojo con una toallita humedecida con agua templada. No serás capaz de limpiar el ojo completamente, así que no debes frotar más de la cuenta. Límpialo unas cuantas veces al día o cuando la secreción empiece a endurecerse.
- Recuerda que la conjuntivitis es contagiosa. Todo el mundo en la casa tiene que lavarse las manos con frecuencia. Recuerda a tu hijo que no debe tocarse la cara ni frotarse los ojos. Lávate las manos antes de tocarle la cara. No compartáis toallas porque eso puede extender la infección a otros miembros de la familia.

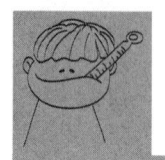

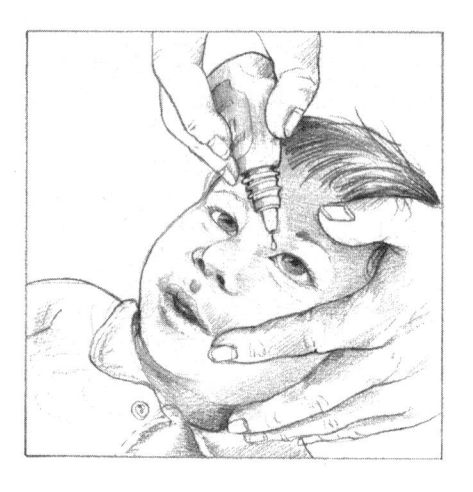

Figura 29.1. Cómo echar gotas en los ojos. Cuando tengas que echar gotas en los ojos de tu hijo, usa la siguiente técnica. El niño debe tenderse completamente boca arriba y tu mano debe sujetar la cabeza como se muestra en el dibujo. Echa el número de gotas adecuado en la esquina del ojo cercana a la nariz. Si el niño no deja los ojos abiertos, las gotas se concentrarán en la piel de la esquina del ojo; cuando abra los párpados las gotas caerán en los ojos. Puede que sea necesaria la colaboración de otro adulto si el niño no se está suficientemente quieto.

Para las alergias:

- Haz un seguimiento de los síntomas si crees que tu hijo tiene alguna alergia. Escribir un diario de cuándo surgen los síntomas y de lo que tu hijo hacía o dónde estaba en ese momento puede ayudar a desvelar la causa de la alergia. Tu médico te preguntará estas cosas.

Si algo entra en el ojo:

- Lava el ojo con agua corriente (las instrucciones para casos de emergencia se pueden encontrar en el capítulo 28, *Urgencias y primeros auxilios*). Si lo que entra en el ojo es grande, no intentes sacarlo. Acude a urgencias inmediatamente.

Problemas de la piel

Irritación por el pañal

Cuándo llamar al médico

Llama al médico si tu hijo presenta alguno de los siguientes síntomas:

- Una irritación por el pañal que no mejora después de tres días a pesar de cambios frecuentes de pañal y la aplicación de ungüentos con óxido de zinc.
- Granos, ampollas y heridas abiertas en la zona del pañal.
- Una irritación que parece infectada o con costras.
- Una capa de color blanquecino en la boca junto con irritación por el pañal.

Pocos bebés terminan su infancia sin haber tenido una irritación por el pañal en algún momento. Lo bueno es que la mayoría de estas irritaciones no son algo serio y la piel dolorida, irritada y roja se cura. A continuación tienes dos tipos comunes de irritación:

Erupción irritante. La mayor parte de las erupciones causadas por el pañal se deben a un prolongado contacto con el sudor, heces y orina. El plástico, que es tan efectivo a la hora de impedir el goteo, puede impedir a la vez que el aire circule y cree así un ambiente húmedo y calido en el que las erupciones tienden a desarrollarse.

Erupción debida al hongo «cándida». A veces las erupciones del pañal se deben a algo más que a una simple irritación. Cándida (un tipo de hongo) causa una abrupción roja y sólida con pequeñas manchas circulares alrededor. Esta erupción está húmeda normalmente y suele afectar a la piel de la frente. El tipo de cándida que provoca esto también causa las manchas blancas en la boca que se conocen

Capítulo 29. Signos y síntomas. Lo que significan

como estomatitis aftosa. Un niño con esta afección es más propenso a desarrollar una erupción por el pañal. Una erupción así suele comenzar en los pliegues de la piel y extenderse a los alrededores. Algunas de estas erupciones desaparecen por sí mismas, pero otras necesitan ser tratadas con cremas antihongos para matar al hongo.

¿Qué puedes hacer en casa?

- La clave para prevenir estas erupciones es mantener la piel tan seca y libre de contacto con irritantes como sea posible. Cambia el pañal frecuentemente para evitar que las heces y la orina irriten la piel. Esto es muy importante en el caso de que tu hijo tenga diarrea.
- Si es posible, aumenta el tiempo que el niño está sin pañal. Si esto es un riesgo muy grande para tu alfombra y tus muebles, mantén las bandas de la cintura tan sueltas como sea posible para incrementar la circulación del aire.
- Cada vez que cambies el pañal, lava la zona cubierta por el mismo con agua templada. Los jabones y toallitas para niños pueden ser igualmente irritantes para la piel de algunos niños.
- Si tu hijo tiene tendencia a tener erupciones, aplícale ungüentos que tengan óxido de zinc cada vez que le cambies el pañal. La vaselina también es efectiva.
- Aplícale ungüentos que tengan óxido de zinc cada vez que le cambies el pañal cuando tenga diarrea. Cuando un niño tiene diarrea, la deposición es más ácida y es más probable que irrite la piel.

Ictericia (piel amarilla)

Aviso/señales de emergencia

Ve a urgencias si el recién nacido tiene ictericia y presenta alguno de los siguientes síntomas:

- Estado letárgico, alimentación pobre u otras indicaciones de estar enfermo.
- Fiebre (temperatura rectal) de más de 38 °C.

Ve a urgencias si el recién nacido tiene ictericia y presenta alguno de los siguientes síntomas:

- Confusión o estado letárgico exagerado.
- Contusiones inusuales o hemorragia.

Cuándo llamar al médico

Llama al médico si el recién nacido presenta alguno de los siguientes síntomas:

- Tiene ictericia en las primeras 24 horas de vida.
- El color amarillo de la piel se hace más intenso después de haber cumplido los siete días de vida.
- La ictericia dura más de 10 días.
- La ictericia se extiende a los brazos y piernas.
- Con la ictericia no se mojan los pañales durante más de seis horas.
- La ictericia aparece en un niño de más de diez días.
- Las deposiciones son repentinamente de color blanco o barro.

La ictericia es causada por altos niveles en la sangre de un pigmento llamado bilirrubina y puede hacer que los ojos y la piel de un recién nacido parezcan amarillentos. La bilirrubina es eliminada de la sangre por medio del hígado y deja el cuerpo en las deposiciones (la bilirrubina es en parte responsable del color de las deposiciones). Muchos recién nacidos normales desarrollan la ictericia cuando tienen dos o tres días. Puede también ser causada por una infección del hígado que impide el manejo apropiado de la bilirrubina. Un bloqueo de los conductos de la bilis (el sistema de desagüe del hígado) también causará ictericia. Otras personas desarrollan la ictericia debido a un problema genético en el hígado. Algunas medicinas pueden provocar ictericia como efecto secundario.

Algunos bebés y niños pequeños que tienen un aspecto amarillento no tienen en realidad ictericia. Comer muchas zanahorias o verduras amarillas puede hacer que la piel parezca amarillenta. La ictericia es normal en la primera semana de vida y no debería preocuparte mucho, pero si se desarrolla después de haber abandonado el hospital lo mejor es llamar al médico. A continuación tienes algunas de las causas de la ictericia.

Guía de la salud infantil para padres

Ictericia del recién nacido. Para información acerca de la ictericia del recién nacido, puedes ver el capítulo 5, *Necesidades médicas comunes de los recién nacidos*.

Carotinemia. El colorido amarillo de la piel causado por haber comido zanahorias o verduras amarillas se llama carotinemia. La carotina, que es la sustancia que hace que las verduras sean amarillas, puede ser la responsable de que tu hijo esté amarillento si el pigmento se acumula en su piel. Un niño con carotinemia tendrá la piel amarilla, pero la parte blanca de los ojos seguirá estando blanca. Este es un problema que desaparece por sí mismo y no es dañino, por lo que no es razón para dejar de darle verduras al niño.

Medicinas. Algunos medicamentos pueden afectar al hígado. Si la piel de tu hijo está amarillenta después de empezar a tomar una medicina nueva o si ha estado tomando una medicina y su apariencia comienza a ser amarillenta, llama a tu médico.

Hepatitis. La hepatitis la causa normalmente una infección vírica en el hígado. Hay varios virus que causan hepatitis (lee el capítulo 30, *Infecciones infantiles*, para más información). Actualmente se vacuna a los niños contra la hepatitis B. La hepatitis A se encuentra en el agua contaminada (o en mariscos y pescados lavados con agua contaminada). En los niños, la hepatitis A provoca náuseas, vómitos, diarrea e ictericia. Hay una vacuna disponible que protege de la hepatitis A, pero normalmente sólo se les pone a los niños que viven en áreas de alto riesgo o que van a viajar a zonas en las que el contagio del virus es probable.

¿Qué puedes hacer en casa?

- Da de comer al niño con frecuencia. Los niños eliminan la bilirrubina mediante las deposiciones. Si estás dándole el pecho, quizás no tengas leche hasta después de unos días de haber nacido el bebé. Debido a esto, los niños que toman el pecho pueden tener más fácilmente ictericia. Esto no debería significar que tienes que dejar de darle el pecho, pero puede que el médico recomiende que le des a la vez leche maternizada suplementaria. Esto ayudará a que el bebé elimine la bilirrubina extra. Siempre dale el pecho primero para estimular tu producción de leche y hacer que el niño tome el máximo posible de calostros (la primera leche del pecho). Una vez que empieces a tener leche en el pecho puedes dejar de darle la maternizada.
- Ten al niño en una sala luminosa y soleada. La luz del sol ayuda a reducir la ictericia. Poner la cuna en la parte de la habitación en la que dé el sol puede ayudar a eliminar la ictericia más rápidamente. Asegúrate de que el bebé no se acalora demasiado cuando esté al sol.

Erupciones (Ver también «Erupciones por el pañal»)

Aviso/Señales de emergencia

Ve a urgencias si el recién nacido tiene ictericia y presenta alguno de los siguientes síntomas:

- Una erupción que parece como una serie de contusiones múltiples o pequeñas manchitas de sangre debajo de la piel sin que haya ninguna herida que lo explique.
- Dificultad para despertarse, confusión o letargo.
- Problemas para respirar.
- Sonido como el de un pitido al expirar.
- Erupción acompañada de dolor de cabeza, cuello rígido o fiebre.
- El niño muestra dificultad para tragar o habla comiéndose sílabas o palabras.
- Fiebre en un niño de menos de tres meses (38° C de temperatura rectal).

Cuándo llamar al médico

Llama al médico si el recién nacido presenta alguno de los siguientes síntomas:

- Aparición de una erupción por contacto con la mandrágora u otro tipo de erupción por

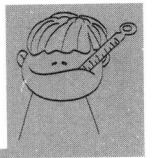

Capítulo 29. Signos y síntomas. Lo que significan

contacto que cubra una gran parte del cuerpo, se extienda a los ojos o genitales, parezca infectado o no responda a la medicación sin receta.
- Una erupción o mordedura de un insecto que se haga muy roja o provoque una hinchazón considerable o mucho dolor, tenga pus o algún fluido amarillo o parezca infectada.
- Una erupción que surge mientras se toma una medicina nueva.
- Una erupción que sea como un anillo exterior rojo con un centro muy claro.
- Fiebre, erupción, dolor de articulaciones o dolor de cabeza que se desarrollan dentro de las tres semanas siguientes a la mordedura de una garrapata.
- Varicela con fiebre que reaparece después de uno o dos días.
- Tiña (infección por hongos en la piel) que no responde al tratamiento en casa o afecta al cuero cabelludo.
- Piel seca e irritada que empeora a pesar del tratamiento en casa.
- Picor o dolor que no deja dormir.

Las erupciones pueden ser causadas por irritación, infección o reacciones alérgicas. Algunos niños tienen una piel seca que se irrita con facilidad. Otros parecen tener un radar para encontrar plantas que provocan irritación. Las picaduras de insectos también son una causa común de las erupciones con picor. Muchas infecciones pueden causar también una erupción. Los virus frecuentemente causan erupciones con manchas rojas y fiebre suave. La enfermedad de Lyme causa una erupción muy característica, como una diana. Las manchas redondas y rojas con centros bien señalados pueden también ser producto de infecciones de la piel causadas por hongos (tiña). Las reacciones alérgicas a la picadura de las avispas, a las comidas y a las medicinas pueden causar erupciones suaves o reacciones más serias, como erupciones cutáneas. Aquí tienes algunas de las causas de las erupciones en los niños.

Dermatitis de contacto. La dermatitis de contacto es un término utilizado para describir la irritación de la piel que resulta del contacto con algo en el medioambiente. En un niño con piel hipersensible, se puede desarrollar una erupción después de que ciertos jabones y metales toquen la piel. Las plantas como la mandrágora y el roble venenoso provocan esta dermatitis. La erupción provocada por la mandrágora venenosa es debida al aceite que hay en las hojas de la planta. Una vez que se ha lavado el aceite de la piel, la erupción no se puede pasar a otros. Una infección provocada por la mandrágora venenosa empieza en el área que ha tenido más contacto con el aceite. Las partes de la piel a las que parece que se extiende son áreas que tenían menos aceite, por lo que la erupción ha tardado menos en aparecer. La erupción parece como pequeñas ampollas sobre una base roja en pequeñas manchas o en líneas finas. Pica bastante. Llama al médico si la erupción cubre una gran parte del cuerpo, afecta a los ojos, genitales o parece infectada, o si tu hijo está incómodo a pesar de haber utilizado alguna medicina sin receta.

Eczema (dermatitis atópica). Los niños con eczema suelen tener la piel sensible que reacciona a los cambios en el medio ambiente, como la exposición al frío, jabones o ciertas comidas. Para más información, ver la sección sobre «Eczema/Dermatitis atópica» en el capítulo 32, *Problemas de salud en la primera infancia*.

Erupciones víricas. El tipo más común es una erupción lisa, rosa o roja, con manchas, que suele aparecer en el pecho o abdomen. Además de la erupción, algunas infecciones víricas pueden causar síntomas suaves del resfriado y fiebre (algunos virus como la varicela causan ampollas en lugar de manchas lisas de color rosa o rojo). La mayor parte de estas erupciones no pican (excepto la varicela) y no causan ningún problema. Algunas infecciones víricas que se conocen por la erupción que provocan son la roséola y la quinta enfermedad (lee el capítulo 30, *Infecciones infantiles*, para más información).

557

Guía de la salud infantil para padres

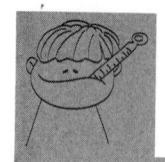

Lo que antes eran causas comunes de erupciones víricas, como el sarampión y la rubéola, ya no se ven casi nunca en los Estados Unidos ni en otros países desarrollados gracias a los programas de inmunización. Algunos niños que han recibido una vacuna MMR desarrollarán unas manchas rojas con o sin fiebre una o dos semanas después de haber recibido la vacuna. No se necesita ningún tratamiento para esta erupción. Las erupciones víricas normalmente no requieren tratamiento, pero si estás preocupado, llama al médico.

Reacciones alérgicas y urticarias. Parecidas a las picaduras de mosquito, las urticarias son bultos elevados de color rosa o rojo con el centro blanco o pálido. Normalmente son causadas por reacciones alérgicas a la comida, medicamentos, picaduras de insectos y algunas otras sustancias al entrar en contacto con la piel. A veces las infecciones víricas y otras enfermedades causan urticarias. Éstas pueden limitarse a un área o extenderse por todo el cuerpo. Las reacciones alérgicas a la comida suelen ocurrir con mucha rapidez, pero pueden desarrollarse incluso varias horas después de haber comido. En raras ocasiones, las urticarias se asocian con una hinchazón de la garganta y la boca. En estos casos, el niño puede tener dificultades para respirar y puede sonarle un pitido al respirar, vomitar, toser o sentirse confuso o desorientado. Estos síntomas indican una urgencia médica y debes ir al hospital (consulta el capítulo 28, *Urgencias y primeros auxilios*, para información acerca de las reacciones alérgicas fuertes y anafilaxis).

Reacciones a las medicinas. Éstas pueden causar diferentes tipos de erupciones. Los antibióticos (como la amoxicilina) son la causa más común de erupciones en los niños. Pueden ser como manchas lisas de color rosa o rojas o más serias y parecerse a la urticaria. Si tu hijo desarrolla una erupción mientras está tomando una medicina, llama al médico.

Verrugas. Para más información, consulta el capítulo 30, *Infecciones infantiles*.

Impétigo. Lee el capítulo 30.

Tiña. Puedes ver el capítulo 30, *Infecciones infantiles*, para más información.

Enfermedad de Lyme. Encontrarás más información sobre el tema en el capítulo 30.

¿Qué puedes hacer en casa?

Para las erupciones con picor:

- Mantén a tu hijo en un ambiente con una temperatura normal. El calor empeora algunas erupciones y aumenta el picor.
- Viste a tu hijo con ropas sueltas de algodón.
- Dale baños de agua con harina de avena; esto puede suavizar, especialmente la varicela.
- Ponle crema con hidrocortisona (1 por ciento) o ungüentos que ayuden al niño a sentirse mejor cuando la erupción vaya acompañada de picor, pero no los utilices para la varicela, impétigo o tiña.
- Ponle una toalla húmeda y fría en la erupción para aliviar el picor.
- Pregunta a tu médico acerca del uso oral de la difenidramina (clorhidrato de diohenhydramine) cuando el picor sea muy fuerte. La mayoría de los niños se adormece después de tomarlo, por lo que si se lo das antes de llevarlo a la cama ayudará a calmar el picor y a que duerma.
- Pregunta a tu médico sobre el uso de la hidroxilasa si la difenidramina no funciona. Puede que sea más efectiva. El niño también puede sentirse aliviado con una crema de esteroides (recetada) y con algún ungüento.
- Intenta que no se rasque las erupciones. Las áreas de la piel abiertas sobre las que se rasque son más propensas a las infecciones (corta las uñas del niño y tenlas limpias para minimizar el daño que puedan causar).

Para prevenir la erupción por envenenamiento de mandrágora:

- Enséñale a tu hijo cómo son las plantas venenosas para que sepa qué debe evitar tocar.
- Ponle pantalones y mangas largas cuando sea probable algún contacto con estas plantas.

Capítulo 29. Signos y síntomas. Lo que significan

- Lávalo con agua y jabón después de haber tenido contacto con la planta. Cuanto menos tiempo esté el aceite en la piel, menor será la erupción. Lava la ropa, mantas, zapatos y animales domésticos que puedan haber estado en contacto con la planta. La erupción no es contagiosa, pero si se toca y hay aceite el veneno se extenderá.

Para la piel seca o eczema:

- Utiliza jabones suaves y sin perfumes. Evita jabones con desodorante que secan la piel.
- Evita darle baños largos y frecuentes de agua caliente, ya que secan la piel.
- Dale baños cortos de agua templada con dos o tres chorros de aceite mineral o para niños; esto puede ayudar a hidratar la piel.
- Seca al niño sin frotarlo con la toalla.
- Ponle algún hidratante en la piel cuando termine el baño.
- Evita productos con mucho perfume. Pueden causar reacciones alérgicas en los niños con piel sensible y seca.

Para las reacciones alérgicas:

- Asegúrate de que los cuidadores y profesores del niño saben que tiene alergias. Esto es especialmente importante si tu hijo tiene alergia a alguna comida porque los niños suelen compartirla e intercambiarla en el centro de educación infantil y en la escuela.
- Normalmente las reacciones alérgicas suaves se tratan con difenidramina.
- Si tu hijo tiene una alergia severa y el médico le ha recetado un EpiPen (una maquinita para inyectarse adrenalina que impide una reacción grave), asegúrate de que lo llevas siempre contigo.

Para las verrugas:

- Las verrugas normalmente responden bien a algunas de las medicinas que no necesitan receta, como los parches con ácido alfa-hidróxido. Pero no esperes que desaparezcan con una sola semana o dos de tratamiento. Si los alrededores de la piel se irritan, suspende el tratamiento durante unos días y ponle vaselina para proteger esa piel cuando apliques la medicina antiverrugas.

Para la tiña:

- Utiliza un par de días una de las cremas antihongos que no necesitan receta médica. La tiña (excepto en el cuero cabelludo) responde bien a este tipo de crema. La tiña puede tardar varias semanas en desaparecer. Sigue utilizando la crema antihongos un par de veces al día después de que la verruga haya desaparecido para asegurarte de que la infección se ha ido.
- Trata las infecciones del cuero cabelludo con una medicina de ingestión oral y un champú recetado por el médico.

Problemas estomacales e intestinales

Dolor abdominal

Aviso/Señales de emergencia

Ve a urgencias si tu hijo presenta alguno de los siguientes síntomas:

- Dolor continuado durante una o dos horas.
- Incapacidad o dificultad para caminar debidas al dolor.
- Abdomen muy duro (y tu hijo no te dejará que lo toques).
- Deposiciones con sangre o con textura gelatinosa.
- Vómitos con sangre o de material que es amarillo verdoso (bilis) o se parece a los granos de café.
- Letargo extremo o somnolencia.
- Cirugía reciente, lesión en el abdomen o una caída reciente.
- Hinchazón y enrojecimientos en la ingle o el escroto (la bolsa que contiene los testículos).
- Indicación de que tu hijo se haya tragado algún objeto, medicinas, productos de limpieza o una sustancia desconocida.

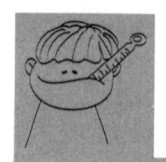

- Si repetidamente dobla las piernas sobre el abdomen.
- Irritabilidad que empeora cuando lo sostienes o acunas.
- Cualquier signo de deshidratación (consulta el recuadro en la página 572).

Cuándo llamar al médico

Llama al médico si el recién nacido presenta alguno de los siguientes síntomas:

- Rehúsa comer o beber.
- Vómitos durante más de dos horas (si el niño tiene menos de seis meses).
- Vómitos que duran más de doce horas (si el niño tiene más de seis meses).
- Estado letárgico o irritable.
- Llanto que no es normal en un niño con cólico.
- Dolor abdominal que ocurre frecuentemente durante varias semanas.
- Si no gana peso o lo pierde durante varias semanas.

La mayoría de las causas del dolor abdominal no son serias y los síntomas desaparecerán sin tratamiento. Desgraciadamente, encontrar la causa no es siempre fácil, ya que el abdomen es una parte del cuerpo compleja que tiene muchos órganos. Un dolor de estómago puede tener una causa clara, como haber tomado demasiados dulces o golosinas, o una causa que no tiene relación con el abdomen, como estrés emocional o una infección en la garganta. Si tu hijo se queja de un dolor en una parte específica del abdomen, esto puede ser motivo de más preocupación que un dolor vago en el estómago. Aquí tienes algunas causas de dolor abdominal:

Gastroenteritis. Conocida comúnmente como «virus del estómago», la gastroenteritis puede causar dolor de estómago, incomodidad y gran número de deposiciones. Los niños suelen tener náuseas, vómitos y diarrea, aunque algunos de los síntomas pueden aparecer sin los otros (lee las secciones sobre «Vómitos» y «Diarrea» en este capítulo).

Estos síntomas los causan una variedad de infecciones distintas (consulta el capítulo 30, *Infecciones infantiles*). Con frecuencia un niño se queja de dolor de estómago o de que no se siente bien justo antes de un ataque de vómitos o diarrea. El dolor es normalmente difuso y con calambres. Suele mejorar después de vomitar o ir al baño, pero este alivio es sólo temporal. El dolor volverá en un período de tiempo de 30 minutos a unas pocas horas, normalmente antes de una nueva ronda de diarreas o vómitos. Los vómitos no suelen durar más de un día, pero la diarrea puede continuar durante dos o tres días más.

Es importante que te asegurares de que el niño no se deshidrata durante este tipo de enfermedades. Los niños pequeños están más dispuestos a la deshidratación y a otras complicaciones con la gastroenteritis.

Estreñimiento. Cuando un niño tiene estreñimiento, ir al baño puede ser doloroso y difícil. Además, cuando el intestino se contrae alrededor de un trozo de excremento que no se puede mover, causará dolor o malestar. Algunos niños no reconocen esta sensación cuando necesitan ir al baño o no quieren ir porque recuerdan experiencias anteriores de dolor en situaciones similares. Afortunadamente, la mayoría de los estreñimientos no son serios y responderán a un cambio en la dieta y en la rutina (para más información, consulta el capítulo 20, *Cómo enseñarle a ir al baño*).

Cólico. Un cólico suele empezar cuando el niño tiene dos semanas y continúa hasta los tres o cuatro meses. Para más información puedes ver la sección sobre «Llanto y cólico» en el capítulo 11, *Cuidados básicos de los recién nacidos*.

Intolerancia a la leche maternizada o a la fórmula. Todo el mundo ha comido algo que no le sienta bien. Esto le ocurre a los niños. Un niño con intolerancia alimenticia puede desarrollar dolor de estómago, gases, diarrea o erupciones después de tomar ciertos alimentos. Los bebés pueden tener alergia a la leche o a la proteína de soja y ponerse malos después de las tomas. Algunos niños tienen

Capítulo 29. Signos y síntomas. Lo que significan

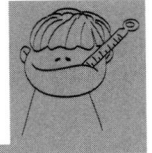

una cantidad reducida de una enzima (un producto químico que hay en el cuerpo) necesaria para digerir la lactosa (el azúcar que hay en la leche de vaca), por lo que tendrán gases, calambres, abotargamiento y diarrea después de comer algo con lactosa. Los niños con intolerancia a la lactosa pueden tomar unas tabletas que contienen la enzima que el cuerpo no tiene. Unos pocos niños que aparentemente padecen una colitis tienen en realidad intolerancia a la lactosa o alergia, de manera que si tu hijo no toma bien la leche maternizada tu médico puede sugerir que cambies de marca (habla con el médico antes de cambiar). Si le das el pecho el niño puede reaccionar a cosas que tú has comido. La cafeína y ciertas medicinas pueden llegar a la leche materna y hacer que el bebé se irrite, por lo que debes hablar con el médico cuando estés tomando alguna medicina y vayas a darle el pecho. Habla también con él si crees que tu hijo tiene los síntomas de alergia o intolerancia a algún alimento o a la leche maternizada.

Trastorno emocional o estrés. Los niños reaccionan al estrés de diferentes formas. A algunos parece que nada les molesta. Otros son más sensibles y sufren trastornos fácilmente cuando se cambia su rutina. Los niños que suelen tener dolores de estómago a causa del estrés normalmente son niños más conscientes, serios y sensibles. El dolor en el estómago es normalmente vago y no se localiza en ningún sitio en particular del abdomen. Estos niños no tienen fiebre, vómitos, diarrea ni otros síntomas asociados con el dolor. Este tipo de dolor suele aparecer cuando se da una situación especial como una mudanza o un cambio de colegio. Si crees que ésta es la causa del dolor, siéntate en un lugar tranquilo e intenta hablar con él. Pasa tiempo hablando y escuchándolo. Intenta averiguar qué le molesta y dale refuerzos positivos. Habla con el médico si algo te preocupa o necesitas sugerencias que ayuden a tu hijo a afrontar las situaciones difíciles.

Dolor de garganta. El dolor de garganta es causado por una infección con un tipo de bacteria estreptococo. La infección suele provocar dolor abdominal y de cabeza. Para más información lee el capítulo 30, *Infecciones infantiles*.

Infección del tracto urinario. La mayoría de las infecciones del tracto urinario son infecciones bacterianas de la vejiga (el órgano hueco donde se acumula la orina). Para más información consulta el capítulo 30 y el capítulo 32.

Neumonía. La neumonía es una infección de los pulmones (más información sobre infecciones se puede encontrar en el capítulo 30). Los niños que sufren neumonía normalmente tienen tos, fiebre y problemas para respirar. Algunos niños con neumonía se quejarán también de dolor abdominal, normalmente en la parte superior del abdomen.

Apendicitis. La apendicitis no es una causa muy frecuente de dolor abdominal, pero es una de las que más preocupa a los padres y cuando se da requiere atención médica urgente. Los primeros pasos de una apendicitis normalmente se parecen a los de la gastroenteritis. Al principio, el dolor suele estar localizado alrededor del ombligo. A medida que la enfermedad progresa, el dolor se suele desplazar hacia la parte inferior derecha del abdomen y cambia de ser intermitente a ser constante. El niño puede tener náuseas y vómitos y no querer comer. Puede tener fiebre o no. Un niño que tiene apendicitis tiene un aspecto bastante enfermo y pierde el interés por jugar (no quiere hacer nada). Estará bastante tranquilo porque moverse le provoca dolor (y se enfadará si intentas tocarle el estómago). Puede ser difícil saber si un niño pequeño tiene apendicitis porque a esa edad no son capaces de decir exactamente qué les duele. Si crees que tu hijo tiene apendicitis, no le des nada de comer ni de beber hasta que hables con el médico. Para más información, consulta la sección de «Procedimientos quirúrgicos» del capítulo 32, *Problemas de salud en la primera infancia*.

Invaginación intestinal. La invaginación intestinal es una causa relativamente poco común de dolor abdominal. Suele ocurrir en los niños de 6 a 24

561

Guía de la salud infantil para padres

meses. El problema de la invaginación intestinal es que una parte del intestino de desliza hacia la parte más cercana (de la misma forma que un telescopio se cierra). Esto causa dolor porque temporalmente corta el flujo de sangre en el intestino. El dolor con la invaginación intestinal es frecuentemente parecido al del cólico (va y viene). El niño llora y grita, se arrima las piernas al estómago y se vuelve a relajar. El niño puede parecer que está bien entre ataques de dolor y actúa como si no le ocurriera nada. Si estos ciclos de dolor continúan durante un período de tiempo largo (varias horas al día) puede que el niño haga deposiciones con sangre y coágulos gelatinosos. Si crees que el niño tiene estos síntomas, llama al médico inmediatamente o ve a urgencias.

Torsión testicular y hernia encarcelada. La torsión testicular se produce cuando un testículo se dobla y corta el flujo sanguíneo. Esto causa un dolor fuerte, hinchazón y rojez en un lado del escroto (la bolsa donde están los testículos). La torsión puede ocurrir después de un trauma o también puede que no haya causa evidente. Los síntomas son similares cuando un niño tiene una hernia encarcelada.

Una hernia se produce cuando una parte del intestino se mete en un pequeño agujero de la ingle o de la pared abdominal. Las hernias se producen en muchas partes del cuerpo, pero las más corrientes son en la ingle (hernia inguinal).

Una hernia puede provocar un bulto en un lado del escroto. Normalmente el intestino se podrá mover libremente fuera y dentro del agujero y no causará dolor. Si el intestino se queda atascado (hernia encarcelada) puede doler mucho. Una hernia encarcelada o una torsión testicular requieren cuidado médico de urgencia.

Obstrucción intestinal. La obstrucción intestinal es una causa poco frecuente, pero seria, de dolor abdominal que ocurre cuando se bloquea una parte del intestino. Para más información, lee «Obstrucción intestinal» en la sección sobre «Vómitos» de este capítulo.

¿Qué puedes hacer en casa?

- Recuerda que la mayoría de los dolores abdominales no son serios y desaparecen por sí mismos.
- Intenta que el niño vaya al cuarto de baño. Esto te permitirá saber si el dolor es por un pequeño estreñimiento.
- Túmbalo en la cama o en el sofá para que se relaje.
- Dale líquidos para que vaya tomándolos poco a poco.
- Evita ponerle enemas, laxantes o medicamentos similares sin haber consultado con tu médico antes.
- Recuerda que los medicamentos antidiarreicos no son recomendables para niños. Pueden disminuir el número de veces que va al baño, pero pueden permitir que el agente infectante (virus, bacteria o parásito) se quede en el intestino durante un período de tiempo más largo y esto quizás lleve a complicaciones serias.
- Recuerda que el ibuprofeno puede irritar el estómago y empeorar el dolor.
- Si tu hijo tiene vómitos, ve a la página 564.
- Si tu hijo tiene diarrea, lee la información del siguiente apartado.
- Si tu hijo tiene estreñimiento, ve a la página 560.

Diarrea

Aviso/Señales de emergencia

Ve a urgencias si tu hijo presenta alguno de los siguientes síntomas:

- Signos de deshidratación (consulta la nota en la página 567).
- Vómitos y diarreas acompañados de incapacidad para que el estómago admita líquidos claros después de tres intentos (lee el apartado sobre «Vómitos» en este capítulo para saber más acerca de darle líquidos a un niño con vómitos).

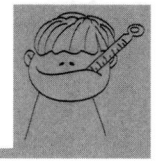

Capítulo 29. Signos y síntomas. Lo que significan

- Estado letárgico extremo o somnolencia.
- Dolor abdominal muy serio que es constante durante más de una o dos horas o calambres que duran varias horas y no mejoran, al menos temporalmente, después de ir al baño.

Cuándo llamar al médico

Llama al médico si el recién nacido presenta alguno de los siguientes síntomas:

- Deposiciones con sangre o mucosidades.
- Fiebre durante más de dos o tres días.
- Más de cinco deposiciones líquidas en un día (para un niño de menos de seis meses).
- Diez o más deposiciones líquidas en 24 horas (en un niño de más de seis meses).
- Diarrea que no remite después de uno o dos días de haber cambiado la dieta.
- Diarrea después de tomar una medicina nueva.
- Deposiciones que vuelven a la normalidad después de cinco o seis días.
- Deposiciones que crónicamente son voluminosas, hediondas o grasosas.
- Incapacidad para ganar peso o pérdida de peso durante varias semanas.

Los patrones respecto a ir al baño varían en los niños, de manera que la diarrea debe definirse teniendo en la mente estas variaciones. Muy al principio, los niños que toman el pecho pueden hacer sus deposiciones después de cada toma, aunque más adelante se espaciarán. En niños que toman el pecho, las deposiciones suelen ser pequeñas y sueltas. Este patrón es normal y no debería preocuparte. Los niños que toman leche maternizada suelen tener de una a tres deposiciones al día y son pastosas y con mal aspecto. Si tu hijo hace deposiciones líquidas más frecuentes de lo normal para él, entonces probablemente tiene diarrea. La diarrea tiene una amplia variedad de causas, incluyendo el beber demasiado zumo, infecciones víricas y envenenamiento alimenticio. La diarrea no es muy mala por sí misma, pero la deshidratación debida a la pérdida de agua y minerales puede ser muy peligrosa.

En general, cuanto más pequeño sea el niño, más fácil será que se deshidrate (si quieres algunas pistas para mantener a tu hijo hidratado durante un ataque de diarrea, puedes ver la siguiente sección sobre «Qué puedes hacer en casa»). Aquí tienes algunas causas de la diarrea:

Gastroenteritis. Conocida comúnmente como «virus del estómago», la gastroenteritis es una de las causas más comunes de diarrea. Los niños con gastroenteritis suelen tener náuseas, vómitos y diarrea, aunque algunos de los síntomas pueden aparecer sin los otros (lee las secciones sobre «Vómitos» y «Diarrea» en este capítulo). Para más información, consulta «Gastroenteritis» en la sección sobre «Dolor abdominal» de este capítulo.

Diarrea del bebé (de más de 12 meses). La diarrea del bebé de más de 12 meses suele empezar cuando el bebé tiene esa edad y puede durar hasta que tenga tres o cuatro años. Estos niños frecuentemente hacen una deposición normal por la mañana y luego harán de tres a seis deposiciones sueltas durante el día. No parecen enfermos, no tienen dolor de estómago ni problemas de crecimiento. Esta diarrea suele desaparecer por sí misma. Puede empeorar si el niño toma mucho zumo. Los zumos tienen mucha azúcar. El exceso de azúcar atrae agua al intestino y se produce la deposición suelta. Intenta limitar el zumo que le das a 60 gramos al día (o el doble pero diluido, mitad zumo, mitad agua). Al contrario de lo que se suele pensar (y de lo que dicen los anuncios de TV), los niños no necesitan zumo para crecer sanos y felices. Si tu hijo tiene sed, puede beber agua. Dietas con una gran restricción de grasas también pueden causar este tipo de diarrea.

Medicamentos. La diarrea es un efecto secundario de algunos medicamentos. Los antibióticos (como la amoxicilina) suelen provocar una diarrea suave y otras medicinas pueden tener el mismo efecto.

Mala absorción. En los niños que tienen mala absorción, el intestino no es capaz de digerir y absorber las grasas. Como resultado, hay un exceso de grasa en las deposiciones. Éstas suelen ser grandes, grasosas y hediondas. La mala absorción es poco común y puede indicar la presencia de un problema médico como la fibrosis cística (lee el capítulo 32, *Problemas de salud en la primera infancia*, para más información sobre este problema). Notifica a tu médico si las deposiciones del niño corresponden a esta descripción.

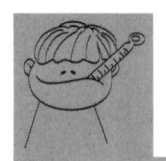

Intolerancia a la lactosa. Algunos niños no tienen la enzima que se necesita para digerir la lactosa (el azúcar que hay en la leche) y esto puede provocar gases, calambres, hinchazón y diarrea. Para más información, puedes consultar «Comida» o «Intolerancia a la leche maternizada» en la sección de «Dolor abdominal» de este capítulo.

Enfermedad celiaca. La enfermedad celiaca es una causa poco común de diarrea crónica o recurrente. Para más información, lee el capítulo 32.

Enfermedad de la inflamación intestinal. La enfermedad de la inflamación intestinal es un término general que incluye la enfermedad de Crohn y la colitis ulcerosa. Los niños con esta enfermedad tienen dolor abdominal, diarrea y crecen poco. Las deposiciones pueden ser con sangre o mucosidades. Los problemas de crecimiento suelen aparecer meses antes que los otros síntomas. Llama a tu médico si estás preocupado porque el niño no gane peso como debería o tiene diarrea más de una semana.

¿Qué puedes hacer en casa?

- Si tu hijo está vomitando, trátalo como se recomienda en la sección correspondiente de este capítulo.
- Para impedir que la diarrea afecte a otros en la casa, asegúrate de que todos se lavan las manos con frecuencia, especialmente antes de comer.
- Recuerda que el objetivo es que el niño no se deshidrate.
- Si le das el pecho, continúa con normalidad y dale una solución electrolítica entre tomas para asegurarte de que bebe suficientes líquidos.
- Si toma el biberón, dale pequeñas cantidades de leche maternizada y añade también una solución electrolítica a la dieta. A los niños algo mayores puedes darles polos electrolíticos. Estas soluciones son buenas porque proporcionan suficiente azúcar, sal y agua, que remplazan la que está perdiendo el niño. Si no le gusta la solución electrolítica intenta darle una bebida deportiva.
- Cuando la diarrea mejore, empieza a darle leche maternizada si eso es lo que toma. Para los niños que comen alimentos sólidos, dale al principio arroz, galletas sin sal, tostadas, pasta, patatas, yogurt y pollo. Estos alimentos los digiere el cuerpo con facilidad y se ha probado que si se los das al comienzo de la enfermedad, la duración de ésta se reduce.
- No le des una solución electrolítica o líquidos claros durante más de 24 horas. El niño empezará a necesitar más calorías de las que vienen con estos productos. Si no mejora, llama al médico.
- No le des leche entera hervida ni otras soluciones concentradas. Esto puede significar mucha sal para el niño, lo cual es peligroso.
- No le des agua del grifo cuando tenga diarrea. No contiene los minerales y calorías que el niño necesita para reemplazar las que pierde con la diarrea; además, darle agua del grifo a un niño puede causar un peligroso desequilibrio respecto a la cantidad de sal en la sangre.
- No uses una medicina para detener la diarrea. Las medicinas antidiarreicas pueden disminuir el número de deposiciones, pero permiten que el germen que ha causado la infección (virus, bacteria o parásito) se quede en el intestino durante más tiempo y esto puede llevar a complicaciones serias.

Vómitos
Aviso/Señales de emergencia

Ve a urgencias si tu hijo presenta alguno de los siguientes síntomas:

- Signos de deshidratación (puedes verlos en la nota de la página 567).

Capítulo 29. Signos y síntomas. Lo que significan

- Vómito de sangre o de cosas que parecen granos de café.
- Vómito de un material amarillo verdoso.
- Dolor abdominal fuerte y continuo durante más de una o dos horas.
- Quejas de dolor fuerte si le tocas el abdomen (o simplemente no te deja que lo toques) o el abdomen está duro y tieso.
- Mareos cuando se levanta.
- Estado letárgico poco normal.
- Irritabilidad extrema o aumento de la misma cuando lo sostienes en brazos o lo acunas.
- Desorientación o confusión.
- Cuello rígido.
- Recuperación de una lesión de cabeza reciente.
- Indicación de que el niño se haya tragado algún objeto, medicamento, producto de limpieza o sustancia desconocida.
- Incapacidad o dificultad para andar a causa del dolor.
- Deposiciones con sangre o mucosidades.
- Recuperación de una operación reciente, de una lesión en el abdomen o de una caída seria.
- Sudoración, rojeces o dolor en la ingle o el escroto (el saco que contiene los testículos).
- Vómito asociado con urticaria o problemas al respirar.

Cuándo llamar al médico

Llama al médico si el recién nacido presenta alguno de los siguientes síntomas:

- Vómito de fluidos claros que dura más de tres horas después de haber comido pequeñas cantidades.
- Cualquier vómito fuerte (no un mero escupir) en un niño de menos de una semana.
- Vómitos que duran más de dos horas en un niño pequeño.
- Vómitos que continúan más de 12 horas en un niño mayor (más de 12 meses).
- Diarrea que dura más de seis horas y que aparece con vómitos.
- Dolor al orinar, micción más frecuente de lo normal o sangre en la orina.

Regurgitar y eructar algo de líquido es normal en los bebés y no es nada de lo que preocuparse. Los episodios de vómitos más fuertes también se producen en los niños, la mayoría de las veces a causa de una gastroenteritis infecciosa (usualmente vírica). El vómito que acompaña a estos virus estomacales no suele durar más de un día. En algunos pocos casos, el vómito (y la diarrea que lo acompaña) puede provocar que un niño se deshidrate. Los niños pequeños tienen un riesgo mayor de sufrir esta complicación. En algunos casos, el vómito puede ser un síntoma de una condición médica seria como meningitis o bloqueo intestinal. Aquí tienes algunas causas de los vómitos:

Regurgitar. El regurgitar es algo extremadamente común en los niños. Casi todos los niños tienen eructos con algo de líquido de vez en cuando. Otros niños regurgitan con más frecuencia debido a un problema llamado enfermedad del reflujo gastroesofagueo (lee el capítulo 32, *Problemas de salud en la primera infancia*, para más información). Si el regurgitar se produce sin esfuerzo y el niño está creciendo bien, se trata de un problema de lavandería más que de uno médico. Hay poco de lo que preocuparse. La mayor parte de los bebés superan esta fase entre los seis y los nueve meses. Si tu hijo no gana peso con normalidad o el regurgitar se produce acompañado de tos, llanto o agitación, entonces llama a tu médico.

Gastroenteritis. Causada normalmente por una infección vírica, los síntomas de la gastroenteritis incluyen vómitos, diarrea y dolor de estómago. Ve a «Gastroenteritis» en la sección sobre «Dolor abdominal» de este capítulo para más información.

Envenenamiento por alimentos. El envenenamiento por alimentos provoca síntomas similares a la gastroenteritis infecciosa con vómitos y diarrea. Las comidas que la mayoría de las veces son responsables de este problema son las cremas y salsas con nata, pastelería y comida no refrigerada. Los vómitos debidos a este problema son tratados de la misma forma que los de la gastroenteritis

565

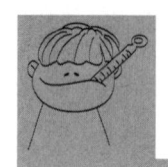

infecciosa. Llama a tu médico si te preocupa que tu hijo pueda haberse deshidratado (consulta la nota de la página 567).

Invaginación intestinal. La invaginación intestinal es una causa poco frecuente de dolor abdominal y vómitos. Lee «Invaginación intestinal» en la sección sobre «Dolor abdominal» de este mismo capítulo.

Envenenamiento o ingestiones. Los niños pequeños son curiosos por naturaleza. Les gusta explorar y probar todos los aspectos del mundo, desde una pelusa en el suelo hasta una piedra en el exterior.

El tragarse determinados medicamentos, plantas o productos de limpieza puede provocar un trastorno estomacal y vómitos, además de otros síntomas asociados con el envenenamiento. Si crees que tu hijo ha comido algo peligroso, llama a tu médico o al centro de control toxicológico inmediatamente (consulta el capítulo 28, *Urgencias y primeros auxilios*, para más información).

Estrés o ansiedad. Los trastornos estomacales asociados con la ansiedad y el estrés no son exclusivos de los adultos. Algunos niños pueden vomitar o experimentar dolor abdominal bajo estas circunstancias. Llama a tu médico si algo te preocupa o necesitas consejo acerca de cómo manejar el problema.

Lesión en la cabeza. Tener uno o dos episodios de vómitos después de haber recibido un golpe en la cabeza es algo normal. Si los vómitos persisten o comienzan varias horas después de la lesión, entonces eso puede ser una señal de que hay problemas más graves (lee el capítulo 28 para más información sobre las lesiones de cabeza). Si esto le ocurre a tu hijo, ve a urgencias inmediatamente.

Infección del tracto urinario. Una infección del tracto urinario es una infección de la vejiga o de los riñones y a veces puede asociarse con vómitos. Para más información, ve a «Infección del tracto urinario» en el capítulo 30, *Infecciones infantiles*, y al capítulo 32, *Problemas de salud en la primera infancia*.

Apendicitis. La apendicitis no es una causa habitual de vómitos, pero sí necesita atención rápida. Para más información consulta «Apendicitis» en la sección «Dolor abdominal» de este capítulo.

Estenosis pilórica. El píloro es un canal de paredes musculosas situado en la salida del estómago que ayuda a controlar el ritmo al que la comida pasa desde el estómago al intestino. A veces, en los niños, el píloro es tan estrecho que no deja que la comida pase del estómago. Este problema suele ocurrir en niños de dos semanas a dos meses. La leche materna o maternizada se queda atrapada en el estómago (no puede salir a través del estrecho píloro) y el bebé comienza a vomitar. Los vómitos ocurren después de cada toma y son muy fuertes (el tipo de vómito que puede atravesar una habitación). Inmediatamente después de haber vomitado, el bebé empieza a estar hambriento de nuevo. Cuando intentas darle de comer se produce el vómito otra vez. Este problema se puede corregir con cirugía que implica hacer un corte en el músculo de la pared del píloro. La mayoría de los bebés pueden comer de nuevo unas horas después de la operación. Si tu bebé tiene vómitos muy fuertes, llama al médico.

Meningitis. La meningitis es una infección de la membrana que recubre el cerebro. La irritación alrededor del cerebro puede provocar dolor de cabeza y vómitos. Puedes encontrar más información sobre la meningitis en «Fiebre en niños menores de tres meses» en este capítulo y en el capítulo 30.

Obstrucción intestinal. La obstrucción intestinal es una causa poco frecuente, pero muy seria, de vómitos. Ocurre cuando una parte del intestino se bloquea. Hay muchas causas posibles para el bloqueo, pero sea cual sea la causa, los síntomas son parecidos. Un niño con obstrucción intestinal tendrá dolores abdominales muy fuertes y frecuentemente vomitará una sustancia amarilla verdosa. El abdomen estará hinchado o dilatado y le dolerá cuando lo toques. Ve a urgencias si tu hijo tiene estos síntomas.

Capítulo 29. Signos y síntomas. Lo que significan

Otras causas. Algunos medicamentos, como la eritromicina, pueden irritar el estómago del niño y causar vómitos. Éstos también pueden darse en niños con migraña o pueden provocarlos ataques de tos asociados al asma o a la sinusitis con goteo postnasal de mucosa. Como ocurre con los adultos, los niños pueden experimentar náuseas y vómitos con la enfermedad del movimiento. Habla con tu médico acerca de cómo tratar estos casos.

¿Qué puedes hacer en casa?

- Dale al niño frecuentemente pequeñas cantidades de fluidos claros. Inicialmente dale unos 30 gramos cada cinco o diez minutos. Es más fácil que el estómago aguante las pequeñas cantidades que las grandes. Algunos fluidos que puedes darle son:

  - Soluciones electrolíticas (son la mejor solución para los niños).
  - Sopas claras o caldos.
  - Bebidas deportivas.
  - Polos.

- Si tu hijo tiene vómitos después de beber pequeñas cantidades de fluido, dale media hora de descanso al estómago antes de volver a intentarlo.

- ·Si tu hijo no vomita en tres o cuatro horas, aumenta la cantidad de fluido poco a poco.

- Si tiene sed, resístete a darle grandes cantidades de líquido. Es más probable que vomite si toma cantidades grandes.

- Si tu hijo no vomita en ocho horas, reintroduce la comida gradualmente (y la leche maternizada en los bebés que la tomen). Comienza con comida blanda y fácil de digerir como el arroz, galletitas sin sal, pasta, patatas y yogurt. Ésta es también una buena dieta inicial para la diarrea, que normalmente acompaña a los vómitos con gastroenteritis infecciosas.

- Si das el pecho, sigue la misma regla de tomas pequeñas y frecuentes. Limita las tomas a cinco minutos en un pecho. Si soporta la leche, ponlo cinco minutos en el otro pecho. Incrementa gradualmente el tiempo a medida que vaya mejorando.

- No tengas a un niño con una dieta exclusiva de líquidos claros durante más de 24 horas.

- No le des agua del grifo para tratar los vómitos (no tiene ninguno de los minerales que el niño necesita reemplazar).

- No añadas sal a los líquidos que le des para tratar los vómitos.

Signos de deshidratación

- El interior de la boca está seco y pegajoso.
- No salen lágrimas (o salen muy pocas) cuando llora.
- Los ojos parecen hundidos en la cara.
- La fontanela parece hundida.
- Falta de orina o de pañales mojados durante un período de seis a ocho horas en un bebé (o un cantidad muy pequeña de orina de color amarilla oscura).
- Piel seca o fría.
- Estado letárgico o irritable.

Problemas respiratorios

Aviso/Señales de emergencia

Ve a urgencias si tu hijo presenta alguno de los siguientes síntomas:

- Color azulado en labios, lengua, uñas o piel.
- Respiración muy rápida o muy dificultosa.
- Dificultad para la inhalación o retracción de la piel entre las costillas o encima de la clavícula.
- Incapacidad para hablar o llorar debido a la dificultad respiratoria.
- Dificultad para respirar acompañada de un estridor (ruido de tono alto al inspirar) al aspirar, inclinación hacia delante o babeo.
- Problemas para respirar y cansancio.
- Problemas para respirar acompañados de confusión o agitación.

Cuándo llamar al médico

Llama al médico si tu hijo presenta alguno de los siguientes síntomas:

- Respiración ruidosa que parece más importante que una simple nariz atascada.
- Fiebre que dura más de tres días o que reaparece después de uno o dos días de haber bajado.
- Tos que no mejora después de los primeros cinco días de enfermedad o que dura más de diez días.
- Estridor (un ruido con un tono muy alto al respirar) que no mejora con un humidificador (lee la sección sobre crup en el apartado «Tos» de este capítulo).

También llama al médico si tu hijo con asma (consulta el capítulo 32, *Problemas de salud en la primera infancia*) tiene además alguno de los síntomas siguientes:

- Un ataque grave que no responde al tratamiento que le apliques en casa.
- Un ataque atípico (que no es como los que tu hijo normalmente tiene).
- Un patrón de ataques frecuentes, visitas a urgencias u hospitalizaciones.

Los problemas al respirar pueden ser signo de muchas cosas, algunas de ellas más serias que otras. A veces lo que parece un problema es sólo una variación de lo que ocurre normalmente. Los niños pueden tener lo que se conoce como respiración periódica, en la cual para hasta 15 segundos antes de inspirar de nuevo. Esto da miedo a los padres y a todo el que lo ve, pero es normal e inocuo. Todos los niños respiran más rápidamente cuando corren o hacen ejercicio, pero la respiración debería volver a la normalidad unos minutos después de hacer la actividad física que sea. Parar con frecuencia en medio del juego para tomar aire o resoplar puede ser indicio de algún problema. La mayoría de los niños también respira más rápidamente cuando tiene fiebre, pero el ritmo de respiración vuelve a la normalidad cuando se va la fiebre. Una respiración muy rápida con fiebre puede ser un signo de neumonía o de otro problema que necesite tratamiento.

Un nivel bajo de problemas al respirar se puede apreciar siempre que un niño tiene un resfriado o la nariz entrapada. Esto es particularmente cierto en los niños con conductos nasales muy estrechos. Esa es la razón de que sea tan importante ayudarlo a limpiarse la nariz, especialmente antes de alimentarlo o si el niño tiene dificultades al respirar (consulta «Congestión/Nariz con mocos» en este capítulo).

Problemas respiratorios más serios se ven en los niños con asma, neumonía y bronquiolitis. Cuando los niños tienen estos problemas, puede que tengan respiración sibilante (un pitido de la nariz al expirar), tos (lee la sección correspondiente en este capítulo) o respiren con mucha rapidez. Los ataques de tos después de hacer ejercicio o reír también se asocian con el asma. Los accesos repentinos de problemas respiratorios en un niño que hasta entonces había estado sano pueden ser producto de una reacción alérgica o de que se estén ahogando. Los niños que tienen problemas médicos crónicos como deficiencias inmunológicas o fibrosis cística (lee el capítulo 32, *Problemas de salud en la primera infancia*) frecuentemente sufren infecciones pulmonares y tienen dificultades al respirar.

Capítulo 29. Signos y síntomas. Lo que significan

La respiración rápida o la dificultad al respirar pueden verse también en niños que tienen problemas no relacionados con los pulmones o conductos respiratorios. Los niños y bebés con enfermedades cardíacas congénitas (consulta el capítulo 32) u otros problemas de corazón normalmente respiran muy rápido o tienen azulados los alrededores de los labios, lengua y uñas. En algunos bebés y en niños algo mayores, la respiración rápida puede ser señal de una infección seria de la sangre (sepsis). Los niños con diabetes no controlada pueden desarrollar una respiración muy rápida y profunda, además de otros síntomas.

Congestión/nariz con moquitos

Nota: si tu hijo tiene una tos grave, primero puedes leer la sección «Tos» en el apartado «Problemas respiratorios» de este capítulo.

Aviso/Señales de emergencia

Ve a urgencias si tu hijo presenta alguno de los siguientes síntomas:

- Color azulado en labios, lengua, uñas o piel.
- Respiración muy rápida o muy dificultosa.
- Dificultad para cada inhalación o retracción de la piel entre las costillas o encima de la clavícula.
- Incapacidad para hablar o llorar debido a la dificultad respiratoria.
- Dificultad para respirar acompañada de un estridor al aspirar, inclinación hacia delante o babeo.
- Problemas para respirar y el subsiguiente cansancio.
- Problemas para respirar acompañados de confusión o agitación.

Cuándo llamar al médico

Llama al médico si tu hijo presenta alguno de los siguientes síntomas:

- Fiebre que dura más de tres días.
- Fiebre que reaparece después de uno o dos días de haber bajado.
- Resfriado que no mejora gradualmente después de los primeros tres a cinco días.
- Moco espeso y amarillo en una sola de las ventanas nasales.
- Moco espeso de color amarillo o verde que dura más de 10 días.
- Tos que dura más de dos semanas.
- Estridor que no mejora con un humidificador después de 10 ó 15 minutos.

Si tienes la oportunidad de observar lo que ocurre en una escuela infantil en los meses de invierno, notarás que la mayoría de los niños tienen mocos. Los resfriados son muy comunes en este grupo de edad y normalmente son la causa de que tengan la nariz atascada. Desgraciadamente, los niños empiezan a compartir los gérmenes antes de compartir los juguetes. Lo bueno es que una nariz con mocos no es normalmente algo serio y tu hijo acabará saliendo del período en el que los niños tienen un nuevo resfriado cada semana. Aquí tienes algunas de las causas de la congestión y los mocos en la nariz:

Resfriados. Los resfriados pueden ser causados por un gran número de virus diferentes (consulta el capítulo 30, *Infecciones infantiles*). Aunque pueden ser incómodos, normalmente no son algo serio. Un niño con un resfriado puede tener mocos amarillos o transparentes. El moco nasal es normalmente amarillo por la mañana porque se ha secado y endurecido durante la noche. Un niño con un resfriado puede tener fiebre en los dos primeros días de la enfermedad. Pero una fiebre que empiece un par de días o más después de que comenzara el resfriado puede ser indicio de complicaciones, como neumonía o infección del oído. La mayoría de los resfriados duran de una a dos semanas (los tres a cinco primeros días son los peores). Después de diez o doce días de tener la nariz con mocos y otros síntomas, el resfriado debería terminarse. Ningún médico ni padre puede hacer nada para conseguir que un resfriado se vaya antes. Los antibióticos no curan ni alivian los síntomas de una infección vírica. Las medicinas que no necesitan receta tampoco ayudan. Los resfriados pueden ser más problemáticos en niños pequeños porque sólo saben respirar por la nariz. Es difícil o casi imposible mamar o tomar el biberón y simultáneamente respirar con la nariz atascada. Esta es la razón de que sea necesario limpiar la nariz del niño con una ampolla succionadora, especialmente antes de alimentarlo o si está teniendo problemas para respirar.

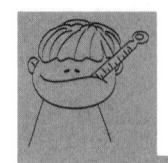

Irritantes y alergias medioambientales y de temporada. Una nariz con mocos en un niño que no tiene ningún otro problema puede ser el producto de alergias o de la exposición a irritantes como el humo del tabaco. Para más información, consulta en la sección sobre «Tos», «Irritantes y alergias medioambientales y de temporada».

Amígdalas grandes y adenoides (vegetaciones). Los niños cuyos sonidos son muy «nasales» quizás tengan amígdalas grandes y/o adenoides. Las amígdalas son glándulas linfáticas que se encuentran en el fondo de la garganta y los adenoides están encima de ellas, detrás de la nariz. Cuando los adenoides se hacen muy grandes pueden bloquear parcialmente el desagüe de la nariz, lo que conlleva una sensación de tener la nariz atascada y la necesidad de mantener la boca abierta para respirar. Los niños con amígdalas grandes y vegetaciones frecuentemente roncan haciendo mucho ruido y probablemente tengan dolores de garganta e infecciones del oído con más frecuencia que otros niños. La cirugía para quitar las amígdalas y los adenoides se hace ahora mucho menos que en el pasado, pero puede ayudar en algunas situaciones (para más información sobre la cirugía, lee el capítulo 32, *Problemas de salud en la primera infancia*).

Sinusitis. La sinusitis es una infección de los senos (áreas llenas de aire en los huesos faciales que hay detrás de las mejillas, nariz y frente). Puede causar que la nariz moquee, sorbidos persistentes, hinchazón facial, tos y a veces fiebre, dolor de cabeza o mal aliento. Esta infección suele aparecer después de un resfriado (o a veces síntomas repentinos de alergia) y está provocada por el crecimiento de una bacteria atrapada en los senos (una mayor explicación de estas infecciones se puede encontrar en el capítulo 30, *Infecciones infantiles*).

Cuerpo extraño. Los bebés y niños pequeños tienen tendencia a meterse cosas en la boca, nariz y orejas. Un cuerpo extraño en la nariz puede provocar una gran irritación y mocos espesos de color amarillo o verde. El moco sale normalmente de una sola de las ventanas (porque el objeto está en un lado de la nariz) y la secreción nasal normalmente tiene un mal olor. Si crees que tu hijo tiene este problema, llama a tu médico para que vea al niño y le extraiga lo que tenga en la nariz (no trates de sacar un cuerpo extraño por ti mismo, ya que puedes causar mayor daño).

¿Qué puedes hacer en casa?

- Anima a tu hijo a que beba muchos fluidos claros (a través de los que puedas ver, como agua, caldo o zumo de manzana), lo que ayudará a adelgazar el moco y mantenerlo hidratado.
- Dale líquidos templados para suavizar una garganta dolorida o irritada.
- Ofrécele polos: le gustarán y proporcionarán fluidos extra.
- Usa un vaporizador de aire frío para mantener el moco fino y humedecer el ambiente (los de aire caliente no son recomendables porque el aire caliente puede quemar al niño y la bacteria es más propensa a crecer en un ambiente cálido). Asegúrate de limpiar el vaporizador cada día para impedir que crezcan el moho y las bacterias. No añadas medicinas al agua del vaporizador, ya que esto puede causar más irritación y empeorar la tos. Nota: las alergias (y el asma) pueden empeorar si hay más humedad de la cuenta (porque provoca el crecimiento de mohos y ácaros del polvo) por lo que no debes usar el vaporizador en el caso de que el niño tenga problemas de asma o alergia.
- Mantén la nariz tan limpia como sea posible.

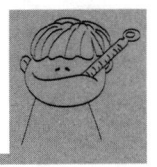

Capítulo 29. Signos y síntomas. Lo que significan

Para sonar la nariz de un niño que es muy pequeño haz lo siguiente:

- Utiliza agua o una disolución salina templada. Pon tres o cuatro gotas en cada ventana de la nariz. Espera alrededor de un minuto y después inserta la punta de una ampolla de goma (observa la figura 29.2) en la ventana nasal. Mantén la otra ventana tapada con la otra mano. Extrae el moco con la ampolla (asegúrate de mantener la ampolla exprimida antes de meterla en la nariz del niño y de soltar la presión una vez que esté dentro). Ten mucho cuidado de no meter la punta de la ampolla muy adentro. No sigas si encuentras alguna resistencia. Puedes repetir este procedimiento varias veces hasta que la ventana nasal se desatasque. El uso de las gotas sin la succión no es muy útil para limpiar los mocos. Acuérdate de limpiar la ampolla con agua caliente y jabón entre uso y uso.

Para un niño que sabe sonarse la nariz:

- Recuerda e insiste a tu hijo que se suene la nariz. Si el moco es espeso y está seco, puedes utilizar gotas con los niños mayores como harías con uno más pequeño. Haz que se tumbe en la cama con la cabeza colgando en el borde. Pon tres o cuatro gotas en cada ventana nasal y espera a que los mocos se reblandezcan. Después de un minuto, dile que se suene la nariz.

Evita el uso de medicinas que no precisan receta médica a menos que el doctor te la prescriba. Como mucho, las medicinas para resfriados pueden tener un efecto suave sobre los síntomas y pueden causar efectos secundarios problemáticos (adormecimiento o excitación excesivos). En niños pequeños, el adormecimiento excesivo o la irritabilidad pueden ser signos de una enfermedad seria o simplemente tratarse de efectos secundarios, por lo que es mejor evitar tanto la medicina como la confusión. Además, un resfriado durará el mismo número de días lo trates o no. La combinación de medicinas para la tos y el resfriado frecuentemente contiene medicación extra que puede provocar efectos secundarios. Los padres deberían leer los prospectos de las medicinas para evitar una sobredosis accidental de cualquiera de los componentes resultantes de la combinación de medicinas. Algunos sprays diseñados para detener el moqueo continuo pueden causar más moqueo del que había antes de tomar la medicina. La medicación para la tos puede ser útil por la noche para una tos seca que mantiene al niño despierto, pero habla siempre con el médico antes de darle cualquier medicina.

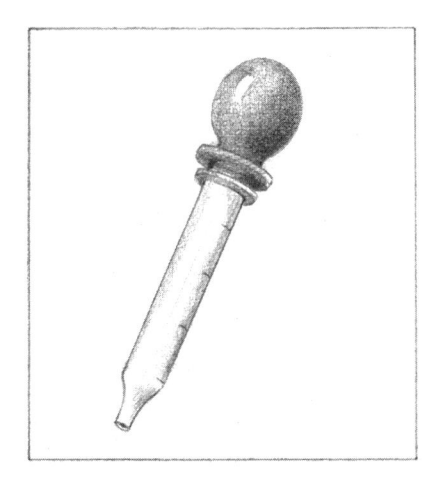

Figura 29.2. Ampolla. Una ampolla puede ayudar a limpiar los mocos de la nariz de tu hijo

Tos

Aviso/Señales de emergencia

Ve a urgencias si tu hijo presenta alguno de los siguientes síntomas:

- Color azulado en labios, lengua, uñas o piel.
- Respiración muy rápida o muy dificultosa.
- Dificultad para cada inhalación o retracción de la piel entre las costillas o encima de la clavícula.
- Incapacidad para hablar o llorar debido a la dificultad respiratoria.
- Dificultad para respirar acompañada de un estridor al aspirar, inclinación hacia delante o babeo.
- Problemas para respirar con el subsiguiente cansancio.
- Problemas para respirar acompañados de confusión o agitación.

Llama al médico si tu hijo presenta alguno de los siguientes síntomas:

- Fiebre que dura más de tres días.
- Fiebre que reaparece después de uno o dos días de haber bajado.
- Resfriado que no mejora gradualmente después de los primeros tres a cinco días.
- Cualquier tos que dure más de dos semanas.
- Estridor que no mejora con un humidificador después de 10 ó 15 minutos.

También llama si tu hijo tiene asma y alguno de los siguientes síntomas:

- Tos severa.
- Ataque de tos que no responde al tratamiento en casa.
- Un ataque atípico (que no es como los que tu hijo tiene normalmente).

Son las 3 de la mañana y te despiertas ante lo que parece una invasión de focas en el dormitorio de tu bebé. Una tos que mantiene al niño y al resto de la familia despierto es una razón común para llamar al médico. Los niños tosen por muchas razones. La tos es la reacción normal del cuerpo a alguna irritación en los conductos respiratorios. La tos fuerza que el aire salga por los conductos respiratorios y ayuda a limpiarlos de partículas extrañas, bacterias y moco de los pulmones. Es un reflejo protector y ayuda a impedir tanto el daño como la infección en los pulmones. El sonido de la tos varía desde parecerse a un relincho, a un ladrido de perro o al ruido de la chatarra. El sonido depende de lo que cause la tos y de la parte de los conductos respiratorios que esté afectada. Aquí tienes algunas causas de tos:

Resfriados y otras infecciones respiratorias de la parte superior. Además de ser la causa más común de los mocos en la nariz de los niños, los resfriados también tienen la culpa la mayoría de las veces que los niños tienen tos. Para más información, lee «Resfriados» en la sección «Congestión/nariz con moquitos» de este capítulo y «Resfriado común» en el capítulo 30, *Infecciones infantiles*.

Sinusitis. El goteo mucoso en la garganta que se asocia con la sinusitis puede causar tos y ésta volverse crónica. Para más información, mira la sección «Sinusitis» en el apartado «Congestión/nariz con moquitos» de este capítulo.

Bronquiolitis. Los síntomas de la tos y el resfriado a veces son debidos a la bronquiolitis. La bronquiolitis es una infección en las pequeñas vías de los pulmones y normalmente lo causa un virus (el más común es el llamado «virus respiratorio sincutial»). Para más información, puedes ver el capítulo 30.

Crup. Cuando la tos de un niño en medio de la noche suena como el ladrido de una foca, entonces probablemente tiene crup. El crup lo causa una infección alrededor de las cuerdas vocales que produce una tos característica por el tipo de sonido (como un ladrido). Para más información, puedes ver el capítulo 30.

Irritantes y alergias medioambientales o de temporada. Las alergias de temporada pueden causar tos en un niño que por lo demás está sano. Normalmente el niño moqueará constantemente (mocos claros), sorberá y tendrá una tos durante el

Capítulo 29. Signos y síntomas. Lo que significan

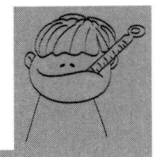

día sin fiebre. A veces se quejará de dolor en los ojos o en la nariz (notarás que se los frota). Puede que notes síntomas en determinadas épocas del año o cuando el niño vaya a una casa en la que hay un gato u otro animalito. Los irritantes medioambientales, como el humo de coches y tabaco, pueden causar tos también. Minimizar la exposición del niño al tabaco es una buena idea (también para tu salud). Si los síntomas lo están molestando mucho, habla con el médico acerca de lo que le provoca la tos y lo que se puede hacer para prevenirlo. Los niños con alergia que tosen pueden tener también asma.

Asma. El asma es una causa común de tos, especialmente de tos crónica, en los niños. Mira el capítulo 32, *Problemas de salud en la primera infancia*, para más información sobre el asma.

Asfixia. La asfixia ocurre cuando un trozo de comida sólida o un juguete se queda en una vía respiratoria e impide la respiración. Esto es muy común en los niños pequeños que no han aprendido del todo a masticar la comida y a los que les gusta explorar lo que tienen alrededor metiéndose cosas en la boca. La tos provocada por este problema normalmente empieza de pronto en un niño que está sano y que se estaba comportando con normalidad. Consulta el capítulo 28, *Urgencias y primeros auxilios*, para más información. Puedes ver también el capítulo 24, *La seguridad del niño*, para información sobre la prevención del atragantamiento.

Neumonía. Si tu hijo tiene tos y fiebre persistente durante más de tres días (o la fiebre reaparece después de un día o dos), tiene problemas al respirar, respira muy rápido o la tos empeora después de unos días de estar enfermo, entonces puede tener neumonía. Para más información, puedes ver el capítulo 30, *Infecciones infantiles*.

Tos ferina. La tos ferina no es muy común hoy, ya que la mayoría de los niños son vacunados contra esta enfermedad. Para más información, puedes ver el capítulo 30.

¿Qué puedes hacer en casa?

En general:

- Anima a tu hijo a que beba muchos fluidos claros (a través de los que puedas ver, como agua, caldo o zumo de manzana), lo que ayudará a adelgazar el moco y mantenerlo hidratado.

- Ofrécele líquidos templados para suavizar una garganta dolorida o irritada; ayudarán a frenar la tos relajando las vías respiratorias y dehaciendo las mucosidades.

- Usa un vaporizador de aire frío para mantener el moco fino y humedecer el ambiente (los de aire caliente no son recomendables porque el aire caliente puede quemar al niño y la bacteria es más propensa a crecer en un ambiente cálido). Asegúrate de limpiar el vaporizador cada día para impedir que crezcan el moho y las bacterias. No añadas medicinas al agua del vaporizador, ya que esto puede causar más irritación y empeorar la tos. Nota: las alergias (y el asma) pueden empeorar si hay más humedad de la cuenta (porque provoca el crecimiento de mohos y ácaros del polvo), por lo que no debes usar el vaporizador en el caso de que el niño tenga problemas de asma o alergia.

- Evita el uso de medicinas que no precisan receta médica a menos que el doctor te la prescriba. Como mucho, las medicinas para resfriados pueden tener un efecto suave sobre los síntomas y pueden causar efectos secundarios problemáticos (adormecimiento o excitación excesivos). En niños pequeños, el adormecimiento excesivo o la irritabilidad pueden ser signos de una enfermedad seria o simplemente tratarse de efectos secundarios, por lo que es mejor evitar tanto la medicina como la confusión. Además, un resfriado durará el mismo número de días lo trates o no. La combinación de medicinas para la tos y el resfriado frecuentemente contiene medicación extra que puede provocar efectos

Guía de la salud infantil para padres

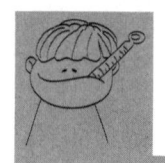

secundarios. Los padres deberían leer los prospectos de las medicinas para evitar una sobredosis accidental de cualquiera de los componentes resultantes de la combinación de medicinas. La medicación para la tos puede ser útil por la noche para una tos seca que mantiene al niño despierto, pero habla siempre con el médico antes de darle cualquier medicina.

Para el crup:

- El aire humidificado es particularmente importante para los niños con crup, ya que ayuda a reducir la irritación, la hinchazón y los espasmos de las cuerdas vocales y de las vías respiratorias superiores. Hay varios métodos para crear aire húmedo si no tienes un vaporizador. Lo más simple es encender la ducha con agua caliente y cerrar la puerta del baño para que se llene de vapor. Después de unos minutos, lleva al niño al baño y siéntate con él en medio del vapor (no lo metas en la ducha).
- Intenta llevar a tu hijo de paseo en medio de la noche, si es fría, o haz que respire al lado de la ventana abierta. El aire frío reduce la hinchazón en las membranas que cubren las vías respiratorias superiores.
- Intenta que el niño esté tranquilo (el llanto y la agitación suelen empeorar los síntomas). Fomenta actividades relajadas como la lectura o jugar con un puzzle.

Para el asma:

- Sigue el plan de tratamiento del médico. Las medicinas para la tos no son recomendables para el asma. Pueden interferir o interactuar con los medicamentos específicos del asma.
- Intenta reducir el número de desencadenantes del asma a los que el niño puede estar expuesto. No dejes que los animales domésticos entren en su habitación. Limita el número de animalitos de peluche que hay en su cuarto porque pueden acumular polvo. Normalmente, los suelos de parqué y los azulejos son mejores que las moquetas. Evita que el niño esté expuesto al humo del tabaco y a otros irritantes (como el incienso, perfumes y sprays).
- Sé previsor. Asegúrate de que tienes suficientes medicinas en casa para tratar un ataque de asma en medio de la noche. Antes de irte de vacaciones, asegúrate de que los medicamentos durarán hasta el último día del viaje y que tienes para reemplazar un inhalador que se deja olvidado en la playa.

Problemas y dolores en la boca

Aviso/Señales de emergencia

Ve a urgencias si tu hijo presenta alguno de los siguientes síntomas:

- El niño se va hacia delante.
- Babea.
- Tiene dificultades para respirar.

Cuándo llamar al médico

Llama al médico si tu hijo presenta alguno de los siguientes síntomas:

- Manchitas marrones en los dientes que no se quitan al cepillarlos.
- El niño se niega a comer o a beber después de que lo has intentado varias veces.
- Signos de deshidratación (ver el cuadro de la página 567).
- Lunares blancos (como leche) en las mejillas que no se quitan fácilmente al frotarlas.
- Fiebre que dura más de tres días.
- Fiebre alta o irritabilidad extrema cuando echa los dientes.
- Temperatura rectal de más de 38 °C en un bebé de menos de 3 meses.

Aquí tienes algunas de las causas comunes del dolor en la boca:

Está echando los dientes. Para información sobre esto, puedes consultar el capítulo 23, *Cuidado dental*.

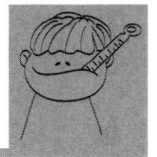

Capítulo 29. Signos y síntomas. Lo que significan

Estomatitis aftosa. Los lunares blancos en las mejillas y en la lengua pueden ser causados por una infección con un tipo de hongo llamado *cándida* (puedes ver el capítulo 30, *Infecciones infantiles*). Este tipo de infección en la boca se llama estomatitis aftosa y puede causarle incomodidad al niño cuando come. Es común en los niños pequeños y se puede tratar con medicinas. Algunos niños con esta enfermedad pueden también desarrollar una irritación (del pañal) provocada por el hongo. Si crees que tu hijo tiene este problema, llama al médico.

Enfermedad de la mano, el pie y la boca (infección por el virus Coxsackie). La infección por el virus Coxsackie es común en los niños pequeños (para más información, lee el capítulo 30, *Infecciones infantiles*). La infección provocada por determinados tipos del virus puede provocar úlceras pequeñas y dolorosas en la lengua, garganta y laterales de la boca. Algunos niños pueden tener también ampollas o bultos en las palmas de las manos y en las plantas de los pies; por eso la enfermedad se llama de «la mano, el pie y la boca». Lo peor del dolor en la boca desaparece normalmente después de tres o cuatro días y las úlceras suelen hacerlo a la semana. Un niño con Coxsackie puede que no quiera comer, ya que eso le irrita las úlceras de la boca. Esta enfermedad no causa ningún problema duradero por sí misma, pero siempre conlleva el riesgo de deshidratación en el niño que rehúsa comer o beber. Llama a tu médico si estás preocupado por la posibilidad de que el niño se deshidrate o si tiene fiebre más de tres días.

Úlceras aftosas (llagas cancrosas). Las úlceras aftosas son úlceras de color blanco grisáceo, pequeñas y profundas que aparecen en el interior de los labios. Suelen ser bastante dolorosas y duran entre una y dos semanas. Los niños suelen tener un par de ellas a la vez. A veces aparecen después de una lesión, como el morderse los labios, pero normalmente no salen por causas obvias. No hay otros síntomas, como la fiebre, asociados a estas úlceras. Llama a tu médico si el niño tiene otros síntomas a la vez que las úlceras.

Virus del herpes (llagas del resfriado o ampollas de la fiebre). Las ampollas en la boca o en los labios pueden ser causadas por una infección provocada por un virus llamado herpes simple 1 (HSV-1). Estos virus causan lo que normalmente se conoce como llagas de la fiebre o llagas alrededor de los labios. Para más información, lee el capítulo 30, *Infecciones infantiles*.

Caries (cavidades dentales). Los bebés y los niños pequeños pueden tener caries en los dientes como las tienen los adultos. Los niños pequeños, especialmente los que se duermen con el biberón en la boca, están más predispuestos a desarrollar caries en los dientes frontales, ya que pequeñas gotas de leche o zumo se acumulan en esa zona y provocan que se pudra. Estas cavidades son como manchitas marrones que aparecen en los dientes y que no se van al cepillarlos. Para más información sobre el cuidado dental, consulta el capítulo 23.

¿Qué puedes hacer en casa?

Para cuando esté echando los dientes:

- Al niño con dolor de encías, dale un objeto duro pero suave que pueda masticar. Los objetos fríos suelen funcionar bien. Intenta darle un mordedor o una toalla fríos que hayan estado en el congelador unos 30 minutos.
- Evita darle comidas duras que no se disuelvan bien porque constituyen un riesgo de asfixia.
- Dale una dosis de paracetamol para ayudarlo a rebajar la incomodidad.
- Nunca ates un mordedor (ni ninguna otra cosa) alrededor del cuello del niño. Puede enredarse y ahogarse con él.
- Recuerda que el echar los dientes puede hacer que tu hijo se ponga un poco insoportable, pero que no debe causar fiebre alta ni irritabilidad extrema.

Para impedir que la estomatitis aftosa se repita:

- Limpia las tetillas y los chupetes con agua hervida.

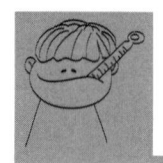

- Si le estás dando el pecho, es posible contraer una infección de hongos en tu pecho. Si tus pechos están rojos y doloridos y tu hijo tiene estomatitis aftosa de manera recurrente, díselo al médico porque quizás te pueda ayudar a tratarlo y a impedir que el niño se infecte.

Para el dolor de boca o garganta debido a infecciones o úlceras:

- Ofrécele al niño comidas que estén a diferentes temperaturas. Comidas frías como los polos (no para los bebés) ayudan a sedar la boca y la garganta; algunos niños prefieren cosas blandas y calientes, como el caldo, cuando les duele la boca o la garganta.
- Dale una dosis de paracetamol o ibuprofeno para suavizar el dolor.
- Evita comidas picantes, saladas o ácidas, como los zumos de cítricos y de tomates. Estas comidas pican cuando entran en contacto con heridas de la boca o con úlceras.

Para prevenir las caries:

- Nunca dejes que el niño duerma con el biberón en la boca o en la cuna.
- Límpiale los dientes con una toallita o con un cepillo de dientes suave después de comer.
- Empieza pronto con la rutina de la limpieza de los dientes. Deja que el niño juegue con su cepillo, aunque tú le ayudes a limpiarse los dientes de verdad. No pongas más que una pizca de pasta en el cepillo porque los niños suelen comérsela en lugar de escupirla.

Problemas y dolores urinarios y genitales

Aviso/Señales de emergencia

Ve a urgencias si el niño muestra alguno de los siguientes síntomas:

- Orina roja o con sangre después de una caída o lesión.
- Incapacidad para orinar o capacidad para hacerlo sólo en pequeños goteos.
- No mojar el pañal en seis u ocho horas en un niño irritable o que llora.

Cuándo llamar al médico

Llama al médico si el recién nacido presenta alguno de los siguientes síntomas:

- Quejas de quemaduras o escoceduras en dos o más de las visitas al baño en un mismo día.
- Llanto mientras orina en un niño demasiado joven para decirte dónde le duele.
- Micción muy frecuente.
- El niño se orina frecuentemente después de haber aprendido cómo ir al baño.
- Fiebre sin otros signos de enfermedad que la expliquen (como moquitos o tos).
- Orina hedionda y turbia.
- Secreción vaginal hedionda o asociada con dolor o picor.
- Falta de un fuerte chorro urinario en un recién nacido.

Como regla general, una sola queja de dolor al orinar no debe ser indicativa de un problema médico, pero si las quejas continúan llama al médico. Aquí tienes algunos problemas urinarios y sus causas:

Irritación de la uretra. La irritación alrededor de la apertura de la uretra (el tubo a través del cual la orina sale del cuerpo) es una causa común de quejas, en particular en las niñas. El tejido que hay alrededor de esta apertura es extremadamente sensible. El jabón, el champú y las burbujas del baño pueden meterse en esta apertura y provocar quemaduras o incomodidad al orinar. La ropa interior o el bañador húmedo pueden rozar el área y provocar dolor, que durará después de haberse quitado la ropa húmeda. Un niño puede irritar esa área al limpiarse impropiamente, de atrás hacia delante, cuando vaya al baño (los niños normalmente entienden cómo utilizar el orinal antes de aprender cómo limpiarse). Puede que algunos trocitos de papel higiénico se queden dentro cuando

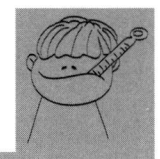

Capítulo 29. Signos y síntomas. Lo que significan

las niñas se limpian y si no se sacan pueden causar irritación y dolor. Sentarse en un baño con agua caliente entre cinco y diez minutos (sin jabón), tres veces al día durante varios días, puede eliminar una simple irritación.

Infecciones del tracto urinario. Las infecciones del tracto urinario son causadas por una bacteria que entre en la vejiga o en los riñones. Son más comunes en las niñas que en los niños. En parte, esto es así porque la uretra (el tubo que extrae la orina de la vejiga) es más corta en las niñas y la bacteria tiende a entrar en la vejiga yendo hacia atrás a través de la uretra. Un niño con una infección del tracto urinario puede quejarse de que le duele o le quema al orinar e ir varias veces al baño pero ser capaz de orinar sólo unas gotas cada vez. Un niño que no sepa cómo usar el baño puede orinarse frecuentemente y quejarse de dolor abdominal; un niño con una infección de riñón puede tener dolor de espalda y vómitos. La orina puede tener un olor hediondo o tener una apariencia turbia. Un niño es incapaz de describir los síntomas, pero puede que esté alterado y tenga fiebre sin otros síntomas. Si tu hijo tiene alguno de estos síntomas, llama al médico. Para más información, puedes ver «Infecciones del tracto urinario» en el capítulo 30 e «Infecciones recurrentes del tracto urinario» en el capítulo 32.

Cama mojada (enuresis nocturna). Consulta el capítulo 20, *Cómo enseñarle a ir al baño*.

Irritación o secreción vaginal. La vagina está cerca de la apertura de la uretra. Cualquier irritación en el área genital puede causar dolor o quemazón al orinar. La irritación en el área vaginal en las niñas jóvenes puede ser causada por el jabón, el champú o la espuma del baño, por el rozamiento de la ropa o del bañador mojado o por haberse limpiado de manera impropia al ir al cuarto de baño. Enseña a tu hija a limpiarse de adelante hacia atrás para impedir que los excrementos entren en la uretra. Enséñale a que se limpie suavemente y a cuidar de que no entren pequeños trozos de papel en la uretra; éstos pueden pasar desapercibidos hasta que provocan secreciones o dolor (otros cuerpos extraños en el área vaginal también pueden provocar secreciones y picor). Las lombrices también pueden causar picor en el área vaginal. Salen del ano y causan irritación en esa parte, pero a veces se desplazan hacia la vagina y provocan una extendida irritación en toda la región genital, alrededor de la uretra y causando problemas urinarios. Si tu hija desarrolla una secreción vaginal que huele mal y va asociada a picores y dolores, llama al médico.

Aunque la irritación vaginal en las niñas pequeñas se debe normalmente a problemas higiénicos, el dolor vaginal, las secreciones y la hemorragia pueden también ser signos de abusos sexuales. Llama a tu médico si te preocupa que haya sufrido abuso sexual. Para más información acerca del abuso de niños, lee el capítulo 32, *Problemas de salud en la primera infancia*.

Adherencias labiales. En algunas niñas, los pliegues interiores del tejido (labios menores) que rodea la vagina pueden llegar a crecer a través de la apertura vaginal. Este problema, llamado adherencias labiales, puede ocurrir en los primeros meses de vida o, menos comúnmente, cuando la niña es algo mayor. Normalmente esto no provoca síntomas ni problemas en la niña; sin embargo, si las adherencias labiales bloquean completamente la apertura vaginal, las secreciones vaginales o la orina pueden quedar atrapadas en el interior del tejido fundido. Esto puede provocar irritación vaginal, problemas urinarios o un riesgo creciente de infección del tracto urinario. Las adherencias labiales son tratadas normalmente con una crema recetada por el médico que contiene estrógenos que ayudan a separar los pliegues labiales fundidos. Si los labios de tu hija han crecido y se han pegado, habla con tu médico.

Diabetes. Los niños que tienen una diabetes no tratada producen grandes cantidades de orina y necesitan orinar con mayor frecuencia. Para más información sobre la diabetes, consulta el capítulo 32.

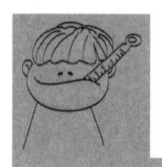

Válvulas en la uretra posterior. La presencia de válvulas en la uretra posterior es un problema poco común que se puede encontrar en algunos recién nacidos. Estas válvulas son pequeñas porciones de tejido en la uretra que bloquean parcialmente el flujo de orina. Si este problema no es corregido por un cirujano, la presión en el tracto urinario puede llegar a causar daños en los riñones. Los niños pequeños con una uretra normal orinan haciendo un arco. Los bebés con válvulas en la uretra posterior no tienen un chorro normal porque el flujo de la orina está bloqueado y ésta gotea. Si tu recién nacido no tiene un chorro fuerte, llama al médico.

¿Qué puedes hacer en casa?

- Lava la región genital del niño sólo con agua templada. Los jabones que se introducen por la apertura de la uretra pueden irritar y provocar la sensación de quemaduras cuando el niño orina. Evita completamente los baños de burbujas.
- Supervisa cómo se limpia el niño en el baño cuando está aprendiendo. Enséñale a limpiarse suavemente y desde adelante hacia atrás para impedir que las bacterias de la deposición se metan en la uretra; comprueba con frecuencia que lo hace bien. Las niñas pueden tener trocitos de papel higiénico dentro por usar técnicas inadecuadas.
- Quítale el bañador y la ropa interior mojadas cuando termine de jugar en el agua. La humedad provoca irritación.
- Si tu hijo tiene infección del tracto urinario, dale mucho líquido para ayudarlo a que expulse la bacteria de la vejiga. El zumo de moras es una buena opción, ya que contiene una sustancia que impide el crecimiento de la bacteria en el tracto urinario. Los líquidos y el zumo no son suficientes por sí mismos para curar la infección. Si tu hijo tiene una infección del tracto urinario, el tratamiento con antibióticos es necesario. Habla con tu médico.

¿Necesitas más información?

Consulta el índice y el apéndice C, *Guía de recursos*. Y por supuesto, habla con el médico de tu hijo.

30

Infecciones infantiles
Información sobre la roséola, tiña, fiebre reumática y otras

Índice del capítulo

Botulismo, página 581

Bronquiolitis (virus respiratorio sincitial), página 582

Candidiasis (irritación del pañal), página 583

Celulitis, página 584

Conjuntivitis, página 584

Crup, página 585

Diarrea, página 586

Encefalitis, página 588

Enfermedad de Kawasaki, página 589

Enfermedad de Lyme, página 591

Enfermedad por arañazo de gato, página 592

Epiglotitis, página 593

Escarlatina, página 594

Fiebre aftosa (enfermedad de mano y boca), página 595

Fiebre reumática, página 595

Hepatitis viral, página 596

Herpangina, página 598

Herpes simple, página 598

Impétigo (piodermia), página 599

Infección de garganta (faringitis), página 600

Infección de oído - canal auditivo (otitis externa/oído de nadador), página 601

Infección de oído - oído medio (otitis media), página 602

Infección del tracto urinario, página 604

Infecciones bacterianas de la piel (estafilococo), página 605

Inflamación de las glándulas linfáticas (linfadenopatía), página 607

Influenza (gripe), página 607

Guía de la salud infantil para padres

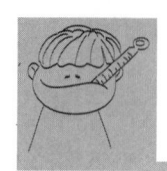

Meningitis, página 608

Moluscum contagioso, página 609

Mononucleosis infecciosa, página 610

Neumonía, página 611

Osteomielitis, página 613

Oxiuro (enterobius vernicularis), página 614

Paperas, página 614

Piojos y liendres, página 615

Quinta enfermedad (eritema infeccioso), página 616

Rabia, página 617

Resfriado común, página 618

Roséola, página 619

Rubéola (sarampión alemán), página 619

Sarampión, página 620

Sarna, página 621

Síndrome de Reye, página 622

Sinusitis, página 623

Tétanos (trismo), página 624

Tiña, página 625

Tos ferina (coqueluchoide), página 626

Toxoplasmosis, página 627

Tuberculosis, página 628

Varicela, página 629

Verrugas, página 631

VIH/SIDA, página 631

Cómo utilizar este capítulo

Tarde o temprano la mayoría de los niños adquiere una infección y muchos de ellos tendrán varias por año a medida que crezcan. Eso es especialmente cierto durante los primeros años de vida, según se exponen a virus y bacterias nuevos. Consolar a un niño con fiebre, alentarlo a que beba líquidos y animarlo a que tome una medicina amarga, son todas partes inevitables de ser padre. Afortunadamente, los síntomas de la mayor parte de las infecciones sólo duran unos cuantos días, ya sea que se necesite tratamiento especial o no. Algunas, sin embargo, pueden ser mortales o tener consecuencias a largo plazo. Otras son frecuentes y puede esperarse que casi cualquier niño las padezca. Algunas más son extremadamente inusuales.

Las inmunizaciones, uno de los más importantes logros en la historia de la medicina, han llegado a controlar y erradicar enfermedades que solían cobrar o dañar millones de vidas. Cada vez más vacunas están en camino (consulta el capítulo 16, *La vacunación*). Aun así, la mayoría de las infecciones infantiles no pueden ser prevenidas por inmunizaciones.

Este capítulo contiene información sobre una amplia variedad de infecciones que pueden ocurrir durante la infancia. La información acerca de cada infección va estructurada de la siguiente manera: el nombre de la infección, su causa, sus síntomas comunes, cómo se contagia, período de incubación, cuánto duran los síntomas de la enfermedad, cuándo consultar al médico, cómo se diagnostica y trata la enfermedad (el tratamiento del médico y las cosas que puedes hacer en casa para ayudar a que mejore la salud de tu hijo), cómo (de ser posible) puede ser prevenida por completo, cuánto dura el período de contagio y cuáles son las complicaciones que pueden presentarse. Como el resto de la *Guía de la salud infantil para padres*, el enfoque de este capítulo está en el conocimiento práctico que necesitas saber como padre.

Aquí encontrarás información breve sobre la definición de la incubación y del período de contagio. El período de la incubación se refiere al lapso de tiempo entre la primera exposición a la enfermedad y el momento en el que aparecen los síntomas.

Capítulo 30. Infecciones infantiles

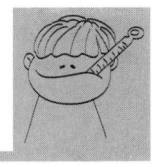

Durante este período, el microbio se difunde en el cuerpo de la persona. El paciente en el que se incuba la infección no suele estar al tanto de que se pondrá enfermo. Según el tipo de infección, el período de incubación puede ser breve (en algunos casos, sólo horas). En otros casos, el período puede durar semanas o hasta más.

¿Qué hay del período de contagio? ¿Es acaso la misma cosa que sentirse enfermo? No exactamente. En muchos casos, una persona puede contagiar a otras incluso antes de que aparezcan los síntomas o sepa que ha sido infectada. A veces, la persona ya no resulta un peligro de contagio para otras, aunque todavía no sienta completamente que ha vuelto a la normalidad o aún presente signos de la enfermedad. Con otras infecciones es posible permanecer como una fuente de contagio aun después de que haya pasado la enfermedad.

Evidentemente, puede resultar tentador emplear esta guía para diagnosticar la enfermedad de tu niño. No lo hagas. Infecciones totalmente distintas pueden presentar señales y síntomas muy semejantes. Y muchos cuadros médicos no infecciosos pueden disfrazarse de infecciones y viceversa. Por eso es importante que consultes a tu pediatra siempre que creas que tu hijo puede tener una enfermedad seria. Y recuerda que, aunque hemos escrito este capítulo con la información más actualizada, nuevos tratamientos y modos de diagnosticar se están desarrollando continuamente, así que asegúrate de recibir del pediatra los datos más actuales.

Botulismo

Causa. El botulismo es causado por la bacteria *Clostridium Botulinum*. El botulismo infantil, que aparece en los niños menores de seis meses, se presenta cuando las esporas de la bacteria son ingeridas, crecen en los intestinos y liberan una toxina que bloquea los mensajes entre nervios y músculos, lo que provoca la parálisis de todo el cuerpo. El botulismo transmitido por alimentos se debe a la ingestión de comida (enlatada, por ejemplo) que contiene la toxina del botulismo.

Síntomas. Los síntomas del botulismo infantil incluyen estreñimiento, succión débil, incremento en la salivación, letargo, llanto tenue y debilitamiento muscular progresivo. El botulismo transmitido por alimentos puede incluir visión doble, visión borrosa, párpados caídos, arrastre de la lengua al hablar, dificultad al tragar, boca seca y debilidad muscular.

Cómo se contagia. La bacteria vive en la tierra y en el polvo o puede contaminar la comida, incluyendo la miel (poco común). La infección no se transmite de persona a persona. Las esporas o la toxina deben ser ingeridas.

Período de incubación. El período de incubación en el botulismo infantil es de 3 a 30 días. En el caso del botulismo transmitido por alimentos, los síntomas generalmente empiezan entre las 18 y 36 horas subsiguientes a la ingestión de alimentos contaminados, pero el período puede abarcar de 2 horas hasta 8 días.

Cuánto duran los síntomas de la enfermedad. La duración media de hospitalización es de un mes.

Cuándo consultar al pediatra. Los casos no tratados pueden ser fatales. Llama inmediatamente al pediatra si tu niño experimenta dificultades respiratorias, salivación anormal o tiene dificultades al tragar. También ve al médico si no se siente bien, presenta llanto débil, encuentra difícil sostener la cabeza, tiene deficiente tono muscular o está estreñido. Aunque normalmente no representa un problema, consulta al pediatra si tu niño no ha tenido evacuación intestinal en tres días. Llama al médico inmediatamente si tu hijo ya mayor desarrolla problemas de visión, habla o deglución, o si se muestra muy débil o incapaz de moverse con normalidad.

Cómo se diagnostica. El médico detecta la toxina en el excremento o en la sangre o encuentra la bacteria en el excremento.

Tratamiento. El botulismo se trata con cuidados intensivos. Si es diagnosticado a tiempo, el botulismo transmitido por alimentos se puede tratar con una antitoxina que bloquea los efectos de la toxina que circula en la sangre. Los médicos también pueden intentar eliminar el alimento contaminado por inducción al vómito o el uso de enemas. En la actualidad, la antitoxina no se suele administrar en el tratamiento de botulismo infantil.

Prevención. La mayor parte de los casos de botulismo infantil no pueden ser prevenidos, sin embargo, a los niños menores de un año no debiera dárseles miel. A causa del botulismo transmitido por alimentos, la gente que haga conservas y enlatados caseros debe seguir procedimientos estrictos de higiene. Puesto que el botulismo es destruido a altas temperaturas, considera hervir la comida enlatada en casa durante diez minutos para garantizar la salud. Las infusiones de aceite con ajo o hierbas deben ser refrigeradas. Las patatas horneadas en papel aluminio deben ser servidas calientes o ser refrigeradas.

Complicaciones. Los casos que resultan en muerte son poco comunes en pacientes hospitalizados en los Estados Unidos. Sin embargo, algunos niños pueden desarrollar otro tipo de complicaciones, como problemas respiratorios, neumonía o sepsis (envenenamiento de la sangre). Después de la recuperación, los niños suelen mostrar un aumento en la incidencia del estrabismo, una mala alineación de los ojos (bizquera o visión no-coordinada).

Bronquiolitis (virus respiratorio sincitial)

Causa. La bronquiolitis, caracterizada por una inflamación en los bronquiolos (los canales pulmonares más pequeños), generalmente es debida a una infección viral. La causa más frecuente (en particular durante epidemias en temporadas de frío) es el virus respiratorio sincitial (VRS). Otras causas abarcan micoplasma, virus de la parainfluenza, virus de la influenza y otros adenovirus.

Síntomas. Los síntomas iniciales incluyen congestión, flujo nasal y tos moderada durante un par de días. A estos síntomas le siguen una progresiva dificultad al respirar que se presenta con silbido, respiración rápida y superficial (60 a 80 veces por minuto), ritmo cardíaco acelerado, depresión de piel en el área de cuello y pecho en el momento de respirar y tos. Puede presentarse fiebre. Generalmente no aparecen vómitos o diarrea, aunque los accesos de tos pueden conducir al vómito.

Cómo se contagia. El virus respiratorio sincitial y otros virus se difunden fácilmente entre miembros de la familia, en las escuelas infantiles y las escuelas, en particular durante el invierno. Los niños contraen el virus cuando entran en contacto con las secreciones de nariz y garganta de una persona infectada.

Período de incubación. El período de incubación lleva de un par de días a una semana, dependiendo del virus que esté causando la infección.

Cuánto duran los síntomas de la enfermedad. La mayor parte de los casos duran alrededor de una semana pero, en casos graves, la tos puede prolongarse varias semanas aun después de que el niño parece haberse recuperado.

Cuándo consultar al pediatra. Si tu niño presenta dificultades al respirar, llama al médico cuanto antes.

Cómo se diagnostica. El médico tendrá que escuchar la respiración pulmonar de tu hijo con un estetoscopio. Una prueba rápida para detectar VRS está disponible para hacer el diagnóstico.

Tratamiento. La mayor parte de los casos son moderados y pueden ser tratados en casa. Sin embargo, en casos de niños muy pequeños o de aquellos con otras complicaciones médicas como el parto prematuro, enfermedad pulmonar o problemas de corazón, se puede requerir hospitalización para suministro de oxígeno, fluidos intravenosos, monitoreo y otros tratamientos. Los antibióticos no son de ayuda a menos que exista una infección secundaria causada por bacterias.

Capítulo 30. Infecciones infantiles

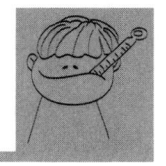

Tratamiento en casa. Emplea un humidificador durante la temporada de invierno para mantener el aire húmedo (límpialo diariamente para prevenir la formación de moho y lama). Asegúrate de que tu hijo tome suficientes líquidos.

Prevención. Procura que tu niño se lave las manos frecuentemente y evite el contacto con niños enfermos. La bronquiolitis se presenta más a menudo en niños de sexo masculino de tres a seis meses de edad que no han sido amamantados. Los niños expuestos al humo del cigarro tienen mayor probabilidad de desarrollar infecciones respiratorias y de presentar síntomas más severos. Algunos niños se resienten tanto por la infección de VRS que necesitan ser hospitalizados, especialmente niños prematuros y aquellos con problemas pulmonares o de corazón. El synagis (palivizumab), un medicamento que contiene anticuerpos contra el VRS, está a tu alcance para ayudar a prevenir las infecciones en dichos niños. El medicamento se suministra con inyecciones mensuales durante la temporada de VRS.

Período de contagio. La mayor parte de los niños afectados por el VRS pueden seguir contagiando el virus entre los 5 y los 12 días posteriores al comienzo de los síntomas. La bronquiolitis, especialmente de VRS, se contagia fácilmente porque el virus permanece activo durante horas en emisiones de saliva y secreciones nasales. Uno puede contagiarse con facilidad si toca una superficie contaminada con secreciones de ese tipo o si está cerca de un enfermo que estornude. Por lo tanto, lavarse extremadamente bien las manos es muy importante para prevenir epidemias e infecciones en centros de educación infantil, escuelas y hospitales.

Complicaciones. Algunas de las complicaciones de la bronquiolitis abarcan infecciones de oído y, con menos frecuencia, neumonía bacteriana secundaria. A veces, los niños con antecedentes cardíacos y pulmonares o que nacieron prematuramente requieren hospitalización para suministro de oxígeno y terapia respiratoria. Cerca del 30 por ciento de los niños que padecen bronquiolitis desarrollan alguna forma de asma, especialmente si existen antecedentes de asma en la familia.

Candidiasis (irritación por el pañal)

Causa. Una infección de hongos aparece en la boca (la candidiasis oral) o como irritación provocada por el pañal en los bebés pequeños y es causada por la cándida, un hongo que parece levadura. La mayor parte de las infecciones son provocadas por una especie, *Candida albicans*. La candidiasis de la boca ocurre entre el 2 al 5 por ciento de todo recién nacido normal y tiene una incidencia más alta en los bebés con un peso bajo al nacer. La dermatitis del pañal es la infección más común causada por cándida. Los niños mayores que tienen un sistema inmunológico debilitado o los que tuvieron un tratamiento de antibióticos orales también corren riesgo de contraer una infección de hongos.

Síntomas. La candidiasis oral produce áreas en la boca cubiertas con una sustancia blanca que parece queso. Si la sustancia se araña o si uno trata de quitarla, puede sangrar. Un bebé podría tener la boca dolorida y estar quisquilloso a la hora de la alimentación. Una irritación por el pañal que dura más de tres días, a pesar del cambio frecuente de los pañales y el uso de pomada contra la irritación, puede ser debido a candidiasis, especialmente si se presentan áreas pequeñas, redondas e irritadas alrededor de la erupción del pañal, llamadas «lesiones satélites». La candidiasis oral y la irritación de pañal ocurren frecuentemente a la vez en un niño.

Cómo se contagia. Algunos bebés son infectados por contactar con el hongo de la madre en el momento del parto. Los bebés pueden contraer la candidiasis oral de personas que tienen el hongo en las manos.

Período de incubación. En el caso de los recién nacidos infectados en el momento del parto, la candidiasis puede aparecer en los primeros 7 a 10 días.

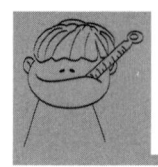

Cuánto duran los síntomas de la enfermedad. Con tratamiento, la infección normalmente desaparece por completo en un plazo de 7 a 14 días.

Cuándo consultar al pediatra. Llama al pediatra si tu bebé presenta una sustancia blanca como el queso en el interior de las mejillas (que no se puede limpiar ni quitar como la leche), o si tiene una irritación de pañal con las citadas características.

Cómo se diagnostica. Se diagnostica mediante un examen de la boca o la ingle del bebé.

Tratamiento. En el caso de candidiasis oral, el tratamiento de casos leves no es siempre necesario. La medicina más común que se receta para la candidiasis es el nystatin, un fungicida tópico. La irritación de pañal puede requerir una receta de ungüento antifúngico para despejar la erupción.

Prevención. Si alimentas a tu niño con biberón, asegúrate de que la tetilla esté esterilizada. Lávate las manos antes de servir comida a tu hijo.

Complicaciones. La candidiasis oral persistente puede indicar anormalidades en el sistema inmunológico. En las personas con un sistema inmunológico debilitado, la candidiasis varía entre las infecciones leves y la sepsis fatal (infección de la sangre).

Celulitis

Causa. La celulitis, infección cutánea progresiva, empieza a menudo en un lugar donde la piel ha sido cortada o arañada. Puede ser causada por bacterias diferentes; las más frecuentes son el grupo A *estreptococo* y *estafilococo aureus*.

Síntomas. Normalmente la celulitis aparece en la cara y en la parte inferior de las piernas. Se manifiesta como un área pequeña de color rojo, dolorosa e hinchada. Al difundirse la infección, el niño podría empezar a sentirse enfermo. También, puede presentar fiebre, a veces con escalofríos y transpiración. Los nódulos linfáticos (ganglios) podrían hincharse.

Cómo se contagia. No se puede contagiar.

Período de incubación. Según el tipo de bacteria, la incubación puede durar horas o días.

Cuánto duran los síntomas de la enfermedad. Con tratamiento antibiótico el paciente se recupera entre 7 y 10 días.

Cuándo consultar al pediatra. Llama al médico si en la piel de tu hijo aparece un área de color rojo, dolorosa y con temperatura, sobre todo, si aparece en la cara, y aun si el niño no presenta fiebre o escalofríos. Llama inmediatamente en el caso de que tu niño padezca una enfermedad crónica como drepanocitosis (anemia de células falciformes) o esté recibiendo tratamiento que debilite el sistema inmunológico.

Cómo se diagnostica. El médico examinará el área afectada de la piel. En algunos casos, el pediatra hará pruebas de sangre para averiguar si la infección se ha difundido hasta la sangre.

Tratamiento. Los antibióticos orales suelen ser recetados. En casos severos, tu niño estará hospitalizado para un tratamiento antibiótico intravenoso. Normalmente, el pediatra pedirá ver a tu hijo unos días después del comienzo del tratamiento para revisar el estado de la celulitis.

Tratamiento en casa. Se puede usar calor y compresas tibias en el área afectada.

Prevención. Lava bien con agua y jabón todo arañazo o herida. Aplica una pomada antibiótica y tápalo con una venda o gasa. Consulta al médico si tu niño sufre un corte grave, una perforación profunda en la piel o un mordisco (animal o humano).

Complicaciones. La celulitis puede presentarse muy pronto después de un mordisco animal o humano, especialmente si la herida es profunda.

Conjuntivitis

Causa. La conjuntivitis es causada por una inflamación de la conjuntiva, la membrana delgada que

Capítulo 30. Infecciones infantiles

recubre la parte blanca y forra la superficie interna de los párpados. Cerca del 80 por ciento de los casos de conjuntivitis infecciosa son provocados por bacterias y el resto es causado por virus. También pueden ser causa de ello las alergias y la exposición de los ojos a substancias químicas u otros irritantes.

Síntomas. Los síntomas son incomodidad o sensación de que hay algo en el ojo, seguidos de irritación e inflamación de la conjuntiva. Al cabo de un día puede existir una secreción del ojo. En la conjuntivitis bacteriana la secreción es espesa y con apariencia de pus; en la conjuntivitis viral, la secreción generalmente es acuosa. Las pestañas se verán apelmazadas cuando el niño despierte por la mañana.

Cómo se contagia. Se contagia a través del contacto con las secreciones provenientes de un ojo infectado.

Período de incubación. Para la conjuntivitis bacteriana, el período de incubación es de unos cuantos días; para la viral, es de hasta una semana.

Cuánto duran los síntomas de la enfermedad. La conjuntivitis bacteriana dura de 7 a 10 días si no es tratada. La conjuntivitis viral puede durar hasta dos semanas.

Cuándo consultar al pediatra. Si tu hijo, particularmente si es recién nacido, tiene síntomas de conjuntivitis, llama al pediatra. También llama al médico si se queja de un dolor agudo, un cambio en su sentido de la vista, hipersensibilidad a la luz o si el estado del niño no mejora en cuatro o cinco días.

Cómo se diagnostica. El médico examinará los ojos del niño y en algunos casos tomará una muestra de la secreción para análisis en el laboratorio.

Tratamiento. La conjuntivitis, frecuentemente infecciosa, desaparecerá por sí sola, pero los médicos recetarán normalmente gotas antibióticas o ungüento para disminuir la posibilidad de contagio. Generalmente, las gotas se recetan para una semana y en cuatro dosis por día. El ungüento, recetado sobre todo para infantes, se suministra dos veces por día, y puede causar visión borrosa (consulta el capítulo 29, *Signos y síntomas* para ver una ilustración de cómo suministrar gotas a un niño). Los niños con ataques prolongados o reiterados de ojos irritados, llorosos y con escozor pueden beneficiarse de un tratamiento para alergias y de la eliminación de irritantes (como el humo del cigarro) del medioambiente.

Tratamiento en casa. Las compresas calientes (trapos limpios empapados en agua) pueden ayudar a aflojar las costras de secreciones en los párpados y en las pestañas. Las gasas o bolas de algodón empapadas en agua tibia pueden ser empleadas para limpiar cuidadosamente el ojo infectado.

Prevención. Tu niño deberá lavarse las manos después de tocarse el ojo infectado. También aquellas personas que toquen el ojo infectado del niño deberán lavarse bien las manos. Las gasas o bolas de algodón empleadas para limpiar el ojo deberán ser eliminadas. Las toallas, fundas de almohadas y trapos de baño del niño deberán ser lavados en agua caliente.

Período de contagio. Los niños con conjuntivitis bacteriana resultan contagiosos tan pronto como los síntomas aparecen; el niño será contagioso durante el tiempo que duren las secreciones o la conjuntivitis bacteriana, hasta que los antibióticos hayan sido suministrados durante 24 horas. La conjuntivitis viral es contagiosa aun antes del cuadro de síntomas y durante todo el tiempo que éstos duren. Los niños no deben ir a la escuela o al centro de educación infantil mientras tengan síntomas visibles de conjuntivitis.

Complicaciones. Algunas bacterias pueden causar simultáneamente conjuntivitis e infección de oído medio (otitis media).

Crup

Causa. El crup, una inflamación de las vías respiratorias superiores, es generalmente provocado por

585

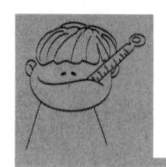

una infección de estos virus: virus de la parainfluenza (la mayoría de los casos), adenovirus, virus respiratorio sincitial, influenza, sarampión. También puede ser causado por una bacteria. Generalmente ocurre después de unos pocos días en los que se manifestaron síntomas de resfriado y, generalmente, durante la última parte del otoño y del invierno.

Síntomas. Los síntomas abarcan una tos muy fuerte que parece el sonido de un ladrido de foca, dificultad al respirar, silbido o respiración ruidosa. En caso de crup severo puede haber un chirrido muy fuerte, llamado estridor, que ocurre cuando el niño inhala. Algunos niños presentan fiebre. Los síntomas generalmente se recrudecen durante la noche o con el llanto.

Cómo se contagia. El virus que produce el crup se contagia a través del aire o por aquellas superficies que hayan sido tocadas por personas infectadas.

Cuánto duran los síntomas de la enfermedad. Los síntomas generalmente duran de 5 a 6 días.

Cuándo consultar al pediatra. La mayor parte de los casos de crup no requiere tratamiento médico, pero tu pediatra quizás quiera ver a tu hijo para asegurarse de que no haya vías respiratorias bloqueadas o infección bacteriana. Llama a emergencias o lleva a tu hijo a urgencias inmediatamente si empieza a tener dificultades al respirar y produce el sonido *estridor*; también si babea excesivamente, tiene dificultad al tragar o al hablar, tiene problemas al mover el cuello, muestra signos de perder la conciencia, tiene una fiebre muy alta, se ve muy demacrado o empieza a ponerse morado alrededor de la boca y los dedos.

Cómo se diagnostica. El diagnóstico se hace mediante el examen del médico y a veces con una prueba de rayos X que revisa la vía respiratoria en el área del cuello.

Tratamiento. No hay medicamento que elimine el virus que causa el crup, pero a veces el pediatra puede darle al niño medicina con esteroides, inyectada u oral, para disminuir la inflamación de las vías respiratorias causada por el crup y así ayudarlo a respirar con mayor facilidad.

Tratamiento en casa. La humedad generalmente alivia los síntomas. Emplea un vaporizador de brisa fría, lleno exclusivamente con agua, o vaporiza el baño con vapor caliente de la ducha y siéntate con tu niño en el baño durante diez minutos. A veces sacar a tu hijo al aire fresco durante un par de minutos también puede ser de ayuda. Si estas medidas no alivian los síntomas en un plazo de 5 a 15 minutos, llama al pediatra. Nota: no se debe fumar en la casa porque esto hará que empeore el crup.

Prevención. No hay forma de prevenirlo hasta la fecha.

Período de contagio. En el caso de varios virus que causan la infección, el niño puede transmitir la enfermedad durante los días posteriores al momento en el que aparecen los síntomas. La mayor parte de los niños que son expuestos al virus tendrán una infección en las vías respiratorias superiores; solamente un número reducido padecerá del crup.

Complicaciones. En los casos más severos, el niño tendrá que estar hospitalizado. Las infecciones de oído y la neumonía pueden aparecer al disminuir los síntomas.

Diarrea

Causa. La diarrea consiste en emisiones intestinales acuosas frecuentes que pueden ser producidas por bacterias, virus o parásitos en el estómago o el intestino. Los microbios en cuestión dependen del área geográfica, así como del nivel de salubridad e higiene.

Infecciones que pueden causar diarrea. **Amebiasis**. Se trata de una infección (particularmente frecuente en los trópicos) que afecta el intestino grueso y está producida por la *Entamoeba histolytica*, un parásito transmitido por bebidas y

Capítulo 30. Infecciones infantiles

alimentos contaminados o por contacto oral-fecal directo. **Campylobacter**. El *Campylobacter bacterium* puede llegar a causar diarrea y se contagia por ingerir agua contaminada, carne de res o de ave que no ha sido bien cocida o por entrar en contacto con animales infectados. **Cryptosporidium**. Este parásito es una causa común de epidemias de diarrea en escuelas infantiles y puede difundirse por contacto con animales infectados –especialmente vacas–, personas infectadas o por beber agua contaminada. **E. coli**. Cinco clases de la bacteria *E. coli* pueden ser causa de diarrea en niños, ya sea porque la bacteria ataque directamente la pared intestinal o porque produzca una toxina que irrita los intestinos. Las infecciones de *E. coli* generalmente se difunden a través de alimentos y bebidas contaminadas o carne de res mal cocida (en hamburguesas). **Giardiasis**. Esta infección, producida por el parásito *Giardia*, es una causa frecuente de diarrea en el grupo de niños que aún usan pañal, especialmente en escuelas infantiles. Se propaga por cisternas y tanques de agua que han sido contaminados, especialmente en parques acuáticos, acuarios de exhibición en los que es posible que mucha gente toque el agua («*touch tanks*»), albercas (el parásito es resistente al agua) y por contacto humano. **Rotavirus**. Este virus es la causa más frecuente de diarrea en niños pequeños en los Estados Unidos. Se contagia por el contacto con excrementos contaminados, y los brotes ocurren a menudo en escuelas y hospitales infantiles. **Salmonelosis**. La *Salmonella* es la responsable del 50 por ciento de casos de envenenamiento por alimentos en los Estados Unidos. Casi cualquier alimento de origen animal, particularmente carne cruda o mal cocida, carne de ave y huevos puede causar salmonelosis. **Shigelosis**. La *Shigella* es la bacteria que está entre las causas más importantes de disentería (diarrea sanguinolenta) y se contagia por contacto con excrementos contaminados. **Yersinia**. El agua y otros productos derivados de la carne que hayan sido contaminados, especialmente menudos de cerdo así como otros alimentos de cerdo, se convierten en una fuente común de contagio de este organismo.

Síntomas. Los síntomas generalmente incluyen dolor abdominal, con fuertes cólicos, seguido de diarrea. Algunas infecciones bacterianas, entre ellas campylobacter, salmonella, E. coli, shigella y yersinia, también pueden provocar emisiones de sangre en las heces. En el caso de la salmonella, shigella y yersinia, el excremento también puede llegar a presentar mucosa. Algunas bacterias pueden causar fiebre, pérdida del apetito, náuseas y vómitos. Todos conducen virtualmente a la deshidratación y a la pérdida de peso.

Período de incubación. Los tiempos pueden variar dependiendo del microbio que cause la infección. El período de incubación de la shigella es generalmente de 16 a 72 horas. Para un virus, los períodos de incubación oscilan entre las 4 y 48 horas. Las infecciones por parásitos generalmente tienen períodos de incubación más largos; por ejemplo, la giardia tiene un período de incubación de una a tres semanas.

Cuánto duran los síntomas de la enfermedad. En casos leves de diarrea causada por un virus, ésta termina en unos pocos días. Con diarrea bacteriana, los síntomas pueden durar días o hasta semanas. Las infecciones por parásitos producen una diarrea que dura semanas o incluso meses.

Cuándo consultar al pediatra. Llama a tu pediatra si tu hijo tiene un brote grave y prolongado de diarrea con fiebre, vómitos o fuerte dolor abdominal, o si las heces contienen sangre o mucosa. Llama inmediatamente si muestra alguno de los siguientes signos de deshidratación: labios y lengua resecos, piel seca y pálida, ojos hundidos, apatía y escasez de orina.

Cómo se diagnostica. Se hacen pruebas de laboratorio a una muestra de excremento para detectar la causa de la infección.

Tratamiento. Primero asegúrate de que tu hijo reciba suficientes fluidos y minerales que compensen aquellos que ha perdido debido a la diarrea (para más información, consulta el apartado de diarrea bajo problemas estomacales e intestinales en el capítulo 29, *Signos y síntomas*). Las infecciones virales y bacterianas no son tratadas con antibióticos porque los niños suelen recuperarse por sí solos. Las infecciones causadas por parásitos son tratadas con medicamentos desparasitadores.

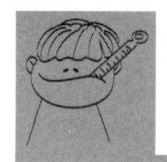

Tratamiento en casa. Para el tratamiento de la diarrea en bebés o niños pequeños se requiere más que agua simple. Tu pediatra puede recomendar el uso de una solución oral rehidratante llamada suero que reemplaza las sales y nutrientes perdidos durante la diarrea y que está a la venta en farmacias y supermercados.

Prevención. Lavar las manos es el mejor modo de prevenir las infecciones que se transmiten de persona a persona. Los padres y el personal de los centros de educación infantil deberán lavar cuidadosamente sus manos después de cambiar pañales. Debe procurarse que las superficies de los baños se mantengan limpias. Se debe lavar muy bien la fruta y la verdura. Es importante limpiar bien las barras de cocina y los utensilios de comida que hayan estado en contacto con carne cruda, especialmente carne de ave. La carne debe refrigerarse inmediatamente una vez que se tiene en casa y ser cocinada hasta que pierda su color rosáceo. Las sobras de comida se refrigeran lo antes posible. No se debe beber agua de riachuelos, lagos o manantiales a menos que las autoridades sanitarias hayan garantizado que se trata de agua potable. En los países en vías de desarrollo es recomendable no beber agua del grifo. Hay que tener cuidado con los alimentos callejeros, especialmente si ningún agente sanitario vigila las prácticas de higiene con las que son preparados dichos alimentos. Se recomienda mantener el área de comida de las mascotas apartada de la zona de la familia. No deben lavarse las jaulas y trastos de las mascotas en el mismo recipiente en el que se preparan los alimentos. Los reptiles y los anfibios como las iguanas y las tortugas pueden ser portadores de la bacteria *Salmonella* y no son mascotas recomendables para niños pequeños, que podrían no lavarse bien las manos después de estar con ellas.

Complicaciones. La diarrea es causa del 9 por ciento de las hospitalizaciones en niños menores de cinco años. Es la causa de la muerte de 300 a 500 niños anualmente en los Estados Unidos, la mayoría menores de un año. A nivel mundial es la causa de cuatro millones de muertes infantiles cada año.

Encefalitis

Causa. La encefalitis es una inflamación cerebral. Una infección aguda de encefalitis es generalmente causada por un virus. Los enterovirus producen cerca del 80 por ciento de los casos. Los arbovirus, transmitidos por insectos como la garrapata y los mosquitos, también pueden producir encefalitis. El virus de la encefalitis del oeste del Nilo (West Nile) es un ejemplo. El sarampión, las paperas, la varicela y la mononucleosis a veces pueden provocar casos ligeros de encefalitis. La rabia también puede ser causa. Aunque de manera esporádica, el virus del herpes simple (el virus que produce pústulas frías) puede causar una encefalitis grave, incluso mortal. La tuberculosis, la sífilis y la enfermedad de Lyme también pueden provocar inflamación cerebral.

Síntomas. En casos leves, el niño puede tener fiebre, dolor de cabeza, falta de apetito, letargo, hipersensibilidad a la luz y malestar generalizado. Los casos graves abarcan fiebres altas, dolor de cabeza agudo, náuseas y vómitos, cuello rígido, ataques (convulsiones), visión borrosa, confusión, cambios de personalidad, problemas de habla o escucha, alucinaciones, dificultad al mover las extremidades, movimientos involuntarios, dificultad al caminar, pérdida de sensibilidad en alguna parte del cuerpo, pérdida de la memoria, aletargamiento y coma. En niños pequeños, observa si hay vómito, alguna zona suave y abultada en el cráneo (fontanela) y llanto e irritabilidad persistentes.

Cómo se contagia. Dependiendo del tipo que sea, un virus puede contagiarse por las partículas

Capítulo 30. Infecciones infantiles

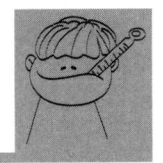

de vapor de agua en el aire provenientes de la nariz o garganta de un enfermo. La encefalitis producida por un arbovirus no se contagia de una persona a otra, sino que debe ser transmitida por la picadura de un insecto infectado. La rabia se transmite por el muerdo o rasguño de un animal infectado.

Período de incubación. El período de incubación depende de la causa. Los enterovirus tienen una incubación de 4 a 6 días.

Cuánto duran los síntomas de la enfermedad. Para la mayoría de las infecciones por encefalitis, la fase más aguda dura de unos días a una semana; la recuperación lleva de dos a tres semanas. En casos severos, como aquellos producidos por la encefalitis de herpes simple, el niño debe ser hospitalizado y la recuperación puede durar semanas o hasta meses.

Cuándo consultar al pediatra. Llama a tu pediatra inmediatamente si tu niño presenta cualquiera de los síntomas mencionados anteriormente, especialmente si tiene una fiebre muy alta y se está recuperando del sarampión, paperas o varicela.

Cómo se diagnostica. Tu pediatra puede recetar un examen de sangre y tomar una muestra lumbar de médula espinal (punción lumbar) para examinar el fluido y verificar si existe infección. También se puede llevar a cabo un electroencefalograma (EEG), método para medir ondas cerebrales, y un TAC (tomografía computerizada) o un RMN (imagen de resonancia magnética), que sirven para verificar inflamación y otros cambios en el cerebro.

Tratamiento. En casos leves, al niño puede suministrársele tratamiento en casa pero, en el caso contrario, deberá llevársele a un hospital para observación. En la mayoría de los casos, a los niños con encefalitis viral se les proporcionará medicinas libres de aspirina para reducir la fiebre y el dolor de cabeza, y se les alojará en un cuarto oscuro lejos de la luz y el ruido para permitirles descansar. Aquellos que tengan encefalitis de herpes simple serán tratados con una medicina antiviral como el acyclovir. La encefalitis bacteriana es tratada con los antibióticos correspondientes.

Prevención. Debido a que la encefalitis es causada por infecciones comunes de la infancia (sarampión, varicela, paperas), ésta puede prevenirse si se suministran las vacunas adecuadas. En áreas que durante el verano presentan abundancia de mosquitos, hay que mantener a los niños dentro de casa durante la noche, en las horas que dichos insectos se alimentan. Viste a tu hijo con ropa ligera que le cubra la piel. Evita los hacinamientos de agua estancada, ya que en ellos depositan sus crías los mosquitos. Para prevenir que los niños sean mordidos por garrapatas, es importante asegurarse de que usen camisas de manga larga y pantalones largos cuando caminen en espacios con vegetación. Mete las partes inferiores del pantalón dentro de los calcetines. Se debe revisar de manera frecuente que no haya alguna garrapata en el cuerpo del niño, particularmente cuando ha estado en lugares exteriores. Asegúrate de que las mascotas de la casa hayan sido vacunadas contra la rabia.

Período de contagio. El período de contagio depende del tipo de virus.

Complicaciones. La mayoría de los niños se recuperan completamente de la encefalitis viral, pero los resultados dependen de la severidad de la enfermedad y del microbio que la cause. Los casos más graves de encefalitis pueden causar daños al sistema nervioso que desemboquen en epilepsia, problemas de oído y vista, y retraso de la inteligencia y las habilidades motrices. La encefalitis de herpes simple es a menudo fatal.

Enfermedad de Kawasaki

Causa. Las causas siguen siendo desconocidas, pero se sospecha fuertemente que se trata de una infección porque (a) algunos aspectos de la enfermedad incluyen fiebre, erupción, conjuntivitis y nódulos linfáticos inflamados; (b) afecta sólo a bebés y niños pequeños (lo cual sugiere que los adultos ya han desarrollado inmunidad a ella); y (c) las epidemias suelen ocurrir periódicamente como si se tratase de un microbio transmitido entre la población. La enfermedad se presenta principalmente en niños

Guía de la salud infantil para padres

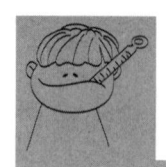

de cinco años o menores, más frecuentemente en niños de 18 a 24 meses de edad. Afecta más a los niños que a las niñas y es más común entre niños de origen asiático. El peligro principal que la enfermedad supone para el niño está relacionado con los daños al corazón. Puede causar inflamación de las arterias coronarias y otros conductos sanguíneos. Sin tratamiento, entre el 20 y el 25 por ciento de los niños desarrollan aneurisma (abultamientos en forma de vejiga) de las arterias coronarias. En algunos casos excepcionales, esto puede ser fatal y desembocar en un ataque cardíaco.

Síntomas. La enfermedad se caracteriza por fiebre muy alta (de hasta 40 °C o más) que dura por lo menos 5 días y que, una vez ha comenzado, va acompañada de los siguientes síntomas: ojos irritados inyectados de sangre; irritación y enrojecimiento de la boca, lengua y garganta, y labios rojos y resecos; una erupción roja extendida; inflamación de manos y pies con enrojecimiento de las plantas y las palmas; nódulos linfáticos inflamados (ganglios), usualmente sólo en un lado del cuello. También son comunes la irritabilidad, pérdida del apetito, dolor abdominal, diarrea y vómito. La descamación de la piel en las ingles, los dedos de las manos y los pies son frecuentes en esta fase de la enfermedad.

Cómo se contagia. Aunque hasta la fecha se desconoce si este problema de salud puede ser contagiado de persona a persona, los hermanos de un niño con esta enfermedad son más propensos que otros a contraer la enfermedad.

Período de incubación. El período de incubación se desconoce.

Cuánto duran los síntomas de la enfermedad. Sin tratamiento, la fiebre dura cerca de 12 días. La pérdida del apetito y la irritabilidad pueden continuar durante dos o tres semanas.

Cuándo consultar al pediatra. Llama al pediatra cuando notes una fiebre persistente en tu hijo, particularmente si va acompañada de los síntomas descritos anteriormente.

Cómo se diagnostica. El médico hace un diagnóstico basándose en la presencia de fiebre y de los síntomas característicos que se encuentren después del examen físico. No hay una prueba de laboratorio específica para la enfermedad, pero las pruebas de sangre pueden ser útiles para sustentar el diagnóstico y descartar otras causas de los síntomas. Debido a las posibles secuelas en el corazón, si sospecha que hay una infección, el médico requerirá un ecocardiograma (ultrasonido) para observar las anormalidades en las arterias coronarias de tu hijo.

Tratamiento. Un tratamiento, a los diez días de comenzar los síntomas, con altas dosis de aspirina e inmunoglobulina intravenosa disminuye la probabilidad de padecer anormalidades en las arterias coronarias y también puede acortar la duración de la fiebre y otros síntomas. Una vez que la fiebre disminuye durante varios días, la dosis de aspirina se reduce y el niño permanece con este tratamiento de seis a ocho semanas para prevenir la formación de coágulos en las arterias coronarias. Pero si se presentan aneurismas en las arterias coronarias, el niño puede continuar con un tratamiento a largo plazo de dosis bajas de aspirina.

Tratamiento en casa. Asegúrate de que tu hijo tome cantidades adecuadas de fluidos para prevenir la deshidratación durante la fase inicial de fiebres altas, falta de apetito y boca o garganta irritada. La aspirina debe suministrarse como lo indique el médico.

Prevención. No hay métodos conocidos para prevenir que la enfermedad aparezca.

Período de contagio. No hay necesidad de aislar al niño de otros porque no existe evidencia de que se contagie de persona a persona.

Complicaciones. En casos en los que los problemas de corazón son más severos, el niño puede requerir un tratamiento para insuficiencia cardíaca o ritmo cardíaco anormal. En todos los niños con esta aflicción, un ecocardiograma de seguimiento

Capítulo 30. Infecciones infantiles

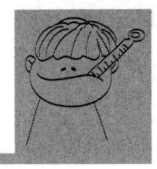

para detectar aneurismas en las arterias coronarias debe llevarse a cabo de seis a ocho semanas después de comenzar los síntomas de la enfermedad. Si se presentan anormalidades, el niño debe ser revisado continuamente por un cardiólogo. Se recomienda un tratamiento adicional con medicamentos diluyentes de la sangre para evitar coágulos. No se ha podido determinar si los niños que padecen la enfermedad de Kawasaki tienen una propensión mayor que los adultos a sufrir un infarto.

Enfermedad de Lyme

Causa. La enfermedad de Lyme está producida por la bacteria *Borrelia burgdorferi*.

Síntomas. Algunas personas no muestran síntomas aparentes. Un indicio común de infección, aunque no siempre presente, es una erupción roja tipo «diana, iris o tiro al blanco» (eritema migrans), que aparece como una erupción roja y expansiva o como una mancha roja central rodeada de piel clara y rematada por un contorno rojo. Síntomas tipo *influenza* como fiebre, fatiga, dolor de cabeza, dolor sólo en una articulación y cuerpo «dolorido» son muy comunes. En un estadio posterior (generalmente semanas o meses después), el niño puede desarrollar una inflamación de una articulación, por lo común una rodilla. Se puede presentar erupción, dolor de cabeza, fatiga, nódulos linfáticos inflamados, rigidez en el cuello y articulaciones, garganta irritada, hipersensibilidad a la luz, parálisis facial (usualmente un solo lado), picor o entumecimiento en manos y pies, ritmo cardíaco irregular y fiebre leve. La enfermedad de Lyme en su fase tardía incluye entumecimiento en brazos, manos, piernas o pies; artritis, especialmente en las articulaciones de los brazos y las piernas; y problemas neurológicos tales como lapsus de memoria o dificultad para concentrarse.

Cómo se contagia. Se ha descubierto e informado de la presencia de la enfermedad de Lyme en 49 estados, pero se ha visto más comúnmente en el área del noreste, la región norte del medio-oeste de los Estados Unidos y en California. La bacteria se propaga a través de la garrapata del venado que tiene aproximadamente el tamaño de una semilla de ajonjolí o de amapola. La garrapata toma la bacteria de animales infectados como los ratones. Se adhiere a los humanos y transmite la bacteria al torrente sanguíneo. Las garrapatas del venado son mucho más activas desde la primavera hasta finales de otoño.

Período de incubación. La infección se presenta entre 24 y 72 horas después de que la garrapata infectada se adhiera a la piel. Los síntomas generalmente aparecen en el plazo de una semana, pero pueden desarrollarse a lo largo de los 30 días posteriores al mordisco de la garrapata, si acaso se desarrollan.

Cuánto duran los síntomas de la enfermedad. Sin tratamiento, los síntomas leves de la fase temprana de la enfermedad ceden en unas cuantas semanas. En algunas personas, los síntomas vuelven a presentarse meses después. Si se trata en una fase temprana, la mayoría de los niños se recuperan completamente sin que se vuelvan a presentar los síntomas.

Cuándo consultar al pediatra. Llama al pediatra si a tu niño le ha mordido una garrapata y tiene una erupción en forma de «tiro al blanco» u otros síntomas como ganglios inflamados en el área cercana a la mordedura, malestar generalizado, dolor de cabeza, garganta inflamada o fiebre. Si encuentras una garrapata en tu hijo y se la quitas, llama al médico para ver si es necesario conservarla para su identificación.

Cómo se diagnostica. El diagnóstico se hace basándose en la apariencia de la erupción tipo «tiro al blanco». Si no hay una erupción característica pero existen otros síntomas, el médico podría requerir una prueba de sangre para verificar si existen anticuerpos combatiendo la bacteria. Sin embargo, las pruebas podrían sólo revelar que el niño ha estado expuesto previamente a la bacteria, en ocasiones años antes, así que los resultados positivos de la prueba no necesariamente significan que esté infectado en ese momento. Si hay ausencia de otros síntomas es probable que el médico no recete antibióticos.

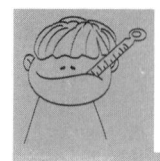

Tratamiento. Para la fase temprana de la enfermedad, el tratamiento consiste en antibióticos orales que se suministran durante tres o cuatro semanas. Para la fase tardía, se puede requerir un tratamiento más largo de antibióticos orales o intravenosos.

Prevención. La garrapata del venado se adhiere a pastos altos, arbustos, maleza y ramas bajas de los árboles, y habita en terrenos sombreados y húmedos. Un jardín o césped, particularmente al borde de un área boscosa, pueden también hospedar garrapatas. Al entrar en estas áreas, tu hijo debe utilizar zapatos cerrados, camisas de manga larga y pantalones largos. Mete la parte inferior de los pantalones bajo los calcetines. Es importante que utilice ropa de color claro para que sea más fácil ver las garrapatas. Usa moderadamente el repelente en los niños y nunca en los bebés. Después de salir al exterior, revísate a ti mismo, a tu niño y a tus mascotas para asegurarte de que no haya garrapatas. Lava toda la ropa y baña con champú al niño. Si encuentras una garrapata, utiliza pinzas de depilar para agarrarla y tira firmemente hasta que suelte la piel. Llama al pediatra para ver si considera necesario guardar la garrapata para identificación (puedes colocarla en un frasco con alcohol). Aunque aún se está probando en niños, la vacuna contra la enfermedad de Lyme, accesible a adolescentes y adultos, no ha sido aprobada para niños menores de 15 años.

Período de contagio. Esta enfermedad no se transmite de persona a persona.

Complicaciones. La mayoría de los síntomas en la etapa tardía asociados a la enfermedad de Lyme se presentan porque la infección no se detectó y trató a tiempo en su fase inicial. No se sabe a ciencia cierta qué porcentaje de niños desarrollan la enfermedad de Lyme en su fase neurológica tardía, pero se considera infrecuente.

Enfermedad por arañazo de gato

Causa. La enfermedad por arañazo de gato se debe a la bacteria *bartonella henselae*, generalmente transmitida por un rasguño de gato.

Síntomas. Del 50 al 75 por ciento de los niños diagnosticados presentan un rasguño de gato en el cuerpo. Entre los 3 y 10 días posteriores al arañazo, aparece una ampolla o pústula. Generalmente en un plazo de dos semanas después del rasguño, los nódulos linfáticos (ganglios) cercanos al rasguño se inflaman. Los ganglios pueden doler y estar rodeados de un área de inflamación mayor bajo la piel que puede ser roja. Un 30 por ciento de los niños presentan fiebre, fatiga, pérdida de apetito y dolores de cabeza. En algunos casos, la ampolla aparece como una pequeña inflamación en la conjuntiva (revestimiento de la superficie del ojo), con hinchazón en los ganglios que rodean el área de los oídos.

Cómo se contagia. Se transmite mediante el rasguño de un animal infectado, generalmente un cachorro de gato. No se transmite de persona a persona.

Período de incubación. La ampolla tarda de 3 a 10 días en aparecer en el sitio del rasguño. La hinchazón de nódulos linfáticos se produce alrededor de las dos semanas posteriores al arañazo, con una variabilidad de 7 a 60 días.

Cuánto duran los síntomas de la enfermedad. Generalmente los ganglios permanecen hinchados de uno a dos meses, pero la hinchazón puede durar mucho más.

Cuándo consultar al pediatra. Llama a tu pediatra si tu hijo ha sido arañado por un gato y presenta ganglios inflamados y fiebre.

Cómo se diagnostica. Estar expuesto a un gato es un factor de alto riesgo.

Tratamiento. El médico puede recetar antibióticos o no hacerlo. Aun sin éstos, la enfermedad pasará con el tiempo.

Capítulo 30. Infecciones infantiles

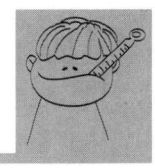

Tratamiento en casa. El niño no tiene que permanecer separado del resto de la familia. Evita lastimar las áreas hinchadas de los nódulos linfáticos. Las compresas empapadas en agua salada podrían ayudar a aliviar el dolor en los ganglios.

Prevención. Enseña a tu hijo a evitar gatos extraviados y callejeros. Si es arañado por un gato o por otro animal doméstico, lava muy bien con agua y jabón el área afectada.

Período de contagio. Por razones desconocidas, la enfermedad por arañazo de gato se presenta más frecuentemente en otoño e invierno. Es más común que esté infectado un cachorro de gato que un gato adulto; una vez infectados, pueden transmitir la bacteria durante varios meses.

Complicaciones. En algunos niños (menos del 5 por ciento) se presentan ataques, comportamiento inusual u otros síntomas neurológicos semanas después de que ocurra la hinchazón de los nódulos linfáticos.

Puntos adicionales. Si crees que tu propio gato ha transmitido la enfermedad, consulta al veterinario. El gato no ha de ser sacrificado.

Epiglotitis

Causa. La epiglotitis es la inflamación de la epiglotis, una carnosidad que cubre la tráquea. Generalmente es producida por la bacteria *Hemofilius influenzae* tipo B. La epiglotitis ocurre con mayor frecuencia en niños de tres a siete años y es más común en el otoño que en el verano.

Síntomas. Los síntomas se desarrollan rápidamente. El niño presentará los síntomas de una infección de las vías respiratorias superiores. Conforme la epiglotis se inflama y se hincha, la garganta empieza a doler e irritarse y la temperatura del niño se eleva a 38.9-40 °C. Puede que el niño babee debido a lo doloroso que le resulte tragar. El sonido de la voz se escuchará apagado. En cuestión de horas, el niño puede presentar dificultad al respirar. A cada inhalación quizás se haga audible un sonido chirriante (estridor). Las narinas pueden dilatarse conforme el niño respira. Podría parecer ansioso e insistir en sentarse; sostenle la cabeza y el cuello hacia delante para ayudarlo a respirar. Los labios y las puntas de los dedos pueden ponerse morados a medida que disminuya la cantidad de oxígeno que llegue al torrente sanguíneo. Si no se le trata rápidamente, un niño con dicha infección puede morir debido a la oclusión de tráquea que cuando se inflama la epiglotis.

Cómo se contagia. Las bacterias que se encuentran en secreciones nasales se contagian de persona a persona cuando un portador de la bacteria tose y estornuda aun sin estar enfermo.

Cuánto duran los síntomas de la enfermedad. Los síntomas generalmente disminuyen con tratamiento, pero el niño necesita permanecer en el hospital desde unos días hasta una semana.

Cuándo consultar al pediatra. Lleva a tu hijo a urgencias inmediatamente si muestra alguno de los síntomas mencionados. La epiglotitis puede ser mortal si no se atiende de inmediato.

Cómo se diagnostica. El médico hace un diagnóstico basado en los síntomas que presenta el niño. A éste generalmente se le lleva a una sala de operaciones y el doctor inserta un tubo delgado luminiscente dentro de su garganta para ver si la epiglotis está inflamada o hinchada. La garganta se verá de color rojo cereza. La epiglotis inflamada también puede verse con rayos-X de cuello.

Tratamiento. Un especialista puede insertar un tubo respiratorio dentro de la tráquea para mantener la vía respiratoria abierta. En el hospital, tu hijo podría ser colocado en un pulmón artificial para ayudarlo a respirar. Se suministra antibióticos intravenosos para erradicar la bacteria causante de la infección. Cuando la infección e inflamación de la epiglotis ceda, el tubo respiratorio podrá ser retirado.

Prevención. La incidencia de epiglotitis ha disminuido drásticamente desde el descubrimiento de la vacuna contra el *Hemofilius influenzae* tipo B. Los niños deben ser vacunados contra la bacteria, ya que ésta también puede causar meningitis y neumonía. Si tu niño presenta epiglotitis, el pediatra puede recomendar que algún miembro de la casa que no haya sido debidamente vacunado (la excepción son las mujeres embarazadas) reciba un tratamiento de antibiótico rifampin. El doctor puede llegar a recomendar lo mismo para aquellos que no estén debidamente vacunados en la escuela o en el centro de educación infantil de tu hijo.

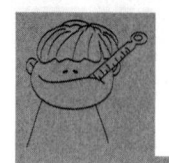

Escarlatina

Causa. La escarlatina es causada por un estreptococo del grupo A que secreta una toxina que provoca una erupción en algunas, pero no en todas, las personas.

Síntomas. Los síntomas se presentan rápidamente y abarcan fiebre, escalofríos, vómitos, dolor de cabeza, dolor de garganta y glándulas inflamadas en el cuello. Las amígdalas y el fondo de la garganta pueden cubrirse de una sustancia blanca o parecer rojos, hinchados y con granos blanquecinos o amarillentos de pus. La lengua puede exhibir un recubrimiento blanquecino o amarillento que se desprende y la deja de un color rojo intenso. La erupción, de protuberancias pequeñas y rojas (una erupción de «papel de lija») que pueden provocar picor, aparece de 12 a 48 horas después, normalmente primero en las axilas, en las ingles y en el cuello, y luego en el resto del cuerpo a las 24 horas. La frente y las mejillas presentan un cierto rubor y el área alrededor de la boca está pálida. La fiebre puede subir de repente el segundo día y alcanzar su punto más alto entre los 39.4 ° C y 40 ° C.

Cómo se contagia. La bacteria estreptocócica se puede transmitir por contacto con fluidos nasales y de la garganta de alguien que esté infectado o por contacto con la piel infectada de alguien con impétigo estreptocócico.

Período de incubación. El período de incubación es de uno a siete días, con un promedio de tres días.

Cuánto duran los síntomas de la enfermedad. Sin tratamiento, la temperatura se normaliza en un plazo de cinco a siete días; después del tratamiento con penicilina, la escarlatina generalmente desaparece entre 12 y 24 horas. La erupción empieza a pelarse a fines de la primera semana, pero puede perdurar hasta seis semanas.

Cuándo consultar al pediatra. Llama al pediatra si tu niño presenta de repente una erupción, especialmente si también tiene fiebre, dolor de garganta o ganglios inflamados.

Cómo se diagnostica. El médico puede tomar un hisopo de las secreciones de la garganta para detectar el estreptococo, pero a menudo el diagnótico se hace por la erupción y los demás síntomas.

Tratamiento. El antibiótico penicilina se suministra durante 10 días.

Tratamiento en casa. Una dieta blanda o una dieta de fluidos pueden ayudar al niño con la garganta dolorida. Los niños bastante maduros pueden hacer gárgaras con agua salada. Utiliza un vaporizador para humedecer el aire.

Prevención. Si tu hijo está afectado, separa sus vasos y sus cubiertos de los del resto de la familia y lávalos bien con detergente en agua caliente. Que el niño se quede en la casa por lo menos 24 horas después del inicio del tratamiento con antibióticos y hasta que no haya tenido fiebre durante 24 horas. Los niños afectados por estreptococos ya no pueden transmitir la bacteria 24 horas después de haber empezado el tratamiento antibiótico.

Complicaciones. Si la escarlatina no se atiende o no se trata adecuadamente con antibióticos, el niño puede presentar abscesos encima o alrededor de las amígdalas o en las glándulas linfáticas adyacentes. La bacteria puede también causar infecciones del oído o de los senos. La infección, no tratada, puede también provocar fiebre reumática (consulta «Fiebre reumática» en este capítulo), que puede causar inflamación en las articulaciones y daño permanente al corazón.

Capítulo 30. Infecciones infantiles

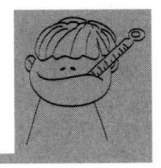

Fiebre aftosa (enfermedad de mano y boca)

Causa. Algunos tipos del grupo A del virus de coxsackie causan esta enfermedad.

Síntomas. Los síntomas abarcan fiebre (normalmente ligera), malestar seguido por una erupción característica, chichones irritados y/o ampollas en las manos y los pies, y ampollas o llagas en la lengua y en el tejido interior de la mejilla. La mayor parte de las epidemias ocurren en el verano y en el otoño.

Cómo se contagia. Se transmite de persona a persona a través de excrementos y fluidos respiratorios.

Período de incubación. La incubación dura de cuatro a seis días.

Cuánto duran los síntomas de la enfermedad. Los síntomas duran de cuatro a siete días. El dolor bucal desaparece en cuatro días, normalmente; las ampollas bucales lo hacen en una semana.

Cuándo consultar al pediatra. Llama al pediatra si tu hijo presenta una erupción en las manos y los pies y llagas o ampollas en la boca. Llama al médico si no quiere comer ni beber, parece deshidratado o tiene fiebre durante más de tres días.

Cómo se diagnostica. El médico observa la erupción y las lesiones bucales características.

Tratamiento en casa. Los medicamentos sin receta, como el paracetamol, pueden ser suministrados para bajar la fiebre y aliviar el dolor en la boca o en la garganta. No le suministres aspirina a tu niño. Los fluidos, como el agua, pedacitos de hielo, helado de frutas o gelatina fresca pueden aliviar el dolor bucal.

Prevención. Vigila que tu niño se lave las manos después de usar el baño, sonarse la nariz y después de comer. Si cambias el pañal de tu hijo enfermo, asegúrate de lavarte las manos después. También, lava sus sábanas y sus toallas.

Complicaciones. Un niño que no toma fluidos debido al dolor bucal puede llegar a deshidratarse. Se podría presentar inflamación del cerebro (encefalitis) y de las membranas que cubren el cerebro y la médula espinal (meningitis).

Fiebre reumática

Causa. Las condiciones que caracterizan la fiebre reumática abarcan inflamación de las articulaciones, del corazón y de las válvulas del corazón después de que se presenta una infección con una bacteria del grupo A *Streptococcus*. La enfermedad es activada por una infección de estreptococo en la garganta, que se presenta entre una y tres semanas antes de que se muestren síntomas de fiebre reumática en el niño. La razón exacta de por qué ocurre la fiebre reumática se desconoce. Es más común entre niños de 5 a 15 años de edad.

Síntomas. Los síntomas más comunes son dolor de articulaciones, fiebre y fatiga. Una o más articulaciones, particularmente las muñecas, los codos, las rodillas o los tobillos pueden causar mucho dolor, inflamarse, presentar temperatura y ponerse de color rojo. La inflamación del corazón (carditis) puede suscitarse a la vez que el dolor de articulaciones, pero podría no existir síntoma alguno de que esto esté ocurriendo. El médico posiblemente escuche con un estetoscopio el sonido del corazón para detectar murmullos anormales en el ritmo cardíaco. El corazón podría latir velozmente y la membrana que lo rodea podría inflamarse y causar un dolor profundo de pecho. Puede producirse insuficiencia cardíaca, que abarca los siguientes síntomas: respiración superficial, náuseas, vómitos, dolor de estómago y tos seca. En algunos casos el niño podría desarrollar movimiento corporal involuntario, una erupción y abultamientos no dolorosos bajo la piel, usualmente las rodillas, los codos y la espina dorsal.

Cómo se contagia. Las infecciones por estreptococo son contagiosas, pero la fiebre reumática no lo es.

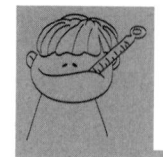

Período de incubación. Los síntomas aparecen generalmente una o tres semanas después de una infección de estreptococo grupo A.

Cuánto duran los síntomas de la enfermedad. Los síntomas duran de uno a tres meses.

Cuándo consultar al pediatra. Llama a tu pediatra si tu niño desarrolla dolor o inflamación en las articulaciones con fiebre.

Cómo se diagnostica. Ninguna prueba de laboratorio puede confirmar el diagnóstico. El médico buscará evidencia de una infección previa de estreptococo, por medio de un cultivo de garganta o con pruebas de sangre. A tu niño podrían hacérsele varias pruebas de corazón, entre ellas un electrocardiograma (un registro de la actividad eléctrica del corazón), una radiografía de pecho y un ecocardiograma (una imagen de estructuras en el corazón producidas por ondas de ultrasonido).

Tratamiento. Puede suministrarse antibióticos para erradicar el estreptococos restante y prevenir subsiguientes infecciones con la bacteria. La aspirina suele recetarse para aliviar el dolor y la inflamación de las articulaciones. Si el niño tiene insuficiencia cardíaca, tu pediatra puede recetar diuréticos para reducir la retención de fluidos.

Tratamiento en casa. Los niños con padecimientos graves de corazón pueden llegar a requerir reposos durante varias semanas.

Prevención. El tratamiento con antibióticos una semana después de que empiecen los síntomas de estreptococo previene el desarrollo de la fiebre reumática. Si tu hijo ha tenido fiebre reumática, el pediatra podría recetar antibióticos para prevenir infecciones futuras de estreptococos.

Complicaciones. Las válvulas del corazón pueden quedar permanentemente dañadas. Si los ataques de infección recurrente no son prevenidos, pueden desembocar en una insuficiencia cardíaca crónica. El reemplazo quirúrgico de las válvulas dañadas del corazón es necesario en algunos casos.

Hepatitis viral

Causa. Normalmente, esta inflamación del hígado es causada por uno de los tres tipos de hepatitis: hepatitis virus tipo A (HAV), hepatitis virus tipo B (HBV) o hepatitis virus tipo C (HCV). La hepatitis viral puede ocurrir igualmente por citomegalovirus (CMV), el virus Epstein-Barr (el virus que causa mononucleosis infecciosa) y otras infecciones virales.

Síntomas. En las primeras etapas de la enfermedad, los síntomas típicos de la influenza son comunes en la hepatitis tipo A y la hepatitis tipo B y menos frecuentes (en menos del 25 por ciento de los casos) en la hepatitis C. Los síntomas pueden ser muy leves y, en muchos niños, incluso completamente inexistentes. Los síntomas abarcan fiebre, malestar, dolor muscular, pérdida de apetito, náuseas, vómitos y diarrea. La ictericia (un amarillamiento de la piel y de la parte blanca del ojo) puede aparecer o no en niños afectados. El hígado (en la parte superior-derecha del abdomen) hinchado e inflamado y el bazo (en la parte superior-izquierda del abdomen) hinchado podrían llegar a estar muy doloridos. La orina puede ser oscura («color de té») y el excremento puede verse de color blancuzco («color arcilla»).

Cómo se contagia. La infección con hepatitis tipo A sucede cuando una persona toca o come cualquier cosa que haya sido contaminada por excremento infectado por HAV como, por ejemplo, el agua, la leche y la comida (especialmente mariscos contaminados por agua de drenaje). Se difunde fácilmente en condiciones de superpoblación o insalubres y entre niños pequeños donde no se sospecha la enfermedad por ausencia o levedad de síntomas. La hepatitis tipo B se transmite por fluidos corporales como la sangre, la saliva, el semen, el fluido vaginal, la leche materna y la orina. Normalmente, el niño pequeño afectado habrá contraído el virus por la madre portadora de HBV. La hepatitis tipo C se transmite a los niños por transfusiones sanguíneas, particularmente con

Capítulo 30. Infecciones infantiles

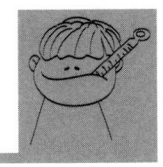

exposición repetida, como en el caso de los niños que han tenido colapso renal y que necesitan continuamente la hemodiálisis. Un niño puede contraer el virus a través de la madre, sobre todo si ella también padece VIH.

Período de incubación. El período de incubación es de 2 a 6 semanas para la hepatitis tipo A; para la hepatitis tipo B es de uno a cinco meses; para la hepatitis tipo C es de 2 a 26 semanas.

Cuánto duran los síntomas de la enfermedad. Casi todo niño, que por lo demás está sano, se recupera de la hepatitis tipo A en algunas semanas o meses. Si se presentan síntomas con la infección de la hepatitis B, normalmente desaparecen en un plazo de seis a ocho semanas, pero si se muestra una infección crónica puede desembocar en daño en el hígado o en cáncer hepático. Una infección crónica es particularmente común en los niños que adquieren el virus de la madre en el momento del parto y que no reciben tratamiento. Los niños con hepatitis tipo C generalmente no presentan síntomas, pero corren el riesgo de sufrir daño en el hígado en un futuro debido a una infección crónica del virus.

Cuándo consultar al pediatra. Llama al pediatra si tu niño presenta ictericia o cualquiera de los síntomas atribuidos a la hepatitis, o si parece soñoliento o confuso. Consulta también al médico si tu hijo está en contacto con personas que padecen la hepatitis viral o si va a viajar a una región donde la infección hepática es común.

Cómo se diagnostica. El médico hace el diagnóstico por los síntomas del niño; la inflamación del hígado y el tipo de virus que causa la hepatitis pueden averiguarse con pruebas sanguíneas.

Tratamiento. Los niños que presentan síntomas no necesitan ningún tipo de tratamiento particular aparte del cuidado personalizado (reposo abundante e ingestión adecuada de líquidos para prevenir la deshidratación). A los niños que sufren pérdida del apetito por la hepatitis, conviene ofrecerles porciones de comida más pequeñas, pero más frecuentes, y fluidos más ricos en calorías (como batidos) para asegurarse de que reciban una nutrición adecuada mientras se recuperan. Algunos niños, con síntomas más severos, podrían necesitar ser hospitalizados para recibir fluidos intravenosos y tratamiento adicional.

Prevención. El riesgo de contagio puede disminuir con una buena higiene que incluye lavarse las manos, evitar condiciones hacinadas e insalubres de vivienda y beber o nadar en agua contaminada. Se debe evitar el consumo de mariscos que hayan tenido contacto con agua de drenaje. Si alguien en la casa contrae hepatitis, se debe emplear desinfectantes antisépticos para lavar el tocador, lavabo, bacinilla u orinal que use dicha persona. La vacuna para la hepatitis tipo A está disponible y se recomienda para aquellos niños que harán viajes a regiones donde la incidencia de la exposición al virus es alta. También se recomienda a los empleados de las escuelas, centros de educación infantil, etc., a los familiares de una persona infectada y a las parejas sexuales de personas afectadas por la hepatitis. El suministro de inmunoglobulina en un plazo de una a dos semanas posteriores a la exposición al virus puede prevenir la enfermedad en el 80 ó 90 por ciento de los individuos. Debido a las transfusiones, la infección causada por el virus tipo B es muy inusual en los Estados Unidos hoy en día, ya que se examina la sangre para detectar la presencia del virus. La vacuna por la hepatitis B se recomienda para todos los niños y todos los jóvenes que no la hayan recibido en la infancia (para más información, consulta el capítulo 16, *La vacunación*). La infección de la hepatitis B en niños pequeños es normalmente debida al contagio del virus al bebé por una madre portadora. Las mujeres embarazadas deben ser examinadas para detectar el virus, ya que si se averigua que una mujer es portadora, su niño deberá recibir inmunoglobulina a la hepatitis B (HBIG) en el momento del parto, seguida por las dosis recomendadas de la vacuna. En los Estados Unidos los donadores de sangre son examinados para detectar una infección de HCV. Hoy en día aún no existe una vacuna para prevenir la hepatitis C.

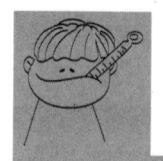

Complicaciones. Aunque los niños con infección de HAV casi siempre se recuperan completamente sin tratamiento específico, los que padecen HBV y HCV crónicos corren el riesgo de llegar a sufrir daño en el hígado (cirrosis), insuficiencia hepática y cáncer hepático conforme crezcan. Es importante que se vigile la salud de dichas personas para asegurarse de que no desarrollen complicaciones. Las nuevas medicinas, como interferón alfa, pueden ayudar en algunos casos y los pacientes con insuficiencia hepática pueden recibir un transplante de hígado.

Herpeangina

Causa. Es producida por el grupo A del virus de coxsackie.

Síntomas. Generalmente hay un brote de fiebre. Los niños tienden a presentar fiebre con facilidad y la temperatura puede ser tan alta como 40.4 °C. Cerca de un 25 por ciento de los niños menores de cinco años que la padecen tienen vómitos, y los niños mayores se suelen quejar de dolor de cabeza y de espalda. Pequeñas ampollas, que van rodeadas de un anillo y que con el paso de los días se agrandan, aparecen en la parte posterior de la boca y en el área de las anginas. La mayoría de los niños presentan alrededor de cinco ampollas, aunque algunos llegan a tener sólo una o dos y otros tantas como quince.

Cómo se contagia. Se contagia de persona a persona por medio del excremento y de los fluidos respiratorios.

Período de incubación. El período de incubación es de tres a seis días.

Cuánto duran los síntomas de la enfermedad. Los síntomas duran de cuatro a siete días.

Cuándo consultar al pediatra. Llama inmediatamente a tu pediatra si los síntomas de herpeangina aparecen.

Cómo se diagnostica. El doctor examina la garganta del niño.

Tratamiento. Los medicamentos sin prescripción como el paracetamol pueden reducir la fiebre. NO debe usarse aspirina. Los fluidos tales como el agua, hielo frappé, hielo con jarabe de fruta o gelatina fría pueden aliviar la inflamación de garganta. Evita darle al niño alimentos ácidos, picantes o condimentados.

Prevención. Fomenta que tu niño se lave las manos después de sonarse, de comer o de ir al baño. En caso de cambiar el pañal de un niño con la infección asegúrate de lavarte las manos después. También lava las sábanas y toallas de tu hijo.

Complicaciones. La aparición súbita de una fiebre puede causar ataques febriles en algunos niños (para más información consulta la epilepsia en el capítulo 32, *Problemas de salud en la primera infancia*). A la herpeangina ocasionalmente se le asocia con la meningitis viral, una inflamación de la membrana que recubre el cerebro y la médula espinal.

Herpes simple

Causa. Los dos tipos de herpes simple generalmente causan diferentes tipos de infecciones. El virus de herpes simple tipo 1 (HSV-1) produce, por lo general, úlceras frías alrededor de la boca. El virus de herpes simple tipo 2 (HSV-2) produce herpes genital, que se presenta en adolescentes o adultos sexualmente activos.

Síntomas. HSV-1: se forman ampollas en los labios y dentro de la boca que se transforman en úlceras. Las encías se ponen rojas e inflamadas y la lengua puede presentar un recubrimiento blancuzco. El niño puede padecer también de fiebre, dolor muscular, dificultad al comer, irritabilidad y nódulos linfáticos inflamados en el área de cuello. HSV-2: el dolor, hipersensibilidad y escozor en el área genital van acompañados de fiebre, dolor de cabeza y malestar generalizado. Las ampollas aparecen en el caso de los varones en el pene y en las mujeres en la vagina.

Capítulo 30. Infecciones infantiles

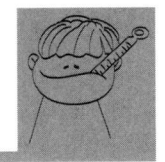

Cómo se contagia. El virus se transmite por medio del contacto directo con las úlceras de la persona infectada. El HSV-1 puede también ser transmitido por la saliva de una persona infectada (al besarle, por ejemplo). El HSV-2 puede contagiarse a través de la orina o del fluido genital de una persona infectada. La infección también puede propagarse a través de la saliva o de los fluidos genitales de una persona infectada que no presente síntomas.

Período de incubación. Por lo común, el período de incubación es de 1 a 14 días, con un promedio de 6 a 8 días.

Cuánto duran los síntomas de la enfermedad. Las úlceras frías generalmente duran una semana. Las úlceras genitales son más graves en los primeros cinco días. Sin embargo, ambas infecciones pueden permanecer latentes y manifestarse meses o incluso años después, por lo común tras algún tipo de estrés físico o emocional. Entre los factores de este tipo se encuentran la sobre exposición al sol, extracción dental, resfriado o alguna otra infección.

Cuándo consultar al pediatra. Llama al pediatra si tu niño tiene ampollas o úlceras en la boca, presenta fiebre, ganglios inflamados o dificultad al comer por las postemillas en la boca. Una infección de herpes genital en un niño o bebé apunta a que la infección pudo haber sido transmitida por abuso sexual (consulta el capítulo 32, *Problemas de salud en la primera infancia*, para más información sobre el abuso infantil). Las mujeres embarazadas que han tenido brotes de herpes genital deben informar de esto a su médico antes del parto.

Cómo se diagnostica. El médico puede llevar a cabo pruebas para identificar el virus.

Tratamiento. El pediatra podría recetar un medicamento antiviral como el aciclovir para acortar la duración del brote.

Tratamiento en casa. Para las ampollas frías pueden ser de ayuda los líquidos fríos o el jugo congelado; evita jugos ácidos como el limón o la naranja. Colocar un hielo directamente sobre la úlcera puede ayudar a aliviar el dolor.

Prevención. Las úlceras de herpes son contagiosas hasta que cicatrizan. La saliva de una persona con úlceras activas también es un factor de contagio. Los niños con úlceras frías no deben besar a otros hasta que las úlceras hayan sanado completamente, y no deben estar cerca de alguna persona con problemas del sistema inmunológico. Mantén el vaso y los utensilios de tu niño aparte de los del resto de la familia y lávalos muy bien después de usarlos.

Complicaciones. En casos excepcionales, el HSV-1 puede causar meningitis, una inflamación de la membrana que recubre el cerebro y la médula espinal. Es la causa más común de encefalitis mortal, una inflamación de cerebro (consulta el apartado «Encefalitis» en este capítulo). Una madre con herpes genital puede transmitir la infección al recién nacido y causarle una infección muy grave y potencialmente fatal del sistema nervioso central.

Impétigo

Causa. Esta infección de la piel está generalmente causada por el *Stafilococcus aureus* o el grupo A de la bacteria *Streptococcus*.

Síntomas. El impétigo a menudo aparece en las áreas de la piel que han sido dañadas por un rasguño, cortadura o irritación. Puede aparecer en cualquier parte de la piel pero por lo general ataca el área alrededor de la boca de los niños. Cuando está producido por el grupo A de *Streptococcus* empieza con pequeñas ampollas que eventualmente revientan y descubren un área pequeña de piel enrojecida que puede llegar a supurar líquido. Gradualmente, una costra marrón-amarillenta cubre el área afectada. El impétigo producido por el *Stafilococcus* puede propiciar ampollas mucho mayores que contengan líquido, que en principio es translúcido y después turbio. Estas ampollas son menos propensas a reventarse. Es más frecuente en un clima cálido húmedo.

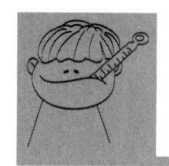

Cómo se contagia. Un niño que toca el área infectada y luego otras partes del cuerpo puede extender la infección. Los compañeros de juego que toquen la piel infectada también pueden contagiarse. Entrar en contacto con las sábanas, toallas y ropa del niño también es un factor de contagio.

Período de incubación. El período de incubación puede ser de un par de días a una semana. Usualmente, de 7 a 10 días transcurren entre el momento de la infección y la aparición de las ampollas.

Cuánto duran los síntomas de la enfermedad. Sin tratamiento, la mayoría de las ampollas desaparecerán en dos semanas. Si se trata la infección con antibiótico, la recuperación debe empezar en un par de días. El niño debe mantenerse en casa sin ir a la escuela o al centro de educación infantil por lo menos 24 horas después de que ha comenzado el tratamiento con antibiótico.

Cuándo consultar al pediatra. Llama al pediatra si tu niño presenta indicios de impétigo, especialmente si ha sido expuesto a alguna persona infectada. Si está siendo tratado, llama al pediatra si su piel no empieza a sanar en un plazo de tres días. También llama al médico si presenta fiebre o si el área afectada enrojece, se calienta o se hipersensibiliza al contacto.

Cómo se diagnostica. El médico examina la piel o toma un cultivo del área infectada.

Tratamiento. El médico receta un antibiótico oral de 7 a 10 días.

Tratamiento en casa. Lava con suavidad el área infectada dos veces por día utilizando gasa limpia y jabón antiséptico. Si la piel presenta encostramiento, humedece la gasa primero para eliminar con agua enjabonada las capas de costra. Para prevenir que tu niño extienda la enfermedad a otras partes del cuerpo, cubre el área afectada con una gasa floja, cinta adhesiva o un parche adhesivo. Mantén bien recortadas las uñas del niño.

Prevención. El niño debe tomar un baño diariamente. Mantén las áreas lesionadas limpias y cubiertas. Si alguien en la familia tiene impétigo, usa un jabón antibacteriano y asegúrate de que cada persona utilice una toalla distinta. Si es necesario, sustituye las toallas de tela por unas de papel hasta que el impétigo haya sido erradicado. Mantén las sábanas, toallas y ropa de la persona infectada aparte y lávalas en agua caliente.

Período de contagio. Las úlceras son contagiosas hasta que el niño ha mantenido un tratamiento con antibióticos durante un período de más de 24 horas.

Complicaciones. Las ampollas suelen no dejar cicatrices y raras veces presentan complicaciones.

Infección de la garganta (faringitis)

Causa. El dolor de garganta es, por lo común, debido a los virus, especialmente los adenovirus. El grupo A *Streptococcus* (el microbio involucrado en la infección de garganta por estreptococos) es la bacteria más común que causa la faringitis; sin embargo, a ella se atribuyen solamente el 15 por ciento de todos los casos de faringitis. La infección de garganta por estreptococos típica es inusual en niños menores de dos años.

Síntomas. Las infecciones bacterianas y virales comparten muchos de los síntomas. La faringitis viral es a menudo gradual al principio con fiebre, pérdida de apetito y dolor moderado de garganta. Puede haber ojos irritados, flujo nasal abundante, tos, dolor de cabeza, vómitos, aliento fétido y dolor de estomago. Los nódulos linfáticos (o las glándulas linfáticas) pueden estar dilatados y la garganta puede verse rojiza e inflamada; a veces, se acumula pus en las amígdalas. Los síntomas de las infecciones de garganta por estreptococo en los niños mayores de tres años abarcan dolor de cabeza, dolor de estómago y vómitos, seguidos por una fiebre que puede alcanzar hasta 40 °C. Horas después, la garganta puede llegar a estar dolorida; las amígdalas se dilatan aproximadamente en un tercio de los casos. Los niños menores de tres años presentan

Capítulo 30. Infecciones infantiles

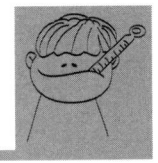

fiebre y flujo nasal; también pueden presentarse irritabilidad y falta de apetito.

Cómo se contagia. Se contagia por medio de las gotitas de vapor de la nariz y de la garganta de una persona infectada.

Período de incubación. El período de incubación de los virus varía. Para las infecciones por estreptococos, es normalmente de 2 a 5 días.

Cuánto duran los síntomas de la enfermedad. Con la enfermedad viral, el dolor de garganta puede durar desde únicamente 24 horas hasta cinco días. Si no se trata la infección de la garganta por estreptococo, la fiebre puede durar entre uno y cuatro días y el dolor de garganta de tres a cinco días aproximadamente; los antibióticos pueden acortar la duración de los síntomas unos días.

Cuándo llamar al pediatra. Llama al pediatra si tu niño presenta un dolor de garganta que dure más de un día, si ves la pus en sus amígdalas o en el fondo de la garganta, si tiene una fiebre que supere los 38.3 °C o si tiene una erupción.

Cómo se diagnostica. El médico examinará la garganta y preguntará acerca de los síntomas. Si él teme una infección de estreptococo tomará un frotis de la garganta para comprobar si la bacteria está presente.

Tratamiento. No existe ningún medicamento para un dolor de garganta causado por una infección viral. En el caso de una infección por estreptococo, un antibiótico como la penicilina o la amoxicilina se receta normalmente durante un plazo de 7 a 10 días. El tratamiento con antibióticos hasta una semana después del comienzo de los síntomas de una infección estreptocócica prevendrá la complicación de la fiebre reumática.

Tratamiento en casa. El paracetamol o el ibuprofeno podrían ayudar a aliviar los síntomas. No le des a un niño aspirina porque puede provocar el síndrome Reye, que es poco común pero potencialmente mortal. Hacer gárgaras con agua salada caliente y utilizar un vaporizador de brisa fría también podrían ayudar a aliviar el dolor de la garganta. Los líquidos frescos y suaves normalmente se toleran mejor que la comida sólida y caliente. Asegúrate de que tu niño esté tomando una cantidad suficiente de líquidos.

Prevención. Enséñale una buena higiene, a taparse la boca al toser y al estornudar y a lavarse las manos antes de las comidas. Si tu hijo está enfermo, lava sus cubiertos y sus vasos aparte con jabón y agua caliente, y asegúrate de lavar a menudo tus propias manos.

Período de contagio. Un niño con infección provocada por estreptococos ya no puede transmitir la enfermedad después de 24 horas de suministro de antibióticos y en ese momento puede regresar a la escuela infantil si no presenta fiebre.

Complicaciones. La mayoría de los virus no causan complicaciones significativas. Ocasionalmente, un niño con la garganta infectada por estreptococos desarrolla un cuadro de escarlatina, en la cual la bacteria produce una toxina que causa una erupción (lee «Escarlatina» en este capítulo). Si el estreptococo no es adecuadamente tratado con antibióticos, el niño puede desarrollar abscesos en el área de las anginas o cerca de los ganglios linfáticos. La garganta con estreptococos que no es tratada puede provocar fiebre reumática, que puede abarcar inflamación de las articulaciones y daño permanente al corazón (consulta «Fiebre reumática» en este capítulo). Otra complicación en el grupo A de la infección por estreptococo es la glomérulo nefritis (lee el capítulo 32, *Problemas de la salud en la primera infancia*, para más información sobre enfermedades renales), un problema renal que empieza dos o tres semanas después de que la infección por estreptococos haya comenzado. Las bacterias del grupo A del estreptococos también pueden causar sinusitis, infección de oído, neumonía e infecciones de la piel.

Infección de oído/canal auditivo (otitis externa/oído de nadador)

Causa. La otitis externa es una infección del canal auditivo (un conducto que lleva las ondas de sonido del exterior al tímpano) que puede ser producida por diversos tipos de hongos y bacterias.

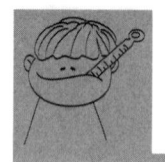

Síntomas. El síntoma más importante es un dolor muy fuerte de oído que se agudiza cuando se agarra el pabellón de la oreja. A veces, se presenta una comezón dentro del oído antes de que comience el dolor. El oído exterior (pabellón) puede también enrojecer. Puede llegar a haber una fiebre ligera y flujo verde-amarillento en la apertura del oído, lo cual puede disminuir la habilidad auditiva. La otitis externa se presenta generalmente en niños cuyos oídos son expuestos recurrentemente a la humedad, especialmente al nadar. El agua con cloro puede resecar la piel del canal del oído y facilitar a los microbios la penetración. También puede presentarse cuando el canal del oído del niño ha sido arañado por un objeto punzante.

Cómo se contagia. No es contagioso.

Período de incubación. No hay un período de incubación estándar para una infección en el canal del oído, pero el dolor de oído generalmente aumenta de manera progresiva en las horas posteriores al momento en el que el canal auditivo ha sido expuesto a humedad (al nadar).

Cuánto duran los síntomas de la enfermedad. El dolor puede aumentar durante las 12 a 24 horas posteriores al comienzo del tratamiento. En caso de ser tratada con medicamento, la infección se curará en un plazo de 7 a 10 días, pero el niño tendrá que abstenerse del contacto con el agua durante un plazo mayor que éste.

Cuándo consultar al pediatra. Llama a tu pediatra si hay dolor en el oído, tenga o no fiebre tu hijo, sordera o secreción de la oreja.

Cómo se diagnostica. El pediatra examinará el oído de tu niño con un otoscopio y formulará un diagnóstico.

Tratamiento. En infecciones leves, el pediatra recetará gotas antibióticas que eliminen la infección y a veces corticoesteroides que disminuyan la inflamación.

Las gotas del oído se suministran normalmente varias veces por día entre 7 y 10 días. Si la apertura del canal del oído se ha estrechado, el médico insertará un hisopo en el canal para ayudar a distribuir las gotas en el mismo. En el caso de infecciones más severas se podrán suministrar antibióticos orales.

Tratamiento en casa. Se puede suministrar paracetamol o ibuprofeno para aliviar el dolor. Para proteger el oído infectado, el médico aconsejará normalmente evitar poner la cabeza de tu niño en el agua durante un plazo de 10 a 14 días, y aun en la bañera o ducha se le tendrá que cubrir el oído. Para esto último se pueden emplear gorras de baño o tapones de oído cubiertos de gel de petróleo (que deberán ser desechados tras el baño o la ducha).

Prevención. Los niños (y adultos) deben evitar poner objetos duros y punzantes en los oídos como hisopos y horquillas. Si su niño no tiene tubos auriculares o perforaciones en el tímpano, unas gotas ácidas de alcohol como Swim Ear pueden ser empleadas después de nadar para ayudar a mantener el canal del oído seco. Los tapones suaves para el oído, que se amolden fácilmente a la forma del canal del oído de tu niño, también pueden ser utilizados mientras nada.

Complicaciones. Sin el debido tratamiento, una infección de oído puede extenderse al cartílago y el hueso de alrededor.

Infección de oído/oído medio (otitis media)

Causa. Dos tercios de los niños habrán padecido al menos una infección de oído medio (otitis media) a la edad de tres años. El *Streptococcus pneumonae* es la bacteria que con más frecuencia causa la infección. Otras bacterias como la *Hemophilus influenzae*, *Moraxella catarrhalis* y *Staphiloccus aureus*, y muchos virus, entre ellos adenovirus, rinovirus, virus respiratorio sincitial y virus de influenza,

Capítulo 30. Infecciones infantiles

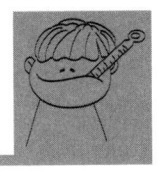

también pueden causar infecciones medias de oído. Por lo general, la otitis media se presenta a causa del bloqueo o disfunción de las trompas de Eustaquio debido a una infección o inflamación. Las trompas de Eustaquio son canales que normalmente permiten que la presión del aire se equilibre entre el oído medio y la garganta. Si llegan a taparse, el flujo de aire se empobrece y entonces es fácil que se presente una infección bacteriana en el oído medio, acompañada de una acumulación de pus y fluidos que ejercen presión tras el tímpano. Esto previene que el tímpano vibre y se mueva como es debido, provocando dolor agudo y, a menudo, sordera temporal.

Síntomas. Los síntomas son dolor de oído, fiebre, sordera, a veces una supuración del oído e irritabilidad. Los niños y bebés pequeños pueden agarrarse o tirarse de las orejas. Estos síntomas van frecuentemente acompañados por señales de infección respiratoria, como la tos y el congestionamiento de la nariz. Las infecciones que se presentan en ambos oídos son muy probablemente virales; las infecciones en un solo oído son provocadas por una infección bacteriana.

Cómo se contagia. Una infección de oído medio en sí misma no es contagiosa; si embargo, la bacteria y el virus que pueden causar la otitis media se contagian mediante el contacto con fluidos de la nariz y la garganta o gotas en el medioambiente.

Período de incubación. El período de incubación es indeterminado. La otitis media suele presentarse una semana después de que se ha adquirido una gripe.

Cuánto duran los síntomas de la enfermedad. Puede haber una mejoría en un plazo de 48 horas aun sin tratamiento, especialmente si la causa de la infección es viral. Las infecciones de oído producidas por bacterias son tratadas de 5 a 10 días con antibióticos; los síntomas deberían ceder después de 3 días de medicación, aunque el fluido puede permanecer en la cavidad del oído medio incluso tres meses después del tratamiento (consulta la complicaciones).

Cuándo consultar al pediatra. Llama al pediatra de tu hijo si tiene dolor de oído con fiebre, hay pus saliendo de un oído o no escucha con normalidad. En bebés pequeños, el tocarse persistentemente el oído, la irritabilidad y la fiebre sin explicación son síntomas comunes.

Cómo se diagnostica. El pediatra examinará el oído con un otoscopio para observar si la membrana del tímpano presenta inflamación o abultamiento (provocada por el pus en el oído medio). El doctor puede también soplar o resoplar en el canal del oído para ver si la membrana del tímpano se puede mover con normalidad.

Tratamiento. Si el médico cree que podría ser una bacteria la que está causando la infección, es casi seguro que recetará antibióticos, usualmente amoxicilina. Aunque esto suele curar la infección, a tu niño puede recetarle un antibiótico distinto si los síntomas persisten más de tres días después de empezado el tratamiento. En algunos casos el médico puede perforar el tímpano para permitir al pus salir y por tanto lograr que ceda la presión. El procedimiento se llama miringotomía. Dependiendo de los síntomas del niño y de la apariencia de la membrana del tímpano, el médico puede no recetar antibióticos (no son efectivos para el tratamiento de una infección viral). En su lugar, puede recomendar la espera para ver si el cuadro de una infección bacteriana se desarrolla. Los médicos y otros expertos en salud tienen mucho cuidado en relación al abuso en la prescripción de antibióticos, que, en los últimos años, ha conducido al surgimiento de bacterias cada vez más resistentes y difíciles de tratar en casos de otitis media y otras infecciones.

Prevención. Las infecciones de oído ocurren con mucha menos frecuencia en niños de pecho, lo cual puede deberse a que los anticuerpos y glóbulos blancos son transmitidos por la madre a través de la leche y porque la posición en la que se alimenta al niño es mucho más favorable para el funcionamiento de la trompa de Eustaquio. En el caso de que estés alimentando a tu hijo con biberón, sostenlo semienderezado en lugar de recostarlo completamente boca arriba. No permitas que tu hijo se lleve el biberón a la cama, ya que esto podría incrementar el riesgo de infección de oído y de picaduras dentales. La exposición al humo del cigarro parece incrementar el riesgo de infección de oído en los niños. El contacto con un grupo numeroso de niños, como es el caso de los centros de educación infantil, aumenta las probabilidades de contraer un resfriado y una infección de oído. La vacuna contra el neumococos conjugado (la última novedad en inmunización que se administra a niños menores de dos años) probablemente jugará un papel significativo en la prevención de las infecciones de oído provocadas por el *Streptococcus pneumoniae*, especialmente en los niños más pequeños. Se espera que el uso de esta vacuna, y quizás de otras en el futuro, cambie la forma en la que los médicos emplean los antibióticos para tratar las infecciones de oído.

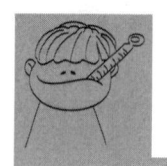

Complicaciones. En los casos no tratados de otitis media, la infección se puede extender al hueso mastoideo del cráneo (justo detrás de la oreja) y requerir intervención quirúrgica. Algunos niños desarrollan otitis media con efusión (la presencia de fluido en el oído medio durante seis o más semanas tras la infección aguda inicial). El noventa por ciento de esos casos se resuelven sin ningún tipo de tratamiento adicional. Otros niños desarrollan otitis media recurrente, con múltiples brotes de infección de oído que requieren del suministro repetido de antibióticos. Si el niño permanece durante períodos prolongados con fluido en el oído medio, puede presentarse una sordera que cause retrasos temporales en el habla y en el desarrollo de las habilidades lingüísticas. Estos niños pueden ser transferidos para evaluación de un especialista (otorrinolaringólogo) para posibles casos de miringotomía, en cuyo caso se tiene que insertar tubos auditivos para ayudar a restituir la capacidad auditiva (consulta el capítulo 32, *Proble-*

mas de salud en la primera infancia, para mayor información sobre miringotomía y tubos auditivos). En algunos casos puede ser de utilidad remover quirúrgicamente los adenoides. Estudios recientes sugieren que la mayoría de los niños con retrasos en el habla y en el desarrollo de las habilidades lingüísticas debidos al fluido crónico en el oído, eventualmente suelen ponerse al corriente con sus compañeros cuando el fluido cede con o sin tratamiento específico. Por lo tanto, a largo plazo, la colocación de tubos auditivos puede no causar una diferencia significativa respecto al habla y al desarrollo de las habilidades lingüísticas de estos niños. Los padres deben consultar estos asuntos con el pediatra antes de tomar alguna decisión respecto a la inserción de tubos auditivos para miringotomía.

Puntos adicionales. Los niños con alergias y aquellos con problemas médicos específicos como el síndrome de Down y labio leporino con paladar hendido son mucho más susceptibles de padecer infecciones recurrentes de oído. Los niños varones suelen tener infección de oído más a menudo que las niñas y los nativos de América parecen ser más propensos a la infección, quizás por las diferencias de forma en sus trompas de Eustaquio. Los niños menores de seis meses que desarrollan una infección de oído son más susceptibles de padecer infecciones reiteradas durante la infancia temprana.

Infección del tracto urinario

Causa. Las bacterias *E. coli*, *Proteus mirabilis*, *Klebsiella* y *Staphylococcus saprophyticus* son causas comunes de las infecciones del tracto urinario. Los virus, especialmente los adenovirus, pueden provocar infecciones también.

Síntomas. Los síntomas dependen de la edad del niño y de qué parte esté infectada. Con una infección de la vejiga (o cistitis) el niño puede sentir una sensación de ardor al orinar o incluso una urgencia que puede acabar en incapacidad para retener la orina a veces. El niño puede producir una cantidad

Capítulo 30. Infecciones infantiles

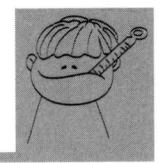

mínima de orina, a pesar de una sensación de necesitar orinar frecuentemente. Puede experimentar dolor lumbar o dolor bajo el ombligo y encima de la ingle (donde se encuentra la vejiga). La orina puede tener olor fétido. La fiebre normalmente no acompaña a la cistitis. Una infección de los tractos superiores urinarios que involucra los riñones (la pielonefritis) puede abarcar fiebre, dolor lumbar o abdominal, fatiga, vómitos, ictericia (piel amarillenta) en recién nacidos y a veces diarrea. En niños pequeños, las señales pueden ser no-específicas y pueden incluir falta de apetito, vómitos, irritabilidad y pérdida de peso.

Cómo se contagia. La bacteria responsable está normalmente presente en el excremento y vive en el área alrededor del ano. La bacteria entra en la vejiga por la uretra, el tubo por el cual sale la orina. Las infecciones urinarias bacterianas no son contagiosas. Las infecciones del tracto urinario suelen ser más comunes en niñas, especialmente en los años en los que el niño aprende el control de esfínteres. Cuando los niños o los bebés pequeños de ambos sexos tienen infectado el tracto urinario, puede deberse a una anormalidad en el sistema del tracto urinario y puede requerir investigación adicional por parte del pediatra.

Período de incubación. Depende de la causa.

Cuánto duran los síntomas de la enfermedad. Con tratamiento, los síntomas desaparecerán entre 24 y 48 horas.

Cuándo consultar al pediatra. Llama al pediatra si tu hijo presenta fiebre, experimenta dolor lumbar o abdominal o al orinar; si empieza a orinar frecuentemente, ya sea día o noche; si la orina tiene olor fétido o se ha vuelto turbia o descolorida (rosa, color de sangre, color de té); si tu niño ya ha aprendido a ir al baño y sigue mojando la cama o no controla los esfínteres durante el día.

Cómo se diagnostica. Una muestra de la orina se examina.

Tratamiento. El tipo de antibiótico y durante cuánto tiempo ha de suministrarse depende del tipo de la infección y de la edad del niño. La cistitis puede ser tratada con trimetoprimsulfametoxazol, cefalosporina o amoxicilina, suministrados durante un plazo de 3 a 5 días. En el caso de una infección de riñones, se puede recomendar un tratamiento de 14 días con un antibiótico. Si el niño es menor de seis meses, podría ser hospitalizado y recibir tratamiento antibiótico intravenoso, especialmente si presenta vómitos. Si experimenta un dolor agudo al orinar, el médico puede recetar un medicamento que entumezca el recubrimiento interno del tracto urinario. Esta medicina provoca que la orina se vuelva anaranjada temporalmente; por esto no hay que preocuparse.

Tratamiento en casa. Anima a tu hijo a beber muchos fluidos, pero evita bebidas con cafeína.

Prevención. Aliéntalo a lavarse frecuentemente y beber muchos líquidos; disuádelo de beber gaseosas y bebidas con cafeína que pueden irritar la vejiga. Al enseñar a tu hija a ir al baño, insístele en limpiarse después de una deposición desde adelante hacia atrás para prevenir el esparcimiento de bacterias a la uretra o a la vejiga. Compra ropa interior amplia de algodón en lugar de ropa interior muy ajustada de nylon. Cambia a tu niño el pañal inmediatamente después de que evacue.

Complicaciones. Las infecciones renales repetidas o no tratadas dejan cicatrices en los riñones e interfieren con su función (lee el capítulo 32, *Problemas de salud en la primera infancia*, para más información sobre los problemas renales e infecciones repetidas del tracto urinario).

Infecciones bacterianas de la piel (estafilococo)

Causa. La bacteria *Staphylococcus aureus* puede vivir inofensivamente en la superficie de la piel, especialmente alrededor de la nariz, la boca, los genitales y el recto. Sin embargo, cuando se perfora la piel, la bacteria puede entrar y producir infecciones. Los abscesos son colecciones de pus o de fluido en los tejidos y son el resultado de una infección provocada normalmente por la bacteria estafilococo. Los furúnculos, la foliculitis y los orzuelos (consulta la irritación y secreciones del ojo en el capítulo 29, *Signos y síntomas*) son tipos de abscesos que derivan frecuentemente del estafilococo. Las infecciones estafilocócicas pueden acabar también en el síndrome de la piel escaldada, el impétigo (consulta «Impétigo» en este capítulo) y la celulitis (lee «Celulitis» en este capítulo).

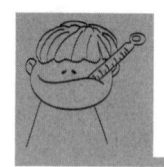

Síntomas. La foliculitis es una infección de los folículos del cabello, caracterizada por granitos de color blanco en la base de implantación del cabello, a veces con un anillo rojizo alrededor de cada grano. Los abscesos de los folículos del cabello pueden producir los furúnculos por los cuales la infección puede difundirse a las glándulas sebáceas o tejido más profundo. Al principio se puede presentar un picor o un dolor leve en el área. Luego, toma un color rojo y empieza a expandirse en el área infectada; la piel llega a estar dolorida y puede aparecer una «cabeza» blanca. La cabeza podría estallar y el divieso podría comenzar a drenar pus, sangre o un líquido de color ámbar. El síndrome de la piel escaldada, condición que afecta sobre todo a los recién nacidos y niños de menos de cinco años, es una infección en la que la bacteria estafilococo produce una toxina que puede afectar a la piel en todo el cuerpo. El niño experimenta fiebre, erupción y, a veces, ampollas. A menudo, la erupción comienza alrededor de la boca y luego se difunde al tronco, a los brazos y a las piernas. Al estallarse las ampollas, la capa superior de la piel se despega y la superficie de la piel se vuelve irritada y viva como si estuviese quemada.

Cómo se contagia. Los dedos pueden transportar infecciones estafilocócicas de una parte del cuerpo a una herida o a la piel perforada. El estafilococo puede ser transmitido por el aire, por superficies contaminadas o de persona a persona.

Período de incubación. El período de incubación depende del tipo de herida, de la edad y de la salud general del niño.

Cuánto duran los síntomas de la enfermedad. Sin tratamiento, el folículo puede, en el plazo de una semana, o desaparecer o progresar a los furúnculos. Sin tratamiento, los furúnculos pueden drenarse del pus que contienen y desaparecer entre 10 y 20 días. El síndrome de la piel escaldada puede necesitar tratamiento con antibióticos intravenosos y cuidado de la piel afectada, semejante al cuidado para las quemaduras.

Cuándo llamar al pediatra. Llama al pediatra si tu hijo tiene un área de piel roja, irritada y dolorida, especialmente si están presentes perturbaciones o «cabezas» blanquecinas o amarillentas, o si tu hijo tiene fiebre. Llama inmediatamente si tiene ampollas o la piel se despega, creando áreas irritadas y vivas. También consulta al médico si las infecciones de la piel se transmiten de un miembro de la familia a otro.

Cómo se diagnostica. La foliculitis, un divieso o el síndrome de la piel escaldada se diagnostican al hacerse un simple reconocimiento médico de la piel. En casos severos, el médico podría tomar una muestra del fluido del lugar infectado y mandarla al laboratorio para identificar la bacteria responsable.

Tratamiento. El pediatra podría cortar y drenar el divieso y recetar un antibiótico. En los casos del síndrome de la piel escaldada, tu niño sería hospitalizado y normalmente se le darían antibióticos intravenosos; la piel sería curada como en el caso de una quemadura y el equilibrio de los fluidos corporales sería cuidadosamente observado.

Tratamiento en casa. Recuerda a tu hijo que no toque la piel infectada, en casos de foliculitis o furúnculos. Lava bien la piel con un jabón antibacteriano, aplica un ungüento antibiótico y cúrala con un vendaje limpio. Para aliviar el dolor asociado con un divieso baña a tu niño en agua caliente, usa un paquete caliente o una botella de agua caliente apoyados en la piel durante aproximadamente 20 minutos, tres o cuatro veces por día. Esto también ayuda al drenaje más rápido del pus.

Prevención. Lava las manos con regularidad; limpia diariamente la piel del niño con un baño o una

Capítulo 30. Infecciones infantiles

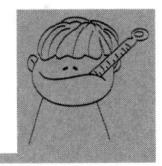

ducha. Limpia y cubre toda herida o corte. Para prevenir la transmisión de la infección que tu hijo ya adquirió, usa solamente una vez la toalla con la que limpias el área infectada y luego lávala con agua caliente.

Complicaciones. Normalmente uno se recupera del síndrome de la piel escaldada sin complicaciones, pero la pérdida excesiva de fluidos, desequilibrio de minerales sanguíneos, neumonía, septicemia (infección de la sangre) y celulitis (lee «Celulitis» en este capítulo) pueden ocurrir.

Inflamación de las glándulas linfáticas (linfadenopatía, linfadenitis)

Causa. La inflamación de las glándulas linfáticas o ganglios linfáticos, que se pueden encontrar en cualquier parte del cuerpo es un síntoma de que el cuerpo está (o ha estado recientemente) luchando contra una infección, o puede que en raras ocasiones sea síntoma de que el niño tiene una enfermedad inflamatoria como artritis reumatoide juvenil o cáncer que afecta o se ha extendido al tejido linfático. Virus, bacterias, protozoos, *rickettsia* u hongos son causas infecciosas que provocan la inflamación de las glándulas linfáticas.

Síntomas. Las glándulas están dilatadas y duele cuando se tocan. A veces la piel que está alrededor de los ganglios está roja y caliente.

Cómo se contagia. Normalmente se contagia a través de una infección de piel, oído, nariz, garganta u ojos que esté cercana.

Período de incubación. El período de incubación varía dependiendo de la causa de la infección.

Cuánto duran los síntomas de la enfermedad. Normalmente cuando se comienza a tratar la infección los ganglios afectados vuelven poco a poco a su tamaño original en cuestión de semanas.

Cuándo llamar al pediatra. Llama al pediatra si los ganglios están dilatados o sensibles al dolor, haya o no haya otros síntomas de infección como fiebre, dolor de cabeza, malestar general, fatiga o pérdida del apetito. Llama si los ganglios tienen el mismo tamaño o están aumentando después de 10 ó 14 días de tratamiento.

Cómo se diagnostica. Normalmente la causa es una obvia infección cercana. En algunos casos puede que sea necesario hacer una biopsia (quitar mediante procedimientos quirúrgicos el ganglio dilatado o un trozo de este para analizarlo en el laboratorio).

Tratamiento. Si es debido a un virus, generalmente el ganglio recuperará su tamaño por sí mismo. Si es debido a una bacteria, normalmente hay que seguir un tratamiento con antibióticos. Si se forma un absceso habrá que hacer un drenaje quirúrgico.

Tratamiento en casa. Aplicar compresas calientes en los ganglios doloridos puede que ayude a aliviar el dolor.

Prevención. Una buena higiene ayuda a prevenir muchas de las infecciones que pueden provocar la inflamación de las glándulas linfáticas.

Otras cuestiones. Los ganglios dilatados que continúan aumentando, que no disminuyen en 4 ó 6 semanas o que no vuelven a su tamaño normal en 8 ó 12 semanas pueden ser una señal de una enfermedad no infecciosa. Esto puede incluir enfermedades auto inmunes como artritis reumatoide, lupus o dermatomiositis; cánceres como linfoma o leucemia y una variedad de otras enfermedades.

Influenza

Causa. Hay tres tipos de virus de *influenza*: el tipo A es generalmente responsable de una gran parte de las epidemias, constantemente muta y produce nuevas variedades. El tipo B crea brotes más localizados y reducidos. El tipo C es menos común y suele causar una enfermedad leve. Las epidemias de influenza suelen presentarse de noviembre a marzo.

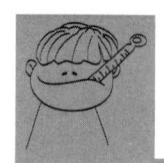

Síntomas. Los síntomas de la influenza son semejantes a los del resfriado común, pero tienden a desarrollarse más rápidamente y a ser más severos. Abarcan fiebre (a menudo inesperada y muy alta), escalofríos, dolor de cabeza, dolor muscular, mareo, pérdida del apetito, tos, garganta irritada, nariz con flujo constante, náuseas y debilidad.

Cómo se contagia. La influenza se contagia por las gotas de vapor en el aire que resultan de toser o estornudar.

Período de incubación. Los síntomas suelen aparecer en un plazo de uno a cuatro días después de la exposición al virus.

Cuánto duran los síntomas de la enfermedad. La fiebre y la mayoría de los otros síntomas ceden en cinco días, pero la tos y la debilidad persisten. La totalidad de los síntomas suele desaparecer entre los 7 y los 14 días.

Cuándo consultar al pediatra. Los niños con cuadros leves de influenza generalmente no necesitan ver al médico. Pero hay que llamar al pediatra si el niño presenta fiebre de 39.4 °C o más; si el niño —especialmente un menor de tres meses— tiene una tos que no mejora en un período de tres o cuatro días, o si presenta problemas al respirar. Una tos persistente, fiebre, respiración acelerada o dificultades al respirar son indicios de que tu hijo ha desarrollado una neumonía como consecuencia de la influenza.

Cómo se diagnostica. El médico examina al niño y ausculta sus pulmones para determinar alguna posible complicación, como una neumonía. Si se teme la presencia de neumonía, podría requerirse una radiografía de pecho.

Tratamiento. Debido a que la influenza es producida por un virus, no se trata con antibióticos a menos que exista una infección bacteriana. Algunos niños con problemas médicos crónicos pueden requerir hospitalización. En el caso de un niño muy enfermo o uno con problemas médicos que lo predispongan a complicaciones, el pediatra puede prescribir un medicamento antiviral que alivie los síntomas. La medicina debe suministrarse durante las siguientes 48 horas a la aparición de los síntomas.

Tratamiento en casa. El niño debe reposar o jugar con tranquilidad. Para aliviar la fiebre y los dolores, puedes darle un medicamento libre de aspirina como el paracetamol. No le des aspirina al niño (especialmente si se trata de influenza o varicela) porque está relacionada con el síndrome de Reye, una enfermedad poco común pero mortal.

Prevención. Trata de mantener a tu niño alejado de las multitudes durante el brote de una epidemia. Asegúrate de que se lave muy bien las manos después de sonarse y que no toque pañuelos usados. La vacuna contra la influenza por lo general no se recomienda para niños, excepto para aquellos con enfermedades cardíacas o pulmonares crónicas (como el asma), anemia falciforme, diabetes, VIH u otros problemas.

Período de contagio. El período de contagio abarca desde el día previo hasta 7 días después de la aparición de los síntomas.

Complicaciones. Son complicaciones frecuentes la neumonía, una infección que inflama los pulmones y que está causada por un virus o una infección bacteriana secundaria, y la otitis media (infección del oído medio). La miocarditis (infección de corazón) y el síndrome de Reye son complicaciones poco comunes.

Meningitis

Causa. La meningitis es una inflamación de las meninges (la membrana que cubre el cerebro y la médula espinal), que puede ser causada por bacterias, virus, hongos y parásitos que pasen al fluido cerebroespinal vía sangre. El *Streptococcus neumoniae*, el *neiseria meningitidis* y el *hemofilus influenzae* son las bacterias que más frecuentemente causan la

Capítulo 30. Infecciones infantiles

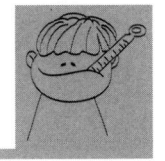

meningitis en los niños. Los enterovirus son la causa viral más común. Las infecciones bacterianas de las meninges son normalmente mucho más peligrosas que las virales y pueden llegar a resultar mortales.

Síntomas. Los síntomas abarcan desde fiebre, jaqueca aguda, cuello rígido, irritabilidad, náuseas, vómitos, hipersensibilidad a la luz, ataques, erupción, protuberancia de la fontanela (la parte blanda de la cabeza) en niños pequeños, hasta marcas de erupción o hematomas, desorientación o coma (inconsciencia).

Cómo se contagia. La bacteria se difunde normalmente por contacto con las heces o gotas de la nariz y la garganta. Generalmente, la infección empieza en el sistema respiratorio, pero también puede comenzar en otras partes del cuerpo, como en las válvulas del corazón, en los huesos, en el oído, en la nariz o en los dientes.

Período de incubación. El período depende del organismo. Para los enterovirus, la incubación es de 3 a 6 días; para otros virus, puede durar entre 4 y 21 días. Una vez infectado el fluido espinal, los síntomas se presentan rápidamente.

Cuánto duran los síntomas de la enfermedad. La duración de los síntomas depende de lo que los causa. Una vez empezado el tratamiento, la fiebre asociada con una infección bacteriana normalmente desaparece en un plazo de 5 a 7 días, pero una fiebre que perdura más de 10 días se muestra en un 10 por ciento de los niños. Las infecciones virales son generalmente más leves y los síntomas duran sólo algunos días.

Cuándo llamar al pediatra. Llama al pediatra inmediatamente si tu niño presenta cualquiera de estos síntomas: vómito persistente, jaqueca aguda, cuello rígido, letargo o desorientación, erupción o fiebre. En niños pequeños, revisa también que no haya presencia de fontanela blanda, irritabilidad, falta de apetito y letargo. Si tu hijo ha estado en contacto con una persona infectada, consulta al médico.

Cómo se diagnostica. Se hace una perforación o punción lumbar para examinar el fluido espinal. Pueden efectuarse igualmente pruebas de sangre y de orina.

Tratamiento. Se suministran antibióticos y fluidos intravenosos antes de que sea identificado el organismo y en el hospital se pone al niño en aislamiento. Si la causa es un virus, se suspenderán los antibióticos y al niño se le suministrará algún medicamento que alivie el dolor, como el paracetamol y, en algunos casos, fluidos intravenosos. Si la infección es bacteriana, los antibióticos se seguirán administrando durante varias semanas; para aliviar la inflamación también se pueden llegar a dar corticoesteroides.

Prevención. La vacuna del *hemofilius influenzae* tipo B, la cual reciben los niños al comienzo de los dos meses, es de un 70 a un 100 por ciento efectiva en la protección contra las causas de meningitis. Los niños menores de dos años y los niños con un sistema inmunológico débil deben ser vacunados contra el *streptococcus pneumoniae*. Para aquellos que hayan sido expuestos a la meningitis de cierto tipo de bacteria, el médico puede recetar el antibiótico rifampicina.

Complicaciones. La mayoría de los niños se recuperan completamente de la meningitis viral. Los casos graves pueden desembocar en ataques y en problemas motores, auditivos, visuales, psiquiátricos e intelectuales. En infecciones bacterianas, el índice de mortalidad en bebés (después del período de recién nacidos) y en niños es del 1 al 8 por ciento. Los problemas neurológicos y del desarrollo significativos aparecen de un 10 a un 20 por ciento en pacientes que sobreviven a la infección; estos problemas abarcan pérdida auditiva, retardo mental, ataques, retraso en el habla, deterioro de vista y problemas de comportamiento.

Moluscum contagioso (mesquino)

Causa. Esta infección es producida por un tipo de poxvirus (usualmente tipo I) inofensivo y común.

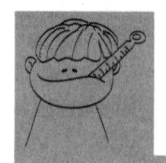

Síntomas. En esta infección aparecen pequeños chipotes de piel (de dos a cinco milímetros) color carne, suaves y a veces brillantes en apariencia. Las lesiones son inocuas. Afectan sólo a la piel y se parecen a las verrugas (pero no son verrugas). Las lesiones tienden a presentarse con mayor frecuencia en niños en edad escolar y generalmente forman pequeñas aglomeraciones (10 lesiones o menos) en una parte del cuerpo, por lo común en la cara, el cuello, las manos o la parte inferior de las piernas. No causan malestar, salvo por un leve comezón. Ocasionalmente, las lesiones pueden difundirse a otras partes del cuerpo al rascarse (autoinoculación) y pueden verse poco atractivas, especialmente si están localizadas en la cara o el cuello. A veces también se extienden en el cuerpo de los niños por eczemas o por problemas del sistema inmunológico.

Período de incubación. El período de incubación es aproximadamente de 4 a 8 semanas.

Cuánto duran los síntomas de la enfermedad. Los síntomas duran por lo general de seis meses a un año, a veces más, pero normalmente permanecen en un área del cuerpo del niño.

Cuándo llamar al pediatra. Si parece que las carnosidades se están esparciendo rápidamente, se ven rojas, con temperatura, son dolorosas o están supurando (raras veces pueden llegar a infectarse con bacterias si se rascan o se pellizcan), entonces, llama al pediatra.

Cómo se diagnostica. El diagnóstico se hace por la apariencia típica de estas lesiones en la piel.

Tratamiento. Las lesiones desaparecen con el tratamiento, pero la mayor parte del tiempo esto lleva de 6 meses a un año. A veces se recomienda el tratamiento con sustancias químicas o cirugía (por raspado, láser o cauterización), que puede dejar leves cicatrices, pero que eliminará las lesiones y que, en algunos casos, podría prevenir que se extendiesen. El pediatra puede ayudarte a determinar qué tratamiento es la mejor opción para tu niño.

Tratamiento en casa. No hay un tratamiento en casa que ayude a que el moluscum desaparezca con mayor rapidez. Cuida que tu hijo no se rasque o se pellizque las carnosidades (colocar un parche de plástico sobre ellos puede ser útil) y asegúrate de que las uñas de tu hijo estén bien recortadas. Esto ayudará a que las carnosidades no se esparzan ni se infecten. Cuando hay escozor, una dosis de difenilhidramina oral puede ser suministrada si es necesaria.

Período de contagio. El moluscum es considerado sólo parcialmente contagioso. Un niño con moluscum no debe ser aislado del centro de educación infantil ni de la escuela.

Mononucleosis infecciosa

Causa. Más del 90 por ciento de los casos de mononucleosis infecciosa son producidos por el virus Epstein-Barr (EBV), un virus de herpes. Del cinco al diez por ciento de los casos son provocados por otros virus como el citomegalovirus, adenovirus, hepatitis viral, VIH y posiblemente el virus de la rubéola y el *Toxoplasma gondii* (un protozoario). Algunos estudios han demostrado que la mayoría de la gente se contagia de EBV en algún momento de su vida y la mayor parte no presenta síntomas.

Síntomas. Los indicios típicos son fatiga, fiebre, garganta irritada, nódulos linfáticos inflamados (ganglios, usualmente del cuello, axila y garganta), pérdida del apetito, bazo hinchado (el órgano del abdomen que funciona como un filtro de sangre y un productor de anticuerpos) en el 50 por ciento de los casos, e hígado inflamado en el 10 por ciento. También pueden presentarse náuseas, ictericia, dolor de cabeza, dolor de pecho y dificultad al respirar. Puede aparecer también una erupción generalizada de color rosa, especialmente en niños que han sido tratados con antibióticos como la ampicilina o la amoxilina; la causa se desconoce. Los niños pequeños pueden no presentar síntomas o manifestar algunos no específicos como fiebre, fatiga o falta de apetito.

Capítulo 30. Infecciones infantiles

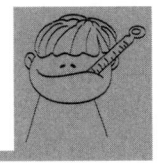

Cómo se contagia. Se contagia a través del contacto directo con la saliva de una persona infectada (al besarse).

Período de incubación. El período de incubación es de 30 a 50 días.

Cuánto duran los síntomas de la enfermedad. Los síntomas duran por lo general de dos a cuatro semanas.

Cuándo consultar al pediatra. Llama al pediatra si se presenta un cuadro de fatiga, fiebre, garganta irritada y nódulos linfáticos inflamados.

Cómo se diagnostica. El pediatra examinará al niño, preguntará acerca de la progresión de los síntomas y posiblemente hará una prueba de sangre para verificar la presencia de EBV.

Tratamiento. No existen tratamientos antivirales específicos para esta infección. Los esteroides se utilizan a veces para tratar ciertas complicaciones, como la dificultad al tragar que ocurre cuando las anginas llegan a estar muy hinchadas por la infección.

Tratamiento en casa. El descanso y un medicamento contra la fiebre y el dolor (paracetamol) podrían ayudar a aliviar los síntomas. **No le des** a un niño aspirina porque está asociado con el síndrome de Reye, que aunque poco común, es potencialmente mortal. Tan pronto como el niño se sienta mejor, podrá reanudar sus actividades diarias. Debido a la posibilidad de que el bazo inflamado se reviente, tu hijo debe ser examinado por el médico antes de volver a participar en cualquier deporte de contacto.

Prevención. No existe una vacuna contra el EBV. Un niño con mononucleosis debe quedarse en casa hasta que los síntomas cedan lo suficiente como para permitirle volver a sus actividades normales, pero el aislamiento y las precauciones especiales no son necesarias.

Período de contagio. La duración es incierta, pero la gente que ha sido infectada puede llegar a transmitir la infección unos cuantos meses después de que los síntomas hayan cedido.

Complicaciones. La posible ruptura del bazo es un peligro, pero esto ocurre en menos del 0,2 por ciento de los casos. Algunas complicaciones poco comunes son la anemia hemolítica (una enfermedad sanguínea que consiste en un número reducido de glóbulos rojos), inflamación del músculo del corazón (la miocarditis), daño del sistema nervioso central (encefalitis y meningitis) y la enfermedad de *Guillian-Barrè*, que puede llegar a causar parálisis.

Neumonía

Causa. Neumonía es una denominación general para una infección de pulmones producida por virus, bacterias, hongos y parásitos. La neumonía viral es bastante común en niños. Los virus que producen neumonía abarcan el virus respiratorio sincitial (VRS), parainfluenza, influenza y adenovirus. Entre las bacterias se encuentran el *Streptococcus pneumoniae*, *Streptococcus piogenes* (grupo A de *Streptococcus*) y *Stafilococcus aureus*. Desde el descubrimiento de la vacuna Hib, el *Hemofilus influenzae* tipo B es cada vez menos una causa de infección. La bacteria *Chlamidia trachomatis*, transmitida sexualmente, puede ser contagiada por la madre al bebé durante el parto y desembocar en neumonía. El microbio *Micoplasma pneumoniae* es también responsable de muchos casos de neumonía, especialmente en niños mayores y en adolescentes. En algunas partes de California y del Sureste de los Estados Unidos, el hongo *Coccidiodes immitis*, encontrado en la tierra, también puede causar la infección.

Síntomas. Los síntomas varían dependiendo de la edad del niño y de la causa de la infección. Pueden incluir fiebre, escalofríos, tos, respiración agitada, un sonido sibilante o de gruñido en el momento de respirar, hundimiento del pecho a la altura de las costillas en el momento de inhalar y aletillas de la nariz enrojecidas, vómitos, dolor de pecho, dolor abdominal, pasividad, pérdida del apetito o alimentación deficiente y lengua, labios y uñas amoratados.

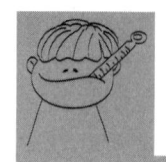

Cómo se contagia. Los virus y las bacterias generalmente se difunden por el vapor de agua de la tos y el estornudo a través del aire. También se contagia la infección por entrar en contacto con utensilios o pañuelos infectados. Aunque la persona con el microbio no tenga neumonía, el microbio puede causarla cuando se transmite al niño.

Período de incubación. El período de incubación depende del organismo. La incubación de VRS lleva de cuatro a seis días. El virus de influenza dura cuatro días, el de micoplasma tres semanas.

Cuánto duran los síntomas de la enfermedad. Con antibióticos, los síntomas de casi todos los tipos de neumonía producidos por bacterias cederán en las primeras 24 ó 48 horas, aunque pueden pasar varias semanas hasta que los pulmones regresen a la normalidad. Los síntomas de la neumonía viral pueden durar varios días más. Con antibióticos, los síntomas de la neumonía micoplasma cederán en cuatro o cinco días.

Cuándo consultar al pediatra. Llama a tu pediatra si tu niño muestra indicios o síntomas de neumonía, especialmente si está respirando más rápido que de costumbre, presenta una tos que empeora, tiene una fiebre de 38.3 °C a 38.9 °C o más, o tiene problemas al respirar. Llévalo a urgencias si está haciendo un sonido sibilante o un gruñido al respirar, si lucha para inhalar aire, tiene amoratada la lengua, los labios y las puntas de los dedos, está aletargado o no responde, o hace pausas de más de 15 segundos al respirar. Llama a tu pediatra si tu hijo sigue tratamiento por neumonía y los síntomas no ceden en 48 ó 72 horas.

Cómo se diagnostica. Tu pediatra preguntará sobre los síntomas y auscultará el pecho de tu niño con un estetoscopio para determinar el daño en la respiración. Puede pedir una radiografía de pecho. Puede también tomar una muestra de sangre o de mucosa producida por las expectoraciones de la tos para ver qué tipo de organismo causa la infección.

Tratamiento. En casos severos, el niño puede ser hospitalizado. La neumonía bacteriana o micoplasma se trata con antibióticos; el tipo que se usa depende del microbio. Los antibióticos son inútiles contra la neumonía viral y la mayoría de los pacientes se recuperan con cuidados adicionales como beber más fluidos, guardar reposo y si es necesario recibir oxígeno extra. Si es diagnosticada dentro de las 48 primeras horas de la infección, la neumonía viral puede ser tratada en algunos casos con medicamento antiviral para reducir los síntomas.

Tratamiento en casa. Utiliza un vaporizador de brisa fría de aire para incrementar la humedad del aire. Anima a tu niño a beber fluidos, especialmente durante la fiebre. Habla con tu pediatra antes de utilizar medicamentos que supriman la tos porque pueden interferir con la expectoración de mucosa de los pulmones, y esto puede ser muy dañino en algunos casos de neumonía.

Prevención. Los niños menores de dos años de edad, aquellos con sistema inmunológico deficiente y otros niños de alto riesgo deben ser vacunados contra el *Streptococcus pneumoniae*. La vacuna de la influenza también se recomienda para niños de alto riesgo, incluyendo aquellos con problemas cardíacos y pulmonares crónicos que los hagan más susceptibles de padecer neumonía si son infectados con el virus. La tos ferina, que también puede desembocar en neumonía, es parte de la vacuna de rutina DTaP. La vacuna de *Hemofilius influenzae* tipo B, suministrada a bebés de dos meses, es de un 70 a un 100 por ciento efectiva en la protección contra la infección causada por este microbio. Si alguien en tu casa tiene neumonía o una infección respiratoria que podría desembocar en neumonía, mantén a tu hijo alejado de esta persona y toma precauciones higiénicas; mantén aparte los utensilios que el enfermo use y lávate las manos frecuentemente.

Período de contagio. La duración depende del organismo.

Capítulo 30. Infecciones infantiles

Complicaciones. La tasa de mortalidad en niños con neumonía bacteriana es menor al 1 por ciento con tratamiento antibiótico. Casi todos los niños con neumonía viral se recuperan sin tratamiento, aunque las infecciones del VRS pueden ser fatales, especialmente en niños menores de seis semanas o aquellos con insuficiencias cardíacas, pulmonares o del sistema inmunológico.

Osteomielitis

Causa. Se trata de una infección de huesos y articulaciones, que usualmente es causada por bacterias y, a veces, por hongos. La bacteria *staphylococcus aureus* es la causante más común. El grupo A y grupo B de *streptococcus* y *hemophilus influenzae* tipo B también provocan esta infección. La bacteria *salmonella* también puede llegar a invadir el hueso, especialmente en niños con anemia de células falciformes.

Síntomas. El área alrededor del hueso puede hincharse e inflamarse y el paciente puede sentir dolor al moverse. La mayor parte de los niños presentan fiebre, pero los síntomas pueden resultar difíciles de detectar en recién nacidos que no aparentan enfermedad y a menudo no presentan fiebre. El dolor generalmente empeora con el movimiento; el descanso, la aplicación de calor y medicamentos para el dolor resultan ineficaces.

Cómo se contagia. La infección se transmite a través de la sangre, por una herida profunda (como huesos rotos que perforen la piel o un clavo u otro objeto contaminado que atraviese el hueso) o por un procedimiento quirúrgico invasivo. Una infección de senos, dientes o encías puede extenderse al hueso de la mandíbula. A menudo, no se puede detectar la causa o la fuente de la infección.

Período de incubación. El período de incubación depende del organismo o de la fuente de la infección.

Cuánto duran los síntomas de la enfermedad. Una vez que se ha empezado a suministrar antibióticos, los síntomas generalmente ceden entre 5 y 7 días.

Cuándo consultar al pediatra. Llama al pediatra si tu hijo tiene dolor en los huesos o articulaciones, ya sea que haya presencia de fiebre o no, si el área está roja o hinchada o si tu niño se resiste a mover alguna articulación. Si sufre un accidente que implica una herida y posiblemente un hueso roto, busca atención médica de manera inmediata.

Cómo se diagnostica. El pediatra examinará físicamente al niño y hará un informe sobre el historial de los síntomas. Adicionalmente, puede llegar a prescribir un cultivo de sangre, u otras pruebas de sangre, y pruebas de imagen tales como una ecografía o rayos X, imagen de resonancia magnética nuclear (RMN) o un escáner de huesos. El médico puede extraer líquido del área infectada con una jeringa para hacer un cultivo e identificar el microbio que está causando la infección.

Tratamiento. Se suministra antibióticos (de manera intravenosa en una fase inicial), generalmente de 10 a 14 días y, en el caso de ser requerido, hasta durante 6 meses. En algunos casos, especialmente para infecciones de la articulación de la cadera o cuando un objeto exógeno está involucrado, puede requerirse una cirugía para subsanar la infección. Tu hijo necesitará reposo, y un miembro infectado podría ser entablillado o enyesado. Después de varios días, podría necesitarse terapia física para prevenir la pérdida de movilidad en el miembro o articulación.

Prevención. Tratar inmediata y adecuadamente las infecciones que aparecen en el cuerpo o aquellas que resulten de un accidente en el que haya una herida profunda o un hueso roto puede ayudar a prevenir una infección de huesos. Los niños que tienen miembros artificiales o que han sido sometidos a una cirugía de huesos deben ser controlados especialmente para detectar indicios de infección.

Complicaciones. Con tratamiento inmediato y adecuado, los pronósticos de recuperación completa son excelentes. Sin tratamiento, la infección puede llevar a disfunciones permanentes, particularmente en niños en estado de crecimiento. La infección en la articulación de la cadera es causa de daño permanente en la articulación en un 25 a un 50 por ciento de los pacientes. En tan sólo un 10 por ciento de los pacientes se desarrolla una infección recurrente o crónica de huesos aun después de ser tratados.

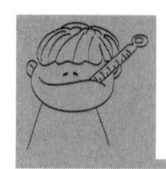

Oxiuro

Causa. La infección es producida por un parásito, el helminto *Enterobius vermicularis*, que mide cerca de 11 milímetros de largo. La infección también se denomina «lombriz intestinal».

Síntomas. El niño no necesariamente presentará síntomas. El más frecuente es escozor alrededor del ano, que se intensifica durante la noche debido a que el gusano migra al área alrededor del ano para depositar sus huevos.

Cómo se contagia. El niño habrá ingerido huevos microscópicos de oxiuro. Los huevos pasan al sistema digestivo, se abren en el intestino delgado, migran al intestino grueso y se adhieren a las paredes del intestino. De dos a cuatro semanas después, las hembras adultas migran al área alrededor del ano para depositar sus huevos. Si el niño se rasca el área anal porque le escuece, los huevos se transferirán a los dedos y luego a otras superficies, que abarcan sábanas, toallas, ropa (especialmente ropa interior y pijama), inodoros y equipo de baño, vasos y utensilios para tomar alimentos, juguetes, cajones de arena y comida. Los huevos de oxiuro pueden vivir a la intemperie de dos a tres semanas. En el caso de las niñas, el oxiuro puede extenderse a la vagina.

Período de incubación. Una vez que los huevos han sido ingeridos, pasan de dos a cuatro semanas antes de que aparezca escozor alrededor del área del ano.

Cuánto duran los síntomas de la enfermedad. Una dosis de medicamento generalmente cura la infección y alivia el escozor en cuestión de días.

Cuándo consultar al pediatra. Llama a al pediatra si tu hijo se queja de que le escuece el recto, o parece rascarse continuamente el área genito-anal. También consulta a tu médico sobre una posible infección de oxiuro en el caso de que tu niño tenga dificultades para conciliar el sueño.

Cómo se diagnostica. Si los síntomas apuntan a una infección de oxiuro, el pediatra puede pedirte que coloques una cinta adhesiva sobre el ano del niño en el momento en el que éste despierte; los huevos se adherirán a la cinta y será posible verlos bajo el microscopio.

Tratamiento. El albendanzole, mebendazole o pamoato de pirantel son medicamentos que se suministran en dosis únicas que se repiten dos semanas más tarde. El médico puede recomendar que todos los miembros de la familia sean tratados.

Prevención. Recuérdale a tu hijo lavarse las manos antes de comer y después de ir el baño. Asegúrate de que tu niño se bañe con regularidad y de que se mude de ropa diariamente.

Complicaciones. El oxiuro es esencialmente inocuo, pero es muy frecuente que los niños, especialmente en instituciones escolares, recaigan en la infección una y otra vez.

Paperas

Causa. Las paperas son causadas por el virus de las paperas.

Síntomas. Los síntomas abarcan dolor e hinchazón de una o ambas glándulas salivales parótidas, que producen saliva para la boca y se encuentran en la parte posterior de cada mejilla entre la mandíbula y el oído. La inflamación generalmente llega a su máximo en cuestión de uno o tres días y empuja los lóbulos del oído hacia arriba y afuera. Al niño se le dificultará deglutir, beber y comer. Y en algunos casos, no en todos, puede llegar a haber una ligera fiebre, un dolor de cabeza y pérdida de apetito. Otros grupos de glándulas salivales pueden llegarse a inflamar. Entre el 25 y el 30 por ciento de

Capítulo 30. Infecciones infantiles

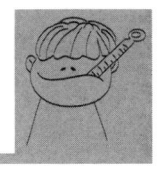

los casos, los síntomas son tan leves que no se llega a tener sospecha de infección. Ésta se presenta con mayor frecuencia a finales de invierno o en primavera; sin embargo, el número de los casos de paperas se ha reducido drásticamente con el uso de la vacuna contra las paperas.

Cómo se contagia. Se contagia por el contacto directo con gotas de secreciones respiratorias transmitidas por el aire, la saliva y posiblemente la orina.

Período de incubación. El período de incubación es de 14 a 24 días y llega a su máximo a los 17 ó 18 días.

Cuánto duran los síntomas de la enfermedad. Los síntomas generalmente duran de 10 a 12 días. Y a la inflamación de las glándulas parótidas le lleva alrededor de una semana recuperar la normalidad.

Cuándo consultar al pediatra. La inflamación de las glándulas parótidas se debe comentar al pediatra en todas las circunstancias. Otras causas además de las paperas tendrían que ser consideradas. Llama al pediatra si se presentan complicaciones, tales como los testículos inflamados en un niño o dolor abdominal. Llama inmediatamente si tu hijo tiene cualquiera de los siguientes síntomas: dolor de cabeza agudo, cuello rígido, ataques, letargo extremo, pérdida de la conciencia.

Cómo se diagnostica. El médico examinará a tu hijo y preguntará respecto a la progresión de los síntomas. Un examen de sangre puede ser llevado a cabo para diagnosticar la enfermedad en caso de que exista la posibilidad de que sea otra la causa de la inflamación de las parótidas.

Tratamiento. No existe un tratamiento antiviral específico para las paperas.

Tratamiento en casa. El paracetamol puede ser utilizado para reducir la fiebre y aliviar el dolor. **No le des** a un niño aspirina porque está asociado con el síndrome de Reye, que aunque poco común, es potencialmente mortal. Bolsas frías o calientes (lo que se sienta mejor) sobre la parótida inflamada también pueden ayudar a aliviar el dolor. Suministra dieta blanda que no requiera masticar, que no incluya tarta o zumos de fruta ácida que pueden empeorar el dolor. Asegúrate de que tu hijo beba fluidos en abundancia.

Prevención. La vacuna de las paperas se suministra generalmente como parte de la inmunización paperas-sarampión-rubéola (Triple vírica) entre los 12 y los 15 meses de edad y nuevamente entre los 4 y los 6 años o los 11 y los 12. No debe proporcionársele a mujeres embarazadas, a personas con cáncer o aquellos que tengan un sistema inmunológico debilitado.

Período de contagio. Los niños pueden transmitir la enfermedad hasta 9 días después de que ha comenzado la inflamación de las parótidas.

Complicaciones. Cerca del 10 por ciento de los pacientes presentan una forma leve de meningitis (una infección que afecta el recubrimiento del cerebro y de la médula espinal). Uno de cada 6.000 pacientes presenta encefalitis (una infección del cerebro que es potencialmente fatal). Aunque raras veces ocurre en niños preadolescentes, uno o ambos testículos pueden inflamarse gravemente. El páncreas también puede llegar a inflamarse e hincharse. Otras complicaciones más infrecuentes abarcan tiroides inflamadas, infección del músculo cardíaco, sordera, afección de la vista y artritis.

Piojos y liendres

Causa. Los piojos son pequeños parásitos que viven entre el cabello humano, extraen la sangre de la piel y ponen sus huevecillos (liendres) en el tallo del cabello. El piojo de la cabeza, *Pediculus humanus capitus*, es el tipo que más frecuentemente infecta a los niños, en particular a aquellos en etapa escolar y preescolar. El piojo púbico (ladilla), *Phthirus pubis*, afecta a los adolescentes y a los adultos que tienen contacto sexual.

Síntomas. El síntoma principal es el escozor en las áreas cubiertas de cabello.

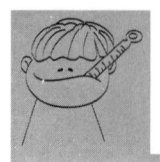

Cómo se contagia. Los piojos se contagian de persona a persona por medio de la ropa, sábanas, peines, cepillos o sombreros.

Período de incubación. Las liendres se abren en un plazo de una a dos semanas posteriores al momento en el que fueron depositadas; los piojos se alimentan inmediatamente de sangre a las 24 horas de nacer para sobrevivir.

Cuánto duran los síntomas de la enfermedad. La invasión de piojos puede ser erradicada inmediatamente con champús, cremas y lociones médicas; pero puede tardar cinco días en cesar la comezón.

Cuándo consultar al pediatra. Llama a tu pediatra si tu niño se rasca constantemente la cabeza o se queja de comezón. Consulta en su centro de educación infantil o escuela si otros niños han sido tratados recientemente por piojos.

Cómo se diagnostica. Con buena luz o con una lente de aumento, revisa cuidadosamente la nuca o detrás de las orejas. Los piojos tienen un tamaño de dos milímetros y las ladillas son aún más pequeñas. Se ven como pequeños puntos negros o grises moviéndose alrededor. Las liendres se ven como globulillos blancos adheridos al cabello cerca del tallo capilar.

Tratamiento en casa. El tratamiento a elegir consistirá en el uso de champú, crema o loción que contenga permetrina (Kife-P Champú)). El tratamiento deberá repetirse de 7 a 10 días. Todos los miembros de la familia necesitan ser tratados al mismo tiempo. Las liendres pueden quitarse con un peine de dientes apretados después de aplicar un enjuague que contenga proporcionalmente 1:1 de vinagre y agua. La ropa y las sábanas deben lavarse en agua muy caliente o llevarlas a la tintorería. Los peines y cepillos deben desecharse o recubrirse durante 15 minutos con una loción «mata-piojos» y después remojarse en agua hirviendo. Los artículos que no se puedan lavar pueden sellarse en bolsas de plástico durante dos semanas para poder volverlos a utilizar sin riesgo de contagio.

Prevención. Tu niño no debe compartir peines, cepillos, toallas o gorros con otros. Si recae continuamente en una infección de piojos, es probable que esté siendo contagiado por alguien con quien convive regularmente o que sus sábanas o ropa aún estén infestadas de liendres.

Quinta enfermedad (eritema infeccioso)

Causa. La quinta enfermedad es causada por el parovirus B19.

Síntomas. Los primeros síntomas abarcan fiebre ligera, dolor de cabeza y síntomas típicos del resfriado común. Le sigue una erupción característica. Inicialmente la irritación y el rubor en el rostro le dan al niño una apariencia de «mejilla abofeteada». Luego la erupción se difunde al torso y las extremidades. Después de esta etapa, la erupción forma un patrón tipo «encaje» debido a que, de manera discontinua, aparecen áreas en las que cede la irritación. La irritación desaparece por sí misma, pero podría crecer y decrecer durante un período de una a tres semanas.

Cómo se contagia. La quinta enfermedad se transmite de persona a persona por gotitas del fluido respiratorio. La mayor parte de los casos afecta a los niños en edad escolar, especialmente en los últimos meses del invierno y la primavera.

Período de incubación. El período es de 4 a 28 días, con un promedio de 17 días.

Cuánto duran los síntomas de la enfermedad. La erupción puede crecer y decrecer durante tres semanas. El sol, el calor, el ejercicio o el estrés pueden causar el aumento de la erupción en ese período.

Cuándo consultar al pediatra. Si no estás convencido del diagnóstico o si tu niño presenta otros síntomas que te preocupan, llama al pediatra.

Cómo se diagnostica. El médico observa la erupción característica.

Capítulo 30. Infecciones infantiles

Tratamiento en casa. Normalmente, la quinta enfermedad no requiere tratamiento; sin embargo, los medicamentos sin receta como el paracetamol se pueden suministrar para aliviar un dolor de cabeza o para disminuir la fiebre si tu niño siente incomodidad.

Prevención. Generalmente, los niños que padecen la quinta enfermedad ya no pueden transmitir el virus cuando se presenta la erupción; por ello, no hay razón para sacarlos de la escuela o el centro de educación infantil.

Rabia

Causa. El virus de la rabia provoca una infección en el sistema nervioso. Es usualmente transmitido por el mordisco de un animal. Los casos en humanos son verdaderamente escasos en los Estados Unidos; la mayoría de los años no hay casos conocidos.

Síntomas. La primera etapa generalmente dura de 2 a 10 días. Los síntomas incluyen fiebre, dolor de cabeza, dolor muscular, pérdida del apetito, náuseas, vómitos, garganta irritada, tos y fatiga. Puede haber una sensación de cosquilleo o de calambres alrededor del área de la mordedura. La segunda etapa, con una duración de 2 a 21 días, empieza con fiebres tan altas como 40.4 °C y cualquiera de los siguientes indicios: irritabilidad; agitación excesiva; aturdimiento; alucinaciones; agresividad; espasmos musculares; ataques; debilidad o parálisis; hipersensibilidad a la luz, el sonido o el contacto; aumento de saliva o lagrimeo; y un impedimento para hablar a medida que se paralizan las cuerdas vocales. En las últimas fases, puede haber visión doble, movimientos anormales de los músculos respiratorios y dificultad al tragar. Los problemas al tragar y la salivación abundante producen espuma en la boca.

Cómo se contagia. El virus de la rabia se transporta en la saliva de los animales infectados y es normalmente transmitido a humanos por medio de un mordisco animal. En casos poco comunes, puede contagiarse cuando la saliva infectada de un animal entra en contacto con las membranas de mucosa (tales como la boca o los párpados) o con una herida o corte en la piel. En los EE.UU. los portadores más comunes son los murciélagos, mapaches, mofetas y raposas; se ha informado de algunos casos con lobos, coyotes, gatos monteses y hurones. Otros animales que no son portadores frecuentes son pequeños roedores, conejos y liebres. En América Central y Suramérica, los perros son los principales portadores.

Período de incubación. Normalmente es de 20 a 180 días, con un máximo entre los 30 y los 60 días.

Cuánto duran los síntomas de la enfermedad. La recuperación es muy infrecuente en humanos que han desarrollado síntomas.

Cuándo consultar al pediatra. Llama a tu pediatra inmediatamente si tu hijo muestra cualquier indicio de rabia, especialmente si ha sido mordido recientemente por un animal. Llama al médico también si le ha mordido un animal o ha estado en contacto con un gato, perro, murciélago o cualquier otro animal que pudiera tener rabia. Del mismo modo, llámale si planeas un viaje a un lugar donde podrías entrar en contacto con animales infectados.

Cómo se diagnostica. El médico preguntará sobre cualquier posible exposición a animales y buscará síntomas.

Tratamiento. No hay un tratamiento específico efectivo una vez que los síntomas se han desarrollado. La persona recibe cuidados intensivos adicionales. Sólo unos pocos individuos que han desarrollado la enfermedad han sobrevivido.

Prevención. Si a tu niño le muerde un animal, lava el área del mordisco con abundante agua y jabón durante diez minutos y llama al pediatra. El médico limpiará la herida y se asegurará de que las vacunas del tétanos estén actualizadas. También puedes llamar a las autoridades locales de control de animales para que ayuden a buscar el animal que produjo el mordisco. Si el médico decide dar a tu niño un tratamiento preventivo contra la rabia, consistirá en inyecciones musculares con la vacuna de células diploides humanas y con inmunoglobulina de rabia humana. Éstas deben surtir efecto el día que el niño recibió el mordisco. Parte de la inmunoglobulina de rabia humana usualmente se inyecta cerca del área del mordisco. Prevén a tu hijo de no tocar o alimentar animales callejeros o sueltos, incluso perros o gatos. Informa de cualquier animal suelto al centro local de salud o a las autoridades de control de animales, especialmente si está comportándose de manera extraña.

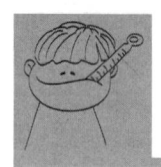

Resfriado común

Causa. Docenas de virus pueden causar la infección de las vías respiratorias superiores, incluidos los rinovirus, los coronavirus, los adenovirus, el virus respiratorio sincitial (VRS), enterovirus y los virus de influenza y parainfluenza. Pueden afectar a la nariz, la garganta, los senos, las orejas, las trompas de Eustaquio (canales carnosos que conectan la garganta con el oído medio), la tráquea, la laringe y los bronquios.

Síntomas. Los síntomas abarcan cosquillas en la garganta, flujo abundante de mucosa nasal y estornudos. Los niños pueden llegar a presentar la garganta inflamada, tos, jaqueca, fatiga, fiebre ligera, dolor muscular y pérdida del apetito.

Cómo se contagia. Se contagia al respirar el virus transmitido por las secreciones en el aire, debido al estornudo o a la tos de una persona infectada o por contacto entre personas. Los niños padecen más el resfriado que los adultos, especialmente por estar expuestos al virus en el centro de educación infantil o en la escuela.

Período de incubación. Los síntomas tardan en aparecer de dos a cinco días después de estar expuesto al virus.

Cuánto duran los síntomas de la enfermedad. Los síntomas duran normalmente de 7 a 14 días.

Cuándo consultar al pediatra. No es necesario llamar al pediatra si los síntomas típicos (congestión, tos, estornudo, fiebre ligera) se presentan, pero llama si hay otros síntomas que te inquieten: dolor de garganta; tos que expectora esputo (mucosa) o tos que empeora o no mejora en tres o cuatro días; fiebre que permanece durante días o que supera los 38.3 °C; escalofrío que provoca temblor, dolor en el pecho, falta de aire, respiración agitada u otras señales de que a tu hijo le cuesta respirar; labios, piel o uñas azules. Otras señales incluyen la dificultad al tragar, indisposición al tomar líquidos, fatiga inusual o nódulos linfáticos (ganglios) hinchados en el cuello. Llama al pediatra si tu niño presenta flujo nasal abundante, especialmente con secreción verde, que dura más de dos semanas o si se queja de jaqueca o presión tras la cara.

Tratamiento. Debido a que el resfriado es causado por un virus, los antibióticos no son útiles.

Tratamiento en casa. La infección se termina por sí sola, no existe cura. Para aliviar las molestias, usa gotas de agua salada en las narinas (fosas nasales) que le ayuden a descongestionar la nariz, un vaporizador de brisa fría que aumente la humedad en el aire y gel de petróleo (vaselina) en la piel debajo de la nariz para disminuir la irritación. Tu hijo debe tomar muchos líquidos y descansar. Para la fiebre o el dolor de cabeza puedes darle paracetamol. No le des aspirina a un niño; el suministro de aspirina a niños está asociado con el síndrome de Reye, una enfermedad poco común, pero mortal. Descongestionantes y antihistamínicos sin receta médica son de efectividad cuestionable; no disminuyen la duración de las molestias y pueden provocar efectos secundarios mucho peores que los síntomas causados por el resfriado, especialmente en niños e infantes en edad de caminar.

Prevención. Si es posible, evita el contacto durante los primeros cuatro días con la persona resfriada. Es frecuente, sin embargo, que la persona infectada pueda transmitir el virus antes de que él o ella sea consciente de la infección. Los niños resfriados

Capítulo 30. Infecciones infantiles

deben lavarse muy bien las manos, especialmente después de haberse sonado la nariz, y deben ser enseñados a cubrirse la nariz y la boca al toser o estornudar.

El período de contagio. El período de contagio depende del virus que cause la infección, pero generalmente dura varios días después de que ha habido síntomas.

Puntos adicionales. No existe ningún beneficio científicamente comprobado en el hecho de suministrar altas dosis de vitamina C (que pueden resultar tóxicas en cantidad abundante) para prevenir o tratar el resfriado. Asimismo, no existe evidencia que pruebe la eficacia de las multivitaminas, el zinc y los ungüentos para el pecho en los niños.

Roséola

Causa. Dos virus comunes, el virus de herpes humano tipo 6 y tipo 7, causan la infección.

Síntomas. En un principio, el niño podría presentar una enfermedad leve de las vías respiratorias superiores y luego desarrollar una fiebre muy alta de 38.3 °C a 40.4 °C. Algunos niños se ponen muy irritables y pierden el apetito. Los ataques febriles (consulta el capítulo 29, *Signos y síntomas*, para mayor información sobre ataques) pueden llegar a presentarse entre el 5 y el 10 por ciento de los niños durante este período. Algunos también pueden padecer de nariz con flujo continuo, garganta irritada, dolor abdominal, vómitos y diarrea. La fiebre dura de tres a cinco días y se va de forma repentina. Una erupción aparece en un plazo de 12 a 24 horas después de que baja la temperatura del niño. La erupción es de color rosáceo y comienza en el tronco como pequeños puntos ligeramente abultados. Suele esparcirse al cuello, cara, brazos y piernas. Después de uno a tres días la erupción se desvanece.

Cómo se contagia. A diferencia de la mayoría de las otras infecciones virales comunes durante la infancia, la roséola no parece ser contagiada por niños que estén infectados y las epidemias son infrecuentes. Los fluidos respiratorios y la saliva de una persona que no tiene la enfermedad y que sin embargo está infectada, pueden ser la causa de la infección.

Período de incubación. El período de incubación es de 5 a 15 días, unos 10 de promedio.

Cuánto duran los síntomas de la enfermedad. Los síntomas generalmente duran una semana.

Cuándo consultar al pediatra. Busca atención médica de emergencia si tu niño tiene un ataque.

Cómo se diagnostica. Los médicos generalmente hacen su diagnóstico basándose en la apariencia típica de la erupción que sale una vez que ha cedido la fiebre.

Tratamiento. No hay tratamiento para la roséola.

Tratamiento en casa. El paracetamol puede usarse para reducir la fiebre si tu hijo sufre por las molestias. No uses aspirina porque conlleva un riesgo, infrecuente pero potencialmente fatal, del síndrome de Reye. Viste al niño con ropa ligera y anímalo a que beba fluidos.

Prevención. No hay un modo conocido para prevenir la roséola.

Complicaciones. La mayoría de los niños se recuperan sin problemas.

Rubéola (sarampión alemán)

Causa. La causa de la infección es el virus de la rubéola.

Síntomas. Los nódulos linfáticos o ganglios se inflaman tras las orejas y el cuello. Cerca de 24 horas después, aparece una erupción que empieza en la cara y se esparce rápidamente al resto del cuerpo. A medida que la erupción se extiende, generalmente libera el área del rostro. Además de estos puntos discretos puede haber áreas amplias de rubor. La erupción puede causar un leve escozor. El niño también llega a presentar fiebre (38.3 ° C a 38.9 ° C)

619

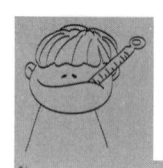

entre uno y tres días, así como la nariz congestionada o con flujo continuo, e inflamación leve del recubrimiento del párpado. Algunas personas infectadas no desarrollan síntomas.

Cómo se contagia. El virus se esparce a través de las gotas de vapor provenientes de la nariz y los fluidos de la garganta de una persona infectada.

Período de incubación. El período de incubación es de 14 a 21 días.

Cuánto duran los síntomas de la enfermedad. La erupción y la fiebre normalmente desaparecen en tres días.

Cuándo consultar al pediatra. Llama al pediatra si los síntomas de tu niño parecen más graves que los síntomas leves ya descritos. Si estás embarazada y estás expuesta a la rubéola, llama inmediatamente a tu obstetra.

Cómo se diagnostica. Una prueba de sangre o un cultivo del virus en el laboratorio pueden confirmar el diagnóstico, aunque generalmente no es necesario.

Tratamiento. No existe tratamiento específico.

Tratamiento en casa. Puedes suministrar paracetamol para aliviar el dolor y la fiebre. No le des aspirina a un niño por el peligro asociado con el síndrome de Reye. Las mujeres embarazadas o posiblemente embarazadas deben evitar todo contacto con una persona infectada.

Prevención. La inmunización de rubéola se suministra normalmente como parte de la vacuna sarampión-paperas-rubéola (Triple vírica) entre los 12 y los 15 meses de edad. Las mujeres embarazadas no deben recibir la vacuna de la rubéola y las que no lo están deben evitar el embarazo durante tres meses después de la inmunización.

Período de contagio. La rubéola se puede transmitir una semana antes de que aparezca la erupción y siete u ocho días después de desaparecer.

Complicaciones. Si una mujer embarazada contrajera el virus de la rubéola, podría desembocar en un aborto natural o en mortinato. Si el feto sobreviviese, el niño podría tener crecimiento retardado, retardo mental, sordera y defectos natales en el corazón, en los ojos o en el cerebro. Se estima que el 10 por ciento de las mujeres en edad para tener hijos son todavía susceptibles a la infección de la rubéola.

Sarampión

Causa. El sarampión es una infección respiratoria producida por el virus del sarampión.

Síntomas. Los síntomas iniciales, que generalmente duran de tres a cuatro días, comprenden nariz con flujo constante, ojos irritados e hipersensibles a la luz, tos entrecortada, y fiebre de 40.4 ºC. Aparece entonces una erupción de grandes manchas planas de color rojo o pardo y los otros síntomas, con excepción de la tos, generalmente desaparecen. Por lo común, la erupción comienza en la frente y se extiende hacia abajo en un período de tres días. El niño también podría presentar pequeños puntos irregulares de color rojo con centros de color azul blancuzco en el interior de las mejillas, llamados puntos de Koplik.

Cómo se contagia. El fluido de la boca y la nariz se esparce en gotas de vapor de agua por el aire.

Período de incubación. El período de incubación dura desde los 9 ó 12 días posteriores al momento de ser expuesto al virus hasta el comienzo de los síntomas.

Cuánto duran los síntomas de la enfermedad. Los síntomas duran de 10 a 14 días tras el comienzo de los primeros síntomas. El niño podrá regresar a la escuela o al centro de educación infantil sin peligro de contagiar a sus compañeros hasta los 7 ó 10 días posteriores al momento en el que cedió la fiebre y la erupción.

Cuándo consultar al pediatra. Llama al pediatra si tu niño presenta cualquiera de los síntomas del sarampión. También si tiene un sistema inmunológico debilitado y ha sido expuesto al

Capítulo 30. Infecciones infantiles

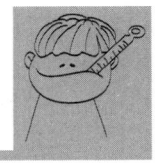

sarampión. Si tiene sarampión, llama al pediatra en caso de que la temperatura exceda los 39.4 °C. Informa al doctor si tu hijo tiene dolor de oído, porque este podría ser un indicio de infección ótica bacteriana. Llama si se presentan indicios de infección pulmonar (neumonía) que comprendan dificultad al respirar, una tos con expectoración de moco descolorido, labios o uñas amoratadas. Recurre a tratamiento de emergencia si presenta un dolor de cabeza severo, cuello rígido, ataques, soñolencia pesada o pérdida de la conciencia.

Cómo se diagnostica. Generalmente, el diagnóstico se lleva a cabo basándose en la progresión de los síntomas y por las pruebas características que se encuentren en el examen físico.

Tratamiento. Un virus produce el sarampión; los antibióticos no son de utilidad a menos que sean para tratar la complicación de una infección bacteriana.

Tratamiento en casa. Los medicamentos libres de aspirina, como el paracetamol, pueden ser de utilidad para bajar la fiebre. No utilices aspirina porque va asociada al infrecuente pero fatal síndrome de Reye. Asegúrate de que tu niño reciba suficiente descanso y beba suficientes fluidos. Utiliza un vaporizador de brisa fría para aliviar la congestión y otros síntomas en las vías respiratorias superiores. Limpia el vaporizador de brisa fría diariamente para prevenir la formación de bacterias y hongos en el aparato.

Prevención. La vacuna contra el sarampión se da como parte de la inmunización paperas-sarampión-rubéola (MMR), que se suministra entre los 12 y 15 meses y luego otra vez de los 5 a los 6 años o de los 11 a los 12 años. La vacuna no se da a niños menores de 12 meses a menos que exista un brote de sarampión. No se le debe aplicar a mujeres embarazadas o personas con el sistema inmunológico debilitado. La gente que ha tenido una reacción alérgica grave al huevo o a la neomicina, un antibiótico, no debe recibir la vacuna (para más información sobre las alergias lee el capítulo 32, *Problemas de salud en la primera infancia*). Los niños, las mujeres embarazadas o aquellos con un sistema inmune debilitado pueden ser protegidos de la enfermedad por medio de una inyección de gamma globulina hasta con seis días de exposición al virus.

Período de contagio. Los niños pueden contagiar el virus desde uno o dos días antes del comienzo de los síntomas hasta cuatro días después de que haya aparecido la erupción.

Complicaciones. El sarampión puede conducir al crup, conjuntivitis, miocarditis (infección del músculo de corazón), hepatitis o encefalitis. El sarampión también puede hacer que un niño sea más susceptible a la infección de oído (otitis media) o a la neumonía bacteriana.

Sarna

Causa. La sarna es causada por una infestación del ácaro hembra de la especie *Sarcoptes scabiei*. El ácaro mide medio milímetro y tiene cuatro patas. Se incrusta en la capa superior de la piel humana.

Síntomas. Los síntomas incluyen picor, que puede volverse peor en la noche o después de un baño caliente. La infección se inicia con ampollas que escuecen que se rompen al arañarlas. La piel escocida puede llegar a ser espesa, escamosa y a estriarse por los arañazos. Las madrigueras del ácaro suelen verse como líneas cortas, curvadas y oscuras en la superficie de la piel. Generalmente, afecta a los brazos y las manos, especialmente a la membrana entre los dedos, la parte interior de la muñeca y las axilas. Si la infestación es severa, otras partes del cuerpo pueden ser afectadas, como los codos, los genitales, el ombligo y las nalgas.

Cómo se contagia. Se transmite de persona a persona por contacto físico cercano y por compartir la cama, las sábanas, la ropa o las toallas.

Período de incubación. Un ácaro tarda entre cuatro y cinco semanas para poner los huevos. Los huevos se abren en un plazo de tres a cinco días. Los ácaros tardan entre dos y tres semanas en madurar.

621

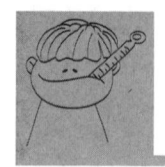

Cuánto duran los síntomas de la enfermedad. Una vez tratada, el picor puede todavía perdurar días y, a veces, semanas.

Cuándo consultar al pediatra. Llama al pediatra si tu niño tiene un picor que no mejora, especialmente si es peor en la noche y parece ubicarse en las muñecas y en las membranas entre los dedos.

Cómo se diagnostica. El médico podría tomar una muestra de piel y examinarla bajo un microscopio para averiguar si hay rasgos de sarna.

Tratamiento. Una crema con permetrina se aplica del cuello para abajo y se deja en la piel entre 10 y 12 horas. Si es necesario, se puede aplicar de nuevo en dos semanas. Debería suministrarse el tratamiento a toda la familia.

Tratamiento en casa. Toda la ropa y todas las toallas y sábanas deben lavarse en agua caliente. Los juguetes del niño se deben lavar también

Prevención. Sigue las prácticas de higiene: baña o ducha a tu niño regularmente, lávale las manos frecuentemente y procura que use ropa limpia. Prevenlo de compartir la ropa con sus amigos.

Complicaciones. En algunos casos, un niño puede desarrollar una infección secundaria bacteriana debida a la descomposición de la piel que resulta de rascarse. Esto requerirá tratamiento antibiótico.

Síndrome de Reye

Causa. El síndrome de Reye no está directamente causado por una infección, pero es el resultado de una lesión de hígado y células cerebrales relacionada con una infección. La mayoría de los casos están vinculados a una infección viral, como la varicela, influenza o infección de las vías respiratorias superiores. El uso de salicílicos como la aspirina para tratar estas infecciones parece estar ligado al síndrome de Reye.

Síntomas. Los síntomas generalmente están precedidos por una enfermedad viral que incluye náuseas, vómitos, letargo, confusión y respiración agitada. En etapas posteriores, el niño cae en estado de coma con las pupilas dilatadas. El hígado se inflama, pero no hay ictericia ni fiebre.

Cómo se contagia. Los virus que pueden desembocar en el síndrome de Reye son contagiosos, pero la enfermedad en sí no lo es.

Período de incubación. Los síntomas generalmente se desarrollan entre 1 y 14 días posteriores al momento de la infección viral, pero pueden retrasarse tanto como dos meses después de la infección.

Cuánto duran los síntomas de la enfermedad. En casos leves, los síntomas desaparecen rápidamente, pero en los casos más infrecuentes puede ser fatal en cuestión de horas. La progresión de los síntomas puede detenerse en cualquier etapa y producirse una recuperación total entre 5 y 10 días.

Cuándo consultar al pediatra. Llama al pediatra inmediatamente si, tras una enfermedad viral, tu niño muestra síntomas de náuseas, vómitos o cambios de comportamiento.

Cómo se diagnostica. No hay una prueba única de diagnóstico, pero el médico revisará el funcionamiento del hígado con pruebas de sangre, o puede requerir una tomografía computarizada (TAG) o una imagen por resonancia magnética nuclear (RMN) si sospecha que hay inflamación cerebral. Una muestra lumbar de médula espinal (punción lumbar) puede ser necesaria para verificar que no sean otras las causas que afectan el funcionamiento cerebral.

Tratamiento. Un niño que esté enfermo de gravedad debe ser observado muy de cerca en una unidad de cuidados intensivos, donde se centrarán en mantener un adecuado balance de fluidos y ayudar al funcionamiento del pulmón y del corazón hasta que los problemas de hígado y cerebro cedan.

Prevención. La aspirina y otros medicamentos que contengan salicilatos no deben ser utilizados en el tratamiento de la varicela, influenza y otras

Capítulo 30. Infecciones infantiles

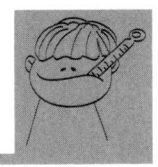

infecciones virales. La aspirina no se recomienda para tratar ninguna enfermedad de rutina en niños menores de 12 años.

Período de contagio. La enfermedad en sí misma no es contagiosa. Ocurre con mayor frecuencia en los momentos que prevalecen las enfermedades virales (en invierno) o después de un brote de varicela o influenza tipo B.

Complicaciones. El síndrome de Reye no ha sido comprendido del todo, sin embargo, su incidencia ha decrecido drásticamente desde que la aflicción fue detectada por primera vez en los años 60, quizás debido a que se redujo el uso de la aspirina para tratar síntomas de enfermedades virales en niños. El diagnóstico oportuno y el tratamiento han reducido la tasa de mortalidad entre un 20 y un 30 por ciento. Los niños que progresan a las etapas más avanzadas del síndrome, por lo general, padecen problemas neurológicos.

Sinusitis

Causa. Los virus que causan el resfriado pueden también provocar una inflamación en los senos, los huecos en los huesos de la cara alrededor de la nariz. Las infecciones bacterianas agudas de los senos son causadas por los mismos microbios que provocan las infecciones del oído medio: *Streptococcus pneumoniae*, *Moraxella catarrhalis* y *Hemophilus influenzae*. En casos de sinusitis crónica, el *Staphylococcus aureus* o varios tipos de bacteria pueden estar implicados.

Síntomas. La tos y la secreción nasal son los síntomas más comunes de la sinusitis aguda. La tos está presente durante el día y empeora a menudo al acostarse a la siesta o por la noche. La secreción nasal puede mostrarse clara o turbia. El niño puede tener la garganta dolorida debido al goteo nasal posterior (o post-nasal), y podría sorber, bufar o roncar para tratar de limpiar el drenaje. Normalmente, las infecciones respiratorias virales superiores desaparecen en un plazo de 10 a 14 días. Si los síntomas perduran durante un plazo más largo de 10 a 14 días, podría sospecharse una sinusitis bacteriana. Una forma más severa, pero menos común, de la sinusitis presenta fiebre de más de 38.3 °C, secreción nasal turbia, dolor de cabeza e hinchazón ocular.

Cómo se contagia. La bacteria y los virus se transmiten a través de las gotitas nasales y de la garganta.

Período de incubación. El período de la incubación varía.

Cuánto duran los síntomas de la enfermedad. Las infecciones virales desaparecen por sí mismas en un plazo de 10 a 14 días. Una vez empezado el tratamiento con antibióticos contra una infección bacteriana, los síntomas disminuyen generalmente en unos días, pero una recuperación completa puede tardar algunas semanas.

Cuándo llamar al pediatra. Llama al pediatra si tu niño padece un «resfriado» que dura más de 10 a 14 días, si se presentan síntomas de «alergias» que no desaparecen con tratamientos de alergias, si se queja de una jaqueca, tensión en las mejillas o en la frente o si se le hincha la cara.

Cómo se diagnostica. El médico preguntará acerca de los síntomas, durante cuánto tiempo el niño los ha presentado y dónde siente el dolor y la tensión para tratar de averiguar si los síntomas son causados por alergias nasales o por infección viral o bacteriana de los senos. Los rayos X u otras imágenes radiológicas se emplean a veces para diagnosticar la sinusitis.

Tratamiento. No existe ningún tratamiento específico para las infecciones virales. Para las infecciones bacterianas, los antibióticos se suministran durante un plazo de 10 a 14 días. Un descongestionante podría aliviar los síntomas, pero no hará desaparecer la infección más rápido. Los antihistamínicos no son útiles en este caso y podrían interferir con el drenaje de los senos por volver más espesas las secreciones.

Tratamiento en casa. El paracetamol, el ibuprofeno y/o las compresas calientes pueden

623

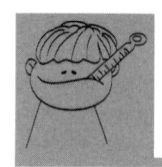

ayudar a aliviar el dolor en la cara. **No le des** a un niño aspirina porque puede provocar el síndrome Reye, que es poco común pero potencialmente mortal. Si el uso corresponde a su edad, las gotas nasales saladas se pueden suministrar para mejorar el drenaje de las secreciones y reducir la hinchazón. Un vaporizador de brisa fría puede mantener húmedas las secreciones para que puedan despejarse más fácilmente los senos.

Prevención. Enséñale a tu hijo a cubrirse la boca al toser o al estornudar y a no compartir comida ni cubiertos. En los meses invernales, usa un humidificador para fijar la humedad de la casa entre el 45 y el 50 por ciento; esto disminuirá la incidencia de la sinusitis. Evita exponer a tu hijo al humo del cigarrillo (esto puede irritar las membranas mucosas y crear una situación propicia para la sinusitis).

Complicaciones. Raras veces, la infección podría difundirse más allá de los senos a otras partes de la cabeza, invadir los huesos (osteomielitis) del cráneo o dirigirse hacia los ojos y causar un absceso (una colección de pus) dentro o cerca del ojo (la celulitis orbital). La infección podría también invadir las membranas que rodean el cerebro y así causar la meningitis, que puede resultar mortal.

Tétanos (trismo)

Causa. El tétanos es causado por la segregación de una toxina de la bacteria *Clostridium tetani* en los nervios y músculos. Esta toxina se encuentra en la tierra, el polvo y en las heces de algunos animales. Esta enfermedad ocurre muy raras veces en los Estados Unidos, en parte debido a la disponibilidad y al uso rutinario de la vacuna del tétanos.

Síntomas. Normalmente comienza con espasmos musculares en la mandíbula, junto con dolor de cabeza, agitación, irritabilidad, seguido por dificultad para masticar y tragar y rigidez o dolor en los músculos del cuello, los hombros y la espalda. Los músculos de la cara se pueden bloquear en una sonrisa característica con las cejas arqueadas. Puede provocar fiebre y escalofríos. Los espasmos se extienden a los músculos del estómago, la espalda, la cadera y los muslos.

Cómo se contagia. La mayoría de los casos en los Estados Unidos son debidos a un pinchazo o un corte con un objeto sucio como una uña, una astilla o un trozo de cristal. El tétanos en recién nacidos se da cuando el bebé nace en condiciones antihigiénicas, especialmente si el cordón umbilical está contaminado con la bacteria y la madre no ha sido vacunada contra el tétanos.

Período de incubación. El período de incubación es normalmente de 2 a 14 días, pero puede durar meses después de que ocurra la herida. Los síntomas de tétanos generalmente se manifiestan entre 3 y 12 días después del parto.

Cuánto duran los síntomas de la enfermedad. La recuperación dura, la mayoría de las veces, entre cuatro y seis semanas.

Cuándo llamar al pediatra. Llama al pediatra si tu hijo se hace una herida, especialmente si es una herida con corte o una mordedura de animal y no está vacunado contra el tétanos o no estás segura de cuándo le pusieron la última vacuna contra el tétanos, si tu hijo tiene cualquiera de los síntomas del tétanos o si estás embarazada y no estás segura de cuándo te pusieron la vacuna del tétanos.

Cómo se diagnostica. El diagnóstico normalmente se hace basándose en la historia de los síntomas y en el examen médico que se hace al niño.

Tratamiento. El tétanos se trata en el hospital, generalmente en la unidad de cuidados intensivos. El niño toma antibióticos para matar a la bacteria y una antitoxina para neutralizar a la toxina. Se dan medicamentos para controlar los espasmos musculares y para parar la actividad anormal de los nervios que puede provocar alteraciones en los latidos del corazón, la presión sanguínea y la temperatura del cuerpo.

Prevención. Se puede prevenir el tétanos poniendo la vacuna rutinaria recomendada contra el tétanos, normalmente es parte de la vacuna DTaP

Capítulo 30. Infecciones infantiles

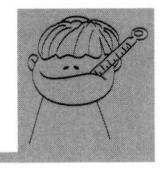

(difteria-tétanos y tosferina), a los 2, 4, 6 y entre 15 y 18 meses y de nuevo a los 4 y 6 años. Después se deben dar dosis de refuerzo cada 10 años. Aunque limpiar una herida sucia no es un substituto de la vacuna, asegúrate de limpiar todas las heridas.

Período de contagio La enfermedad no es contagiosa.

Complicaciones Ocurre la muerte entre el 5 y el 35 por ciento de los casos. Con un tratamiento intensivo menos del 10 por ciento de los bebés que contraen el tétanos mueren; sin este tipo de tratamiento más del 75 por ciento mueren. En algunos casos, los niños, especialmente los bebés, sufren lesiones cerebrales que terminan en parálisis cerebral, retraso mental o dificultades en el comportamiento.

Tiña

Causa. La tiña no es causada por una lombriz. Es una infección micótica provocada por un hongo llamado dermatofites que vive en el tejido muerto de la epidermis y en otras estructuras de la piel como el vello o las uñas. Son tres los grupos de hongos responsables de los diversos tipos de tiña: *Tricofiton, Epidermofiton* y *Microsporum*. Una especie, el *tricofiton tonsurans* causa el 90 por ciento de la tiña en el cuero cabelludo en los Estados Unidos.

Síntomas. La infección empieza como una úlcera redonda y rojiza en prácticamente cualquier parte del cuerpo del niño. A medida que el hongo crece, se extiende en todas las direcciones, haciendo que la mancha se agrande. El centro de la úlcera generalmente sana y deja como resultado un anillo rojizo que rodea el área. La úlcera es por lo común escamosa y escuece. Si la tiña es en el cuero cabelludo, invade los tallos capilares y produce resquebrajamiento del cabello cerca de la raíz. El niño desarrolla parches sin cabello que son generalmente circulares. Un área de cuero cabelludo, llamada kerion, puede llegar a inflamarse, hincharse, enrojecer y supurar un fluido con aspecto de pus.

Si el kerion no se trata, puede provocar una pérdida permanente de cabello. La infección micótica en otras áreas del cuerpo no siempre forma un anillo. Puede aparecer como una zona sólida rojiza o puede formar anillos múltiples. Las úlceras pueden llegar a encostrarse. Cuando el hongo crece en los pies y entre los dedos de los pies, se llama pie de atleta. Cuando crece en el área de la ingle se llama «punto de los jockeys» (un tipo de trusa). Estas manifestaciones se ven sobre todo en adultos y adolescentes.

Cómo se contagia. El hongo se puede adquirir a través de la tierra, de animales o de humanos, ya sea por contacto directo o indirecto (ropa y cabello). Un niño puede contagiarse de tiña por dormir en la misma cama de un niño que está infectado. El hongo se transmite por cepillos, peines, pinzas de pelo, teléfonos y sombreros. Los trenzados apretados y otros peinados que expongan o irriten secciones del cuero cabelludo del niño, así como geles y otro tipo de productos pegajosos, pueden favorecer que crezca el hongo. La tiña prevalece en regiones cálidas y húmedas. Un rasguño o herida menor puede crear las condiciones necesarias para una infección de hongos.

Período de incubación. El período de incubación varía.

Cuánto duran los síntomas de la enfermedad. Los síntomas normalmente ceden en los días del tratamiento, pero los medicamentos tienen que seguirse suministrando durante semanas para erradicar completamente el hongo. Si no se trata, la infección puede hacerse crónica.

Cuándo consultar al pediatra. Llama al pediatra si el cabello de tu niño empieza a caerse, si desarrolla úlceras en el cuerpo o la cabeza como las descritas anteriormente o si su cuero cabelludo continúa la descamación a pesar del uso de un champú anticaspa. Llama también si las úlceras del niño no empiezan a sanar una semana después de empezar el tratamiento.

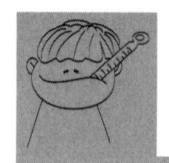

Cómo se diagnostica. El médico toma cabellos infectados o raspadura de piel para identificar en el laboratorio el tipo de hongo que causa la infección.

Tratamiento. La tiña del cuero cabelludo generalmente requiere un medicamento oral antimicótico, por lo común griseofulvin, suministrado durante 8 semanas, y un champú especial que contenga *selenium sulfide*. Para tratar los keriones se pueden llegar a usar corticoesteroides. En la mayoría de los casos de la tiña en otras partes del cuerpo, se usa un medicamento antimicótico tópico, como el miconazole o clotrimazole. Algunos son asequibles en farmacias; asegúrate de usar el que tu médico recomiende para erradicar el tipo de hongo que causa la tiña.

Tratamiento en casa. Baña a tu niño diariamente y arranca con suavidad las costras. Lávate las manos en agua caliente con jabón antes y después de tocar la piel del niño y antes y después de aplicar la pomada. Procura que tu hijo no se rasque o pique las úlceras porque esto podría causar que se extendiese el hongo o producir una infección bacteriana secundaria. Si tiene tiña en el cuerpo, la ropa floja puede resultar más cómoda.

Prevención. Mantén el cabello y la piel de tu niño limpios y secos. Asegúrate de que el niño use su propio cepillo y peine. Enséñale a no compartir sus artículos de limpieza, audífonos o gorras. Si tu gato o perro muestra indicios de tiña, llama al veterinario.

Período de contagio. Un niño puede contagiar el hongo en tanto que aún tenga úlceras en la piel; sin embargo, no necesita ser aislado de la escuela o del contacto cotidiano con otros niños mientras está siendo tratado. No hay necesidad de rapar el cabello o de cubrir la cabeza con una gorra en un niño con tiña en el cuero cabelludo.

Complicaciones. Si no son tratadas, las infecciones pueden arrastrarse durante meses o años. Las infecciones bacterianas secundarias, que a veces requieren tratamiento con antibióticos, pueden presentarse si otros microbios invaden las heridas producidas por la infección de hongo.

Tos ferina (coqueluche)

Causa. La bacteria *Bortedella pertusis* es la causante.

Síntomas. Normalmente empieza con síntomas semejantes a los de un resfriado común –congestión, flujo nasal y fiebre ligera–. Al mejorar esos síntomas, comienza una tos seca e intermitente que pronto se vuelve mucho más severa y se convierte en ataques en los que el niño parece no poder respirar, a menudo con la cara roja y los ojos mojados y muy abiertos. Entre los ataques el niño puede jadear para tomar suficiente aire y producir un sonido característico conocido como «gallo» (inspiración profunda y ruidosa). La tos puede producir el vómito. Los niños menores de un año corren el riesgo de tener síntomas particularmente severos. A veces, ellos no hacen el sonido «gallo» después del ataque, sino que vomitan, se les pone la cara azul (por la falta de oxígeno) y a veces dejan de respirar. La tos severa y el vómito podrían también interferir con los procesos de alimentación y crecimiento de un bebé.

Cómo se contagia. Se transmite por el aire en las gotitas nasales y de la garganta de una persona infectada, normalmente un adulto o un niño mayor con una infección no diagnosticada.

Período de incubación. La incubación dura de 3 a 12 días.

Cuánto duran los síntomas de la enfermedad. La primera etapa del «resfriado» generalmente dura dos semanas, la etapa de la tos dura de dos a cuatro semanas y el período de recuperación también entre dos y cuatro semanas, pero los ataques pueden continuar durante algunos meses.

Cuándo consultar al pediatra. Llama al pediatra si sospechas que tu hijo tiene la tos ferina. Si sus ataques le ponen la cara roja o azul, si vomita después de un ataque o si produce el sonido característico

Capítulo 30. Infecciones infantiles

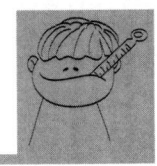

«gallo» después de haber tosido. Llama si ha estado en contacto con alguien con la infección, independientemente de si ha recibido o no la vacuna contra la tos ferina.

Cómo se diagnostica. Se diagnostica con respecto a la historia de los síntomas, el examen físico y el análisis de una muestra de fluido respiratorio del niño. Las pruebas sanguíneas y los rayos X también pueden emplearse para confirmar el diagnóstico y para detectar complicaciones como la neumonía.

Tratamiento. Los niños menores de tres meses son hospitalizados; los de tres a seis meses pueden ser hospitalizados si la tos es severa. En el hospital, la respiración y el latido del corazón se tendrán bajo observación y se administrará oxígeno adicional si es necesario. También se controla la alimentación, a veces con un tubo de alimentación o con alimentación intravenosa. Durante 14 días se suministra el antibiótico eritromicina, en gran parte para evitar que se extienda la infección, porque los antibióticos ya no pueden cambiar el curso de la enfermedad después de la primera etapa (de «resfriado»).

Tratamiento en casa. Si has decidido tratar a tu hijo en casa, utiliza un vaporizador de brisa fría para relajar los pulmones y calmar las vías respiratorias. No uses irritantes en la casa como humo de tabaco, spray de aerosol, humo de la cocina, de la chimenea y de las estufas. Si presenta vómitos, ofrécele alimentos pequeños y frecuentes y aliéntalo a beber jugo de fruta y otros líquidos claros y sopas. Vigila las señales de la deshidratación: lengua y labios secos, piel seca, lloriqueo sin lágrimas y pocas ganas de orinar.

Prevención. La inmunización de coqueluche es parte de la vacuna combinada DTaP (difteria-tétanos-pertusis o coqueluche) que se da normalmente en cinco dosis y que empieza a suministrarse a los dos meses de edad (consulta el capítulo 16, *La vacunación*, para mayor información). A los que han tenido contacto con alguien con coqueluche, independientemente de si ha sido inmunizado o no, se les debe suministrar eritromicina para prevenir la etapa de la tos ferina.

Período de contagio. Un niño infectado, sin tratamiento, puede transmitir la infección en ambas etapas de la misma («resfriado» y tos). Casi el 100 por ciento de los familiares enfermarán si no han recibido la vacuna.

Complicaciones. Las complicaciones abarcan neumonía, ataques, daño al cerebro y muerte. Los niños menores de seis meses son particularmente vulnerables.

Toxoplasmosis

Causa. Esta enfermedad la provoca el parásito *Toxoplasma gondii*, que vive en los animales de sangre caliente, sobre todo en los gatos.

Síntomas. Los síntomas dependen de la edad de la persona infectada y de la reacción inmunológica. En el caso de la toxoplasmosis congénita, cuando ha sido infectada una mujer embarazada, existe una probabilidad entre el 10 y el 90 por ciento de que también se infectará el niño, dependiendo del momento de la infección. Los bebés con los peores síntomas suelen ser aquellos cuya madre fue infectada en el primer trimestre. Aunque muchos niños que nacen con la infección no presentan los síntomas al principio, otros nacen antes de tiempo, con problemas del hígado o de la cicatrización o pueden tener defectos natales severos. En el caso de una infección en un niño otrora sano, puede no haber síntomas o estar limitados a nódulos linfáticos (ganglios) inflamados en el cuello. También puede aparecer malestar, fiebre, dolor de garganta, dolor de cabeza o erupción. Los síntomas pueden parecerse a los de la mononucleosis. En un niño con un sistema inmunológico debilitado a causa del SIDA, el cáncer u otra enfermedad crónica, la infección puede afectar al cerebro y al sistema nervioso, y abarcar hinchazón del cerebro (la encefalitis), fiebre, ataques, jaqueca, desorientación, comportamiento insólito y problemas con la visión, el habla y el movimiento.

627

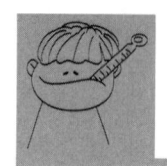

Cómo se contagia. La toxoplasmosis puede contagiarse a través del contacto con las heces de gato o a través de carne cruda. El feto puede contraer la infección de su madre.

Período de incubación. El período de incubación dura de cuatro días a tres semanas.

Cuánto duran los síntomas de la enfermedad. La mayor parte de la gente presenta síntomas leves o falta completa de síntomas, pero una vez que entra el parásito, se queda en el cuerpo como una infección latente permanente.

Cuándo consultar al pediatra. Llama al pediatra si tu hijo presenta los síntomas, especialmente si él tiene un sistema inmunológico debilitado a causa de una enfermedad crónica o de medicamentos inmuno-depresores. Si estás embarazada, llama al obstetra en caso de que presentes ganglios inflamados, especialmente si has estado expuesta a gatos o si has comido carne cruda.

Cómo se diagnostica. Las pruebas de laboratorio pueden detectar los parásitos en la sangre, en el fluido espinal, en los nódulos linfáticos, en la médula del hueso, en el fluido amniótico y en la placenta de una mujer embarazada. El médico puede pedir pruebas de sangre para examinar los niveles de anticuerpos, parte de la reacción inmunológica al parásito. Las pruebas como el PCR (la reacción en cadena por polimerasa) se pueden utilizar para identificar el ADN del parásito.

Tratamiento. En el caso de una infección congénita, si lo contrae una mujer embarazada, se suministrará medicamento anti-parasítico que disminuirá en un 60 por ciento la probabilidad de que lo transmita a su hijo. A un recién nacido infectado se le suministrarán medicamentos semejantes durante un año. A un niño otrora sano, las medicinas anti-parasíticas serán suministradas durante un plazo de cuatro a seis semanas. Los niños con sistemas inmunológicos debilitados deben recibir los medicamentos por lo menos de cuatro a seis semanas después de que desaparezcan todas las señales de la infección.

Prevención. Cuece bien la carne. Lávate bien las manos después de tocar carne cruda y limpia todas las superficies de la cocina y los cubiertos. Lava todas las frutas y verduras. Si mantienes un gato en casa, lávate las manos después de limpiar la arena del gato y lava la caja con agua caliente y detergente. Si tienes un cajón de arena, cúbrelo para que el gato no lo use para enterrar sus excrementos. Si estás embarazada, come sólo carne bien cocida, encárgale a otro cambiar la arena del gato y evita la jardinería, el senderismo o cualquier otra actividad que pueda llevarte a áreas donde pasan gatos.

Complicaciones. Con la toxoplasmosis congénita, aparte del parto prematuro y una tasa de natalidad baja, los bebés pequeños corren el riesgo de sufrir daño en la retina. Algunos sufren anormalidades del cerebro y del sistema nervioso que pueden acabar en ataques, tono muscular mal desarrollado, pérdida del oído y retardo mental. Pueden nacer con una cabeza anormalmente grande o pequeña (lee el capítulo 32, *Problemas de salud en la primera infancia*, para más información sobre hidrocéfalos).

Tuberculosis

Causa. La tuberculosis es causada por la bacteria *Mycobacterium tuberculosis*, pero una microbacteria de la misma familia puede causar síntomas parecidos.

Síntomas. Inicialmente no hay señales de la enfermedad, salvo una prueba tuberculina positiva que indica que el niño ha sido infectado. Normalmente, la infección desaparece por sí misma según el niño desarrolle una inmunidad en un plazo de 6 a 10 semanas. Sin embargo, en algunos casos la tuberculosis puede infectar, progresivamente, los pulmones y otros órganos. Los síntomas abarcan fiebre, sudoración nocturna, pérdida de peso, fatiga, falta de apetito y tos, a veces con sangre en la mucosa. En otros casos, más comunes en niños mayores y adultos, la infección permanece latente en el organismo, a veces durante años, y luego se vuelve a activar cuando el sistema inmunológico está debilitado.

Capítulo 30. Infecciones infantiles

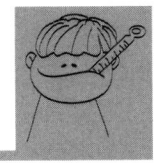

Cómo se contagia. Se transmite al inspirar las gotitas de vapor, que vuelan por el aire, de una persona infectada que estornuda o tose. Los niños pequeños con tuberculosis no llegan a infectar a niños mayores ni a adultos.

Período de incubación. El tiempo entre la infección inicial y la enfermedad visible es variable; las primeras señales de la enfermedad comienzan de dos a seis meses después de la infección inicial con el microbio, pero también puede permanecer escondida durante años.

Cuánto duran los síntomas de la enfermedad. La tuberculosis es una enfermedad crónica que puede durar años si no se trata.

Cuándo consultar al pediatra. Llama al pediatra si tu niño tiene una fiebre o una tos persistente, o si ha estado en contacto con alguien que pueda tener la tuberculosis.

Cómo se diagnostica. Una prueba cutánea (PPD), que implica la inyección de una sustancia bajo la piel, puede determinar si el niño ha estado expuesto a la tuberculosis. Si es positiva, el médico pedirá unos rayos X y un examen del fluido gástrico para buscar la bacteria en la mucosa tragada, procedente de los pulmones.

Tratamiento. Generalmente, a los niños que presentan una prueba cutánea positiva, pero no muestren síntomas, se les suministrará una sola medicina. Aquellos con una infección activa recibirán varias, generalmente durante un período de meses. Éstas pueden incluir isoniazida, rifampicina, P.A.S., estreptomicina, etambutol y otros.

Tratamiento en casa. Un niño con tuberculosis necesita reposo y nutrición adecuados. Necesitas asegurarte de que tu hijo tome sus medicamentos como le han sido recetados para garantizar que la bacteria sea erradicada.

Prevención. La prevención depende del hecho de evitar el contacto con aquellos (normalmente adultos) que tienen la enfermedad activa, hacer pruebas a aquellos que tienen alto riesgo para contraer la enfermedad y tratar adecuadamente a aquellos que tienen una infección activa para controlar el contagio a otros. La vacuna llamada BCG puede prevenir la tuberculosis en algunas situaciones, pero no se suministra rutinariamente en este país, debido a la baja probabilidad existente de contraer la enfermedad. Se recomienda para los niños que corren alto riesgo de estar expuestos a largo plazo o para adultos que no hayan sido tratados de manera efectiva.

Período de contagio. Alguien infectado con tuberculosis es un factor de contagio para otros porque la tuberculosis se esparce por el aire a través del estornudo y la tos. La bacteria de la tuberculosis puede permanecer en el aire un período de tiempo lo suficientemente largo para que una persona no infectada eventualmente la respire. Alguien con tuberculosis activa no debe estar cerca de otros con problemas del sistema inmunológico, tales como una persona con VIH o alguien que esté recibiendo quimioterapia.

Complicaciones. La tuberculosis puede extenderse a otros órganos, como el riñón, hígado, bazo y cerebro, y causar malestar severo que requiera hospitalización. La tuberculosis no tratada puede ser fatal.

Puntos adicionales. Es importante llevar a cabo pruebas de piel para la detección de la enfermedad en niños con alto riesgo de contraer la tuberculosis (consulta el capítulo 14 *Pruebas médicas*, para mayor información sobre la detección de la tuberculosis).

Varicela

Causa. La varicela es una infección causada por el virus *varicella-zoster*.

Síntomas. Inicialmente, las ampollas características aparecen en el tronco y en la cara, y llegan a presentarse en todo el cuerpo. Las ampollas también pueden aparecer dentro de la boca, la nariz y en la vagina. Algunos niños tienen unas pocas ampollas, mientras otros tienen cientos. Las ampollas miden de 4.5 a 9 milímetros de diámetro, con una base rojiza («una gota de rocío en un pétalo de rosa»). La erupción viene normalmente asociada con picor severo o moderado. Algunos niños tienen fiebre (en la mayoría de los casos ligera), dolor de estómago y un malestar generalizado.

Cómo se contagia. El virus se transmite por secreciones nasales y por el fluido que se encuentra dentro de las ampollas. Es muy contagioso y las epidemias son muy comunes al final del invierno y al inicio de la primavera. El noventa por ciento de todos los niños no-inmunes (los que todavía no han padecido varicela ni han recibido la vacuna) se contagiará con la exposición al virus.

Período de incubación. Generalmente, el período de incubación dura de 7 a 21 días después del contacto inicial con el virus y la mayor parte de los casos presenta síntomas entre 14 y 17 días.

Cuánto duran los síntomas de la enfermedad. Los síntomas duran de 7 a 10 días.

Cuándo consultar al pediatra. Si no estás convencido del diagnóstico o te preocupa una complicación potencial, llama al pediatra. Llama si se presenta una infección en las ampollas (si el área alrededor manifiesta un color rojizo, se hincha o llega a ser doloroso), se escapa un pus espeso de las ampollas o el picor es tan severo que no se puede aliviar. Llama al pediatra inmediatamente si resulta difícil despertar a tu hijo o se muestra aturdido, le cuesta caminar, tiene dolor de cabeza, tortícolis, vomita continuamente, muestra dificultades respiratorias, tiene una tos severa o los ojos hipersensibles a la luz. Llama también inmediatamente si la fiebre supera los 39.5 °C.

Cómo se diagnostica. Se diagnostica por la presencia de la erupción y de los otros síntomas.

Tratamiento. Por ser una infección viral, los antibióticos no sirven si no hay una infección bacteriana secundaria. Los niños con un sistema inmunológico debilitado pueden ser tratados con la medicina antiviral aciclovir. Normalmente no se receta a niños que de lo contrario estarían sanos, porque el tratamiento tiene que iniciarse dentro de las primeras 24 horas en las que se presentan los síntomas y es sólo moderadamente beneficioso.

Tratamiento en casa. Si tu niño se siente incómodo por una fiebre (la mayor parte de los niños no alcanzará una fiebre severa –más de 38.9 ° C– y no necesitará la atención de un médico), adminístrale una medicina, como paracetamol, que no tenga aspirina. No le des aspirina porque su uso en los niños afectados puede derivar en el síndrome de Reye que daña el cerebro y el hígado. Tampoco es prudente darle ibuprofeno; algunos estudios recientes indican que su uso incrementa el riesgo de contraer infecciones bacterianas en las llagas de la varicela. Para aliviar el picor, usa compresas mojadas o baña a tu hijo en agua tibia o fresca cada tres o cuatro horas. Podría ayudar la loción de calamina. Recórtale las uñas para evitar que dañe el tejido y adquiera una infección bacteriana secundaria por rascarse. Evita comida ácida o salada para no irritar las ampollas en la boca. Si presenta llagas en las áreas genitales, consulta al pediatra o al farmacéutico acerca de una crema anestésica.

Prevención. La vacuna contra la varicela muestra una eficacia del 70 al 90 por ciento. Los niños inoculados que contraen el virus presentan síntomas más leves. Una sola inyección de la vacuna se recomienda para los niños de 12 meses a 12 años de edad que aún no hayan padecido la enfermedad.

Período de contagio. Las personas infectadas pueden transmitir el virus desde dos días antes de que aparezcan las ampollas hasta que éstas se encostran. Los niños con varicela deben ser retirados de los centros de educación infantil y de las escuelas durante aproximadamente una semana; no es necesario esperar hasta que desaparezcan las costras para regresar a la escuela. Las personas con ciertas enfermedades crónicas o con sistemas inmunológicos debilitados y las mujeres embarazadas deben evitar el contacto con la varicela. Una vez padecida, el niño no volverá a contraerla.

Puntos adicionales. Es incierto cuánto dura la protección de la vacuna. Las investigaciones indican que debe de durar por lo menos 10 años. No se sabe todavía si se requiere una dosis de refuerzo posteriormente.

Capítulo 30. Infecciones infantiles

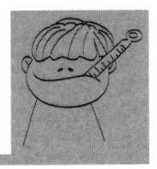

Verrugas

Causa. Existen cuatro tipos de papilomavirus humano (HPV) que causan las verrugas.

Síntomas. Los síntomas incluyen protuberancias duras en la piel con una superficie áspera que a menudo se parece a una coliflor. Pueden verse blancas, rosas, pardas o grises, y en el interior aparecen granos pequeños que recuerdan a pelos o motas negros. Pueden presentarse en cualquier parte del cuerpo, pero por lo común se encuentran en los dedos, los brazos, los pies, los codos y las rodillas. Normalmente no duelen, salvo cuando se ubican en la planta de los pies (las verrugas plantares).

Cómo se contagia. Las verrugas se transmiten por contacto, ya sea que se toque la verruga de alguien, que se toque algo que estuvo en contacto con una persona con verrugas o que uno toque su propia verruga. Las perforaciones en la piel y la humedad facilitan la transmisión de las verrugas.

Período de incubación. Es de un mes o más, dependiendo del tipo de HPV.

Cuánto duran los síntomas de la enfermedad. Más del 50 por ciento de las verrugas desaparecen espontáneamente en un plazo de dos años. Si se tratan pueden quitarse rápidamente con varios métodos, pero pueden reaparecer si no se eliminó completamente todo el tejido infectado.

Cuándo consultar al pediatra. Si tu niño es todavía pequeño, consulta al médico antes de intentar quitarle la verruga con un remedio comercial. Si tiene una verruga en la cara o alrededor de los genitales, llama para que lo trate un pediatra. Consulta si no estás seguro de que la protuberancia sea una verruga, si una verruga se vuelve caliente, roja o dolorosa, si empieza a secretar pus o si las verrugas comienzan a extenderse.

Cómo se diagnostica. Normalmente se diagnostica por su apariencia.

Tratamiento. Los médicos pueden quitar las verrugas con sustancias químicas no disponibles comercialmente, congelarlas con nitrógeno líquido, quemarlas con electricidad, anestesiar la piel y luego quitarlas raspando, o emplear cirugía láser. Generalmente la verruga se despega en algunos días, pero podrían todavía necesitarse tratamientos adicionales.

Tratamiento en casa. Los remedios que no necesitan receta están disponibles, pero consulta al pediatra antes de usarlos en tu niño.

Prevención. Enséñale a tu hijo a no tocar las verrugas de los demás y, si ya las tiene, tampoco las suyas para prevenir que se extiendan.

Complicaciones. Las verrugas que se dejan sin tratamiento, sobre todo las de los dedos, pueden difundirse. Arañar las verrugas puede acabar en infección bacteriana secundaria.

VIH/SIDA

Para información sobre VIH/SIDA, lee el capítulo 32, *Problemas de salud en la primera infancia*.

¿Necesitas más información?

Consulta el índice y el apéndice C, *Guía de recursos*. Y por supuesto, habla con el pediatra de tu hijo.

31

La medicación y el cuidado alternativo y complementario

Una guía para los diferentes tratamientos

Las medicinas son herramientas que pueden corregir, curar o prevenir un problema médico; también se pueden usar para que tu hijo se sienta mejor al aliviarle los síntomas. Pero como cualquier herramienta, las medicinas se tienen que usar bien para que funcionen correctamente. En este capítulo te ayudaremos a que entiendas cómo funcionan los medicamentos, cómo elegir las medicinas más apropiadas para tu hijo y cómo darle la medicina (esto puede ser todo un desafío en algunas ocasiones). También explicaremos cómo almacenar las medicinas de una manera apropiada y segura.

Además, discutiremos lo que deberías saber sobre medicina alternativa y complementaria antes de que la elijas para tu hijo. Ha habido un crecimiento explosivo respecto a la variedad de opciones de tratamiento y te proporcionaremos la información que necesitas para tomar decisiones documentadas y seguras para tu hijo.

Utilizar los medicamentos con cuidado

A veces el mejor remedio no es una medicina. Para muchas enfermedades corrientes, como los resfriados, los niños no necesitan ninguna medicina. Ninguna medicina que te puedan recetar hará que el resfriado del niño se vaya antes y es posible que los efectos secundarios sean peores para tu hijo que el beneficio de sentir los síntomas aliviados. Para los resfriados y otras enfermedades víricas corrientes, el pediatra puede recomendar que pruebes con algunos remedios no medicinales, como líquidos, descanso, gotas salinas (agua salada) para la nariz o un vaporizador de agua fría, por ejemplo. Esta es una primera solución mucho mejor que la de abrir inmediatamente el bote de las medicinas.

Guía de la salud infantil para padres

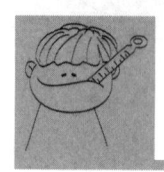

Dar una medicina como un reflejo a cualquier dolor menor puede empeorar las cosas porque casi todas tienen efectos secundarios. Y si sientas ese precedente, tu hijo puede desarrollar una actitud similar cuando sea mayor: me siento mal, tomo una pastilla...

Después de probar varios remedios no medicinales, puedes decidir que tu hijo necesita algún tipo de medicación pero, ¿qué tipo?

La mayoría de las medicinas disponibles para niños se pueden agrupar en dos categorías: medicamentos que precisan receta y medicinas que no necesitan receta médica. Cualquiera que elijas, siempre debes comprobar con tu médico o farmacéutico la elección y la dosis apropiada que el niño debe tomar. No asumas que porque usaste una determinada dosis unos meses antes, ésa es la que tienes que volver a utilizar otra vez; en muchos casos, los niños crecen rápidamente y un poco de peso extra puede implicar una dosis mayor. Y nunca deberías darle un medicamento a un niño menor de dos años sin hablar antes con el médico o farmacéutico.

Si tu médico recomienda un medicamento sin receta para el niño, pídele al farmacéutico que te ayude a elegir el más apropiado. Él puede recomendarte un producto apropiado y ayudarte a que estés seguro de que no estás sobremedicando al niño al elegir uno que tiene más de lo que necesita.

Además, cerciórate de que el médico o farmacéutico conoce cualquier alergia o reacción a medicamentos que el niño haya tenido en el pasado, y que sepa también si el niño está tomando otros medicamentos.

Una preocupación más: nunca des aspirina a tu hijo sin la aprobación del pediatra. La aspirina se ha asociado con el síndrome de Reye (un problema serio que a veces puede resultar fatal), especialmente en niños con gripe y varicela. La aspirina también puede interferir con la manera en la que el cuerpo del niño absorbe otras medicinas. Ten presente que la aspirina puede «esconderse» en otras medicinas. Lee el prospecto de cualquier medicamento que vayas a darle al niño.

Nuestro consejo

No lo hagas en la oscuridad

Estás en medio de la noche y tu hijo necesita su medicina. Te levantas a duras penas de la cama y, medio dormido, te arrastras por el pasillo con el bote y la cuchara. De vuelta en la cama, te empiezas a preguntar: «¿Le habré dado la dosis adecuada?». Nunca le des la medicina a tu hijo en la oscuridad o sin tus gafas o lentillas. Dar una dosis equivocada de la medicación puede tener consecuencias serias.

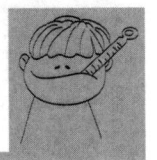

Capítulo 31. La medicación y el cuidado alternativo...

> **Nuestro consejo**
>
> **¿Qué hay en un nombre?**
>
> ¿Cuál debes comprar, la marca cara o la marca barata? Cuando se trata de medicinas sin receta y de vitaminas, la única diferencia puede ser el precio. Con frecuencia las mismas compañías fabrican las marcas nacionales y las marcas de la tienda (los genéricos). Los consumidores que pagan las versiones más caras puede que estén pagando extra por el empaquetado y la publicidad. Compara los prospectos de varias marcas y pídele consejo a tu farmacéutico.

Cómo dar la medicina a tu hijo

Hay algunas pistas que deberías seguir antes de meter la cuchara de la medicina en la boca del niño. Recuerda esto:

- Antes de salir de la farmacia, asegúrate de que tienes la medicina correcta; comprueba el nombre y la dosis del bote con las instrucciones del médico. Si hay discrepancias, pregunta al farmacéutico.

- Lee las instrucciones con cuidado para averiguar si debe tomarse con o sin alimentos, cuántas veces al día y si necesita que la guardes en el frigorífico o que la agites antes de usarla.

- Lee el prospecto completo cada vez que le vayas a dar una dosis al niño.

- Pregunta sobre los efectos secundarios comunes que el niño pueda experimentar.

- Si tienes dudas, pregunta al farmacéutico antes de salir del local o llama al médico o al farmacéutico cuando llegues a casa.

- Si una medicina líquida viene con un aplicador de gotas, lávalo con agua caliente y jabón después de cada uso y antes de ponerlo otra vez en el bote. Si tienes más de un hijo, quizás quieras tener sus medicinas líquidas separadas para cada uno de ellos.

- Comprueba la fecha de caducidad de todas las medicinas antes de comprarlas y antes de dárselas al niño. Tira todas las que hayan caducado, si son sin receta, o las que lleven en casa más de un año, si son con receta (tíralas al váter para que el niño no las encuentre en la basura).

- Si tienes problemas para darle la medicina, pídele alguna sugerencia al farmacéutico. Aunque la mayoría de las medicinas líquidas se hacen ahora con algún sabor, algunas pueden mezclarse con chocolate o miel.

Guía de la salud infantil para padres

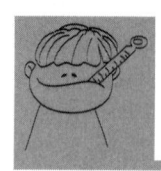

- No pongas ninguna medicina líquida (ni pastillas machacadas) en el biberón; si no se lo termina no tomará toda la medicina.

- Cuando midas una medicina líquida, usa una jeringa o una cuchara medidora. Si tienes que usar una cuchara normal, utiliza una que tenga las medidas para cocinar.

- Si accidentalmente le das a tu hijo un exceso de medicina, habla con tu médico o farmacéutico inmediatamente y sigue sus instrucciones. Si no puedes localizar a nadie en el momento, llama al centro local de toxicología.

- La mayoría de las medicinas sin receta se usan cuando se necesitan, pero la mayoría de las que requieren receta (especialmente los antibióticos) deberían tomarse hasta que se terminen según lo recetado por el médico. No dejes de dársela antes de tiempo porque se empiece a sentir mejor. Si tienes preguntas acerca de cuánto tiempo darle una medicina, contacta con tu médico o farmacéutico.

- Casi todos los medicamentos pueden tener efectos secundarios, de manera que tienes que estar preparado para observar reacciones adversas e informar de ellas al médico inmediatamente. Asegúrate de decirle si el niño está tomando más de un medicamento a la vez, ya que algunas medicinas pueden reaccionar con otras y crear una situación potencialmente peligrosa.

- Nunca intentes diagnosticar el problema de tu hijo tú solo ni usar restos de medicinas recetadas con anterioridad o medicinas recetadas para otros.

- Guarda las medicinas en un lugar fresco, seguro y seco. El alto grado de humedad en los cuartos de baño hace que el típico armario de las medicinas sea una mala elección, ya que la humedad puede debilitar el medicamento. Es mejor guardarlas en un armario del pasillo o de la cocina a menos que se tengan que guardar en el frigorífico.

- Para la seguridad de tu hijo, guarda siempre las medicinas en botes que los niños no sean capaces de abrir y fuera de su alcance y de su vista.

- Si un problema persiste o tu hijo no se siente mejor después de haber tomado la medicina durante el tiempo recomendado, llama al médico. Puede que sea preciso reexaminarlo y recetar un medicamento o un tratamiento diferentes.

Es particularmente importante que hables con tu médico o farmacéutico si vas a darle a tu hijo de menos de dos años una medicina que no necesita receta, ya que en los prospectos de éstas no vienen las dosis apropiadas para este grupo de edad. La dosis depende de la edad y el crecimiento del niño y en ningún caso se les debe dar la dosis de adulto. Asegúrate de que tú, tu médico y tu farmacéutico sabéis cuánto pesa el niño.

Capítulo 31. La medicación y el cuidado alternativo...

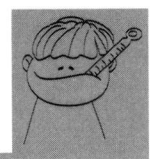

Nuestro consejo

¡Que no haya caramelos en el cajón de las medicinas!

Nunca digas a tu hijo que las píldoras son caramelos o que saben como caramelos. Los colores y formas de algunas píldoras se parecen a los de los caramelos y a tu hijo pueden resultarles atractivos. El envenenamiento accidental por medicamentos puede ser fatal, por lo que debes asegurarte de que tu hijo sabe que las píldoras, incluso las de vitaminas, no son golosinas.

Nuestro consejo

Hasta abajo

No siempre es fácil dar una medicina líquida al niño; a veces el niño no quiere tragar y la medicina termina por todas partes excepto donde debería terminar. Para asegurarte de que tu bebé se traga todo, ponle la medicina en la boca y sóplale suavemente en la cara; cerrará los ojos y tragará de manera refleja, y la medicina irá hasta abajo.

Nuestro consejo

Tragar mejor

Cuando los niños se sienten mal, el sabor de un antibiótico fuerte hará la situación más desagradable. Comprueba con el farmacéutico si el antibiótico líquido se puede guardar en el frigorífico. Si no tiene que estar a temperatura ambiente, enfríalo. Esto eliminará parte del sabor amargo y puede que tragarla sea más fácil.

La medicina alternativa y tu hijo

La expresión «medicina alternativa (o complementaria)» puede traer a la mente imágenes de tes, pócimas, cantos y meditación. De hecho, los remedios herbales y la meditación, como muchos otros remedios, caen bajo la etiqueta de «medicina alternativa (o complementaria)». Aunque no hay una definición estricta para la medicina alternativa, en general incluye prácticas curativas que no forman parte de la corriente principal de la medicina, lo que quiere decir que es cualquier práctica que no se enseña en todas las facultades de medicina ni se usa frecuentemente en consultas y hospitales.

Pero los límites de la medicina alternativa están cambiando constantemente en los Estados Unidos a medida que los médicos van aceptando diferentes tratamientos y los pacientes los reclaman. Algunas prácticas (como la acupuntura y la hipnosis), que antes eran rechazadas y calificadas de sin sentido, se consideran ahora útiles junto a la medicina tradicional. Ahora la cuestión es: ¿Puede la medicina alternativa ayudar a tu hijo?

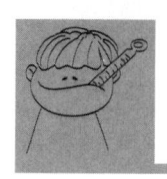

Tipos de cuidado alternativo y complementario

El *National Center for Complementary and Alternative Medicine* en los *National Institutes of Health* reconoce cinco áreas generales de cuidado alternativo. Dentro de estos tipos, algunas prácticas han pasado rigurosos tests científicos y otras puede que no:

1. Los sistemas médicos alternativos completos, como la medicina tradicional oriental, son cada vez más populares en los Estados Unidos hoy. Estos sistemas completos de medicina generalmente caen fuera de nuestro sistema convencional de médicos y doctores y se han utilizado como sistema de atención médica primaria en otros países durante cientos o miles de años. Algunos de los sistemas completos de medicina alternativa disponibles ahora en los Estados Unidos incluyen:

   - Medicina tradicional oriental. Este sistema ha sido usado durante siglos, también es conocido como medicina tradicional china y se centra en establecer el equilibrio adecuado de *qi* (se pronuncia «chi»), o energía, en el cuerpo; se cree que los desequilibrios de *qi* llevan a la enfermedad. Por medio de la acupuntura, hierbas medicinales, masaje oriental y una terapia de energía llamada *qigong*, los expertos intentan reequilibrar el *qi*.

   - Ayurveda. Este sistema tradicional de medicina de la India se centra en restaurar la armonía entre el cuerpo, la mente y el espíritu de una persona. A través de la dieta, el ejercicio, hierbas y aceites, meditación, exposición a la luz del sol y ejercicios de respiración preparados para reequilibrar el tipo de cuerpo único de una persona, los expertos tratan de curar el cuerpo y prevenir futuras enfermedades.

   - Homeopatía. Los expertos en homeopatía, que empezó en occidente, creen que el almacenamiento en el cuerpo de ciertos elementos como el zinc pueden provocar enfermedades. Usan pequeñas cantidades de esa misma sustancia para intentar reestablecer el equilibrio del cuerpo, curarlo y prevenir futuras enfermedades.

   - Naturopatía. Este sistema comprehensivo de cuidado no trata enfermedades. Se centra en restaurar los procesos naturales que el cuerpo usa normalmente para mantenerse bien; la restauración acaba en curación. Los expertos usan dieta, homeopatía, acupuntura, manipulación espinal y de tejidos blandos, hierbas medicinales y otros tratamientos.

2. Las terapias de intervención mente-cuerpo las utilizan los expertos que creen que pueden impulsar la habilidad de la mente para cambiar los procesos corporales, controlar los síntomas y expulsar la enfermedad. Meditación, hipnosis, danza, música, terapia de arte y curación mental son algunos ejemplos de intervenciones mente-cuerpo utilizadas en los Estados Unidos.

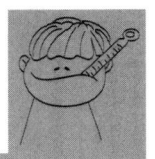

Capítulo 31. La medicación y el cuidado alternativo...

3. Las terapias biológicas incluyen terapias individuales, con hierbas, dietas y orto moleculares. Estas prácticas a veces se confunden con algunas de la medicina convencional, como el uso de drogas o de suplementos nutricionales. Por ejemplo, las terapias con hierbas, que están disponibles en tiendas dedicadas a la salud y en farmacias, como el té y pastillas, usan productos químicos que provocan reacciones curativas.

   Muchos creen que las dietas especiales, como por ejemplo, la dieta Pritikin baja en grasas, curan el cuerpo. Las terapias ortomoleculares utilizan concentraciones especiales de productos químicos y megadosis de vitaminas, como la vitamina C, para facilitar la curación. Y las terapias biológicas incluyen el uso de sustancias naturales especiales como el cartílago de tiburón o el polen de abejas para tratar algunas enfermedades.

4. Las terapias de manipulación del cuerpo, como las de los quiroprácticos y los expertos en terapia de masaje, se basan en la creencia de que la estructura y función de huesos y músculos, especialmente en la espina dorsal, tienen un impacto significativo sobre la salud general del individuo. Creen que un desequilibrio en un área del cuerpo afecta negativamente a otras áreas y produce enfermedades. Estos expertos usan técnicas de manipulación del hueso y de los tejidos blandos para realinear huesos y músculos.

5. Las terapias de energía tratan la manipulación de campos de energía eléctrica dentro del cuerpo (biocampos) o fuera del cuerpo (campos electromagnéticos). En algunas terapias, como el qigong, el reiki (una terapia japonesa de energía) y el toque terapéutico, los expertos intentan manipular los biocampos mediante el toque, la presión, poniendo sus manos en estos campos (que todavía no se ha probado científicamente que existan) y canalizando la energía espiritual del experto al paciente.

Se pueden usar muchos recursos para aprender más sobre las terapias alternativas, incluyendo libros y sitios Web (para más información sobre cómo evaluar la información médica en la Red, lee el capítulo 34, *Cómo encontrar información sobre la salud en Internet*).

Nuestro consejo

Evitar errores en la medicación

Con más de 8.000 medicamentos disponibles en la actualidad en EE.UU., no debe sorprendernos que haya errores con las medicinas:

- Ve sólo a una farmacia. Selecciona tu farmacia de la misma forma que eliges a tu médico.
- Asegúrate de que tu farmacéutico lleva un control de las alergias de tu hijo y de que sabe qué medicinas sin receta toma habitualmente.
- No metas prisa al farmacéutico. Dale tiempo para rellenar la receta con tranquilidad.
- Pide a tu farmacéutico información escrita sobre las medicinas.

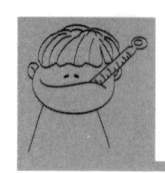

¿En qué se diferencia la medicina alternativa de la tradicional?

La terapia alternativa se distingue frecuentemente por sus métodos holísticos, lo que significa que un médico o experto trata a toda la persona y no solamente la enfermedad o el problema. En la medicina alternativa, muchos expertos tratan también las necesidades emocionales y espirituales del paciente. Esta perspectiva difiere de la perspectiva «técnica» de la medicina convencional, que tiende a concentrarse en enfermedades físicas.

La mayoría de los métodos alternativos no han prendido todavía en los hospitales y consultas de médicos convencionales, por lo que puede que tu pediatra no los conozca. Sin embargo, los nuevos centros de medicina integrada ofrecen una mezcla de tratamientos alternativos y tradicionales. En ellos puedes recibir una receta para el dolor (como en una consulta convencional) y a la vez una terapia de masaje para el dolor de espalda. Estos centros suelen tener médicos colegiados y especialistas con certificado o licencia en varias terapias alternativas.

A pesar del explosivo y reciente crecimiento en este campo, la mayoría de las terapias complementarias y alternativas no están cubiertas por los seguros médicos. Esto se debe en gran medida a los pocos estudios científicos existentes acerca de la efectividad de los tratamientos (a diferencia de la medicina tradicional, que se basa en gran parte en los estudios científicos). La mayoría de las terapias alternativas se basan en una práctica establecida hace mucho tiempo y en las historias de éxito que pasan de boca en boca. Asegúrate de preguntar a tu seguro médico acerca de lo que cubre antes de que te comprometas a un plan de tratamiento alternativo. Si no lo cubre, asegúrate de que entiendes por completo la duración del proyecto y los costes esperados.

¿Cuáles son los riesgos?

La falta de estudios científicos significa que los problemas potenciales asociados con las terapias alternativas pueden ser difíciles de identificar; más aún, los estudios que se han realizado han sido en adultos; se sabe poco de los efectos de la medicina alternativa en los niños. Aunque algunas perspectivas como rezar, el masaje y los cambios en el estilo de vida se consideran en general como complementos seguros para los tratamientos médicos normales, otras terapias, especialmente con hierbas medicinales, pueden suponer riesgos graves para la salud.

A diferencia de las medicinas con o sin recetas, las hierbas medicinales no están reguladas rigurosamente por la FDA (*Federal Drugs Agency*). No son sometidas a pruebas intensas antes de salir al mercado y no tienen que seguir estándares de calidad. Esto significa que

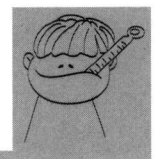

Capítulo 31. La medicación y el cuidado alternativo...

cuando compras un bote de cápsulas de ginseng, por ejemplo, puede que no sepas lo que estás comprando. La cantidad de hierba puede variar de cápsula a cápsula y algunas pueden contener más, menos o ninguna de la cantidad de hierba indicada en el prospecto. Dependiendo del origen de la hierba, otras plantas, incluso drogas como los esteroides, pueden venir mezcladas en las cápsulas. Las hierbas que proceden de países en desarrollo pueden estar contaminadas con toxinas como pesticidas o metales pesados.

Natural no significa necesariamente «bueno» ni «seguro» y muchos padres no consideran la posibilidad de que los remedios de hierbas puedan causar problemas de salud para los niños. Medicar a tu hijo sin consultar con su médico puede provocar algún daño. Por ejemplo, ciertos remedios de hierbas pueden provocar presión sanguínea alta, daño hepático o reacciones alérgicas graves:

- Ephedra (vendida frecuentemente como la hierba china *ma huang*) se ha asociado a la muerte de varias personas con problemas de corazón.

- Solos o combinados con medicinas recetadas por el médico, varios suplementos dietéticos como el chaparral, la consuelda, el camedrio y la efedrina han sido asociados a enfermedades graves, daño hepático e incluso la muerte.

Los padres pueden también darle al niño mucha cantidad de una hierba recomendada, pensando que, porque es «natural», tomar dosis más grandes no le dañará. Pero muchas plantas contienen potentes productos químicos; de hecho, alrededor del 25 por ciento de todas las medicinas con receta se derivan de plantas.

Además, si tu hijo está ya tomando un medicamento (incluso algo tan común como una medicina sin receta para la alergia) puede haber reacciones químicas desconocidas entre la hierba y la medicina.

Elegir un experto también puede ser un problema. Aunque muchos estados tienen comités especializados para conceder licencias para la acupuntura y el masaje, por ejemplo, no hay ninguna organización de nivel federal en los Estados Unidos que controle a los expertos en tratamientos alternativos o establezca los estándares de tratamiento. Básicamente, casi cualquiera puede decir que es un experto, sea cual sea su formación y entrenamiento. Investiga las credenciales de cualquier experto cuyos servicios consideres usar (no dudes en hacerle preguntas detalladas y agresivas), porque estás considerando dejar la salud de tu hijo en las manos de esta persona.

Quizás el mayor riesgo, sin embargo, ocurre si el tratamiento médico es retrasado o rechazado por una terapia alternativa. Enfermedades como la diabetes y el cáncer requieren el cuidado de un médico. Confiar exclusivamente en terapias alternativas para problemas graves de tipo agudo o crónico puede significar poner en peligro la salud de tu hijo.

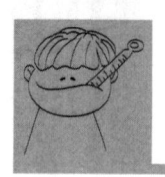

¿Puede el cuidado alternativo ayudar a tu hijo?

Muchos padres utilizan una taza de manzanilla o de jengibre como primera línea de tratamiento contra la gripe o las náuseas. Los niños con ansiedad pueden aprender a relajarse con la ayuda de la meditación o del yoga. Estas terapias alternativas complementan el cuidado tradicional y pueden ayudar a que tu hijo se sienta mejor.

Si quieres probar alguna medicina alternativa con tu hijo, primero deberías discutir el tratamiento propuesto con el médico o hablar con el farmacéutico para asegurarte de que es seguro y de que no entrará en conflicto con la atención médica tradicional que tu hijo recibe. El pediatra puede darte también información acerca de las opciones de tratamiento y quizás hasta recomendarte un especialista con buena reputación. Al coordinar la medicina tradicional y la alternativa no tienes que elegir entre ellas. Al contrario, puedes tener lo mejor de ambas.

¿Necesitas más información?

Consulta el índice y el apéndice C, *Guía de recursos*. Y por supuesto, habla con el médico de tu hijo.

Parte 6ª

Cuando tu hijo tiene problemas de salud

32

Problemas de salud en la primera infancia

Una referencia para los padres

Índice del capítulo

Problemas médicos

Abuso del niño (físico y sexual), página 647

Alergias, página 649

Anemia hereditaria
  Anemia de células falciformes, página 651
  Talasemia, página 652

Anemia por deficiencia de hierro, página 653

Anomalías del crecimiento, página 653

Artritis reumatoide juvenil, página 655

Asma, página 656

Autismo, página 657

Cardiopatías congénitas, página 658

Ceguera/Deterioro visual, página 660

Desorden deficitario de la atención/Hiperactividad, página 662

Diabetes mellitus, página 663

Displasia de cadera/Luxación congénita de cadera en la infancia, página 665

Distrofia muscular, página 666

Eczema/Dermatitis atópica, página 668

Enfermedad celíaca, página 669

Enfermedad por reflujo gastro-esofágico, página 670

Enfermedades metabólicas (Galactosemia), página 671

Epilepsia, página 672

Espina bífida, página 674

Fibrosis quística, 675

Hemofilia, página 677

Hidrocefalia, página 678

Hipotiroidismo congénito, página 679

Intoxicación por plomo, página 680

Labio leporino, página 681

645

Guía de la salud infantil para padres

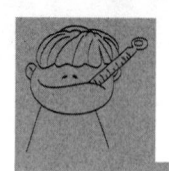

Leucemia, página 682

Marcas de nacimiento y lunares, página 684

Obesidad, página 685

Parálisis cerebral, página 686

Problemas ortopédicos de piernas y pies

    Piernas arqueadas, página 687

    Pies planos, página 688

    Pie torcido hacia adentro, página 688

Pubertad precoz, página 689

Retraso en el desarrollo/Retrasos mentales, página 690

Síndrome de Down, página 692

Sordera/Deterioro auditivo, página 693

Tic/Síndrome de Tourette, página 694

Trastornos del riñón

    Enfermedad poliquística del riñón, página 695

    Glomerulonefritis, página 695

    Hidronefrosis, página 696

    Infección urinaria recurrente, página 696

    Síndrome nefrótico, página 697

    Tumor de Wilms (nefroblastoma), página 697

VIH/SIDA, página 697

Problemas quirúrgicos/Procedimientos

Anomalías en el descenso del testículo, página 699

Apendicitis, página 699

Estenosis pilórica, página 700

Estrabismo, página 700

Hernia, página 700

Hipospadias, página 701

Miringotomía (cirugía del conducto auditivo externo), página 701

Tonsilectomía y adenoidectomía, página 701

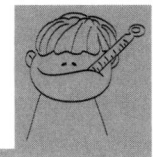

Capítulo 32. Problemas de salud en la primera infancia

Cómo usar este capítulo

Afortunadamente, la mayor parte de los niños atraviesan la niñez con pocos problemas más serios que un ocasional dolor de oídos, unas pocas heridas o golpes y un caso o dos de gripe. Cuando éstos ocurren, son desagradables para tu hijo y pueden ser preocupantes para ti. Pero los niños mejoran. Eso no ocurre con todos los problemas médicos. Algunos niños tienen problemas más serios o enfermedades crónicas que pueden limitarlos o incapacitarlos y requerir tratamiento con medicamentos, dietas especiales, cirugía, hospitalización y visitas a especialistas.

Esta parte de la *Guía para padres* intenta ser una «mini-enciclopedia» de un número de problemas de salud vistos en los niños. Algunos son comunes, como el asma, que afecta aproximadamente a 1 de cada 10 niños en algún momento de su vida. Otros son poco frecuentes, como en el caso de la fenilcetonuria, un desorden metabólico que ocurre aproximadamente en 1 de cada 16.000 nacimientos. De otras puede que no hayas oído hablar nunca, como el frágil síndrome X, una de las razones más comunes de los retrasos mentales. La cantidad total de niños que tendrán un problema médico que requiera atención especial es de más del 15 por ciento.

Las entradas en este capítulo incluyen una breve descripción del problema con una definición, causas (cuando se conocen), síntomas que pueden ser observados, cómo se hace un diagnóstico, qué tratamientos existen en la actualidad y, en general, qué se puede decir de las perspectivas del niño con el problema. Cuando es apropiado, también hablamos sobre prevención y, para aquellos problemas que pueden ser hereditarios o tener una base genética, incluimos información sobre pruebas prenatales y asesoramiento.

A pesar de contener abundante material, esta sección no es una enciclopedia médica, ni por el número de problemas que se incluyen ni por lo que decimos sobre cada uno de ellos. De hecho, hemos creado una enciclopedia de tres volúmenes (*Human Diseases and Conditions,* Charles Scribner's Sons, 200) que describe muchas de esas condiciones más detalladamente. Quizás quieras consultar nuestro sitio Web, www.kidshealth.org, para comprobar si hay algo nuevo sobre el tema que te interesa.

Una consideración adicional: el avance en el conocimiento y tratamiento de los problemas médicos está progresando rápidamente. Hay investigación constante acerca de cada uno de estos problemas, por eso debes consultar a tu médico para estar seguro de las novedades sobre el diagnóstico y el tratamiento.

Y hablando de tratamiento, te preguntarás: «¿A qué médico debo acudir para asegurarle a mi hijo el mejor tratamiento para alguno de los problemas descritos aquí?». En general, podemos decir que cuanto menos común sea el problema, menos familiarizado estará el médico de cabecera con su diagnóstico y su tratamiento. A menudo la atención de un problema médico complejo requiere no solamente un especialista sino todo un equipo de personal sanitario especializado que puede incluir enfermeros, dietistas, trabajadores sociales, varios terapeutas y educadores. Este tipo de atención puede tener lugar en una clínica de múltiples especialidades, depender de un hospital de niños o de un centro médico con un departamento pediátrico de mayores dimensiones (para más información, consulta el capítulo 27, *El sistema de salud y los niños*). Algunos niños tienen necesidades complejas que requieren una significativa atención médica y técnica incluyendo terapias y equipos. Lee el capítulo 33, *Cómo cuidar a un hijo con necesidades médicas especiales*, para obtener información adicional.

Problemas médicos

Abuso del niño (físico y sexual)

Cada año se abusa de un millón de niños (lastimados, descuidados, maltratados emocionalmente) en los Estados Unidos de América y entre 1.000 y 1.300 niños mueren como resultado del abuso físico. Aquellos que sobreviven podrán sufrir traumas emocionales que se prolongarán mucho tiempo después de que las heridas cicatricen.

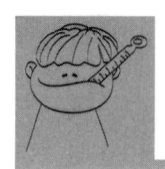

En los Estados Unidos, uno de cada ocho varones y una de cada cuatro niñas sufren abusos antes de los 18 años. En el 90 por ciento de los casos, el abuso sexual ocurre en el hogar. Generalmente, el niño que conoce al abusador (en un 90 por ciento de los casos) percibe que el abuso está mal, pero se suele sentir atrapado por el afecto que siente por la persona o el miedo del poder que tiene esa persona sobre él, por eso no le comunica a nadie lo ocurrido.

Las siguientes acciones pueden ser consideradas abuso físico si se hacen con intención de dañar al niño: pegar, patear, quemar, empujar, morder, golpear con un objeto, quemar con agua hirviendo, mantener al niño debajo del agua y atarlo.

Las siguientes acciones pueden ser consideradas negligencia: no alimentar a un niño, no proporcionarle abrigo cuando hace frío, encerrarlo en un armario o habitación, dejarlo solo durante un largo período, no proveer de atención médica a un niño cuando está enfermo o herido y colocar al niño en una situación peligrosa.

Las siguientes acciones pueden ser consideradas abuso sexual: acariciar, tocar o besar los órganos sexuales de un niño, hacer que toque los órganos sexuales de otra persona, tener relaciones sexuales con el niño, mostrarle material pornográfico, mostrarle los órganos sexuales, forzar a un niño a desvestirse, forzarlo a tener relaciones sexuales con alguien, hacer que pose o actúe para fotografías pornográficas o vídeos y contarle «historias sucias».

El *síndrome del bebé sacudido* es una forma específica de abuso del niño. Es la principal causa de muerte en casos de abuso de niños en los Estados Unidos. La mayor parte de las sacudidas duran entre 5 y 20 segundos, pero es tiempo suficiente para causar daño cerebral y matar a un bebé. En algunos casos, un golpe en la cabeza acompaña a la sacudida.

Síntomas y diagnóstico. Puede ser que no haya evidencias claras de que el niño ha sufrido abusos. Las lesiones sin explicación como magulladuras, ojos amoratados, huesos rotos o descargas vaginales o sangre en un bebé o una niña son ciertamente claves, pero algunos signos son menos obvios. Los niños que han sufrido abusos suelen tener comportamientos diferentes. Pueden tener pesadillas o insomnio. Pueden además:

- Carecer de autoestima.
- Ser incapaces de amar o confiar en alguien.
- Ser agresivos o destructivos.
- Mostrar odio o ira intensa.
- Tener afectada su sexualidad.
- Ser autoabusivos o autodestructivos.
- Sentirse tristes, deprimidos, retraídos o pasivos.
- Mostrar temor a ciertos adultos.

Los niños que no han padecido abusos pero que han sido testigos de ellos suelen presentar algunos o todos los comportamientos anteriores. Es importante resaltar que estos síntomas no son específicos, o sea que pueden ser el resultado de un número de causas, no solamente del abuso del niño. Los niños que se sienten estresados por diversas razones, incluyendo la separación de los padres, divorcio y asuntos de custodia o visitas, pueden tener síntomas similares.

El *American Academy of Pediatrics Committee on Hospital Care* recomienda que las posibles víctimas de abuso se lleven a un hospital, donde se puede hacer un diagnóstico inicial y seguir un tratamiento si es necesario. En los hospitales se suelen encontrar distintos servicios para los niños con abusos, especialmente los que han sido golpeados y necesitan atención médica, rayos X o pruebas requeridas para algún diagnóstico. Los rayos X detectan los huesos rotos (de ocasiones recientes o anteriores), que representa la posibilidad del único signo que quizás se tenga de que un bebé o un niño pequeño, que no puede o no quiere hablar, ha sufrido abusos. Si las lesiones son graves o si hay inquietud por el riesgo que el niño corre si regresa a su hogar, podrá ser ingresado para tratamiento y control y se podrá permitir que los trabajadores sociales

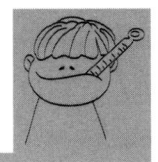

Capítulo 32. Problemas de salud en la primera infancia

y agencias de protección al menor inicien una evaluación del entorno del niño.

Tratamiento y perspectivas. Si tu niño te habla de una experiencia de abuso, mantén la calma y hazle saber que lo crees. Tu reacción puede influir en que tu hijo comience a recobrarse o termine traumatizado en el futuro. Te ofrecemos algunos consejos:

- Escucha con atención y tranquilidad, aunque te sientas muy trastornado. Necesitas recordar lo que tu hijo te dice. Y hazle saber que está siendo escuchado.
- Asegúrale que estás satisfecho de que te lo haya dicho, que no fue culpa suya y que te vas a asegurar de que no vuelva a ocurrir.
- Anima a tu hijo para que te vuelva a decir todo, pero evita las preguntas demasiado específicas, que pueden confundirlo o engañarlo o estar hechas de manera tal que conduzcan a una respuesta en particular. Más tarde, esto puede afectar seriamente la posibilidad de los investigadores de descubrir qué sucedió o no sucedió.
- No digas nada sobre el posible perpetrador, que puede ser alguien importante en la vida de tu hijo.
- Si piensas que quiere decir algo más pero tiene temor, habla con el médico o un trabajador social o comunícate con una línea telefónica especial de ayuda en estos casos.

Tu hijo necesitará atención médica si ha sido forzado sexualmente o lesionado. Aun cuando no haya evidentes muestras de abuso, es mejor equivocarse por ser precavido y llevar a tu hijo al médico de todas maneras. Sobre todo, mantén al niño en un lugar seguro y asume que la acusación es verdadera hasta que se pruebe lo contrario. La ayuda psicológica es fuertemente recomendada. Sin ella, los niños que han sufrido abusos tienden a repetir el mismo patrón con sus propios hijos. Como adultos, establecer y mantener una relación suele ser dificultoso en estos casos y corren un gran riesgo de sufrir ansiedad, depresión, drogadicción y problemas de trabajo.

Alergias

Una alergia es un problema del sistema inmunológico frente a una sustancia que es típicamente inofensiva para el resto de la gente. En una persona con alergias, el cuerpo considera la sustancia, llamada un alérgeno, como un invasor. Algunos de los alérgenos más comunes son el polen, los ácaros del polvo (pequeños organismos que viven en las partículas de polvo de la casa), cucarachas, moho, caspa de animales y comidas tales como los maníes, clara de huevo, trigo, pescado (incluyendo mariscos), soja, cítricos y productos lácteos. Las picaduras y mordeduras de insectos también pueden ser causa de reacciones alérgicas. Los síntomas de la alergia pueden aparecer en una determinada estación y ocurrir solamente cuando el alérgeno (como el polen) está en el aire, o pueden ser crónicos, como en el caso de una alergia a los ácaros del polvo.

En el caso de las alergias más comunes, el sistema inmunológico de una persona produce anticuerpos contra el alérgeno involucrado. Cuando una persona está expuesta al alérgeno, el «ataque» preparado por el sistema inmunológico contra esta sustancia provoca la descarga de ciertos productos químicos que causan los síntomas asociados con las alergias.

Aproximadamente 50 millones de americanos, incluyendo 2 millones de niños, tienen algún tipo de alergia. La tendencia a desarrollar alergias es hereditaria. Si un padre tiene alergias, el niño tiene un 25 por ciento de posibilidades de desarrollarlas y el riesgo es aún mayor si ambos padres son alérgicos.

Síntomas y diagnóstico. El tipo y la severidad de los síntomas de la alergia varía de un alérgeno a otro y de un niño a otro. Pueden ser suaves o amenazar la vida de la persona alérgica.

Las alergias a las comidas pueden causar desde síntomas suaves a severos, que pueden incluir picazón en la boca y en la garganta, picazón general, urticaria (brote de ronchas) o erupciones, secreciones y picazón nasales y oculares, náuseas, vómitos o diarrea. Entre las reacciones más severas o peligrosas se incluyen inflamación de la boca, la garganta y las vías respiratorias, que pueden indicar el inicio de una anafilaxia.

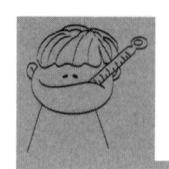

Los síntomas de alergias por inhalación, como las provocadas por el moho, el polen (la fiebre del heno provocada por la ambrosia), la caspa de animales (especialmente los gatos), productos químicos y perfumes, pueden incluir estornudos, secreciones o congestiones nasales, oculares y fatiga. También pueden manifestarse los síntomas relacionados con el asma (lee «Asma» en este capítulo), tales como tos, sibilancia o disminución de la capacidad respiratoria. Algunas personas pueden sufrir una reacción alérgica potencialmente fatal en el cuerpo entero llamada anafilaxia, en la cual hay un repentino inicio de síntomas que pueden incluir dificultades respiratorias, inflamación de los labios, la lengua, la garganta, vómitos, mareos y desmayos. Las alergias a las picaduras de insectos (como las abejas y avispas), al maní, nueces y mariscos son las causas más frecuentes de anafilaxia (para más información sobre anafilaxia, consulta el capítulo 28, *Urgencias y primeros auxilios*).

En muchos casos, la historia de síntomas que un niño manifiesta cuando está expuesto a un alérgeno en particular es suficiente para diagnosticar una alergia. Por ejemplo, los síntomas del resfriado que se prolongan durante más de dos semanas o un resfriado que suele aparecer siempre en la misma estación del año suelen indicar una alergia. Para señalar la causa de una alergia, un médico puede realizar tests de la piel. En estas pruebas, una gota de la forma líquida purificada de un alérgeno se coloca en la piel y el área se aprieta con un pequeño aparato de plástico o una pequeña cantidad de alérgeno se inyecta justo debajo de la piel. Después de 15 minutos, si el área se enrojece, la prueba es positiva. También se usan análisis especiales de sangre a veces para diagnosticar alergias específicas.

Tratamiento y perspectivas. El método elemental en el tratamiento de alergias es evitar cualquier sustancia que cause la alergia. Si no es posible o no es suficiente para controlar los síntomas, se pueden recetar antihistamínicos. Estos medicamentos bloquean los efectos de los síntomas de la alergia produciendo productos químicos que el cuerpo desprende en respuesta al alérgeno. Los nuevos tipos de antihistamínicos aprobados para los niños tienen menor cantidad de efectos secundarios (tales como somnolencia o cambios de comportamiento) que los que se recetaban previamente. Los esteroides en aerosoles nasales pueden ser recomendados a los niños con rinitis (estornudos y secreciones y picazón de nariz).

Si los síntomas de las alergias son más graves o severos y no pueden ser controlados adecuadamente evitando los alérgenos o con medicación, se suele recomendar la inmunoterapia (vacunas de alergia). Este tratamiento, usado para niños incluso de cuatro o cinco años de edad, consiste en suministrar al niño una serie de inyecciones con soluciones cada vez más fuertes de la forma purificada del alérgeno que causa los síntomas alérgicos. En efecto, este proceso causa la disminución de la sensibilidad del niño hacia el ataque del alérgeno. Las inyecciones provocan el desarrollo de anticuerpos que interrumpen el «ataque» del sistema inmunológico contra el alérgeno en particular. La inmunoterapia es muy efectiva para controlar los síntomas relacionados con los alérgenos inhalados (como el polen) y las alergias a los venenos de insectos. Las vacunas se suministran normalmente durante un período de varios años y deben ser administradas bajo la supervisión de un alergólogo u otro especialista preparado específicamente en esta forma de tratamiento. Con cambios ambientales que reducen la exposición a los alérgenos junto con un tratamiento apropiado, la mayoría de las alergias pueden ser controladas exitosamente a lo largo de la vida.

Anemia hereditaria

La anemia se refiere a un problema en el que los glóbulos rojos o cantidad de hemoglobina (la proteína que lleva oxígeno en los glóbulos) es menor de lo normal. Las anormalidades hereditarias de la

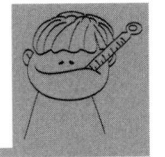

Capítulo 32. Problemas de salud en la primera infancia

hemoglobina pueden causar anemia; puede producirse asimismo por problemas en la nutrición (para más información, lee «Anemia, deficiencia de hierro», en este capítulo), pérdida de sangre y otros problemas médicos. Dos de las formas hereditarias más comunes de anemia son la anemia de células falciformes y la talasemia.

Anemia de células falciformes

También denominada enfermedad de células falciformes, la anemia del mismo nombre es una enfermedad por la que los glóbulos rojos tienen forma de hoz. Los glóbulos rojos normales son redondos y en forma de disco, y su flexibilidad les permite moverse fácilmente por los vasos sanguíneos y tubos capilares (los vasos sanguíneos más pequeños) para distribuir oxígeno. Pero la presencia de un gen defectuoso que produce una forma anormal de hemoglobina (llamada hemoglobina S o HbS) puede causar el cambio de la forma de los glóbulos rojos, que toman la forma de una hoz. Debido a que estas células en forma de hoz son rígidas y frágiles, su movimiento a través de los estrechos vasos obstaculiza el flujo normal de la sangre; se bloquean los vasos sanguíneos. Esto impide la oxigenación de los tejidos y puede causar dolor y dañar los tejidos.

La anemia de células falciformes es una enfermedad hereditaria. El niño recibe genes en pares: uno de la madre y otro del padre. Si un niño hereda un gen defectuoso tiene lo que se denomina un rasgo de célula falciforme. Salvo unas pocas excepciones, la gente con un rasgo de células falciformes es sana y nunca desarrollará la enfermedad. Pero si el niño hereda genes defectuosos de ambos padres, padecerá la enfermedad.

Este problema se presenta con mayor frecuencia en el continente africano, donde en algunas localidades hasta el 40 por ciento de la población tiene al menos un gen de célula falciforme. Entre la población de ascendencia africana en los Estados Unidos, alrededor de 8 de cada 100 lleva al menos un gen de este tipo; alrededor de 40.000 personas llevan dos copias y tienen la enfermedad. El gen también se encuentra en cierta población del Mediterráneo y zonas del Medio Oriente y entre grupos de la India, América Latina y el Caribe. Se cree que el rasgo de célula falciforme provee de cierta protección contra la malaria; de cualquier modo, dos copias del gen no lo hacen.

Síntomas y diagnóstico. Los síntomas de este tipo de anemia varían pero pueden incluir aquellos que son comunes a otros tipos de anemia: fatiga y sensación de debilidad, palidez y deficiencia respiratoria en casos suaves. Típicamente, los pacientes sufren episodios de esta enfermedad llamados crisis de células falciformes, en los cuales las células se agrupan y obstruyen el flujo de la sangre a los tejidos. Las crisis pueden ser provocadas por infecciones, práctica de ejercicio, altitud o anestesia general. Los síntomas incluyen dolores severos, inflamación alrededor de huesos y articulaciones, particularmente las manos y pies en niños pequeños, dolores estomacales, dolor de pecho y dificultades respiratorias. A todos los bebés, independientemente de su origen étnico, se les hace una prueba para determinar la presencia de hemoglobina S asociada con la enfermedad. Este test se lleva a cabo como parte de una serie de pruebas que se realizan en los Estados Unidos a los recién nacidos. Un diagnóstico precoz puede ayudar a los médicos a prevenir y tratar las serias complicaciones de esta enfermedad que pueden presentarse durante la infancia.

Tratamiento y perspectivas. Las crisis de células falciformes son potencialmente fatales y se debe obtener ayuda médica inmediatamente. A menudo se requieren tratamientos hospitalarios para tratar estos episodios. Si hay una infección subyacente, es posible que se requiera terapia intravenosa y oxígeno.

Debido a que la fiebre puede ser un síntoma de una infección peligrosa en niños con anemia de células falciformes, se debería consultar al médico en el caso de la presencia de un cuadro febril. Los bebés y niños pequeños deben recibir tratamiento permanente con penicilina para prevenir infecciones serias hasta que tengan aproximadamente cinco años de edad. Del mismo modo, es importante que los niños tengan la vacunación completa. Aquéllos con episodios frecuentes o complicaciones severas de la enfermedad pueden mejorar con transfusiones de sangre de donantes sanos. En algunos casos, los transplantes de médula de donantes adecuados han permitido a este tipo de pacientes empezar a producir hemoglobina y glóbulos rojos de forma normal. Se continúan realizando las investigaciones sobre la hidroxicabalamina y pruebas con otros medicamentos que pueden mejorar la producción de hemoglobina en los pacientes con anemia de células falciformes.

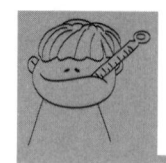

Prevención y pruebas prenatales. Existen pruebas genéticas y asesoramiento para la anemia de células falciformes.

Talasemia

La talasemia se refiere a un grupo de enfermedades hereditarias de la sangre caracterizadas por la ausencia o disminución en la producción de hemoglobina normal. En las talasemias, los genes defectuosos causan un desequilibrio en la producción de las cadenas proteínicas (llamadas «alfa» y «beta») que componen la hemoglobina. Las talasemias se clasifican según la cadena proteínica afectada. Los dos tipos principales son la talasemia «alfa» (están involucrados cuatro genes; una o más de las cuatro cadenas de genes no funciona apropiadamente) y la talasemia «beta» (dos genes involucrados; una o ambas cadenas de genes no funcionan como deberían).

Dependiendo del número de genes heredados que no funcionan apropiadamente, una persona con talasemia puede no presentar síntomas, tenerlos de manera leve o tener una anemia que puede ser fatal. Los fetos con cuatro cadenas de genes «alfa» morirán antes de nacer.

Las talasemias son frecuentes en zonas donde es común la malaria, como en Asia y África. En algunas regiones del sudeste de Asia, hasta un 40 por ciento de la población tiene uno o dos genes de talasemia. Desde un 3 a un 8 por ciento de los americanos de ascendencia italiana o griega y un 0,5 por ciento de ascendencia africana llevan un gen de talasemia «beta». Aproximadamente un 25 por ciento de afro-americanos tienen uno de los genes de talasemia «alfa».

Síntomas y diagnóstico. Generalmente los síntomas de la talasemia «alfa» no se detectan o son moderados; no obstante, la anemia moderadamente severa puede darse. Si un niño ha heredado genes defectuosos de talasemia «beta» de ambos padres, los síntomas de una anemia severa pueden aparecer entre los cuatro y seis meses de vida, incluyendo palidez, dificultades respiratorias e inflamación del abdomen causadas por el bazo y el hígado agrandados.

Se sospechará que puede padecer talasemia si un niño tiene síntomas del problema y un análisis rutinario de sangre muestra signos de anemia. Cuando es así, el médico del niño ordenará un análisis especial para la talasemia si otras causas comunes para una anemia, tales como la deficiencia de hierro, no están presentes.

Tratamiento y perspectivas. Si un niño tiene una talasemia suave, puede necesitar solamente beber suplementos de ácido fólico para mantener la producción de glóbulos rojos. Si tiene una talasemia severa, puede requerir transfusiones de sangre a lo largo de su vida. En algunos casos, la extracción del bazo puede ayudar. A pesar de presentar riesgos significativos, el transplante de médula ha permitido la cura de algunos pacientes con talasemia. Usualmente el crecimiento y el desarrollo sexual se atrasan en los casos de niños con el tipo «beta». Los huesos del cráneo y la cara se vuelven más gruesos, mientras que la médula se expande en un intento de formar glóbulos. Para prevenir la acumulación peligrosa de hierro en los órganos como resultado de las repetidas transfusiones, el niño puede necesitar tratamiento continuo con un medicamento que ayude a eliminar el hierro con la orina.

Prevención y pruebas prenatales. Existen análisis genéticos y asesoramiento para los casos de talasemia.

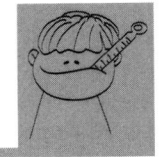

Capítulo 32. Problemas de salud en la primera infancia

Anemia por deficiencia de hierro

La anemia por deficiencia de hierro es un problema por el que el cuerpo produce poca hemoglobina (una proteína en los glóbulos rojos que contiene hierro que distribuye el oxígeno) debido a la escasez de hierro. A pesar de considerarse durante mucho tiempo que la falta de hierro era la mayor causa de anemia en la niñez, la enfermedad es menos frecuente en los Estados Unidos en los últimos 20 años, principalmente debido a las leches maternizadas y a los cereales enriquecidos con hierro. Los bebés que llegan a término nacen con suficiente hierro almacenado en sus cuerpos para abastecerse durante los primeros cuatro meses de vida. Culminado este período, los bebés dependen de un continuo suministro de hierro en sus dietas para alcanzar las necesidades del rápido crecimiento. Por lo tanto, los bebés que no reciben suficientes cantidades de hierro son propensos a desarrollar anemia entre los seis meses y los dos años de vida. Los bebés que nacen prematuramente o que son pequeños cuando nacen por otras razones y aquéllos que pierden cantidades considerables de sangre durante el nacimiento tienen almacenada menos cantidad de hierro y por esta razón pueden desarrollar anemia antes de los seis meses. Los bebés que toman leche de vaca antes de los doce meses tienden a perder sangre (y el hiero que contiene) en sus deposiciones, aumentando así el riesgo de padecer deficiencia de hierro y anemia. Igualmente, los niños que pierden sangre por hemorragias crónicas de cualquier tipo pueden también desarrollar el problema.

La mayoría de los niños que tienen deficiencias de hierro no consumen suficientes alimentos que contengan hierro como la carne, las verduras, frijoles y cereales y las leches maternizadas enriquecidas con hierro.

Síntomas y diagnóstico. Los niños con deficiencias de hierro leves puede que no presenten síntomas. Aquéllos con deficiencias moderadas o graves están pálidos, irritables y se fatigan fácilmente; pueden manifestar retrasos en su desarrollo. Algunas investigaciones recientes indican que aun en casos en los que no se desarrolla anemia, la falta de hierro puede tener efectos negativos en el comportamiento y la inteligencia del niño.

Si los médicos sospechan que existe deficiencia de hierro basándose en la historia de la dieta del niño, síntomas o descubrimientos físicos, normalmente realizarán análisis de sangre para confirmar el diagnóstico.

Tratamiento y perspectivas. En la mayoría de los casos de deficiencia de hierro en bebés y niños, el médico recetará suplementos de hierro para ser administrados en forma oral, generalmente en forma líquida. Dependiendo del grado de deficiencia, el problema se disipará con unas semanas de tratamiento. De cualquier manera, es importante continuar con el suplemento durante unos meses después de corregir la anemia para aumentar el almacenamiento de hierro. La dieta del niño también se deberá modificar para asegurar el consumo de alimentos que contienen hierro para que el problema no se presente de nuevo.

Prevención. En el caso de la mayoría de los bebés y niños, la deficiencia de hierro se puede evitar asegurándose de que su dieta incluya la cantidad adecuada de hierro. A los bebés criados con el pecho se les debe dar suplementos de hierro para prevenir la anemia. Los bebés no deberían ser alimentados con leche de vaca antes de los 12 meses para prevenir pérdidas de hierro en sus deposiciones.

Anomalías del crecimiento

Una anomalía en el crecimiento es cualquier problema en bebés, niños o adolescentes que les impide llegar al peso y/o la altura esperados de acuerdo a una expectativa realista. Estos desórdenes pueden desembocar en un «fracaso en el crecimiento» durante la infancia, imposibilidad de ganar peso y altura apropiadamente en la niñez y pueden implicar un retraso en el desarrollo sexual del adolescente. Hay muchas causas de anomalías en el crecimiento, incluyendo las genéticas, las hormonales y los problemas de nutrición. Asimismo, una serie de condiciones médicas crónicas pueden interferir en el crecimiento de los niños. Los desórdenes de crecimiento verdaderos deben distinguirse de los patrones variantes de crecimiento vistos con frecuencia en los niños, familiares o genéticos, estatura baja o retrasos en el crecimiento constitucional. Para obtener más información, consulta el capítulo 17, *Crecimiento y desarrollo*.

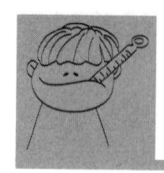

Las infecciones crónicas, los desórdenes metabólicos y ciertas enfermedades del sistema nervioso, riñones, corazón, pulmones, el tracto gastrointestinal y otros problemas pueden impedir el crecimiento. Aunque otros síntomas en estos niños indican usualmente el diagnóstico subyacente, un crecimiento pobre puede ser el primer signo de estas enfermedades.

Las enfermedades endocrinas, que implican la deficiencia o el exceso de hormonas, pueden causar trastornos en el crecimiento durante la niñez. La deficiencia de la hormona del crecimiento es un desorden que afecta a la glándula pituitaria (la pequeña glándula en la base del cerebro que segrega varias hormonas, incluyendo la del crecimiento). Una glándula pituitaria dañada o que funciona mal puede que no produzca suficientes hormonas para un crecimiento normal. El hipotiroidismo es una enfermedad por la que la glándula tiroides no produce suficientes hormonas tiroideas, que son esenciales para el crecimiento normal de los huesos. Las cantidades excesivas de glucocorticoides en el sistema del niño, ya se deba a la sobreproducción de las hormonas o como resultado de un tratamiento con medicaciones esteroides (como la prednisona), también puede causar trastornos.

Síntomas y diagnóstico. Se sospecha que existe un desorden del crecimiento cuando el niño deja de crecer a un ritmo normal o si es muy pequeño para su edad. Estas estimaciones se deben basar en mediciones exactas tomadas en la consulta del médico que están representadas en cuadros estándar (consulta el apéndice B). Se realizarán unas pruebas adicionales si se sospecha que existe un problema basándose en el patrón de crecimiento del niño. El médico de tu hijo o el pediatra endocrinólogo (al que tu hijo puede ser remitido para próximas evaluaciones) buscan signos de las muchas posibles causas de la baja estatura o del trastorno en el crecimiento. Se pueden hacer análisis de sangre para buscar anormalidades hormonales y cromosómicas y para excluir otras enfermedades asociadas con este trastorno. Se recurre a los rayos-X de los huesos para estimar cómo está madurando el esqueleto del niño y a resonancias magnéticas o tomografías computerizadas de la cabeza para chequear las posibles anormalidades asociadas con el crecimiento de la glándula pituitaria y el cerebro. Para medir la habilidad de la glándula pituitaria de un niño para producir hormonas del crecimiento, el médico puede hacer un test de estimulación de la glándula del crecimiento. Esto se hace dándole al niño ciertas medicaciones que hacen que la glándula pituitaria segregue hormonas del crecimiento y después se sacan muestras de sangre del niño para controlar los niveles de la hormona durante un período de tiempo después de tomar la medicación.

Tratamiento y perspectivas. Si bien el tratamiento no es urgente, el diagnóstico precoz y el tratamiento de algunas enfermedades pueden contribuir a que el niño alcance una altura adulta más normal.

Si se identifica un problema médico subyacente, un tratamiento específico del mismo puede provocar una mejoría en el crecimiento. El trastorno provocado por el hipotiroidismo, por ejemplo, se trata normalmente administrando al niño una terapia oral sustitutiva de hormonas tiroideas.

Las inyecciones de hormonas de crecimiento para niños con deficiencia hormonal y otras condiciones, como trastornos crónicos en los riñones y Síndrome de Turner, les puede ayudar a alcanzar una estatura más normal. La hormona humana del crecimiento es considerada segura y efectiva, aunque el tratamiento se aplica desde hace muchos años y algunos niños no responden tan bien como otros. Puede ser bastante caro (aproximadamente de 20.000 a 30.000 dólares por año), aunque la mayoría de los planes de seguro sanitario cubrirán los gastos.

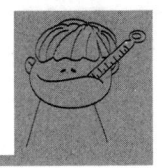

Capítulo 32. Problemas de salud en la primera infancia

A pesar de que sus patrones de crecimiento son considerados una variación de lo normal, los niños con patrones familiares de estatura baja y retrasos del crecimiento constitucional pueden tener problemas a nivel social porque son bajos o no entrar en la pubertad al mismo tiempo que sus compañeros de clase. A esos niños se les debe asegurar que no tienen una enfermedad que represente un riesgo para su salud o requiera tratamiento. Sin embargo, los niños que son pequeños o que crecen más despacio que otros por cualquier razón, pueden necesitar ayuda extra para afrontar las posibles burlas de sus compañeros y se deben afianzar sus habilidades y talentos para ayudarlos a mantener una autoestima positiva.

Artritis reumatoide juvenil

La artritis reumática juvenil (ARJ) es un problema que implica la inflamación y rigidez de una o más articulaciones durante más de seis semanas en un niño de hasta 16 años de edad cuando otras causas de artritis se han excluido. Hay tres tipos de ARJ: monoarticular, en la que cuatro o menos articulaciones se ven afectadas, poliarticular, en la que cinco o más articulaciones están afectadas, y sistémica, que afecta a órganos internos como el hígado, el bazo y los tejidos que recubren los pulmones y el corazón.

La ARJ es un desorden de la autoinmunidad, lo que significa que el cuerpo identifica erróneamente algunos de sus propios tejidos como ajenos. El sistema inmunológico comienza a atacar células y tejidos sanos, provocando enrojecimiento, dolor, calor e hinchazón. Los investigadores todavía no están seguros de por qué los niños desarrollan la ARJ. Los científicos creen que probablemente está relacionada con la configuración genética que los hace susceptibles a la ARJ. Algunos factores del medio ambiente del niño, como una infección viral, pueden causar el problema en un niño que es genéticamente susceptible.

Síntomas y diagnóstico. Los síntomas iniciales más comunes de ARJ son la hinchazón persistente, la rigidez, que es normalmente peor al levantarse por la mañana o después de una siesta, y el dolor, que es generalmente peor por la mañana. El niño puede mostrar movimientos limitados, aunque no se queje de dolor. La ARJ comúnmente afecta a las rodillas y las articulaciones de las manos y de los pies. Uno de los primeros signos puede ser la cojera por la mañana debido a una rodilla afectada. En la forma sistémica de ARJ, los niños pueden tener accesos de fiebre y una erupción rosada, que aparece y desaparece muy pronto. La enfermedad puede causar nódulos linfáticos en el cuello e hinchazón en otras zonas.

No hay un único test específico que pueda usarse para diagnosticar la ARJ. Una minuciosa historia familiar, exámenes físicos y pruebas de laboratorio pueden emplearse para encontrar otros problemas que causan dolor e inflamación en las articulaciones, como una lesión física, una infección bacteriana, Lupus, algunas formas de cáncer y otros desórdenes.

Tratamiento y perspectivas. Los objetivos del tratamiento para la ARJ son aliviar el dolor, aminorar o prevenir la destrucción de las articulaciones o restaurar el uso y la función de las áreas afectadas para promover un óptimo crecimiento y favorecer la actividad física y el desarrollo emocional y social del niño.

Una combinación de medicaciones, terapia física y ejercicio se aplica para tratar la ARJ. Los encargados de la salud del niño, incluyendo su médico de cabecera, reumatólogo y terapeuta físico, deben trabajar juntos para desarrollar el mejor plan de tratamiento.

Los medicamentos anti-inflamatorios sin esteroides, como el ibuprofeno y naproxeno, son con frecuencia las primeras medicaciones que se utilizan para tratar los síntomas de la ARJ. También se usan los antirreumáticos modificadores, como la hidroxicloroquina. El medicamento metotresate, utilizado para tratar el cáncer, también puede emplearse, aunque los niños que lo toman deben ser controlados ante posibles daños del hígado. Los corticosteroides como la prednisona pueden sumarse para controlar las inflamaciones graves; sin embargo, los tratamientos prolongados con estos medicamentos se asocian con la desaceleración del crecimiento y algunos otros efectos secundarios. Recientemente, se han desarrollado nuevas medicaciones que pueden reducir la inflamación de las articulaciones de estos pacientes con efectividad, sin causar los efectos secundarios asociados con muchos otros medicamentos utilizados para esta enfermedad. El crecimiento de los huesos en las articulaciones afectadas puede ser muy lento o muy rápido, dependiendo de la severidad de la enfermedad y de la articulación en particular, lo que puede provocar que una extremidad sea más larga que la otra. Las articulaciones también pueden crecer de forma desigual y se pueden deformar o distorsionar. El crecimiento general se desacelera también.

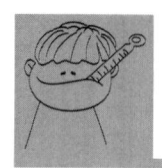

La inflamación del ojo (uveítis) es una complicación potencialmente severa que a veces ocurre en los niños con ARJ monoarticular. Estos niños deben ser examinados regularmente por un oftalmólogo (especialista de los ojos).

Actualmente, la mitad de los niños con ARJ continúan teniendo una enfermedad activa con limitaciones físicas. No obstante, con un diagnóstico temprano y tratamiento apropiado, la mayoría de los niños con ARJ pueden llevar una vida plena y productiva.

Asma

El asma es una enfermedad crónica que afecta al aparato respiratorio y es causada por un estrechamiento e inflamación de las vías respiratorias, provocando tos y dificultades respiratorias. Los conductos que llevan el aire se inflaman (se hinchan y se llenan de mucus). Los músculos de las paredes de las vías respiratorias se tensan y se estrechan, haciendo que los pasos de aire se obstruyan aún más, de modo que es difícil pasar el aire desde y hasta los pulmones. Los médicos y los científicos no conocen con certeza la causa exacta que provoca el asma, pero saben que la tendencia a desarrollar asma es hereditaria. Las alergias, una infección causada por un resfriado o una sinusitis, el humo, la polución o el ejercicio pueden provocar un ataque de asma. No todos los niños con asma tienen un problema provocado por alergias. A pesar de que las causas primarias que desencadenan el asma son los resfriados y otras infecciones respiratorias (las causas más comunes en los niños pequeños) o el ejercicio, las alergias pueden a veces agravar el problema (lee «Alergias» en este capítulo para obtener más información).

El asma es un problema común que afecta a un 10 por ciento de los niños en algún momento de su vida. Este número es más alto en determinados grupos de alto riesgo, como los niños que habitan en las ciudades y las de bajos recursos; la recurrencia del asma en esos casos puede ser mayor del 20 por ciento.

Síntomas y diagnóstico. En el caso del asma, el paso del aire se estrecha debido a una inflamación, exceso de mucus y tensión de las vías respiratorias. Esto dificulta el paso del aire a los pulmones y desde los pulmones. Durante un episodio de asma, los niños experimentan tos, respiración sibilante, una sensación de presión en el pecho, ritmo cardíaco creciente, sudor y sensación de ahogo. Los padres pueden apreciar que el niño respira más rápidamente que de costumbre, que el estómago se mueve hacia arriba y hacia abajo con la respiración y que la piel que cubre el pecho se contrae entre las costillas o debajo de la nuez con cada respiración. Un ataque de asma grave puede provocar la muerte. El asma no controlada puede causar tos, respiración pesada y sibilante con ejercicio o sin él, despertar nocturno o insomnio debido a la tos y las dificultades respiratorias, disminución del apetito y tos prolongada o grave o congestión por resfriados. Para muchos niños, la tos es el único síntoma o el predominante. Cuando se considera un diagnóstico de asma, el médico trata en primer lugar de excluir otras posibles causas de los síntomas del niño. Hace preguntas sobre los detalles de los síntomas, la historia familiar de asma y alergias y realiza un examen médico. Con esta información, los médicos pueden diagnosticar la mayor parte de los casos de asma. Para asegurarse del

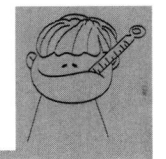

Capítulo 32. Problemas de salud en la primera infancia

diagnóstico el médico observa la reacción del niño a la medicación para el asma.

En niños mayores, si el diagnóstico no queda claro según la historia familiar y un examen físico, un especialista o un alergólogo pueden hacer pruebas con un espirómetro, un aparato que hace un análisis detallado del flujo respiratorio a lo largo de las vías respiratorias. Un espirómetro puede ser utilizado también para ver si el problema del niño puede solucionarse con medicamentos.

Tratamiento y perspectivas. Cada niño con asma necesita un plan preparado por el médico para tratar y prevenir los ataques. Este plan usualmente consiste en identificar y controlar los desencadenantes del asma (evitando, si es posible, alérgenos e irritantes como el cigarrillo), anticipando y previniendo los accesos de asma y tomando medicamentos para prevenir y tratar los síntomas. Hay dos clases de medicación para el asma: los medicamentos de alivio rápido y los de prevención a largo plazo (los que previenen la inflamación y los que la controlan). Los medicamentos inhalados como el cromoglicato sódico y los corticoesteroides (que no están relacionados con los esteroides de culturismo) se recetan para prevenir y controlar los síntomas. Para la mayoría de los niños con asma moderada o grave, el uso apropiado de medicamentos para prevenir y evitar los ataques puede reducir significativamente o incluso llegar a eliminar los síntomas. Si un niño tiene accesos más de dos veces por semana a pesar del control ambiental, entonces se recomienda incrementar el uso de medicamentos preventivos. Además de ayudar al niño con asma a que se sienta mejor, el uso adecuado de la medicación reduce significativamente la necesidad de una visita a urgencias o la hospitalización y disminuye el riesgo de muerte por un ataque severo. Los episodios agudos son tratados con broncodilatadores como el salbutamol, que abre las vías respiratorias y a veces corticoesteroides orales (como prednisona). La aparición de una crisis puede indicar la necesidad de incrementar la dosis de medicamentos. Los medicamentos de venta libre, los remedios caseros y las combinaciones de hierbas no sustituyen a los medicamentos de receta médica para el asma. Son menos efectivos y su uso puede provocar peligrosas tardanzas en la prescripción de un tratamiento apropiado.

Si se detecta alguna alergia en particular, el mejor tratamiento es evitar la exposición a los alérgenos siempre que sea posible. El control ambiental es un paso importante para lograrlo. Cuando no sea posible, se pueden recetar antihistamínicos. Los esteroides nasales se usan para bloquear las inflamaciones alérgicas nasales, que en algunos individuos estimulan los ataques. En algunos casos, el alergólogo preferirá la inmunoterapia, una serie de vacunas que bloquean gradualmente la reacción corporal a ciertos alérgenos. El asma que no se trata, o se trata pero no adecuadamente, puede conducir a lesiones pulmonares permanentes o ser fatal. La incidencia del asma ha aumentado en las últimas décadas, especialmente en los suburbios afroamericanos y latinos. La pobreza, viviendas en condiciones precarias, exposición a ciertos alérgenos externos como las cucarachas, falta de información sobre la enfermedad, falta de acceso a los medicamentos y a servicios de salud contribuyen al riesgo de padecer asma agudo o poco controlado y a sus complicaciones. Aunque la frecuencia de los accesos y la severidad del asma tienden a disminuir en la mayoría de los niños cuando crecen, los niños con asma que no se controla se ausentan de la escuela frecuentemente, hacen menos ejercicio y pueden sufrir problemas emocionales, de comportamiento y psicológicos durante períodos prolongados dada su condición.

Autismo

El autismo es un desorden cerebral que afecta a la habilidad del niño para comunicarse y relacionarse con otros. La causa de este problema no se ha determinado claramente, pero la investigación sugiere que el autismo es el resultado de anormalidades en los productos químicos cerebrales y quizás de la estructura misma del cerebro. Los estudios han mostrado que ciertas áreas del cerebro en gente con autismo pueden tener un tamaño distinto del de aquellas que no lo padecen. Otros estudios han mostrado un número anormal de neurotransmisores, los productos químicos que permiten que las células nerviosas se comuniquen entre ellas, en niños autistas. Además, si un gemelo tiene autismo, hay un 80 por ciento de probabilidades de que el otro lo tenga también, lo que sugiere que hay factores genéticos presentes en este problema. Ciertas anormalidades cromosómicas son más comunes en familias con autismo. El autismo no es provocado por el mal ejercicio de la paternidad.

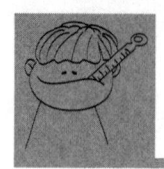

Entre 3 y 4 niños de cada 10.000 padecen autismo, y el desorden afecta al sexo masculino entre tres a cuatro veces más que a las mujeres. El autismo se desarrolla generalmente antes de que el niño tenga dos años y medio. Muchos niños con autismo tienen también un retraso mental y algunos sufren convulsiones. Alrededor del 10 por ciento tienen el Síndrome X asociado al retraso mental.

El término *desorden extendido del desarrollo* (del inglés *pervasive developmental disorder, PPD*) se aplica a los niños con autismo, pero incluye asimismo a niños con desórdenes similares pero más moderados, que no cuadran dentro de los criterios para el diagnóstico del autismo. Por ejemplo, los niños con el síndrome de Asperger tienen problemas para interrelacionarse socialmente y suelen mostrar ciertos tipos de conductas inusuales; sin embargo, tienen niveles de inteligencia normales o por encima de la media y no tienen los problemas de lenguaje que caracterizan a los niños con autismo.

Síntomas y diagnóstico. Algunos niños manifiestan signos de autismo desde el nacimiento, como arquear la espalda para evitar el contacto con la gente que trata de sostenerlos o golpearse la cabeza contra el borde de la cuna. Otros se desarrollan normalmente hasta aproximadamente los 12 a los 18 meses, cuando desarrollan una serie de síntomas.

Los síntomas del autismo pueden ser: desarrollo anormal del lenguaje, incluyendo la falta de habla, no ser capaces de establecer una conversación o repetir palabras o sonidos sin sentido; ausencia de expresión facial y corporal; falta de contacto visual, estar retraído y pasar largas horas jugando solo; falta de habilidad para hacer amigos; la necesidad de la repetición de ciertas rutinas en juegos; y una respuesta intensa a ciertos estímulos (tales como ruidos fuertes) y una apreciación aguda de la presencia de los otros.

No hay un test único para el autismo y, debido a que los síntomas varían tanto, suele ser difícil de diagnosticar. El médico descartará otros problemas que se asocian con síntomas similares como la pérdida auditiva, problemas del habla, retraso mental y otros desórdenes cerebrales.

Tratamiento y perspectivas. Actualmente no hay cura para el autismo. Los niños con autismo y sus familias necesitan con frecuencia una variedad de servicios de apoyo. La terapia para el niño pequeño está enfocada al habla y el lenguaje, especialmente la educación, y algunas veces los medicamentos para aliviar síntomas específicos. Las modificaciones de la conducta resultan a veces favorables para reemplazar las anormales. La terapia ocupacional suele ayudar a mejorar las habilidades físicas y sensoriales del niño.

Algunos niños con autismo moderado son capaces de vivir independientemente, pero la mayoría no pueden. A menudo necesitan un ambiente supervisado durante toda su vida.

Cardiopatías congénitas

La enfermedad de trastornos cardíacos congénitos incluye una serie de defectos de nacimiento del corazón, los vasos sanguíneos que se alimentan en él o los vasos sanguíneos que llevan sangre desde el corazón. Las causas de la mayoría de estos defectos se desconocen. Los factores genéticos tienen alguna relación y el riesgo de que un niño tenga defectos en el corazón aumenta si los padres o un hermano los tienen. En un estudio importante, el 12 por ciento de los casos de malformaciones congénitas del corazón estaban relacionados con un defecto en los cromosomas, como en el Síndrome de Down, y un 8 por ciento ocurrían

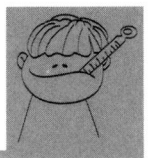

Capítulo 32. Problemas de salud en la primera infancia

en los niños con múltiples malformaciones congénitas (de nacimiento). Algunos niños con enfermedades congénitas del corazón tienen un defecto genético identificable, como el Síndrome Marfan, o desorden de los tejidos de conexión.

Cerca de un 3 por ciento de los casos están asociados con una enfermedad que la madre tuvo durante el embarazo, incluyendo diabetes, lupus, rubéola, fenilcetonuria, un desorden relacionado con la enzima que procesa el aminoácido fenilalanina. Algunos medicamentos tomados durante el embarazo, como litio, etanol (alcohol), warfarina (afinador de la sangre), talidomida, antimetabolíticos (como en algunos de quimioterapia) y medicaciones anticonvulsivas se asocian con una mayor incidencia de defectos congénitos del corazón.

Los defectos más comunes son los orificios en las paredes que separan la parte derecha e izquierda del corazón. Los defectos auriculares septales ocurren entre las cavidades superiores del corazón, que reciben la sangre que entra en el mismo. Éstos constituyen entre el 6 y el 8 por ciento de los defectos del corazón. Los defectos ventriculares ocurren en las cavidades inferiores del corazón, que bombean sangre a los pulmones y al resto del cuerpo. Constituyen entre un 25 y un 30 por ciento de todos los defectos del corazón. En ambas anormalidades, una parte de la sangre que vuelve al corazón desde los pulmones no se bombea al cuerpo normalmente, sino que es empujada a los pulmones. Como resultado de esto, la cantidad de sangre en los vasos sanguíneos de los pulmones aumenta, dando trabajo extra y a veces provocando problemas en los mismos.

Una tercera anomalía es la persistencia del ductus arterioso (PDA), que ocurre en un 7 por ciento de los recién nacidos con defectos en el corazón. El ductus arterioso es un vaso sanguíneo que conecta la aorta, la gran arteria que lleva sangre oxigenada al cuerpo, y la arteria pulmonar, la arteria que lleva sangre sin oxígeno a los pulmones. El ductus permite que la sangre se pueda desviar de los pulmones en el feto, porque el feto obtiene el oxígeno de la placenta y no respira aire. De cualquier modo, durante el nacimiento la sangre debe llegar a los pulmones para recibir el oxígeno. Normalmente, el ductus se cierra uno o dos días después del nacimiento. Pero si el ductus se queda abierto, la sangre para el resto del cuerpo puede retornar a los pulmones, a veces causando estrés al corazón y a los pulmones.

El estrechamiento de las válvulas (aperturas de una sola dirección que impiden que la sangre vuelva hacia atrás) es algo común. Este estrechamiento no permite fluir la sangre.

Síntomas y diagnóstico. Algunos niños muestran signos de defectos en el corazón a los pocos días de nacidos; otros pueden parecer completamente sanos hasta las primeras semanas de vida o hasta que llegan a la niñez. Generalmente los signos de enfermedades graves en los recién nacidos suelen incluir respiración acelerada, falta de aire, color azulado en labios, lengua y debajo de las uñas, cansancio durante el amamantamiento y ausencia de aumento de peso.

Los niños con grandes defectos ventriculares septales tienen riesgo de padecer infecciones respiratorias repetidas, otras complicaciones pulmonares y fallos del corazón.

Los niños con defectos septales auriculares tienen menos síntomas obvios.

Normalmente, no hay síntomas en el caso de un problema pequeño de ductus arterioso, pero un defecto más notorio provocará fallos del corazón y dificultades en el crecimiento.

El médico escuchará el corazón del niño con un estetoscopio para comprobar si hay un sonido anormal, llamado un murmullo del corazón, que puede indicar que la sangre no está fluyendo en el corazón y los vasos sanguíneos como debería. Es importante notar que algunos murmullos del corazón suelen estar presentes al nacer y luego desaparecen con el tiempo y otros pueden tardar semanas en aparecer. El mayor número de murmullos son benignos («inocentes») y no indican una enfermedad del corazón ni afectan a la salud del niño. El médico también controlará las pulsaciones para asegurarse de que la sangre fluye normalmente por el resto del cuerpo.

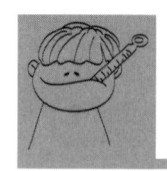

Si los síntomas del niño o el examen médico indican algo que provoca inquietud, se ordenarán más exámenes. Pueden ser análisis de sangre, rayos X del pecho, un electrocardiograma o un ecocardiograma.

Si se sospecha de un problema más significativo, particularmente del tipo que requiere cirugía, el especialista del corazón (normalmente un pediatra cardiólogo) puede realizar un estudio de caterización cardíaca. En este procedimiento, un tubo fino se inserta en un vaso sanguíneo en la pierna o el brazo del niño y luego se pasa al corazón. De esa manera, los médicos miden la presión y el oxígeno contenido en la sangre en las distintas cavidades del corazón y los vasos sanguíneos más importantes, además de inyectar una substancia que se ve en los rayos-X para lograr una vista detallada del patrón del flujo de sangre y de la estructura del corazón del niño.

Tratamiento y perspectivas. El tratamiento para los defectos del corazón depende de su tipo y su severidad. Algunos, como pequeños defectos septales ventriculares, se resuelven solos, requiriendo únicamente un seguimiento y espera atenta.

Algunas formas de defectos congénitos del corazón pueden ser tratadas colocando parches en los agujeros por medio de una caterización o ensanchando las válvulas tirando de un globo colocado en la punta del catéter hasta el área obstruida; estos procedimientos evitan la necesidad de practicar cirugía abierta del corazón.

Otros defectos suelen requerir corrección quirúrgica, dependiendo de las técnicas y el tiempo de la enfermedad y su gravedad.

Antes y después de la cirugía, pueden administrarse una variedad de medicamentos para ayudar al funcionamiento del corazón y controlar otros problemas asociados con la enfermedad del niño.

La mayoría de los niños con defectos congénitos en el corazón tienen un riesgo más alto de desarrollar una infección seria de las paredes del corazón o las válvulas. Esto está asociado a ciertos procedimientos, por ejemplo, algunos tipos de trabajos dentales, que causan la distribución de gérmenes en la corriente sanguínea y su transporte al corazón. Los padres deben hablar con el médico acerca de la necesidad de un tratamiento con antibióticos antes de realizar esos procedimientos para prevenir las infecciones.

La perspectiva a largo plazo para los niños con cardiopatías congénitas varía según la clase de defecto y su grado de severidad, los tratamientos posibles y otros problemas de salud que el niño pueda tener.

Prevención y pruebas prenatales. El corazón del feto es muy susceptible al daño durante las primeras 3 a 7 semanas de embarazo. Debido a que más de la mitad de los embarazos no son planeados y el corazón del feto puede dañarse antes de que la mujer sepa de su condición, una atención particular en la reducción de los riesgos es importante en todas las mujeres que están planeando quedarse embarazadas. Esto incluye evitar el alcohol y ciertas medicaciones. Antes de quedar embarazada, la mujer debe discutir con su médico acerca del tipo de medicamentos que son inofensivos. Si tiene una enfermedad crónica como la diabetes debe hablar sobre la mejor manera de tratar su problema antes y durante el embarazo. La rubéola implica el riesgo de tener un niño con anomalías cardíacas. Una mujer que planea un embarazo debe asegurarse de vacunarse contra la rubéola. Sin embargo, se recomienda esperar tres meses después de recibir la vacunación antes de quedarse embarazada y las mujeres embarazadas no deben recibir vacunas del virus vivo.

Ceguera/Deterioro visual

Muchos problemas pueden causar trastornos visuales. El más frecuente en los niños es la ambliopía. La ambliopía, también conocida como «ojo vago», es la pérdida de la visión en un ojo y se produce cuando un ojo se usa menos que el otro durante la infancia y los primeros años de la niñez. El desarrollo normal de la visión requiere que el cerebro

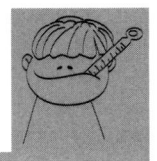

Capítulo 32. Problemas de salud en la primera infancia

reciba información de los dos ojos durante los primeros años de vida. Si un ojo se usa más que el otro por alguna razón, la parte del cerebro conectada con ese ojo recibe estimulación inadecuada y la visión permanente puede perderse si no se trata pronto. Esto se puede deber a problemas visuales serios, como las cataratas u otra anormalidad, que bloqueen el paso de la luz por el ojo, como el estrabismo («ojo despistado»), una condición en la cual los ojos no están bien alineados y no trabajan juntos apropiadamente (lee «Estrabismo» en este capítulo).

La pérdida de la visión puede ser el resultado de una enfermedad llamada glaucoma (rara en la niñez), un desorden por el que la presión de los fluidos del ojo se acumula dentro de éste y se daña el nervio óptico. Las heridas físicas, químicas o por calor en el ojo también suelen provocar trastornos visuales o ceguera.

Si un niño nace prematuramente, un oftalmólogo (especialista en ojos) lo examinará para detectar la retinopatía del prematuro, un desorden por el cual los vasos sanguíneos, en la retina, detrás del ojo, desarrollan anormalidades. En los casos más graves, la retina se desprende de la parte de atrás del ojo, provocando la pérdida de la visión.

Algunos defectos de nacimiento pueden provocar problemas visuales: defectos en la estructura del ojo, los nervios ópticos y las áreas del cerebro vinculadas con la visión. Los defectos de nacimiento y la hidrocefalia («líquido en el cerebro») pueden provocar ceguera.

Los desórdenes hereditarios poco frecuentes como la retinitis pigmentosa, por la que la retina se degenera lentamente, pueden causar la pérdida de la visión, como asimismo los tumores en el ojo, tales como el retinoblastoma o cáncer de la retina.

Síntomas y diagnóstico. Hay una cantidad de signos que indican que el niño tiene dificultades visuales o un problema que afecta a la visión. Éstos incluyen lágrimas excesivas; sensibilidad a la luz; «ojo despistado» u ojos que no se mueven juntos; sostener la cabeza de una forma anormal o inclinada; estrabismo; pupilas de tamaño diferente; frotarse los ojos con frecuencia; ojos que «bailan» o «saltan»; incapacidad para ver objetos si no se los sostiene muy cerca; córnea nublada (la parte externa del globo ocular); y, en recién nacidos, enrojecimiento, inflamación o secreción en los ojos.

El niño puede quejarse de visión doble, frecuentes dolores de cabeza, mareos, náuseas, después de hacer un trabajo de cerca, incapacidad para ver con claridad, picazón o quemazón del ojo.

Salvo que haya defectos de nacimiento conocidos u otros problemas que afecten a la visión, su médico examinará los ojos de tu hijo durante los chequeos médicos de rutina para asegurarse del desarrollo normal de su visión. Si sospechas que tiene un problema visual, tu hijo será atendido por un oftalmólogo.

Tratamiento y perspectivas. No hay tratamientos específicos para algunas causas de ceguera, tales como los defectos de nacimiento o la retinitis pigmentosa; de cualquier manera, otras pueden ser efectivamente tratadas. El estrabismo se corrige generalmente con gafas, gotas o cirugía. Si hace falta una operación, lo usual es que se lleve a cabo entre los 6 y los 18 meses de edad.

Los niños estrábicos pueden necesitar usar un parche en el ojo, normalmente de forma intermitente para forzar el uso del otro ojo (y la parte del cerebro conectada con él), para prevenir el desarrollo de la ambliopía. Si el problema no se trata en los primeros años de vida, se corre el riesgo de perder la visión del ojo más usado.

El glaucoma y las cataratas se pueden tratar quirúrgicamente.

Los niños con problemas visuales graves o ceguera deben recibir servicios que incluyan preparación especial, programas de estimulación, apoyo educativo, la tecnología necesaria para su desarrollo normal, adaptación emocional y social, logros educativos y el uso de todo su potencial en su crecimiento hacia la edad adulta. Los padres deben trabajar conjuntamente con los médicos del niño y otros profesionales sanitarios para asegurarse de que las necesidades del niño estén cubiertas.

Guía de la salud infantil para padres

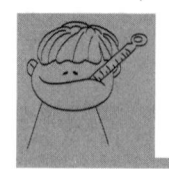

Prevención y pruebas prenatales. Para prevenir la pérdida de la visión, las mujeres embarazadas tienen que asegurarse de ser inmunizadas contra la rubéola antes de quedar embarazadas. Asimismo, deben evitar el contacto con los gatos y el consumo de carnes crudas.

Para evitar los accidentes en los ojos, mantén todos los productos químicos fuera del alcance del niño; ten cuidado con los objetos o juguetes cortantes o punzantes; mantén a los niños alejados de los dardos o rifles de aire; enseña a los niños cómo usar los lápices y las tijeras adecuadamente; evita que se acerquen a las máquinas de cortar el césped, que pueden arrojar piedras u otros objetos, y no dejes que los niños se aproximen cuando enciendes el fuego o usas herramientas. Los niños que están cerca de los adultos cuando usan martillos u otras herramientas deben usar gafas.

No dejes que los niños miren directamente al sol, aún con gafas. Nunca permitas que los niños estén cerca de los fuegos artificiales.

Para obtener más información sobre la visión, puedes consultar el capítulo 15, *El oído y la vista*.

Desorden deficitario de la atención/ Hiperactividad (DDA/DDAH)

El trastorno deficitario de la atención con o sin hiperactividad es diagnosticado en los niños cuando manifiestan ciertas características de comportamiento durante un tiempo determinado. Los aspectos más sobresalientes del trastorno incluyen la falta de atención, la impulsividad y la hiperactividad. Estos comportamientos deben exceder los límites usuales de distracción y comportamiento impulsivo de los niños. El desorden se manifiesta con más frecuencia en los varones que en las niñas, afectando a un 5 por ciento de la población de los Estados Unidos.

Las causas del DDA/DDAH no se comprenden completamente. Muchos científicos creen que el problema es producto de un desequilibrio de productos químicos llamados neurotransmisores que afectan a la forma de trabajar del cerebro. Hay evidencias que muestran la repetición del trastorno en las familias, lo que sugiere la presencia de factores genéticos que jueguen algún papel en el desorden.

La mayoría de los expertos en el tema no cree que el problema sea la habilidad de los padres, problemas familiares, malos maestros o escuelas o demasiada televisión. Ni tampoco las alergias, los aditivos alimenticios o el excesivo consumo de azúcar parecen jugar un rol importante en el desarrollo de este problema. Los resultados de un estudio indican que una dieta baja en azúcares refinados y aditivos parece ayudar solamente a un 5 por ciento de los niños con DDA/DDAH, sobre todo a los más pequeños o aquellos con alergias a comidas. No obstante, demasiada cafeína (en el café, té, algunas gaseosas) pueden exacerbar los comportamientos hiperactivos en los niños que tienen el trastorno (para obtener más información sobre la disciplina y la hiperactividad consulta el capítulo 19, *Carácter, comportamiento y disciplina*).

Síntomas y diagnóstico. Entre los síntomas más comunes del DDA/DDAH se encuentran la dificultad para prestar atención a los detalles, cometer errores por descuido, tener problemas para concentrarse en una actividad, no prestar atención cuando se le dirige la palabra o la dificultad para seguir instrucciones de forma completa o cuidadosamente. Otras características incluyen olvidarse de cosas importantes, mover constantemente las manos o los pies, o correr o trepar excesivamente. También las acciones impulsivas, por ejemplo, dar una respuesta de manera brusca antes de escuchar la pregunta completa y tener dificultades para esperar turnos. No todos los niños con DDA/DDAH manifiestan estos síntomas. Muchos niños afectados no son hiperactivos, por ejemplo, y parecen distraídos y soñadores.

Hay tres subtipos de DDA/DDAH:

1. Un subtipo poco atento con signos que incluyen estar distraído fácilmente, no poder prestar atención a los detalles, no seguir instrucciones y olvidar cosas como juguetes o tareas.

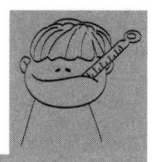

Capítulo 32. Problemas de salud en la primera infancia

2. Un subtipo hiperactivo con signos tales como estar inquieto, retorcerse, dar respuestas bruscas antes de la pregunta, dificultad para esperar o saltar de la silla o correr cuando se espera una conducta tranquila.
3. Un subtipo combinado con signos de los dos anteriores y puede presentarse sin hiperactividad.

Para diagnosticar a un niño con DDA/DDAH estos comportamientos deben aparecer antes de los siete años y continuar durante un mínimo de seis meses. Los signos deben causar dificultades en un mínimo de dos áreas de la vida del niño: la escuela, el hogar o en otros ambientes sociales.

Si el médico de cabecera sospecha que un niño padece del trastorno lo remitirá a un psicólogo, psiquiatra, neurólogo o pediatra para una evaluación posterior basada en la observación, pruebas de habilidad e inteligencia y profundas discusiones con los padres. Se deben excluir otros problemas que pueden estar complicando el problema o producir síntomas similares, por ejemplo, depresión, ansiedad, problemas auditivos, convulsiones, apnea o problemas de aprendizaje.

La coexistencia del desorden con otros problemas es un factor que dificulta el diagnóstico. Los desórdenes del estado de ánimo, como la depresión, están comúnmente presentes en niños con DDA/DDAH. Muchos niños con este problema suelen tener dificultades de aprendizaje específicas, lo que significa que pueden tener inconvenientes en el uso del lenguaje u otras habilidades cuando se hacen mayores, en matemáticas, lectura, escritura. Cerca de la mitad de los niños con DDA/DDAH (en su mayoría varones) sufren también un desorden de oposición desafiante, que se caracteriza por su terquedad, desafío y explosiones de temperamento.

Tratamiento y perspectivas. El tratamiento debe ser completo e individual. En muchos casos, la medicación ayuda a mejorar el problema, pero el tratamiento debe incluir asesoramiento o terapia para enseñar al niño a modificar ciertos comportamientos. Los padres, maestros y otros adultos involucrados en la vida del niño deben participar en el plan de tratamiento. Con frecuencia, el niño con DDA/DDAH tiene poca autoestima o confianza en sí mismo por las repeticiones constantes de sus frustraciones y fracasos; este tema puede ser expuesto en el plan del tratamiento. Las medicaciones usadas pueden ser estimulantes, que han tenido buenos resultados en un 90 a 95 por ciento de los casos. Se piensa que estos medicamentos actúan como porteros, ayudando al cerebro a regular, almacenar y fluir los neurotransmisores. Se pueden usar otros medicamentos. Entre los efectos secundarios de los estimulantes se encuentran la pérdida de apetito, insomnio, disminución temporal del crecimiento. Si estos efectos se manifiestan, la medicación puede cambiarse o ajustar la dosis.

Ha habido bastante debate acerca del abuso de la prescripción de los estimulantes. Se ha argumentado que niños que no tienen el desorden pueden recibir los estimulantes en un intento por controlar problemas que se deben a otras causas. De cualquier modo, un estudio realizado por la *American Medical Association,* publicado en el año 1998, no encontró que fuera un problema común.

El problema no desaparece con la edad, pero cerca de la mitad de los niños con este desorden se desenvuelven bien como adultos. Otros siguen teniendo el problema y requieren medicación y estrategias de comportamiento para manejarlo durante toda su vida. Es importante mantener un seguimiento médico a largo plazo.

Diabetes mellitus

La diabetes es una condición que afecta a cómo el cuerpo metaboliza la glucosa, un azúcar que proviene de los alimentos que consumimos. La glucosa es una importante fuente de energía para el cuerpo, especialmente para el cerebro. Los niveles de glucosa en la sangre son controlados por la hormona insulina, que es producida por células del páncreas. Normalmente, después de que una persona come, estas células, llamadas beta, segregan insulina en la corriente sanguínea para ayudar al cuerpo a metabolizar la glucosa absorbida de los alimentos. La insulina permite que la glucosa entre en las células del cuerpo para usarla como combustible y dirige el cambio y el almacenamiento de glucosa extra en las células de grasa (como grasa) y el hígado (como glucógeno).

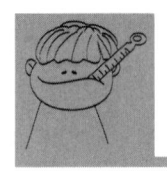

Cuando los niños desarrollan diabetes, generalmente es porque el páncreas deja de producir insulina en cantidad suficiente. Esto se denomina diabetes mellitus, tipo 1 o diabetes juvenil. El mismo sistema inmunológico del niño ataca y destruye las células beta en el páncreas. A pesar de que los niños con diabetes heredan la predisposición a desarrollar diabetes en sus genes, su sistema inmunológico parece necesitar una suerte de «disparador» para empezar la destrucción de las células beta en un momento concreto. No se conoce exactamente cuáles son esos «disparadores», pero algunos investigadores sugieren que ciertos virus están implicados.

Generalmente el tipo 1 se diagnostica antes de los 19 años de edad. Entre 500.000 y un millón de americanos tienen diabetes tipo 1. Sus cuerpos producen poca o no producen insulina por su cuenta y dependen de inyecciones de insulina para seguir vivos.

Más de 14 millones de americanos tienen el tipo 2 de diabetes. Esta forma es más común en personas de más de 40 años, particularmente en aquellas personas que son obesas. En el caso del tipo 2, el páncreas todavía produce insulina, pero las células del cuerpo no responden a la insulina de una forma normal. En algunos casos puede controlarse con la pérdida de peso, haciendo ejercicio y con una dieta sana; sin embargo, el tratamiento con medicamentos orales y a veces insulina es frecuentemente necesario. En años recientes, la incidencia del tipo 2 ha aumentado en los niños, lo que puede relacionarse con el aumento de los problemas de obesidad.

Síntomas y diagnóstico. Los síntomas clásicos de la diabetes son la sed anormal, la necesidad de orinar con frecuencia y la pérdida de peso aun con un apetito normal. La visión borrosa y la falta de energía son otros síntomas. Pueden manifestarse otros, como la falta de control de esfínteres durante la noche en niños que antes los controlaban. Las niñas pueden tener secreción y picazón vaginal por una vaginitis.

Una vez que las células beta que producen la insulina son destruidas, el páncreas del niño no las puede reemplazar. A medida que mueren las células beta, los niveles de insulina caen y la glucosa no puede entrar en las células del cuerpo para ser usada para producir energía. Sin insulina, las células del cuerpo están hambrientas del combustible de la glucosa, a pesar de que los niveles de glucosa suban y suban en la sangre. El cuerpo lee el mensaje de sus hambrientas células y baja los niveles de insulina como signo de que el niño está hambriento, el apetito aumenta y el niño come más. En un intento por aumentar la provisión de energía, el cuerpo también activa otros sistemas hormonales para comenzar a quemar la grasa acumulada y los músculos para producir aún más glucosa. Como el exceso de glucosa en la sangre se elimina del cuerpo a través de los riñones, se producen grandes cantidades de orina y por ello el niño necesita orinar con frecuencia. Al perder más agua, el niño se deshidrata y siente mucha sed.

Mientras el cuerpo del niño quema las grasas para obtener energía, se acumulan cetonas en la sangre. En casos severos, llamados cetoacidosis diabética, el aumento de cetonas puede provocar episodios de respiración rápida y profunda y darle al aliento del niño olor a fruta. Puede tener náuseas o dolores abdominales y puede vomitar. A medida que las células se llenan de niveles anormales de ácido, el cerebro no puede trabajar normalmente y el niño siente sueño e incluso puede entrar en coma si no es tratado apropiadamente.

Normalmente, un análisis de orina es el primer test que el médico ordena si hay síntomas de diabetes. Una tira especial de papel tratada con un producto químico se sumerge en una muestra de orina. Si la tira confirma la presencia de glucosa, el médico ordenará un análisis de sangre para ver si hay altos niveles de glucosa en la sangre.

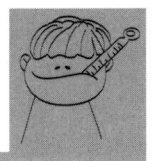

Capítulo 32. Problemas de salud en la primera infancia

Tratamiento y perspectivas. Los niños con diabetes deben abastecer su cuerpo con la cantidad correcta de insulina todos los días. La insulina se presenta como un líquido que debe inyectarse en el cuerpo. En la mayoría de los niños, la insulina se inyecta en la capa de grasa debajo de la piel. Usualmente se hace dos o tres veces al día en un horario coordinado con las comidas.

Algunas personas usan una bomba, un aparato del tamaño de un busca que contiene insulina. La insulina es automáticamente bombeada en el cuerpo a través de un pequeño tubo unido a una aguja insertada en la piel. La insulina se bombea lentamente durante el día y la noche y más rápidamente antes de las comidas para que el cuerpo pueda metabolizar la ingesta de azúcar.

Los investigadores están experimentando con otras formas de pasar insulina a la corriente sanguínea, con gotas, aerosoles nasales e inhaladores. Hay también mucha investigación relacionada con el transplante de células pancreáticas que producen insulina en el cuerpo de personas con diabetes para que puedan producir insulina otra vez.

Los niños con diabetes del tipo 2, que están obesos, pueden controlar el azúcar en la sangre sin inyecciones por medio de la pérdida de peso, ejercicio y el uso de medicaciones orales.

Los niños diabéticos deben controlar los niveles de glucosa en la sangre varias veces al día con una pequeña muestra de sangre, normalmente con las tiras de papel con químico y un medidor de glucosa. Los resultados de las pruebas sirven para hacer ajustes en el plan para controlar la diabetes. Los niños deben seguir una dieta equilibrada y ejercitarse diariamente para ayudar a controlar los niveles de glucosa en la sangre. Es necesario para evitar los síntomas causados por niveles anormales, para asegurar el crecimiento normal y el desarrollo en la pubertad y para reducir los riesgos a largo plazo (que ocurren después de 10 ó 15 años del diagnóstico) de complicaciones de la diabetes, como los problemas en los ojos y los riñones y enfermedades del corazón y los vasos sanguíneos. Los estudios han demostrado que un buen control de los niveles de azúcar en la sangre ayuda a prevenir o disminuir la severidad de las complicaciones en personas con diabetes.

Siguiendo un plan apropiado para la diabetes, con la guía de profesionales de la salud, doctores, enfermeros, especialistas en dietética, psicólogos, educadores y trabajadores sociales, los niños con diabetes pueden participar plenamente en deportes y otras actividades y pueden llegar a ser adultos exitosos y bien adaptados.

Prevención y pruebas prenatales. Algunos estudios sugieren que el amamantamiento puede proteger al niño de la diabetes de tipo 1. Evitar la obesidad puede ayudar a prevenir o a retrasar el desarrollo de la diabetes de tipo 2 en niños y adultos.

Displasia de cadera/Luxación congénita de cadera en la infancia

La peculiaridad de esta enfermedad es que la cadera no está encajada en su lugar; no es que esté dislocada, sino que la cabeza redondeada del fémur (hueso del muslo) salta fácilmente dentro o fuera de su lugar. Se da en los recién nacidos y las razones para esta anormalidad (displasia) de la cadera no se entienden completamente. Los factores genéticos pueden ser una causa, pero hay una historia familiar del desorden en un 20 por ciento de los casos. También puede estar relacionado con los efectos de las hormonas que relajan los ligamentos de la madre durante el parto.

Uno de cada 250 bebés sufre esta enfermedad. Las niñas la padecen nueve veces más que los varones. Alrededor de un 60 por ciento son primogénitos y un 40 por ciento se encontraban en una posición de presentación de nalgas (con las nalgas hacia abajo) en el vientre.

Síntomas y diagnóstico. Los signos y los síntomas de la displasia de cadera pueden incluir pliegues asimétricos de la piel en la parte posterior de los muslos del bebé, imposibilidad de mover el muslo afectado al nivel de la cadera, apariencia de pierna más corta y cojera cuando el niño es mayor.

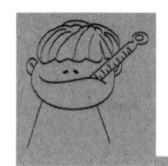

El médico examinará la cadera del bebé poco después del nacimiento y en los exámenes médicos de rutina hasta que comience a caminar normalmente. En casos leves, la articulación de la cadera se mueve excesivamente con la manipulación. En casos moderados, el fémur se sale de su sitio pero puede ser recolocado. En los casos graves, la cabeza del fémur permanece fuera de su lugar.

Si el médico sospecha que hay un problema, pedirá radiografías de las caderas o una ecografía para ayudar en el diagnóstico.

Tratamiento y perspectivas. El tratamiento depende de la edad del niño cuando se descubre el problema y de la gravedad del mismo. Las formas menos serias se pueden corregir solas durante las primeras semanas de vida. Si no es así, en los bebés menores se pueden usar arneses que sostienen la cabeza del fémur en su lugar entre 8 y 12 semanas para corregirla. En un bebé mayor, la cadera puede sostenerse en su lugar con un yeso durante períodos de hasta seis meses. Si no se logran resultados, se recurrirá a la cirugía.

Si el problema se detecta y se trata enseguida, la mayoría de los niños tendrán un desarrollo normal de la articulación de la cadera y no tendrán problemas posteriores. Sin embargo, si no se trata hasta que el niño es mayor, padecerá problemas de cadera permanentes o dificultades al caminar.

Prevención y pruebas prenatales. No se conoce una forma de prevenir este problema. Los padres deben considerar el riesgo (20 por ciento) si hay una historia familiar de dislocación congénita de la cadera.

Distrofia muscular

La distrofia muscular se refiere a un grupo de enfermedades degenerativas del músculo caracterizadas por un gradual debilitamiento y deterioro de los músculos esqueléticos y, algunas veces, del corazón y los músculos respiratorios. La mayoría de los niños con enfermedades musculares nacen con genes anormales que provocan que los músculos no funcionen apropiadamente. Los tipos más comunes de distrofia muscular (de Duchenne, de Becker, miotónica y miopática) producen una debilidad física dramática, por eso los niños pierden su habilidad para hacer cosas como caminar, sentarse derechos, respirar con facilidad o mover los brazos. La creciente debilidad desemboca en otras complicaciones y, para muchos, en una vida corta. Otras formas pueden terminar en discapacidades físicas relativamente menores o se desarrollan más tarde, permitiendo niveles de actividad bastante normales.

La distrofia muscular está causada por una anormalidad genética. Algunos tipos de distrofia, incluyendo la de Duchenne (la más severa y común, que afecta a 1 entre 3.600 niños), están vinculadas a X, que significa que la anormalidad está en el cromosoma X. Una niña recibe dos cromosomas X, uno de cada padre, mientras que el varón recibe un Y del padre y un X de la madre. Como resultado, son generalmente los varones los que desarrollan los síntomas. Aun cuando una niña hereda un cromosoma X con un gen anormal de la madre, también recibe un X del padre que no tiene el gen de la distrofia muscular. La presencia de un gen normal en ese cromosoma previene que la niña desarrolle la enfermedad, sin embargo, ella es transmisora de la misma. Los hijos de mujeres que llevan el gen anormal tienen un 50 por ciento de posibilidades de recibir el gen anormal y desarrollar la enfermedad.

Síntomas y diagnóstico. Muchos padres reciben la primera noticia de un problema en potencia cuando un maestro nota que su hijo no es tan activo como lo son los niños normalmente. Los síntomas típicos de la distrofia muscular de Duchenne son caminar con la punta del pie, marcha de pato y dificultad al subir las escaleras. Estos síntomas aparecen entre los dos y los cinco años de edad.

Los niños de dos años desarrollan una forma de caminar bamboleante para compensar la debilitación de los músculos de la cadera. Y algunos niños luchan para levantarse cuando están sentados. Muchos desarrollan los músculos de las pantorrillas, una condición llamada seudohipertrofia, a medida

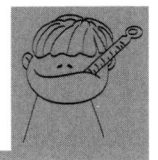

Capítulo 32. Problemas de salud en la primera infancia

que el tejido muscular se destruye y es reemplazado por tejido no-muscular.

Los síntomas pueden aparecer por primera vez durante la niñez o en edad adulta, dependiendo del tipo. Por ejemplo, los síntomas de la distrofia de Becker son similares a los de la de Duchenne, pero pueden comenzar en la edad escolar y son menos graves. En contraste, la distrofia de Duchenne comienza alrededor de los cuatro años y causa una debilidad que avanza relativamente rápido.

La enfermedad afecta asimismo al cerebro y al sistema nervioso y esto puede desembocar en una inteligencia más baja. Aunque solamente entre un 20 a un 30 por ciento de los niños son retrasados mentales, la mayoría tiene dificultades de aprendizaje.

Aparte de una historia clínica y un examen físico, si el médico sospecha que puede haber distrofia muscular hará pruebas para medir el nivel en suero de la creatinoquinasa, una enzima muscular que se libera en la corriente sanguínea cuando las fibras musculares se están deteriorando. Si un niño tiene niveles altos de la enzima, el test siguiente será un DNA o una biopsia muscular. El test de DNA se usa para detectar los genes anormales, mientras que la biopsia se utiliza para examinar los patrones de deterioro muscular y los niveles anormales de distrofina, un bloque de proteína constructora que es deficiente en la enfermedad. Estos exámenes pueden revelar el tipo de distrofia del niño.

Tratamiento y perspectivas. La distrofia muscular se trata pero no es curable; los niños con la enfermedad ahora viven más tiempo y con una mayor calidad de vida porque hay nuevos tratamientos que pueden mejorar los músculos y las articulaciones, desacelerar el deterioro muscular y mantener a los niños cómodos, activos e independientes durante un largo tiempo.

Un equipo de profesionales médicos participa en el tratamiento del niño con esta enfermedad; entre ellos se incluyen un neurólogo, un ortopedista, especialista en pulmón, terapeutas físicos y ocupacionales, psicólogos y un trabajador social. Dependiendo de la clase y del grado de la enfermedad, el tratamiento puede incluir terapia física, aparatos de sujeción de las articulaciones y prednisona, un medicamento esteroide que desacelera el deterioro del músculo.

La terapia física mantiene la tonicidad muscular y reduce la gravedad de las contracturas, que pueden ocurrir cuando los músculos adheridos a la articulación tienen diferente fortaleza (el más fuerte tira y dobla la articulación en una posición incómoda). Los terapeutas físicos usan arneses para prevenir las contracturas y permitir usar los músculos debilitados y las articulaciones con mayor eficacia. Debido a que su capacidad para ejercitarse es limitada, los niños con distrofia muscular pueden necesitar una guía de nutrición para prevenir la obesidad, ya que el peso excesivo puede forzar los músculos ya debilitados.

Los niños con distrofia de Duchenne o de Becker pueden desarrollar escoliosis, una curvatura anormal de la columna que aparece cuando los músculos están muy débiles para sostener la espalda erecta. La fusión espinal, una intervención quirúrgica que consiste en la colocación de unas varillas a lo largo de la columna que fusionan las vértebras juntas, puede ayudar a los niños a sentarse derechos, respirar mejor y estar más cómodos.

Muchos niños con distrofia muscular desarrollan poco los músculos respiratorios y el corazón. Debido a que los niños no pueden expulsar las mucosidades al toser porque los músculos respiratorios están debilitados, a veces desarrollan infecciones que pueden agravarse. Una buena atención médica y vacunaciones contra los gérmenes que pueden causar una neumonía son muy importantes para los niños con distrofia muscular.

Los aparatos para asistir a estos niños, como las sillas de ruedas, rampas y equipo computarizado, pueden ayudarlos a mantener su independencia y movilidad mientras sus músculos se debilitan.

Prevención y pruebas prenatales. La gente con una historia familiar de distrofia muscular puede hacerse un test de DNA para determinar si son portadores del gen anormal. Las pruebas prenatales también pueden detectar la presencia de un gen anormal en el feto.

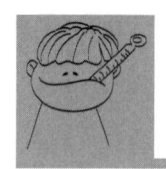

Eczema/Dermatitis atópica

El eczema se refiere a un número de diferentes problemas de la piel caracterizados por el enrojecimiento, comezón, descamación e irritación de la piel, que suele exudar y humedecerse, y a veces se escama y se hace más gruesa. Al eczema se le define a veces como «la picazón que erupciona» porque la dermatitis se produce por rascarse. Las dos formas principales son la dermatitis y la dermatitis por contacto. La dermatitis atópica, a veces llamada eczema infantil, afecta de un 10 a un 12 por ciento de los niños. Típicamente, los síntomas aparecen en los primeros meses de vida y casi siempre aparecen antes de los 5 años de edad. La palabra *atópica* describe problemas que se presentan cuando alguien es extremadamente sensible a las substancias y otros factores del medio ambiente. A pesar de que la dermatitis atópica no es necesariamente causada por las alergias, aparece frecuentemente en niños que tienen alergias, fiebre del heno, asma o una historia familiar de esos problemas. Los alérgenos del medio ambiente tales como el polen, moho, polvo, caspa de animales, algunas comidas y otros factores (como la exposición al frío, calor, jabones, estrés emocional y telas rígidas) pueden estimular o agravar la dermatitis atópica. Las comidas que frecuentemente provocan eczema son las claras de huevo, los productos lácteos (leche y sus derivados), trigo, nueces, mariscos y soja.

La dermatitis por contacto es una reacción alérgica por contacto directo con una sustancia, como una planta (hiedra venenosa), metal, medicamentos o jabón.

Síntomas y diagnóstico. Entre los dos y seis meses de edad, los bebés con dermatitis atópica pueden desarrollar enrojecimiento, comezón y exudar detrás de las orejas y en las mejillas, la frente y el cuero cabelludo. Los niños tratan frecuentemente de calmar la comezón frotando el área afectada con la mano, una almohada o lo que encuentren a mano. La erupción se expande a los brazos y el tronco; lesiones rojas y encostradas suelen salir en la cara, los brazos o las piernas. En los niños de dos años o mayores la erupción se pone más seca y se extiende a codos, rodillas, muñecas y tobillos. Con la persistencia en frotarse, la piel se pone más gruesa y oscurece. La comezón viene y se va con el tiempo, reapareciendo un brote periódicamente. En algunos niños, el problema puede mejorar a los cinco o seis años y luego reaparecer en la pubertad, cuando las hormonas, el estrés y los cosméticos y productos de la piel son introducidos. Algunos experimentarán algún grado de dermatitis en la edad adulta.

El diagnóstico del eczema está basado principalmente en la descamación de la piel, el patrón de la distribución y el tiempo que dura el problema. La historia familiar de las enfermedades alérgicas puede ser una pista importante. No hay ningún test para determinar definitivamente la condición.

El médico querrá excluir otras enfermedades y problemas que pueden causar irritación de la piel. Puede ordenar alguna prueba para saber si la erupción se debe a una reacción alérgica a alguna sustancia. El médico de tu hijo puede pedirte que elimines ciertas comidas de la dieta de tu hijo, que cambies de jabón o detergente o que hagas otro cambio durante un período determinado para descubrir si una sustancia o comida concreta es la causa del problema. Si tu médico no está seguro del diagnóstico o si los síntomas son serios te remitirá a un pediatra dermatólogo.

Tratamiento y perspectivas. Debido a que se considera que la dermatitis atópica es hereditaria, no hay forma de evitar que una persona tenga la tendencia a desarrollar la enfermedad. Sin embargo, como algunos estímulos tienden a empeorarla, las recurrencias se pueden controlar o precaver si se evita la exposición al estrés emocional, el calor y el frío excesivo, el contacto con detergentes y jabones muy fuertes y con las lanas y telas ásperas. Procurar que la piel no se seque también ayuda. Hay otras

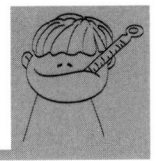

Capítulo 32. Problemas de salud en la primera infancia

substancias que no tienen que usarse si agravan el problema, tales como los productos para la piel, cosméticos, el humo del cigarro, comidas, productos químicos y otros irritantes conocidos. También contener la tendencia a rascarse la erupción evita que empeore y progrese causando un daño mayor.

Los humectantes, cremas a base de corticosteroides y antihistamínicos alivian la comezón y otros síntomas. Usar jabones suaves y cremas humectantes y evitar los baños prolongados también beneficia la situación, previniendo brotes y controlando la condición. Algunas veces, las partes húmedas y en carne viva de la piel se infectan por bacterias. En esta situación, el médico recetará antibióticos orales. Las uñas de los niños deben mantenerse cortas para evitar los arañazos y la infección. Si rascarse por la noche es un problema, se puede hacer que el niño use guantes por la noche.

En casi todos los casos, el eczema es controlable con el cuidado adecuado. La mayoría de los niños se curan en algún momento, pero algunos tendrán eczema durante el resto de sus vidas.

Enfermedad celíaca

La enfermedad celíaca es un desorden digestivo por el que hay un daño del intestino delgado que interfiere con la absorción de los nutrientes de las comidas. Es una enfermedad de la autoinmunidad, que significa que el sistema inmunológico del cuerpo ataca algo del tejido normal del mismo. La gente con esta enfermedad, también denominada «Esprue», «Esprue no tropical» o «Esprue celíaco», no pueden tolerar una proteína llamada gluten, que se encuentra en el trigo, la cebada y el centeno. Cuando la gente que tiene esta enfermedad consume alimentos con gluten, su sistema inmunológico responde atacando y dañando el intestino delgado. Las vellosidades, pequeñas protuberancias en la pared del intestino delgado, por donde los nutrientes de los alimentos son absorbidos a la corriente sanguínea, se pierden. Sin suficientes vellosidades, una persona puede desnutrirse, independientemente de la cantidad de alimentos que consuma.

La enfermedad celíaca es hereditaria y es la más común de las enfermedades genéticas en Europa. Los estudios recientes en los Estados Unidos muestran que es una enfermedad poco diagnosticada. A veces, la enfermedad se activa por primera vez después de una operación, estrés emocional, nacimiento o embarazo.

Síntomas y diagnóstico. Los síntomas relacionados con la enfermedad pueden aparecer o no. La irritabilidad es uno de los síntomas más comunes en los niños. Otros síntomas son los dolores abdominales frecuentes, hinchazón del vientre, diarrea crónica, pérdida de peso, palidez, anemia inexplicable, poco aumento de peso, gases, cambios del comportamiento, disminución de la masa muscular, fatiga y retraso en el crecimiento/estatura baja.

Algunas personas muestran síntomas en la niñez, otras cuando llegan a adultos. Un factor que se considera que juega un rol importante en la determinación de cuándo y cómo aparece el problema es la cantidad de tiempo que se amamantó a la persona. En general, cuanto más tiempo haya sido amamantada una persona, más tarde se presentará la enfermedad. Otro factor es el momento en el que una persona comienza a consumir gluten y la cantidad que consume.

La enfermedad celíaca puede ser difícil de diagnosticar porque algunos de los síntomas se asemejan a los de otras enfermedades, como el síndrome del intestino irritable, enfermedad inflamatoria del intestino (enfermedad de Crohn) e infecciones intestinales. Para diagnosticar la enfermedad, los médicos toman muestras de sangre para medir el nivel de anticuerpos de la gliadina (una parte del gluten) y los tejidos intestinales. El médico podrá hacer una biopsia (extracción de una porción) de las paredes del intestino para comprobar el daño en las vellosidades. La repetición de la biopsia que muestre una mejoría después de un período de 6 a 12 meses de una dieta sin gluten puede confirmar el diagnóstico.

En Italia, donde la enfermedad es muy común, todos los niños son controlados a la edad de seis

669

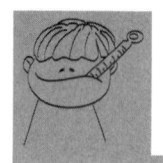

años cuando tienen síntomas. Como resultado, el tiempo entre que los síntomas aparecen y el diagnóstico es de dos o tres semanas. En los Estados Unidos, donde muchos médicos no están familiarizados con la enfermedad, el tiempo entre los primeros síntomas y el diagnóstico es de alrededor de 10 años.

Tratamiento y perspectivas. El tratamiento para la enfermedad celíaca es una dieta libre de gluten. Usualmente, los niños presentan una mejoría drástica en los síntomas dos o tres semanas después de comenzar la dieta. La recuperación en niños mayores que estaban desnutridos o más enfermos será más lenta. Es una condición de por vida, por eso los niños deben seguir con su dieta cuando son adultos.

La malnutrición puede ser una complicación seria de la enfermedad celíaca. Particularmente si no se trató durante un largo período, la enfermedad pone a la persona bajo riesgo de padecer un linfoma y adenocarcinoma (dos formas de cáncer que se desarrollan en el intestino), osteoporosis (con la cual los huesos se vuelven débiles y quebradizos) y problemas en el crecimiento.

Debido a que los factores genéticos parecen jugar un papel importante en el desarrollo de la enfermedad celíaca, los parientes cercanos de las personas que tienen la enfermedad deben ser examinados.

Enfermedad por reflujo gastroesofágico (ERGE)

La enfermedad por reflujo gastroesofágico (ERGE) ocurre cuando los alimentos pasan del estómago al esófago. Esto puede ocurrir si el esfínter esofágico inferior (el músculo que conecta el esófago con el estómago) se relaja o está débil.

Es normal que los bebés vomiten ocasionalmente una pequeña cantidad de leche maternizada o leche materna después de alimentarse, particularmente después de períodos de movimiento o después del eructo. Para los bebés con ERGE, sin embargo, la leche materna o la leche maternizada refluyen regularmente al esófago y a veces fuera de la boca. Algunas veces los bebés regurgitan con fuerza; otras veces experimentan algo parecido a un «eructo húmedo». La mayoría de los bebés superan el problema al llegar al año; es poco común que un bebé llegue a los dos años con ERGE.

La ERGE puede causar un número de complicaciones. Debido a que los ácidos del estómago acompañan a los alimentos cuando suben al esófago, éste se puede irritar y terminar con esofagitis. Los bebés con ERGE pueden desarrollar una pulmonía si los contenidos del estómago son aspirados a través de la tráquea y después a los pulmones. Los bebés con ERGE se pueden ahogar o pausar la respiración por un tiempo prolongado (apnea), lo que puede ser peligroso en unos pocos casos. Algunos bebés con ERGE pueden tener dificultades para aumentar de peso o crecer debido a la persistencia de los vómitos y las dificultades de la alimentación.

Síntomas y diagnóstico. Entre los signos y síntomas de ERGE en bebés se incluyen los siguientes:

- Dolor, irritabilidad o llanto constante o repentino (signos que se pueden confundir con cólicos) después de las comidas, que pueden empeorar si el bebé está en una posición horizontal después de una comida.
- Regurgitaciones o vómitos frecuentes después de las comidas o que siguen después del primer año.
- Incapacidad para dormir profundamente.
- Sonidos de «eructo húmedo» o «hipo húmedo».
- Pérdida de peso o poco aumento de peso.

Otros signos menos comunes incluyen la constante ingestión de alimentos y bebidas, la imposibilidad de comer ciertos alimentos, rechazar comidas o ingerir solamente algunos bocados a pesar de tener hambre, tragar con dificultad (arcadas o ahogos), voz ronca, frecuentes dolores de garganta, frecuentes problemas respiratorios (neumonía, bronquitis, jadeo o tos), mal aliento y excesivo babeo.

La prueba más comúnmente usada para diagnosticar la ERGE es un estudio radiológico con bario.

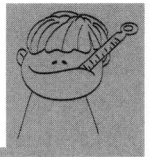

Capítulo 32. Problemas de salud en la primera infancia

Si el médico pide este test, al niño se le administra una pequeña cantidad de papilla de bario. Si tiene ERGE, el estudio radiológico demostrará que este líquido pasa al esófago desde el estómago. Puede mostrar también si el esófago está irritado o si hay anormalidades en la parte superior del aparato digestivo.

Un test más sensible, PH-Metría Esofágica de 24 horas, es considerado el mejor método para diagnosticar la ERGE. Se introduce un tubo fino y flexible en el esófago con la punta apoyada justo sobre el esfínter esofágico. El tubo es conectado a un aparato que controla los niveles de ácido en el esófago. Altos niveles de ácido en el esófago indican el reflujo de ácido estomacal, como ocurre en la ERGE.

Una endoscopia de la región gastrointestinal superior puede usarse también para diagnosticar esofagitis y ERGE. Este procedimiento usa una fibra óptica angosta y tubular para ver el esófago y el estómago del niño.

Tratamiento y perspectivas. Los bebés con ERGE deben ser alimentados en posición vertical y tienen que eructar frecuentemente. Después de las comidas, el niño debe ser mantenido en la misma posición, sentado y derecho. Es posible que la porción de las comidas tenga que ser reducida y las comidas picantes, con grasa y ácidas (como los cítricos) tengan que ser eliminadas.

Los médicos recomiendan con frecuencia que los padres espesen la leche maternizada del bebé o la leche materna con cereal de arroz para que haya menos reflujo después de las comidas. Algunos bebés pueden sentirse mejor con leches maternizadas especiales.

Los médicos pueden recetar medicinas que reducen la cantidad de reflujo para disminuir los niveles de ácido en el estómago. Si los medicamentos y otros tratamientos no tienen éxito, una intervención quirúrgica llamada fundo-aplicación puede ser recomendada. Este procedimiento crea una válvula en la parte superior del estómago envolviendo una porción del mismo alrededor del esófago. Es muy eficaz para eliminar el reflujo en más de un 90 por ciento de los casos. Sin embargo, puede haber complicaciones y efectos secundarios, incluyendo una sensación de náuseas durante las comidas, de sentirse satisfecho más rápido y de no poder dejar de eructar o vomitar.

Debido a que el niño con ERGE pierde nutrientes al vomitar y puede tener menos apetito, una nutrición apropiada es muy importante. Si el niño no gana peso como se espera, debe consultarse al médico.

Enfermedades metabólicas (galactosemia)

Hay un cierto número de enfermedades poco comunes que afectan a los niños como resultado de un gen anormal que causa un desorden en los procesos químicos del cuerpo. Estos desórdenes hereditarios se denominan errores metabólicos innatos. Hasta ahora se han identificado más de 200 errores metabólicos innatos del metabolismo, pero la mayoría son poco comunes. Son casi siempre hereditarios, se desarrollan cuando un niño recibe dos copias de un gen deficiente, uno de cada padre.

Dos de estos problemas, fenilcetonuria y galactosemia, son de particular importancia ya que si no son diagnosticados y tratados a tiempo, pueden causar daño en el cerebro del bebé y provocar retraso mental.

La fenilcetonuria, que afecta alrededor de 1 de cada 16.000 bebés, es una enfermedad genética hereditaria por la cual la enzima necesaria para metabolizar la fenilalanina, un aminoácido, falta o es deficiente. La galactosemia, que afecta alrededor de 1 de cada 60.000 bebés, está causada por la falta de una enzima que se necesita para metabolizar o extraer la galactosa de la leche y otras comidas.

Síntomas y diagnóstico. Los errores innatos del metabolismo producen enfermedades que van de leves a letales. Muchos casos pueden detectarse en los recién nacidos o poco tiempo después. Los bebés con desórdenes metabólicos son normales cuando nacen, pero los síntomas se presentan a las pocas horas de nacer. Pueden vomitar, empezar a perder peso o no aumentarlo, mostrar retrasos en el desarrollo o tener números elevados de alguna sustancia en particular en la sangre o la orina, un olor peculiar en la orina y otros signos y síntomas.

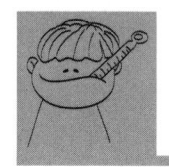

Generalmente no hay síntomas de galactosemia en los recién nacidos. Los bebés afectados suelen tener el cabello, piel y ojos más claros que los miembros de la familia sin la enfermedad. Algunos desarrollan una erupción y su orina puede oler rancia. Los vómitos pueden ser uno de los primeros signos. Los retrasos del desarrollo suelen evolucionar gradualmente y pueden no ser evidentes en los primeros meses. Si se deja sin tratar, la enfermedad puede provocar retrasos mentales graves. Otros síntomas en los niños sin diagnosticar son las convulsiones y la hiperactividad con movimientos sin propósito. También pueden aparecer anormalidades en el crecimiento o una cabeza pequeña (microcefalia).

Como los otros enfermos con el problema, los bebés parecen normales en un principio, pero en unos pocos días o semanas pierden el apetito, vomitan, tienen un color amarillento en los ojos y en la piel, pueden desarrollar hipoglucemia (poca azúcar en la sangre) y dejan de crecer normalmente. También tienen riesgo de desarrollar infecciones bacterianas en el período de recién nacidos. El hígado se dilata y con el tiempo, si no son tratados, los niños con galactosemia crecen poco o desarrollan retrasos mentales. Las cataratas y los trastornos del hígado son otras posibilidades. Las niñas suelen tener ovarios no funcionales, lo que provoca infertilidad.

Los estudios de laboratorio se hacen para determinar qué enzima falta o no funciona bien debido a un defecto genético. Saber si otro miembro de la familia tiene la enfermedad puede facilitar el diagnóstico.

Los análisis de sangre para las enfermedades metabólicas y la galactosemia forman parte de la serie de tests que rutinariamente se realizan a los bebés en los hospitales de Estados Unidos en la mayoría de los estados (para obtener más información consulta el capítulo 14, *Pruebas médicas*).

Tratamiento y perspectivas. Para las enfermedades metabólicas, los niños siguen dietas especiales que incluyen leche maternizada de baja fenilalanina, comidas de bajas proteínas y frutas y verduras. Las comidas ricas en proteínas (que contienen fenilalanina) tales como la carne, el pescado, los productos lácteos y los huevos se deben evitar. Los estudios recientes muestran que cuando los niños son tratados pronto y permanecen a dieta a lo largo de su vida, la mayoría tienen una inteligencia normal cuando son adultos.

Los niños con galactosemia tienen que eliminar el consumo de leche y productos lácteos, la mayor fuente de galactosa, y además algunas frutas y verduras. Si se tratan adecuadamente, la mayoría no desarrollarán retrasos, pero su inteligencia es generalmente más baja que la de sus compañeros y tienen problemas en el habla con frecuencia.

Prevención y pruebas prenatales. Los niños que nacen después de un hermano con una enfermedad metabólica o galactosemia corren un riesgo de uno entre cuatro de tener la enfermedad. Es posible, por medio de la amniocentesis o por muestras de vellosidades criónicas (CVS), detectar la anormalidad en el feto.

Las mujeres embarazadas con enfermedades metabólicas que no tienen una dieta baja en fenilalanina pueden perder al bebé. Sus hijos corren un alto riesgo de sufrir un retraso o nacer con anormalidades en el corazón.

Epilepsia

La epilepsia es una enfermedad del sistema nervioso central caracterizada por episodios recurrentes (convulsiones) que afectan temporalmente el conocimiento, los movimientos y las sensaciones. La causa en la mayoría de los casos es desconocida. Sin embargo, hay ciertos factores o elementos que suelen asociarse con la epilepsia, incluyendo los siguientes: infección o enfermedad de la madre que afecta el desarrollo del feto durante el embarazo, tumores cerebrales, lesiones en la cabeza,

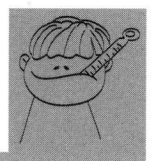

Capítulo 32. Problemas de salud en la primera infancia

lesiones durante el nacimiento, toxinas en el medio ambiente como el plomo, infecciones como la meningitis (inflamación de la envoltura del cerebro) o encefalitis (inflamación del cerebro), desarrollo anormal del cerebro, un número de condiciones genéticas, desórdenes metabólicos que causan desequilibrios en varias substancias de la sangre o anormalidades rítmicas del corazón.
Generalmente la epilepsia no se hereda genéticamente, aunque la susceptibilidad a las convulsiones puede repetirse en la familia.

Síntomas y diagnóstico. Las convulsiones ocurren cuando hay una descarga neuronal anormal en el cerebro y las acciones y la conciencia de la persona son alteradas por un período breve de tiempo. Cuando la actividad eléctrica del cerebro retorna a la normalidad, las convulsiones se interrumpen. Las convulsiones suelen estar provocadas por sonidos repetitivos, estímulos luminosos muy intensos como las luces estroboscópicas, contacto con ciertas partes del cuerpo, cambios hormonales, hambre, cansancio o falta de sueño. Algunas personas saben cuáles son los estímulos que provocan sus convulsiones o pueden presentir que están a punto de tener una convulsión. Normalmente, las convulsiones ocurren sin que la persona esté prevenida o sepa qué es lo que está pasando. Algunas personas con epilepsia pasan meses o años sin una convulsión, mientras que otras tendrán varias al día.

Tener una convulsión no es necesariamente un signo de epilepsia. Por ejemplo, un bebé o niño pequeño cuyo cuerpo sube de temperatura rápidamente puede tener lo que se denomina convulsión febril. Estas convulsiones son muy breves (unos pocos segundos o minutos), sin resultar en un daño y usualmente no indican que el niño tiene epilepsia. Generalmente las convulsiones febriles terminan cuando el niño comienza la escuela.

Las convulsiones epilépticas tienen diferentes características, dependiendo del lugar del cerebro de donde provienen y cómo la actividad eléctrica anormal se extiende a través del cerebro. Las convulsiones pueden clasificarse en dos tipos: generalizadas y parciales.

Las convulsiones generalizadas afectan a las células nerviosas de toda la corteza cerebral (la parte exterior del cerebro) o al cerebro entero. Las clases más comunes de epilepsia son las siguientes:

- Convulsiones tónico-clónicas o «gran mal». En la primera parte de este tipo de convulsiones, los niños pierden el conocimiento, se caen al suelo y gritan. En la siguiente fase, los músculos se ponen rígidos de golpe o en una serie de contracciones rítmicas, causando un movimiento violento. Normalmente este tipo de convulsión dura unos pocos minutos y es seguida por un período de sueño y algunas veces dolor de cabeza. También es común la emisión involuntaria de heces y orina durante este tipo de convulsiones.
- Ausencia de convulsiones o «pequeño mal». Los síntomas incluyen la mirada en blanco, pestañeo rápido y movimientos de masticación. Los músculos faciales y los párpados se sacuden rítmicamente.

Las convulsiones parciales son aquellas contenidas en una zona de la corteza cerebral. Las siguientes son las formas más comunes de convulsiones parciales:

- Parciales simples. El niño está alerta y despierto. Los síntomas varían dependiendo de la zona afectada. Pueden incluir sacudidas de una parte del cuerpo, síntomas emocionales como miedo inexplicable, náuseas o el olfateo de olores inexistentes.
- Parciales complejas. En este tipo, los niños pierden la noción de lo que les rodea y, o bien no responden, o lo hacen en forma parcial. Puede que haya una mirada en blanco, movimientos de masticación, tragar repetidamente u otra actividad ocasional. Después de la convulsión, el niño no recuerda el episodio. Puede sentirse confundido o comenzar a andar a tientas, rasgar sus ropas o repetir un lenguaje inapropiado. Es similar a una ausencia de convulsión, pero va seguida de estas actividades al azar.

673

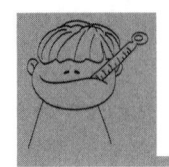

Para diagnosticar la epilepsia, el médico preguntará cuánto tiempo duran los ataques, con qué frecuencia se repiten, qué parece provocarlos y cómo son. El médico examinará al niño y podrá ordenar varios exámenes, incluyendo un electroencefalograma. Al mostrar los patrones de actividad cerebral, el estudio permite revelar anormalidades que indican la presencia y el tipo de epilepsia. La Tomografía Computerizada (TAC) y la Resonancia Magnética (RMN) se usan a veces para detectar las anormalidades del cerebro que podrían ser las causas de la epilepsia del niño. También se podrán hacer análisis de sangre para excluir los desequilibrios de productos químicos que pueden derivar en convulsiones.

Tratamiento y perspectivas. La mayoría de los casos de epilepsia pueden ser parcial o completamente controlados mediante un tratamiento con uno o más anticonvulsivos disponibles. Estos medicamentos podrán provocar somnolencia o hiperactividad y aumento de peso. Se suelen realizar análisis de sangre periódicos durante el tratamiento para buscar evidencia de otros efectos secundarios.

Las convulsiones difíciles de controlar se pueden disminuir con una dieta cetogénica (una dieta rica en grasas y baja en carbohidratos). Por medio de la creación de cetosis, el cuerpo quema grasas para producir energía en lugar de glucosa (azúcar) y las convulsiones se interrumpen o se controlan mejor. Este tipo de dieta debe ser prescrita y controlada por el médico.

Si los medicamentos u otros tratamientos no controlan las convulsiones adecuadamente, algunos pacientes pueden someterse a un procedimiento quirúrgico mediante el que se eliminan las células dañadas del cerebro que provocan las convulsiones.

Espina bífida

La espina bífida y la mielomeningocele son defectos de los conductos neuronales. El conducto neuronal, que se forma a lo largo de la espalda del feto alrededor de la tercera semana del embarazo, llega posteriormente al cerebro, la médula espinal y sus revestimientos (meninges). Si el tubo no se cierra completamente se produce una malformación. Los defectos del conducto neuronal algunas veces se repiten en las familias, lo que sugiere un factor genético. No tomar suficiente ácido fólico, una vitamina B, en la época de la concepción y durante las primeras semanas del embarazo se vincula a un riesgo mayor de tener un niño con espina bífida. Las madres que tienen diabetes o que tomaron ciertos medicamentos para tratar la epilepsia también corren un riesgo más elevado de tener un hijo con este problema.

Síntomas y diagnóstico. La espina bífida aparece cuando los lados del conducto neuronal no se cierran apropiadamente, dejando un área abierta. La espina bífida oculta es la más leve de las variantes de esta enfermedad y en muchos casos el espacio en la espina nunca se detecta. Un hoyuelo, una marca de nacimiento o una mancha de pelo pueden verse en la piel sobre la fisura. La espina bífida manifiesta incluye dos tipos, que afectan a uno de cada mil bebés nacidos en los Estados Unidos: meningo-cele y mielomeningocele.

La meningocele se produce cuando las meninges (membranas que recubren el cerebro y la médula espinal) crean un tumor lleno de líquido cefalorraquídeo. El tumor, que se hincha como una ampolla a través de las vértebras (huesos de la columna), no está asociado con problemas del sistema nervioso, salvo que los nervios de la médula espinal estén involucrados, lo que puede afectar al movimiento y al control de esfínteres. La enfermedad afecta al 4 por ciento de los niños nacidos con espina bífida manifiesta.

Alrededor del 96 por ciento de los niños nacidos con espina bífida manifiesta padecen mielomeningocele, la más severa de todas. Como en la meningocele, las meninges se hinchan y sobresalen a través de una hernia en la columna pero en este tipo la médula espinal sobresale también. En este tipo, el más grave, el quiste sostiene raíces nerviosas de la médula espinal y a menudo también la médula espinal en sí. También puede ser que no

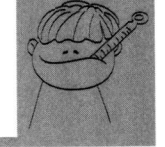

Capítulo 32. Problemas de salud en la primera infancia

haya quiste alguno, sino sólo una sección completamente expuesta de la médula espinal y los nervios. Los niños con mielomeningocele pueden padecer muchos problemas de salud, cuya severidad depende de la ubicación de la malformación en la columna y del grado de gravedad. Una hernia más alta en la columna vertebral estará asociada con más problemas que una situada en la parte más baja.

Generalmente se produce parálisis (pérdida del movimiento) por debajo de la localización del defecto espinal. Los niños más discapacitados no pueden caminar o controlar los esfínteres. Muchos niños nacidos con espina bífida presentan hidrocefalia, una acumulación de líquido alrededor del cerebro. Si no se trata, hay posibilidades de que la presión en el cráneo provoque ceguera y daño cerebral.

Si un bebé nace con un conducto neuronal defectuoso, posiblemente se pida un escáner para verificar la seriedad del defecto.

Tratamiento y perspectivas. Los niños con las formas más leves de espina bífida viven normalmente sin impedimentos significativos.

La mielomeningocele y la meningocele requieren cirugía en menos de 48 horas después del nacimiento para cerrar el espacio entre las vértebras para proteger la médula espinal y prevenir infecciones. Si hay hidrocefalia, este problema será tratado con cirugía, insertando una «válvula» para drenar el exceso de líquido y aliviar la presión en el cerebro.

Aun con un tratamiento agresivo, el índice de mortalidad para estos niños es de un 15 a un 20 por ciento, con la mayoría de los fallecimientos antes de los cuatro años. Los niños tienen múltiples problemas como resultado de los defectos de la médula espinal, incluyendo la incapacidad para controlar los intestinos y la vejiga. Los catéteres urinarios se colocan para drenar la orina de la vejiga y controlar las infecciones urinarias. Muchos niños tienen problemas para caminar y necesitan muletas o sillas de ruedas. Además, a pesar de que la mayor parte de los niños que sobreviven tienen una inteligencia normal, una gran mayoría necesita atención especial en el sistema educativo por sus problemas de aprendizaje.

La mejor manera de tratar esta enfermedad es con un grupo interdisciplinario de especialistas y terapeutas.

Prevención y pruebas prenatales. Para reducir el riesgo de espina bífida es recomendable que todas las mujeres en edad de concebir un hijo tomen 400 microgramos de ácido fólico diariamente. Esto se recomienda porque en el momento que la mujer sabe que está embarazada, el daño ya está hecho si no consumió suficiente ácido fólico. El ácido fólico se encuentra en verduras frescas, de hojas oscuras, en frutas, hígado y otras comidas orgánicas y en la levadura en polvo. Los panes y cereales suelen estar fortificados con ácido fólico. Los suplementos vitamínicos son otra fuente.

Durante el embarazo, se puede practicar un test llamado de la alfafetoproteína (AFP) en el suero que se realiza entre las 16 y las 18 semanas para detectar defectos de los conductos neuronales. Si los niveles de AFP son muy altos, el test se repite. Si siguen siendo altos, se hace una ecografía, una amniocentesis o ambas para confirmar el diagnóstico.

Para obtener más información sobre espina bífida, consulta el apéndice C.

Fibrosis quística

La fibrosis quística (FQ) es una enfermedad hereditaria por la que el cuerpo produce un moco muy viscoso. El mucus es necesario para lubricar los pulmones, atrapar bacterias y polvo que entran por la nariz y proteger las paredes intestinales de los ácidos necesarios para digerir los alimentos. Pero el mucus que produce una persona con FQ tapona los pulmones, el hígado, el páncreas y los intestinos, provocando problemas médicos y complicaciones.

La fibrosis quística está causada por mutaciones en un gen en el cromosoma número 7. Una mutación (delta-F508) es la causante de aproximadamente un 50 por ciento de los casos. Una variedad de otras mutaciones provoca el resto. Estas mutaciones tienen como consecuencia la producción de una proteína anormal que no permite el paso de cloruro a través de las membranas de las células. El efecto de esta situación en el cuerpo es la producción de moco mucho más pegajoso y espeso de lo normal. Dado que el mucus anormal no puede sacarse de los pulmones, el niño es muy susceptible a las infecciones de pulmón, y la inflamación crónica (irritación) que resulta de ello produce un daño progresivo y permanente en los pulmones. En el páncreas, el mucus denso bloquea los canales que normalmente transportan enzimas a los intestinos para digerir alimentos. Por eso el niño no puede procesar o absorber los nutrientes apropiadamente, en especial las grasas. Tiene dificultades para aumentar de peso, aun con apetito y consumo normal de alimentos.

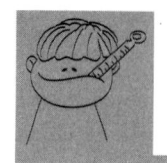

Síntomas y diagnóstico. Los principales síntomas de FQ derivan de los problemas en los pulmones y los órganos digestivos. Los médicos pueden sospechar la presencia del problema muy pronto después del nacimiento, si el niño se pone enfermo con frecuencia con infecciones respiratorias y no engorda a pesar de tener un apetito normal.

Algunos niños con la enfermedad presentan síntomas al nacer y pueden nacer con un problema denominado «meconium ileus». Todos los recién nacidos tienen meconio, una sustancia densa y oscura que pasa usualmente por el sistema intestinal del niño a las deposiciones en los primeros días de vida. Pero en niños con FQ, el meconio es muy denso como para poder pasar y bloquea los intestinos.

Más comúnmente, los bebés nacidos con este problema no tienen inconvenientes inmediatos, pero no se desarrollan a pesar de seguir una alimentación normal y tener buen apetito. El moco anormal no permite que las enzimas pancreáticas entren en el intestino, así los nutrientes pasan por el cuerpo sin ser usados. La poca absorción de grasas hace que las deposiciones del bebé sean aceitosas y voluminosas y aumenta el riesgo de deficiencias en las vitaminas A, D y K. Como consecuencia de la falta de grasas se produce gas en exceso, un vientre inflamado y dolor abdominal.

Dado que el problema también afecta a las células de las glándulas sudoríparas, los niños con FQ suelen tener una cobertura salada en su piel y estar salados cuando se los besa. También tienen grandes cantidades de sal en el cuerpo cuando sudan en días de calor.

En los niños con FQ, los problemas de sinusitis, las congestiones nasales y los síntomas similares a los del asma son comunes. A medida que los síntomas progresan, el niño puede desarrollar una tos crónica que produce moco viscoso. Suele padecer repetidamente de bronquitis y neumonía. Como las infecciones crónicas reducen la función pulmonar, a la persona suele faltarle el aire todo el tiempo. Las enfermedades pulmonares son una causa común de incapacidad y de una expectativa de vida más corta en gente con FQ.

Generalmente, el diagnóstico de FQ se hace antes de que el niño cumpla los tres años, aunque un 15 por ciento de los niños con FQ se diagnostican más tarde. Se realiza un test de sudor para diagnosticar la enfermedad. Mide la cantidad de sal en el sudor, que habitualmente se saca del antebrazo. El nivel de sal del sudor en personas con FQ es más alto que en quienes no padecen la enfermedad. Se suelen hacer dos tests de sudor antes de diagnosticar la enfermedad. También se realizan otras pruebas para controlar el estado de salud del niño, incluyendo rayos-X del pecho, análisis de sangre para detectar signos de malnutrición, pruebas de las funciones pulmonares para medir los efectos de la enfermedad en la respiración y cultivos de bacterias para guiar el tratamiento de las infecciones pulmonares con antibióticos.

Las pruebas genéticas pueden utilizarse para confirmar el diagnóstico.

Varios estados realizan una prueba para detectar FQ en la serie de tests a los recién nacidos.

Tratamiento y perspectivas. El cuidado diario básico del niño con FQ suele incluir tratamientos para mantener la función pulmonar, como terapia física del pecho, en la que se frota el pecho y la espalda para aflojar y despejar de moco los pulmones. El niño sigue una dieta modificada con suplementos vitamínicos y minerales y debe beber diariamente dosis de enzimas pancreáticas en

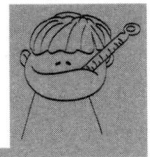

Capítulo 32. Problemas de salud en la primera infancia

forma oral para ayudarlo a digerir mejor las comidas. Estos niños suelen necesitar antibióticos orales o inhalados para tratar las infecciones pulmonares y medicaciones para diluir el moco. Algunos medicamentos para el asma se aplican con frecuencia para tratar los síntomas de estos pacientes.

En el pasado, la FQ casi siempre causaba la muerte de los niños afectados. Pero los tratamientos en las últimas décadas han permitido que muchos niños con FQ lleguen a adultos y tengan vidas activas y productivas. El promedio de expectativa de vida es ahora de 30 años.

Prevención y pruebas prenatales. Se necesitan dos copias de genes de FQ, uno heredado de cada padre, para que el niño padezca la enfermedad. Las personas nacidas con un solo gen de FQ, heredado de un solo padre, y uno normal son transmisores de FQ. No manifiestan síntomas de la enfermedad pero pueden pasar el gen problemático a sus hijos. Se estima que alrededor de 12 millones de americanos son transmisores de FQ en la actualidad. Si dos transmisores de FQ tienen un hijo, el niño tendrá una posibilidad entre cuatro de padecer FQ.

Hasta el momento los científicos han detectado 600 mutaciones en el gen FQ que pueden provocar la condición. La más común, delta-F508, se detecta en pruebas genéticas, antes y después del nacimiento. En algunas circunstancias, la prueba podría ser útil para adultos que consideran la posibilidad y quieren saber si son transmisores del gen.

Hemofilia

Los desórdenes en la sangre, caracterizados por la tendencia a sangrar fácilmente o excesivamente, suelen estar causados por anormalidades de los vasos sanguíneos o del sistema de coagulación. La hemofilia es el más común de los desórdenes hereditarios severos de la sangre.

Cuando una persona tiene una herida, unos vasos sanguíneos diminutos llamados plaquetas se juntan para formar un pequeño tapón en el punto por donde sangra. Las plaquetas desprenden productos químicos que ayudan a la formación de la fibrina, una sustancia dura que ayuda a frenar la hemorragia formando un tapón en el lugar de la herida. La fibrina sólo se forma con el auxilio de unas substancias en la sangre llamadas factores de coagulación. La hemofilia está causada por una deficiencia en los factores de coagulación y es una de las enfermedades genéticas más comunes relacionadas con el gen X (significa que al gen lo lleva el cromosoma X). Casi siempre afecta a varones, a 1 de cada 10.000. El niño hereda el gen de la enfermedad en el cromosoma X que recibe de su madre. Debido a que las mujeres tienen dos cromosomas X, la madre que lo lleva no padece la enfermedad porque tiene un segundo cromosoma que no lleva el gen defectuoso, por eso puede producir cantidades normales de factores coagulantes. Hay dos clases de hemofilia. En la hemofilia A, el factor de coagulación VIII es deficiente. Esto interrumpe el proceso de coagulación, por eso la sangre continúa fluyendo. La hemofilia B, que es menos común, está causada por una deficiencia del factor IX.

Síntomas y diagnóstico. Los principales síntomas de la hemofilia son un sangrado excesivo, hematomas frecuentes y articulaciones dolorosas y tumefactas por una hemorragia interna. La hemofilia tiene distintos grados de severidad. Los niños con la clase más grave tienen menos del 1 por ciento de la cantidad normal de factores coagulantes VIII o IX. Pueden tener hemorragias internas sin haberse lastimado. El sangrado en los músculos puede dañar nervios y vasos sanguíneos. Las hemorragias en la boca, la lengua y la garganta pueden obstruir la respiración.

Aquellos con una hemofilia moderada sangran excesivamente con heridas serias, procedimientos quirúrgicos o extracciones dentales. La gente con una hemofilia suave puede no saber que tiene la enfermedad hasta que sangran excesivamente durante una operación.

El diagnóstico de la hemofilia se hace probando el grado de coagulación de la sangre del niño en el laboratorio. Si el test es anormal, se analizan los niveles de los factores de coagulación específicos.

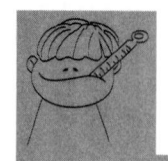

Tratamiento y perspectivas. Los episodios de hemorragias menores frecuentemente se pueden tratar en el hogar, aplicando hielo y presión a la herida. Los niños con casos leves o moderados de la enfermedad pueden necesitar con frecuencia una dosis de los factores de coagulación que no tienen, que se suministran a través de infusiones intravenosas. La frecuencia de las infusiones intravenosas dependerá de la gravedad de la enfermedad o la frecuencia de las heridas. La medicación llamada DAVP (desmopresina) puede ayudar a controlar la hemorragia incrementando los niveles de factor VIII en los niños con hemofilias A leves o moderadas.

La hemorragia en los músculos y las articulaciones es uno de los problemas más comunes que afronta la gente con hemofilia. Las hemorragias en las articulaciones causan dolor y limitaciones en los movimientos. El sangrado repetido en las articulaciones puede desembocar eventualmente en artritis, inflamación y deformaciones en las articulaciones. Por consiguiente, los cirujanos ortopé-dicos deben solucionar los problemas de las articulaciones.

Las infusiones intravenosas se pueden suministrar antes de los procedimientos dentales u otras intervenciones para controlar el sangrado durante y después del procedimiento.

La vida de los niños con hemofilia ha mejorado significativamente en los últimos años con la disponibilidad de los factores de coagulación por infusiones. A pesar de que la mayoría debe evitar la práctica de deportes de contacto, muchos pueden participar plenamente en las actividades de la escuela, actividades sociales y otras diversiones. Los padres pueden ayudar alentando a su hijo a participar en actividades físicas de bajo impacto y controlando la tendencia a limitar o sobreproteger al niño.

Prevención y pruebas prenatales. Los test de DNA se pueden realizar a la mujer o al feto para verificar si es transmisora del gen de la hemofilia y si el bebé lo ha heredado. Los hijos de la mujer que lleva este gen tienen un 50 por ciento de posibilidades de heredarlo.

Hidrocefalia

La hidrocefalia (también conocida como «agua en el cerebro») es un desorden del sistema nervioso central que puede causar un aumento de la circunferencia de la cabeza en los recién nacidos y los niños, daños cerebrales y problemas neurológicos. La hidrocefalia se caracteriza por una acumulación excesiva del líquido cefalorraquídeo en el cerebro. Normalmente, el líquido (que protege el cerebro y la médula espinal actuando como un almohadón) fluye por el sistema nervioso central como el aceite en el motor del auto. Una membrana en el cerebro produce el líquido, que viaja por la médula espinal hacia abajo y vuelve hacia el cerebro, donde se reabsorbe. En circunstancias normales, este flujo mantiene la cantidad necesaria alrededor del cerebro y de la médula espinal. Si el cerebro no absorbe apropiadamente el líquido o algo bloquea el flujo normal del mismo, la cantidad de líquido aumentará provocando un ascenso de la presión intracraneal, lo que puede dañar los tejidos cerebrales y provocar hidrocefalia.

La hidrocefalia puede estar provocada por una exposición prenatal a una infección como la rubéola, herpes, toxoplasmosis y citomegalovirus. Los niños nacidos con espina bífida (consulta «Espina bífida» en este capítulo) y los bebés prematuros que tienen hemorragia cerebral desarrollan frecuentemente la hidrocefalia. La meningitis, los tumores cerebrales y las lesiones en la cabeza también pueden causar esta enfermedad.

Síntomas y diagnóstico. En los recién nacidos y en los niños, los síntomas de hidrocefalia pueden ser una cabeza alargada o el rápido crecimiento de la misma, retrasos en el desarrollo y letargo. El médico puede notar que las venas del cuero cabelludo del bebé son anormalmente prominentes, que tiene la piel del cuero cabelludo muy fina y poco control de la cabeza. Un TAC o una resonancia magnética pueden revelar una acumulación de líquido cefalorraquídeo en el cerebro, evidencia de

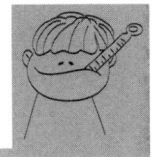

Capítulo 32. Problemas de salud en la primera infancia

la creciente presión en la cabeza y de anormalidades en el cerebro que pueden causar la hidrocefalia.

Tratamiento y perspectivas. Algunas formas de hidrocefalia requieren una vigilancia atenta pero no necesitan tratamiento; otras formas requieren la implantación de un bypass ventriculoperitoneal, que es un tubo que se inserta en el cráneo para transferir algo del líquido cefalorraquídeo de la cabeza a la corriente sanguínea o donde el líquido pueda ser reabsorbido por el cuerpo. Este procedimiento puede aliviar la presión en el cerebro y prevenir una lesión futura, pero no puede revertir lesiones ya presentes en el cerebro.

Generalmente, un neurocirujano colocará un bypass ventriculoperitoneal en el cerebro del niño. Este procedimiento consiste en instalar un tubo que conectará los ventrículos (que almacenan las reservas de líquido cefalorraquídeo en el centro del cerebro) con la cavidad peritoneal (el espacio en el abdomen que contiene el estómago y otros órganos). El exceso de líquido fluirá a la cavidad peritoneal, donde las paredes de la cavidad lo absorben. Este procedimiento ayuda a restaurar el equilibrio normal de líquido que rodea al cerebro.

Una vez que el sistema está implantado, el niño podrá realizar actividades normales. Sin embargo, las complicaciones ocasionales pueden interferir con el funcionamiento apropiado del sistema. Si la válvula se bloquea, desconecta o infecta, el niño sufrirá dolores de cabeza, letargo, irritabilidad y vómitos. Si esto ocurre, el médico reemplazará o reparará la válvula con un procedimiento de revisión.

La mayoría de los niños que nacen con hidrocefalia sobreviven si reciben tratamiento, pero un 50 por ciento tienen discapacidades mentales o físicas.

Hipotiroidismo congénito

El hipotiroidismo ocurre cuando la tiroides, una glándula en forma de mariposa, no puede producir suficientes hormonas tiroideas. Estas hormonas controlan el ritmo con el que muchas de las funciones químicas del cuerpo (metabolismo) tienen lugar. Las hormonas tiroideas son necesarias para el crecimiento de los huesos y de importancia crítica para el desarrollo normal de bebés y niños.

El hipotiroidismo congénito, que significa que el niño nace con ausencia de la glándula, que no está desarrollada o que no funciona bien, normalmente es el caso de los niños de los que se desconoce la historia familiar del problema. Aproximadamente entre 1 y 3.000 bebés nacidos en este país tienen esta enfermedad. Algunos (cerca de un 10 por ciento) de estos bebés padecen un desorden congénito que afecta la habilidad de la glándula para producir hormonas, pero la mayoría nacen con ausencia de la misma o con su presencia pero sin estar desarrollada. La glándula tiroides, durante el desarrollo del feto, puede dañarse o destruirse, provocando un hipotiroidismo congénito, si la misma madre es tratada con yodo radioactivo para un problema similar durante el embarazo. Puede darse una forma temporal de hipotiroidismo si la madre fue tratada con medicamentos antitiroideos durante el embarazo o si fue expuesta a una excesiva cantidad de yodo. La detección temprana de la enfermedad es extremadamente importante porque un adecuado nivel de hormonas tiroideas es vital para el desarrollo del cerebro. Si el problema no es diagnosticado y tratado en las primeras semanas del niño, el riesgo es un retraso en el desarrollo o un retardo mental irreversible. Por esta razón, a los recién nacidos se les miden los niveles de hormonas del tiroides rutinariamente con un análisis de sangre en las primeras semanas de vida como parte de los programas establecidos en los Estados Unidos y la mayor parte de los países desarrollados en el mundo.

Tratamiento y perspectivas. El tratamiento para el hipotiroidismo congénito es una medicación oral que reemplaza a la hormona. Se debe hacer un seguimiento del niño; los ajustes en la medicación están basados en los niveles de hormonas tiroideas en la sangre que se detectan con análisis periódicos. Si son diagnosticados y tratados pronto, los niños con este problema crecerán y se desarrollarán física y mentalmente con normalidad.

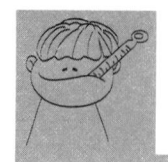

Prevención y pruebas prenatales. Una mujer con hipotiroidismo (glándula tiroides hiperactiva) no debe recibir tratamiento con yodo radioactivo para esta enfermedad si está embarazada o lo sospecha. El tratamiento daña o destruye la glándula tiroides en desarrollo.

Intoxicación por plomo

El plomo es un metal natural que se encuentra en depósitos minerales en la tierra. Se ha utilizado en la fabricación de las cañerías y en las líneas de suministro del agua, pinturas a base de plomo, gasolina, vajilla de cerámica antigua y el plástico de ciertas cortinas. Las mechas de algunas velas también contienen plomo.

Los niños pequeños, que suelen llevarse cosas a la boca, están expuestos al plomo frecuentemente cuando comen escamas de pintura que contiene plomo o polvillo contaminado con plomo. Comer unos 23 milímetros cuadrados de 15 a 30 días puede provocar un nivel de 10 mcg/dL, cantidad preocupante de acuerdo con las pautas generales de salud.

La vulnerabilidad del cerebro en desarrollo a las lesiones por los efectos tóxicos del plomo pone a los niños en particular riesgo de intoxicación por plomo. La tendencia de los niños a absorber un mayor porcentaje de plomo aumenta su riesgo a la exposición medioambiental de éste. Los efectos en la salud del envenenamiento por plomo incluyen el desarrollo de retrasos mentales, problemas auditivos, anemia, dificultades de aprendizaje y, en casos serios, convulsiones, coma e incluso la muerte. El envenenamiento por plomo puede afectar también al feto cuando la madre ha estado expuesta a altos niveles de plomo durante el embarazo.

Desde el año 1971, la eliminación de la gasolina con plomo y la prohibición de las pinturas que contengan el 0,06 por ciento o más de plomo ha ayudado a reducir el promedio del mismo en los Estados Unidos. Aún así, el envenenamiento por plomo sigue siendo una amenaza para la salud de los niños, particularmente aquellos de familias con escasos recursos que viven en la ciudad, muy frecuentemente por la exposición a las pinturas con plomo de las casas viejas. Más de un 80 por ciento de las casas construidas antes de 1978 contienen pintura con plomo, que también se ha usado para equipos de juego en escuelas y parques públicos.

Síntomas y diagnóstico. Los síntomas de envenenamiento por plomo, si aparecen, pueden parecerse a los de otras enfermedades, lo que dificulta su detección. Algunos signos tempranos son la fatiga, hiperactividad, la irritabilidad, la pérdida de apetito y de peso, dificultades para dormir y el estreñimiento.

Aun así, los niños que están sanos aparentemente pueden tener altos niveles de plomo, por lo cual los *U.S. Centers for Disease Control and Prevention* (CDC) recomiendan exámenes de rutina para aquellos niños que se considera que corren un gran riesgo de envenenamiento por plomo (consulta el capítulo 14) entre los 9 a 12 meses de vida y posiblemente a los dos años. Además, varios estados tienen regulaciones que requieren que todos los niños sean evaluados alrededor del primer año de vida.

Tratamiento y perspectivas. Una vez que el envenenamiento se ha detectado, el primer paso es eliminar la causa, lo que puede implicar tener que eliminar o sellar la pintura a base de plomo en el entorno del niño, tratar las fuentes de provisión de agua y hacer cambios en las dietas si es necesario. Los niños que están bien nutridos y comen por lo menos tres veces al día absorberán menos plomo; las comidas ricas en hiero y calcio pueden ayudar también a reducir la absorción de plomo. Si los análisis de sangre indican un alto nivel de plomo, se pueden recetar medicamentos (llamados antídotos) que ayudan a eliminar el plomo a través de la orina o de las deposiciones.

La detección y el tratamiento precoz del problema son esenciales porque el plomo puede permanecer en el cuerpo toda la vida y el sistema nervioso de los niños es vulnerable a sufrir daños permanentes por la exposición al plomo.

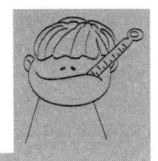

Capítulo 32. Problemas de salud en la primera infancia

Prevención. Los siguientes consejos pueden ayudar a disminuir el riesgo de que en tu familia haya algún envenenamiento por plomo:

- Verifica con la compañía pública de agua los niveles de plomo. Si tienes una fuente de agua privada (pozo), pide un test del agua en un laboratorio local.
- Si tu fuente de agua privada tiene un nivel alto de plomo, deberás utilizar un aparato para el tratamiento del agua. Si los niveles siguen siendo altos, considera el uso de agua embotellada.
- Cuando uses agua para cocinar o para beber, usa solamente agua fría del grifo.
- Deja que el agua corra al menos un minuto por la mañana antes de beberla.
- No bebas de recipientes de plomo y no guardes líquidos en objetos de plomo.
- No guardes comida o líquidos en vajillas antiguas o de colección o en platos hechos por hobby, especialmente si están decorados con colores brillantes, revestidos con alguna pintura metálica o importados de países extranjeros.
- No tengas pintura descascarillada en la casa y limpia el polvo de los pisos y alfombras utilizando una aspiradora de alta potencia.
- Si tu casa tiene altos niveles de plomo, reemplaza todos los objetos pintados, cubre las superficies con un sellador o haz que un profesional elimine la pintura con base de plomo.
- No enciendas velas con mechas de plomo.
- Dado el nivel de plomo en el polvo y en los residuos, no permitas que los bebés y niños permanezcan en la casa cuando la están renovando o le están quitando la pintura.

Si estás preocupado acerca de la posibilidad de que existan altos niveles de plomo en tu casa por pinturas viejas cuya base es el plomo, llama a *National Lead Information Hotline and Clearing house* al (800) 424-LEAD.

Labio leporino/Paladar hendido

El labio leporino es una apertura en el labio superior que ocurre en uno o los dos lados del labio. El paladar hendido es una apertura en el paladar que puede darse en el medio, a un costado o a los dos del paladar (el paladar se extiende desde la parte superior de los dientes hasta la úvula, pequeña masa carnosa sobre el posdorso de la lengua. Hay paladar duro, justo después de los dientes, y muscular y suave, detrás del anterior). Las hendiduras se presentan únicamente en el labio o únicamente en el paladar. La formación del labio y del paladar están ligadas, sin embargo, y en muchos casos los niños nacen con hendiduras en ambos.

Normalmente, estas aperturas están presentes en la primera parte del desarrollo fetal, pero usualmente se cierran en el tercer mes de embarazo. Se desarrollan tres áreas y se deben unir para formar la cara. Las piezas que forman el paladar normalmente se unen apropiadamente, pero cuando el proceso de crecimiento es interrumpido, el área no se cierra y queda una hendidura.

Probablemente, el labio leporino y el paladar hendido ocurren como resultado de múltiples factores. En algunos casos, la genética parece jugar un papel importante. Es probable que la predisposición para desarrollar estas condiciones sea congénita, probablemente a través de diferentes genes. Los factores a los cuales el feto está expuesto en la primera parte del embarazo también influyen. Investigaciones recientes indican que el consumo de alcohol, especialmente una borrachera (beber cuatro o cinco tragos de una vez) durante los tres primeros meses del embarazo aumenta el riesgo de un defecto de este tipo en el bebé. Algunas veces ocurre como parte de un síndrome que involucra otros defectos de nacimiento.

Síntomas y diagnóstico. Un labio leporino es una malformación muy visible que se nota y se diagnostica inmediatamente. Los bebés con paladar hendido pueden tener dificultades para succionar del pecho o el biberón porque no pueden adherirse al pezón de forma hermética como para

681

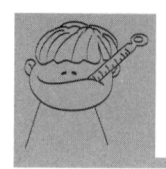

succionar con eficacia. La hendidura hace que la leche gotee desde la nariz durante el amamantamiento. Estos problemas indican al personal médico que debe examinar el paladar. Algunos niños con aperturas tienen otros defectos de nacimiento al mismo tiempo, como problemas congénitos del corazón, desórdenes en el crecimiento o dificultades de aprendizaje.

Tratamiento y perspectivas. Inicialmente, la alimentación es el principal problema que necesita solucionarse en los casos de labio leporino o paladar hendido. Se deben usar tetinas especiales y aparatos que tapan temporalmente la hendidura del paladar para asegurar el éxito del amamantamiento del bebé. Un cirujano cierra el labio leporino cuando el bebé tiene aproximadamente de dos a tres meses si el niño está creciendo y aumentando de peso sin dificultad y está sano. Entre los nueve y doce meses el paladar hendido se cierra con una operación, salvo que la hendidura sea grande y entonces hará falta una segunda intervención.

A medida que el niño crece, se necesitan otras operaciones. Alrededor de los tres o cuatro años, algunos niños se someten a operaciones adicionales del paladar, especialmente si hablan con sonidos nasales.

Muchos niños con esta malformación tienen problemas dentales, por ejemplo, ausencia de tejido en la mandíbula, ausencia o malformaciones dentales y dientes inferiores y superiores que no encajan juntos. Si no se corrigen, estos problemas interfieren en la masticación y causan deformaciones faciales. Si el caso es grave, se requerirá cirugía en el maxilar superior, aunque es posible que se espere a que el crecimiento del niño haya terminado. La cirugía del labio y la nariz es necesaria generalmente cuando las estructuras faciales alcanzan la madurez, entre los 17 y 21 años.

Debido a que el paladar hendido permite el paso del líquido a los oídos y los senos óseos de la cara, los niños con esta malformación son más susceptibles a las infecciones. Para tratar este problema, el cirujano puede insertar unos tubos en los tímpanos para drenar los fluidos y permitir la entrada y salida del aire del oído medio. Se deberá controlar este problema con regularidad. Además, el niño tendrá que trabajar con un terapeuta del habla para entrenar los músculos del paladar apropiadamente. Con atención médica apropiada, los niños con labio leporino y paladar hendido logran un buen resultado estético, funcional y estructural. La evolución requerirá supervisión, pero el resultado puede ser satisfactorio.

Las hendiduras que no son corregidas son motivo de un desarrollo anormal de la cara y una gran dificultad en el habla. Cuando una persona habla, los sonidos son provocados dirigiendo el aire por la nariz y la boca. Un paladar hendido deja escapar el aire por la nariz todo el tiempo, produciendo sonidos inusuales. Se necesita un labio superior bien formado para producir ciertos sonidos.

Si no se corrigen, el labio leporino y el paladar hendido pueden conllevar como resultado problemas sociales y de autoestima.

Prevención y pruebas prenatales. Para prevenir estas condiciones, las mujeres embarazadas deben evitar el alcohol y asegurarse de que siguen una alimentación adecuada y cuidados prenatales. Los futuros padres que tengan labio leporino o paladar hendido deben estar prevenidos de la predisposición que sus hijos pueden tener a sufrir este problema. Los padres que tienen un niño con esta malformación deberán consultar sobre la posibilidad de un riesgo de recurrencia del problema en futuros embarazos.

Leucemia

El término leucemia se refiere al cáncer de los glóbulos blancos (leucocitos). Cuando un niño tiene leucemia, grandes cantidades de glóbulos blancos anormales se producen en la médula espinal. Estas células anormales se producen en la médula espinal y pueden inundar la corriente sanguínea. A medida que la leucemia progresa, el cáncer interfiere con la producción de otros tipos de células, incluyendo los glóbulos rojos y las plaquetas. Esto provoca anemia (bajo nivel de glóbulos rojos) y

Capítulo 32. Problemas de salud en la primera infancia

problemas de hemorragias, sumadas a un incremento del riesgo de padecer infecciones causado por anormalidades de los glóbulos blancos. Inicialmente, las células anormales de la leucemia aparecen solamente en la médula espinal y en la sangre, pero más tarde pueden extenderse a todas partes, incluyendo los nódulos linfáticos, el bazo, el hígado y el cerebro.

En general, las leucemias se clasifican en agudas (que se desarrollan rápidamente) y crónicas (desarrollo lento), aunque en los niños un 98 por ciento de las leucemias son agudas. Las leucemias de la niñez también se dividen en leucemia aguda linfocítica (LAL) y leucemia aguda no-linfocítica (LANL), dependiendo de si el cáncer afecta a los linfocitos, unos glóbulos blancos específicos. La LANL se denomina también leucemia aguda mielógena (LAM).

Todo esto ocurre en niños entre los dos y los ocho años, con un pico de incidencia a los cuatro años. Es más común en los niños caucásicos que entre aquellos de otras razas y afecta más a los varones que a las niñas. La LAM puede verse en bebés durante el primer mes de vida, pero luego se hace poco común hasta los años de la adolescencia.

En ambas, LAL y LAM, los niños tienen de un 20 a 25 por ciento de riesgo de contraer leucemia si tienen un hermano gemelo diagnosticado con la enfermedad antes de los seis años. En general, los mellizos y otros hermanos de niños con leucemia tienen de dos a cuatro veces más probabilidades que la media.

Los niños que tienen ciertos desórdenes genéticos, tales como el Síndrome de Down, tienen un riesgo más alto de padecer la enfermedad, así como los que están sometidos a tratamientos con medicamentos que suprimen el sistema inmune después de transplantes. Los niños que han recibido radiación o quimioterapia para otros tipos de cáncer también corren riesgos más altos de tener leucemia, generalmente durante los ocho años que siguen al tratamiento.

Síntomas y diagnóstico. Debido a que los glóbulos blancos son defectuosos en los niños con leucemia, éstos pueden tener fiebre e infecciones. También pueden padecer anemia a medida que la leucemia afecta a la producción de glóbulos rojos en la médula espinal. Por eso están pálidos y pueden sentirse anormalmente cansados y con falta de aire mientras juegan. Además, pueden magullarse y sangrar fácilmente, tener hemorragias nasales frecuentes o sangrar durante un tiempo prolongado cuando se cortan, porque la leucemia puede interferir con la habilidad de la médula espinal para producir plaquetas coagulantes.

Otros síntomas son el dolor en los huesos y las articulaciones, hinchazón de los nódulos linfáticos en el cuello, ingle u otra parte; poco apetito y cansancio. En casi un 12 por ciento de los niños con LAM y en un 6 por ciento con LAL, la expansión de la leucemia al cerebro causa dolores de cabeza, convulsiones, problemas de equilibrio o anormalidad en la visión. Si la LAL se extiende a la glándula timo dentro del pecho, el aumento de la glándula puede oprimir la tráquea y vasos sanguíneos importantes, causando problemas de respiración e interfiriendo con el flujo de sangre hacia y desde el corazón.

Un médico examinará físicamente al niño para buscar signos de infección, anemia, hemorragias anormales y nódulos linfáticos inflamados. El médico notará si el hígado o el bazo están agrandados. Un análisis medirá el número de glóbulos blancos, rojos y plaquetas en la sangre del niño. Una muestra de sangre se examinará microscópicamente para buscar tipos específicos de anormalidad en las células.

Posteriormente se incluyen medidas como extraer muestras de la médula espinal, una biopsia de los nódulos linfáticos y posiblemente una muestra de líquido espinal obtenida por punción lumbar para observar la presencia de células anormales. Las muestras de médula y de nódulos linfáticos ayudarán en la determinación del tipo de leucemia.

Tratamiento y perspectivas. Los niños con LAL se clasifican en pacientes de riesgo estándar o de alto riesgo antes de comenzar el tratamiento. El riesgo se utiliza para determinar en qué medida la leucemia responderá al tratamiento o no. Los pacientes de riesgo estándar incluyen aquellos entre un año y nueve que tienen menos de 50.000 glóbulos blancos por microlitro en el momento del diagnóstico. El resto se consideran de alto riesgo. Aunque todos los pacientes siguen un tratamiento de quimioterapia, los pacientes de riesgo estándar normalmente reciben dos o tres medicamentos. Los pacientes de alto riesgo normalmente siguen un tratamiento más complejo con cuatro o más medicamentos.

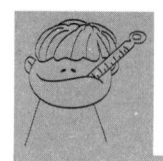

Al disminuir el riesgo de que la leucemia invada el sistema nervioso central, reciben quimioterapia intratecal (administración de medicamentos en el fluido cefalorraquídeo que rodea el cerebro y la médula espinal). Para ciertos pacientes de alto riesgo se usa la radiación además de la quimioterapia. Una vez que la enfermedad ha remitido (los test no muestran rastros de la enfermedad), la quimioterapia de mantenimiento se prolonga durante dos o tres años.

Para tratar la LAM, a los niños se les da medicamentos quimioterápicos. Algunas formas de tratamiento del sistema nervioso central, normalmente la quimioterapia intratecal con o sin radiación, se incluyen en la mayoría de los planes de tratamiento. Una vez que la enfermedad remite, la mayoría de los planes para tratarla implican un transplante de médula o quimioterapia.

Después del tratamiento estándar, más de un 80 por ciento de los pacientes con LAL de riesgo estándar y aproximadamente entre un 60 a un 65 por ciento de los de riesgo alto se curarán de la enfermedad. El índice de curación para LAM es de un 50 por ciento con quimioterapia, pero éste aumenta si se realiza un transplante de médula de un donante compatible.

Prevención y pruebas prenatales. En la mayoría de los casos, ni los padres ni los niños tienen control sobre los factores que causan la leucemia, aunque los estudios actuales están investigando la posibilidad de que algunos factores del medio ambiente predispongan a los niños a desarrollar la enfermedad.

La mayoría de las leucemias proceden de mutaciones no-congénitas en los genes de las células en crecimiento. Debido a que estos errores ocurren imprevisiblemente y al azar, no hay una forma de prevenir la mayoría de los casos de leucemia.

Un seguimiento médico muy atento puede distinguir los primeros síntomas de la leucemia en los casos relativamente escasos donde este cáncer está vinculado a condiciones genéticas, tratamientos anteriores para el cáncer o tratamientos con medicamentos inmunosupresivos para trasplantes de órganos.

Marcas de nacimiento y lunares

Las marcas de nacimiento son aquellas que se hayan presentes al nacer o se desarrollan al poco tiempo. Las marcas vasculares, que se componen de un grupo de vasos sanguíneos en la piel (que son responsables del color de las marcas), incluyen las siguientes:

- Hemangiomas, un tipo común puede ser de coloración roja y abultado (hemangioma de fresa) o ser violáceo a través de la capa superficial de la piel (hemangioma cavernoso).
- Manchas planas, marcas rosadas que se denominan «mordeduras de cigüeña» cuando están detrás del cuello o «besos de ángel» cuando están en la frente.
- Manchas de vino de Oporto, marcas de nacimiento que aparecen de color castaño en la superficie de la piel, usualmente en la cara o en el cuello.

Los lunares son grupos elevados de células de producción de pigmentos que son marrones, negras o azules y son denominadas «marcas de belleza» o «puntos de belleza». Algunos lunares son planos y del color de la piel. A pesar de que algunos lunares están presentes al nacer (llamados congénitos), la mayor parte aparecen en la juventud. Todos los niños tienen lunares, a veces más de 40. Los lunares pueden agrandarse con el tiempo u oscurecerse con la exposición al sol y algunos presentan crecimientos pilosos.

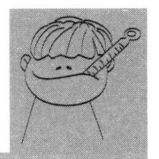

Capítulo 32. Problemas de salud en la primera infancia

Síntomas y diagnóstico. El médico puede diagnosticar un lunar vascular en un examen físico buscando una decoloración rosada, roja o violácea de la piel.

El médico puede diagnosticar un lunar buscando áreas redondeadas, quizás elevadas, de la piel que son marrones, negras o azules (a pesar de que algunos lunares suelen ser planos y tener la misma coloración de la piel). La mayor parte de los lunares no causan problemas de salud, pero se debe informar al doctor acerca de los cambios de apariencia.

Tratamiento y perspectivas. Los lunares en general no requieren un tratamiento, pero el médico debe evaluarlos con frecuencia. Algunos hemangiomas se achican o desaparecen solos cuando el niño llega a los cinco años, y casi todos los hemangiomas rojos desaparecerán a los nueve años. Los cavernosos también desaparecen por su cuenta. De cualquier forma, las marcas en la piel (manchas de vino de Oporto) o hemangiomas que interfieren con la visión del niño, la audición o la respiración pueden tratarse con cirugía láser y medicación de esteroides.

Los hemangiomas pueden sangrar si se lastiman. En este caso, el área debe ser tratada aplicando presión y limpiando con agua y jabón, y luego vendar con gasas. Si sigue sangrando durante más de 10 minutos, llama al médico.

La mayoría de los lunares no son peligrosos ni requieren tratamiento, pero deben controlarse con frecuencia para detectar posibles cambios, como bordes irregulares, cambio de color o crecimiento (los lunares que se ponen más grandes que una goma de borrar de lápiz deben controlarse). Estos cambios aumentan las posibilidades de que haya un lunar canceroso. Los lunares que son cancerosos se extraen y se examinan.

Los lunares y marcas de nacimiento pueden cubrirse con un maquillaje especial que ayuda a ocultar las imperfecciones o pueden eliminarse por razones estéticas. Los lunares no suelen volver a crecer, pero los que lo hacen deben ser examinados por el médico.

Obesidad

La obesidad es el término médico para la presencia de excesivas cantidades de grasa en el cuerpo. Más de la mitad de los adultos americanos y más del 30 por ciento de los niños tienen exceso de peso. Aunque las causas no se han esclarecido, la genética parece ser un factor, ya que la obesidad suele repetirse en la familia. Pero los factores del estilo de vida, como una dieta alta en calorías, en grasa y la falta de ejercicio, también parecen cumplir un rol importante. En pocos casos, la obesidad es causada por un desorden hormonal o se puede asociar al consumo de ciertos medicamentos.

Síntomas y diagnóstico. La presencia de la obesidad se determina midiendo el índice de masa corporal (IMC). El IMC es igual al peso de una persona en kilogramos dividido por su altura en metros cuadrados (IMC+kg/m^2). Se ha comprobado que esta fórmula es un indicador relativamente bueno de la grasa corporal (consulta el apéndice B de cuadros estandarizados para niños de 2 a 20 años).

El médico puede comprobar si el niño crece de forma consistente y saludable marcando en los cuadros su crecimiento a lo largo del tiempo. Si el IMC es mayor que el del 85 por ciento por la edad o si está subiendo de forma anormal, esto debe alertar a los padres y al médico y se deben reconsiderar los hábitos alimenticios y la actividad física.

Tratamiento y perspectivas. En la mayoría de los casos, el tratamiento de la obesidad infantil se centra en cambiar los hábitos alimenticios e incrementar la actividad física. Generalmente, el objetivo nutricional es modificar la elección de los alimentos, principalmente disminuyendo la cantidad de comidas densas en calorías, altas en grasa y en azúcar, comidas «vacías» de nutrientes e incrementar el consumo de frutas frescas, verduras, granos enteros y productos lácteos bajos en grasas. Para la mayoría de los niños obesos, el objetivo no debería ser bajar de peso sino disminuir el aumento de peso o mantenerlo mientras el niño crece en altura,

Guía de la salud infantil para padres

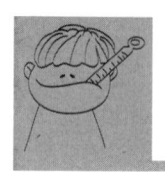

permitiendo al niño «crecer en su peso». Los niños, particularmente los bebés, nunca deben seguir una dieta sin la supervisión de un médico. Los hábitos de ejercicio del niño deben tratarse de la misma forma, para asegurarse de que el niño quema calorías mediante el ejercicio físico sumado a un consumo limitado de las mismas.

Como en los adultos, las dietas de los niños a veces disminuyen su peso en poco tiempo, pero al menos que se cambien los hábitos, volverán a ganar peso.

Los padres deben estar al tanto de que el aumento de peso excesivo en los niños puede estar provocado por estrés emocional. Los problemas en la casa, la escuela o con los compañeros necesitan ser tratados antes o al mismo tiempo que se intenta controlar el peso.

Los niños tienen menos problemas de salud inmediatos con el sobrepeso que los adultos. Pero pueden sufrir de falta de autoestima y miedo a las burlas de otros niños. Algunos tienen la presión sanguínea más alta y los niveles de colesterol más elevados. La mayor preocupación, sin embargo, es que crecen como adultos obesos que corren un mayor riesgo de padecer enfermedades del corazón, diabetes, ataques al corazón y otros problemas médicos.

Prevención. Los padres pueden ayudar a estos niños a evitar el aumento de peso estableciendo buenos hábitos alimenticios y de ejercicio desde un principio. La guía de la nutrición, USDA, señala los componentes de una dieta sana y equilibrada, indicando que no más de un 30 por ciento de la dieta provenga de las grasas y promoviendo un buen equilibrio de frutas, verduras y granos (para más información consulta el capítulo 22, *Comer sano*). La guía recomienda asimismo que el niño practique por lo menos 60 minutos de ejercicio al día (caminar, andar en bicicleta, patinar).

Algunos estudios sugieren que el aumento de peso entre los niños en los Estados Unidos se debe en gran parte a la cantidad de horas frente a la televisión o el ordenador. No solamente el niño es sedentario, sino que es más probable que tome comidas poco saludables mientras lo hace. Ayudar al niño a seleccionar comidas saludables, limitar las comidas que no lo son (beber agua en lugar de gaseosas, jugos y otras bebidas azucaradas es particularmente importante) y asegurar que tenga tiempo para jugar activamente puede ser muy beneficioso para prevenir los problemas de peso.

Para obtener más información sobre la obesidad, lee el apéndice C.

Parálisis cerebral

La parálisis cerebral (PC) es una discapacidad que implica el malfuncionamiento de la corteza cerebral por lesión o un defecto en el desarrollo del cerebro. Es uno de los desórdenes congénitos más comunes. Hay 10.000 casos diagnosticados cada año en los Estados Unidos. La incidencia general está aumentando porque los bebés prematuros que anteriormente hubieran muerto ahora logran sobrevivir; alrededor de un 5 por ciento de los bebés prematuros están diagnosticados con la enfermedad. Las causas de la mayoría de los casos se desconocen; la mayor parte son el resultado de problemas durante el embarazo cuando el cerebro no se desarrolla normalmente o se lesiona. Los problemas durante el nacimiento son la causa de PC en menos de un 10 por ciento de los casos. Las infecciones y otros problemas de salud de la madre durante el embarazo, defectos del sistema nervioso, nacimiento prematuro, poco peso al nacer, partos múltiples y falta de oxígeno en el feto o en el cerebro del bebé han sido asociadas al aumento del riesgo de padecer PC.

Síntomas y diagnóstico. La parálisis cerebral es una condición que se caracteriza por un pobre control de los movimientos, espasmos, parálisis y otros problemas en el funcionamiento del sistema nervioso. Se clasifica en tres tipos: el tipo espástico (el más frecuente) incluye rigidez muscular y dificultades en los movimientos; los niños con el tipo atetósico tienen movimientos lentos y retorcimientos; en el tipo atáxico los niños tienen principalmente dificultades en la coordinación y el equilibrio.

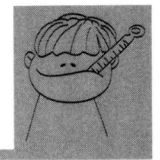

Capítulo 32. Problemas de salud en la primera infancia

Los niños con PC tienen distintos grados de incapacidad y problemas asociados como convulsiones, problemas en el habla y de comunicación, problemas de aprendizaje, aspiración (inhalación de comida o fluidos en los pulmones), vómitos, caries, desórdenes de sueño y problemas de comportamiento. El diagnóstico podrá hacerse pronto en bebés con riesgos muy altos de presentar el problema, especialmente aquellos nacidos prematuramente que tuvieron hemorragias en el cerebro o problemas pulmonares graves. En los bebés sin riesgo, el diagnóstico de la PC será más difícil en el primer año de vida. Un retraso en la adquisición de los logros normales de cada etapa del desarrollo, por ejemplo, no alcanzar los juguetes al cuarto mes o sentarse con ayuda a los ocho o nueve meses, es motivo de preocupación. Otros signos son: tono muscular pobre, falta de coordinación y el hecho de que ciertos reflejos, como el reflejo de Moro, no desaparecen a la edad esperada. Si el retraso en el desarrollo es leve, el diagnóstico probablemente se haga entre los 12 y 15 meses o más tarde.

Tratamiento y perspectivas. La parálisis cerebral puede tratarse con una variedad de terapias y ayudas. Tan pronto como se diagnostica que el niño tiene PC puede comenzar una terapia dirigida a maximizar los movimientos, el habla, la audición, el aprendizaje y el desarrollo emocional y social. Para ayudarlo a alcanzar el mayor grado de movimiento y funcionamiento muscular que sea posible, se recurre a la medicación, a la cirugía y al uso de arneses de sujeción para las piernas.

La nutrición adecuada del niño representará un desafío en aquellos niños que tienen problemas al tragar y los inconvenientes de la aspiración. En estas situaciones se puede recurrir a la alimentación por medio de tubos conectados al estómago, por la nariz o por un tubo insertado quirúrgicamente que atraviese la pared abdominal. Los padres y los niños con este problema deberán trabajar de cerca con sus médicos, psicólogos, enfermeros, trabajadores sociales y maestros.

Existen leyes que afirman el derecho de estos niños a una educación pública. Con los ajustes y ayudas necesarias es posible para estos niños educarse en una clase normal con sus compañeros.

La familia del niño tiene un papel clave en el tratamiento de la enfermedad y en alentar al niño para que logre desarrollarse lo más posible de acuerdo con sus posibilidades. Es importante que los padres se informen sobre la condición del niño y que aprovechen los posibles recursos para cooperar en el cuidado de su hijo y afronten los desafíos implicados.

No hay cura, pero la parálisis cerebral no es una enfermedad progresiva, no empeorará con el transcurso del tiempo. Aproximadamente un 90 por ciento de los niños con PC viven hasta los 20 años o más. De cualquier forma, los niños tetrapléjicos (con las cuatro extremidades afectadas) y con retrasos mentales graves tienen un índice más bajo de supervivencia, con un 20 por ciento que llega a los 20 años. Los fallos respiratorios son las causas principales de una muerte temprana.

Prevención y pruebas prenatales. El control de la diabetes, de la anemia, de la hipertensión y de las deficiencias en la nutrición durante el embarazo ayuda a reducir las posibilidades de que un bebé nazca prematuramente y, así, disminuye el riesgo de padecer PC. El riesgo de un bebé prematuro de sufrir PC es 50 veces mayor que uno nacido a término. No hay pruebas para detectar la enfermedad antes del nacimiento.

Problemas ortopédicos de piernas y pies

Entre los problemas ortopédicos de las extremidades inferiores en la niñez temprana se encuentran el pie metido hacia adentro, el pie plano y las piernas arqueadas.

Piernas arqueadas

Muchos recién nacidos parecen tener las piernas arqueadas (o en paréntesis) después del nacimiento por la posición inusual de las piernas del feto en el útero (cruzadas y envolviendo la parte delantera del cuerpo). Típicamente, las piernas se comienzan a enderezar una vez que los niños comienzan a caminar. No obstante, unas piernas arqueadas de

687

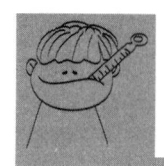

forma muy pronunciada que persisten después de los dos años pueden ser indicador de un desorden subyacente de los huesos, como el raquitismo (que puede estar causado por falta de vitamina D en la dieta o por una anormalidad genética) o la enfermedad de Blount (una deformación de la punta de la tibia cerca de la rodilla).

Síntomas y diagnóstico. Se considera que las piernas están arqueadas si las rodillas del niño no se tocan cuando está parado con los pies juntos y los tobillos tocándose. Los médicos diagnostican el problema en un examen médico del niño. Se pueden tomar radiografías y hacer análisis de sangre si se sospecha la presencia de una deformidad en el hueso u otro desorden.

Tratamiento y perspectivas. En la mayor parte de los casos no se requiere un tratamiento, ya que las piernas se enderezan una vez que el niño comienza a caminar. En la enfermedad de Blount se suele requerir un arnés o cirugía entre los tres y los cuatro años de edad.

Si las piernas arqueadas se deben a raquitismo, por la deficiencia de vitamina D, el problema se trata sumando vitamina D a la dieta del niño. Aunque es poco común en la actualidad, los niños pertenecientes a ciertas categorías de mucho riesgo son más propensos al raquitismo. Los niños de pigmentación más oscura (la pigmentación más oscura impide a la luz del sol penetrar en la piel donde ayuda al cuerpo a producir vitamina D), que son amamantados sin recibir suplementos de vitamina D o que no toman leche maternizada fortificada con vitamina D, corren riesgo de padecer este problema. El raquitismo puede ser diagnosticado antes de los dos años porque el ritmo de crecimiento es normalmente lento. Otra característica relacionada con el crecimiento anormal de los huesos, como las muñecas hinchadas, también puede verse en estos niños.

Pies planos

Los bebés y los niños suelen tener un arco plano debido al aflojamiento normal de los ligamentos que conectan los huesos de los pies. En la mayoría de los casos, un arco normal se desarrollará con el tiempo. En los niños con un arco plano persistente, el arco del pie nunca se desarrolla totalmente (este diagnóstico no puede hacerse hasta que el niño tenga edad escolar o sea mayor) y la planta del pie es plana. El pie plano es tan común que se considera una variación de la anatomía normal (uno de cada siete adultos tiene los pies planos).

Síntomas y diagnóstico. Los síntomas y los signos del pie plano son una apariencia plana de la planta del pie (se puede ver cuando los pies descalzos del niño dejan sus huellas en el suelo, la tierra o la arena) y pronación del tobillo (doblado hacia adentro). Algunos niños se quejan de dolor en los pies o en las piernas, pero no es común. Los médicos diagnostican este problema con un examen físico del niño. Las radiografías son innecesarias salvo que el pie esté rígido o tenga una deformación u otra anormalidad.

Tratamiento y perspectivas. El pie plano normalmente no requiere tratamiento, pero si hay dolor se suelen poner plantillas (se colocan en el zapato para sostener el arco del pie). Las plantillas no corrigen el problema pero alivian el dolor. La mayoría de los niños con pies planos no tiene ningún problema (tienen tanto potencial atlético como otros niños y generalmente no necesitan zapatos especiales).

Pie torcido hacia adentro

Los bebés y niños con el pie torcido hacia adentro (pie zambo) tienen los pies angulados hacia adentro, que es normalmente el resultado de la posición de las piernas y pies del feto en el útero (cruzados y envolviendo la parte delantera del cuerpo). En la mayoría de los casos, no es un problema significativo y se corrige por su cuenta con el tiempo. El pie torcido hacia adentro en un bebé o un niño suele ser consecuencia de una torsión de la parte delantera del pie (llamada metatarsus adductus), una torsión de la tibia (torsión tibial interna) o un retorcimiento del fémur (anteversión femoral excesiva).

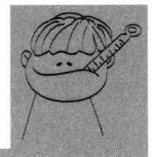

Capítulo 32. Problemas de salud en la primera infancia

Síntomas y diagnóstico. Los padres pueden notar una curvatura en el pie de su hijo o en la parte inferior de las piernas durante la infancia o una torsión hacia adentro de las piernas y/o cadera cuando el niño comienza a caminar. Los médicos diagnostican la causa del pie torcido en un examen físico. Si se sospecha de un motivo subyacente, por ejemplo, una deformación de los huesos, se tomarán radiografías. El término pie zambo se usa para describir una combinación de pie rígido y deformaciones que provocan una curvatura hacia adentro. Esta deformación no se resuelve por sí misma y es necesario un tratamiento inmediato después del nacimiento.

Tratamiento y perspectivas. En general, los problemas de pie torcido no requieren tratamiento porque se suelen resolver sin ayuda. En el pasado, los ejercicios de estiramiento del pie, zapatos especiales y tablillas se han usado para este problema, pero estas técnicas por sí mismas no han probado la aceleración del proceso normal de corrección del cuerpo. En los pocos casos en los que las deformaciones de la pierna o del pie del niño son rígidas (como en el pie zambo) o si el problema se prolonga en el tiempo, se enyesará o se requerirá de una intervención quirúrgica. Los niños con un problema persistente de pie torcido no tienen dificultades para participar en actividades deportivas y tienen tanto potencial atlético como otros niños.

Pubertad precoz

La pubertad precoz se define como la aparición de cualquiera de los cambios físicos asociados a la pubertad en una niña menor de ocho años o en un varón menor de nueve años y medio.

Normalmente, la pubertad comienza cuando una parte del cerebro conocida como el hipotálamo envía señales a la glándula pituitaria (que está colocada justo debajo del cerebro), que en turnos libera hormonas a la corriente sanguínea que estimulan las gónadas (ovarios en las niñas, testículos en los varones) para producir hormonas sexuales (estrógenos en las niñas, testosterona en los varones). Estas hormonas sexuales causan los cambios del aspecto físico en la pubertad.

En la mayoría de los casos, cuando los cambios comienzan muy temprano no hay una causa específica. Parece que el «reloj biológico» del niño se adelanta al tiempo normal. Generalmente, no hay otros miembros en la familia con este problema; por lo demás, en un 5 por ciento de los varones es hereditario.

La pubertad precoz, en algunos casos, puede estar asociada con ciertos problemas médicos, como un tumor cerebral u otra enfermedad que cause irritación o presión en el cerebro o un tumor o desorden que afecte a la producción de hormonas en los ovarios, testículos, tiroides o glándula suprarrenal. Un niño suele mostrar signos de la pubertad si se expone a las hormonas sexuales por ingestión de píldoras anticonceptivas u otros medicamentos o comidas que contengan hormonas.

En los casos de niños con pubertad precoz que no tienen un problema médico subyacente hay dos cuestiones importantes a considerar: el crecimiento y el aspecto psicológico. Cuando el crecimiento ocurre de golpe en una edad anterior a la normal, el esqueleto madura demasiado rápido. Si no se trata, esta situación puede provocar que las partes de los huesos que están creciendo se fusionen cerrándose muy pronto, lo que tiene como consecuencia una estatura menor que la esperada en la edad adulta. La maduración sexual significativamente prematura puede conllevar dificultades sociales para el niño, como burlas de sus compañeros y problemas en los ajustes psicológicos.

Síntomas y diagnóstico. Los síntomas de la pubertad precoz son la temprana aparición de los cambios físicos de la pubertad. Esto incluye el desarrollo de los senos y la menstruación en las niñas y el agrandamiento de los testículos y el pene en los varones, vello facial y cambio de voz. En ambos sexos, las hormonas de la pubertad estimulan el crecimiento del vello en la zona púbica y en las axilas y el crecimiento en la altura que acompaña a la maduración sexual. Muchos niños que presentan signos tempranos de la pubertad tienen lo que se denomina pubertad precoz «parcial». Algunas niñas, entre los seis meses y los tres

689

años de edad, pueden presentar un desarrollo de los senos que desaparecerá posteriormente o persistirá pero sin ningún otro síntoma de la pubertad. De la misma manera, los niños y niñas tendrán crecimiento de vello púbico y en las axilas que no está asociado a otros cambios de la pubertad. Los niños con pubertad temprana «parcial» necesitarán de una evaluación médica para descartar una «verdadera» pubertad precoz, pero no siguen tratamiento y generalmente presentarán el resto de los signos de la pubertad a la edad que corresponde.

El médico confirmará la presencia de desarrollo precoz de la pubertad en un examen médico del niño. La historia médica y el examen físico también pueden revelar la presencia de algunos de los problemas médicos asociados discutidos anteriormente. Los antecedentes del niño registrados en su historial servirán para verificar un crecimiento acelerado. Entre los estudios de laboratorio para diagnosticar la pubertad precoz se encuentran la medición de los niveles hormonales de la sangre, radiografías para valorar la madurez del esqueleto y en algunos casos imágenes del cerebro (TAC o resonancia magnética) o una ecografía de los ovarios o de las glándulas suprarrenales.

Tratamiento y perspectivas. Si se detecta una causa subyacente que provoque la pubertad precoz, el problema requerirá de medicaciones especiales o cirugía como tratamiento. Aquellos niños que no tienen problemas médicos asociados pueden recibir inyecciones de una medicación hormonal sintética, que es normalmente eficaz para conseguir una regresión del desarrollo de la pubertad. Si se inicia esta medicación antes de que los cambios vayan muy lejos se podrá evitar el problema de la altura que tendrá el niño en la edad adulta, logrando que no sea significativamente menor. La regresión de los cambios físicos, como el desarrollo de los senos y la menstruación en las niñas, puede aliviar el estrés psicológico que supone este problema. Cuando el niño ha alcanzado la edad en la que la mayoría llega a la pubertad, la medicación se suspenderá y así llegará a completar el crecimiento y desarrollo normal de la pubertad.

Retraso en el desarrollo/ Retraso mental

Típicamente, los niños alcanzan ciertos logros físicos, intelectuales y sociales básicos a cierta edad (consulta el capítulo 17, *Crecimiento y desarrollo*). Se dice que un niño que no consigue alcanzar un determinado nivel de logros a cierta edad tiene un retraso del desarrollo.

En la mayoría de los casos, el retraso no tiene motivo aparente, pero en otros, es signo de otro problema. Por ejemplo, los niños con parálisis cerebral o ciegos tendrán problemas motrices. Los problemas auditivos pueden llevar a un retraso en el habla y en el desarrollo del lenguaje. Un desorden deficitario de la atención con o sin hiperactividad (DDA/DDAH) puede hacer que el niño tenga dificultades para socializarse o en el desarrollo de la motricidad fina.

El diagnóstico de retraso mental se hace si el retraso del desarrollo del niño lleva a un estado permanente de inteligencia subnormal, que se confirma con las dificultades en la comunicación y las habilidades para vivir en general.

Los tres síndromes más comunes asociados con el retraso mental son el Síndrome de Down, el Síndrome de alcohol en el feto (SAF) y el Síndrome X.

El Síndrome de Down está causado por la presencia de un cromosoma extra en las células (lee «Síndrome Down» en este capítulo).

El Síndrome de alcohol en el feto ocurre cuando la madre bebe alcohol durante el embarazo (consulta el capítulo 26 para obtener más información sobre el SAF).

El Síndrome X, que se asocia con el retraso mental especialmente en varones, está causado por la presencia de genes anormales en el cromosoma X.

El retraso mental puede ser consecuencia de problemas en el embarazo, el nacimiento o en una edad temprana y algunos de ellos son:

- La malnutrición o exposición a la radiación durante el embarazo.
- Infecciones en la madre, como la rubéola o la toxoplasmosis.

Capítulo 32. Problemas de salud en la primera infancia

- Los desórdenes hormonales o metabólicos como la fenilcetonuria, la galactosemia y el hipotiroidismo si no se tratan pronto adecuadamente.
- La interrupción de la provisión de oxígeno durante el nacimiento.
- El nacimiento prematuro (los bebés prematuros tienen más riesgo de desarrollar un retraso mental, especialmente si nacen con menos de 1,36 Kg.).

Otras causas son algunos problemas después del nacimiento, por ejemplo, el envenenamiento por plomo o mercurio, la malnutrición severa, lesiones en la cabeza o una interrupción en la provisión de oxígeno tal como ocurre al estar cerca de ahogarse. Algunas enfermedades como la encefalitis (inflamación del cerebro) o la meningitis también provocan retraso mental.

Síntomas y diagnóstico. Hay cuatro niveles de retrasos mentales (éste se define como un cociente intelectual de 70 a 75 o menos comparado con un 100 de promedio normal).

La mayoría de las personas con un retraso presentan un retraso leve, con cocientes intelectuales (CI) de 55 a 69. Generalmente son más lentos para caminar, para hablar y para alcanzar otros logros del desarrollo. Pueden aprender a leer, a hacer cálculos matemáticos y otras habilidades prácticas que corresponden al nivel de un cuarto o sexto grado. Muchas personas con retrasos mentales leves pueden desarrollar habilidades para vivir y trabajar y viven solos.

Los niños con un CI entre 40 y 54 son considerados moderadamente retardados. Estos niños muestran retrasos notorios en el desarrollo del lenguaje y habilidades motrices. Pueden aprender a comunicarse de una manera básica, algunos hábitos de salud y seguridad y otras habilidades básicas. No pueden aprender matemáticas o a leer. Normalmente, los adultos con un retraso mental moderado no pueden vivir solos.

Los niños con un CI de 20 a 39 están severamente retardados. Se diagnostica en el nacimiento o un poco después de nacer. En la edad preescolar, muestran muy poca habilidad para comunicarse. Con entrenamiento pueden aprender a comer o bañarse sin ayuda. Generalmente aprenden a caminar y logran entender un poco el habla. Como adultos necesitan vivir en un ambiente protegido.

Los niños con retrasos muy graves tienen un CI de 0 a 20. Estos niños suelen tener problemas médicos y necesitan atención especial. Muestran retrasos en todos los niveles del desarrollo. Con ayuda pueden aprender a usar las piernas, las manos y las mandíbulas. Pueden aprender a caminar y a hablar un poco. No pueden cuidarse solos y necesitan ayuda constante.

En los niños cuyos diagnósticos son posteriores, los retrasos del desarrollo, como aprender a caminar o a hablar más tarde que otros niños, son percibidos por los padres o por los médicos en los exámenes de rutina. El médico puede ordenar pruebas especiales para investigar otras causas que provocan el retraso, como tests de la vista o auditivos, o puede realizar análisis de sangre para saber si hay desórdenes metabólicos o genéticos.

Tratamiento y perspectivas. En algunos casos, los retrasos específicos pueden tratarse centrándose en los desórdenes subyacentes, como por ejemplo tratar infecciones recurrentes del oído medio, que pueden causar retrasos temporales en el habla. No hay cura para los retrasos mentales, pero muchos niños pueden aprender habilidades que les permitan vivir tan independientemente como sea posible. Las escuelas en todos los estados tienen que proporcionar educación adecuada a los niños con retrasos mentales hasta los 21 años.

Prevención y pruebas prenatales. Las pruebas prenatales como la amniocentesis, la biopsia de las vellosidades coriales de la placenta (CVS) y la ecografía pueden ayudar a detectar los desórdenes metabólicos y cromosómicos vinculados a los retrasos mentales.

La vacunación puede prevenir que las mujeres embarazadas enfermen de rubéola, que puede causar lesiones en el cerebro del feto. Evitar el consumo de alcohol y de carnes crudas o evitar la manipulación de la materia fecal de los gatos, asociada con la toxoplasmosis, son medidas que previenen los daños cerebrales.

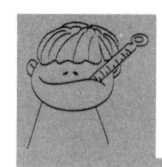

Los análisis de sangre del recién nacido pueden detectar desórdenes como el hipotiroidismo, permitiendo un tratamiento rápido.

Es necesario proteger a los bebés y niños pequeños del envenenamiento por plomo y las lesiones en la cabeza.

Síndrome de Down

El Síndrome Down es una de las enfermedades más frecuentes asociadas con anormalidades cromosómicas. Normalmente, hay 46 cromosomas, 23 pares, con un gen de cada par heredado de cada padre. Los cromosomas contienen toda la información necesaria que las células del cuerpo necesitan para funcionar adecuadamente. La mayoría de los niños con Síndrome de Down tienen células que contienen 47 cromosomas en lugar de 46. Alrededor de un 95 por ciento de los casos de Síndrome de Down ocurren cuando un bebé nace con tres en lugar de dos copias del cromosoma 21. En el otro 5 por ciento, el material genético del cromosoma extra 21 está unido a otro cromosoma. El material genético extra interrumpe el desarrollo físico y mental del niño.

No se sabe bien en qué momento se producen las anormalidades cromosómicas. Las mujeres de más de 35 años corren más riesgo de tener un niño con Síndrome de Down. El riesgo de que una mujer de 25 años tenga un niño con este problema es de 1 entre 2.250; a los 45 años, el riesgo es de 1 entre 30. Sin embargo, debido a que más mujeres jóvenes tienen hijos, hay más niños con este síndrome nacidos de madres jóvenes.

Síntomas y diagnóstico. Las características típicas del niño con Síndrome de Down incluyen la cara achatada, ojos inclinados hacia arriba y orejas fijadas muy abajo, cuello corto, piernas y brazos cortos, una sola arruga en la palma de ambas manos, lengua protuberante y poca tonicidad muscular (el bebé parece flojo cuando se le sostiene).

Los niños con Síndrome de Down son también retrasados mentales, con casos de leves a severos. Alrededor de uno de cada tres niños con Síndrome de Down tiene una anormalidad en el corazón, normalmente un hueco en la pared que separa las cavidades del lado derecho e izquierdo del corazón (defecto ventricular septal).

Estos niños tienen un alto riesgo de padecer leucemia, cáncer de los glóbulos blancos. Los niños con este síndrome pueden sufrir anormalidades en el aparato digestivo, que causa un estrechamiento o tapona los intestinos. Tienen un mayor riego de padecer otitis del oído medio y también de desarrollar hipotiroidismo (malfuncionamiento de la glándula tiroides). También pueden desarrollar problemas en los ojos causados por anormalidades en las córneas y las lentes.

A la mayoría de las mujeres se les ofrece un análisis de sangre para detectar el síndrome durante las primeras semanas de embarazo (discutido más adelante). Algunas veces, el problema no se diagnostica hasta que el niño nace. Puede detectarse por el aspecto de la cara del bebé. El diagnóstico se confirmará con un análisis de sangre del bebé para encontrar el cromosoma extra. Se pueden hacer otras pruebas para detectar los defectos de nacimiento que suelen ocurrir en estos casos.

Tratamiento y perspectivas. La terapia física, del habla y programas especiales de educación están al servicio del niño con Síndrome de Down para ayudarle a desarrollar el máximo de su potencial. Algunos niños pueden aprender a leer y a escribir y pueden llegar a trabajar más adelante. Sin embargo, la mayoría no pueden vivir independientemente como adultos y necesitan supervisión en el hogar o residencia.

Puede ser necesario recurrir a la cirugía para corregir anormalidades digestivas o cardíacas. Es necesario controlar a estos niños muy de cerca para poder diagnosticar y tratar las infecciones recurrentes en el oído y deben ser examinados para detectar problemas en la visión (córnea y lentes).

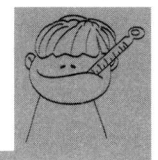

Capítulo 32. Problemas de salud en la primera infancia

A pesar de que la mayor parte de las personas con este síndrome sobrevive hasta una edad media, alrededor de un 20 por ciento muere en la niñez, normalmente por problemas cardíacos congénitos.

Prevención y pruebas prenatales. Hay varias maneras de detectar el Síndrome de Down antes del nacimiento. La prueba prenatal triple del Síndrome de Down y de alfafetoproteína (AFP), generalmente realizada entre las 16 y 18 semanas de gestación, mide la cantidad de ciertas substancias en la sangre de la madre que pueden indicar que el feto tiene este síndrome. Pero que la prueba sea positiva no significa necesariamente que el feto tenga Síndrome de Down. Más bien indica que se deberán hacer más pruebas para confirmar si el bebé lo tiene.

De igual forma, los tests pueden sugerir resultados negativos, es decir, pueden mostrar que el feto no tiene Síndrome de Down cuando en realidad lo tiene. Los niveles bajos de alfafetoproteína en la sangre de la madre sugieren la posibilidad, pero el test detecta el 30 por ciento de los casos. La prueba triple, que mide tres substancias diferentes, es fiable en alrededor de un 60 por ciento de los casos.

Las mujeres embarazadas de más de 35 años y aquellas con resultados positivos de las pruebas pueden hacerse el test de amniocentesis o muestras de virus criónicos, en el cual las muestras se extraen del tejido o fluido que rodea al bebé. Los cromosomas de este tejido son examinados.

Estos tests pueden dar una prueba definitiva, aunque hay un pequeño riesgo de abortar asociado al procedimiento. El test de muestras de virus criónicos se realiza entre las 8 a 11 semanas de gestación.

Sordera/Deterioro auditivo

Hay varios tipos y causas del deterioro auditivo. Con un deterioro de los conductos auditivos, las ondas de sonido no se trasmiten completamente desde el oído externo y medio hacia el oído interno. Este deterioro puede ocurrir cuando el tímpano está lesionado como resultado de la introducción de algún objeto en el oído, infecciones en el oído, una lesión en la cabeza, un cambio brusco y extremo en la presión de los oídos contra el tímpano o una explosión o disparo. Los problemas de los conductos auditivos también pueden darse por un crecimiento o desarrollo anormal de los huesecillos, los huesos pequeños del oído medio que trabajan juntos para transmitir el sonido desde el tímpano al oído interno.

En los deterioros sensoneuronales, la cóclea (un pequeño órgano en forma de caracol lleno de líquido y cubierto de pelos llamados cilios que estimulan los nervios conectados con el cerebro) está dañada o destruida, o hay un problema con la conexión nerviosa de la cóclea al cerebro. Alrededor de un 50 por ciento de los casos de sordera sensoneuronal son el resultado de desórdenes genéticos. El problema puede estar causado por una infección viral del oído medio. El virus Citomegalovirus (CMV) es la causa más común de infección, pero la meningitis bacteriana puede desembocar también en una sordera, rubéola, paperas y sarampión. La pérdida auditiva suele ocurrir también si la madre toma cierta medicación al principio del embarazo, como medicamentos para la quimioterapia contra el cáncer, diuréticos o aminoglicosidos (una clase de antibióticos) o si el niño es expuesto antes o después del nacimiento a la quinina, el plomo o al arsénico. Las lesiones traumáticas y la exposición a sonidos muy fuertes (ya sea en una ocasión o en una exposición prolongada) también son causa de este tipo de pérdida auditiva.

Pueden producirse deterioros mixtos sensoneuronales y conductivos.

Síntomas y diagnóstico. La pérdida de la audición que esté presente desde el nacimiento se detecta por lo general cuando los padres notan que el bebé no reacciona a los sonidos o más tarde cuando hay retrasos en el desarrollo del habla. Los signos en los niños más grandes pueden incluir la necesidad de subir el volumen de la televisión, la falta de comprensión de lo que se le dice, no escuchar el timbre o el teléfono o el habla sin sentido.

693

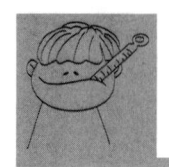

Dada la importancia de la audición en el desarrollo normal del habla, la detección de los problemas auditivos a una edad temprana es muy importante. En efecto, en el momento que se está escribiendo sobre este tema, muchos estados están en proceso de aprobar leyes que aseguren la realización de pruebas auditivas a todos los recién nacidos. Muchos hospitales infantiles ya tienen esos programas en las salas de recién nacidos. Todos los niños deberían haber pasado pruebas auditivas antes de comenzar la escuela, realizadas por un médico o en la propia escuela. La mayoría de los niños pueden cooperar en estas pruebas cuando tienen alrededor de cuatro años.

Hay varias pruebas que se utilizan para el diagnóstico de las pérdidas auditivas. En los bebés, la prueba puede hacerse poniendo al bebé en una cabina a prueba de sonidos y observando cómo responde a éstos. Algunas pruebas como el Test de Emisión Otoacústica y de Potenciales Evocados Auditivos de Tronco Cerebral (BERA) que no requieren la cooperación del bebé pueden emplearse para evaluar la audición del bebé.

Tratamientos y perspectivas. El tratamiento de las infecciones auditivas con antibióticos y otras veces con cirugía (la colocación de tubos en el tímpano) puede revertir o evitar que empeoren algunas formas de pérdida auditiva. La cirugía para reparar los tímpanos dañados o los huesos del oído medio es posible en estos casos. Algunos niños pueden recibir ayuda gracias a los sistemas de amplificación de algunas escuelas. Los aparatos para los oídos que se colocan detrás o dentro del oído amplifican y clarifican los sonidos. Un procedimiento llamado implante de cóclea, que captura las ondas de sonido y las transmite a un receptor que se coloca quirúrgicamente dentro del cráneo, es efectivo en algunos casos. En otros casos, aprender el lenguaje de signos o la lectura de los labios les permite vivir plena y satisfactoriamente en todos los aspectos: educativo, social y vocacional.

Prevención y pruebas prenatales. Un modo de prevenir la pérdida auditiva es el diagnóstico precoz y el tratamiento inmediato. La exposición a los ruidos fuertes también debe evitarse. Las mujeres embarazadas deben consultar con su médico y asegurarse de no tomar medicamentos que perjudiquen al feto.

Para obtener información sobre la audición de tu hijo consulta el capítulo 15, *El oído y la vista*.

Tics/Síndrome de Tourette

Los tics ocurren cuando un músculo se contrae repetida e incontrolablemente. La enfermedad afecta en especial a los músculos de la cara, pero puede provocar movimientos incontrolados en las extremidades y sonidos como gruñidos.

El síndrome de Tourette, un tic poco común pero muy serio, se cree que está causado por una anormalidad en los neurotransmisores del cerebro, productos químicos que llevan señales de un nervio a otro. Un neurotransmisor al que afecta este síndrome es la dopamina, que controla el movimiento. El síndrome de Tourette parece repetirse en las familias; los varones sufren este desorden de tres a cuatro veces más que las niñas.

Síntomas y diagnóstico. Muchos niños tienen tics simples, que son hábitos que desaparecen en algún momento. Los síntomas pueden variar pero suelen ser el parpadeo incontrolado, contracción de los músculos de la cara, encogimiento de los hombros, sonidos parecidos a los ladridos, gruñidos y gritos con vocabulario inapropiado.

Los tics en el síndrome de Tourette son más complejos. Un niño puede mover la cabeza de un lado a otro, pestañear, abrir la boca y extender el cuello. Puede patear y golpear, gruñir, resoplar y tararear. Puede gritar una obscenidad sin ninguna razón aparente o repetir palabras inmediatamente después de escucharlas.

Tratamiento y perspectivas. Debido a que los tics más simples desaparecen en unas pocas semanas, no es necesario el tratamiento, pero un diagnóstico temprano es importante porque a los padres se les asegura que es un comportamiento involuntario. Los tics de algunos niños con síndrome de Tourette

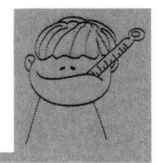

Capítulo 32. Problemas de salud en la primera infancia

dificultan las interacciones sociales y el aprendizaje. Los medicamentos como el haloperidol suprimen los tics, aunque conllevan efectos secundarios. Estos niños suelen tener problemas emocionales y ciertas fobias y miedos. La asistencia especial en la escuela y el apoyo de un psicólogo son recomendables.

Trastornos del riñón

Los riñones filtran la sangre para eliminar los productos de desecho y el exceso de agua del cuerpo. Los productos de desecho y el agua dejan el cuerpo en forma de orina después de pasar por un sistema de tubos huecos y conductos conocidos como tracto urinario. Los riñones también cumplen un rol importante en la regulación de la presión sanguinea, la estimulación de la producción de glóbulos rojos y el tratamiento que hace el cuerpo de la vitamina D y de los minerales necesarios para el crecimiento y el mantenimiento de los huesos. Existen diferentes trastornos en los riñones y el tracto urinario que pueden afectar a los niños y suelen necesitar tratamiento. Algunos de estos desórdenes pueden desembocar en problemas en el funcionamiento de los riñones o, en algunos casos, terminar en un trastorno.

Los defectos de nacimiento o las malformaciones congénitas de los riñones son relativamente comunes. Afortunadamente, la mayoría de las anormalidades no interfieren en el funcionamiento de los riñones ni producen otros síntomas o problemas de salud. Los niños pueden nacer con un solo riñón o con dos riñones conectados en la base formando uno en forma de herradura. Uno o los dos riñones pueden estar en una posición anormal en el abdomen o en la región pélvica. En algunos casos, los defectos de nacimiento de los riñones o del tracto urinario pueden ser parte de un síndrome (un grupo de defectos congénitos que tienden a aparecer siguiendo un patrón). En el caso de los niños con un solo riñón, los problemas de salud no suelen aparecer; sin embargo, en esta situación se hace más necesario proteger el único riñón de las lesiones provocadas por una infección urinaria (lee «Infecciones urinarias recurrentes» en este capítulo) o trauma.

Enfermedad poliquística del riñón

La enfermedad poliquística del riñón es un desorden hereditario por el que los riñones tienen una apariencia de panal debido a los numerosos quistes llenos de líquido. El defecto genético que causa la enfermedad puede ser dominante (forma adulta) o recesivo (forma infantil). Es decir, una persona con la enfermedad o bien ha heredado un gen dominante de un padre o uno recesivo de ambos. Aquellos con un gen dominante normalmente no presentan síntomas hasta que son adultos; aquellos con un gen recesivo tienen una enfermedad severa en la niñez.

Síntomas y diagnóstico. En la forma infantil, debido al crecimiento del riñón, el médico puede notar un abultamiento o una masa en el abdomen o en el costado del bebé. El médico puede confirmar el diagnóstico con un estudio de ultrasonidos.

Tratamiento y perspectivas. En algún momento el riñón se malogra y el niño necesitará diálisis o transplante. Un bebé recién nacido afectado seriamente puede morir pronto después del nacimiento. El asesoramiento genético puede ayudar a determinar la probabilidad de que los niños hereden la enfermedad.

Glomerulonefritis

La glomerulonefritis, una enfermedad por la que las unidades de filtro de los riñones llamadas glomérulos se inflaman, puede ser aguda o crónica. La enfermedad aguda se presenta como reacción a un medicamento o como complicación de ciertas enfermedades infecciosas. En los niños, sigue normalmente a una infección en la garganta tratada inadecuadamente. Una forma aguda llamada pielonefritis se produce cuando la bacteria que causa una infección en las vías urinarias asciende por el tracto urinario e infecta los riñones. La variedad crónica puede estar asociada con un desorden autoinmune como el Lupus Eritematoso Sistémico, por el cual el sistema inmune ataca a los tejidos del propio cuerpo. El resultado puede ser la inflamación y el funcionamiento anormal de varios órganos, incluyendo los riñones.

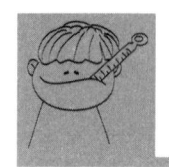

Síntomas y diagnóstico. Los signos y los síntomas pueden ser la orina de color de té, con sangre y oscura; hinchazón de la cara, alrededor de los ojos y en los pies; fiebre; debilidad; apetito pobre; falta de aire y a veces dolor en un costado del cuerpo o en la espalda. En la primera etapa de la enfermedad quizás no se presenten síntomas.

Si se sospecha que pueda existir el problema, el médico realizará análisis de orina y de sangre. En algunos casos, se hará una biopsia (extracción de una porción del tejido del riñón para examinarlo en el laboratorio) para enfocar el tratamiento con más certeza hacia la causa exacta del problema.

Tratamiento y perspectivas. Si la causa es una infección bacteriana, como en la pielonefritis, se recetarán antibióticos. Si la causa es un desorden autoinmune, entonces puede ser tratada con corticosteroides u otro medicamento similar. Los medicamentos y una dieta con poca sal pueden contribuir a controlar la presión alta y la acumulación excesiva de fluidos en el cuerpo. La glomerulonefritis se puede resolver con ayuda o puede continuar causando inflamación y daños al riñón. Si aparece un problema, el niño puede necesitar diálisis (uso de un riñón artificial para filtrar el residuo y eliminar el exceso de líquido en la sangre) o un transplante de riñón.

Hidronefrosis

Una anormalidad de las vías urinarias, presente en el nacimiento, puede causar hidronefrosis. Es una dilatación del riñón debida a un bloqueo de las vías urinarias que puede estar provocada por un estrechamiento del uréter, un conducto que lleva la orina del riñón a la vejiga. El riñón dilatado puede detectarse como una masa en el abdomen del bebé.

Síntomas y diagnóstico. El niño puede no presentar síntomas o sentir dolor en el abdomen o en la parte inferior de la espalda, náuseas y vómitos. Debido a que el bloqueo del flujo de orina provoca con frecuencia una infección, puede tener fiebre.

Para diagnosticar una hidronefrosis, el médico pedirá una ecografía u otro test que permita localizar el bloqueo de las vías urinarias. También se pueden hacer análisis de sangre y orina para ver cómo funciona el riñón.

Tratamiento y perspectivas. La cirugía puede ser necesaria para aliviar la obstrucción, así como la terapia con antibióticos si hay una infección. El funcionamiento a largo plazo del riñón (o riñones) depende de cuánto daño se haya producido en el tejido del riñón antes de corregirse el bloqueo.

Infección urinaria recurrente

La infección urinaria recurrente en los bebés y niños se puede asociar con el reflujo de orina de la vejiga al uréter, los conductos que llevan la orina de los riñones a la vejiga. Si la infección sube del uréter a los riñones, provoca una infección de éstos llamada pielonefritis. Las infecciones repetidas de este tipo pueden dejar cicatrices y dañar el riñón. La tendencia puede ser recurrente en la familia, sugiriendo un factor genético en algunos casos.

Síntomas y diagnóstico. Los síntomas de la infección recurrente son los mismos que en el caso de las infecciones comunes de las vías urinarias (para más información consulta el capítulo 30, *Infecciones infantiles*), que pueden provocar fiebre, vómitos, diarrea, irritabilidad o somnolencia. Los niños mayores pueden quejarse de una necesidad frecuente de orinar, una sensación ardiente al orinar, dolor en la parte inferior del abdomen y orinarse por la noche después de un período de control.

Se analiza una muestra de orina y se recetan antibióticos si es necesario. Una ecografía u otro tipo de escáner pueden servir para buscar cicatrices en los riñones, otras anormalidades o bloqueos en las vías urinarias; las radiografías sirven para estudiar el reflujo urinario.

Tratamiento y perspectivas. Puede seguirse una terapia con antibióticos profilácticos en los niños con infecciones repetidas y se requerirá cirugía para

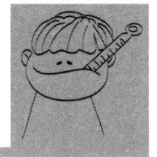

Capítulo 32. Problemas de salud en la primera infancia

corregir el reflujo u otras anormalidades de las vías urinarias que causan las infecciones recurrentes.

Síndrome nefrótico

El síndrome nefrótico es un trastorno del riñón que se produce como resultado del daño a los glomérulos, que causa la pérdida de proteínas a través de la orina e hinchazón de los tejidos del cuerpo debido a la acumulación excesiva de líquido. En los niños, la enfermedad aparece más comúnmente entre los 18 meses y los cuatro años y más frecuentemente en varones que en niñas. Aunque puede ser el resultado de una reacción a un medicamento o de la glomerulonefritis, la causa de la mayoría de los casos en los niños se desconoce.

Síntomas y diagnóstico. Los signos y síntomas generales son la pérdida de apetito, un estado de malestar general, párpados hinchados, hinchazón de los tejidos y orina espumosa. Los análisis de sangre y de orina pueden confirmar un diagnóstico del síndrome y el médico hará pruebas adicionales en un intento por descubrir la causa subyacente. En algunos casos, el médico tomará una muestra del tejido del riñón (una biopsia) para confirmar el diagnóstico y determinar el tratamiento.

Tratamiento y perspectivas. Generalmente, los niños con síndrome nefrótico serán tratados primeramente con medicación de esteroides, que ayuda a controlar la enfermedad y reducir la pérdida de proteína por la orina. Para mantener el equilibrio de los líquidos del cuerpo se limitará el consumo de sal y líquidos y algunas veces se dará medicación adicional. Los niños con síndrome nefrótico son más propensos a contraer ciertas infecciones bacterianas y pueden requerir tratamiento con antibióticos por ese motivo. Aunque en la mayoría de los niños la enfermedad se resuelve en meses o años, son posibles las reincidencias (particularmente después de resfriados u otras infecciones) y será necesario otro tipo de tratamiento.

Tumor de Wilms (nefroblastoma)

El tumor de Wilms, o nefroblastoma, el más común de las formas cancerosas del riñón en los niños, generalmente se diagnostica entre el nacimiento y los cinco años de edad. La causa se desconoce, pero a veces se repite en las familias. Los niños con ciertos defectos de nacimiento (o que tienen miembros de la familia con esos defectos), tales como la ausencia del iris del ojo (la parte del ojo con color) o el aumento excesivo de una parte del cuerpo, corren más riesgos de desarrollar este tipo de tumor. Los niños con este tumor suelen tener malformaciones de nacimiento en el corazón o en el sistema urinario, o anomalías en el descenso del testículo (lee «Anomalías en el descenso del testículo» en este capítulo).

Síntomas y diagnóstico. Los signos y los síntomas pueden ser la aparición de un bulto o masa en el abdomen o en el costado, dolor abdominal, fiebre, falta de apetito, náuseas y vómitos. Aparece sangre en la orina en un 20 por ciento de los casos. Si se sospecha que hay un tumor, el médico puede realizar un análisis de sangre y una ecografía, tomografía axial computerizada (TAC) o una resonancia magnética para determinar el diagnóstico.

Tratamiento y perspectivas. El tratamiento implica cirugía para extraer el riñón dañado y tejido del tumor que pueda estar diseminado en el abdomen. Se realiza cirugía, placas o quimioterapia dependiendo del aspecto del tumor y de cuánto se haya expandido en el momento en el que se hace el diagnóstico. El tumor de Wilms tiene cura en un 90 por ciento de los casos.

VIH/SIDA

El virus de inmunodeficiencia humana (VIH) se contagia cuando el fluido corporal de una persona infectada (sangre, semen, leche materna, flujo vaginal o cualquier fluido que contenga sangre) entra en la corriente sanguínea o en contacto con las membranas de la mucosa de otra persona (las madres infectadas pueden pasar el virus a sus bebés durante el embarazo, el nacimiento o el amamantamiento). Durante la década de los 90, aproximadamente un 90 por ciento de los casos existentes de VIH y casi todas las infecciones de SIDA entre

697

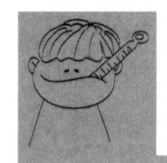

los niños en los Estados Unidos se podían atribuir a la transmisión de VIH en el nacimiento.

El VIH puede desembocar en un síndrome de inmunodeficiencia adquirido (SIDA), por el que la resistencia del cuerpo a las enfermedades disminuye, provocando infecciones y otros problemas de salud. Es posible estar infectado de VIH y no tener SIDA. Algunas personas infectadas con VIH viven años sin enfermar.

La infección por VIH que provoca el SIDA ha sido una causa importante de enfermedades y muerte entre los niños. Hacia finales de 1998, 5.000 niños murieron de SIDA antes de los 15 años en los Estados Unidos y más de tres millones en el mundo entero.

Síntomas y diagnóstico. Cuando un bebé nace de una madre infectada con VIH, no hay forma inmediata de saber si el bebé lo está. El test más comúnmente usado, que busca anticuerpos en la sangre, será positivo si el bebé no está infectado con el virus porque los bebés tienen los anticuerpos de la madre durante un período de 18 meses. Los bebés no afectados perderán los anticuerpos de la madre en ese tiempo, mientras que los infectados continuarán teniendo anticuerpos. Usando tests más recientes, como el test de la polymerasa (PCR) o el test P-24 antígeno, el diagnóstico se puede hacer en los primeros meses de vida. Aunque no hay signos físicos inmediatos de la infección al nacer, los niños con VIH desarrollan infecciones en los primeros meses de vida con gérmenes que normalmente no afectan a otros bebés, como la neumonía por *neumocystis carinii* (PCP). Las infecciones como PCP se producen como resultado del debilitado sistema inmunológico del bebé y solían ser unas de las mayores causas de muerte entre los bebés infectados. Ahora se trata a todos los bebés infectados con antibióticos para prevenir las infecciones.

Otros posibles síntomas del VIH en los bebés es el peso bajo, un aumento pobre de peso, estomatitis aftosa persistente (una infección en la boca o en la zona del pañal), frecuentes diarreas o fiebres, aumento de tamaño del hígado, nódulos linfáticos, el bazo, problemas neurológicos, retrasos del desarrollo y una variedad de infecciones.

Tratamiento y perspectivas. Hay actualmente tres tipos de medicamentos que se utilizan para controlar las infecciones de VIH: nucleósidos inhibidores de la transcriptasa inversa, antirretrovirales, tales como AZT; inhibidores de la proteasa como indinavir; e inhibidores de la transcriptasa inversa no nucleósidos, tales como nevipadina. Debido a que estos medicamentos funcionan de diversas maneras, se recetan en combinación; si el tratamiento no se sigue con precisión, el virus se hace resistente a los medicamentos, lo que reduce las opciones de éxito del tratamiento del niño.

Los padres deben trabajar conjuntamente con los médicos del niño (normalmente un equipo de profesionales sanitarios guiados por un especialista en enfermedades contagiosas) para prevenir, reconocer y tratar las intrincadas infecciones bacterianas con antibióticos. El niño debe recibir vacunación apropiada para prevenir los problemas especiales que puede desarrollar si contrae estas enfermedades. La satisfacción de las necesidades nutritivas del niño también es importante. Rodear al niño de un ambiente familiar afectuoso ayuda al niño con este problema a tener una vida mejor. Debido a que la infección normalmente ha sido transmitida por la madre al niño, la madre puede estar enferma y la familia necesitará asistencia adicional para cuidar al niño.

Si una familia acude a una sala de urgencias u otro tipo de instalaciones sanitarias, los padres deben informar de la enfermedad del niño porque esto afectará a las medidas que se tomen en la asistencia que se preste.

En términos generales, el VIH parece ser mínimamente contagioso del niño a otra persona. Hay unos pocos casos constatados de transmisiones, y ellos implican el contacto directo con sangre en el hogar. No ha habido informes de contagio en escuelas o centros educativos.

No se conoce cura para el SIDA. Sin embargo, los tratamientos actuales pueden disminuir el progreso de la enfermedad y mejorar la calidad de vida.

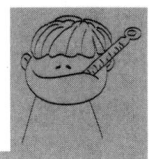

Capítulo 32. Problemas de salud en la primera infancia

Prevención y pruebas prenatales. Un tratamiento con medicamentos en la madre y en el bebé puede reducir significativamente las probabilidades de una infección en éste último. Las mujeres embarazadas con VIH pueden ser tratadas con AZT durante el segundo y el tercer trimestre. Luego se trata al bebé durante seis semanas con el medicamento. Los estudios han indicado que este tratamiento puede reducir el riesgo de transmisión de la infección de un 30 por ciento a un 2 por ciento. El nacimiento del bebé mediante cesárea también reduce el riesgo de la transmisión.

Problemas quirúrgicos/ Procedimientos

La mayoría de los problemas de salud de los niños se corrigen por su cuenta o se tratan con medicamentos. Sin embargo, hay algunos que requieren cirugía. Algunos de los problemas quirúrgicos y procedimientos más frecuentes son los siguientes.

Anomalías en el descenso del testículo (criptorquidia)

El testículo en descenso es un problema por el que, durante el desarrollo del feto, uno o los dos testículos no bajaron desde el abdomen, donde se forman, a su posición normal en el escroto (la bolsa testicular). Alrededor de un tres por ciento de los bebés varones y un 30 por ciento de los bebés prematuros sufren esta complicación. En cerca de dos tercios de los casos, un testículo no descendido baja al escroto sin ayuda durante los seis primeros meses de vida. Si no descienden sin ayuda es necesario seguir un tratamiento. El tejido del testículo que producirá espermas en el futuro se va dañando progresivamente si el testículo no descendido no baja al escroto pronto durante el desarrollo. Esto incrementa el riesgo de infertilidad, especialmente si ambos testículos están en descenso.

Los médicos diagnostican el problema con un examen médico tras el nacimiento o con un chequeo durante la primera infancia. El verdadero criptorquidismo se debe distinguir de la condición benigna (que no necesita tratamiento), común en los varones jóvenes, llamada testículo retráctil o en ascensor, por la que el músculo adjunto al testículo lo sube temporalmente al abdomen o a la ingle cuando el niño está estresado o desvestido o cuando se toca el área genital o se expone al frío. Serán necesarios repetidos exámenes para determinar si el testículo está en descenso. Los testículos en descenso suelen combinarse con una hernia inguinal (consulta «Hernia» en este capítulo).

Si el testículo no baja, la enfermedad deberá tratarse alrededor de los 12 a los 15 meses de edad para minimizar los daños del testículo. En algunos casos, se sigue una terapia de hormonas para bajar el testículo al escroto, pero generalmente no se obtienen muy buenos resultados. El tratamiento estándar es un procedimiento llamado orquiopexia, que consiste en una operación quirúrgica para reubicar el testículo en el escroto y asegurarlo en su lugar. El procedimiento, realizado en dos pasos, es exitoso en la mayoría de los casos.

Después del tratamiento, los varones se desarrollan normalmente (el tejido que producen las hormonas masculinas no queda significativamente dañado por la enfermedad) y no afecta a la función sexual. Si un testículo está afectado y se trata, el 85 por ciento de los varones con el problema serán fértiles más adelante. Si los dos testículos están implicados, el índice es más bajo, aproximadamente un 50 por ciento. Los varones con un testículo en descenso corren mayor riesgo de desarrollar un cáncer de testículo (de 1 entre 40 a 1 entre 80) en su juventud, sean tratados o no. Se les debe enseñar a autoexaminarse (como a todos los varones) y hacerse exámenes regulares de los testículos cuando sean mayores.

Apendicitis

La apendicitis es una inflamación del apéndice, una pequeña prolongación tubular de tejido con forma de dedo que se conecta y se abre en el comienzo del intestino grueso. No es común en niños menores de un año. Los síntomas suelen ser dolor abdominal, náuseas, vómitos y fiebre. Los casos en los que se sospecha de apendicitis tienen que ser evaluados por un médico urgentemente porque es necesario realizar una cirugía para extraer el apéndice antes de que se perfore y se expandan las bacterias por el abdomen. Un médico determinará si es conveniente basándose en la historia de los síntomas y en el examen médico, así como en análisis de sangre y a veces en radiografías.

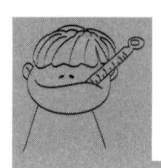

Un apéndice inflamado se extrae con una pequeña incisión en la pared abdominal. Si el apéndice se saca antes de que se perfore, las complicaciones son poco comunes. El tiempo de hospitalización es de dos a tres días. Si se perfora, también se extrae pero la estancia en el hospital es más larga porque es necesario seguir un tratamiento con antibióticos para eliminar las bacterias que se hayan expandido en la cavidad abdominal.

Estenosis pilórica

La estenosis pilórica es una enfermedad por la que el píloro (el músculo que controla la velocidad con que la comida pasa del estómago al intestino delgado) está muy tenso, provocando abundantes vómitos después de las comidas (para más información, consulta el capítulo 29, *Signos y síntomas*).

Estrabismo

El estrabismo (ojos cruzados) es el mal alineamiento de los ojos, por el que un ojo se pude desviar hacia adentro (esotropía), hacia fuera (exotropía), hacia arriba (hipertropía) o hacia abajo (hipotropía). Si un ojo está crónicamente desalineado y el niño no lo utiliza, puede deteriorarse la visión (ambliopía u ojo vago). Por lo demás, la mayoría de los niños con estrabismo son sanos, pero el problema es frecuente entre los niños con enfermedades que afectan al cerebro como la parálisis cerebral o la hidrocefalia. El estrabismo puede producirse por debilidad de los músculos, lesiones en el ojo, otras enfermedades y, ocasionalmente, por un tumor. Los síntomas pueden ser ojos «cruzados», ladear la cabeza para ver las cosas, dolores de cabeza, lagrimeo, picor de ojos y visión doble.

La ambliopía se puede prevenir poniendo un parche en los ojos de forma alterna, forzando al niño a desarrollar la visión de ambos. Se debe hacer durante los primeros años de vida para prevenir la pérdida de la visión. En algunos casos, se pueden usar las gafas correctoras para prevenir la ambliopía y alinear los ojos.

Algunas veces es necesario practicar una cirugía en los músculos que controlan los movimientos del ojo para lograr una alineación adecuada. El procedimiento consiste en apretar o aflojar los músculos del ojo para crear un equilibrio entre los pares de músculos que ayudan a controlar la visión de los ojos. La intervención se realiza en términos de «paciente externo». En algunos casos es necesaria más de una operación para lograr una alineación apropiada.

Hernia

La hernia inguinal se produce cuando una parte del intestino u otros contenidos abdominales empujan a través de una apertura o zona débil en la pared del abdomen. Aunque puede suceder a cualquier edad, las hernias inguinales se diagnostican principalmente en el primer año de vida y ocurren cuatro veces más en varones que en las niñas. Una hernia inguinal aparece primero como un bulto o hinchazón en la ingle o en el escroto (la bolsa que contiene los testículos) en los varones y en la vulva (los pliegues que rodean la apertura de la vagina) en las niñas. En los bebés, el primer signo que notan los padres es que el bebé está incómodo e irritado. La hernia inguinal no presenta síntomas pero representa un problema si el tejido protuberante queda atrapado (encarcelado), lo que puede causar el corte de la corriente sanguínea en el órgano implicado. La operación quirúrgica consiste en cerrar la apertura en la pared del abdomen por medio de una incisión en la ingle. Con este procedimiento el niño vuelve a casa después de unas horas. Para el dolor se puede usar paracetamol, y el niño puede volver a sus actividades cotidianas en unos pocos días.

Una hernia umbilical se origina cuando la pared del abdomen que rodea al ombligo no se cierra bien antes de nacer, permitiendo que una parte del

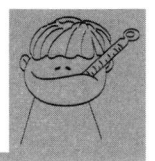

Capítulo 32. Problemas de salud en la primera infancia

intestino salga por la apertura (para más información sobre las hernias umbilicales, consulta el capítulo 5, *Necesidades médicas comunes de los recién nacidos*).

Hipospadias

Es un defecto bastante común (ocurre en 1 de cada 300 varones) por el que la uretra (el conducto que lleva la orina de la vejiga al exterior del cuerpo) se desarrolla en la parte inferior del eje en lugar de en la punta del pene. Comúnmente, la apertura se desarrolla cerca del final del pene, pero en casos graves puede ocurrir en la base donde se une con el escroto. El problema suele repetirse en las familias, lo que sugiere un factor genético en algunos casos. Los médicos lo diagnostican haciendo un examen físico al niño. El prepucio de los niños con hipospadias tiene forma de capucha y no cubre la parte inferior como debería hacerlo. En ocasiones se pueden extender unas bandas de tejido anormal desde la parte inferior al escroto, causando una curvatura hacia abajo. Los niños con hipospadias son más propensos a tener anormalidades en las vías urinarias y en los genitales, como la hernia inguinal y el testículo no descendido. El médico puede solicitar un escáner para buscar anormalidades asociadas en los riñones y la vejiga.

El tratamiento consiste en un procedimiento para desplazar la apertura de la uretra a una posición normal. Debido a que esta cirugía emplea con frecuencia el tejido del prepucio para corregir el defecto, los niños con hipospadias no deben ser circuncidados antes de ser examinados por el médico. La cirugía consiste en un único paso y debe realizarse antes de los 18 meses de vida. Si no se trata a tiempo, el niño se tendrá que sentar para orinar. Los casos leves que no interferirán con las funciones urinarias o sexuales no requieren tratamiento salvo por estética.

Miringotomía (cirugía del conducto auditivo externo)

Es la inserción de un tubo hueco por una incisión en el tímpano. Se usa para tratar los problemas recurrentes relacionados con el oído medio (otitis media). La mayoría de los niños desarrollarán una o más infecciones en los oídos durante los primeros meses de vida; sin embargo, generalmente estas infecciones responden bien al tratamiento con antibióticos y no dejan efectos permanentes en la capacidad auditiva (para obtener más información, consulta el capítulo 30, *Infecciones infantiles*). La miringotomía normalmente se emplea en el tratamiento de los niños con frecuentes otitis media a pesar del uso de antibióticos o con niños con una persistente acumulación de fluido detrás del tímpano, particularmente si ésta causa problemas en la audición. El bloqueo de la trompa de Eustaquio (el canal que conecta la garganta con el oído medio, que normalmente permite que el aire pase de un lado a otro del mismo) es generalmente la causa de la acumulación crónica de líquido en el oído. Durante el procedimiento de la miringotomía, se insertan temporalmente unos tubos pequeños de plástico en el oído mediante una incisión en el tímpano para así permitir que el aire entre en el oído medio. Esto equilibra la presión entre el oído medio y el externo, lo que puede ayudar a eliminar el líquido acumulado, restaurar la audición y disminuir las constantes infecciones. Los niños menores de tres meses o con problemas médicos complicados deben permanecer en el hospital durante la noche después de la operación, pero otros niños normalmente vuelven a sus casas unas pocas horas después. Generalmente no hay necesidad de practicar cirugía para extraer los tubos. Suelen dejarse durante dos años antes de que se caigan por su cuenta. Aunque el procedimiento es efectivo para extraer el líquido del oído medio, un 25 por ciento de los niños que usan tubos antes de los dos años de edad vuelven a necesitarlos más adelante. Con tratamiento apropiado y un seguimiento, la mayoría de los niños con infecciones recurrentes o crónicas mantienen un nivel de audición que les permite un habla normal y el desarrollo del lenguaje.

Tonsilectomía y adenoidectomía

Las amígdalas son masas carnosas localizadas a cada lado de la garganta. Algunos niños requieren una tonsilectomía (la extracción quirúrgica de las amígdalas) porque se han agrandado y bloquean el paso del aire parcialmente, lo que puede causar apnea (pausas prolongadas de la respiración con interrupción del sueño) y estrés crónico en el corazón y los pulmones. En algunos casos, los niños que sufren infecciones frecuentes en la garganta y amígdalas pueden mejorar con la tonsilectomía; sin embargo, el procedimiento se realiza con menos frecuencia en la actualidad que en el pasado.

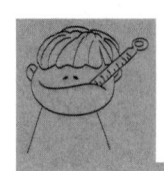

Las adenoides son una masa de tejido similares a las amígdalas que están ubicadas detrás de la nariz y escondidas de la vista por el paladar (el techo de la boca). Se extirpan si bloquean los pasajes nasales o las trompas de Eustaquio, que conectan el oído medio con la garganta. Estos bloqueos juegan un rol en las infecciones persistentes del oído y de la nariz. Además, las adenoides agrandadas pueden producir síntomas como la dificultad en la respiración, problemas en el habla, apnea y ronquidos.

El tipo de intervención depende del diagnóstico de cada caso; en algunas ocasiones se hacen ambas a la vez. Consiste en la extracción de las amígdalas y las adenoides. Este procedimiento es realizado por especialistas. El niño puede volver a casa unas horas después de la operación con una receta para el dolor. Pueden aparecer manchas blancas en el lugar donde estaban las amígdalas que desaparecerán con el tiempo.

¿Necesitas más información?

Consulta el índice y el apéndice C, *Guía de recursos*. Y por supuesto, habla con el pediatra de tu hijo.

33

Cómo cuidar a un hijo con necesidades médicas especiales

Cómo ser el mejor defensor de tu hijo

Se considera que un niño necesita cuidados médicos especiales si requiere más o diferentes atenciones sanitarias de las que los niños normalmente precisan. Esto engloba a niños con una gran variedad de problemas físicos, de desarrollo, de comportamiento y emocionales. La gravedad de las enfermedades crónicas y discapacidades en los niños varían desde las relativamente leves, como asma no severa, a las más graves, a veces problemas que pueden poner en riesgo la vida del niño, que requieren tratamiento y apoyo complejo e intensivo. Por ejemplo, un niño que nace demasiado prematuro con problemas graves de respiración, nutricionales y del sistema nervioso necesitará un tratamiento con muchos medicamentos, un seguimiento a largo plazo por parte de diferentes especialistas médicos, terapias físicas, ocupacionales y del lenguaje, ayuda en casa para su cuidado, leches maternizadas y alimentos especiales, aparatos como sillas de ruedas, tirantes y sistemas para respirar, una estimulación especial para su desarrollo y servicios educativos. Los padres de estos niños se enfrentan a retos considerables, ya que no sólo deben aprender a cuidar a su hijo en casa y asegurarse de darle todo lo que necesita, sino que también tienen que coordinar todos estos tratamientos y actividades mientras intentan mantener un tipo de vida familiar razonable.

Después del shock inicial y del sufrimiento que se siente al saber que tu hijo tiene una enfermedad crónica o una discapacidad, deberás ponerte manos a la obra para conseguir lo que tu hijo necesita para tener una vida lo más sana, feliz y satisfactoria posible. El cuidado del hijo que tiene una enfermedad crónica puede conllevar frecuentes hospitalizaciones y visitas médicas, unas obligaciones exhaustivas para su cuidado, batallas con las compañías de seguros, preocupaciones financieras y relaciones tensas. Pero tu carga puede aligerarse si recopilas información y ayuda de los profesionales médicos, trabajadores sociales, grupos de apoyo y defensa, la parroquia, amigos y familia. En este capítulo intentamos dar una visión general de algunos de los retos con los que probablemente te enfrentes y algunas sugerencias acerca de cómo sobrellevar el cuidado del hijo con necesidades especiales de la mejor manera posible.

Ser padres de un niño con un problema crónico

Ser padres de un niño con un problema crónico puede ser muy diferente en muchos aspectos respecto a ser padres de un niño sano. Quizás necesites explicar a tu hijo conceptos médicos complejos o tengas problemas para ayudar a tu hijo a ser lo más independiente posible. Cualesquiera que sean los retos, la piedra angular de la filosofía de ser padres debe ser tratar a tu hijo de la misma manera que lo harías si no tuviera un problema médico crónico.

Cómo hablar de la enfermedad de tu hijo

Explicar información y tecnología médica complicada a un niño puede ser difícil, pero manteniendo a tu hijo informado le ayudarás a sentir que tiene un cierto control de la situación y a entender el propósito de los diferentes tratamientos que va a seguir.

Comunícale clara y honestamente la información médica de una manera apropiada a su edad. En el caso de un bebé o un niño pequeño, la confianza y utilización de un tono de voz suave le ayudará a sentirse más cómodo y relajado. Si tu hijo es algo mayor y puede hablar, utiliza los términos médicos correctos para que pueda comentar sus preocupaciones con los profesionales médicos y le entiendan. El hecho de hablar claramente puede asustar a los padres, pero para un niño que tiene un contexto limitado, las palabras *maligno* o *cáncer* sólo son términos médicos.

Gánate la confianza de tu hijo explicándole el tratamiento que va a seguir, dónde será, quién estará allí y las molestias que quizás sienta. Si un proceso o tratamiento va a ser doloroso o puede causarle molestias, no le mientas; dile exactamente lo que va a sentir y después asegúrale que estarás a su lado para apoyarle.

Si necesitas tener una conversación privada con tu pareja, ya sea para hablar del tratamiento de tu hijo o para expresar tus propios sentimientos, asegúrate de que vuestro hijo no os esté escuchando. Los niños también pueden percibir la desesperación, la ira y el resentimiento; no eres un mal padre por tener estos sentimientos, pero únicamente cerciórate de que éstos no influyan negativamente en tu hijo.

Cómo hacer frente a las emociones y sentimientos de tu hijo

Es posible que tu hijo pase de unos sentimientos a otros mientras se enfrenta a su larga enfermedad. Probablemente lo que más querrá será que escuches sus temores y preocupaciones.

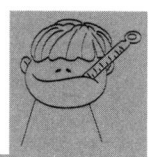

Capítulo 33. Cómo cuidar a un hijo con necesidades médicas...

Evita darle explicaciones o transmitirle confianza de forma inmediata, simplemente escúchalo y deja que diga lo que necesite. Pregúntale cómo se siente con los tratamientos, las molestias y las limitaciones que experimenta. Aunque siempre puedes prometerle que todo va a salir bien, permite que sepa la realidad de la situación y asegúrale que siempre estarás junto a él para lo que necesite. Si tu hijo tienes dificultades para hablar de sus sentimientos, otras maneras de expresarse, como la música, la pintura o escribir, pueden darte una idea de lo que está pensando.

Tu hijo necesita oírte decir que él no es responsable de su enfermedad. Tal vez se sienta culpable por ser el causante del problema y por las repercusiones que tiene en la familia. Di alto, claro y a menudo: «Este problema no es culpa tuya».

Cómo educar a un hijo que está enfermo

Incluso aunque tu hijo precise atenciones físicas y apoyo emocional extra, la necesidad de imponer una disciplina diaria es tan importante como lo sería para cualquier otro niño. Una vez que hayas establecido una rutina y las expectativas normales, marca los límites de lo que no es un comportamiento aceptable y evita ser más indulgente de lo normal. No debes sentirte culpable por marcar unos límites; mimar a tu hijo no sólo puede conllevar unas dificultades personales de autocontrol, sino que puede hacer que se sienta más enfermo, discapacitado o limitado de lo que en realidad está. Algunos niños quizás se sientan atemorizados si reciben un tratamiento especial porque pueden pensar que estás enviando el mensaje de que casi se está muriendo.

Nuestro consejo

Disciplinar con tranquilidad

Ser padres de un niño con necesidades especiales implica muchos retos, incluida la disciplina. Si tu hijo no te obedece cuando le dices que se vista, por ejemplo, intenta no mostrar tu frustración, eso únicamente le mostrará que gritar o no querer hacer lo que se le pide provoca en ti una reacción. En su lugar, sigue adelante con la tarea con tranquilidad y permítele que participe en la medida de lo posible (déjale que elija qué calcetines quiere ponerse).

Empezar a aprender cuanto antes acerca de la enfermedad crónica de tu hijo

Según la *Federal Individuals with Disabilities Education Act* (IDEA), tu hijo tiene derecho a recibir educación pública. Pero probablemente será más beneficioso para él que tú, como padre, tomes la iniciativa de buscar servicios especiales, el equipamiento y la tecnología necesaria para que sea educado en el entorno más apropiado.

La voz de la experiencia

No permitas que tu hijo te oiga decir nunca que no puede hacer esto o lo otro debido a su «problema». Puede convertirse en una excusa para no hacer cosas que debería ser capaz de hacer. Trata a tu hijo con la máxima «normalidad» que puedas. Puede que te sorprenda todo lo que puede hacer.

De la *Encuesta a los padres de KidsHealth*

Las tareas educativas empiezan mucho antes de que tu hijo comience el colegio. Los programas de intervención temprana de IDEA, para niños desde la fecha de su nacimiento hasta los tres años, están diseñados para maximizar la participación de la familia y ayudarte a entender mejor y conocer las necesidades educativas de tu hijo. Pregunta en el Ministerio Provincial de Educación para saber exactamente qué programas y servicios están disponibles para tu hijo. También los colegios locales pueden desarrollar planes educativos individualizados. Ponte en contacto con el Consejo escolar local y explícales el problema de tu hijo para saber si cumple los requisitos para tener una evaluación y servicios gratuitos.

Cómo fomentar la independencia de tu hijo

Una parte del trabajo de todos los padres es fomentar la independencia de sus hijos. ¿Pero cómo puedes conseguir esto cuando tu hijo que tiene necesidades especiales depende tanto de ti y de los profesionales médicos? Aquí te damos algunas pautas:

- Dale a tu hijo las herramientas que necesita para expresarse. Al ayudarle a entender la terminología y los procedimientos médicos, le permites que él mismo explique a los profesionales médicos cómo se siente y cuáles son sus preocupaciones médicas.

- Estimula a tu hijo para que haga todo lo que pueda. Incluso si tiene limitaciones físicas, quizás se pueda vestir él solo, pueda tener ordenado su dormitorio y decidir en qué quiere gastar su paga.

- Enseña a tu hijo a ser responsable. Una gran parte de la independencia consiste en saber ser responsable; enséñale a responsabilizarse de sí mismo, de sus palabras y de sus acciones, así le estás ayudando a desarrollar su independencia.

- Estimúlalo a desarrollar relaciones con los profesionales médicos, hermanos y amigos. Estas relaciones le transmitirán una sensación de identidad personal y le ayudarán a desarrollar una imagen positiva de sí mismo.

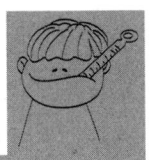

Capítulo 33. Cómo cuidar a un hijo con necesidades médicas...

Consejos para ayudar a tu hijo a controlar el estrés

- Estimula a tu hijo a desarrollar su propio grupo de apoyo. Pide a los amigos del colegio o del parque que le visiten en el hospital o en casa. Ayúdale a visitar páginas Web para niños con enfermedades crónicas, *como Band-Aides & Blackboards* (http://funrsc.fairfield.edu/~jfleitas/contents.html).

- Permítele que siga haciendo las actividades que practica normalmente. Si a tu hijo con cáncer le encanta jugar al baloncesto y tiene que perderse una temporada, déjale que siga el baloncesto profesional o la liga universitaria por la televisión, pídele a alguien que grabe los partidos de su equipo o dale una cinta que le permita estudiar el reglamento del deporte, incluso aunque todavía no pueda practicarlo.

> **Nuestro consejo**
>
> **Hacer ejercicio juntos**
>
> Los niños que tienen discapacidades también necesitan hacer ejercicio. Puede que no sea posible salir a correr o a jugar al tenis, pero es importante que tu hijo esté lo más activo posible. Si no tienes demasiado tiempo libre, procura organizarte para hacer algún ejercicio con tu hijo, ir de paseo o jugar en la piscina juntos, por ejemplo.

- Todos los niños deben continuar su proceso de aprendizaje yendo a la escuela o recibiendo clases en casa. Ayuda a tu hijo a adaptarse leyéndole o estimulándole a estudiar con un amigo o hermano.

- Haz un esfuerzo para hacerle saber que todavía es una parte importante de la familia. Realizar con normalidad las actividades familiares y mantener una rutina desvía la atención de la enfermedad de tu hijo, repercutiendo en el bienestar de toda la familia.

- Escúchale y transmítele confianza continuamente.

Cómo cuidar del hijo que depende de la tecnología médica

Para cuidar de tu hijo de manera efectiva, tendrás que familiarizarte con la tecnología médica específica utilizada para mantenerle sano.

Debido a que la tecnología médica avanza continuamente, probablemente encuentres muy difícil mantenerte al día de las investigaciones y los nuevos métodos de tratamiento.

Aunque cada niño tiene necesidades individuales, a continuación indicamos varios conceptos básicos de tecnología médica con los que puedes encontrarte en el cuidado y tratamiento de tu hijo.

Traqueotomía. La traqueotomía permite la inserción de un conducto de aire artificial, básicamente un tubo a través de un agujero que se hace en el cuello del niño (traqueostoma). Este tubo permite unir fácilmente el respirador. El tubo debe cambiarse con regularidad, un procedimiento que deberás aprender. Es esencial que el conducto de aire esté despejado todo el tiempo.

Respirador. El respirador, que se une al tubo de la traqueotomía, realiza una respiración mecánica. Las válvulas del respirador están programadas para combinar aire y oxígeno de bombonas diferentes en una mezcla precisa a un determinado nivel de presión y ritmo que se ajusta para cada niño.

Ambú. Es un aparato para respirar que se usa en caso de emergencia. Funciona manualmente como un pequeño fuelle. Debes tener siempre uno a mano en caso de que el respirador falle.

Aspirador de secreciones. Un aspirador de secreciones puede ser necesario para despejar la cánula de traqueotomía, si el niño no puede toser para limpiar su conducto de aire. La succión se realiza insertando un tubo minúsculo, aproximadamente de 12,5 mm., en el traqueostoma.

Sonda. Una sonda es un tubo delgado y hueco que se inserta en el cuerpo para sacar o inyectar fluidos. El niño puede tener lo que se conoce con el nombre de sonda Foley, para ayudarle a drenar la vejiga urinaria. Normalmente la sonda se conecta a una bolsa de plástico en la cual drena la orina.

Aparatos para alimentar. Los niños que no pueden comer tendrán sondas insertadas en el cuerpo para alimentarse. Una sonda de gastrostomía va desde la piel del abdomen directamente al estómago; una sonda nasogástrica se introduce por la nariz pasando por la garganta hasta el estómago. A los niños a los que no se puede alimentar a través del tracto gastrointestinal, se les proporciona el alimento mediante fluidos ricos en nutrientes a través de una vía venosa central (alimentación parenteral) que va directamente al flujo sanguíneo a través de un vaso sanguíneo grande del pecho, del cuello o de la ingle. Estos modos de alimentación alternativa requieren un cuidado especial, particularmente cuando se hacen a través de una vía venosa central, que se debe mantener muy limpia debido al riesgo de padecer una infección a través del flujo sanguíneo.

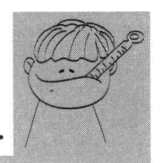

Capítulo 33. Cómo cuidar a un hijo con necesidades médicas...

Llevar a casa a tu hijo

Incluso si tu hijo depende de la tecnología médica, es posible que no sea necesario que esté en el hospital. El equipo médico que cuida de tu hijo y tú quizás decidáis que puede recibir mejor atención física y emocional en casa. Una vez que has tomado la decisión de llevarlo a casa, tendrás que preparar y considerar muchos aspectos.

Nuestro consejo
Qué hacer en caso de emergencia

Si tu hijo depende de la tecnología médica, debes tener un teléfono que funcione a mano en caso de emergencia. Pero, ¿sabías que también puedes comunicar a tu compañía de teléfono que tu hijo tiene un sistema de respiración artificial? Si haces eso, tu compañía de teléfono sabrá que tu línea debe funcionar siempre en caso de emergencia médica y responderá a tus peticiones de servicio inmediatamente. Para más seguridad, ten un teléfono móvil disponible y no te olvides de tener una lista con los números de teléfono de emergencia cerca de cada teléfono de tu casa.

La calidad del cuidado en casa depende de las personas de la familia que atienden al niño, así como de un equipo de respaldo que esté siempre bien preparado e informado. Tu familia y tú debéis estar organizados para planear con tiempo las cosas que se precisan y las necesidades técnicas. Por ejemplo, la habitación de tu hijo debe tener el equipamiento apropiado, suficientes tomas eléctricas y una fuente de electricidad de repuesto, una batería o generador. También debes tener un teléfono para emergencias y los números de urgencias a mano. Es una buena idea notificar al cuerpo local de ambulancias las necesidades médicas especiales de tu hijo por si hay una urgencia.

La voz de la experiencia

«Yo recomendaría a todos los padres, especialmente a los que tienen hijos enfermos, que dediquen tiempo a sí mismos. Es muy fácil perderte en la vida de tu hijo y olvidarte de ti mismo/a y de tu matrimonio. Yo aprendí de la manera equivocada lo importante que mi salud y la salud de mi relación con mi marido son para que un niño se sienta bien. ¡Ellos lo notan!».

De la *Encuesta a los padres de KidsHealth*

Algunos aparatos médicos avanzados que se utilizan en casa requieren una persona que sepa cómo usarlos. Debes elegir con antelación a todas las personas que se van a ocupar del cuidado de tu hijo y formarlas adecuadamente; además, deben recibir formación de manera continua. Las personas que se ocupan de tu hijo deben estar preparadas y demostrar su destreza para utilizar los aparatos que tu hijo necesita, su conocimiento del problema médico, cómo detectar otros problemas médicos, conocer los procedimientos de emergencia y el mantenimiento de la maquinaria.

Las necesidades de tu familia

Intenta mantener una rutina familiar lo más normal posible. Los hermanos deben continuar yendo al colegio y se les debe estimular a que participen en sus actividades extraescolares normales. Programa ratos para estar toda la familia junta con regularidad, incluso algo tan simple como celebrar comidas familiares varias veces a la semana.

Pasa tiempo a diario con el resto de tus hijos, individualmente. Incluso si es sólo 10 minutos al día, tus otros hijos necesitan sentirse especiales. Durante el tiempo que pasas con ellos, asegúrate de que te centras en ellos y que participan a la hora de decidir qué vais a hacer durante ese rato que pasáis juntos.

Haz que los hermanos participen en el proceso del tratamiento. Tus hijos desarrollarán su entendimiento y aliviarán sus miedos a lo desconocido si van al hospital, conocen al personal médico y hacen preguntas. Puede ser una buena idea hablar del tratamiento de tu hijo con toda la familia para que todo el mundo pueda hacer preguntas y cualquier confusión o temor puedan ser resueltos.

Informa al personal del colegio de tu situación personal y pide a los profesores de tus hijos que estén atentos a cualquier síntoma de estrés. Tu hijo puede reaccionar contra el estrés mostrándose enfadado, huraño, resentido, temeroso o encerrado en sí mismo. Pelearse con frecuencia o tener problemas con las tareas escolares son problemas comunes en niños que tienen un hermano con una enfermedad crónica. Presta mucha atención a cualquier cambio del comportamiento de tu hijo y, si es necesario, habla con su pediatra o con un profesional de la salud mental sobre la situación.

Tus otros hijos pueden sentir celos y resentimiento hacia el hermano con una enfermedad crónica. Pídeles que expliquen cómo se sienten y déjales claro que tú los entiendes, pero recuérdales que no vas a tolerar ningún abuso físico ni verbal.

Tu pareja también necesita atención y normalidad. Incluso aunque sea difícil, saca tiempo para que estéis juntos y tranquilos, ya sea después de que tus hijos se acuesten, saliendo a cenar juntos o pasando un fin de semana fuera de casa.

Recuerda que la relación con tu pareja también es importante para el cuidado de la salud de tu hijo; una familia que se quiere puede hacer mucho para conseguir que un niño se sienta cómodo y seguro.

Capítulo 33. Cómo cuidar a un hijo con necesidades médicas...

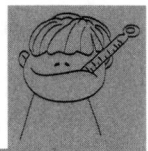

Cómo desarrollar una red de apoyo

Todos los cuidadores de vez en cuando necesitan ayuda o alguien con quien contar. Puedes contribuir a reducir el estrés de tu hijo y ayudarle más si creas una red de apoyo.

A continuación te damos algunos consejos:

- No dudes en pedir ayuda a tu familia o a amigos cuando te sientas agobiado/a, tengas que ir a hacer algún recado o necesites atender alguna urgencia familiar que no esté relacionada con la enfermedad de tu hijo.

- Busca un grupo de apoyo en tu zona para padres que tienen hijos con enfermedades crónicas. Tu asistente social o la persona que lleve tu caso podrá indicarte grupos que se reúnen en el hospital o en los centros comunitarios locales. Una búsqueda de grupos de apoyo en Internet normalmente te dará un gran listado de grupos. Si vives en una zona donde es difícil encontrar grupos de apoyo, ¡crea uno! O consulta los tablones de anuncios o páginas en Internet donde los padres de hijos con enfermedades crónicas pueden poner sus preguntas, preocupaciones y dar ánimo.

- Desarrolla relaciones de trabajo con los profesionales de la salud. Tú eres una parte importante del tratamiento y cuidado de tu hijo y conociendo todo lo que necesitas saber sobre su enfermedad, estarás mejor preparado para tomar decisiones basadas en la información. Pídele al médico de tu hijo que te indique dónde puedes conseguir información adicional y aclara tus preguntas con las enfermeras, el personal médico y los doctores.

- Cuenta con tu pareja para que te dé apoyo. La enfermedad de tu hijo no afecta a nadie más que a tu hijo, a tu pareja y a ti. Si tú eres la persona que se encarga de atenderlo, comparte toda la información y decisiones sobre su cuidado con tu pareja para que se sienta involucrada. Ten en cuenta que cada persona soporta el estrés de una manera diferente, así que si tu pareja y tú tenéis diferentes preocupaciones o estilos de enfrentaros a los problemas, hablad de ello.

Los cuidados dirigidos y el hijo con necesidades especiales

Los planes de cuidados dirigidos ponen límites a la cantidad, tipo y frecuencia del cuidado médico y esto puede que te cree problemas para atender las necesidades médicas de tu hijo. Para obtener más información, consulta el capítulo 27, *El sistema de salud y los niños*).

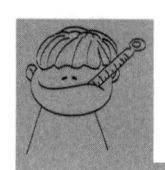

Incluso si no tienes que librar ninguna batalla con una compañía de seguros médicos, la literatura de los planes de salud puede ser confusa e intimidatoria. Pero adquirir el conocimiento de los beneficios que tiene tu hijo enfermo te ayudará a estar preparado. En muchos casos, inscribirse en un plan de cuidados dirigidos realmente beneficia al niño que precisa atenciones médicas especiales. Las ventajas incluyen una mejor coordinación del cuidado, disponibilidad de programas especiales de educación y de programas de gestión de enfermedades crónicas específicas, menos gastos y, a veces, una amplia red de proveedores de estos servicios.

Pero a menos que tú te preocupes de buscar un seguro médico (si tomas esa decisión) y de elegir al médico general de tu hijo, no tendrás garantizadas algunas prestaciones. Así que haz todas las preguntas que necesites hasta tener las respuestas. A continuación te damos algunos consejos:

- Haz una lista de todos los especialistas que necesita tu hijo. Incluye la dirección de la consulta y el número de teléfono e indica con qué frecuencia tu hijo visita a cada uno de ellos. Anota qué médicos son más importantes en el cuidado de tu hijo.

La voz de la experiencia

«He aprendido que pedir ayuda no es algo malo. Supongo que tenía miedo de parecer débil o incompetente si necesitaba ayuda, pero sin embargo me he dado cuenta de que soy humano como todo el mundo.»

De la *Encuesta a los padres de KidsHealth*

- Haz una lista con todas las terapias, medicinas con receta médica y sin ella, tratamientos o programas especiales que necesite tu hijo.

- Haz una lista de todos los suministros y equipamiento que tu hijo utiliza y las compañías o farmacias que los fabrican o los suministran.

- Antes de quedar con un consejero o representante de la compañía, escribe todas las preguntas que tienes sobre las prestaciones de la compañía, la red de médicos que ofrece y sus condiciones.

- Cuando hables con un representante o encargado de tu caso en la compañía de seguros, mira las preguntas que has preparado y anota detalladamente las respuestas que te da. Asegúrate de anotar siempre el nombre completo y el cargo de la persona con la que estás hablando para poder contactar con ella en el futuro. Si el representante se compromete a algo verbalmente (como por ejemplo, «puedes

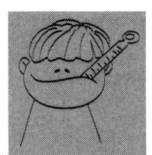

Capítulo 33. Cómo cuidar a un hijo con necesidades médicas...

continuar utilizando esta terapia experimental para tu hijo y estará cubierta») pregúntale si tiene la autoridad para contraer ese compromiso y después haz que te lo envíe por escrito. Al terminar la conversación haz un resumen por escrito, fechado y firmado.

- Mantener un registro de todo es importante a la hora de tratar con el sistema de salud. Mantén la historia de tu hijo al día en una carpeta y llévala contigo a las citas.

> **Nuestro consejo**
>
> **Deja todo preparado con antelación a la persona que cuida de tu hijo**
>
> Cuando se trata de dejar información pertinente a la persona que se encarga de tu hijo, como el número de teléfono de los centros de control de intoxicaciones o del médico de tu hijo, escribe la información del seguro médico familiar. Si esta persona necesita llevar a tu hijo al hospital, esta información ayudará a que las cosas se desarrollen más rápida y tranquilamente. Incluye el nombre de la compañía de seguros, el número de grupo y la identificación y si es el trabajo del padre o el de la madre el que proporciona la cobertura.

Consideraciones económicas

Aunque la mayoría de las familias creen que su plan médico cubrirá todas o la mayoría de las necesidades médicas de su hijo, normalmente están equivocados al hacer esta suposición. Los cuidados en el hospital, las intervenciones quirúrgicas, las visitas al médico y los tests de laboratorio son servicios separados y algunos o todos ellos puede que no estén cubiertos por el seguro médico. Otros gastos como perder horas de trabajo, necesidades de transporte especial y el aumento en las facturas de los servicios domésticos también pueden desembocar en una situación financiera apretada. A continuación te damos algunas sugerencias:

- Utiliza los recursos disponibles en el hospital de tu hijo, como consejo financiero o la oficina administrativa del hospital para tener respuesta a los gastos médicos de tu hijo.

- Pide que te asignen una persona que se encargue de tu caso, que te ayude a coordinar el cuidado de un niño con necesidades médicas complejas. Si el hospital no tiene en su plantilla a nadie, pregunta a tu compañía de seguros.

- Haz saber a las personas que se ocupan del cuidado de tu hijo lo que cubre tu seguro y las limitaciones. Pueden ser tus compañeros a la hora de coordinar el cuidado del niño con tu seguro médico.

- Negocia las tarifas con el médico de tu hijo, las clínicas y el hospital y establece un plan de pago realista.

- ¡Organízate! Lleva un diario de las visitas al médico, los servicios practicados y tarifas para que esta información detallada sobre la salud de tu hijo sea fácilmente accesible.

- Entérate de tus derechos como consumidor de servicios de salud. Si tu compañía de seguros se niega a cubrir ciertos gastos, apela la decisión (asegúrate de que conoces las normas de apelación y los procedimientos).

- Ponte en contacto con el departamento de seguros médicos de tu estado si te encuentras con problemas relacionados con lo que cubre el seguro médico de tu hijo que no se pueden resolver.

Puede que te cueste pedir ayuda, pero tus amigos y tu familia estarán deseando o incluso entusiasmados con poder ayudarte. Además, algunas agencias privadas y del gobierno, como fundaciones benéficas, organizaciones relacionadas con la enfermedad o la discapacidad, agencias de asistencia social o civil o parroquias y grupos de la comunidad posiblemente dispongan de ayudas financieras o de otro tipo.

Hay dos programas del gobierno que están disponibles para complementar el seguro médico de los niños con enfermedades crónicas: *Medicaid* and *Suplemental Security Income* (SSI). Habla con la persona que se ocupa del caso de tu hijo o el asistente social, la oficina de *Medicaid* o con la seguridad social local para ver si tu hijo tiene derecho a esos programas.

Cómo conseguir una segunda opinión y creer en tu instinto

Probablemente tengas que tomar algunas decisiones difíciles sobre las personas que cuidan de tu hijo y sobre los tratamientos recomendados. No te olvides nunca de que tú debes tomar todas las decisiones acerca del cuidado médico de tu hijo. Si tienes cualquier duda sobre el tratamiento que está siguiendo o el que te han recomendado que siga, pide una segunda opinión.

Si no estás de acuerdo con lo que te dice el médico de tu hijo, puedes decidir no seguir sus recomendaciones. En algunos casos puede que sólo estés en desacuerdo con uno de los puntos del tratamiento. Cualquiera que sea el caso, da a conocer tus sentimientos. El médico de tu hijo no puede tratarle sin tu consentimiento, es decir, debe explicarte los riesgos y beneficios de cualquier tratamiento o test y debe tener tu permiso antes de realizarlo.

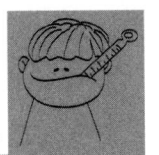

Capítulo 33. Cómo cuidar a un hijo con necesidades médicas...

Nunca te sientas culpable por querer una segunda opinión. Después de todo, tú conoces a tu hijo y sus necesidades mejor que nadie y tú eres el último responsable del cuidado que reciba. Sé honesto y abierto con su médico, explícale por qué vas a pedir una segunda opinión e intenta conseguirla lo antes posible para que cualquier tratamiento que tu hijo necesite no se posponga.

¿Necesitas más información?

Consulta el índice y el apéndice C, *Guía de recursos*. Y por supuesto, habla con el médico de tu hijo.

Parte 7ª

Cómo encontrar información de alta calidad sobre la salud

34

Cómo encontrar información sobre la salud en Internet

¿A quién creer?

Imagínate este típico escenario de hace unos años: los padres están preocupados por los síntomas que su hijo tiene, así que conciertan una cita con el pediatra. Antes de la consulta, los padres hablan con sus familiares, amigos y vecinos sobre el problema de su hijo. Pero a pesar de los consejos y ánimos que reciben, deciden depositar su confianza en el pediatra para averiguar cuál es el problema.

¿Cuál es la diferencia con la relación padres-médico de hoy en día? La mayoría de los padres confían en última instancia en el pediatra. Y los padres de hoy todavía reciben consejos al hablar con el vecino. Pero ahora pueden mirar más allá del vecino y de su propio círculo de amigos y familia. De hecho, ahora tienen todo el mundo de Internet a su disposición.

Cada vez más, las familias utilizan Internet para buscar todo tipo de información, comprar productos o localizar servicios. Aunque hace sólo una década que existe, ha revolucionado numerosas industrias: la salud, los bancos, los viajes y las noticias por nombrar algunas. Sí, se está exagerando mucho sobre la tecnología en Internet, pero realmente está haciendo cambiar la manera en la que conseguimos la información. Internet ofrece información interactiva actualizada 24 horas al día, siete días a la semana, normalmente a un coste mínimo o gratis. Así que el problema de hoy en día no es la falta de información, sino que hay mucha información para clasificar y no toda es exacta.

Internet y la salud

Internet está llena de información relacionada con la salud. Se puede usar para saber más cosas acerca de problemas médicos específicos, localizar médicos y hospitales, comprar productos y medicinas y para encontrar fuentes de ayuda emocional y financiera. La mayoría de los médicos informan de que cada vez más sus pacientes llegan a su consulta llenos de hojas impresas de Internet. Muchas veces la información es de una calidad excelente y ayuda a las familias a entender los problemas y a evaluar las distintas opciones de tratamiento. Otras veces, es confusa, no está actualizada o es peligrosamente inexacta. El desafío es encontrar información fiable, exacta y actualizada entre esos miles de sitios Web.

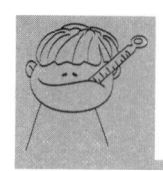

La voz de la experiencia

«Querido KidsHealth, quiero agradecerte no sólo la información sino también la manera de presentarla. No tengo formación médica, así que me gustó poder leer tu artículo y entenderlo... Al menos ahora me enteraré un poco más cuando el médico me explique las cosas... De nuevo, quiero darte las gracias y, por favor, continúa haciendo este maravilloso trabajo».

De la *Encuesta a los padres de KidsHealth*

Aunque no podemos revisar todos los sitios Web que contienen información sobre la salud de los bebés y los niños pequeños, tenemos algunas ideas que quizás te sirvan de ayuda cuando busques en Internet. Nuestras opiniones están basadas en nuestra experiencia como creadores de KidsHealth.org, uno de los sitios Web dedicado a la salud infantil más antiguo, mayor y más visitado.

A continuación te mostramos unas preguntas que merece la pena tener en cuenta al evaluar la calidad de la información sobre la salud que ofrece un sitio Web:

- ¿Hay alguien que asegure que la información en este sitio Web es exacta? No hay ninguna oficina oficial para aprobar la información que hay en Internet que esté «encargada de» asegurar que todo lo que aparece en el sitio Web es exacto. Cualquiera puede tener un sitio Web y esto es bueno en muchos aspectos porque capitaliza el poder de la libre comunicación. Pero también significa que debes ser un usuario crítico y evaluar cuidadosamente la exactitud de cada sitio Web que visites.

- ¿Puedes juzgar un sitio Web por su apariencia? Un sitio Web que parezca profesional no significa necesariamente que contenga información exacta. Simplemente quiere decir que hay un buen diseñador implicado o que está bien financiado.

- ¿El propósito del sitio Web es educar o vender productos? A veces es difícil separar un mensaje comercial del contenido objetivo. A diferencia de las nuevas revistas u otras fuentes de información médicas impresas, muchos sitios Web no tienen una clara división entre su información y lo que anuncian. Muchos sitios Web,

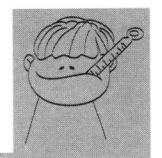

Capítulo 34. Cómo encontrar información sobre la salud...

particularmente las empresas *puntocom*, tienen como objetivo principal vender sus productos o servicios. No hay nada intrínsecamente malo en ello, únicamente que las políticas editoriales puede que no sean claras e imparciales.

Por ejemplo, un sitio Web que ofrece información sobre las escoceduras en el culito y el tratamiento que propone te invita a comprar su propia crema. Incluso los sitios Web más respetables necesitan tener anuncios, después de todo hay que pagar los gastos para poder mantener la publicación.

No obstante, en los sitios Web acreditados normalmente hay una clara división entre el departamento editorial y el de publicidad. Sin duda, los anunciantes no deberían influenciar excesivamente o distorsionar el contenido. Muchas páginas Web no se preocupan de fijar este límite, su principal objetivo es vender más seguros médicos, hierbas medicinales o cremas anti-arrugas. ¿Quiere decir esto que su información no es exacta? No necesariamente, pero el comprador debe tenerlo en cuenta a la hora de valorar esos contenidos.

- ¿Sabes quién creó el sitio Web? Si sabes quien lo ha creado podrás juzgar mejor su fiabilidad. Lo mejor que puedes hacer es buscar sitios Web que provengan de una autoridad reconocida, tales como un colegio médico, una fundación o sociedad médica o de una agencia para la salud acreditada como el *U.S. Center for Disease Control and Prevention.* ¿Cómo puedes hacerlo? Normalmente, la procedencia está en las tres letras después del punto. Los que terminan en «.gov» son del gobierno, los que terminan en «.edu» son de universidades y colegios universitarios y los que terminan en «.org» solían ser de una organización sin ánimo de lucro, pero ya no es necesariamente así. Los sitios Web que terminan en «.com» son sitios Web comerciales relacionados con negocios. Cualquiera que sea el final del sitio Web, «.com», «.org», «.gov», «.edu», el creador bebe dejar claro quién es el editor.

- ¿Los editores y escritores están cualificados para dar información sobre la salud? Tendrás que mirar en los créditos del sitio Web para juzgarlo. Normalmente, tienen una descripción de cómo han sido creados y de cómo se revisa el contenido. Por supuesto, que haya un diploma médico al lado del creador no garantiza la calidad (o incluso si la persona es realmente un médico), así como su ausencia tampoco significa falta de calidad.

- ¿Se actualiza con regularidad el sitio Web? ¿Se indica la fecha en que ha sido revisado? ¿Los artículos se revisan de manera frecuente (digamos cada 12 ó 18 meses o más a menudo)? En muchos aparece la fecha al comienzo o al final de los artículos, pero esto no siempre significa que el contenido haya sido revisado para actualizarlo o que se creara ese día.

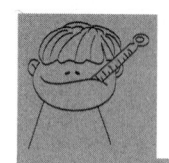

- ¿Presenta el sitio Web un punto de vista equilibrado? Algunas veces los sitios Web tienen únicamente un interés creado. La persona que está detrás del sitio Web puede sentirse herida, no respetada o excluida de los núcleos de poder. Algunas veces esos intereses creados no son de un solo individuo sino de un grupo. Internet puede ser un manera efectiva de expresar una opinión alternativa, pero tienes que ser precavido/a con este tipo de contenido. Ten cuidado con las reclamaciones generalizadoras, las curas milagrosas, las insinuaciones de conspiraciones y la dependencia excesiva de testimonios personales.

Grupos de ayuda y de discusión en Internet

La posibilidas de desarrollo de grupos de ayuda en Internet ha sido una de las características positivas de este medio. Un grupo de apoyo está formado por familias (o personas) con una preocupación común, como un problema médico específico.

Estos grupos a menudo ofrecen ayuda emocional vital y pautas para las familias que de otra manera se sentirían aisladas. Además, los grupos de apoyo son una fuente importante de educación, divulgadores de información sobre nuevos descubrimientos y recursos para encontrar productos que normalmente son difíciles de hallar. Internet ha permitido que se formen más fácilmente grupos de apoyo, al eliminar muchas barreras geográficas y de tiempo.

Dejando al lado todas las cosas positivas, somos escépticos sobre el valor de los grupos de discusión que no están supervisados. Las discusiones a veces son confusas y otras veces irresponsables.

En muchos casos, la gente habla con poco conocimiento de lo que está diciendo. Pero es más preocupante cuando personas que no están informadas están dando esa información errónea a los demás. Se pueden hacer reivindicaciones falsas y repetirlas tantas veces que puede llegar a ser fácil creer que son verdad. La confidencialidad, probablemente, también es un problema.

Algunos grupos de discusión de Internet ofrecen los servicios de listas de direcciones y boletines informativos para ayudarte a seguir en contacto permanente y para compartir información. Algunos informan sobre problemas médicos a través de tablones de anuncios que permiten a los lectores insertar comentarios. Los mejores son aquellos que son moderados, es decir, los expertos determinan qué opiniones se pueden publicar y ellos mismos hacen más comentarios. En el mejor de los casos, los tablones de anuncios pueden dar información interesante y consejos útiles. Pero, ¿realmente quieres seguir los consejos médicos de extraños?

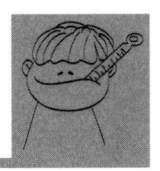

Capítulo 34. Cómo encontrar información sobre la salud...

Ten cuidado con los «expertos» en Internet

A veces pueden ofrecerte diagnósticos médicos a distancia, bien gratuitamente bien cargándolo en una tarjeta. Algunos de estos sitios Web dan un «diagnóstico» basado en la información que les has proporcionado. Otros te permiten que le hagas una pregunta al médico y luego te contestan con un correo electrónico.

A pesar de la naturaleza atractiva de estos conceptos, recomendamos precaución. Un buen cuidado médico generalmente requiere una discusión personalizada e interactiva, un examen de la historia clínica de tu hijo y un minucioso examen físico. Esto no se puede hacer o está limitado cuando es vía Internet. En algunos de los sitios Web que hemos visitado, el «experto» es un estudiante de medicina o residente de primer año. En nuestra opinión, esta no es la persona adecuada para ocuparse de la salud de tu hijo. Al menos de momento, utiliza Internet como una gran fuente potencial de información suplementaria, no cómo único recurso para el cuidado de la salud.

Catorce actividades saludables en Internet

Internet ofrece a los padres muchas oportunidades relacionadas con la salud, incluyendo las siguientes:

1. Aprender sobre problemas, enfermedades y tratamientos.
2. Encontrar grupos de apoyo.
3. Comprar productos para el cuidado de la salud y servicios.
4. Conseguir medicinas que requieren receta médica.
5. Comprar sustancias nutritivas (vitaminas, suplementos dietéticos, hierbas y demás).
6. Reunir información sobre profesionales de la salud y sobre planes de salud.
7. Hacer gestiones relacionadas con tu seguro médico.
8. Utilizar utensilios interactivos personalizados de la salud (hacer cálculos del índice de masa corporal, el calendario de embarazo y demás).
9. Guardar y acceder a historiales médicos personales.
10. Participar en el cuidado dirigido para pacientes a través de Internet (cuidado dirigido para diabetes y demás).
11. Utilizar utensilios para hacer diagnósticos disponibles en Internet.
12. Pedir consejo médico personalizado a doctores.
13. Charlar con otros, incluidos profesionales.
14. Ver producciones para Internet y vídeos de diversos procedimientos médicos.

Guía de la salud infantil para padres

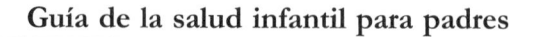

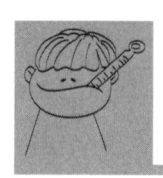

Acerca de KidsHealth.org

Nos encanta Internet, no sólo como usuarios de primera línea de esta vasta biblioteca de multimedia, sino también como antiguos creadores del contenido de Internet. Como probablemente sabes, este libro ha sido escrito por miembros del equipo de *The Nemours Center for Children's Health Media*, creadores del sitio Web KidsHealth.org. Este centro fue establecido en 1993 y fue fundado por *The Nemours Foundation*, la mayor acumulación de bienes en la nación dedicada al cuidado directo de la salud de los niños. Desarrollamos material educativo de alta calidad, impreso, en vídeo y para Internet, dedicado especialmente a las familias. Tenemos un sitio Web desde 1995 y es el más visitado y al que más referencia hacen la mayoría de los sitios Web para la salud de los niños. Estamos muy orgullosos de haber recibido docenas de los premios más importantes con jurado por la fiabilidad y amenidad de nuestros contenidos.

KidsHealth.org realmente son tres sitios Web en uno, con artículos separados para padres, niños y adolescentes. Este enorme sitio Web contiene miles de artículos, elementos, dibujos animados, actualizaciones de investigaciones para padres e incluso juegos.

Una de las características únicas de KidsHealth.org es el contenido creado para niños y adolescentes. Esto es una rareza en Internet. Nos hemos dado cuenta de que los niños y adolescentes que entienden sus cuerpos, sus enfermedades y a ellos mismos se sienten con poder y con menos miedo, y quizás con más posibilidades para hacer lo que tienen que hacer para mejorar y estar sanos. Emily, una lectora de 14 años de KidsHealth, nos escribió: «Este es el mejor sitio Web que he visitado sobre este tipo de cosas. Mientras estaba leyendo algunos de los artículos, me podía imaginar a mí misma en alguna de las situaciones. Me hace sentir bien saber que no estoy sola. Gracias por estimular mi confianza y autoestima. Me arreglaste el día».

Información sobre la salud de los niños en Internet

Muchos sitios Web contienen información sobre la salud de los bebés, los niños y los adolescentes, así como sobre preocupaciones generales que tienen los padres. Algunos de ellos cubren una amplia variedad de temas (como KidsHealth.org), otros se centran principalmente en un tema o terapia.

Seguramente habrás notado que cada vez hay más organizaciones que están incluyendo la dirección de su sitio Web en sus anuncios o publicaciones para que los encuentres con facilidad.

A continuación te damos algunos ejemplos de los diferentes tipos de sitios Web con los que te puedes encontrar. Algunos están centrados en un punto de interés muy concreto, como el sitio Web francés (también en inglés) dedicado a una complicación específica del transplante de la médula llamada *reacción injerto contra huésped* –GVHD– (www.perso.infini.fr/gvhd/us/general_us/frameset1_us.html). Otro tipo de interés muy concreto es *The Triplet Connections* (www.tripletconnection.com), que ofrece información, ayuda y recursos a familias que están esperando trillizos, cuatrillizos, quintillizos o más.

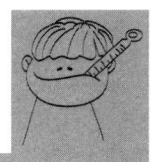

Capítulo 34. Cómo encontrar información sobre la salud...

Algunos sitios Web están orientados hacia una enfermedad o problema, como *Children with Diabetes* (www.childrenwithdiabetes.com). Este sitio es un recurso con un enfoque especial que tiene información sobre las últimas investigaciones, ayuda para las familias, materiales educativos, acontecimientos y demás. Las familias de individuos que tienen amiotrofía espinal, un problema relativamente raro, pueden encontrar un sitio Web (www.fsma.org) dedicado a ello, que proporciona información de fondo, las últimas novedades y consejos prácticos.

Las familias de niños con problemas extraños a menudo se sienten aisladas y sin apoyo. Internet es particularmente de mucha utilidad para ofrecer a esas familias recursos que son difíciles de encontrar y ponerlas en contacto con otras familias que están en condiciones similares. Un extraordinario sitio Web creado por la *National Organization for Rare Disorders* (www.rarediseases.org), es un excelente lugar para comenzar la búsqueda de información.

Fundaciones dedicadas a problemas específicos de la salud, como la *National Childhood Cancer Foundation* (www.nccf.org) y la *American Cancer Society* (www.cancer.org) están bien representadas en Internet. Las instituciones educativas también son patrocinadoras de sitios Web muy útiles. Intenta ir a la base de datos para legos en el sitio Web de *New York Online Access to Health* (NOAH) (www.noah-health.org) o *Tufts University Nutrition Navigator* (www.navigator.tufts.edu).

El gobierno de los Estados Unidos patrocina muchos sitios como *Health.gov* (www.health.gov) y los sitios Web de los *U.S. Centres for Disease Control and Prevention* (www.cdc.gov). A propósito, este último, es una excelente fuente sobre las últimas recomendaciones sobre vacunaciones para los futuros viajeros y consultas de salud e información sobre el tabaco y las drogas entre otras cosas. El gobierno de los Estados Unidos también tiene un portal general, *Healthfinder* (www.healthfinder.gov) el cual puede dirigirte a sitios Web útiles para la salud. También puedes revisar la base de datos de *Medline Plus* patrocinada por la *National Library of Medicine* (www.nlm.nih.gov).

La industria privada dedica sus esfuerzos a ofrecer información educativa y entretenimiento según su área de interés. *Dole*, por ejemplo, tiene su conocido *5 A Day site* (www.dole5aday.com) creado con ayuda del *National Cancer Institute*. Otro ejemplo es el *National Dairy Council's Family Food Zone* (www.familyfoodzone.com).

Las empresas farmacéuticas también tienen sus propios sitios Web; algunos están dedicados a la compañía en general como el de *Abbott Laboratories* (www.abbott.com). Muchas empresas tienen sitios Web dedicados a productos específicos.

Hablando de medicamentos, es posible comprarlos o renovarlos en Internet, a veces con un descuento considerable. *Drugstore.com* (www.drugstore.com) fue creado específicamente para Internet y también puedes encontrar tiendas tradicionales como *Eckerd* (www.eckerd.com).

Para la más actualizada (y generalmente fiable) información sobre medicina alternativa y complementaria, puedes comenzar por el sitio Web patrocinado por el Dr. Andrew Weil (www.drweil.com).

Cómo utilizar los buscadores generales

A veces querrás información, pero no sabrás el localizador específico (URL) ...ya sabes, la dirección del sitio Web. En estos casos, puedes encontrar lo que necesitas utilizando uno de los muchos buscadores de Internet. Hay muchas maneras de encontrar lo que buscas.

Internet tiene muchos buscadores generales, como Excite, Yahoo!, LookSmart, Lycos y Google. Los navegadores (Netscape e Internet Explorer) tienen botones de búsqueda incorporados. Una búsqueda utilizando estos utensilios y una palabra clave te ofrecerá un montón de sitios Web para elegir, normalmente demasiados. Si pones un término general como «asma», te verás abrumado con cientos de posibles sitios Web. En general, es mejor ser específico.

La mayoría de los buscadores, como Yahoo!, ahora tienen áreas de temas específicos como «salud». Si vas a la sección de salud, puedes encontrar subdivisiones como «salud infantil». Los editores de los buscadores han reunido las opciones para facilitarte el trabajo. Sin embargo, lo bien que hayan hecho su trabajo varía y, a veces, las páginas recomendadas tienen una relación económica con los buscadores para asegurarse de que están en los primeros puestos de los resultados de la búsqueda.

Hay unos pocos sitios Web que son buscadores específicos de salud, como *PEDINFO* (www.pedinfo.org), que fue creado principalmente para los pediatras, pero también es útil para el público en general.

Internet y la confidencialidad

La confidencialidad médica es una característica importante en la relación médico-paciente, pero puede que no esté adecuadamente protegida en un sitio Web. Teóricamente, la información que se transmite a través de Internet puede estar codificada adecuadamente y guardada de forma segura. Así es como lo hacen los bancos. Pero la seguridad y la privacidad es el lema de los bancos. Los simples sitios Web de salud puede que no sean tan sofisticados o que no quieran o no puedan gastar el dinero necesario para alejar a los fisgones, a pesar de las leyes que requieren que lo hagan. Nuestro consejo: sé precavido a la

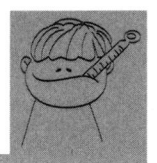

Capítulo 34. Cómo encontrar información sobre la salud...

hora de compartir información personal sobre la salud en Internet. Entérate de quién es la persona con la que estás compartiendo tu información personal y revisa sus normas de confidencialidad antes de apretar el botón de «enviar».

¿Necesitas más información?

Consulta el índice y el apéndice C, *Guía de recursos*. Y por supuesto, habla con el médico de tu hijo.

Apéndice A

Cómo preparar el historial médico de tu hijo

Llevar tu propio control de la información médica de tu hijo es una buena idea. Puede servir de ayuda en caso de emergencia, si estás viajando o si tienes que ir a un médico nuevo; de hecho, puede servirte en cualquier momento que surja un problema médico y el historial de tu hijo no esté disponible inmediatamente. Además, cuando tu hijo haya crecido, su historial médico puede ser uno más de sus recuerdos de la infancia, ¡aunque un poco excéntrico! Algún día le parecerá algo curioso.

Crear un historial médico es fácil. Mantenerlo al día y encontrarlo con facilidad es ya más difícil.

Para estar segura de que lo vas a tener cuando lo necesites, es una buena idea tener una copia en casa, una en cada uno de los coches de los padres o en las oficinas y una en cada una de las carteras o bolsos de los padres. Entrega una copia en la guardería o a la persona que cuide de tu hijo. Llévalo contigo cuando vayas al médico y actualízalo en el momento; después actualiza o reemplaza todas las copias. Tenlo a mano cuando llames al médico para pedirle consejo.

El historial médico debe incluir la siguiente información:

- El nombre completo de tu hijo y su fecha de nacimiento.
- Tu nombre y número de teléfono.

Guía de la salud infantil para padres

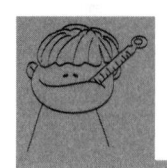

- El nombre y número de teléfono del pediatra.

- La altura y el peso de tu hijo (esta información puede ser útil a los médicos para calcular la dosis de medicación. Como estas medidas cambian según pasa el tiempo en un niño que está creciendo, anota la fecha en que se tomó cada medida y actualízalas regularmente).

- Las alergias de tu hijo, incluidas alergias a medicamentos, tanto a los que necesiten receta como a los que no la necesitan, así como reacciones alérgicas a picaduras de insectos y a alimentos. Esta información normalmente ayuda al personal médico a diagnosticar con más exactitud el problema de tu hijo, administrar el tratamiento adecuado y evitar recetar un medicamento que posiblemente dañaría a tu hijo. Si no tiene alergias conocidas, anótalo también.

- La medicación que esté tomando actualmente. Anota tanto los medicamentos que necesitan receta médica como los que no la necesitan y cualquier otra cosa que tu hijo tome, incluidas plantas medicinales. Indica la dosis y las horas del día en que las está tomando. Cerciórate de que mantienes estos datos actualizados. En caso de emergencia o en otras situaciones, las medicinas que tu hijo esté tomando pueden tener mucha importancia, especialmente si está tomando muchas debido a un problema crónico o complejo. Debido a que las medicinas pueden reaccionar entre sí en el cuerpo, añadir una nueva puede hacer perder el control de un problema médico o posiblemente causar una reacción que puede poner en peligro la vida. Si tu hijo no toma medicinas, anótalo también.

- Enfermedades o problemas preexistentes (anota cualquier enfermedad crónica como asma, ataques o diabetes y problemas como soplos de corazón u otros problemas de corazón. Las enfermedades preexistentes pueden variar en gran manera los tipos de tests o el tratamiento que tu hijo necesite).

- Hospitalización y operaciones (cada vez que tu hijo haya estado hospitalizado anota por qué, cuándo, dónde y quién fue el médico que le atendió si no fue su pediatra. Anota todas las operaciones que haya tenido y el nombre del cirujano).

- Otras enfermedades importantes o lesiones (anota las enfermedades o lesiones que fueron lo suficientemente graves como para necesitar tratamiento o ir a ver al médico. Aquí se incluyen la varicela, huesos rotos o infecciones recurrentes de oído. Incluye las fechas y todos los medicamentos que tomó, así como el tratamiento que siguió).

- Vacunas; mantén actualizadas todas las vacunas que le han puesto a tu hijo. Si le has perdido la pista, el personal médico de la consulta de tu pediatra te puede ayudar.

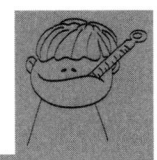

Apéndice A. Cómo preparar el historial médico de tu hijo

Si tu hijo alguna vez ha tenido una reacción grave a una vacuna, como ataques, fiebre alta o ha estado muy molesto, asegúrate de anotarlo. Si no le han puesto las vacunas recomendadas debido a razones religiosas u otros motivos, cerciórate de incluir esta información.

Una nota sobre el tipo de sangre

Normalmente no tiene importancia que no anotes qué tipo de sangre tiene tu hijo, a pesar de lo que mucha gente piensa. En caso de una emergencia extrema que requiera una transfusión inmediata de sangre, únicamente se le dará sangre de un donante universal (tipo 0 negativo), ya que, por lo general, es segura para todo el mundo. En circunstancias menos urgentes, la sangre de tu hijo será tipificada en el laboratorio del hospital, incluso si tienes esa información a mano. Cometer un error en el tipo de sangre puede ser extremadamente peligroso y esta es la razón por la que el personal médico normalmente no se fía de lo que los padres o los informes médicos externos digan al respecto.

Historial médico de tu hijo

Nombre completo del niño _____

Nombre de los padres _____ Número de teléfono _____

Nombre del pediatra _____ Número de teléfono _____

Datos de nacimiento

Fecha _____ Peso ____ Edad de la madre ____ Duración del embarazo _____

Complicaciones, si hubo alguna _____

_____

_____

_____

Guía de la salud infantil para padres

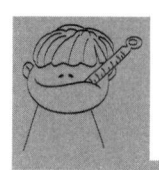

Medidas de peso y altura

Fecha	Peso	Altura

Alergias

Medicamentos con receta _____

Medicamentos sin receta _____

Otras alergias _____

Historial médico de la familia

Alergias/Asma _____   Presión sanguínea alta _____

Problemas de corazón _____   Tuberculosis _____

Diabetes _____

Otros _____

Apéndice A. Cómo preparar el historial médico de tu hijo

Enfermedades o problemas crónicos del niño

Anota cualquier enfermedad crónica como asma, convulsiones o diabetes y problemas como soplos de corazón u otras anormalidades cardíacas. _____

_____

_____

_____

Hospitalizaciones y operaciones

Fecha	Razón/Tipo de operación	Lugar	Médico/Cirujano

Vacunas

La edad recomendada o período recomendado para cada vacuna aparece en negrita. Escribe la fecha en la que tu hijo fue vacunado en el espacio en blanco.

CLAVE

DTaP = la vacuna de la difteria, tétanos y tos ferina acelular.

Hep B = la vacuna de la hepatitis B.

Hib = la vacuna de la hemofilia influenza tipo b.

IPV = la vacuna antipoliomelitis con virus inactivados.

TVir = la triple vírica. La vacuna contra el sarampión, las paperas y la rubéola.

VNC = la vacuna contra el neumococos conjugado.

Td = dosis de refuerzo de tétanos/difteria.

Var = la vacuna de la varicela.

Guía de la salud infantil para padres

Tabla de vacunación

Nacimiento – 2 meses	2 meses	1 – 4 meses	4 meses
Hep B #1 _____	DTaP #1___ Hib #1_____ IPV #1_____ VNC#1___	Hep B #2 _____ (1 mes después de la primera dosis)	DTaP #2 ___ Hib #2_____ IPV #2_____ VNC #2___
6 meses DTaP #3 _____ Hib #3 _____ VNC #3 _____	**6-18 meses** Hep B #3___ IPV #3_____	**12-15 meses** Hib #4 _____ TVir #1 _____ VNC #4 _____	**12-18 meses** Var _____
15-18 meses DTaP _____	**4-6 años** DTaP _____ Tvir #2_____ IPV _____	**11-12 años** Td _____	

Vacunas que no se le han puesto y las razones: _____
_____
_____

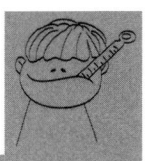

Apéndice A. Cómo preparar el historial médico de tu hijo

Medicamentos que ha tomado

Medicamento	Dosis	Cada cuánto	Fecha	Razones/Reacciones si hubo

Guía de la salud infantil para padres

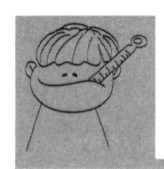

Enfermedades y lesiones importantes

Anota las enfermedades o lesiones que han requerido tratamiento o visitas al médico.

Fecha _____ Diagnóstico_____

Síntomas _____

Medicamentos _____ ¿Cuánto tiempo? _____

Otros tratamientos _____

¿Reacciones a los medicamentos? _____

¿Complicaciones? _____

Fecha _____ Diagnóstico_____

Síntomas _____

Medicamentos _____ ¿Cuánto tiempo? _____

Otros tratamientos _____

¿Reacciones a los medicamentos? _____

¿Complicaciones? _____

Fecha _____ Diagnóstico_____

Síntomas _____

Medicamentos _____ ¿Cuánto tiempo? _____

Otros tratamientos _____

¿Reacciones a los medicamentos? _____

¿Complicaciones? _____

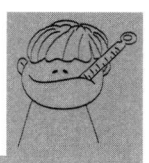

Apéndice A. Cómo preparar el historial médico de tu hijo

Fecha _____ Diagnóstico _____

Síntomas _____

Medicamentos _____ ¿Cuánto tiempo? _____

Otros tratamientos _____

¿Reacciones a los medicamentos? _____

¿Complicaciones? _____

Fecha _____ Diagnóstico _____

Síntomas _____

Medicamentos _____ ¿Cuánto tiempo? _____

Otros tratamientos _____

¿Reacciones a los medicamentos? _____

¿Complicaciones? _____

Fecha _____ Diagnóstico _____

Síntomas _____

Medicamentos _____ ¿Cuánto tiempo? _____

Otros tratamientos _____

¿Reacciones a los medicamentos? _____

¿Complicaciones? _____

Apéndice B
Tablas de crecimiento y del índice de masa corporal

El crecimiento es uno de los indicadores más importantes de la salud de un niño. El ritmo de aumento de peso y crecimiento en altura que sigue un niño puede verse afectado por trastornos específicos del crecimiento, así como por problemas nutricionales y por problemas médicos crónicos (consulta el capítulo 17, *Crecimiento y desarrollo* y el apartado que habla de trastornos en el crecimiento en el capítulo 32, *Problemas de salud en la primera infancia*). Por estas razones, en las visitas periódicas al pediatra pesarán y medirán a tu hijo y marcarán las medidas en tablas estándar de crecimiento.

El juego de tablas de crecimiento que hay en este apéndice ha sido reproducido con el permiso del *National Center for Health Statistics*. Estas tablas representan los estándares de los niños de Estados Unidos publicados más recientemente (junio de 2000). Marcar las medidas de tu hijo en estas tablas te ayudará a comparar su ritmo de crecimiento con los datos obtenidos de miles de niños de Estados Unidos. En todos los casos hay tablas separadas para niños y para niñas. Las tablas estándar que se incluyen son las siguientes:

- Para niños desde el nacimiento hasta los 36 meses (tres años):
  - Peso según la edad, páginas 742 y 743.
  - Longitud según la edad, páginas 744 y 745.
  - Perímetro cefálico según la edad, páginas 746 y 747.
  - Peso según la longitud, páginas 748 y 749.
- Para niños de dos a veinte años:
  - Peso según la edad, páginas 750 y 751.

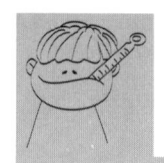

- Estatura (altura) según la edad, páginas 752 y 753.
- Peso según la estatura (altura), páginas 754 y 755.
- IMC (Índice de masa corporal) según la edad, páginas 756 y 757.

Cómo usar e interpretar estas tablas de crecimiento

- Todas las tablas en este juego muestran «percentiles» para comparar con la población general de niños a una edad determinada. El percentil 5 representa el valor medio para esa edad. La línea inferior que se muestra es el percentil 3 (el 3 por ciento de los niños estarán a este nivel o en un nivel inferior) y la línea superior es el percentil 97 (el 3 por ciento de los niños estarán en este nivel o en un nivel superior).

- Los datos de crecimiento tienen poco valor si las medidas no se toman con exactitud. Por lo general, deberías marcar en estas tablas sólo las medidas que le han tomado en la consulta médica o las que haya tomado una persona especializada en las técnicas adecuadas y usando los aparatos precisos. Las medidas que se toman en casa (así como las que se toman en la consulta médica apresuradamente o cuando el niño no quiere cooperar) son con frecuencia inexactas.

- Longitud y altura no es lo mismo. Deberían usarse únicamente las medidas de longitud (tumbado) para todos los niños menores de dos años y hasta que puedan cooperar para medirles la altura (de pie). A menudo, cuando se mide la altura en el mismo niño de dos años o preescolar, hay una diferencia de 0,4 cm. de menos, como mínimo, con la medida de la longitud.

- El perímetro cefálico debe medirse rodeando la cabeza del niño en la zona más ancha con la cinta métrica, justo por encima de las cejas.

- El ritmo o modelo de crecimiento de un niño a lo largo del tiempo es un indicador mucho más importante a la hora de considerar un problema en el crecimiento que tomar medidas una sola vez. Por ejemplo, un niño cuyo peso cae del percentil 50 al 10 en la tabla de crecimiento es más probable que tenga un problema que un niño que está creciendo de manera constante en el percentil 5. Consulta con el pediatra cualquier preocupación que tengas acerca del crecimiento de tu hijo o para pedir ayuda sobre cómo interpretar los datos de crecimiento de tu hijo.

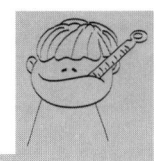

Apéndice B. Tablas de crecimiento y del índice de masa...

- Tanto la tabla de peso según la estatura (altura) como la de IMC (índice de masa corporal) pueden ser útiles para valorar (pero no para medir directamente) la grasa en el cuerpo de niños de dos años o mayores; sin embargo, los *Centers for Disease Control and Prevention* de los Estados Unidos han insistido en que las tablas de IMC publicadas recientemente son preferibles para este propósito.

- Los niños que están por debajo del percentil 5 en cualquiera de estas tablas se considera que pesan menos de lo debido. Los niños que están en el percentil 85 o por encima se considera que tienen exceso de peso (y un riesgo de obesidad) y los que están en el percentil 95 o superior se consideran obesos.

- La fórmula para calcular el IMC (índice de masa corporal) de un niño, si se usan medidas métricas (kilogramos y metros) es: IMC = peso / (altura)^2 o

    1. Multiplicar la altura del niño (en metros) por sí misma.
    2. Dividir el peso del niño (en kilogramos) por el resultado obtenido en 1.

    Si se usan medidas inglesas (libras y pulgadas), la fórmula para calcular el IMC es: IMC = peso / (altura)^2 x 703 o

    1. Multiplicar la altura del niño por sí misma.
    2. Dividir el peso del niño por el resultado obtenido en 1.
    3. Multiplicar el resultado obtenido en 2 por 703.

    Nota: debido a la manera de calcular IMC, la exactitud al medir la altura del niño es muy importante; un pequeño error en la medición de la altura puede llevar a un gran error en el resultado del IMC.

- Consulta con el pediatra cualquier duda que tengas sobre el crecimiento de tu hijo o para pedir ayuda para interpretar los datos de su crecimiento.

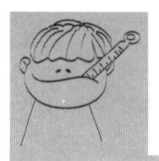

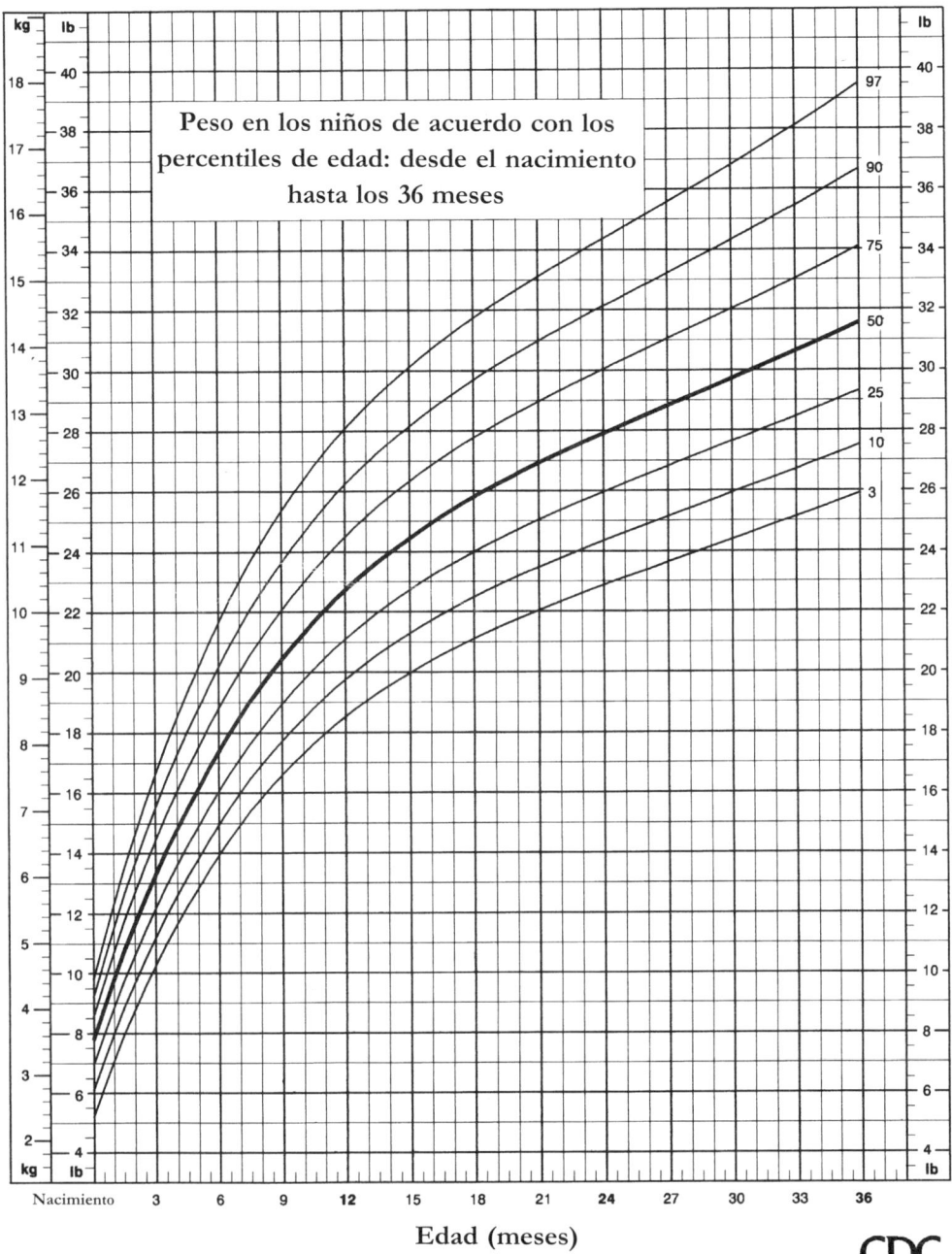

Tablas de crecimiento de CDC: Estados Unidos

Peso en los niños de acuerdo con los percentiles de edad: desde el nacimiento hasta los 36 meses

Edad (meses)

Fuente: Desarrollada por el *National Center for Health Statistics* en colaboración con el *National Center for Chronic Disease Prevention and Health Promotion* (2000).

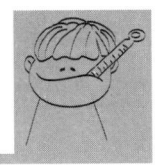

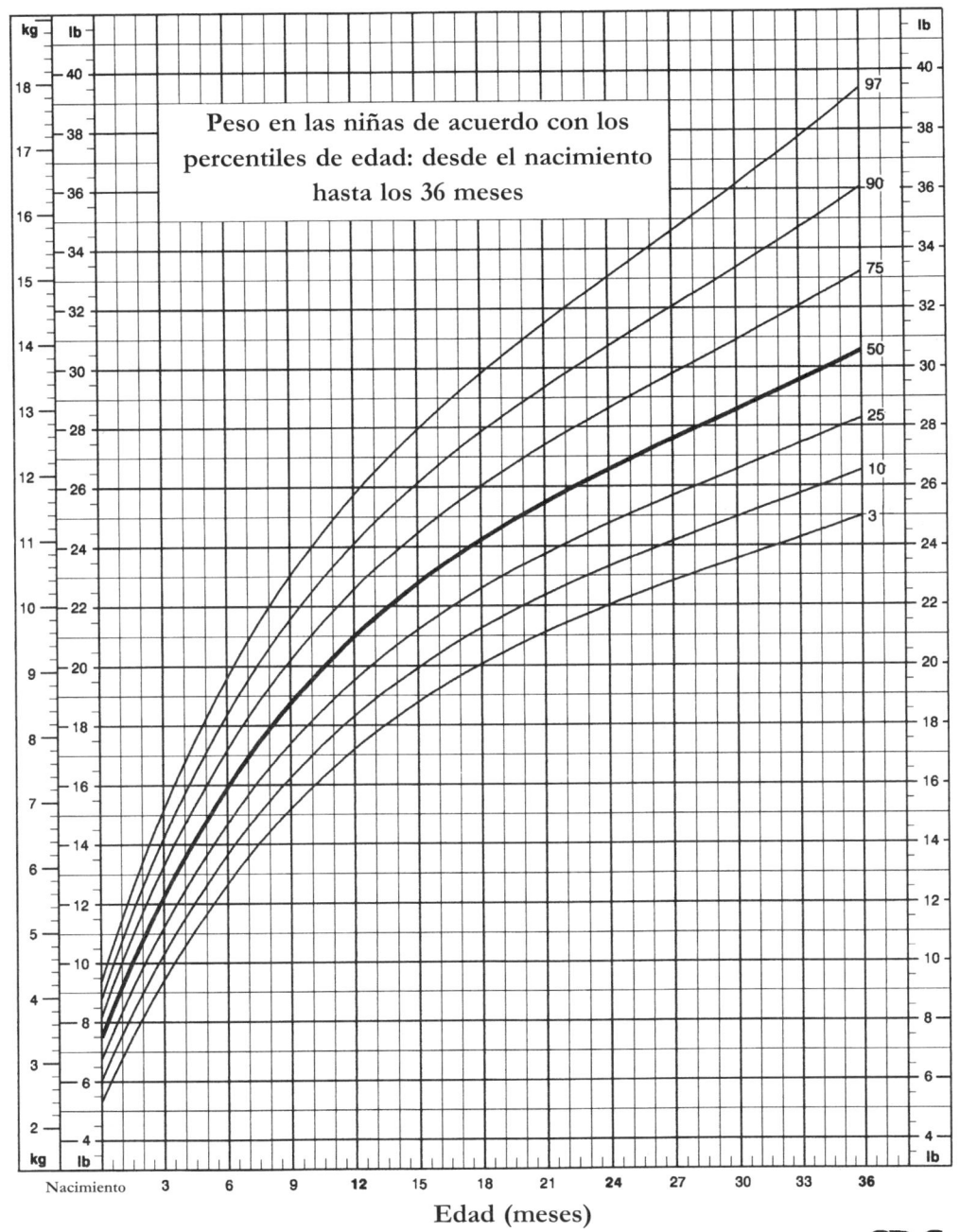

Apéndice B. Tablas de crecimiento y del índice de masa...

Tablas de crecimiento de CDC: Estados Unidos

Peso en las niñas de acuerdo con los percentiles de edad: desde el nacimiento hasta los 36 meses

Edad (meses)

Fuente: Desarrollada por el *National Center for Health Statistics* en colaboración con el *National Center for Chronic Disease Prevention and Health Promotion* (2000).

Guía de la salud infantil para padres

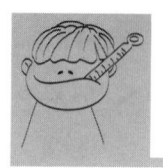

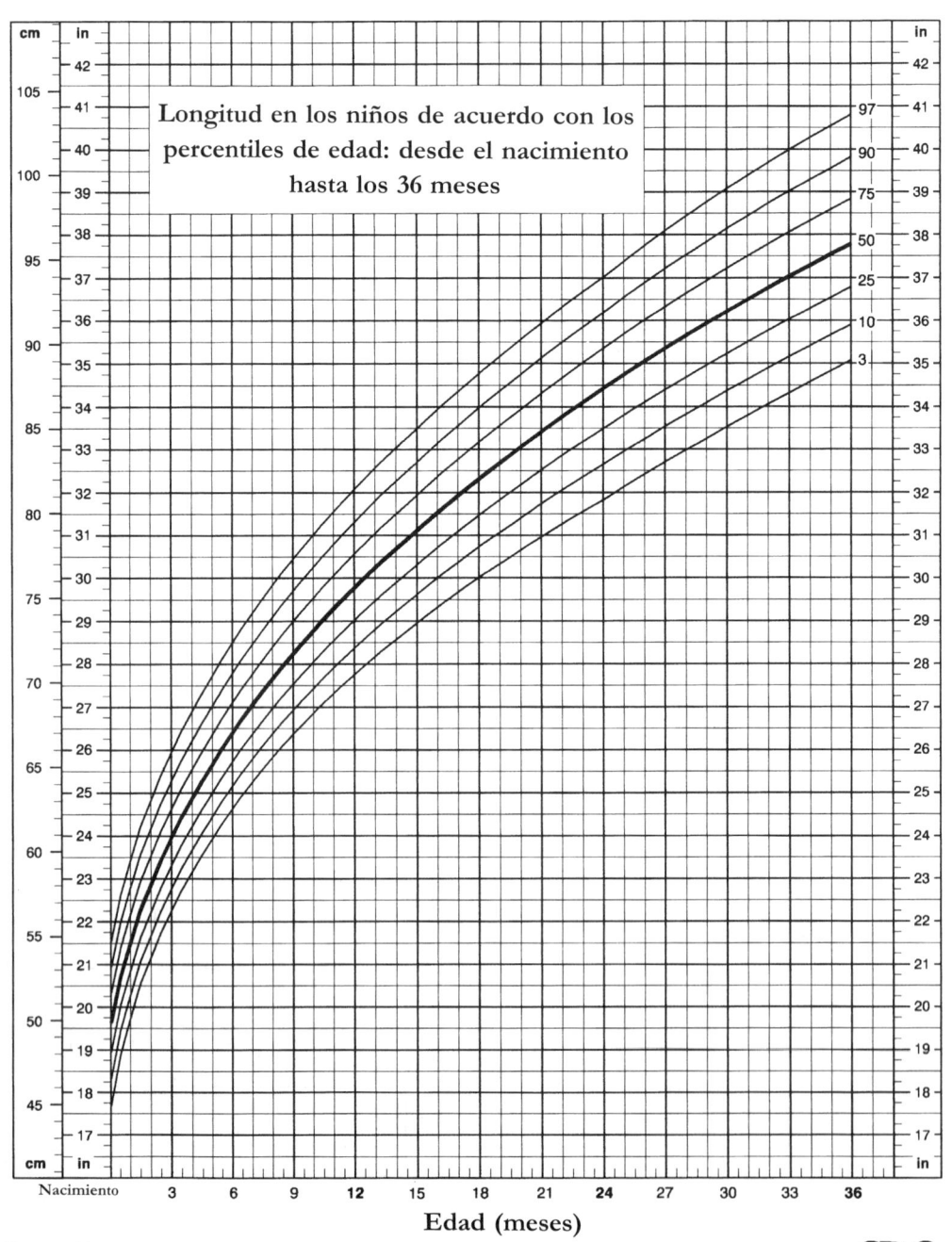

Tablas de crecimiento de CDC: Estados Unidos

Longitud en los niños de acuerdo con los percentiles de edad: desde el nacimiento hasta los 36 meses

Edad (meses)

Fuente: Desarrollada por el *National Center for Health Statistics* en colaboración con el *National Center for Chronic Disease Prevention and Health Promotion* (2000).

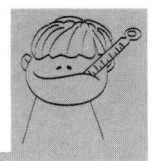

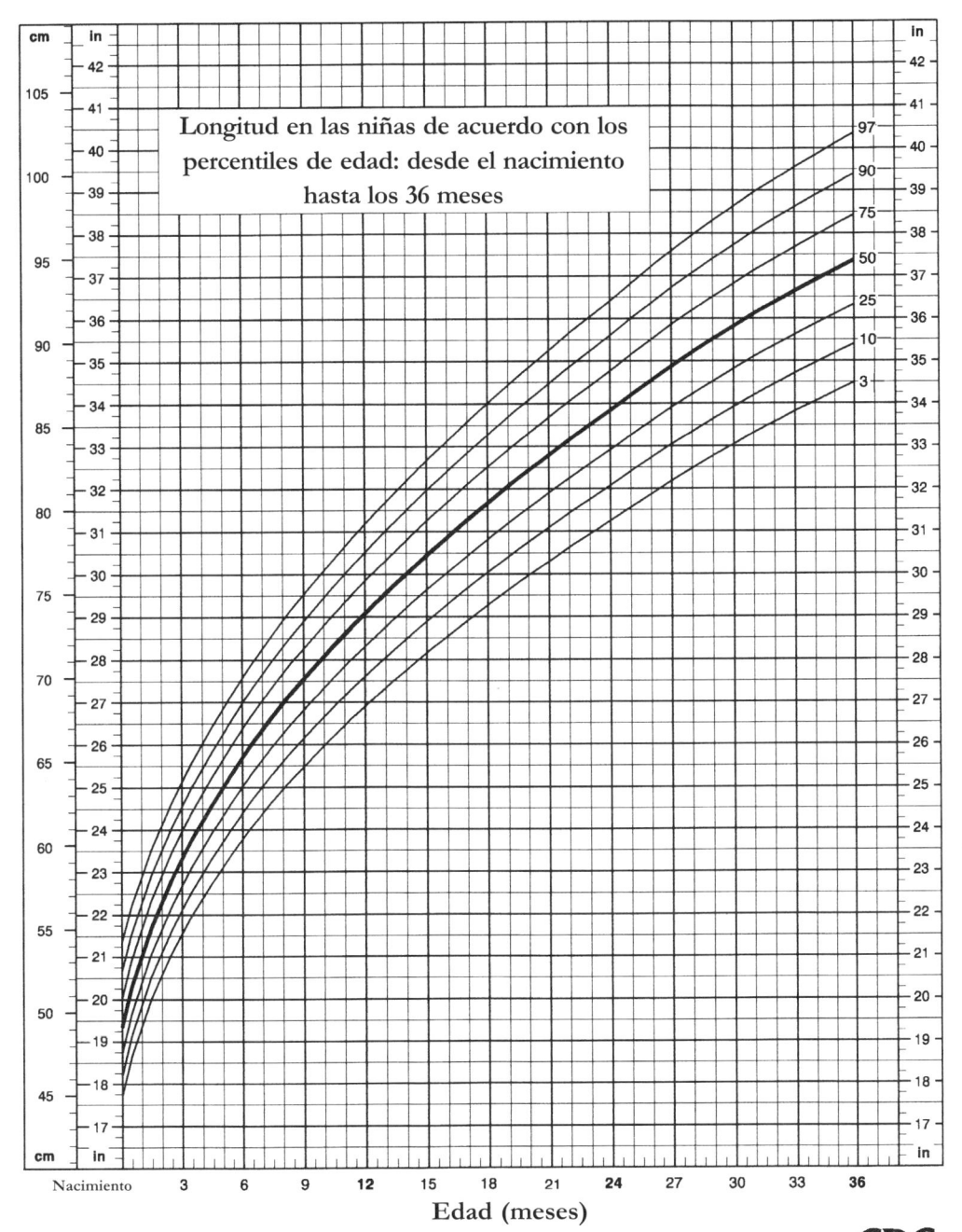

Apéndice B. Tablas de crecimiento y del índice de masa...

Tablas de crecimiento de CDC: Estados Unidos

Longitud en las niñas de acuerdo con los percentiles de edad: desde el nacimiento hasta los 36 meses

Edad (meses)

Fuente: Desarrollada por el *National Center for Health Statistics* en colaboración con el *National Center for Chronic Disease Prevention and Health Promotion* (2000).

Guía de la salud infantil para padres

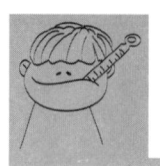

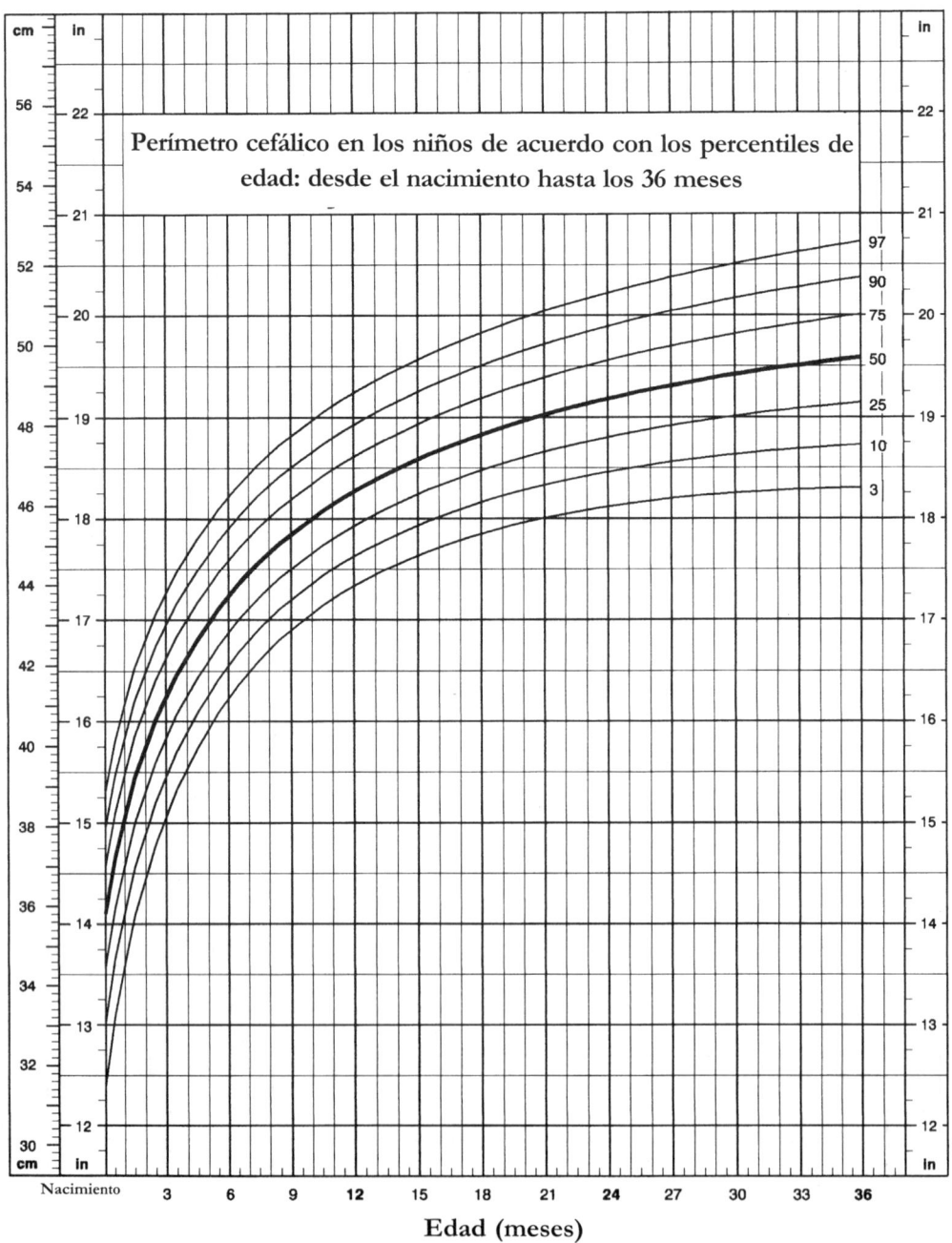

Tablas de crecimiento de CDC: Estados Unidos

Perímetro cefálico en los niños de acuerdo con los percentiles de edad: desde el nacimiento hasta los 36 meses

Edad (meses)

Fuente: Desarrollada por el *National Center for Health Statistics* en colaboración con el *National Center for Chronic Disease Prevention and Health Promotion* (2000).

CDC

Apéndice B. Tablas de crecimiento y del índice de masa...

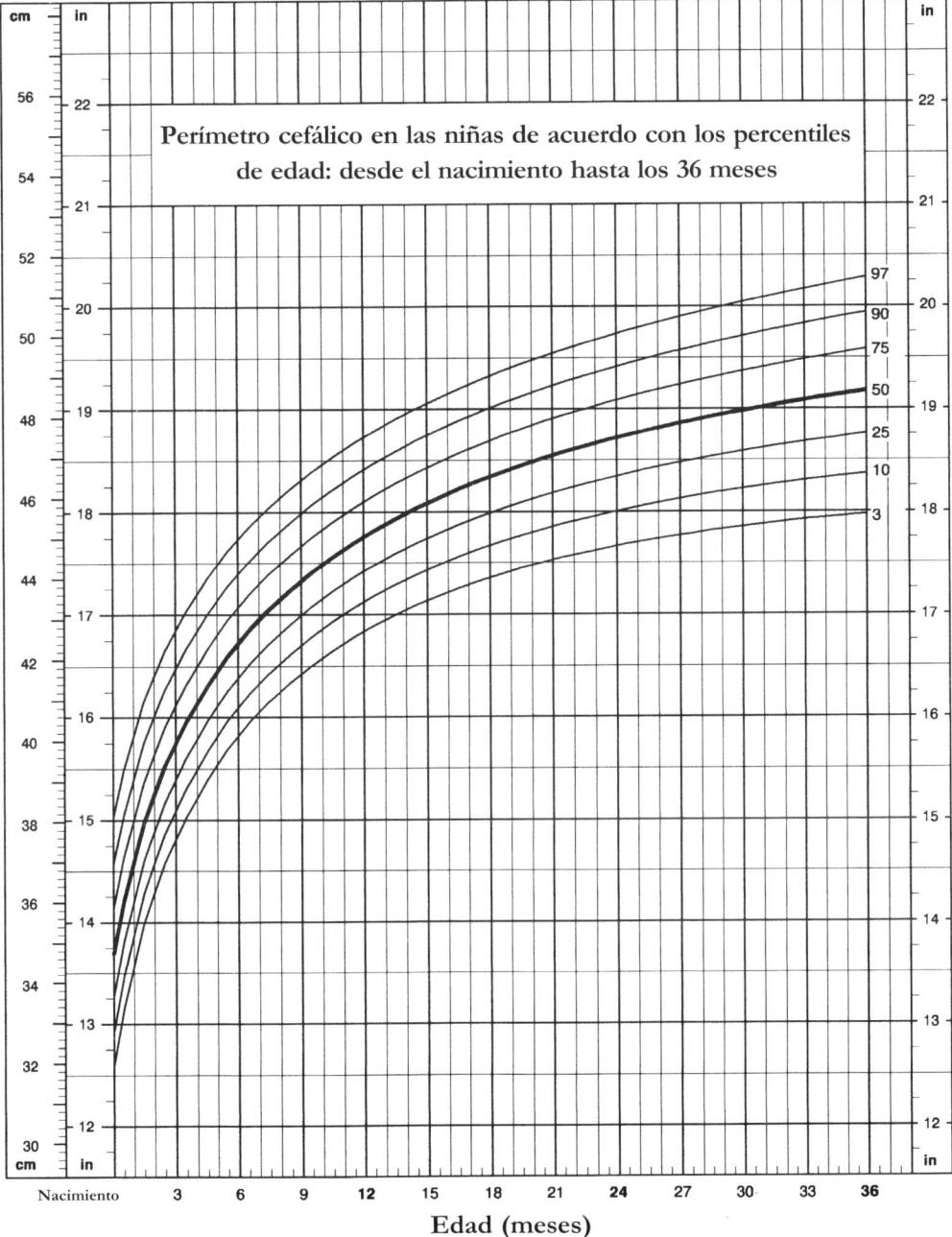

Tablas de crecimiento de CDC: Estados Unidos

Perímetro cefálico en las niñas de acuerdo con los percentiles de edad: desde el nacimiento hasta los 36 meses

Edad (meses)

Fuente: Desarrollada por el *National Center for Health Statistics* en colaboración con el *National Center for Chronic Disease Prevention and Health Promotion* (2000).

Guía de la salud infantil para padres

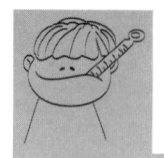

Tablas de crecimiento de CDC: Estados Unidos

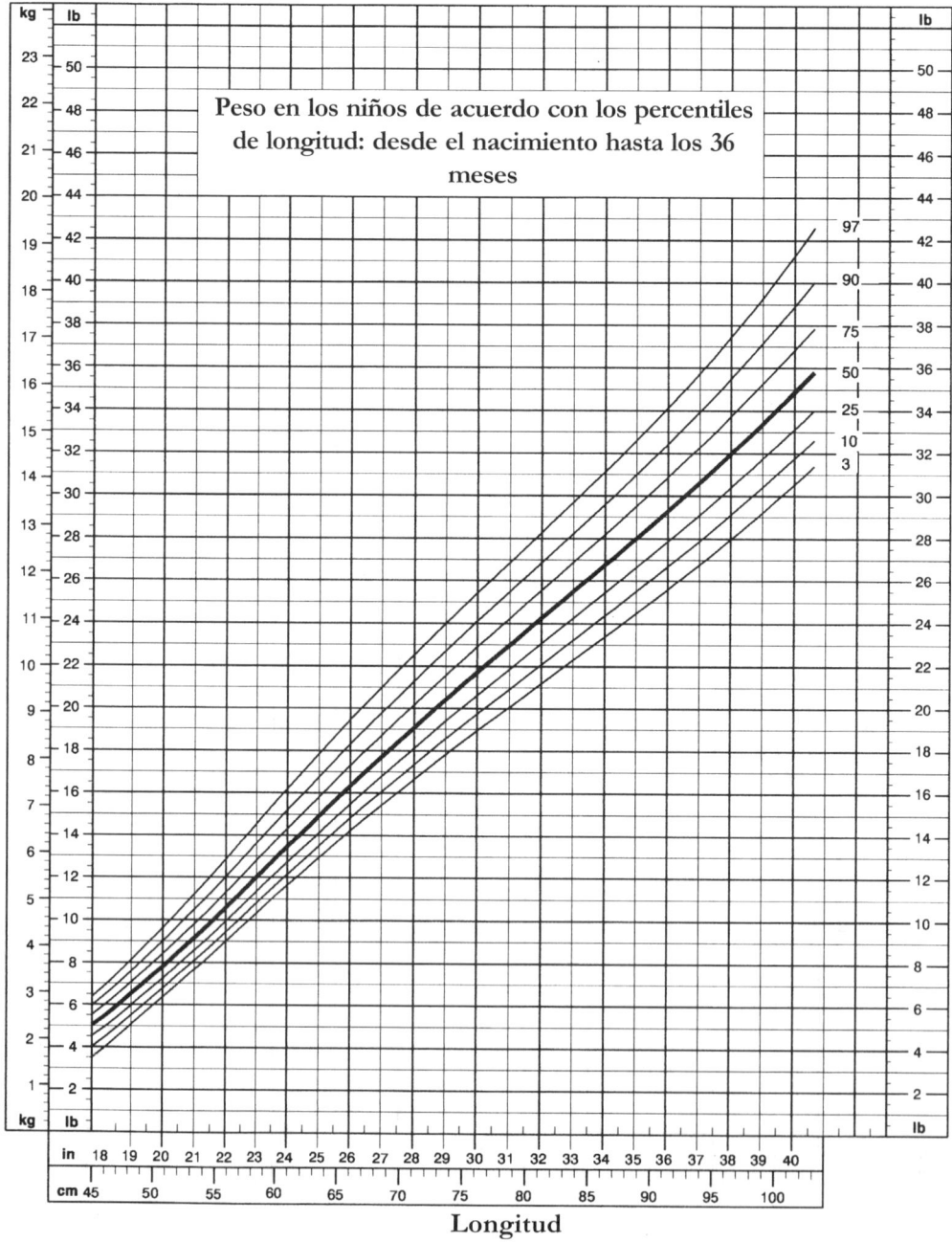

Peso en los niños de acuerdo con los percentiles de longitud: desde el nacimiento hasta los 36 meses

Longitud

Fuente: Desarrollada por el *National Center for Health Statistics* en colaboración con el *National Center for Chronic Disease Prevention and Health Promotion* (2000). Revisada y corregida el 8 de junio de 2000.

Apéndice B. Tablas de crecimiento y del índice de masa...

Tablas de crecimiento de CDC: Estados Unidos

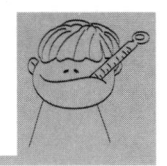

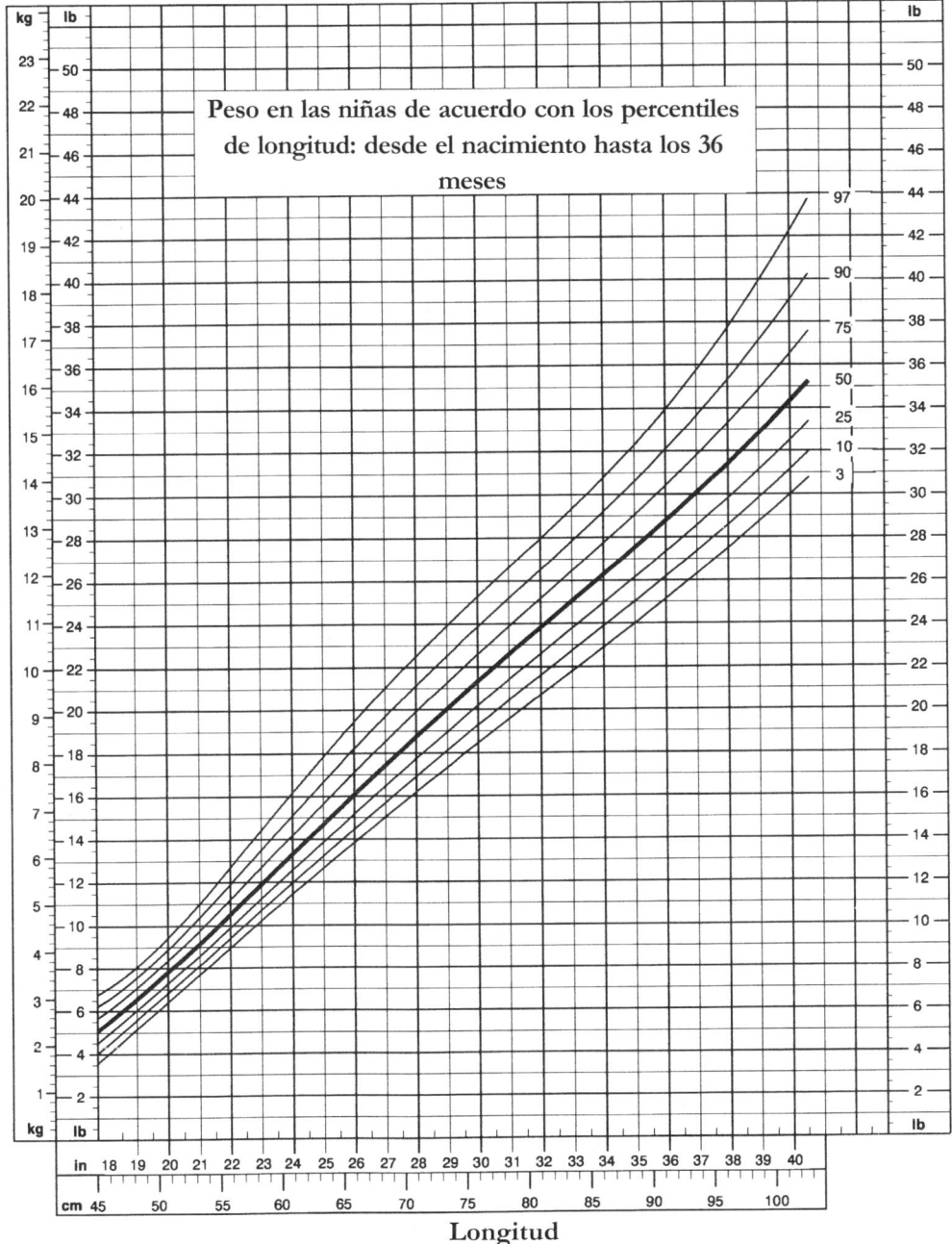

Peso en las niñas de acuerdo con los percentiles de longitud: desde el nacimiento hasta los 36 meses

Longitud

Fuente: Desarrollada por el *National Center for Health Statistics* en colaboración con el *National Center for Chronic Disease Prevention and Health Promotion* (2000). Revisada y corregida el 8 de junio de 2000.

Guía de la salud infantil para padres

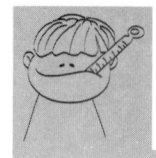

Tablas de crecimiento de CDC: Estados Unidos

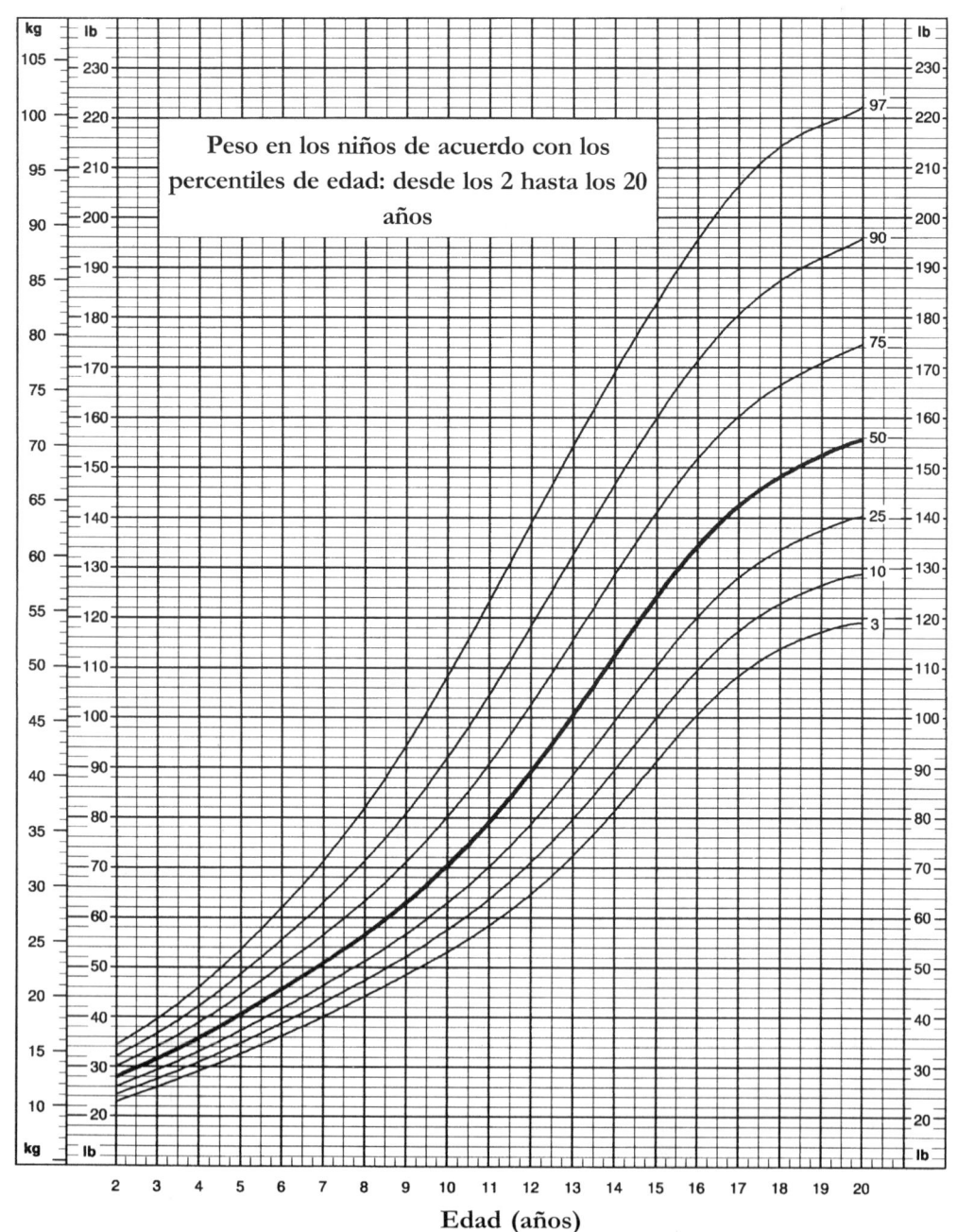

Peso en los niños de acuerdo con los percentiles de edad: desde los 2 hasta los 20 años

Edad (años)

Fuente: Desarrollada por el *National Center for Health Statistics* en colaboración con el *National Center for Chronic Disease Prevention and Health Promotion* (2000).

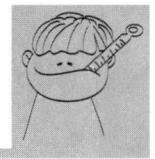

Apéndice B. Tablas de crecimiento y del índice de masa...

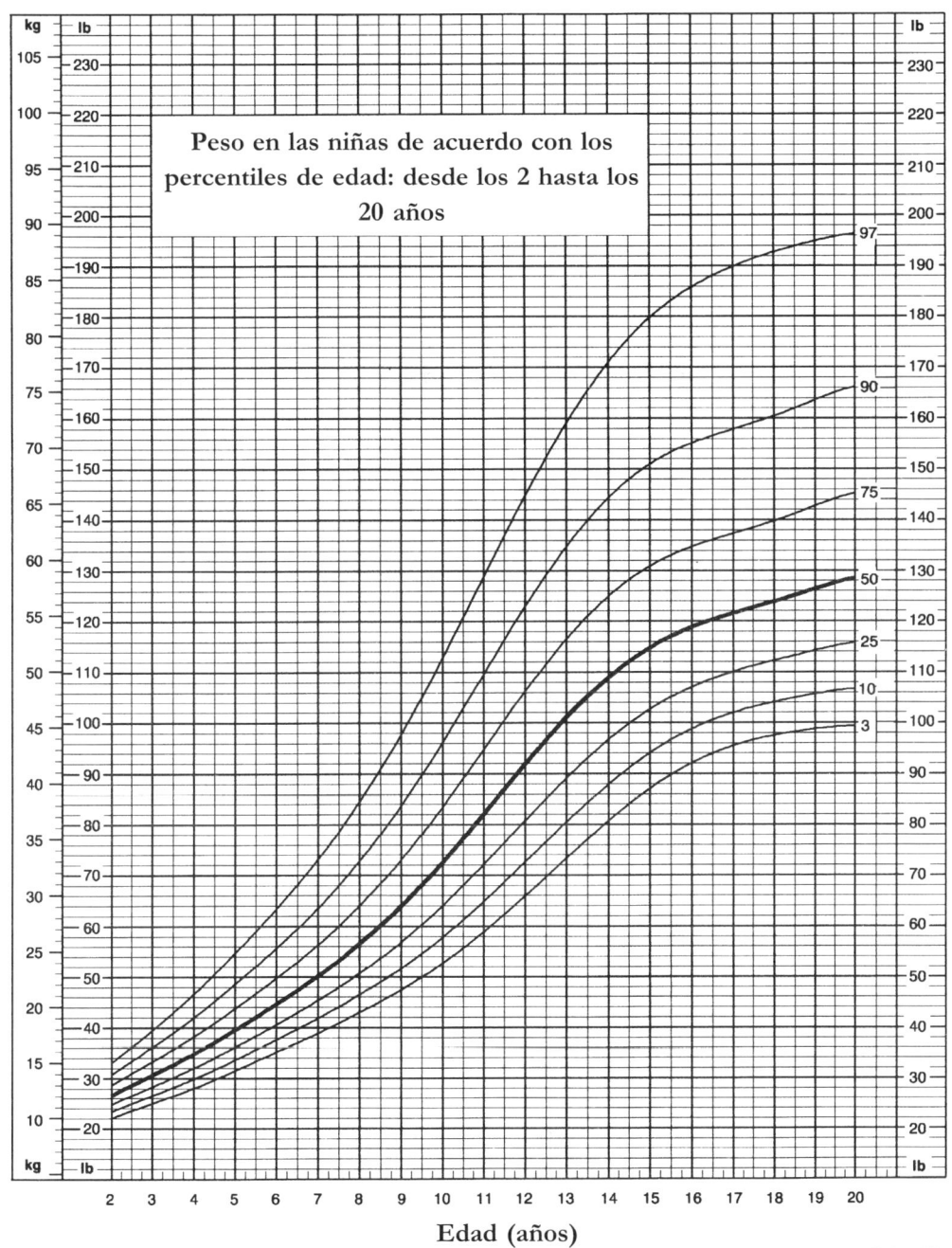

Tablas de crecimiento de CDC: Estados Unidos

Peso en las niñas de acuerdo con los percentiles de edad: desde los 2 hasta los 20 años

Edad (años)

Fuente: Desarrollada por el *National Center for Health Statistics* en colaboración con el *National Center for Chronic Disease Prevention and Health Promotion* (2000).

Guía de la salud infantil para padres

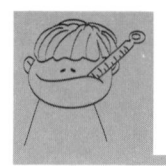

Tablas de crecimiento de CDC: Estados Unidos

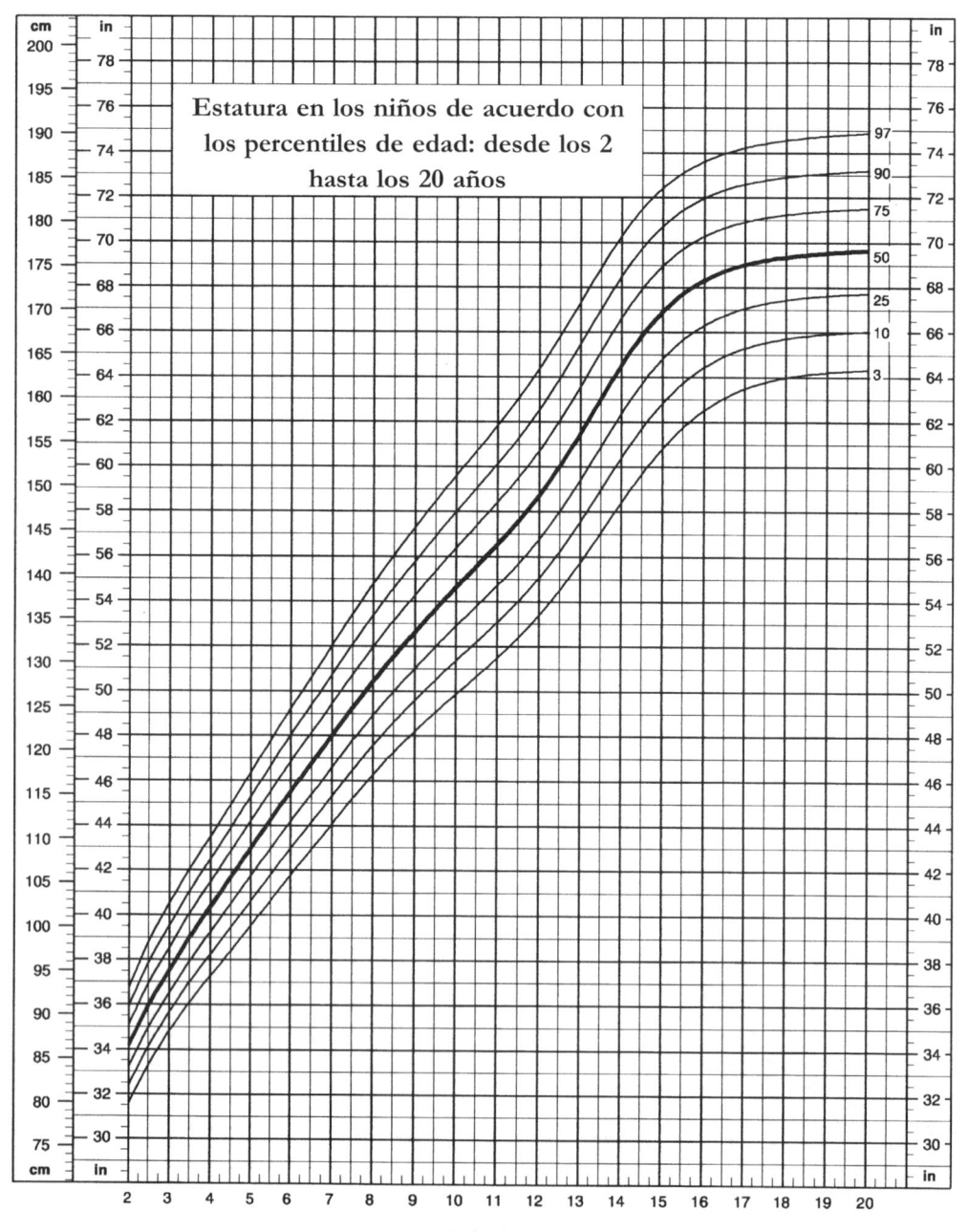

Estatura en los niños de acuerdo con los percentiles de edad: desde los 2 hasta los 20 años

Edad (años)

Fuente: Desarrollada por el *National Center for Health Statistics* en colaboración con el *National Center for Chronic Disease Prevention and Health Promotion* (2000).

Apéndice B. Tablas de crecimiento y del índice de masa...

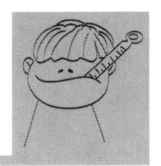

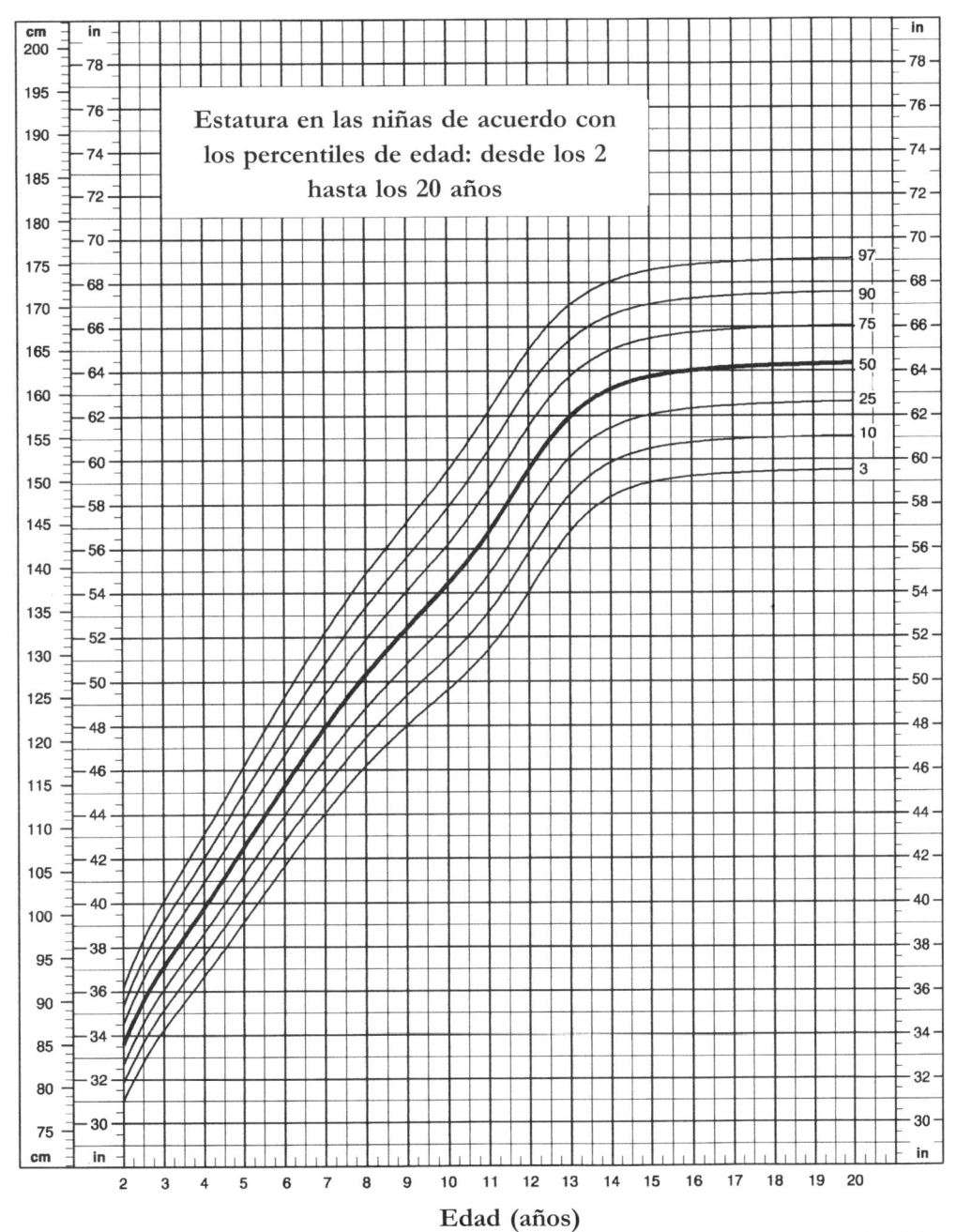

Tablas de crecimiento de CDC: Estados Unidos

Estatura en las niñas de acuerdo con los percentiles de edad: desde los 2 hasta los 20 años

Edad (años)

Fuente: Desarrollada por el *National Center for Health Statistics* en colaboración con el *National Center for Chronic Disease Prevention and Health Promotion* (2000).

Guía de la salud infantil para padres

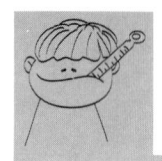

Tablas de crecimiento de CDC: Estados Unidos

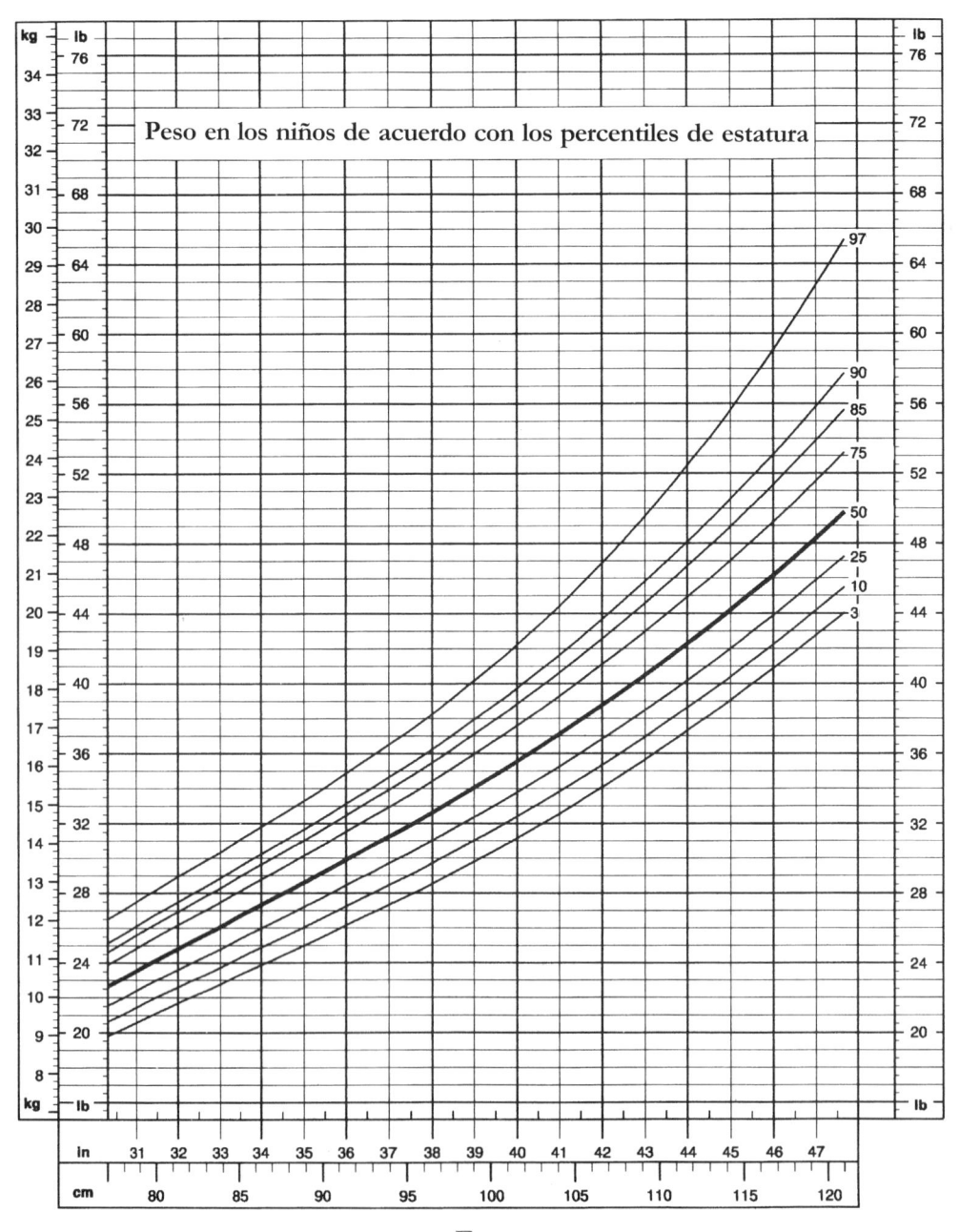

Peso en los niños de acuerdo con los percentiles de estatura

Estatura

Fuente: Desarrollada por el *National Center for Health Statistics* en colaboración con el *National Center for Chronic Disease Prevention and Health Promotion* (2000).

Apéndice B. Tablas de crecimiento y del índice de masa...

Tablas de crecimiento de CDC: Estados Unidos

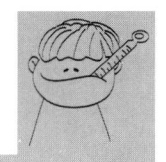

Peso en las niñas de acuerdo con los percentiles de estatura

Fuente: Desarrollada por el *National Center for Health Statistics* en colaboración con el *National Center for Chronic Disease Prevention and Health Promotion* (2000).

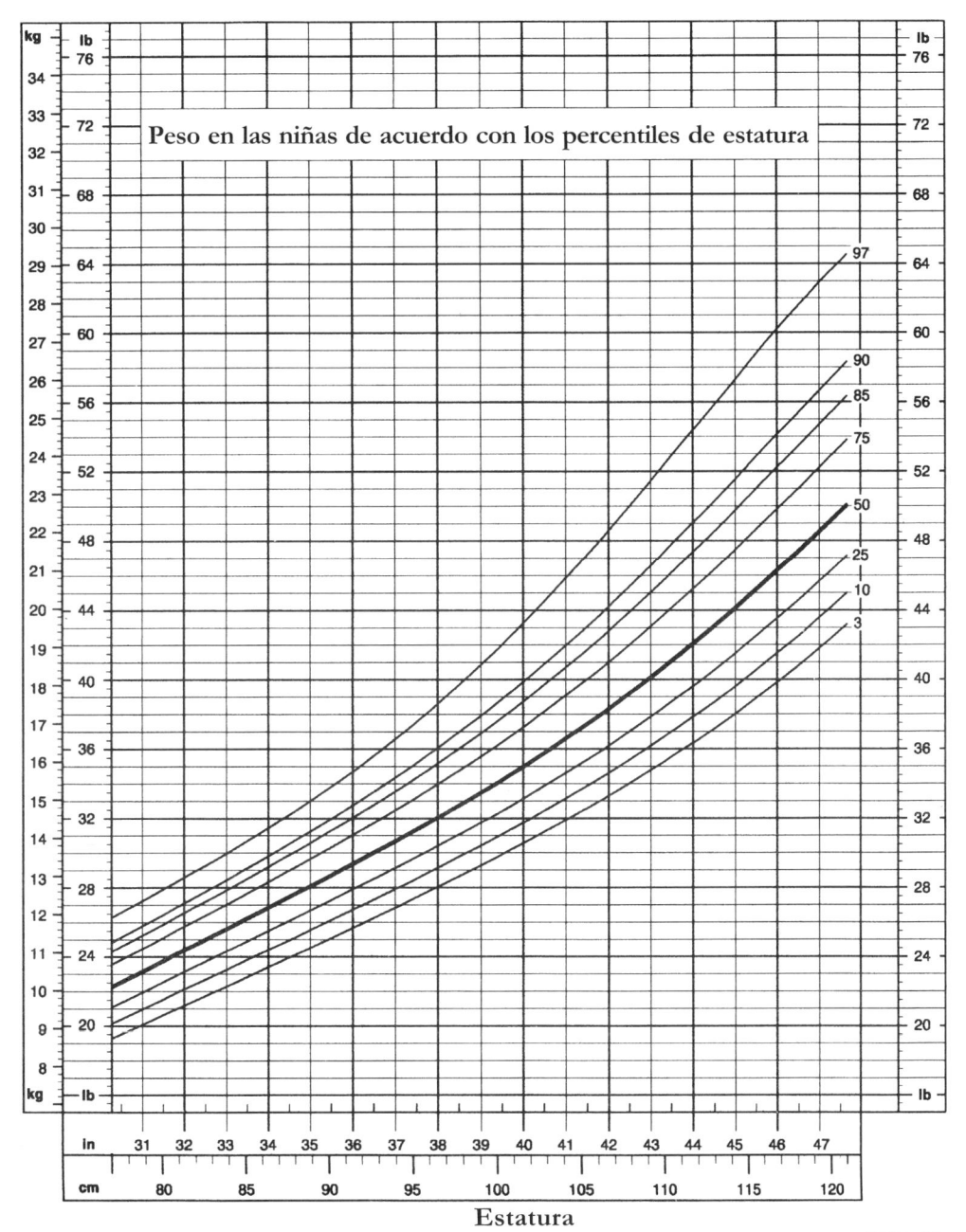

Guía de la salud infantil para padres

Tablas de crecimiento de CDC: Estados Unidos

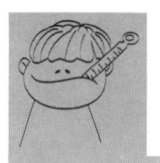

Índice de masa corporal en los niños de acuerdo con los percentiles de edad: desde los 2 hasta los 20 años

Edad (años)

Fuente: Desarrollada por el *National Center for Health Statistics* en colaboración con el *National Center for Chronic Disease Prevention and Health Promotion* (2000).

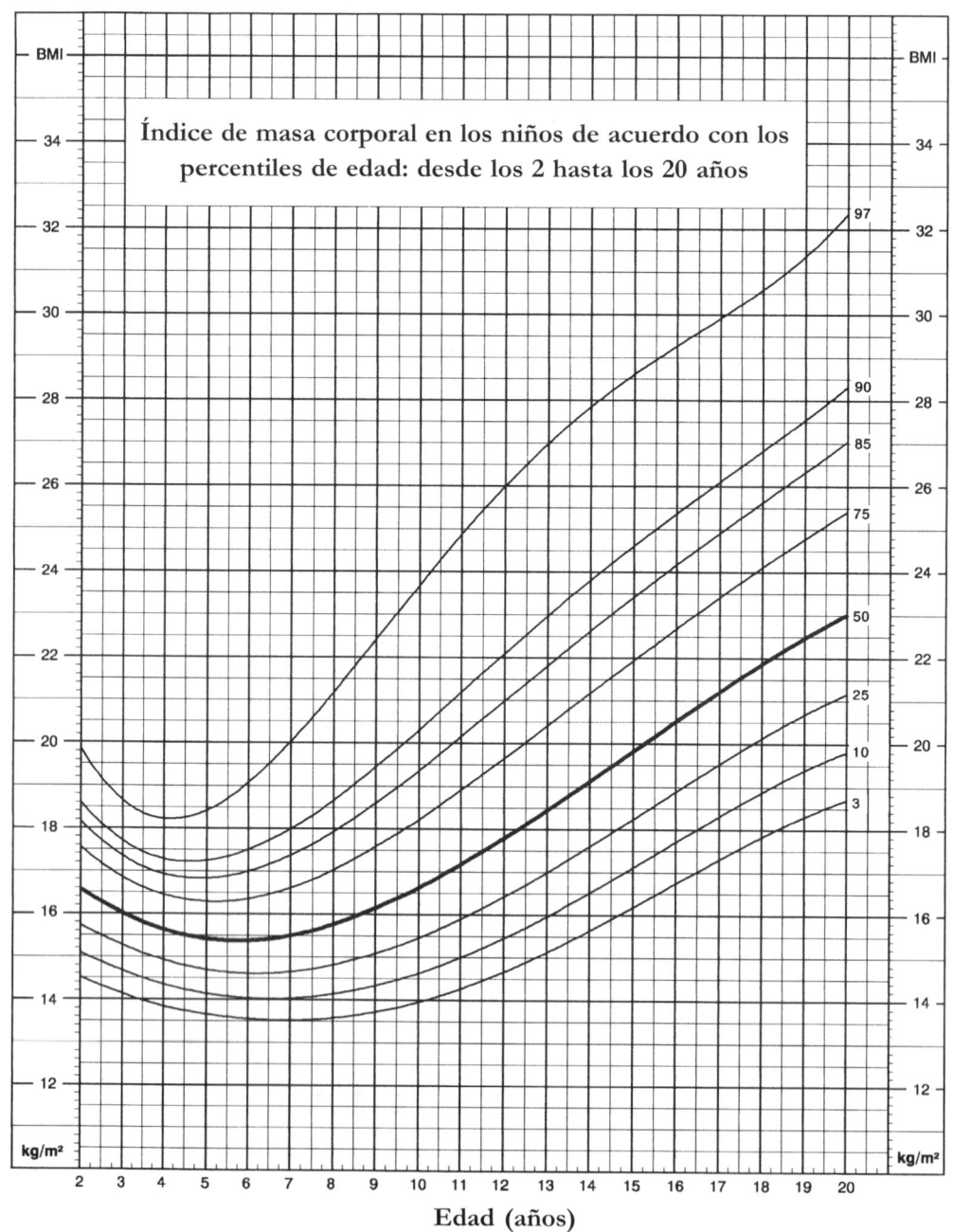

Apéndice B. Tablas de crecimiento y del índice de masa...

Tablas de crecimiento de CDC: Estados Unidos

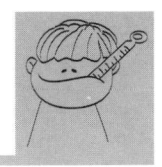

Índice de masa corporal en las niñas de acuerdo con los percentiles de edad: desde los 2 hasta los 20 años

Edad (años)

Fuente: Desarrollada por el *National Center for Health Statistics* en colaboración con el *National Center for Chronic Disease Prevention and Health Promotion* (2000).

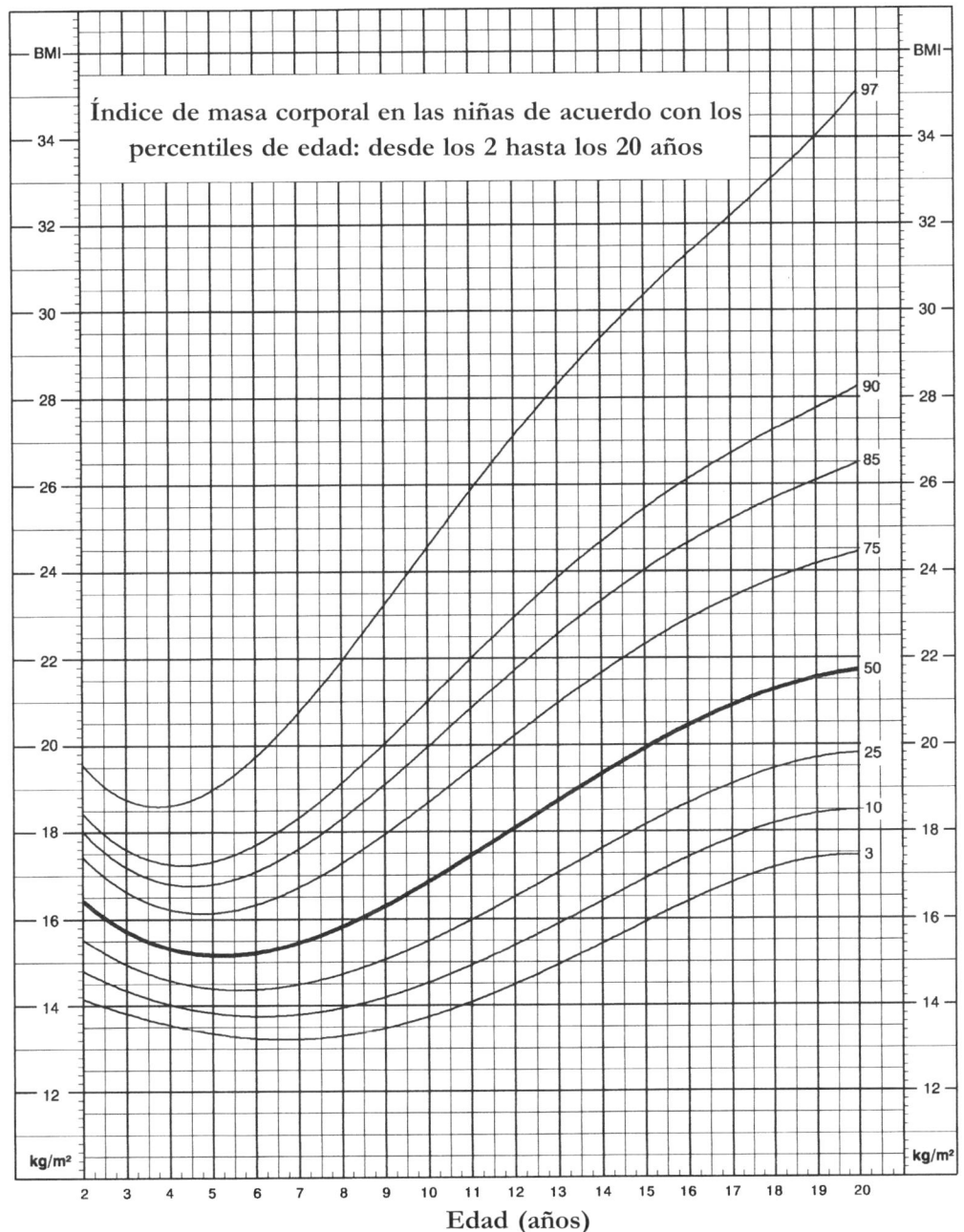

Apéndice C

Guía de recursos

Organizaciones en EE.UU.

The Administration for Children and Families
Department of Health and Human Services
370 L'Enfant Promenade SW
Washington, DC 20447
Teléfono: (202) 401-9215
Página Web: www.acf.dhhs.gov

Administrators in Medicine (AIM)
Página Web: www.docboard.org

Agency for Healthcare Research and Quality (AHRQ)
2101 East Jefferson Street, Suite 501
Rockville, MD 20852
Teléfono: (301) 594-1364
Correo electrónico: info@ahrq.gov
Página Web: www.ahrq.gov

The Alan Guttmacher Institute
120 Wall Street, 21st Floor
New York, NY 10005
Teléfono: (212) 248-1111
Página Web: www.agi-usa.org

American Academy of Pediatric Dentistry
211 East Chicago Avenue #700
Chicago, IL 60611-2663
Teléfono: (312) 337-2169
Página Web: www.aapd.org

American Academy of Pediatrics (AAP)
141 Northwest Point Boulevard
Elk Grove Village, IL 60007-1098
Teléfono: (847) 434-4000
Página Web: www.aap.org

American Association for Premature Infants
P.O. Box 46371
Cincinnati, OH 45246-0371
Página Web: www.aapi-online.org

American Association of Oriental Medicine
433 Front Street
Catasauqua, PA 18032
Teléfono: (610) 266-1433//(888) 500-7999
Fax: (610) 264-2768
Web: www.aaom.org

Guía de la salud infantil para padres

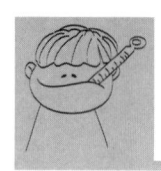

American Board of Medical Specialties Public Education Program
47 Perimeter Center East, Suite 500
Atlanta, GA 30346
Certified Doctor Verification Service:
www.abms.org/verify.html
Certified Doctor Locator Service:
www.abms.org/search.asp

American Cancer Society
1599 Clifton Road NE
Atlanta, GA 30329
Teléfono: (404) 320-3333
Página Web: www.cancer.org

American Cleft Palate Association
104 S. Estes Drive, Suite 204
Chapel Hill, NC 27514
Teléfono: (800) 24-CLEFT//(919) 933-9044
Página Web: www.cleftline.org

American Dental Association
(recursos en Internet para encontrar un dentista en tu zona; sólo se puede contactar a través de la página Web)
Página Web: www.ada.org

American Diabetes Association
Attn: Customer Service
1701 North Beauregard Street
Alexandria, VA 22311
Teléfono: (800) DIABETES
Página Web: www.diabetes.org

The American Fertility Society
2140 11th Avenue South, Suite 200
Birmingham, AL 35205-2800

American Holistic Health Association (AHHA)
P.O. Box 17400
Anaheim, CA 92817-7400
Teléfono: (714) 779-6152
Página Web: www.ahha.org

American Lung Association
1740 Broadway
New York, NY 10019-4374
Teléfono: (212) 315-8700
Página Web: www.lungusa.org

American Medical Association Doctor Finder
Página Web: www.ama-assn.org/aps/amahg.htm

American Red Cross (ARC)
National Headquarters
c/o Public Inquiry
431 18th Street NW
Washington, DC 20006
Teléfono: (202) 639-3520
Página Web: www.redcross.org

American Speech-Language-Hearing Association
10801 Rockville Pike
Rockville, MD 20852
Teléfono: (800) 498-2071//(301) 897-5700
Página Web: www.asha.org

The Arthritis Foundation
1314 Spring Street
Atlanta, GA 30309
Teléfono: (800) 283-7800
Página Web: www.arthritis.org

Association for Children and Adults with Learning Disabilities
4900 Girard Road
Pittsburgh, PA 15227-1444
Teléfono: (412) 881-2253

Association for Children with Retarded Mental Development
162 Fifth Avenue
New York, NY 10010
Teléfono: (212) 741-0100

Association for Neuro-Metabolic Disorders
5223 Brookfield Lane
Sylvania, OH 43560-1809
Página Web: www.kumc.edu/gec/support)neurome.html

Asthma and Allergy Foundation of America
11233 20th Street NW, Suite 402
Washington, DC 20036
Teléfono: (800) 7-ASTHMA
Página Web: www.aafa.org

Apéndice C. Guía de recursos

Birth Defect Research for Children (BDRC)
930 Woodcock Road, Suite 225
Orlando, FL 32803
Teléfono: (407) 895-0802
Página Web: www.birthdefects.org

Breastfeed.com
Página Web: www.breastfeed.com

C. Everett Koop Institute at Dartmouth
HB 7025 Strasenburgh Hall
Hanover, NH 03755-3862
Teléfono: (603) 650-1450
Página Web: www.koop.dartmouth.edu

Cancer Information Service
National Cancer Institute
NCI Public Inquiries Office
31 Center Drive, MSC 2580
Building 31, Room 10A03
Bethesda, MD 20892-2580
Teléfono: (800) 4-CANCER
Página Web: www.cancernet.nci.nih.gov

Centers for Disease Control and Prevention
1600 Clifton Road NE
Atlanta, GA 30333
Teléfono: (404) 639-3311
Página Web: www.cdc.gov

Childbirth.org
Página Web: www.childbirth.org

Clearinghouse on Disability Information
Página Web: www.ed.gov/OFFICES/OSERS

Clinical Trials.gov
Clinical Trials.gov proporciona fácil acceso a información sobre pruebas clínicas de una gran variedad de enfermedades y problemas.
Teléfono: (888) FIND-NLM
Página Web: www.clinicaltrials.gov

Consumer Information Catalog
Pueblo, CO 81009
Teléfono: (888) 8-PUEBLO
Página Web: www.pueblo.gsa.gov

Cystic Fibrosis foundation
6931 Arlington Road, Suite 200
Bethesda, MD 20814
Teléfono: (301) 951-4422//(800) FIGHTCF
Página Web: www.cff.org

drkoop.com Drug Checker
Página Web: www.drugchecker.drkoop.com/apps/drugchecker/DrugMain

Emergency Medical Services for Children (EMSC)
National Resource Center
111 Michigan Avenue NW
Washington, DC 20010-2970
Teléfono: (202) 884-4927
Fax: (202) 884-6845
Página Web: www.ems-c.org

Epilepsy Foundation of America
4351 Garden City Drive
Landover, MD 20785
Teléfono: (301) 459-3700//(800) 332-1000
Página Web: www.epilepsyfoundation.org

Federation for Children with Special Needs, Inc.
1135 Tremont Street, Suite 420
Boston, MA 02120
Teléfono: (800) 331-0688//(617) 236-7210
Página Web: www.fcsn.org

Food and Nutrition Information Center (USDA)
Página Web: www.nal.usda.gov/fnic/

Genetics Society of America
9650 Rockville Pike
Bethesda, MD 20814-3998
Teléfono: (301) 571-1825
Página Web: www.faseb.org/genetics/

Gluten Intolerance Group of North America
15110 10th Avenue SW, Suite A
Seattle, WA 98166
Teléfono: (206) 246-6652
Página Web: www.gluten.net/default.htm

Guía de la salud infantil para padres

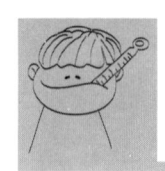

Healthfinder
Página Web: www.healthfincer.gov

Health-Mart.net
Teléfono: (601) 362-9900
Fax: (601) 362-9905
Página Web: www.health-mart.net

Hospital Select
Página Web: www.hospitalselect.com

Human Growth Foundation
997 Glen Cove Avenue
Glen Head, NY 11545
Teléfono: (800) 451-6434
Página Web: www.hgfound.org

Immunization Action Coalition
Página Web: www.immunize.org

International Childbirth Education Association, Inc.
P.O. Box 20048
Minneapolis, MN 55420
Teléfono: (952) 854-8660
Página Web: www.icea.org

The Juvenile Diabetes Foundation
120 Wall Street
New York, 10005-4001
Teléfono: (800) JDF-CURE
Página Web: www.jdrf.org

The Kempe Children's Center
1825 Marion Street
Denver, CO 80218
Teléfono: (303) 864-5252
Página Web: www.kempecenter.org

KidsHealth
Página Web: www.kidshealth.org

La Leche League International
1400 North Meacham Road
Schaumburg, IL 60173-4048
Teléfono: (847) 519-7730
Página Web: lalaecheleague.org

The Leukemia and Lymphoma Society, Inc.
1311 Mamaroneck Avenue
White Plains, NY 10605
Teléfono: (914) 949-5213
Fax: (914) 949-6691
Página Web: www.leukemia.org

The Lyme Disease Foundation, Inc.
1 Financial Plaza, 18th Floor
Hartford, CT 06013-2601
Teléfono: (800) 886-LYME//(860) 525-2000
Página Web: www.lyme.org

March of Dimes Birth Defects Foundation
1275 Mamaroneck Avenue
White Plain, NY 10605
Teléfono: (888) 663-4637//(914) 428-7100
Página Web: www.modimes.org

Maternal and Child Health Bureau
5600 Fishers Lane
Parklawn Building, Room 18-05
Rockville, MD 20857
Teléfono: (301) 443-2170
Página Web: www.mchb.hrsa.gov

Maternity Center Association
281 Park Avenue South
New York, NY 10010
Teléfono: (212) 777-5000
Página Web: www.maternity.org/index.html

MayoClinic.com Drug Information
Página Web: www.mayoclinic.com/home?id-sp5.7

MedicAlert Foundations U.S.
2323 Colorado Avenue
Turlock, CA 95382
Teléfono: (800) 432-5378//(209) 668-3333
Página Web: www.medialert.org

MEDLINEplus Drug Information
Página Web: www.nlm.nih.gov/medlineplus/druginformation.html

Apéndice C. Guía de recursos

The National Association for Home Care
228 Seventh Street, SE
Washington, DC 20003
Teléfono: (202) 547-7424
Fax: (202) 547-3540
Página Web: www.nahc.org

National Association for the Visually Handicapped
22 West 21st Street, Sixth Floor
New York, NY 10010
Teléfono: (212) 889-3141
Página Web: www.navh.org

National Center for Chronic Disease Prevention and Health Promotion
Division of Reproductive Health
4770 Buford Highway NE
Mail Stop K-20
Atlanta, GA 30341-3717
Teléfono: (770) 488-5372
Página Web: www.cdc.gov/nccdphp/drh

National Center for Homeopathy
801 North Fairfax Street, Suite 306
Alexandria, VA 22314
Teléfonos: (877) 624-0613//(703) 548-7790
Fax: (703) 548-7792
Página Web: www.homeopathic.org

National Center for Natural and Holistic Health (NCCAM) Clearinghouse
(Division of National Institutes of Health o NIH)
P.O. Box 8218
Silver Spring, MD 20907-8218
Teléfono: (888) 644-6226
Fax: (301) 495-4957
Página Web: www.nccam.nih.gov

National Center for the Blind
1800 Johnson Street
Baltimore, MD 21230
Teléfono: (410) 659-9317
Página Web: www.blind.net/bonw3000.htm

National Child Abuse Hotline
(24 horas)
Teléfono: (800) 422-4453

National Child Care Information Center (NCCIC)
243 Church Street NW, Second Floor
Vienna, VA 22180
Teléfono: (800) 616-2242
Fax: (800) 716-2242
Página Web: www.nccic.org

National Clearinghouse on Child Abuse and Neglect Information
330C Street W
Washington, DC 20447
Teléfono: (800) 394-3366//(703) 385-7565
Página Web: www.calib.com/nccanch

National Committee for the Prevention of Child Abuse
Publishing Department
332 South Michigan Avenue, Suite 950
Chicago, IL 60604-4357

National Council on Alcoholism and Drug Dependence
20 Exchange Place, Suite 2902
New York, NY 10005
Teléfono: (212) 269-7797
Página Web: www.ncadd.org

National Diabetes Information Clearinghouse
1 Information Way
Bethesda, MD 20892

National Digestive Diseases Information Clearinghouse
Box NDDIC
2 Information Way
Bethesda, MD 20892
Teléfono: (301) 468-6344
Fax: (301) 907-8906

National Easter Seal Society
230 West Monroe Street, Suite 1800
Chicago, IL 60606-4802
Teléfono: (312) 726-6200
Página Web: www.easter-seals.org

Guía de la salud infantil para padres

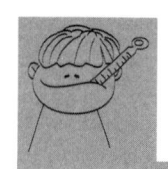

National Eye Institute (a division of National Institutes of Health)
(Disponible gratuitamente folletos, panfletos y material educativo)
2020 Vision Place
Bethesda, MD 20892-3655
Teléfono: (301) 496-5258
Página Web: www.nei.nih.gov

National Family Caregivers Association
10400 Connecticut Avenue, #500
Kensington, MD 20895-3944
Teléfono: (800) 896-3650
Fax: (301) 942-2302
Página Web: www.nfcacares.org

National Hemophilia Foundation
116 West 32nd Street, 11th Floor
New York, NY 10001
Teléfono: (212) 328-3700
Página Web: www.hemophilia.org

National HIV/AIDS Hotline
Teléfono: (800) 342-AIDS
SIDA: (800) 344-7432 (español)
(800) 243-7889 (para personas con problemas de audición)
Página Web: www.cdc.gov

National Hydrocephalus Foundation
12413 Centralia Road
Lakewood, CA 90715
Teléfono: (562) 402-3523

National Information Center for Children and Youth with Disabilities
P.O. Box 1492
Washington, DC 20013-1492
Teléfono: (800) 695-0285//(202) 884-8200
Página Web: www.nichcy.org

National Institute of Child Health and Human Development
Public Information and Communication Division
P.O. Box 3006
Rockville, MD 20847
Teléfono: (301) 496-5133
Página Web: www.nichd.nih.gov

National Institute of Diabetes, Digestive, and Kidney Diseases
National Institutes of Health
31 Center Drive, Building 31, 9A04
Bethesda, MD 20892-2560
Teléfono: (301) 496-3583
Página Web: www.niddk.nih.gov

National Kidney Foundation, Inc.
30 East 33rd Street
New York, NY 10016
Teléfono: (212) 889-2210
Página Web: www.kidney.org

National Organization for Rare Disorders, Inc.
P.O. Box 8923
New Fairfield, CT 06812-8923
Teléfono: (203) 746-6518
Página Web: www.rarediseases.org

National Safe Kids Campaign
1301 Pennsylvania Avenue NW, Suite 1000
Washington, DC 20004
Teléfono: (202) 662-0600
Página Web: www.safekids.org

National Safety Council
1121 Spring Lake Drive
Itasca, IL 60143-3201
Teléfono: (800) 621-7615//(630) 285-1121
Página Web: www.nsc.org

National Sickle-Cell Disease Program
National Heart, Lung, and Blood Institute
National Institutes of Health
Federal building, Room 508
7550 Wisconsin Avenue
Bethesda, MD 20892
Teléfono: (301) 496-6931

The National Women's Health Information Center
8550 Arlington Boulevard, Suite 300
Fairfax, VA 22031
Teléfono: (800) 994-9662
Página Web: www.4woman.gov

New York Online Access to Health (NOAH)
Página Web: www.noah-health.org

Apéndice C. Guía de recursos

Nursing Mothers Counsel
P.O. Box 50063
Palo Alto, CA 94303
Teléfono: (650) 599-3669 (línea nacional para referencias)
Página Web: www.nursingmothers.org

Pediatric AIDS Foundation
2950 31st Street, #125
Santa Monica, CA 90405
Teléfono: (310) 314-1459
Página Web: www.pedaids.org

Planned Parenthood Federation of America
810 Seventh Avenue
New York, NY 10019
Teléfono: (212) 541-7800//(800) 829-7732
Página Web: www.plannedparenthood.org

PottyTrainingSolutions.com
Página Web: www.pottytrainingsolutions.com

Preemies.org
Página Web: www.preemies.org

Sexuality Information and Education Council of the United States
130 West 42nd Street, Suite 350
New York, NY 10036
Teléfono: (212) 819-9770
Página Web: www.siecus.org

Sickle-Cell Disease Association of America, Inc.
4601 Market Street, Second Floor
Philadelphia, PA 19139
Teléfono: (215) 471-8686
Página Web: www.sicklecelldisease.org

Society for Autistic Citizens
8601 Georgia Avenue, Suite 503
Silver Spring, MD 20910

State Children's Health Insurance Program (SCHIP)
Insure Kids Now
Teléfono: (877) KIDS-NOW
Páginas Web: www.insurekidsnow.gov
www.hcfa.gov/init/children.htm

Stuttering Resource Foundation
123 Oxford Road
New Rochelle, NY 10804

United Cerebral Palsy
1660 L Street NW, Suite 700
Washington, DC 20036-5602
Teléfono: (202) 776-0406//(800) USA-5-UCP
Página Web: www.ucp.org

U.S. Consumer Product Safety Commission
Washington, DC 20207
Teléfonos: (800) 638-2772 (desde fuera de Maryland)
(800) 492-8104 (desde Maryland)
(800) 638-8270 (para personas con problemas de audición)
(301) 504-0580
Página Web: www.cpsc.gov

U.S. Department of Health and Human Services
Administration of Children, Youth, and Families
Child Care Bureau
330 C Street SW
Switzer Building, Room 2046
Washington, DC 20447
Teléfono: (202) 690-6782
Fax: (202) 690-5600
Página Web: www.acf.dhhs.gov/programs/ccb

U.S. National Library of Medicine
8600 Rockville Pike
Bethesda, MMD 20894
Teléfono: (888) FIND-NLM   (301) 594-5983
Página Web: www.nlm.nih.gov

U.S. National Library of Medicine-MEDLINEplus
Página Web: www.nlm.nih.gov/medlineplus

U.S. Pharmacopeia (USP)
12601 Twinbrook Parkway
Rockville, MD 20852
Teléfono: (800) 822-8772
Página Web: www.usp.org

Guía de la salud infantil para padres

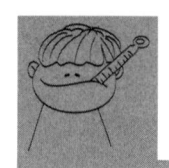

Visiting Nurse Association of America
11 Beacon Street, Suite 910
Boston, MA 02108
Teléfono: (617) 523-4042
Fax: (617) 227-4843
Página Web: www.vnaa.org

Workingmom.com
Página Web: www.workingmom.com

Publicaciones

The ABC's of Safe and Healthy Child Care (guía en Internet)
Página Web: www.cdc.gov/ncidod/hip/abc/abc.htm

The Birth Partner: Everything You Need to Know to Help a Woman through Childbirth
De Penny Simkin, P.T.
Publicado por Harvard Common Press

Bottlefeeding Without Guilt: A Reassuring Guide for Loving Parents
De Peggy Robin
Publicado por Prima Publishing

Building Healthy Minds: The Six Experiences That Create Intelligence and Emotional Growth in Babies and Young Children
De Stanley Greenspan, M.D., con Nancy Breslau Lewis
Publicado por Perseus Book Group

Building the Healing Partnership: Parents, Professionals, and Children with Chronic Illnesses and Disabilities
De Patricia Taner Leff y Elaine H. Walitzer
Publicado por Brookline Books

A Child is Born
De Lennart Nilsson
Publicado por Bantam Doubleday Dell

The Complete Book of Breastfeeding
De Marvin S. Eiger y Sally Wendkos Olds
Publicado por Bantam Books

Directory of Physicians in the United States
Para encargarlo, llamar a *American Medical Association* (800) 621-8335

Dr. Mom's Guide to Breastfeeding
De Marianne Neifert, M.D.
Publicado por Plume

Easing Labor Pain: The Complete Guide to a More Comfortable and Rewarding Birth, Revised Edition
De Adrienne B. Lieberman
Publicado por Harvard Common Press

The Enchanted Broccoli Forest
De Mollie Katzen
Publicado por Ten Speed Press

The Everything Get Ready for Baby Book
De Katina Z. Jones
Publicado por Adams Media Corporation

Feed Me, I'm Yours
De Vicky Lansky
Publicado por Meadowbrook Press

Guide to Your Child's Nutrition
De la *American Academy of Pediatrics*
Publicado por Villard

Health Benefits Under COBRA (folleto del gobierno)
Teléfono: (800) 998-7542 para encargarlo
Página Web: www.dol.gov/dol/pwba

Infants and Mothers: Differences in Development
De T. Berry Brazelton, M.D.
Publicado por Delacorte Press

Apéndice C. Guía de recursos

Mothering the Mother: How a Doula Can Help You Have a Shorter, Easier, and Healthier Birth
De Marshall H. Klaus, con la contribucción de Phyllis H. Klaus y John Kennell
Publicado por Perseus Press

The Nursing Mother's Companion
De Kathleen Huggins, R.N., M.S.
Publicado por Harvard Common Press

Nutrition and Your Health: Dietary Guidelines for Americans, Fifth Edition (2000)
Copias disponibles en el *Consumer Information Center* por $4,75 cada una (artículo 147G). Para encargarlo a través de Internet, www.health.gov/dietaryguidelines/, o llamando al (888) 878-3256 (de lunes a viernes de 9 a.m. a 8 p.m. hora del este).

One Bite Won't Kill You
De Ann Hodgman
Ilustrado por Roz Chast
Publicado por Houghton Mifflin Co.

Preemies: The Essential Guide for Parents of Premature Babies
De Dana Wechsler Linden, Emma Trenti Paroli y Mia Wechsler Doron, M.D.
Publicado por Workman Publishing

The Pregnancy Book
De William Sears, M.D. y Martha Sears, R.N.
Publicado por Little Brown & Co.

Right form Birth: Building Your Child's Foundation for Life
De Craig T. Ramey and Sharon L. Ramey
Publicado por Goddard Press Inc.

The Scientist in the Crib: Minds, Brains, and How Children Learn
De Alison Gopnik, Andrew N. Meltzoff y Patricia k Kuhl
Publicado por William Morrow & Co.

The Thinking Woman's Guide to a Better Birth
De Henci Goer
Ilustrado por Rhonda Wheeler
Publicado por Perigee

What to Expect When You're Expecting
De Arlene Eisenberg, Heidi E. Murkoff y Sandee E. Hathaway, B.S.N.
Publicado por Workman Publishing

Your Guide to Choosing Quality Health Care: Summary (folleto)
Consumer Information, diciembre de 1998
Agency for Health Care Policy and Research, Rockville, MD
Página Web: www.ahrq.gov/consumer/qntool.htm

Índice alfabético

A

abuso infantil, 455, 647
accidentes de coche, 45
ácido fólico, 4-5
acrocianosis, 98
aditivos alimenticios, 403-404
adopción
    cuidado médico después, 460-462
    fuentes de exploración, 458
    hablar a los niños sobre, 461
    historiales médicos antes, 457-459
    preguntas sobre el niño, 460
    problemas de afecto, 464
    síndrome de alcohol en el feto y, 462-463
agua
    durante el embarazo, 6
    en el biberón del niño, 412
    flúor en, 414
ahogo, 507-508, 572
air bags, 422
alarmas para detectar el fuego, 38
alcohol
    como veneno, 429
    cuidado prenatal y, 5, 10-11
    dar el pecho y, 165
    en las fiestas de los mayores, 433
    seguridad en el agua y, 437

alergias, 387-388, 649-650
alimentos que hay que evitar al principio, 382-383
ambliopía («ojo vago»), 257-258, 700
amígdalas grandes, 570
amigos imaginarios, 336-337
amniocentesis, 29
amniotomía, 87
ampolla, 571
andadores, 44
anemia
    de células falciformes, 25, 651
    en bebés prematuros, 123
    hereditaria, 650-652
    por deficiencia de hierro, 653
    pruebas, 248-249
animales de peluche, 44, 61
animales domésticos
    bebés y, 37
    consejos de seguridad con los animales, 39, 445-447
anomalías del crecimiento, 653
anomalías del sistema respiratorio, 120
ansiedad ante la separación, 334-335, 454
antecedentes médicos, 225
apariencia del bebé
    boca, 94-95
    brazos, manos, rodillas, dedos de las manos y de los pies, 97

769

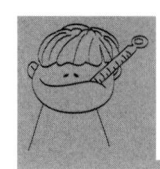

cabeza, 92-93, 100
cara, 93
nariz, 94
ojos, 93
ombligo, 95
orejas, 94
órganos sexuales, 96-97
pecho, 95
piel, 98-102
preocupaciones sobre, 97
realidad de, 91
apendicitis, 561, 566, 699
Apgar, Virginia, 85
apnea
definición, 94, 527
de prematuros, 121
sueño, 371-372
armas de fuego, 436
arropar, 191-192
arrullos, 56
artritis, 541
artritis reumatoide juvenil (ARJ), 655, 707-708
artritis séptica, 541
asesoramiento genético, 25-26
asistentes en el parto, 19, 66
asma, 528, 656
aspiración de meconio, 90
aspirina, 430, 548, 622-623, 634
astillas y fragmentos, 508
ataques y convulsiones, 508
au pairs, 449, 453
audiólogos pediátricos, 254
autismo, 657
autobuses escolares, 424
autoritario estilo de disciplina, 322-323
ayurveda, 638
azúcar, 400-401

B

bachrach, Dr. Steven, 459
bajada de la leche, 160

balanitis, 131
bañar al bebé, 196, 198
baños de esponja, 196
baños en la bañera, 196-198
Baumrind, Diana, 322
Beauvais-Godwin, Laura, 458
bebé a término, definición, 101
bebé, comida, 380-382
bebé, polvos de talco, 44
bebé, ropa, 42, 55-56
beber de un vaso, 384
bebés pequeños para su edad gestacional, 110
bebés posmaduros, definición, 101
bebés prematuros
dar el pecho, 117, 139
definición, 109, 110
beta-caroteno, 8
bicicletas, 442, 443
botiquín de primeros auxilios, 496-497
botulismo, 581
Brazelton, Dr. T. Berry, 194
bronquiolitis, 528, 582
bruxismo, 417

C

cacahuetes y mantequilla de cacahuetes, 383
cafeína, 11, 12, 164
caídas, 426-427
calcio, 7-8, 395
cama familiar, 360-361
cambiadores, 54, 426
candidiasis
estomatitis aftosa, 106-107, 575-576, 595
irritación del pañal, 554
caput sucedaneum, 92
características de los recién nacidos. *Ver* Apariencia del bebé
cardiopatías congénitas, 658
caries, 410-414, 575
carne cruda, 6

Índice alfabético

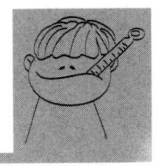

carne y otras proteínas, 396
carrito, 58-59
casa a prueba de bebés, 39-41, 425-436
casa a prueba de niños, 38-42, 425-436
cascos para la bicicleta, 313, 441, 443-444
ceguera/impedimento visual, 660
celulitis, 584
centro de educación infantil
    cuidadores, 453-454
    enfermedades y, 454-455
    preocupaciones importantes sobre, 455-456
    seguridad del, 451-453
    ventajas y desventajas de, 450
certificación de los artículos de niños, 43
cigarrillos, 11, 38, 165
circuncisión, 129-133
cirugía del conducto auditivo externo (miringotomía), 701
clínicas para dar a luz, 70
coche asientos
    como artículo esencial, 43, 44-45
    instalación, 49
    para bebés prematuros, 48-49
    para recién nacidos, 48
    tres etapas para, 45-47
    viajes aéreos y, 50-51
cólico, 107, 193-196
color de ojos, 92
comer sano
    acerca de la grasa, 396-398
    aditivos alimenticios, 403-404
    alergias a los alimentos, 387-388
    alimentos que hay que evitar al principio, 382-383
    azúcar, 400-401, 413
    beber de un vaso, 384
    cafeína, 164, 401-402
    comida infantil, 390
    comisquear, 389-390
    cómo dar de comer a tu bebé, 382
    como experiencia social agradable, 377-378
    de la leche a los alimentos sólidos, 378-379
    dietas vegetarianas, 164, 398-400
    fibra, 398
    obesidad, 279, 315, 390-391, 404, 685
    para edades de dos a cinco, 388
    peligros de asfixia, 385-386
    pesticidas, 402-403
    pirámide alimenticia para, 391-396
    plan de comida sólido, 383-384
    preparación de los alimentos, 386-387
    primeros alimentos, 379-380
    sal, 402
    suplementos vitamínicos para bebés, 384-385
comida de los animales domésticos, 433
comisquear, 389-390
cómo enseñarle a ir al baño, 343-351
compartir, 312
compartir la cama, 361
comportamientos que preocupan a los padres
    agresión, 338
    amigos imaginarios, 336-337
    ansiedad a la separación, 334-335, 452
    curiosidad sexual, 338
    chuparse el dedo gordo, 337
    hiperactividad, 341
    intimidación, 335-336
    morder, 338-341
    no compartir, 312, 336
    rivalidad entre hermanos, 332-334
con autoridad, estilo de disciplina, 324
conducto arteriosus patente, 123
congelación, 509
congestión/moquitos en la nariz, 549, 565-567
conjuntivitis (ojo rosa), 454, 555, 584
consejeros sobre la lactancia, 150, 153
control de armas, 436

Guía de salud infantil para padres

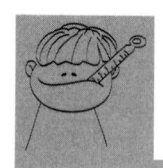

cordón umbilical, 95, 198-199
coste de tener un bebé, 20-22
crecimiento de la cabeza, 281-282
crecimiento físico
    anomalías del crecimiento, 653
    crecimiento de la cabeza, 281-282
    factores que influyen, 277-278
    longitud y altura, 280
    peso, 278-279
    tablas de crecimiento y del índice de masa corporal (BMI), 278
    variaciones normales en, 280-281
crecimiento y desarrollo
    desarrollo del lenguaje y la comunicación, 285
    desarrollo físico, 277-282
    pautas de desarrollo, 288-302
    progreso en el desarrollo, 282-285
Cronan, Dr. Kate, 459
crup, 527-528, 549, 572, 574, 585
cucos o moisés, 52-54
cuerdas, 428
cuestiones médicas en la adopción
    evaluación de los cuidados médicos, 460-462
    historial clínico, 457-458
    problemas de afecto, 464
    síndrome de alcohol en el feto, 462-463
cuidado del pene, 198. *Ver también* Circuncisión
cuidado dental
    caries, 410-414, 575
    dientes de leche, 407, 408, 409
    echar los dientes, 408-410
    limpieza de los dientes de los niños, 414-415
    rechinar de dientes, 417-418
    visitas al dentista, 416
cuidado infantil
    consideraciones según la edad, 451
    cuidadores, 453-454
    enfermedades y, 454-455
    preocupaciones serias sobre, 455-456
    seguridad en, 451-453
    tipos de, 449-451
cuidado médico durante el embarazo
    amniocentesis, 29-30, 31
    ecografía (sonograma), 28, 31
    muestra de vellosidades placentarias (CVS), 30
    profesionales de la salud para, 15-20
    pruebas, 26-27
    seguro para, 20-22
    visitas a la consulta del médico, 22-25, 31
cuidado médico para tu hijo. *Ver también* Urgencias y lesiones; Problemas de salud en la primera infancia
    cuándo llamara al médico, 231-232
    el instinto de los padres y, 240-241
    enfermedades y, 233-234
    hablar con el médico, 234-235
    necesidades de cuidados médicos especiales, 703-715
    pruebas médicas, 243-249
    revisiones, 223-224
    vacunación, 229-230, 263-273
    visitas de los niños sanos, 224-230
cuidado prenatal. *Ver también* Preparar la casa y a la familia para el bebé
    alcohol, 5, 10
    asesoramiento genético, 25-26
    cafeína, 11, 12
    caja de excrementos, 13-14, 23
    consejos sobre salud en la preconcepción, 4-5
    cuidado médico rutinario, 22-25
    dieta, 5-8
    ejercicio, 8-10
    fumar, 5, 11
    medicación, 12
    productos químicos tóxicos, 13
    pruebas durante el embarazo, 26-31
    rayos X, 13

Índice alfabético

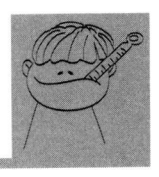

sexo, 15
temperatura del cuerpo, 12
trabajar, 14
cuidador, 449-450, 453
cuidados básicos para los bebés
    arropar, 191
    baño, 196-198
    calmar y conectar con el bebé, 185-186
    cómo manejar a un recién nacido, 184-185
    cordón umbilical, 95, 198-199
    cuidado del pene, 198
    chupetes, 192-193
    dermatitis seborreica, 204-205
    eructar, 201
    estreñimiento, 204
    exposición a las visitas, 199-200
    llanto y cólicos, 193-196
    pañales, 187-191
    papá y, 187
    paseos, 199-200
    regurgitar, 203
    tos, 201
    vómitos, 203
cunas, 51-53, 364
curiosidad sexual, 338
chuparse el dedo gordo, 337
chupetes, 192-193

D

dar de mamar. *Ver también* pecho o biberón
    bajada de la leche, 160
    comenzar, 151-152
    complementar, 160-161
    consejeros de lactancia, 151, 153
    destete, 169-170
    dieta de la madre mientras, 163-165
    equipo, 148-149
    estimular las existencias de leche, 159
    gemelos o más, 167-168
    horarios de trabajo y, 163
    niños adoptados, 168
    preparando tu pecho, 151-152
    problemas, 166-167
    proceso de agarrarse, 154-155, 156, 157
    sesión típica, 156-157
    sostener al bebé, 153-154
    sujetadores, 148
dar el biberón. *Ver también* pecho o biberón
    a demanda, 179
    caries y, 181, 411
    destete, 181-182
    esterilizar, 177-178
    leches maternizadas, 173-175, 178-180
    lista de la compra, 176
    lo básico, 171-172
    tipos de biberones, 175-176
    tipos de tetinas, 176-177
dar el pecho a gemelos, 167-168
dedos extra, 97
defectos de nacimiento. *Ver también* Problemas de salud en la primera infancia
    detección de, 89-90
    estadísticas en, 24
    pruebas prenatales, 26-31
depresión posparto, 77, 186
dermatitis de contacto, 557
dermatitis seborreica, 204-205
desarrollo del lenguaje y la comunicación, 285-288. *Ver también* Pautas de desarrollo
desorden deficitario de atención/hiperactividad, 662
destete, 169
desvanecimientos, 510
diabetes gestacional, 24
diabetes mellitus, 663
diarrea, 349, 562, 588
dientes
    bebés, 407-408, 409
    cepillarse, 415-416

dar el pecho y, 138
definitivos, 417
lesiones en, 518
recién nacido, 94
dieta. *Ver* Comer sano
dietas vegetarianas, 164, 398-400
difteria, 267
disciplina, *Ver también* Comportamientos que preocupan a los padres
    carácter y, 331-332
    consistencia como la clave para la, 330
    definir tus creencias sobre, 322
    estilo autoritario, 322-323
    estilo con autoridad, 324
    estilo permisivo, 323-324
    expectativas y edad de los niños, 325-331
    rabietas, 329
    tiempos muertos, 327
displasia de cadera/luxación, 665
distrofia muscular, 666
diversión
    ejercicio y deportes, 309, 311-312
    juegos, 309-311
    juguetes, 61-62, 306-307, 308
    leer para tu hijo, 287, 317-319
diversión segura
    en el parque, 442
    familia en forma, 313
    protección solar, 439-441
    seguridad de los animales, 445-447
    seguridad en el agua, 437-439
    triciclos y bicicletas, 442-445
dolor abdominal, 511, 559
dolor de boca, 574-576
dolor de oído/supuración, 537-539

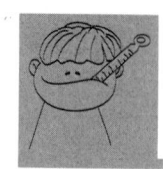

E

ecografía, 27-28
eczema/dermatitis atópica, 557, 559, 668
echar los dientes
    calmar las molestias, 409-410, 575
    descripción de, 408-410
    dolor de oído y, 537, 539
    fiebre y, 547
edad y hábitos de sueño
    cuatro a siete meses, 367
    ocho a doce meses, 368-369
    primeros tres meses, 365-367
    tres a cinco años, 371
    uno a tres años, 367-371
edad y pautas de desarrollo
    cuatro a cinco años, 300-302
    cuatro a siete meses, 291-293
    dos a tres años, 297-298
    edad, 288
    ocho a doce meses, 293-295
    primer mes, 289
    tres a cuatro años, 298-300
    uno a dos años, 295-296
    uno a tres meses, 290-291
edad y pruebas auditivas, 254-256
ejercicio
    familia en forma, 313
    para mujeres embarazadas, 8-10
    para niños con incapacidades, 707
    para niños, 309, 317-312
ejercicios de Kegel, 9-10
el programa *Children's Health Insurance* (CHIP), 474-475
elegir nombres, 28
embarazo ectópico, 28
en forma física
    familia, 313
    mujeres embarazadas, 8-10
    niños con discapacidades, 707
    niños, 306, 311-312
encefalitis, 588
enfermedad celiaca, 678-679
enfermedad de Kawasaki, 589
enfermedad de la inflamación intestinal, 564
enfermedad de Lyme, 527, 591
enfermedad de mano, pie y boca, 575, 594

Índice alfabético

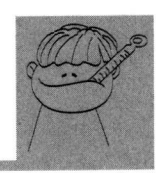

enfermedad de Tay-Sachs, 25
enfermedad por arañazo de gato, 592
enfermedad por reflujo gastroesofágico (ERGE), 670
enfermedades de transmisión sexual, 15, 23
enfermedades debidas al calor, 511
enfermedades del riñón, 695-697
enfermedades metabólicas, 671
enfermera pediátrica, 210-211, 214
enterocolitis necrotizante (ECN), 124
epidurales, 80-81
epiglotitis, 593
epilepsia/ataques, 535, 672
episiotomía, 84
eritema tóxico, 101
escarlatina, 594
especialistas médicos
    clínicas multiespecializadas, 478
    comunicarse con, 477-478
    credenciales de, 476-477
    definición, 475-476
    el seguro y cuestiones sobre la atención administrada, 477
    pediátricos vs. de adultos, 476
especialistas pediátricos vs. de adultos, 476
especialistas. *Ver* Especialistas médicos
espina bífida/mielomeningocele, 5, 674
estomatitis aftosa, 106-107, 575-576, 595
estrabismo («ojos cruzados»), 97, 258
estreñimiento, 204, 349, 560
exámenes médicos
    de una visita al pediatra cuando el niño está enfermo, 233-234
    elementos del examen físico, 227-228
    temores de los niños sobre, 236-239
existencias para el cuidado del bebé, 56-57
extracción por fórceps, 83-84

F

familia en forma, 313
Ferber, Dr. Richard, 375

fibrosis quística, 564
fiebre,
    definición, 543
    en bebés menores de tres meses, 542-543
    en niños de tres meses o mayores, 546-548
    llorar y, 551
    mitos, 547
    tomar la temperatura, 543-545
fiebre reumática, 595
fimosis, 131-132
fluido rehidratante, 57
flúor, 414
fluorosis, 414
fontanela, 92
frágil síndrome X, 647, 690
Frankel, Alona, 345
Freud, Sigmund, 339
fruta, 394-395
fumar, 5, 11, 38, 165

G

gafas de sol, 260
galactosemia, 671-672
gatos, 446
ginecólogos, 15-16, 18
globos, 433
Godwin, Raymond, 458
gotas para los ojos, 554
grados de prematuridad, 110-111
    bebés pequeños para su edad gestacional, 110
    cuidado especial para, 113-114
    cuidado piel a piel, 118-119
    dar de alta en el hospital, 126-127
    emociones de los padres sobre, 117
    equipo de transporte neonatal, 115
    parto y, 112
    preparación para un parto precoz, 112-113
    problemas médicos y procedimientos, 120-126

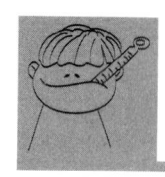

razones para, 111
visitas, 115-117
gripe, 607
grupos de apoyo en línea, 707, 722

H

habilidades sociales y jugar, 308
hábitos molestos, 340-341
hacer eructar a los bebés, 201
hacerse pipí, 350-351
hemofilia, 677
hemorragia intraventricular (HIV), 125-126
hemorragia subconjutival, 93
hemorragias nasales, 521
hemorragias, 514-515
hepatitis, 455
hermanos
    como amenaza, 434
    preparaciones, 34-36
    rivalidad, 332-334
hernia umbilical, 106
hidrocefalia, 125-126
hierro, 7
higiene básica, 347
hiperactividad, 341
hipoglucemia en bebés prematuros, 121
hipospadias, 701
hipotiroidismo congénito, 679
historia clínica, 226
homeopatía, 638
hospitales
    como lugares de nacimiento, 67-69
    proveedores de atención médica y, 19
hospitales y niños enfermos
    comunicación con el equipo médico, 481-482
    dolor y molestias, 483
    gente de apoyo en, 483-484
    hospitales infantiles, 479
    juguete para la estancia en el hospital, 480

normas y regulaciones, 481
preparar al niño para la estancia en el hospital, 480-481
urgencias, 484-491
huesos rotos, 512-514

I

ibuprofeno para la fiebre, 548
ictericia, 101-102, 103-105, 122, 167, 555
impétigo, 599
inconsciencia, 515
inducción en el parto, 82-83
infección de garganta, 548-549, 600
infecciones bacterianas de la piel (estafilococo), 605
infecciones de oído. *Ver también* Oído
    centro de educación infantil y, 454-455
    desarrollo del lenguaje y, 285-286
    oído de nadador, 601
    otitis media, 537-538, 602
    timpanograma, 253
infecciones del tracto urinario
    descripción, 577, 604
    tratamiento para, 578, 605
infecciones infantiles. *Ver también* Síntomas
    botulismo, 581-582
    bronquiolitis, 528, 572, 582-583
    celulitis, 584
    conjuntivitis (ojo rosa), 454, 553, 584-585
    crup, 527, 549, 585-586
    diagnóstico de, 580-581
    diarrea, 586-588
    encefalitis, 588-589
    enfermedad de Kawasaki, 589-590
    enfermedad de Lyme, 527, 591-592
    enfermedad de mano, pie y boca, 575, 595
    enfermedad por arañazo de gato, 592-593
    epiglotitis, 593-594

Índice alfabético

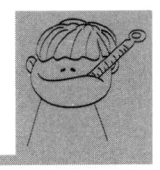

escarlatina, fiebre, 594
fiebre reumática, 595-596
hepatitis, 455, 596-598
herpangina, 598
herpes simple, 575, 598-599
impétigo (piodermia), 599-600
infección de garganta, 548, 600-601
infección de oído, 601-604
infección del tracto urinario, 604-605
infecciones bacterianas de la piel, 605-607
inflamación de las glándulas linfáticas (linfadenopatía), 607
influenza (gripe), 607-608
irritación del pañal, 583
meningitis, 543, 566, 608-609
moluscum contagioso, 609-610
mononucleosis, 610-611
neumonía, 528, 561, 611-613
osteomielitis, 613-614
oxiuro, 614
paperas, 614-615
piojos y liendres, 615-616
quinta enfermedad (eritema infeccioso), 616-617
rabia, 617-618
resfriados, 542, 618-619
roseola, 619
rubéola (sarampión alemán), 619-620
sarampión (rubéola), 620-621
sarna, 621-622
síndrome de Reye, 622-623, 634
sinusitis, 549, 570, 623-624
tétanos (trismo), 624-625
tiña, 625-626
tos ferina (pertusis), 573, 626-627
toxoplasmosis, 627-628
tuberculosis, 628-629
varicela, 629-630
verrugas, 631
VIH/SIDA, 138, 455, 697

inflamación de las glándulas linfáticas (linfadenopatía), 607
información sobre la salud en Internet
    14 oportunidades relacionadas con la salud, 723
    buscadores, 726
    como herramienta, 719
    evaluación, 719-722
    «expertos», 723
    grupos de apoyo, 707, 722
    KidsHealth.org, 724
    visión general de, 724-726
información sobre la salud en línea. *Ver* Información sobre la salud en Internet
inteligencia y dar el pecho, 139-140
intimidación, 335-336
intolerancia a la lactosa, 560-561, 564
intoxicación, 516-517
intoxicación por plomo, 680
invaginación intestinal, 551, 566
irritación por el pañal, 188, 554-555
irritación vaginal, 577
irritaciones
    como síntoma, 556-559
    irritación de pañal, 188, 554-555, 583
    recién nacido, 101
isotretinoina (Accutane), 5

J

jarabe de ipecacuana, 57
Johnson, Dr. Dana, 459
juego de cucú, 310
juegos, 309-311
juguetes
    animales de peluche, 44, 61
    compartir, 312, 336
    edad y, 304-306
    lavar, 308
    para bebés, 61-62
    seguridad de, 307

K

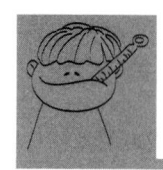

KidsHealth.org, 724

L

La Leche League, 147, 168
labio leporino, 681
lanugo, 99
Leach, Penelope, 37
leche. *Ver también* Leche materna
    caries y, 410-411, 412
    de la leche a los alimentos sólidos, 378-379
    de vaca, 380, 383
leche de vaca, 380, 383
leche materna
    almacenar, 162
    beneficios de, 135, 137-140
    estimular las reservas, 159
    la dieta de la madre y, 163-165
    lo apropiado de, 158-159
    sacársela, 161-162
leer para tu hijo, 287, 317-319
lesiones de la boca y los dientes, 518
lesiones de la cabeza y el cuello, 520
lesiones de oído, 517-518
lesiones eléctricas, 518
lesiones en los dientes, 518-519
lesiones oculares, 522-524
lesiones por los carritos de la compra, 425
lesiones y urgencias. *Ver* Urgencias y lesiones
limpiarse los dientes con hilo dental, 415
línea de salud, 22
lista de la compra de las cosas básicas para el bebé, 43-44
literas, 428-429
llagas cancrosas, 575
llorar, 193-196

M

mancharse, 350
manchas de vino de Oporto, 99
maniobra de Heimlich
    para adultos y niños mayores, 500-501
    para bebés, 500
marcas de fresa, 99, 684-685
marcas de nacimiento y lunares, 99-101, 684
mastitis, 167
masturbación, 338
matronas
    como ayudantes en el parto, 19, 79
    enfermeras-matronas diplomadas, 17
    matronas diplomadas, 17
    para nacimientos en casa, 70
medicación
    antibióticos, 635-636
    aspirina y el síndrome de Reye, 548, 601, 622, 634
    consejos seguros, 431, 635-637
    errores de farmacia, 639
    líquida, 635-636
    nombre vs. marca de la tienda, 635
    sin receta, 634, 636
    uso apropiado de, 633-634
Medicaid, 21-22, 469, 474
medicina alternativa
    ambliopía («ojo vago»), 257
    coordinación entre la tradicional y, 642
    medicina tradicional vs., 640
    riesgos para la salud, 640-641
    tipos de, 638-639
medicina complementaria y alternativa
    coordinación con la tradicional y, 642
    medicina tradicional vs., 640
    riesgos de salud y, 640-641
    tipos de, 638-639
médicos, 209-211
    ambiente en la consulta, 216
    buscar un médico, 211-213
    entrevistar, 213-215

Índice alfabético

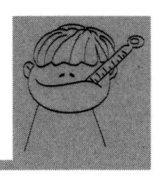

médico de familia, 210
obstetras, 15-16, 18
pediatras, 209-210
perinatólogos, 112
personalidad y método de, 216-217
relación con el médico de tu hijo, 217-221
médicos de familia, 17, 210. *Ver también* Médicos
meningitis, 543, 566, 608
miel, 383
miliaria, 101
Miller, Dr, Laurie C., 459
mochilas para llevar a los bebés, 58
moluscum contagioso, 609
monitorización fetal, 82
mononucleosis, 610, 627
mordeduras
    animales y humanas, 524-525
    arañas, 526
    de perros, 446, 524-525
    garrapatas, 526-527
    picaduras de insectos, 525-526
morder, 338-341
móviles, 61
movimiento pélvico, 9
muestra de vellosidades placentarias (CVS), 30
Murkoff, Heidi, 345

N

nacimiento
    amniotomía, 82
    ayudantes parto, 19, 67
    cámara de fotos o de vídeo para, 67
    cesárea, 75-79
    control del dolor, 79-81
    cuándo llamar al médico, 71
    depresión posparto, 77, 186
    en casa, 71
    episiotomía, 84
    examen del recién nacido, 85, 88

fórceps o ventosa, extracción, 83-84
inducción en el parto, 82-83
lugar del nacimiento, 67-71
monitorización fetal, 82
nacimiento vaginal, visión general, 74
parto, 72-74
planificar, 66
problemas con la salud del bebé, 89-90
sangre del cordón umbilical, 88-89
vinculación afectiva, 86-87
nariz con moquitos, 569-571
naturopatía, 638
niño con enfermedades crónicas. *Ver también* Hospitales y niños enfermos
    consideraciones económicas, 713-714
    controlar el estrés para, 707
    cuidado en casa para, 709-710
    cuidados dirigidos y, 711-713
    disciplina para, 705
    ejercicio para, 707
    explicación de la enfermedad a, 704
    fomentar la independencia en, 706
    necesidades familiares y, 710
    persona que cuida al niño y, 713
    planes de educación para, 705
    red de apoyo, 711
    segundas opiniones, 714-715
    tecnología médica para, 707-708
niños. *Ver* Cuidados básicos para los bebés; Recién nacidos
nutrición
    aditivos alimenticios, 403-404
    alergias a los alimentos, 387-388
    alimentos que hay que evitar al principio, 382-383
    azúcar, 400-401, 413
    beber de un vaso, 384
    cafeína, 401-402
    carne y otras proteínas, 396
    cereales, 391-392
    comida infantil, 380-382

Guía de salud infantil para padres

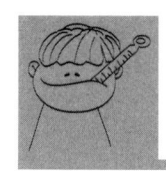

comisquear, 389
cómo dar de comer a tu bebé, 382
como experiencia social agradable, 377-378
de la leche a los alimentos sólidos, 378-379
dietas vegetarianas, 164, 398-400
fibra, 398
fruta, 394-395
grasa, 396-398
obesidad, 279, 315, 390-391, 404
para edades de dos a cinco, 388-390
peligros de asfixia, 385-386
pesticidas, 402-403
plan de comida sólido, 383-384
preparación de los alimentos, 386-387
primeros alimentos, 379-380
productos lácteos, 395
sal, 402
suplementos vitamínicos, 384-385
verduras, 392-394
zumo de frutas, 381, 384, 411, 413

pruebas a los recién nacidos, 251-254
síntomas de problemas, 252
ojos
cruzados (estrabismo), 97, 258, 700
de los recién nacidos, 93
defectos de refracción, 258
deterioro visual/ceguera, 660
detinopatía de los prematuros, 124-125
directrices de los exámenes de la vista, 257
hitos precoces en la vista, 256
oftalmólogo pediátrico, 260-261
ojo rojo/secreción (conjuntivitis), 454, 552, 584
síntomas de problemas de visión, 260
orinales, 344
orzuelo, 553
osteomielitis, 613
otitis media, 537-538, 602
oxitocina, 83
oxiuro, 614

O

obesidad
    hábitos alimenticios y, 391
    niños y, 279
    TV y, 315, 404
obstetras, 15-16, 18
oftalmólogo pediátrico, 260-261
oído
    auriculares y, 255
    de nadador, 579
    especialistas, 254
    factores de riesgo para discapacidad de, 253
    infecciones de oído, 253-254, 601-603
    problemas con los ruidos, 252
    pruebas, 254-256

P

padres permisivos, 323-324
páginas Web sobre la salud de los niños
    14 oportunidades relacionadas con la salud, 723
    evaluación, 719-722
    «expertos» en línea, 723
    grupos de ayuda en línea, 707, 722
    KidsHealth.org, 724
pañales, 54, 187-191
paracetamol
    durante el embarazo, 12
    infantil, 57, 434
    para la fiebre, 548
parálisis cerebral (PC), 686
parques, 62-63
parto por cesárea, 75-79

Índice alfabético

pautas de desarrollo
    cuatro a cinco años, 300-302
    cuatro a siete meses, 291-293
    distintas edades y, 288
    dos a tres años, 297-298
    ocho a doce meses, 293-295
    primer mes, 289
    tres a cuatro años, 298-300
    uno a dos años, 295-296
    uno a tres meses, 290-291
pecho, dar. *Ver también* Pecho o biberón
    almacenar la leche materna, 162
    aspecto sexual de, 144
    bajada de la leche, 160
    bebés prematuros, 117, 139
    beneficios en la salud de, 135, 137-140
    caries y, 411
    comenzar, 152-153
    complementar, 160-161
    consejeros de lactancia, 150-151, 153
    destete, 169-170
    dieta de la madre y, 163-165
    equipo, 148-149
    estimular las reservas de leche, 159
    gemelos, 167-168
    horarios de trabajo y, 163
    inteligencia de los niños y, 139-140
    niños adoptados, 168
    nutrición, 137, 163-165
    pechos caídos y, 144
    peso de la madre y, 142
    problemas, 166-167
    proceso de agarrarse, 154-155, 156, 157
    sacarse la leche, 161-162
    sostener al niño para, 153-154
    típica sesión de lactancia, 156-157
pecho o biberón
    como decisión difícil, 135-136
    conveniencia y coste, 143
    emocionales y sexuales consideraciones, 144
    estilo de vida de la madre consideraciones, 141-142
    estrés en los padres, 142-143
    inteligencia y método de alimentación, 139-140
    nutrición cuestiones, 137
    problemas de salud, 137-139
    vinculación afectiva, 140-141
pediatras
    definición, 209-210
    encontrar un médico, 211-213
    entrevistar, 213-215
    establecer una relación con, 217-221
    personalidad y método de, 216-217
peligros de asfixia, 385-386, 432-433
peligros por el fuego, 434-436
perlas de Epstein, 94
perros, 37, 446-447
persona que cuida de tu hijo, información para, 499, 713
pesadillas, 372-373
peso de la madre
    dar el pecho y, 142
    durante el embarazo, 6
peso de los niños, 278-279
pesticidas, 402-403
pezones y dar el pecho
    cuidado de los pezones, 151-152, 169
    pezones doloridos, 166
    proceso de agarrarse, 154-156, 156-157
picaduras de insectos, 525
pie torcido hacia adentro, 688
piernas arqueadas, 687
pies planos, 688
pintar con los alimentos, 310
pintura de plomo, 41
piojos y liendres, 615
pirámide alimenticia, 6, 7, 163
plan de nacimiento, 66
planificación familiar, 22-23
plantas de interior, 431

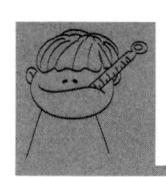

polio, 270
posición de nalgas, 76
posición del jugador de rugby, 154, 155
postura clásica, 153
preeclampsia, 16, 24, 76
preparar la casa y a la familia para el bebé
    animales domésticos, 37, 39
    asiento para el coche, 43, 44-51
    bañera, 60
    cambiadores, 54
    carritos, 58-59
    casa a prueba de niños, 39-41, 425-436
    certificación de los artículos de bebés, 43
    cinco artículos esenciales para la seguridad, 41
    cunas, 51-53
    existencias para el cuidado del bebé, 56-57
    juguetes, 61-62
    lista de la compra, 43-44
    pañales, 54-55
    peligros de fuego, 38
    pintura de plomo, 41
    preparación de los hermanos, 34-36
    ropa de bebé, 42, 55-56
prevención de envenenamientos, 429-430
prevención de las lesiones
    asientos para el coche, 422-423
    autobuses escolares, 424
    carritos de la compra, 425
    casa a prueba de niños, 425-427
    causas de lesiones mortales, 421
    control de las armas, 436
    en perspectiva, 420
    parques, 442
    peligros de atragantamiento, 385-386, 432-433
    peligros por el fuego, 434-436
    política general para, 420-421
    prevención de envenenamientos, 429-430

    protección solar, 439-441
    seguridad de los animales, 445-447
    seguridad en el agua, 437-439
    seguridad en el coche, 422-424
    seguridad en el garaje, 424-425
    trampolines, 313, 442
    triciclos y bicicletas, 442-443
primeros auxilios. *Ver* Urgencias y lesiones
problemas de salud en la primera infancia
    abuso infantil, 647-649
    alergias, 649-650
    anemia hereditaria, 650-652
    anemia por deficiencia de hierro, 653
    anomalías del crecimiento, 653-654
    artritis reumatoide juvenil (ARJ), 655-656
    asma, 656-657
    autismo, 657-658
    cardiopatías congénitas, 658-660
    ceguera/deterioro visual, 660-662
    desorden deficitario de la atención/Hiperactividad, 662-663
    diabetes mellitus, 663-664
    displasia de cadera/luxación, 665-666
    distrofia muscular, 666-668
    enfermedad celiaca, 669-670
    enfermedad por reflujo gastroesofágico (ERGE), 670-671
    enfermedades del riñón, 695-697
    enfermedades metabólicas, 671-672
    epilepsia/ataques, 535, 672-674
    espina bífida/mielomeningocele, 5, 674-675
    ezcema/dermatitis atópica, 668-669
    fenilananina, 672
    fibrosis quística, 675-677
    galactosemia, 671-672
    hemofilia, 677-678
    hidrocefalia, 125-126, 678-679
    hipotiroidismo congénito, 679-680
    intoxicación por plomo, 680-681

Índice alfabético

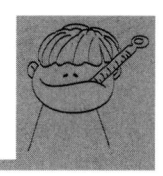

    labio leporino/paladar, 681-682
    leucemia, 682-684
    marcas de nacimiento y lunares, 684-685
    obesidad, 279, 315, 390-391, 404-405, 685-686
    parálisis cerebral (PC), 686-687
    problemas ortopédicos de piernas y pies, 687-689
    problemas quirúrgicos/procedimientos, 699-702
    pubertad precoz, 689-690
    retraso en el desarrollo/retrasos mentales, 690-692
    síndrome Down, 26, 372, 692-693
    sordera/deterioro auditivo, 693-694
    tics/síndrome de Tourette, 694-695
    VIH/SIDA, 138, 455, 697-699
problemas de salud mental
    ayuda para niños con, 340
    depresión posparto, 77, 186
problemas de tics/síndrome de Tourette, 694
problemas ortopédicos de las piernas y los pies, 687-689
problemas respiratorios, 527-528
productos químicos de la casa, 431
protección solar, 313, 439-441
pruebas
    prueba de la anemia, 248-249
    prueba de la tuberculosis, 244-246
    prueba del colesterol, 246-247
    prueba del saturnismo, 247-248
    recién nacidos, 244
    selectivas, 243
    universal, 243
prueba de la alfa fetoproteina, 26
prueba de la tuberculosis, 244-246
prueba del saturnismo, 247-248
pruebas del colesterol, 246-247
pubertad precoz, 689

Q

quemaduras, 434-435, 528-530
quinta enfermedad (eritema infeccioso), 616

R

rabia, 617
rabietas, 329, 330
RCP. *Ver* Reanimación cardiopulmonar
reacciones alérgicas y anafilaxia, 530, 558
reanimación cardiopulmonar (RCP)
    instrucciones, 127, 503-507
    por inconsciencia, 515-516
recién nacidos. *Ver también* Cuidados básicos para los bebés
    manejar a, 184-185
    patrones de sueño, 365-367
    pruebas auditivas, 254-256
    reflejos, 98
rechinar de dientes, 417-418
reflejo de Moro, 98
reflejo de succión, 157
reflejos del recién nacido, 98
regurgitar, 203, 565
remedios herbales, 639, 641
resfriado, 542, 569
respiración periódica, 368
retinopatía en los prematuros (ROP), 124-125
retraso mental, 690
rituales al acostarse, 357-359
ropa bebé, 42, 55-56
ropa interior, niño grande, 345
roseola, 619
rubéola, 270
ruidos de los bebés, 95

S

saca leche, 149
sal, 402

Guía de salud infantil para padres

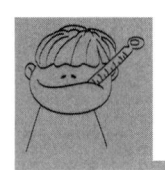

sala de urgencias
    ambulancias, 487-488
    cuándo ir a, 485-486
    definición, 484
    pediátricas, 487
    seguro médico y las visitas a urgencias, 490-491
sangre del cordón umbilical, 88-89
sarampión, 263, 270
sarampión alemán (rubéola), 270
sarna, 621
Sears, Dr. William, 375
seguridad de los animales, 446-447
seguridad del sol, 439-441
seguridad en el agua, 437-439
seguridad en el coche, 422-424
seguridad en el garaje, 424-425
seguridad en el niño
    asientos para el coche, 422-423
    autobuses escolares, 424
    casa a prueba de niños, 425-427
    causas de lesiones mortales, 421
    control de las armas, 436
    en perspectiva, 420
    familia en forma y, 313
    lesiones en los parques, 444
    lesiones por los carritos de la compra, 425
    peligros de atragantamiento, 385-386, 432-433
    peligros por el fuego, 434-436
    política general para, 420-421
    prevención de envenenamientos, 429-430
    protección solar, 439-441
    seguridad de los animales, 445-447
    seguridad en el agua, 437-439
    seguridad en el coche, 422-424
    seguridad en el garaje, 424-425
    trampolines y, 313, 442
    triciclos y bicicletas, 442-445
seguro médico
    administrado, 469-470, 477
    consejos para elegir y usar, 472-473
    cuidado especializado y, 477
    Children's Health Insurance Program (CHIP), 474-475
    de niños crónicamente enfermos, 712
    embarazo y, 20-22
    hacer preguntas sobre, 470-472
    importancia de, 467-468
    Medicaid, 21-22, 469, 474
    tarjeta, 498
    terapias alternativas y, 640
    tipos de, 468-470
    visitas a urgencias y, 490-491
SIDA/VIH, 138, 455, 697
síndrome de muerte súbita infantil. *Ver* SMSL
síndrome de Reye, 622, 634
síndrome de Tourette, 694
síndrome del alcohol en el feto (FAS), 462-463
síndrome Down
    amniocentesis y, 29-30
    descripción de, 692-693
    pruebas, 26, 693
síntomas
    ataques/convulsiones, 535-537
    congestión/moquitos en la nariz, 549, 569-571
    definición, 534
    diarrea, 349, 562, 586
    dolor de articulaciones o extremidades/hinchazón, 539-541
    dolor de boca/problemas, 574-576
    dolor de oído/supuración, 537-539
    estreñimiento, 204, 349
    fiebre, 542-548
    irritación de garganta, 548-549
    llanto/cólicos, 550
    ojos rojos/secreción, 552
    problemas de la piel, 554-555
    problemas genitales o del tracto urinario, 576-578

Índice alfabético

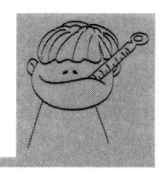

problemas intestinales y del estómago, 559-567
problemas respiratorios, 568-571
tos, 572
vómitos, 564-567
síntomas de deshidratación, 562, 563
sinusitis, 548, 570, 623
sirope de maíz, 383
SMSL (síndrome de muerte súbita)
dar el pecho y, 138-139
forma de la cabeza y posición para dormir, 365-366
fumar y, 38
reducir los riesgos de, 44, 54, 362-363
sonambulismo, 374
streptococus grupo B (GBS), 31
sueño
apnea, 94, 372
ayudar al bebé a volverse a, 355-357
bebés prematuros y, 354
despertarse y comer, 354-355
dónde duerme el bebé, 360
dormir en una habitación segura, 364
edad y hábitos de sueño, 365-371
embarazo y, 8
por qué los bebés se despiertan tanto, 353-354
privación del sueño en los padres, 364
problema clásico en el crecimiento de los niños, 359
problemas, 371-375
rituales a la hora de acostarse, 357-358
SMSL (síndrome de muerte súbita), 363, 365-366
sufrimiento fetal, 77, 84
suplementos vitamínicos, 8, 384-385

T

talasemia, 652
talco, 44
tartamudeo, 287-288
televisión. *Ver* TV
terapias de energía, 639
termómetros, 543-544
terrores nocturnos, 373-374
test de Apgar, 85
test de radon, 39
testículos en descenso (criptorquidia), 107, 699
tétanos (Trismo), 267, 624
The Nemours Foundation, 724
tiempo de juego
consejos sobre, 305-306
desarrollo del niño y, 303-304
ejercicio y deportes, 304, 311-312
etapas de, 304-305
juegos, 309-311
juguetes, 61-62, 306-307, 308
leer para tu hijo, 287, 317-319
TV vs., 314-317
tiempo muerto, 327, 331
timpanograma, 253
tiña, 557, 559, 625
tomar la temperatura a un niño, 543-545
tonsilectomía, 701
torceduras, 511-513
torsión testicular, 562
tos, 572
tos ferina, 267, 268, 573, 626
toxoplasmosis, 13, 23, 627
tragar cuerpos extraños, 531
trampolines, 313, 442
triciclos y bicicletas, 442-445
tuberculosis, 628
tumor de Wilms, 697
TV
efectos negativos de, 314-315
poner límites en, 316-317

U

urgencias y lesiones
ahogo, 507-508
astillas y fragmentos, 508

785

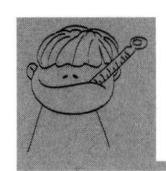

ataques/convulsiones, 508-509
congelación, 509-510
desvanecimientos, 510-511
dolor abdominal, 511
enfermedades debidas al calor, 511-512
hemorragias, 514-515
huesos rotos, 512-514, 540-541
inconsciencia, 515-516
intoxicación, 516-517
lesiones de oído, 517-518
lesiones eléctricas, 518
lesiones en la boca y en los dientes, 518-520
lesiones en la cabeza y en el cuello, 520-521
lesiones en la nariz, 521-522
lesiones en los dedos, 522
lesiones oculares, 522-524
mordeduras y picaduras, 524-525
problemas respiratorios, 527-528
quemaduras, 528-530
reacciones alérgicas y anafilaxia, 530-531
torceduras, 511-514, 540
tragar cuerpos extraños, 529
urgencias y números de teléfono, 497-498

V

vacuna antipoliomelitis con virus inactivados (IPV), 270
vacuna contra difteria, tétanos y tos ferina (DTap), 267-268
vacuna contra el neumococos, 269
vacuna contra el sarampión, las paperas y la rubéola (Triple vírica), 270-271
vacuna contra la rabia, 272
vacuna de Hemophilus influenzae tipo b (Hib), 269
vacuna de la hepatitis B (VHB), 87, 266, 597
vacuna de rotavirus, 271

vacunación
    calendario recomendado, 273
    concepciones erróneas comunes sobre, 263-266
    cuatro tipos de vacunas, 266
    fiebre y, 542
    gratuita, 265
    vacuna antipoliomelitis con virus inactivados (IPV), 270
    vacuna contra difteria, tétanos y tos ferina (DTaP), 267-268
    vacuna contra el neumococos, 269
    vacuna contra el sarampión, las paperas y la rubéola (Triple vírica), 270-272
    vacuna de Hemophilus influenzae tipo b (Hib), 269
    vacuna de la hepatitis B, 266-267, 597
    vacuna de la varicela, 271-272
    vacuna de rotavirus, 271
    vacunas para casos especiales, 272
    vacunas sin agujas, 269
    viajes internacionales y, 268
varicela, 271-272, 455, 629
vaselina, 57
    Ver también Pautas de desarrollo
verduras, 392-393
verrugas, 559, 631
viajar en avión, 50-51
viajes internacionales, 268
VIH/SIDA, 138, 455, 697
vinculación afectiva, 86-87
violencia, TV, 314-315, 316
visión general de, 724-726
    como herramienta de valor, 719
    herramientas de búsqueda, 726
vista
    directrices de los exámenes, 257
    discapacidad visual/ceguera, 660
    hitos precoces en la vista, 256
    oftalmólogos pediátricos, 260-261

Índice alfabético

ojos cruzados (estrabismo), 97, 258, 700
problemas comunes de los ojos, 257-260
síntomas de problemas de visión, 260
uso de los ordenadores y, 260
vitamina A, 8
vitamina K, 87
vitaminas prenatales, 8
vómitos, 203-204, 564

W

Weil, Dr. Andrew, 726
Weissbluth, Dr. Marc, 375
Women, Infants, and Children (WIC) program, 174

Z

zumo de fruta, 381, 384, 411, 413

No dejes que los problemas te quiten el sueño...
Aún hay más títulos de la colección por descubrir

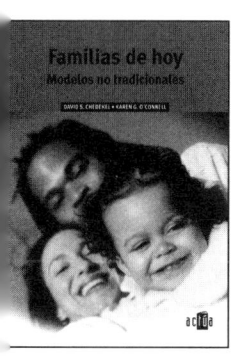

Familias de hoy. Modelos no tradicionales.

La vida familiar experimenta cambios constantes: padres divorciados, parejas del mismo sexo, matrimonios que cuidan de sus hijos y de sus padres. Aquí encontrarás soluciones prácticas para afrontar las dificultades de las nuevas familias y las posibilidades de éxito de las mismas.
CHEDEKEL/O'CONNELL.
ISBN: 84-481-3739-6

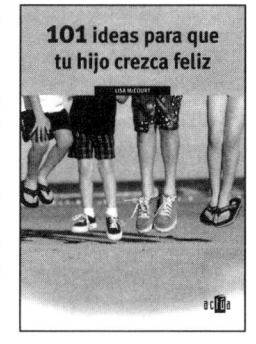

101 ideas para que tu hijo crezca feliz.

Este libro ofrece a los padres 101 maneras de ayudar a que tu hijo desarrolle un sentido profundo de amor por sí mismo que le durará toda la vida. Aprenderás a trabajar con los impulsos naturales del niño y no en contra, viéndolo todo desde la perspectiva de tu hijo.
McCOURT. ISBN: 84-481-3734-5

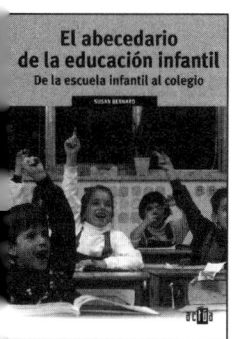

El abecedario de la educación infantil: De la escuela infantil al colegio.

Todo lo que necesitas saber para que tanto tu hijo como tú afrontéis el cambio que significa el primer día de colegio después de la escuela infantil sin que esta transición resulte traumática para ambos.
BERNARD. ISBN: 84-481-3738-8

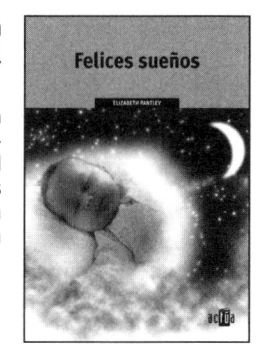

Felices sueños.

Elizabeth Pantley, educadora de padres y madre de cuatro hijos, te muestra a través de un programa basado en diez pasos las herramientas necesarias para que tu bebé duerma plácidamente y no se despierte en toda la noche.
PANTLEY. ISBN: 84-481-3735-3

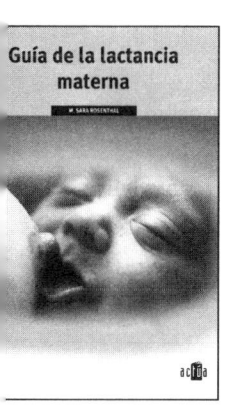

Guía de la lactancia materna.

La lactancia es una etapa extraordinaria de la maternidad. Esta valiosa guía te ayudará a prepararte y a disfrutar de la experiencia, a la vez que te proporcionará la base para desarrollar un vínculo muy especial entre tú y tu hijo.
ROSENTHAL. ISBN: 84-481-3741-8

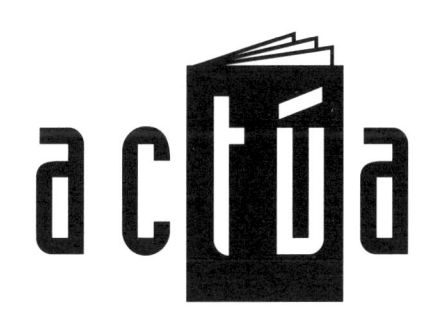

actúa

Pero las soluciones no acaban aquí... entra en nuestra web
y descubre cómo Actúa puede ayudaros a ti y a los tuyos

w w w . a c t u a l i b r o s . c o m

McGraw-Hill/Interamericana de España, S. A. U.
División Profesional
C/ Basauri, 17 - 28023 Aravaca. Madrid
Avda. Josep Tarradellas, 27-29 - 08029 Barcelona
España

☐ **Por favor, envíenme el catálogo de productos de McGraw-Hill**

☐ Informática ☐ Economía/Empresa ☐ Ciencia/Tecnología ☐ Español ☐ Inglés ☐ Actúa

Nombre y apellidos _____
c/ _____ n.º _____ C.P. _____
Población _____ Provincia _____ País _____
CIF/NIF _____ Teléfono _____

Empresa _____ Departamento _____
Nombre y apellidos _____
c/ _____ n.º _____ C.P. _____
Población _____ Provincia _____ País _____
Correo electrónico _____ Teléfono _____ Fax _____

McGraw-Hill quiere conocer su opinión

5 FORMAS RÁPIDAS Y FÁCILES DE SOLICITAR SU CATÁLOGO

EN LIBRERÍAS ESPECIALIZADAS

FAX
(91) 372 85 13
(93) 430 34 09

TELÉFONOS
(91) 372 81 93
(93) 439 39 05

E-MAIL
profesional@mcgraw-hill.es

WWW
www.mcgraw-hill.es

¿Por qué elegí este libro?

☐ Renombre del autor
☐ Renombre McGraw-Hill
☐ Reseña de prensa
☐ Catálogo McGraw-Hill
☐ Página Web de McGraw-Hill
☐ Otros sitios Web
☐ Buscando en librería
☐ Requerido como texto
☐ Precio
☐ Otros

Temas que quisiera ver tratados en futuros libros de McGraw-Hill:

_____
_____
_____
_____
_____
_____
_____
_____
_____
_____

Este libro me ha parecido:

☐ Excelente ☐ Muy bueno ☐ Bueno ☐ Regular ☐ Malo

Comentarios: _____

Los datos que figuran en este cupón se incluirán en un archivo automatizado que se conservará de forma confidencial y al que usted, de acuerdo con la LORTAD, podrá acceder en cualquier momento para exigir su actualización, cancelación o rectificación. A través de nuestra empresa podrá recibir informaciones comerciales de otras empresas del sector. Si usted no está interesado en recibir estos envíos, por favor, señale con una **X** la casilla ☐.